안진아

2025

기술직 공무원

보건직
보건연구사
군무원

보건
행정

안진아 ²⁰²⁵

보건행정

10판 1쇄   2024년 9월 10일

편저자_ 안진아
발행인_ 원석주
발행처_ 하이앤북
주소_ 서울시 영등포구 영등포로 347 베스트타워 11층
고객센터_ 1588 - 6671
팩스_ 02 - 841 - 6897
출판등록_ 2018년 4월 30일 제2018 - 000066호
홈페이지_ gosi.daebanggosi.com
ISBN_ 979 - 11 - 6533 - 494 - 9

정가_ 39,000원

머리말

자신의 미래를 준비하고 꿈을 이루기 위해 노력하는 학생들을 가르치는 것은 늘 더 큰 열정을 필요로 하고 더 많은 교수학습을 필요로 합니다. 보건행정은 보건학과 행정학이 접목된 과목이기 때문에 생소한 행정용어로 인해 수험생들이 많은 어려움을 겪습니다. 시험을 준비하는 학생들의 어려움을 조금이라도 덜어주기 위해 교재의 구성과 내용에 긴 시간과 열정을 다하였습니다.

본 교재는 그동안의 출제 경향을 바탕으로 지속적으로 출제되는 핵심이론들을 빠르게 학습할 수 있도록 정리하였습니다. 또한 출제빈도가 낮은 내용 중에서도 앞으로 출제 가능성이 있는 내용을 담아 만점을 목표할 수 있도록 구성하였습니다. 총 8편 중 전반부 4편에는 기본을 다질 수 있도록 보건학의 기초이론과 관련된 내용을 실었고, 후반부 3편에는 행정이론을, 마지막 8편에는 보건행정을 실제 접목할 수 있는 보건사업 내용으로 편성하여 학생들이 물 흐르듯 자연스럽게 이해할 수 있도록 하였습니다. 여기에 편별 기출문제와 예상문제를 통해 이해를 점검하고 내 것으로 다질 수 있도록 하였습니다. 매년 새로운 통계자료와 개정법령, 그리고 국가적 보건이슈의 흐름을 반영하여 최신의 자료를 담았습니다.

집필 작업을 하면서 이 교재로 공부하는 모든 학생들에게 도움이 되고, 학생들 모두가 자신의 꿈을 더욱 빠르게 이루기를 기도했습니다. 부디 그 기도가 수험생 여러분들의 미래와 함께하길 바랍니다.

책이 나올 수 있도록 큰 도움을 주신 **하이앤북 출판사**와 대방고시 여러분께 깊은 감사를 드립니다. 교재를 집필하는 내내 옆에서 도움과 응원을 준 사랑하는 남편 최재영에게 감사와 사랑의 마음을 전합니다. 막내딸을 늘 지지해주시며 끊임없이 격려해주신 부모님, 며느리를 딸처럼 아껴주시며 이 책이 많은 학생들에게 큰 도움이 되길 매일 기도해주시는 어머님과 아버님께 가슴 깊이 감사드립니다.

교수로서 느끼는 보람과 부담의 크기에 열정과 에너지를 더하여 여러분께 더욱 좋은 강의로 다가가겠습니다.

저자 안진아

구성과 특징

체계적인 이론 정리

출제경향을 완벽히 반영하여 핵심이론을 좀 더 이해하기 쉽게 정리하였습니다. 편별 핵심 키워드와 함께 장별 학습 길라잡이를 제시하여 반드시 알아두어야 할 이론을 미리 숙지하고 학습에 들어갈 수 있습니다.

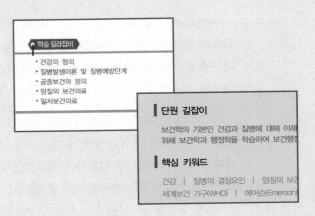

풍부한 부가자료

이론과 관련된 보충자료와 참고자료가 풍부하게 삽입되어 핵심이론만으로 부족한 부분을 보완할 수 있습니다. 여기에 고득점을 위해 알아두어야 할 도표와 그림이 이해를 돕고, 관련법규를 별책으로 구성하여 전체적인 이론을 이해한 후 보강학습을 할 수 있습니다.

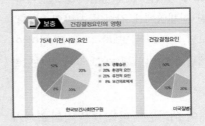
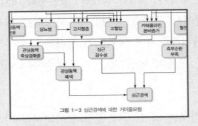
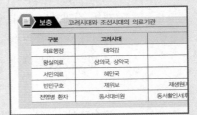

OX QUIZ로 자가진단

학습한 내용을 바로 확인할 수 있는 OX 퀴즈로 시험에 꼭 나오는 핵심이론에 대한 이해도를 점검하고 자가진단을 할 수 있습니다.

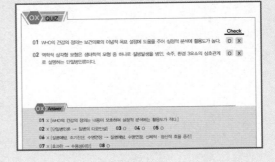

합격예감 기출문제

합격으로 가는 가장 확실한 길은 기출문제를 파악하는 것입니다. 편별 기출문제를 정리하여 실제 시험에서 해당이론이 어떠한 형식으로 출제되는지를 파악하여 더욱 빠르고 완벽하게 시험에 대비할 수 있습니다.

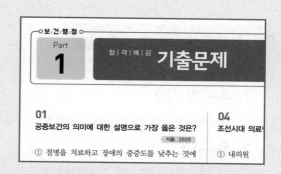

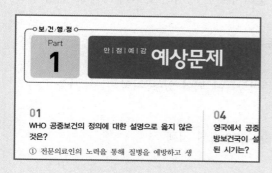

만점예감 예상문제

친절한 해설과 함께 기출문제를 분석·변형한 예상문제를 통하여 더욱 완벽하게 실전에 대비할 수 있습니다. 틀린 문제는 해설과 함께 오답노트로 정리하여 재확인하고 넘어갈 수 있도록 합시다.

기출문제로 최종점검

최신 기출문제 6회분을 수록하여 최근 공무원 시험의 경향을 파악하고 시험 전 최종점검을 할 수 있습니다. 실제 시험과 같은 환경에서 기출문제를 풀어본 후 친절한 해설과 함께 부족한 부분을 꼼꼼히 보완한다면 최종 합격에 한 걸음 더 다가갈 수 있을 것입니다.

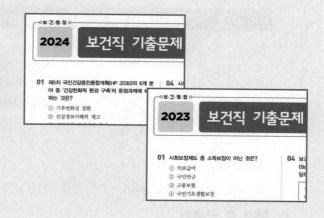

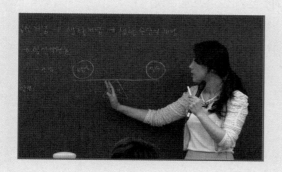

동영상 강의로 합격 플러스

개념과 실전을 동시에 준비하는 이해중심의 강의로 합격의 가능성을 높이세요. 머리에 쏙쏙 들어오는 명쾌한 강의는 수강생들의 꿈을 여는 열쇠가 될 것입니다.

시험 안내

▶▶ 보건직 공무원

1. 주관 및 시행

보건복지부 및 각 시·도, 교육청

2. 응시자격

① 나이제한 폐지(만 18세부터 응시 가능)

② 학력제한 없음(단 간호사, 임상병리사, 치위생사, 물리치료사, 방사선사, 의무기록사, 위생사 등 면허증 소지자 가산점 5점 혜택)

③ 시험 공고일 현재 응시하고자 하는 지역에 주민등록이 되어 있는 자(서울은 주민등록이 지방으로 되어 있어도 응시 가능)

  – 주민등록 거주지 합산(3년 이상)   – 현재 주민등록이 되어 있는 지역   – 서울

3. 시행일자

① 지방직·서울시 9급은 매년 6월경, 7급은 매년 9~10월경에 시행

② 교육청은 지방직 시험일정과 동일하게 진행

4. 시험전형

지역	시험과목	출제유형	시험시간	시험전형
지방직 · 서울시	국어	100% 객관식 4지선다 (각 20문항)	10:00~11:40 (100분)	1차: 필기시험 2차: 면접시험
	영어			
	한국사			
	공중보건			
	보건행정			

5. 선발인원

매년 각 시·도에서 필요한 인원만큼 선발(상대평가 방식)

6. 합격 후 근무처

보건복지부 산하의 각 기관 및 시·군·구청 위생과, 보건소 등으로 발령

– 국민보건의료 행정계획 및 집행에 관한 업무

– 환경위생, 식품위생, 산업보건, 검역업무 등에 관한 업무

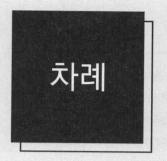

차례

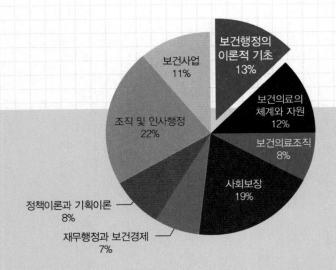

〈최근 10개년 영역별 평균출제빈도〉

보건행정의
이론적 기초
13%

보건의료의
체계와 자원
12%

보건의료조직
8%

사회보장
19%

재무행정과 보건경제
7%

정책이론과 기획이론
8%

조직 및 인사행정
22%

보건사업
11%

〈최근 10개년 서울시 영역별 출제빈도분석(2015~2024)〉

구분	2015	2016	2017	2018	2019	2020	2021	2022	2023	2024	합계
보건행정의 이론적 기초	4	2	5	1	3	3	4	2	0	2	26
보건의료의 체계와 자원	3	1	2	5	1	2	1	3	3	4	25
보건의료조직	1	1	2	2	0	3	1	1	2	2	15
사회보장	3	5	3	4	2	3	4	5	4	5	38
재무행정과 보건경제	1	1	2	1	2	2	2	0	2	1	14
정책이론과 기획이론	2	2	2	0	2	3	2	0	3	0	16
조직 및 인사행정	3	4	3	6	6	4	4	5	5	4	44
보건사업	3	4	1	1	4	0	2	4	1	2	22
합계	20	20	20	20	20	20	20	20	20	20	200

PART 01

보건행정의 이론적 기초

단원 길잡이

보건학의 기본인 건강과 질병에 대해 이해하고, 보건학의 목적인 건강증진 및 삶의 질 향상을 위해 보건학과 행정학을 학습하여 보건행정의 범위, 성격과 가치, 운영원리를 이해한다.

핵심 키워드

건강 | 질병의 결정요인 | 양질의 보건의료 | 일차보건의료 | 알마아타선언 |
세계보건 기구(WHO) | 에머슨(Emerson)

보건학 기초이론

❖
Health is a complete state of physical mental and social well-being and not merely the absence of disease or infirmity.

제1절 건강의 개념

1 건강의 정의 20 경북

건강에 대한 이해와 개념은 시대적 상황, 즉, 질병의 양상, 과학적 철학 사조, 삶의 가치관 등의 변화 및 진보와 함께 변천하고 있다.

(1) 세계보건기구(WHO) 건강의 정의 20 충북

① 1948년 WHO 헌장
"건강은 질병이 없거나 허약하지 않을 뿐만 아니라 육체적·정신적·사회적 안녕이 완전한 상태이다."

② 사회적 안녕이란 사회 속에서 각자에게 부여된 기능과 역할을 충실히 수행하면서 사회생활을 영위할 수 있는 상태를 말한다.

③ WHO 정의의 특징
  ㉠ 건강의 사회적 측면 강조 → 보건 부문의 사업범위를 확대하는 데 개략적 지침이 된다.
  ㉡ 건강을 당위적인 측면에서 규정한 선언으로서 의미 → 보건의료부문의 이념적 목표설정에 도움을 준다.
  ㉢ 실제 적용을 위하여 구체적이고 측정 가능한 요소로 구성된 개념으로 발전시켜야 함 → 내용이 모호하여 건강에 관한 실정적 분석에는 활용도가 적다.
  ㉣ 보편적인 인간의 가치가 모두 포함되어 있다.

④ 비판
  ㉠ 정의가 너무 비현실적이며 이상적이다.
  ㉡ 건강의 정의를 보는 관점이 정적(static)이다.

(2) 기타 건강의 정의 14 서울

① 베르나르(Claude Bernard)
  ㉠ 건강이란 외부환경의 변화에 대하여 내부환경의 항상성(Homeostasis)이 유지된 상태이다.

    ⓛ 질병이란 항상성이 깨진 상태이지만, 건강한 상태일 때는 외부환경이 크게 변동하더라도 내부환경을 유지하는 능력이 크고 생체에 가해지는 여러 물리적·정서적 자극에 견디는 폭이 넓다.

② **와일리**(Wylie)

    ㉠ 건강이란 유기체가 외부환경조건에 부단히 잘 적응해 나가는 것이다.

    ⓛ 환경과의 관계를 언급하였다.

③ **지거리스트**(Henry E. Sigerist)

건강이란 자연, 문화 및 습관의 제약하에서 일정한 리듬 속에 살고 있는 우리들의 신체가 생활의 요구에 잘 견디고, 여러 가지 생활조건의 변화에 대하여 일정한 범위 내에서 신속히 적응할 수 있도록 내부 제 기관의 조화와 통일이 유지되는 상태이다.

④ **파슨스**(Talcott Parsons)

    ㉠ 건강이란 각 개인이 사회적인 역할과 임무를 효과적으로 수행할 수 있는 최적의 상태이다.

    ⓛ 개인의 사회적 기능면에서 그 기능의 역할 및 임무수행 여부와 연결시켜 건강을 정의하였다.

⑤ **뉴먼**(Newman)

단순히 질병이 없다는 것만으로 건강하다고 할 수 없고, 모든 자질과 기능, 능력이 신체적으로나 정신적으로 또는 도덕적인 면에서도 최고로 발달하고 완전히 조화된 인간만이 진실로 건강한 자이다.

⑥ **윌슨**(Wilson)

    ㉠ 건강이란 행복하고 성공된 생활을 조성하는 인체상태로서 신체장애가 있다 해도 건강하다고 할 수 있는 경우가 있다. 오늘날 의학기술로 판단하기에 아무런 이상이 없고 심리적으로도 문제가 없으며, 보기에 사회적으로 훌륭히 일을 해낼 수 있다고 생각되는 사람도 본인이 충족감을 느끼지 못하고 살 보람을 찾지 못한다면 주관적으로 건강하다고 할 수 없다.

    ⓛ 건강과 신체조건을 무관하게 취급하였다.

⑦ **스미스**(Smith)

건강을 4개의 개념으로 분류하였다.

    ㉠ 임상개념: 질병, 증상, 불구 등이 없는 상태

    ⓛ 역할수행개념: 일상적인 역할을 수행하는 데 어려움이 없는 상태

    ⓒ 적응건강개념: 물리적·사회적 환경과 상호작용을 통해 잘 적응하는 상태

    ⓔ 행복론적 개념: 일반적인 안녕과 자아실현으로 보다 높은 수준의 안녕을 추구하려는 능력

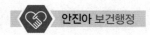

⑧ 던(Dunn H. L.): 건강 – 불건강 연속선 개념(1959)

건강과 질병은 연속선상에서 유동적으로 변화하는 상태이다.

㉠ 건강상태: 인간이 일상생활에서 효율적으로 대처하고 기능하는 상태

㉡ 불건강상태: 적절히 대처하지 못하거나 통합하지 못하는 상태

㉢ 최적의 건강상태(Optimal Health): 자신에게 가능한 안녕상태, 사소한 몇 가지 결함이 있다 하더라도 일상생활을 유지할 수 있는 상태

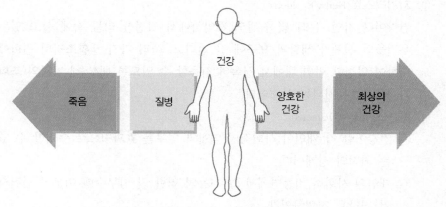

그림 1-1 건강-불건강 연속선

2 기본권으로서의 건강

(1) 「대한민국헌법」에서의 건강권

제10조
모든 국민은 인간으로서의 존엄과 가치를 가지며, 행복을 추구할 권리를 가진다. 국가는 개인이 가지는 불가침의 기본적 인권을 확인하고 이를 보장할 의무를 진다.

제34조
① 모든 국민은 인간다운 생활을 할 권리를 가진다.
② 국가는 사회보장·사회복지의 증진에 노력할 의무를 진다.
③ 국가는 여자의 복지와 권익의 향상을 위하여 노력하여야 한다.
④ 국가는 노인과 청소년의 복지향상을 위한 정책을 실시할 의무를 진다.
⑤ 신체장애자 및 질병·노령 기타의 사유로 생활능력이 없는 국민은 법률이 정하는 바에 의하여 국가의 보호를 받는다.
⑥ 국가는 재해를 예방하고 그 위험으로부터 국민을 보호하기 위하여 노력하여야 한다.

제35조
① 모든 국민은 건강하고 쾌적한 환경에서 생활할 권리를 가지며, 국가와 국민은 환경보전을 위하여 노력하여야 한다.
② 환경권의 내용과 행사에 관하여는 법률로 정한다.
③ 국가는 주택개발정책 등을 통하여 모든 국민이 쾌적한 주거생활을 할 수 있도록 노력하여야 한다.

제36조
① 혼인과 가족생활은 개인의 존엄과 양성의 평등을 기초로 성립되고 유지되어야
   하며, 국가는 이를 보장한다.
② 국가는 모성의 보호를 위하여 노력하여야 한다.
③ 모든 국민은 <u>보건에 관하여 국가의 보호를</u> 받는다.

(2) 보건의료기본법

① 모든 국민은 법률이 정하는 바에 의해 자신과 가족의 건강에 관해 국가의
   보호를 받을 권리를 가지며, 성별, 연령, 종교, 사회적 신분 또는 경제적
   사정 등을 이유로 자신과 가족의 건강에 관한 권리를 침해받지 않는다고
   규정한다.
② 국가는 보건의료 발전계획을 수립하여 시행해야 하며, 평생국민건강관리
   사업을 통해 여성과 어린이, 노인, 장애인 등의 건강증진과 학교보건의료,
   산업보건의료, 환경보건의료, 식품위생·영양 등을 관리해야 한다고 규정
   한다.

「보건의료기본법」 제2조(기본 이념)
이 법은 보건의료를 통하여 모든 국민이 인간으로서의 존엄과 가치를 가지며 행복
을 추구할 수 있도록 하고 국민 개개인이 건강한 삶을 영위할 수 있도록 제도와 여
건을 조성하며, 보건의료의 형평과 효율이 조화를 이룰 수 있도록 함으로써 국민의
삶의 질을 향상시키는 것을 기본 이념으로 한다.

(3) UN 세계인권선언(1948)

건강권은 도달할 수 있는 가장 최고 수준의 신체적·정신적 건강을 향유할 권
리이다.

제22조
모든 사람은 사회의 일원으로서 사회보장을 받을 권리가 있다.
제25조
모든 사람은 먹을거리, 입을 옷, 주택, 의료, 사회서비스 등을 포함해 가족의 건강
과 행복에 적합한 생활수준을 누릴 권리가 있다.

(4) WHO 헌장

얻을 수 있는 최상의 건강을 향유하는 것은 인종, 종교, 경제적 또는 사회적 조건
등에 관계없이 모든 인간의 기본적 권리 중 하나이다.
정부는 국민의 건강에 대하여 책임을 져야 하며, 이 책임의 완수는 적절한 보건 또
는 사회적 방안의 개발을 통해서만 가능하다.

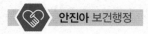

(5) 기본권으로서의 건강개념

국민의 생존권적 기본권으로서 건강권의 확보를 위해 보건의료서비스를 개개인의 문제가 아닌 사회전체의 구조적인 건강권 문제로 접근해야 한다. 즉 지역 간 보건의료자원의 균형적인 배분으로 보건의료서비스의 이용에 대한 접근성 제고와 환경오염, 산업재해 등에 대한 국가사회의 책임성 제고, 필수적인 보건의료서비스의 양과 질에 대한 계층 간의 형평성 제고가 이루어져야 한다.

제2절 건강과 질병

1 건강 – 질병 결정요인

(1) 건강의 장(Health Field) 이론 16 서울, 17 보건직7급, 20 호남권·충남, 21 경기7급

① 라론드(Lalonde) 보고서: 「A New Perspective on the Health of Canadians」 (1974)
② 건강결정 4요인: 유전적 요인, 환경적 요인, 생활습관, 보건의료체계
③ 사망에 미치는 영향: 생활습관 43%, 생물학적 요인 27%, 환경 19%, 의료제도 11%로 제시하여 생활습관의 중요성을 강조하였다.
④ '건강의 장' 이론을 시점으로 건강에 대한 개인의 생활습관과 환경의 중요성이 강조되기 시작하였다.

(2) 질병의 주요 결정요인 21 강원

① 유전적 요인
유전적 요인이 질병발생에 영향을 미친다는 연구보고는 많으나 대부분의 경우 다른 요인과의 상호작용을 통하여 영향을 미칠 수 있는 일종의 감수성(susceptible) 요인의 하나로 여겨지고 있다.
② 생활습관 및 건강행태 요인
흡연, 신체활동 및 운동, 일상생활, 음주, 식이, 자기관리, 사회활동, 작업형태 등은 질병발생의 중요한 결정요인이다.
③ 환경적 요인
  ㉠ 생물학적 환경: 세균, 바이러스, 기생충 등의 병원체와 질병을 전파시키는 매개체 등
  ㉡ 물리적·화학적 환경: 고열, 한랭, 공기, 물, 소음, 환경오염물질 등

ⓒ 사회적 환경: 보건의료체계, 사회보장 및 의료보험 제도, 사회적 안정
성, 개인의 사회적 지지 정도, 사회적 관습, 대중매체 등

④ 보건의료체계

한 국가의 정치체계와 사회적·경제적 상태는 보건의료체계에 영향을 미
치며, 이는 전체 인구집단의 건강에 중요한 영향을 미친다.

보충 건강결정요인의 영향

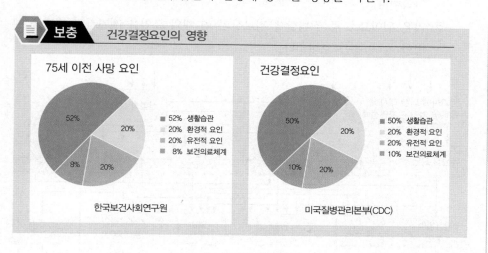

75세 이전 사망 요인	건강결정요인
■ 52% 생활습관 □ 20% 환경적 요인 ■ 20% 유전적 요인 ■ 8% 보건의료체계	■ 50% 생활습관 □ 20% 환경적 요인 ■ 20% 유전적 요인 ■ 10% 보건의료체계
한국보건사회연구원	미국질병관리본부(CDC)

2 질병발생이론 18 제주

(1) 역학적 삼각형(Epidemiology Triangle)

① 질병발생의 생태학적 모형 중 현재까지 가장 널리 사용되어 온 모형으로,
질병발생을 병인, 숙주, 환경 3요소 간의 상호관계로 설명한다.

② 3가지 요소 중 하나라도 변화가 있어 요소 간의 평형상태가 깨어질 때 질
병발생이 증가 혹은 감소한다고 본다.

③ 이 모형은 질병발생의 원인이 되는 병원체를 명확하게 알고 있는 감염병
을 설명하는 데에는 적합하나, 병인이 불분명한 비감염성 질환의 발생을
설명하기에는 적절하지 않다.

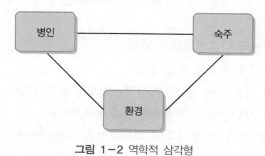

그림 1-2 역학적 삼각형

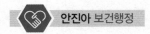

(2) 거미줄모형(Web of Causation)

① 질병발생에 관여하는 여러 가지 직·간접적인 요인들이 거미줄처럼 서로 얽혀 복잡한 작용경로가 있다는 모형이다.

② 병인, 숙주, 환경을 구분하지 않고 모두 질병발생에 영향을 주는 요인으로 파악한다.

③ 많은 원인요소 중 질병발생 경로상의 몇 개의 요인을 제거하면 질병을 예방할 수 있음을 보여준다.

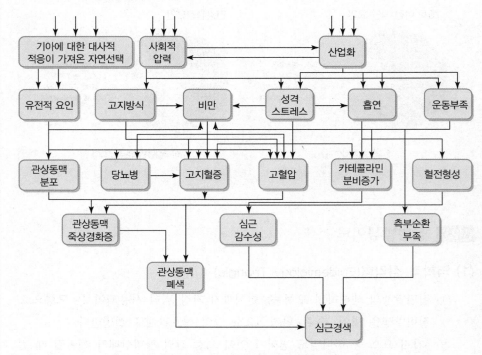

그림 1-3 심근경색에 대한 거미줄모형

(3) 수레바퀴모형(Wheel Model)

① 질병은 핵심적인 숙주요인과 그를 둘러싼 생물학적, 사회적 및 물리·화학적 환경의 상호작용으로 발생한다고 해석하는 모형이다.

② 특징

　㉠ 질병발생의 다요인설을 뒷받침

　㉡ 숙주요인에 유전적 요인 포함

　㉢ 환경에 생물학적, 물리·화학적, 사회적 환경 포함

　㉣ 숙주의 저항능력이 질병발생의 중요한 요인

　㉤ 거미줄모형과 달리 숙주와 환경요인을 구분(역학적 분석에 유용)

　㉥ 질병의 종류에 따라 바퀴를 구성하는 각 부분의 크기 변화

❖
유전성 질환은 수레바퀴에서 유전적 요인의 크기가 커진다. 홍역은 숙주의 면역상태와 생물학적 환경이 중요하므로 수레바퀴에서 생물학적 환경의 범위가 커진다.

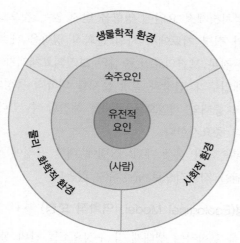

그림 1-4 수레바퀴모형

3 건강모형 15 복지부

(1) 생의학적 모형(Biomedical Model) 1) 17 서울·경기

① 데카르트(Descartes)의 정신·신체 이원론의 등장과 생물학에서의 세포이론과 세균설 확립 이후 발전하였다. 사회, 문화, 인간의 일상생활에 관한 설명을 배제하고 생물학적 구조와 과정에 발생하는 장애를 강조한 모형이다.

② 특징

   ㉠ 생명의 기계론적 관점: 인체를 영혼이 배제된 기계와 같은 존재로 인식한다. 질병은 세포가 비정상적인 상태로 변화된 것을 의미하며, 기계의 고장과도 같은 것으로 간주되었고, 치료는 고장수리에 해당한다.

   ㉡ 생물학적 일탈로서의 질병: 질병을 생물학적으로 정상인 상태를 벗어난 것으로 규정하였다. 건강은 신체가 정상적으로 기능하는 상태, 즉 기능에 이상이 없고 질병이 없는 상태로 간주한다. 즉, 건강과 질병을 이분법적으로 분리하며, 병이 없으면 건강하다고 판정한다.

   ㉢ 특정병인설: 특정 질병의 발생에는 특정 병인이 있다고 파악한다. 콜레라의 직접원인은 비브리오 병원체에 의한 것으로 밝혀지면서 비위생적인 음용수와 같은 매개 요인은 간접요인으로 중시하지 않는 경향이 만들어졌다.

   ㉣ 과학적 중립성과 전문가 중심의 보건의료체계: 질병이 발생하는 기전은 모든 사람에게 똑같이 적용되고, 의학은 질병을 객관적으로 관찰하며 원인과 기전을 파악하는 과학적으로 중립적 자세를 취하면서 사회

---

1) 대한예방의학회, 예방의학과 공중보건학(제4판), 계축문화사, 2021, p.13~14.

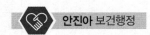

체계나 정치경제적 요인에 영향을 받지 않는 것으로 본다. 그 결과 건강 관리와 질병 치료에서 사회·문화적 영향은 배제되고, 제도화된 환경에서의 전문 보건의료인 중심의 보건의료체계가 나타나게 되었다.

ⓜ 과도한 개입주의: 건강과 질병 문제를 의학적 특성의 결합으로 해석하여 의학적 중재와 개입으로 문제를 해결할 수 있다고 본다. 예방보다 치료를 더 중요시한다.

ⓗ 질병에 부속화된 건강 개념: 질병에 대한 규정에 관심을 갖기 때문에 건강 개념을 적극적으로 규정하지 않는다.

(2) 생태학적 모형(Ecological Model, 역학적 모형) 15 울산, 18 충북, 19 인천

① 질병은 인간을 포함하여 생태계 각 구성요소들 간의 상호작용의 결과가 인간에게 나타난 것이라는 개념으로 병인, 숙주요인, 환경요인으로 구성된다. 병인, 숙주, 환경이 균형을 이룰 때 인간은 건강을 유지하게 되고, 균형이 깨질 때에는 건강을 잃는다. 이 3요인 중 가장 중요한 요인은 환경요인이다.

② 주요 요인

병인 (Agent)	숙주요인 (Host Factors)	환경요인 (Environmental Factors)
• 병원체의 생존 및 증식 능력 • 숙주로의 침입 및 감염 능력 • 질병을 일으키는 능력	• 생물학적 요인(연령, 성, 종족) • 행태요인(개인위생, 생활습관) • 체질적 요인(선천적·후천적 저항력, 건강상태, 영양상태)	• 생물학적 환경 • 물리적 환경 • 사회·경제적 환경

③ **고든의 지렛대이론**(Lever Theory)

고든(Gordon)은 질병 혹은 유행의 발생기전을 환경이라는 저울받침대의 양쪽에 병원체와 숙주라는 구가 놓인 저울대에 비유했는데, 여러 가지 환경에 둘러싸인 상태에서 복잡하게 얽힌 숙주와 병원체 간의 상호작용에 의하여 발생하는 질병 혹은 유행의 발생기전을 표현하였다. 구체적으로 어느 요인이 얼마나 더 많이 작용했는지 계량적 파악이 어렵다는 한계가 있다.

④ **클라크**(F. G. Clark)**의 삼원론**

병인, 숙주, 환경의 3요인의 상호작용에 의하여 질병이 발생한다.

(3) 사회생태학적 모형(Socioecological Model) 22 서울

① 개인의 행태적 요인의 중요성이 강조되는 모형으로, 개인의 행태는 심리적 및 사회적 요인과 밀접히 연관된다는 배경에서 사회학자나 심리학자의 입장을 대변하는 모형이다.

❖ 저울대의 평형이 깨지는 경우
• 병원체 요인으로는 바이러스 혹은 세균이 변이를 일으켜 감염력과 병원성이 증가할 때
• 숙주요인으로는 면역수준이 떨어져 숙주의 감수성이 증가할 때
• 환경요인이 좌측으로 이동하여 숙주의 감수성이 증가할 때(또는 환경요인이 우측으로 이동할 때)

② 개인의 사회적, 심리학적, 행태적 요인을 중시하는 모형으로 숙주 요인, 외부환경 요인, 개인행태 요인의 세 가지 요인으로 구성되어 있다.

    ㉠ 숙주요인: 내적 요인이라고도 하며 선천적·유전적 소인과 후천적·경험적 소인이 있다. 숙주요인은 질병에 대한 감수성과 관련이 있다.

    ㉡ 외부환경요인: 외적 요인이라고도 하며 생물학적 환경(병인, 전파체인 매개곤충, 기생충의 중간숙주의 존재 등), 사회적 환경(인구밀도, 직업, 사회적 관습, 경제상태 등), 물리·화학적 환경(계절의 변화, 기후, 실내·외의 환경 등)이 있다.

    ㉢ 개인행태요인: 다른 모형에 비해 개인의 행태적 측면을 강조한다. 질병발생을 예방하고 건강을 증진시키기 위해서는 건강한 생활습관을 형성하는 것이 무엇보다 중요하다.

❖ 개인행태요인이 강조되는 이유
• 급성질병에서 만성병이 중요시되고 있다.
• 병리학적 소인에 의한 질병보다는 비병리학적 소인에 의한 질병이 점점 늘고 있는 추세이다.
• 감염질환이 점점 사라지고 그 자리를 비감염질환이 대신하고 있다.

(4) 전인적 모형(Holistic Model, 총체적 모형): 건강정책분석을 위한 역학적 모형 [2] 15 인천, 17 경남, 18 대구

① 개념

    ㉠ 인간은 그를 둘러싼 가정과 지역사회 등의 사회 체계의 구성원이며 각 개인의 정신과 육체는 그들 간에 또는 외부환경과 다양한 상호작용을 하고 있다. 따라서 건강의 개념도 인간 건강의 균형적인 발전을 위한 모든 요인들의 관계에서 설명된다.

    ㉡ 건강이란 사회 및 내부 상태가 역동적인 균형 상태를 이루고 있는 것을 의미하며, 질병은 개인의 적응력이 감퇴하거나 조화가 깨질 때 발생한다.

    ㉢ 건강과 질병은 단순히 이분법적인 것이 아니라 그 정도에 따라 연속선상에 있으며, 질병은 다양한 복합 요인에 의해 발생되는 것이다.

② 구성 요인

    ㉠ 환경: 사람의 건강과 질병에 직·간접적으로 영향을 주는 생활환경에는 물리적 환경과 사회적·문화적·심리적 환경 등이 포함된다.

    ㉡ 생활습관: 생활습관에 따라 개인의 건강상태가 달라질 수 있다. 즉 질병과 위험에의 노출은 자기 자신에 의한 책임이 상당 부분 있으며, 여가활동, 소비패턴, 식생활 습관 등은 개인의 건강에 지대한 영향을 끼친다.

    ㉢ 생물학적 특성: 개인의 신체적 특징 역시 질병발생에 관여한다. 유전적 소인과 같은 내적 요인은 질병발생에 영향을 주는 중요한 요인 중의 하나이다. 각 개인의 생물학적 특성에 따라 질병에 대한 감수성은 차이를 보인다.

---

2) 대한예방의학회, 예방의학과 공중보건학(제4판), 계축문화사, 2021, p.15~16.

ⓔ 보건의료체계: 건강모형에 국가나 지역사회의 보건의료체계를 포함시킨다. 건강은 보건의료체계의 운영관리상태에 따라 다른 양상을 나타낼 수 있다. 보건의료체계는 포괄적인 개념으로 예방적 요소, 치료적 요소, 재활적 요소 등을 포함한다.

4 질병의 자연사 및 예방[3] 15 경북, 20 경북·부산

(1) 질병 발생 과정

질병 발생은 병인, 숙주, 환경의 균형이 파괴되었거나 병인 쪽으로 유리하게 작용되었음을 의미하며, 증상이 없는 병원성 이전 시기에서 시작하여 병원성기를 지나 완전히 회복되거나 사망에 이르게 된다. 리벨과 클락(Leavell & Clark)은 질병의 자연사 과정을 5단계로 구분하였으며 각 단계마다 예방조치를 제시하였다.

단계	병원성 이전기		병원성기		
	비병원성기	초기 병원성기	불현성 질병기	현성 질병기	회복기
과정	병인, 숙주, 환경의 상호작용(1)	병인 자극의 형성(2)	병인 자극에 대한 숙주의 반응(3)	질병(4)	회복(재활) 또는 사망(5)
예방 조치	건강증진	특수 예방	조기 발견 조기 치료	악화 방지, 장애 방지를 위한 치료	재활 사회생활 복귀
예방	1차적 예방		2차적 예방	2차 또는 3차	3차적 예방

① 1단계(비병원성기): 병인, 숙주 및 환경 간의 상호작용에 있어서, 숙주의 저항력이나 환경 요인이 숙주에게 유리하게 작용하여 병인의 숙주에 대한 자극을 억제 또는 극복할 수 있는 상태로서 건강이 유지되고 있는 기간이다.

② 2단계(초기 병원성기): 병인의 자극이 시작되는 질병 전기로서, 숙주의 면역 강화로 인하여 질병에 대한 저항력이 요구되는 기간이다.

③ 3단계(불현성 질병기): 병인의 자극에 대한 숙주의 반응이 시작되는 조기의 병적인 변화기로서, 전염병의 경우는 잠복기에 해당되고, 비전염성 질환의 경우는 자각 증상이 없는 초기 단계가 된다.

④ 4단계(현성 질병기): 임상적인 증상이 나타나는 시기로서, 해부학적 또는 기능적 변화가 있으며, 이에 대한 적절한 치료를 요하는 시기이다.

⑤ 5단계(회복기): 재활의 단계로서, 회복기에 있는 환자에게 질병으로 인한 신체적, 정신적 후유증(불구)을 최소화시키고, 잔여 기능을 최대한으로 재생시켜 활용하도록 도와주는 단계이다.

---

3) 남철현 외, 공중보건학(제9판), 계축문화사, 2020, p.24~26.

(2) 일차 예방(질병발생 억제 단계)

① 건강한 상태에 있는 개인 또는 인구집단의 건강을 보호 또는 증진하는 것과 질병발생을 예방하는 것이다.

② 건강증진

    ㉠ 질병예방의 가장 기본적인 단계는 적극적인 건강상태를 유지하고 증진하는 일이다.

    ㉡ 가정·직장·학교의 좋은 생활환경, 적절한 영양섭취, 쾌적한 의복, 오락·운동·휴식시설 등이 확보되어야 한다.

    ㉢ 이 단계에서는 보건교육의 역할이 크다. 단순한 보건지도뿐만 아니라 성교육·결혼상담·퇴직준비자의 생활상담 등도 포함된다.

    ㉣ 만성질환의 예방에 있어서는 생활양식의 개선이 가장 중요하다.

③ 특이적 예방

    ㉠ 개별적 질환의 병인대책으로 명확한 병인 파악이 우선하여야 한다.

    ㉡ 감염병에 대한 예방접종, 예방목적의 약품, 사고의 방지대책, 직업병을 예방하기 위한 환경대책 등이 해당된다.

(3) 이차 예방(조기발견과 조기치료 단계)

① 질병발생을 억제하지 못한 경우 조기에 질병을 발견하여 치료하는 단계이다.

② 전염성 질환인 경우 전염기회를 최소화함으로써 질병의 전파를 막고 치료기간은 물론 경제적 노력과 노동력 손실을 감소시킬 수 있다.

③ 비전염성 질환은 질병을 조기에 발견함으로써 치료기간을 단축시키고 생존율을 증가시킬 수 있다.

(4) 삼차 예방(재활 및 사회 복귀 단계)

① 질병으로 인한 신체적, 정신적 손상에 대한 후유증 최소화하는 단계이다.

② **의학적 재활**: 장애를 남긴 사람들에게 물리치료를 실시하여 기능을 회복시키는 것

③ **직업적 재활**: 기능 장애를 최소한으로 경감시키고 남아 있는 기능을 최대한으로 활용하여 정상적인 사회생활을 할 수 있도록 훈련하는 것

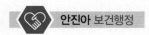

제3절 보건의료의 이해

1 보건의료의 개념

(1) 의료와 보건의료

① 정의
  ㉠ 의료란 의학적인 지식과 수단방법, 즉 의술로써 질병을 진단하고 치료하는 것(대한의사협회, 2004)
  ㉡ 보건의료란 국민의 건강을 보호·증진하기 위하여 국가, 지방자치단체, 보건의료기관 또는 보건의료인이 행하는 모든 활동(「보건의료기본법」)

② 의료인과 보건의료인
  ㉠ 의료인: 의사, 치과의사, 한의사, 조산사 및 간호사
  ㉡ 보건의료인: 보건의료 관계법령에 의하여 자격·면허 등을 취득하거나 보건의료서비스에 종사하는 것이 허용된 자로서, 「의료법」에 의한 의료인, 약사법에 의한 약사와 한약사, 「의료기사 등에 관한 법률」에 의한 임상병리사·방사선사·물리치료사·작업치료사·치과기공사·치과위생사·보건의료정보관리사·안경사, 「식품위생법」에 의한 영양사, 「응급의료에 관한 법률」에 의한 응급구조사 등이 있다.

(2) 보건의료기본법

① 목적
  보건의료에 관한 국민의 권리·의무와 국가 및 지방자치단체의 책임을 정하고 보건의료의 수요와 공급에 관한 기본적인 사항을 규정함으로써 보건의료의 발전과 국민의 보건 및 복지의 증진에 이바지한다.

② 기본 이념
  보건의료를 통하여 모든 국민이 인간으로서의 존엄과 가치를 가지며 행복을 추구할 수 있도록 하고 국민 개개인이 건강한 삶을 영위할 수 있도록 제도와 여건을 조성하며, 보건의료의 형평과 효율이 조화를 이룰 수 있도록 함으로써 국민의 삶의 질을 향상시킨다.

③ 관련용어(「보건의료기본법」 제3조)
  ㉠ '보건의료'란 국민의 건강을 보호·증진하기 위하여 국가, 지방자치단체, 보건의료기관 또는 보건의료인 등이 행하는 모든 활동을 말한다.
  ㉡ '보건의료서비스'란 국민의 건강을 보호·증진하기 위하여 보건의료인이 행하는 모든 활동을 말한다.
  ㉢ '보건의료인'이란 보건의료 관계법령에서 정하는 바에 따라 자격·면허 등을 취득하거나 보건의료서비스에 종사하는 것이 허용된 자를 말한다.

ⓔ '보건의료기관'이란 보건의료인이 공중(公衆) 또는 특정 다수인을 위하여 보건의료서비스를 행하는 보건기관, 의료기관, 약국, 그 밖에 대통령령으로 정하는 기관을 말한다.

ⓜ '공공보건의료기관'이란 국가, 지방자치단체, 그 밖의 공공단체가 설립·운영하는 보건의료기관을 말한다.

ⓗ '보건의료정보'란 보건의료와 관련한 지식 또는 부호·숫자·문자·음성·음향·영상 등으로 표현된 모든 종류의 자료를 말한다.

 심화 「보건의료기본법」 21 경북

1. 책임과 권리

(1) 국가와 지방자치단체의 책임(법 제4조)

① 국가와 지방자치단체는 국민건강의 보호·증진을 위하여 필요한 법적·제도적 장치를 마련하고 이에 필요한 재원(財源)을 확보하도록 노력하여야 한다.

② 국가와 지방자치단체는 모든 국민의 기본적인 보건의료 수요를 형평에 맞게 충족시킬 수 있도록 노력하여야 한다.

③ 국가와 지방자치단체는 식품, 의약품, 의료기기 및 화장품 등 건강 관련 물품이나 건강 관련 활동으로부터 발생할 수 있는 위해(危害)를 방지하고, 각종 국민건강 위해 요인으로부터 국민의 건강을 보호하기 위한 시책을 강구하도록 노력하여야 한다.

④ 국가와 지방자치단체는 민간이 행하는 보건의료에 대하여 보건의료 시책상 필요하다고 인정하면 행정적·재정적 지원을 할 수 있다.

(2) 보건의료인의 책임(법 제5조)

① 보건의료인은 자신의 학식과 경험, 양심에 따라 환자에게 양질의 적정한 보건의료서비스를 제공하기 위하여 노력하여야 한다.

② 보건의료인은 보건의료서비스의 제공을 요구받으면 정당한 이유 없이 이를 거부하지 못한다.

③ 보건의료인은 적절한 보건의료서비스를 제공하기 위하여 필요하면 보건의료서비스를 받는 자를 다른 보건의료기관에 소개하고 그에 관한 보건의료 자료를 다른 보건의료기관에 제공하도록 노력하여야 한다.

④ 보건의료인은 국가나 지방자치단체가 관리하여야 할 질병에 걸렸거나 걸린 것으로 의심되는 대상자를 발견한 때에는 그 사실을 관계 기관에 신고·보고 또는 통지하는 등 필요한 조치를 하여야 한다.

(3) 환자 및 보건의료인의 권리(법 제6조)

① 모든 환자는 자신의 건강보호와 증진을 위하여 적절한 보건의료서비스를 받을 권리를 가진다.

② 보건의료인은 보건의료서비스를 제공할 때에 학식과 경험, 양심에 따라 환자의 건강보호를 위하여 적절한 보건의료기술과 치료재료 등을 선택할 권리를 가진다. 다만, 이 법 또는 다른 법률에 특별한 규정이 있는 경우에는 그러하지 아니하다.

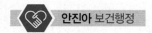

2. 보건의료에 관한 국민의 권리와 의무

(1) 건강권 등(법 제10조)

① 모든 국민은 이 법 또는 다른 법률에서 정하는 바에 따라 자신과 가족의 건강에 관하여 국가의 보호를 받을 권리를 가진다.

② 모든 국민은 성별, 나이, 종교, 사회적 신분 또는 경제적 사정 등을 이유로 자신과 가족의 건강에 관한 권리를 침해받지 아니한다.

(2) 보건의료에 관한 알 권리(법 제11조)

① 모든 국민은 관계 법령에서 정하는 바에 따라 국가와 지방자치단체의 보건의료시책에 관한 내용의 공개를 청구할 권리를 가진다.

② 모든 국민은 관계 법령에서 정하는 바에 따라 보건의료인이나 보건의료기관에 대하여 자신의 보건의료와 관련한 기록 등의 열람이나 사본의 교부를 요청할 수 있다. 다만, 본인이 요청할 수 없는 경우에는 그 배우자·직계존비속 또는 배우자의 직계존속이, 그 배우자·직계존비속 및 배우자의 직계존속이 없거나 질병이나 그 밖에 직접 요청을 할 수 없는 부득이한 사유가 있는 경우에는 본인이 지정하는 대리인이 기록의 열람 등을 요청할 수 있다.

(3) 보건의료서비스에 관한 자기결정권(법 제12조) 모든 국민은 보건의료인으로부터 자신의 질병에 대한 치료 방법, 의학적 연구 대상 여부, 장기이식(臟器移植) 여부 등에 관하여 충분한 설명을 들은 후 이에 관한 동의 여부를 결정할 권리를 가진다.

(4) 비밀 보장(법 제13조) 모든 국민은 보건의료와 관련하여 자신의 신체상·건강상의 비밀과 사생활의 비밀을 침해받지 아니한다.

(5) 보건의료에 관한 국민의 의무(법 제14조)

① 모든 국민은 자신과 가족의 건강을 보호·증진하기 위하여 노력하여야 하며, 관계 법령에서 정하는 바에 따라 건강을 보호·증진하는 데에 필요한 비용을 부담하여야 한다.

② 누구든지 건강에 위해한 정보를 유포·광고하거나 건강에 위해한 기구·물품을 판매·제공하는 등 다른 사람의 건강을 해치거나 해칠 우려가 있는 행위를 하여서는 아니 된다.

③ 모든 국민은 보건의료인의 정당한 보건의료서비스와 지도에 협조한다.

3. 보건의료발전계획의 수립·시행

보건의료발전계획의 수립 등(법 제15조)

① 보건복지부장관은 관계 중앙행정기관의 장과의 협의와 제20조에 따른 보건의료정책심의위원회의 심의를 거쳐 보건의료발전계획을 5년마다 수립하여야 한다.

② 보건의료발전계획에 포함되어야 할 사항은 다음 각 호와 같다.

ㄱ 보건의료 발전의 기본 목표 및 그 추진 방향

ㄴ 주요 보건의료사업계획 및 그 추진 방법

ㄷ 보건의료자원의 조달 및 관리 방안

ㄹ 지역별 병상 총량의 관리에 관한 시책

ㅁ 보건의료의 제공 및 이용체계 등 보건의료의 효율화에 관한 시책

ㅂ 중앙행정기관 간의 보건의료 관련 업무의 종합·조정

ⓐ 노인 · 장애인 등 보건의료 취약계층에 대한 보건의료사업계획

ⓞ 보건의료 통계 및 그 정보의 관리 방안

ⓩ 그 밖에 보건의료 발전을 위하여 특히 필요하다고 인정되는 사항

③ 보건의료발전계획은 국무회의의 심의를 거쳐 확정한다.

2 보건의료의 분류 [4]

(1) 서비스 주체에 의한 분류

① 공공의료

ㄱ 국가나 지역사회가 공공의 이익 실현을 위하여 제공하는 의료

ㄴ 결핵, 정신질환, 한센병과 같이 사회적 문제가 되는 질병이나 의료급여 수급권자와 같은 특정 집단에 대해 국가가 맡아서 의료 담당

ㄷ 영국의 경우 국가가 국민의 보건의료문제를 해결하는 국민보건서비스 (NHS) 방식 실시

② 민간의료

ㄱ 민간이 주체가 되는 의료

ㄴ 자유시장 경제체제 국가 중 우리나라, 미국, 일본 등은 민간의료가 주축

ㄷ 우리나라의 경우 병원급 이상 의료기관 중 민간병원이 90% 이상 차지

(2) 질병예방 관점에서의 분류

질병의 자연사 가운데 어떤 시점에서, 어떤 목적으로 보건의료서비스가 이루어지는가에 따라 크게 세 가지 예방적 서비스로 구별해 볼 수 있다.

① 1차 예방서비스

ㄱ 질병이 발생하는 것을 미리 예방하기 위하여 제공될 수 있는 모든 서비스이다.

ㄴ 질병발생 이전에 주로 일반적 건강상태의 향상을 위하여 제공되는 건강증진서비스를 비롯하여 특정 질병발생을 예방할 수 있는 예방서비스 모두를 포함한다.

ㄷ 금연프로그램서비스, 비만관리서비스, 영양관리서비스, 운동처방서비스, 스트레스관리서비스, 환경위생관리서비스, 산업재해예방서비스, 예방접종서비스 등 수많은 1차 예방서비스들이 현재 제공되고 있으며 앞으로 더욱더 많이 제공될 것으로 보인다.

---

4) 문상식 외, 보건행정학(제8판), 보문각, 2021, p.76~80.

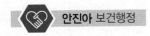

② 2차 예방서비스

㉠ 질병이 발생한 후 질병의 진행을 막고 질병으로 인한 심각한 장애가 남지 않도록 하기 위해 제공되는 보건의료서비스를 2차 예방서비스라 한다.

㉡ 질병의 조기진단 및 조기치료를 비롯하여 질병에 대한 진단과 치료를 모두 포함하는 서비스이다.

㉢ 통상적으로 가장 많은 보건의료서비스가 제공되고 있는 분야로서 우리나라의 경우 2차 예방서비스의 비중이 매우 높은 편이다.

③ 3차 예방서비스

㉠ 일단 질병이 치료된 후에도 보건의료서비스의 역할은 남는다. 질병으로 인해 신체적, 정신적 장애가 남아 정상적인 신체적, 정신적, 사회적 기능을 발휘하기 어려운 경우에 이를 정상적으로 되돌리기 위해 제공되는 모든 서비스를 3차 예방서비스라 한다.

㉡ 대부분의 재활서비스는 3차 예방서비스에 포함된다.

㉢ 하지만 2차 예방서비스와 3차 예방서비스와의 경계를 분리하여 생각하기에는 다소 무리한 점도 있는 것이 사실이다.

(3) 의료기술의 복잡성에 따른 분류

① 1차(보건) 의료서비스

㉠ 대부분의 건강문제는 비교적 간단한 의료조치에 의해서 해결될 수 있는데, 이러한 조치를 서비스의 주 내용으로 하는 보건의료를 1차 보건의료서비스라 한다.

㉡ 1차 보건의료서비스는 오랜 기간 동안 전문훈련을 거치지 않은 일반적 숙련의사들이 제공할 수 있는 영역으로 간주되며, 질병 치료에 필요한 시설이나 장비도 간단하며 적은 수의 진료보조인력을 요구하는 영역으로 볼 수 있다.

㉢ 이 영역에서 다루는 질병의 발생빈도는 매우 높으며, 1차 보건의료서비스의 공급으로 90%의 의료요구를 해결할 수 있다는 보고도 있다. 예방접종, 보건교육, 건강증진서비스, 감기, 설사, 단순한 외상치료, 정상분만 등이 여기 포함된다.

㉣ 우리나라에서는 대부분의 의원급 개원의들이 1차 보건의료서비스를 담당하고 있다.

② 2차(보건) 의료서비스

㉠ 1차 보건의료서비스의 수준에서 해결하기 어려운 환자 중에서 지역사회단위에 설립될 수 있는 수준의 의료기관, 즉 우리나라의 경우 전문화된 단과전문 의원과 병원급 의료기관에서 감당할 수 있는 서비스를 말한다.

ⓛ 1차 보건의료서비스에 비해 전문적인 인력과 보조인력이 필요하며 입원시설이나 복잡한 장비가 필요하다. 예를 들면, 급성충수돌기염의 수술, 제왕절개 분만술 등이 이에 해당된다.

③ 3차(보건) 의료서비스

㉠ 2차 보건의료서비스로도 해결할 수 없는 질병들은 3차 보건의료서비스의 대상이 된다. 이 서비스는 특정 의료영역에 대해 보다 전문적인 훈련을 받은 분과전문의를 중심으로 여러 전문인력이 팀을 이루어 제공되며 특수한 시설과 장비가 필요하다.

㉡ 3차 보건의료서비스를 필요로 하는 대상자는 적지만 서비스를 생산하기 위한 인적자원과 물적자원에 투자비용이 많이 들어가고, 단위서비스의 생산에 역시 많은 비용이 들어가기 때문에 보건의료서비스에서 차지하는 비중이 크다.

㉢ 우리나라의 경우 의과대학 부속병원들이 대부분 이 서비스를 생산·제공하고 있다.

(4) 인구집단을 대상으로 하는 보건의료 [5] 20 강원

① 1차 보건의료(Primary Health Care): 알마아타선언에서 강조된 일차보건의료

② 2차 보건의료(Secondary Health Care): 주로 응급처치를 요하는 질병이나 사고로 인한 응급환자 관리, 급성질환의 관리사업과 병의원에 입원치료를 받아야 하는 환자관리 사업 등

③ 3차 보건의료(Tertiary Health Care): 회복기 환자의 재가치료사업이나 재활을 요하는 환자 및 노인의 간호 등 장기요양이나 만성질환자의 관리사업 등

3 공중보건학의 이해 20 서울

(1) 공중보건학의 정의

① 윈슬로(C. E. A. Winslow)

공중보건학이란 조직적인 지역사회의 노력을 통하여 질병을 예방하고 수명을 연장시키며, 신체적·정신적 효율을 증진시키는 기술이며 과학이다.

---

5) 임국환 외, New 공중보건학(제7판), 지구문화사, 2017 p.33~35.

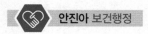
> **조직적인 지역사회의 노력**
> ① 환경위생 관리
> ② 전염병 관리
> ③ 개인위생에 관한 보건교육
> ④ 질병의 조기발견과 예방적 치료를 할 수 있는 의료 및 간호 서비스의 조직화
> ⑤ 자신의 건강을 유지하는 데 적합한 생활수준을 보장받도록 사회제도 발전

② 할론(John J. Hanlon)
공중보건학은 주어진 시간과 환경에서 가용지식과 자원으로 육체적 · 정신적 · 사회적 안녕과 장수에 도달하도록 노력하는 학문이다.

③ 스마일리(W. G. Smillie)
공중보건학은 본질적으로 지역사회가 책임져야 하는 질병예방과 건강증진을 위하여 실시하는 사업에 관한 학문이다.

❖ 보건학의 세부 분야
보건행정학, 보건통계학, 역학 및 감염병관리학, 보건경제학, 보건사회학, 보건생태학, 보건인구학, 보건영양학, 모자보건학, 산업보건학, 노인보건학, 환경위생학, 보건정보학, 국제보건학, 건강증진 등

(2) 공중보건학의 분야

보건을 대상으로 연구하는 학문으로서 의학뿐만 아니라 행정학, 통계학, 교육학, 심리학, 인류학, 사회학, 법학, 경영학, 경제학, 생물학, 화학 등 자연과학과 사화과학의 다양한 학문분야와의 활용과 협동을 필요로 한다.

(3) 앤더슨(Anderson)의 공중보건사업의 3대 수단 19 경기, 21 서울

① 보건교육
교육에 의한 조장행정으로서 가장 효과적이고 능률적인 공중보건사업의 접근방법이다.

② 봉사행정
보건서비스에 의한 봉사행정으로서 다양한 보건문제의 해결을 위한 제도나 장치를 개발하고 집행한다(보건사업 수행).

③ 보건법규
법규에 의한 통제행정으로서 강력한 통제를 통한 보건사업으로 주로 후진국에서 효과적이다.

(4) 애쉬튼과 세이모어(Ashton & Seymour)의 공중보건변천 4단계

① 제1차 단계(산업보건 시기)
19세기 중반 급격한 산업화와 도시화로 인해 야기된 많은 보건문제에 대처하는 단계이다.

② 제2차 단계(개인위생 시기)
1870년대 이후로 보건당국의 관심이 개인에게 집중되어 개인위생이나 예방접종이 중요시된 단계이다.

③ 제3차 단계(치료의학 시기)

의약품의 개발로 의학이 눈부시게 진보하여 감염성 질환이 급격하게 감소하기 시작한 단계로 치료의학의 전성기라 할 수 있다. 선진국들은 1940~1950년대를 거치면서 생활환경의 개선과 예방보건기술의 발달로 종래 대규모로 발생하던 감염병을 극복하게 되자 공공보건서비스의 중요성을 간과하게 되었다.

④ 제4차 단계(신공중보건 시기)

㉠ 1970년 이후 치료의학의 기본전제가 도전을 받기 시작한 시기이다. 인구구조가 노령화되면서 상병구조가 만성병 중심으로 전환하게 되자 의료서비스의 효율적인 제공만으로는 국민의료비의 증가를 제대로 관리할 수 없음을 깨닫기 시작하였다. 특히 만성질병은 발병원인을 모르기 때문에 완치도 어려워 병의원에서의 관리는 의료비의 부담만 가중시킨다는 사실을 인식하고 새로운 관리방법의 필요성을 절감하게 되었다. 또한 만성질병은 생활습관과 관련이 있다는 사실을 인식하여 생활습관을 개선시키려는 노력이 강조되었다.

㉡ 1990년 들어 선진국들은 국민의료비를 획기적으로 줄일 수 있는 방안은 의료서비스의 효율적인 생산에 있는 것이 아니라 질병발생을 근본적으로 줄이는 예방보건서비스의 확충에 있음을 인식하게 되었다. 애쉬튼과 세이모어는 이 시기를 신공중보건(New Public Health) 단계라고 명명하였다.

㉢ 신공중보건에서는 보건문제를 단순히 개인적인 문제라기보다는 사회적인 문제로 보았다. 보건행정의 4가지 고려요소로는 보건의료서비스의 제공, 생활습관, 환경위생, 생리적 요인이 있다.

제4절 양질의 보건의료

국민이 필요로 할 때 언제, 어디에서나 양질의 보건의료서비스를 받는 것은 보건의료정책의 가장 중요한 목표 중 하나이다. 많은 학자들이 양질의 의료에 대해 정의했지만 큰 맥락은 거의 유사하다. 리와 존스(Lee & Jones)는 '양질의 의료란 지역사회나 인구집단에 사회와 문화, 전문분야의 발전에 즈음하여 의료계의 지도자들에 의해서 서비스되고 가르쳐지는 것'이라고 정의하였고, 마이어스(Myers, 1978)는 양질의 의료로 4가지 요건을 언급하였다.

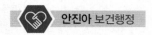

1 마이어스(Myers)의 양질의 보건의료 요건

15 서울·경기·경북·울산·복지부, 16 경기·전남, 17 서울·경기·경남·광주·교육청·인천·보건직7급,
18 충북·복지부7급·대전, 19 경기·경남·강원, 20 울산·경북보건연구사, 21 경남·서울7급

(1) 접근성(Accessibility)

① 환자가 보건의료를 필요로 할 때 쉽사리 서비스를 이용할 수 있어야 함을 의미한다.

② 의료기관을 찾았을 때 질병의 예방을 포함한 총괄적인 의료서비스를 받아야 한다.

③ 지리적 접근성: 지역 주민들이 거주하는 지역 내에 의료기관이나 의료인이 있어야 한다(공중보건의 제도나 보건진료원 제도).

④ 경제적 접근성: 보건의료서비스를 필요로 하는데 돈이 없어서 이용하지 못하는 경우가 적어야 한다(건강보험제도).

⑤ 시간적 접근성: 질병을 가진 환자가 바빠서 의료이용에 장애가 있어서는 안 된다(노동자, 농번기의 농민).

(2) 질적 적정성(Quality)

① 지식과 기술에 대한 의료 제공자의 전문적 능력을 의미한다.

② 의료서비스는 인간을 대상으로 하므로 전문적인 능력 및 충분한 지식과 기술, 윤리적·도덕적 측면의 적절성이 필요하다.

③ 일정 수준의 질을 보장하기 위해서 사회적 통제기전이 마련되어야 할 뿐만 아니라 보건의료 제공자의 자발적인 노력이 출발점이 되어야 한다.

(3) 지속성(Continuity, 연속성, 계속성)

① 의료이용자에게 공급되는 보건의료서비스의 제공이 예방, 진단 및 치료, 재활에 이르기까지 포괄적으로 이루어지는 것을 말한다.

② 개인적 차원에서는 건강문제를 종합적으로 다룸으로써 육체적인 치료와 더불어 정신적인 안도감을 갖게 하는 전인적 의료(Person-Centered Care)가 지속적으로 이루어져야 한다.

③ 지역사회 수준에서는 의료기관들이 유기적인 관계를 가지고 협동하여 보건의료서비스의 기능을 수행해야 한다.

④ 환자의 입장에서 보건의료서비스의 지속성은 의사나 의료기관 간의 긴밀한 협조로 일관된 서비스를 환자에게 제공하는 것이다(한 병원에서 진료를 받다가 다른 상급병원으로 이송될 경우 중복된 서비스를 배제하고 신속히 다음 단계의 서비스가 진행될 수 있도록 함).

(4) 효율성(Efficiency, 경제적 합리성)

① 경제적 합리성으로 한정된 자원을 얼마나 효율적으로 활용할 수 있는가를 의미한다.

② 의사에 대한 적절한 보상도 포함된다.

③ **효율적인 관리운영 요망**: 기존 자원을 최대한 효율적으로 활용하여 관리 하는 일, 진료시간 약속을 통해 의사와 환자의 시간절약, 적정 인력 활용 을 통한 업무효율, 의료전달체계의 확립으로 국민의 의료문제를 효율적으 로 해결하는 것 등

표 1-1 미국공중보건학회의 양질의 의료 구성요소 [11지방]

접근용이성	개인적 접근성, 포괄적 서비스, 양적인 적합성
질적 적정성	전문적인 자격, 개인적 수용성, 질적인 적합성
지속성	개인중심의 진료, 중점적인 의료제공, 서비스의 조정
효율성	평등한 재정, 적정한 보상, 효율적 관리

2 리와 존스(Lee & Jones)의 양질의 의료 요건 [15 부산, 17 서울]

양질의 의료란 지역사회나 인구집단에서 사회·문화·전문분야의 발전과 더불어 의료계의 지도자들에 의해서 서비스되는 것이라고 정의하였으며 양질의 의료 요 건 8가지를 제시하였다.

① 의과학에 기초

② 예방의 강조

③ 의사와 환자의 긴밀한 협조

④ 전인적인 치료

⑤ 의사와 환자의 지속적이고 친밀한 인간관계

⑥ 사회복지사업과 연계

⑦ 다양한 보건의료서비스와 협조

⑧ 과학적인 현대의료서비스 제공(필요충족에 요구되는 모든 보건의료서비스 제공)

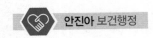
3 도나베디안(Donabedian)의 의료의 질 6) 16 서울

(1) 의료의 질 구성요소

① 기술적 부문: 의학기술을 개인의 건강문제에 적용하는 것

② 대인관계의 부문: 환자와 치료자 간의 사회적·심리적 상호작용을 관리하는 것

③ 쾌적함: 쾌적한 대기실, 편안하고 따뜻한 진찰실, 깨끗한 입원실 침대와 침상 옆 전화, 좋은 음식 등

(2) 의료의 질을 구성하는 속성(Attributes)

① 효능(Efficacy): 보건의료의 과학과 기술을 가장 바람직한 환경에서 사용하였을 때 건강을 향상시키는 능력

② 효과(Effectiveness): 의료서비스를 제공하는 일상적인 환경에서 성취할 수 있는 건강수준향상 능력

③ 효율(Efficiency): 특정 건강수준을 획득하는 데 사용한 비용을 측정하는 것

④ 적정성(Optimality): 비용에 대한 상대적인 의료의 효과 또는 편익(Benefits)

⑤ 수용성(Acceptability): 의료의 효과에 대한 환자와 환자가족의 기대

⑥ 합법성(Legitimacy): 사회적 선호도(윤리적 원칙, 가치, 법, 규제)와 개인의 수용성의 일치 정도

⑦ 형평성(Equity): 의료서비스의 분포와 의료의 편익이 인구집단에게 얼마나 공평하게 제공되는가

4 바람직한 의료의 질 구성요소(미국의학한림원, IOM) 7)

14 서울, 21 부산보건연구사

(1) 효과(effectiveness)

① 효과성이란 예방 서비스, 진단적 검사 또는 치료와 같은 어떠한 개입 조치가 다른 대안들에 비하여 더 나은 결과를 가져올 것인지의 여부에 대하여 체계적으로 수집한 근거를 바탕으로 의료를 제공하는 것을 의미한다.

② 과학적 근거를 기반으로 한 서비스를 제공한 결과 편익을 얻을 수 있는 사람에게만 서비스를 제공하는 것이 효과적인 의료이다.

③ 최근 활발하게 논의되고 있는 근거중심 접근법(evidence-based approach)에서 효능 또는 효과의 중요성을 강조하고 있다.

---

6) 보건행정학교재편찬위원회, 보건행정학, 에듀팩토리, 2018, p.69~70.
7) 대한예방의학회, 예방의학과 공중보건학(제4판), 계축문화사, 2021, p.906~907.

(2) 안전(safety)

① 보건의료는 효과가 있어야 할 뿐만 아니라, 이용자를 위험하게 하거나 손상을 일으키지 않아야 한다.

② 여러 나라에서의 연구들을 통하여 환자 안전이 매우 중요한 건강문제의 하나임을 인식하여, 활발한 개선활동을 전개하고 있다.

(3) 환자중심성(patient-centeredness)

① 환자 개개인의 선호, 필요 및 가치를 존중하고 그에 반응하는 방식으로 보건의료가 제공되고, 환자의 가치에 따라 모든 임상적 결정이 이루어지도록 하는 것을 말한다.

② 환자중심적인 진료에서는 ❶ 환자의 가치, 선호 및 가시화된 필요에 대한 존중, ❷ 진료의 조정 및 통합, ❸ 정보, 의사소통 및 교육, ❹ 신체적 안락함, ❺ 정서적 지지, ❻ 가족의 참여가 중요하다.

(4) 적시성(timeliness)

① 대기시간 단축, 제공자와 이용자 모두 불필요한 보건의료제공 지연 감소시켜야 한다.

② 급성심근경색증, 뇌졸중 등과 같이 적시에 적절한 개입 조치를 취하지 않으면 생명에 심각한 위협이 되는 질환들에서는 이러한 적시성이 특히 더 중요하다.

(5) 효율(efficiency)

① 보건의료제공에 사용되는 자원, 시간의 단위당 산출, 효용 또는 효과(예 보건의료 제공량, 건강수준의 개선 등)를 뜻한다.

② 최근 보건의료 비용이 급격하게 증가하면서, 비용 절감과 같이 제한된 자원을 효율적으로 사용하기 위한 노력이 다각도에서 진행되고 있다.

③ 건강보험에서 의료행위, 약제, 치료 재료 등의 보험 급여 여부 및 가격 결정 과정에서 비용-효과분석 등의 경제성 평가 결과를 의사결정 기준의 하나로 사용하고 있는데, 이러한 방안은 건강보험 운영의 효율성을 높이기 위한 시도에 속한다.

(6) 형평(equity)

형평성은 통상적으로 공정성 또는 정의와 같은 뜻으로 사용되고 있으며, 형평성을 벗어난 상태를 불형평(inequity) 또는 격차(disparity)라고 한다.

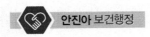

제5절 일차보건의료

1 역사 및 철학

(1) 1978년 WHO 알마아타(Alma-Ata) 선언 15 경기 · 경남, 20 호남권

① WHO와 UNICEF가 세계 인구 건강상의 불평등에 대처하기 위하여 1978년 구소련 카자흐스탄 수도 알마아타에서 개최한 국제회의

② 의제: Health for All by the Year 2000(HFA 2000)

③ 알마아타 선언의 내용

　㉠ 일차보건의료는 과학적 방법으로 지역사회가 수용할 수 있어야 한다.

　㉡ 주민의 적극적인 참여 속에 개개인이나 가족 단위의 모든 주민이 쉽게 이용할 수 있어야 한다.

　㉢ 국가나 지역사회가 재정적으로 부담이 가능한 방법이어야 한다.

　㉣ 국가의 보건의료체계상 핵심으로써 지역사회 개발 정책의 일환으로 유지되어야 한다.

　㉤ 일차보건의료는 질병의 치료나 예방 활동, 신체적 · 정신적 건강 증진과 사회적 안녕 및 생활의 질적 향상을 실현할 수 있어야 한다.

(2) 알마아타선언의 의미

① 건강증진을 위해서는 현대의학적인 접근보다는 사회접근법이 필요하며, 건강과 건강관리를 목표로 한다면 자기 스스로가 관심을 가지고 적극적 노력을 해야 한다는 개념이다.

② 전세계 인구가 보건의료에 대해 평등해야 하고, 국민은 건강할 기본권리를 가지며, 국가는 국민의 건강에 책임을 져야 하며, 인구가 보건의료에 대해 평등해야 한다.

(3) 대두배경

① 많은 인구가 적절한 의료혜택을 받지 못하고 있다.

② 의료생산비용 증가로 인한 의료비용의 상승으로 소비자의 비용부담이 증가하였다.

③ 보건의료서비스의 지역적 편중문제 심각하다.

④ 사회변화와 더불어 정치, 경제, 문화적인 요인으로부터 건강위해요인이 다양해졌다.

⑤ 질병예방, 건강증진의 필요성이 강조됨으로써 일차보건의료의 중요성이 대두되었다.

⑥ 일차보건의료는 국가의 핵심 보건사업조직과 그 지역사회의 전반적인 사회, 경제개발의 구성요소가 되었다.

⑦ 대부분의 건강문제는 1차 보건의료로서 해결이 가능하며 질병발생 이전에 예방관리 하는 것은 질병이 발생한 후 치료하는 것보다 효율적이고 경제적인 방법이 될 수 있다.

2 일차보건의료의 개념 및 특징

(1) 일차보건의료의 개념

① 일차보건의료란 필수적인 보건의료를 지역사회와 각 개인과 가족이 받아들일 수 있고 비용 지불이 가능한 방법으로 그들의 참여하에 골고루 활용할 수 있도록 하는 실제적인 접근 방법이다.

② 단순한 일차진료 간호만을 의미하는 것이 아니라 개인, 가족 및 지역사회를 위한 건강증진, 예방, 치료 및 재활 등의 서비스가 통합된 기능으로, 제도적으로는 주민들이 보건의료체계에 처음으로 접하는 관문이 되며, 기술적으로는 예방과 치료가 통합된 포괄적 보건의료를 의미한다.

③ 일차보건의료의 기본 이념은 사회정의 정신에 입각하여 형평의 원칙하에 모든 사람에게 양질의 보건의료를 제공하는 것이다.

④ 일차보건의료의 목적은 개인이나 지역사회의 자립을 증진시키는 데 있으며, 궁극적인 목표는 사회·경제적으로 생산적인 삶을 영위할 수 있게 하는데 있다.

⑤ 일차보건의료는 단순히 진료만을 뜻하는 것이 아니고 건강 그 자체를 취급하며, 인간개발, 보건개발 및 지역사회개발에 초점이 있다.

⑥ 보건의료사업에 관한 의사결정방법이 상향식 접근방법을 채택하고 있기 때문에 민주주의와 자치의 정신이 도입된 개념이며, 일차보건의료 접근방법은 민주주의 방법을 터득하게 해 주는 것이다.

(2) 일차보건의료의 중요성 [8]

① 일차보건의료로 해결될 수 있는 1차적인 건강문제는 현재 인구가 가지고 있는 건강문제의 80% 이상이며 한 인간이 살아가는 동안 발생하는 건강문제의 80% 이상이다.

② 따라서 1차적인 보건문제는 조기에 적절한 진료를 받아 치료를 하거나 그 문제의 원인을 지역사회 공동노력으로 대처할 때, 그 1차적인 문제가 쉽게 해결되어 2차적인 중증의 문제로까지 진전되지 않게 된다.

---

8) 문상식 외, 보건행정학(제8판), 보문각, 2021, p.457~461.

Tip

말러(Dr. H. Mahler) WHO 사무총장(1983)
인류의 건강을 실현하는 열쇠는 일차보건의료에 있고, 일차보건의료의 성공 열쇠는 보건인력 확보에 있다.

③ 결과적으로 지역사회 주민의 건강유지와 증진은 물론 의료비의 절감을 가져올 수 있도록 지역사회가 적극적으로 참여하여 보건문제를 해결하는 것이 1차 보건의료의 철학적 근본원리이다.

④ 그러므로 일차보건의료사업만 성공하면 국민의 건강문제 중 80%가 저렴한 가격으로 쉽게 이용가능하고 받아들일 수 있는 방법으로 지역사회의 적극적인 참여로 해결되어 국민의 건강관리에 대한 자립력을 조장하게 된다는 것이다.

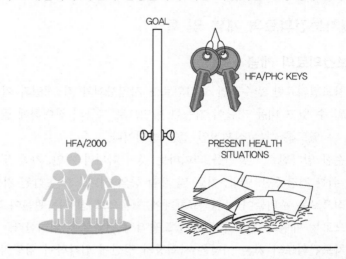

그림 1-5 2000년까지 모든 인류에게 건강을(HFA), 일차보건의료(PHC)를 통한 접근 [9]

표 1-2 전통적인 기본의료와 일차보건의료의 차이 [16 강원]

구분	전통적인 기본보건의료	일차보건의료
대상	환자	지역사회
접근법	질병중심, 질병치료, 치료중심접근, 임상중심접근	건강유지, 건강증진, 예방, 치료, 재활의 통합접근법, 원인추구적 접근법
관계	제공자와 소비자 관계	동반자 관계
팀개념	팀개념 희박	팀접근법
협조	의료인력 간의 협조	부문 간 협조
개발	의료기술개발, 의약품 개발	인간개발, 사회경제개발, 지역사회개발
목표	질병의 치유, 건강의 회복	개인 및 지역사회의 잠재력 개발, 문제해결능력의 함양
주체	의료전문직	지역사회 주민

---

9) 남철현 외, 공중보건학(제9판), 계축문화사, 2020, p.363.

(3) 일차보건의료의 필수사업 16 대구, 17 보건직7급, 18 인천, 19 경기, 20 서울7급

알마아타선언에서 8가지 필수사업이 제시되었고, 이후 한 가지가 더 추가되었다.

① 널리 퍼져있는 주요 건강문제에 대한 예방 및 관리방법교육(보건교육)

② 식량 및 적절한 영양공급

③ 안전한 식수의 공급과 기본적인 위생환경 조성

④ 가족계획을 포함한 모자보건사업

⑤ 주요 감염병에 대한 면역강화(예방접종)

⑥ 지방풍토병의 예방과 관리

⑦ 흔한 질병과 외상의 적절한 치료(질병의 조기진료)

⑧ 필수의약품의 공급

⑨ 심신장애자의 사회의학적 재활(정신보건 증진): 추가내용

(4) 일차보건의료의 접근방법 17 충북, 18 제주, 19 호남권 · 충남, 21 울산

일차보건의료의 의미에 대해서는 각 나라마다 그 나라의 정치적 이념과 문화적 배경, 그리고 사회 · 경제적 상태에 따라 의견을 달리하고 있지만, 일차보건의료가 갖는 기본철학과 접근방법은 모두 같다.

① **예방에 중점**

일차보건의료의 활동범위가 건강증진, 예방, 치료 및 재활의 포괄적인 보건의료서비스를 포함하고 있으나, 대상주민의 건강증진과 질병예방을 위한 서비스제공이 무엇보다도 중요하며 이것이 사업의 중심이 되어야 한다.

② **적절한 기술과 인력 사용**

일차보건의료는 주민이 일상생활을 하면서 접하게 되는 보편적이고 경미한 각종 문제들을 신속하게 처리해 준다. 처리할 수 없는 문제는 차후 상급기관에 의뢰하여 해결하고 추후관리를 철저히 하면 되기 때문에 일차수준의 문제해결에 필요한 기술이 활용된다. 따라서 이러한 문제를 해결할 수 있는 수준의 적절한 인력이 활용되어야 한다.

③ **쉽게 이용 가능하도록 전개**

지역적 · 지리적 · 경제적 · 사회적 차이로 인해 일차보건의료를 이용하는 데 차별이 있어서는 안 된다. 즉 일차보건의료는 모든 인간에게 평등하고, 쉽게 이용 가능하도록 사업이 전개되어야 한다.

④ **원인 추구적 접근방법 사용**

어떤 문제가 발생하면 외부에 나타난 현상만 치료하는 것이 아니고, 그 문제를 발생시킨 원인을 찾아 문제를 규명하고, 문제의 근원을 제거하는 방법을 채택하고 있다.

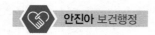

⑤ **지역사회가 쉽게 받아들일 수 있는 사업방법 사용**

지역사회주민들이 편안하게 받아들일 수 있는 건강문제의 해결접근을 일차보건의료에서 연구하여 사업방법으로 활용해야 한다. 일차보건의료는 지역사회의 기본적인 건강요구에 기초를 두고 일차적으로 조치하는 것이므로 이미 지역사회에서 활용하고 있던 조치를 분석하여야 한다.

⑥ **지역사회의 적극적인 참여 유도**

지역사회의 참여는 각 개인과 가족이 그들 자신의 건강과 복지뿐만 아니라 지역사회의 건강문제와 복지문제 해결의 책임을 지며, 그들 자신과 지역사회의 발전에 기여할 수 있는 능력을 개발하는 과정이다. 지역사회의 참여는 일차보건의료사업에 있어 핵심적인 요소이다.

⑦ **관련분야의 상호협력**

일차보건의료는 보건의료분야뿐만 아니라 농업, 축산, 식품, 공업, 교육, 주거, 공공업무, 통신 등과 같은 다양한 분야와 관련되어 있다. 따라서 각 분야에 대한 종합적인 접근전략과 분야 간 협력이 요구된다.

⑧ **지역사회의 지불능력에 맞는 보건의료수가 결정**

지역사회주민이 일차보건의료를 이용하는 데 경제적으로 부담을 느끼지 않는 범위에서 의료수가를 결정해야 하며, 이 결정은 지역사회에서 이루어져야 한다.

⑨ **자조정신과 자립정신 배양**

주민 스스로가 문제를 파악하고 그 문제를 해결할 수 있도록 능력을 배양시켜 주어야 한다. 보건의료전문가들은 옆에서 도울 뿐 그들의 문제를 대신해서 해결해 주어서는 안 된다. 따라서 잠재력과 자립도를 개발하고 극대화하는 데 노력해야 한다. 자기 건강은 스스로 가꾸어야 한다는 신념과 철학을 심어 주어야 한다.

⑩ **지역사회의 특성에 맞는 보건사업 추진**

지역주민의 보건의료요구에 기초하여 그 지역의 특성에 맞는 보건의료사업을 추진하여야 하며, 보건개발뿐만 아니라 지역사회개발에도 역점을 두어야 한다.

(5) 일차보건의료의 접근원칙(WHO) 17 경기, 18 서울, 20 서울 · 호남권

① **접근성(Accessibility)**: 지리적 · 경제적 · 사회적으로 지역주민이 쉽게 이용할 수 있어야 한다.

② **수용가능성(Acceptability)**: 지역사회가 쉽게 받아들일 수 있는 과학적 방법의 사업을 제공해야 한다.

③ **주민참여(Active / Participation)**: 지역사회의 주민이 적극적으로 참여하여 사업요구 파악, 계획, 수행, 평가가 이루어져야 한다.

Tip

일차보건의료의 접근원칙 4A
① 접근성(Accessibility)
② 수용가능성
　(Acceptability)
③ 주민참여(Active /
　Participation)
④ 지불부담능력
　(Affordable)

④ **지불부담능력**(Affordable): 지역사회의 지불능력에 맞는 보건의료수가(收價)로 사업이 제공되어야 한다.

⑤ **포괄성**(Comprehensiveness): 기본적인 건강관리서비스는 모든 사람에게 필요한 서비스를 제공해야 한다.

⑥ **유용성**(Availability): 지역주민들에게 꼭 필요하고 유용한 서비스여야 한다.

⑦ **지속성**(Continuity): 기본적인 건강상태를 유지하기 위해 필요한 서비스를 지속적으로 제공할 수 있어야 한다.

⑧ **상호협조성**(Coordination): 관련 부서가 서로 협조하여 의료체계를 구축하여야 한다.

⑨ **균등성**(Equality): 누구나 어떤 여건이든지 필요한 만큼의 서비스를 똑같이 받을 수 있어야 한다.

3 우리나라의 일차보건의료 10)

(1) 우리나라 일차보건의료의 개념

(1977년 '일차보건의료에 관한 전국 세미나' 개최)

① 일차보건의료는 전 국민을 대상으로 하는 보건의료체계의 하부 기초보건의료 단위 및 기능이다.

② 일차보건의료는 일정 지역사회(가정, 부락, 행정리 포함) 내에서 보건의료요원과 주민의 적극적인 참여로 이루어지는 보건의료활동이다.

③ 일차보건의료 활동은 지역사회의 자주적인 활동과 공중보건의료의 활동으로 구성된다.

④ 일차보건의료 활동은 지역사회의 기본적 보건의료욕구를 충족시켜야 하므로 전체보건의료 스펙트럼에서 예방 측면에 보다 치중한다.

⑤ 일차보건의료 활동은 각종 보건의료요원(의사, 간호사, 기타 보건의료요원)의 협동과 마을의 자원 요원의 협동으로 이루어지며, 각 요원은 치료, 예방 및 기타 기능이 부여된다.

⑥ 일차보건의료 활동은 전체 지역사회개발계획의 일부로서 이루어짐이 바람직하다. 물론 여기서의 보건의료란 치료, 예방, 재활 및 건강증진을 포함하는 포괄적 보건의료를 말한다.

---

10) 문상식 외, 보건행정학(제8판), 보문각, 2021, p.462~464.

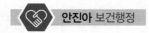

(2) 후속조치 18 경남

① 1980년 농어촌 등 보건의료를 위한 특별조치법 제정(보건진료원, 보건진료소 설치, 공중보건의 배치)

② 학교보건사업, 산업보건사업, 건강한 도시 가꾸기 사업 등에 일차보건의료 사업 접근법이 사용되었다.

(3) 문제점

① 우리나라는 일차보건의료의 개념을 받아들이면서 일차보건의료를 민간의 료부문의 보충적 역할로서 도입하였다.

　㉠ 의료취약지역에는 민간의료부문이 선호하지 않게 되고 농어촌 의료취 약부분은 더욱 열악하게 되었다.

　㉡ 취약부문을 공공부문이 채우기 위해 일차보건의료인력, 시설 등이 더 필요하게 되었다.

② 예방서비스보다는 진료 또는 치료위주의 서비스 공급이 이루어져 포괄적 인 보건의료서비스 제공이라는 원래의 일차보건의료 철학은 무너지게 되 었다.

(4) 일차보건의료 활동

① 우리나라의 일차보건의료의 핵심적인 역할은 대부분의 지역보건소가 담당 하고 있다.

② 보건의료원 등장, 보건지소에 보건요원 배치

③ 1995년 기존의 보건소법이 지역보건법으로 대폭 개정되면서 지역보건의료 계획을 수립하고 일차보건의료의 체계적인 구축을 할 수 있는 여건은 갖 추어졌다.

④ 건강도시 사업을 추진하고 있다.

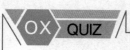

Check

01 WHO의 건강의 정의는 보건의료의 이념적 목표 설정에 도움을 주어 실정적 분석에 활용도가 높다.　O　X

02 역학적 삼각형 모형은 생태학적 모형 중 하나로 질병발생을 병인, 숙주, 환경 3요소의 상호관계로 설명하는 단일병인론이다.　O　X

03 수레바퀴모형은 숙주와 환경요인을 구분하여 역학적 분석에 유용하게 사용된다.　O　X

04 사회생태학적 모형은 개인의 사회적 · 심리적 · 행태적 요인을 중시하는 모형이다.　O　X

05 전인적 모형은 건강증진을 위한 보건의료정책의 수단 개발 및 실천에 하나의 방향을 제시하는 모형이다.　O　X

06 윈슬로(Winslow)는 공중보건학에 대한 정의에서 질병예방, 조기진단, 수명연장의 목표를 제시하였다.　O　X

07 도나베디안(Donabedian)이 제시한 의료의 질 구성요소 중, 효과란 의료에 대한 환자와 환자 가족의 기대로 설명할 수 있다.　O　X

08 일차보건의료의 접근원칙 4A는 접근성, 수용가능성, 주민참여, 지불부담능력이다.　O　X

OX Answer

01 X [WHO의 건강의 정의는 내용이 모호하여 실정적 분석에는 활용도가 적다.]

02 X [단일병인론 → 질병의 다요인설]　　**03** O　　**04** O　　**05** O

06 X [질병예방, 조기진단, 수명연장 → 질병예방, 수명연장, 신체적 · 정신적 효율 증진]

07 X [효과란 → 수용성이란]　　**08** O

보건행정의 기초

관계법규
• 공공보건의료에 관한 법률(2000)

학습 길라잡이
• 보건행정의 특성과 이념
• 보건행정의 과정
• 세계보건기구(WHO)

제1절 행정의 이해

1 행정의 개념

(1) 행정

행정이란 공익목적을 달성하기 위한 공공문제의 해결 및 공공서비스의 생산 및 분배와 관련된 정부의 제반활동과 상호작용이다.

(2) 특징

① **공익지향성**: 행정은 공공문제의 해결과 공공욕구의 충족을 통한 국민의 삶의 질 증대를 추구한다. 보건, 국방, 치안, 교육, 교통, 환경보호 등의 공공의 욕구를 충족하여 국민의 삶의 질을 증대한다.

② **공공서비스의 생산·공급·분배와 관련된 모든 활동**: 정책의 형성 및 집행, 행정기관의 내부관리, 참여자 간 네트워크의 구축 및 관리를 포함한다.

③ **다양한 주체들 간의 상호작용 및 협력적 관계 형성**: 행정의 수행은 정치권력을 배경으로 하지만 공공서비스의 생산 및 공급은 정부가 독점하지 않는다. 준정부기관 또는 민간부문과 상호작용 및 협력적 관계를 통해 공공서비스를 생산·공급·분배한다.

④ **정치과정과 밀접한 연계성**: 행정은 공공문제의 해결 및 공공서비스의 생산·분배 과정에서 국민의 의견을 존중하고 국민에 대한 책임을 진다.

(3) 행정의 변수

① **구조**: 정부형태, 정부조직, 통솔범위, 직무·권한·책임의 수직적·수평적 분담구조 등을 의미하는 것으로 고전적 이론(과학적 관리론, 관료제론 등)에서 중시한다.

② **인간**: 인간의 행태(가치관, 태도, 신념 등), 인간관계 등 사회적·심리적·비공식적 요인 등을 의미하는 것으로 신고전적 이론(인간관계론, 행태론)에서 중시한다.

③ **환경**: 정치, 경제, 사회, 문화 등 행정의 외부적 요인을 말하는 것으로 생태론, 체제론, 거시조직이론 등에서 중시한다.

④ **기능**: 외형적 법칙이나 공식적 제도 · 구조가 실제 수행하는 것으로서 정부업무를 의미하는 것으로 비교행정론 등에서 중시한다.

⑤ **가치관적 태도**: 변화에 대응능력을 지닌 쇄신적 · 창의적인 태도를 의미하며 발전행정론, 신행정론에서 중시한다.

(4) 거버넌스(governance) 11) 19 서울, 21 부산

① 최근의 행정개념은 공공문제의 해결과 이를 위한 정부 외의 공사조직들의 연결네트워크를 강조하는 경향이 있는데, 이러한 행정의 개념은 거버넌스(governance)로서의 행정을 의미한다.

② 거버넌스 개념에는 정부의 일과 민간의 일이 엄격하게 구분되는 것으로 보지 않고 공공(public)이라는 개념을 통해 양자 모두를 포함하려고 한다.

③ 이러한 관점에서 행정의 개념을 정의하면 '행정이란 공익목적을 달성하기 위한 공공문제의 해결 및 공공서비스의 생산, 분배와 관련된 정부의 제반 활동과 상호작용'이라고 정의할 수 있다.

④ 거버넌스 관점에서 행정의 4가지 속성

　㉠ 규범적으로 행정은 공익을 지향한다. 보건, 국방, 치안, 교육, 교통, 환경보호 등의 공공욕구를 충족하여 국민의 삶의 질을 증대하는 것을 말한다.

　㉡ 행정은 공공서비스의 생산, 공급, 분배와 관련된 모든 활동을 의미한다. 여기에는 정책의 형성 및 집행, 행정기관의 내부관리, 참여자 간 네트워크의 구축 및 관리를 포함한다.

　㉢ 행정의 수행은 정치권력을 배경으로 하지만 공공서비스의 생산 및 공급은 정부가 독점하지 않는다. 준정부기관 또는 민간부문과 상호작용 및 협력적 관계를 통해 공공서비스를 생산 · 공급 · 분배한다.

　㉣ 행정은 정치과정과 밀접하게 연계되어 있다. 행정은 공공문제의 해결 및 공공서비스의 생산 · 분배과정에서 국민의 의견을 존중하고 국민에 대한 책임을 진다. 이것은 민주주의 정치제도를 전제로 한 것이며 행정이 경영보다는 정치와 가깝다는 정치 · 행정일원론을 반영한다고 볼 수 있다.

---

11) 문상식 외, 보건행정학(제8판), 보문각, 2021, p.5~7.

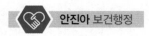

 보충 거버넌스(Governance) [12]

(1) 거버넌스

'무수한 이해당사자들을 정부 정책결정 과정에 참여시키는 새로운 정부 운영방식'
이라고 할 수 있으며 이는 전통적인 정부이미지와는 대조되는 새로운 방식의 통
치에 대한 다의적인 개념이다.

(2) 거버넌스로의 변화내용

① 사회가 직면하는 도전과 문제들이 점차 국민정부로부터 지역과 지방커뮤니티
의 책임으로 바뀌고 있다.

② 이러한 심각한 사회문제들을 해결하기 위한 공적자금은 점차 줄어들면서 민
간단체의 역할이 상대적으로 늘어나고 있다.

③ 권력은 국민정부로부터 지방커뮤니티로 더욱 광범위하고 더욱 엷게 분포되고
있다.

④ 커뮤니티의 인구 구성이 점차 다양화되면서 극단화와 갈등의 가능성이 점차
높아지고 있다.

심화 행정과 정치 [13]

(1) 정치행정이원론

① 정치와 행정을 그 본질이 서로 다른 활동이라고 보고 양자를 명백히 구분하는 입장

② 입법부(정치)에서 정책을 결정하면, 행정은 이를 효율적으로 집행하는 전문적 관리
기술(인력과 물자를 관리하는 내부적 관리행위)로 인식

③ 특징

  ㉠ 행정에 있어서의 가치판단 및 정책결정기능의 배제

  ㉡ 정치와 행정을 엄격히 분리하고, 행정의 독립성과 자율성을 강조

  ㉢ 행정의 관리적 성격을 중시하며 행정집행의 과정에서 기업의 능률정신을 강조

④ 주요학자: 우드로 윌슨(Woodro Wilson), 굿노(Goodnow), 화이트(White), 윌로비
(Wiloughby), 귤릭(Gülick)

(2) 정치행정일원론

① 행정을 정치와 불가분의 관계에 있다고 보고, 행정의 정치적 기능으로서 '정책형성
기능'을 중시

② 특징

  ㉠ 행정에 있어서의 가치판단 및 정책결정기능의 중시

  ㉡ 행정에서의 정치성, 공공성 등 가치판단적 기능의 강조

  ㉢ 행정의 적극적 기능과 행정입법의 확대를 지지

③ 주요학자: 디목(Dimock), 애플비(Appleby)

---

12) 문상식 외, 보건행정학(제8판), 보문각, 2021, p.6.
13) 신용한, COMPASS 행정학개론, 위메스, 2019, p.7~10.

2 행정과 경영

(1) 행정과 경영의 의의

① 공행정: 공공부문(국가나 공공기관 등)의 관리, 좁은 의미의 행정
② 사행정: 공행정과 대비되는 사기업의 관리, 경영

(2) 행정과 경영의 유사점

① 능률주의적 관리기술: 목표달성을 위해 인적·물적 자원을 효율적으로 동원하고 활용하는 관리기술로 능률주의를 지향한다.
② 관료제적 성격: 정부와 기업 모두 관료제적 성격을 갖는 대규모 조직이다.
③ 협동행위: 공동목표를 달성하기 위한 합리적이고 집단적인 협동행위로, 행정의 본질은 의사결정이라고 본다. 즉 행정과 경영 모두 여러 대안 중 최선의 대안을 선택·결정하는 행위이다.

(3) 행정과 경영의 특징 비교

구분	행정	경영
목적	공익추구	이윤극대화
법적 규제	엄격한 법적 규제(행정의 경직화)	직접적인 법적 규제 적용이 안 됨
정치권력적 성격	• 본질적으로 정치적 성격 • 공권력을 배경으로 한 행정기능 수행 • 정당·의회·이익단체·국민의 통제	• 정치로부터 분리 • 강제력과 권력 수단이 없음
평등성	모든 국민은 법 앞에 평등	고객 간 차별대우 용인
독점성	경쟁자 없는 독점성 → 행정서비스의 질 저하 우려	자유로운 시장 진입 → 경쟁관계, 고객지향적 서비스
관할 및 영향 범위	모든 국민이 대상	고객관계 범위 내에 한정
성과의 척도	명확한 단일의 척도가 없음 → 비능률성이 커지기 쉬움	이윤

제2절 | 보건행정

1 보건행정의 개념

(1) 보건행정의 정의 20 경남, 21 서울

① 국민의 공동목표인 건강증진 및 삶의 질 향상(보건학적 목적)을 달성하기 위하여 정부, 지방자치단체, 민간기관 등을 통하여 행해지는 일련의 행정활동 (행정학적 원리 적용)

    ㉠ 보건행정의 목적은 지역사회주민의 건강증진에 주안점을 두어야 한다.

    ㉡ 지역사회주민의 욕구와 수요를 반영하며 시대와 환경의 변화에 부응하여야 한다.

    ㉢ 국가나 지방자치단체가 주도적으로 업무를 관장한다.

    ㉣ 관리 측면에서 볼 때 보건의료사업을 기획·집행·통제함으로써 국민의 건강증진을 달성하는 기능을 수행한다.

② **스마일리**(Smillie): 공공기관 또는 사적기관이 사회복지를 위하여 공중보건의 원리와 기법을 응용하는 것

③ **허정**: 공중보건학적 지식을 사업화하는 학문

④ **박남영**: 공적인 책임하에 공중보건을 향상시킬 수 있는 여러 가지 조건을 정비하기 위한 행정적인 원리와 기법을 적용하는 전략적인 정책결정 과정과 전술적인 집행방향 설정과 실무기법을 아울러 포함하는 분야

⑤ **권이혁**: 공중보건의 학리와 기술을 행정조직을 통하여 일반대중의 생활 속으로 도입하는 사회적 과정

⑥ **양재모**: 인구집단의 건강유지와 향상이라는 공동의 목표를 달성하기 위하여 합리적으로 행동하는 사회적 과정

⑦ **유승흠 외**: 공중보건의 목적을 달성하기 위하여 공중보건의 원리를 적용하고 행정조직을 통하여 행하는 일련의 과정

(2) 보건행정의 중요성 20 서울7급

의학지식과 의료기술의 발달, 보건의료산업의 발전과 보건의료자원의 다양화 등 보건행정분야의 성장은 전반적인 건강수준향상 및 보건의료에의 접근성을 높였다는 긍정적인 면도 있지만 새로운 모순을 야기하기도 했다.

① **건강권에 대한 인식 증대**: 국민의 건강에 대한 욕구가 고조되고 누구나 건강한 삶을 누려야 한다는 인식이 확대되어 오늘날의 건강권은 의식주 다음으로 제4의 생존권적 기본권으로 인식되었고, 국가는 이 기본권의 보장을 위하여 보건의료서비스 공급자뿐만 아니라 소비자에 대해서도 간섭을 가하고 있다(서비스의 직접 공급, 규제 및 지원 등).

② **보건의료의 효율성 제고에 대한 문제 대두**: 보건의료기술의 개발이나 보건의료서비스 제공에 투자된 자원에 비하여 과연 얼마나 효과가 있느냐 하는 문제가 대두되었다. 양질의 보건의료서비스를 보다 효율적으로 제공하기 위한 노력이 필요하게 되었다.

③ **보건의료자원의 분배에 있어 불평등 심화**: 현대의 보건의료는 보건분야의 성장이 국가 간, 지역 간, 계층 간의 불평등을 심화시키는 방향으로 이루어져 보건분야에 있어서의 불평등이 오히려 절대적·상대적으로 커졌다는 모순을 안고 있다.

④ **보건의료비 지출의 급증**: 보건의료비 지출은 상대적·절대적으로 급격히 팽창하여 여타 분야의 지출 증가를 훨씬 앞지르고 있다.

이러한 보건분야 내부의 변화와 새로운 모순의 대두는 보건정책을 통하여 제 모순을 극복하고 보건의료자원을 가장 효과적으로 활용함으로써 가장 많은 인구에게 가장 저렴한 가격으로 보건의료서비스를 제공할 수 있는 합리적이고 효과적인 방법을 모색해야 한다는 필요성이 제기되었다. 따라서 이러한 정책을 수립하고 구체화할 보건행정의 중요성이 높아졌다.

2 보건행정의 특성

15 경기·경북·울산·복지부, 16 서울·대구·광주·강원·인천, 17 강원·울산·호남권·교육청, 19 서울·경기·경남·부산, 20 경북·대구, 21 강원·경기7급·서울7급·전북보건연구사

(1) 공공성 및 사회성

① 보건행정은 공공복지와 집단적인 건강을 추구하며, 보건행정의 행위가 사회구성원의 건강향상을 위해 이루어지므로 사회성의 성격을 띠게 된다.

② 공공성과 사회성으로 인해 특별한 합리적인 이유 없이 특정 개인이나 집단에게 보건행정서비스를 유리하게 제공하거나 서비스 제공의 부당한 거부 및 회피는 허용되지 않는다.

③ WHO 헌장전문에 '건강이란 신체적, 정신적으로 질환이 없는 상태뿐만 아니라 신체적, 정신적, 사회적으로 안녕해야 한다.' 함은 건강이 건전한 개인은 물론 지역사회 또는 국가를 통하여 파악되어야 하는 고도의 공공성과 사회성을 의미한다고 할 수 있다. [14]

(2) 봉사성

① 행정국가의 개념이 경찰국가에서 복지국가로 성격이 달라짐에 따라 과거의 소극적인 질서유지로부터 국가가 사회정의에 입각하여 국민의 행복과 복지를 위해 직접 개입하여 간섭하고 봉사하게 되었다.

---

14) 보건행정학교재편찬위원회, 보건행정학, 에듀팩토리, 2018, p.13.

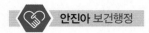
② 보건행정은 넓은 의미에서 국민에게 적극적으로 서비스를 제공하는 봉사행정의 성격을 띠게 된다.

③ 대표적 예가 사회보장과 의료보장에 관한 것이며, 넓은 의미에서 보건행정은 국민에게 적극적으로 봉사하는 서비스 행정이다.

(3) 교육성 및 조장성

① 보건행정의 원활한 수행은 국민들의 자발적인 참여를 전제로 한다.

② 교육을 통해 국민 스스로 질병예방과 건강증진을 위해 노력하도록 조장하는 조장행정이라 할 수 있다.

(4) 과학성 및 기술성

① 보건행정은 발전된 근대과학과 기술의 확고한 기초위에 수립된 과학행정인 동시에 기술행정이라 하겠다. 즉 보건행정은 사람과 관련된 분야이기 때문에 과학과 기술의 확고한 기초 위에서만 성립될 수 있다.

② 자연과학적 지식은 물론이고 사회적 건강증진을 위한 사회과학적 지식이 연구방법에 이용되고 있다. 그러나 이용되는 기술은 실천가능성이 높은 현실적인 것이어야 한다.

③ 비용부담이 지나치게 높거나 시간, 인력, 예산이 많이 드는 과학지식이나 기술은 많은 사람이 이용하기에 어렵다.

④ 보건행정은 조작이 용이하며 비교적 정확한 과학적 지식이나 기술만이 이용도(availability) 및 적용도(applicability)가 높다.

⑤ 우두접종이나 B.C.G 접종은 비교적 값이 저렴하고 시설과 조작이 용이하면서 정확한 면역효과를 얻을 수 있기 때문에 보건사업에 많이 이용되고 있다. 그러나 기술은 그것이 간단하고 용이하다 하더라도 특수지식과 기술이 필요하므로 이런 과학적 지식과 기술을 이용하는 보건행정은 과학행정인 동시에 기술행정이라 할 수 있다.

(5) 보건의료에 대한 가치의 상충성

인간의 생명은 유일하기 때문에 무한의 서비스 욕구를 충족하려는 개인적 가치와 한정된 서비스를 분배해야 하는, 즉 형평성이라는 사회적 가치가 상충되기도 한다.

(6) 행정 대상의 양면성

소비자인 국민의 보건을 위한 규제와 보건의료산업의 보호를 위한 자율을 함께 고려하여야 하는 양면성이 존재한다.

3 보건행정의 이념

15 서울·전남, 16 서울·울산·전북, 17 서울·대구·충남·충북, 18 경남·강원·호남권·대구·부산·인천, 19 서울, 20 경남·충북, 21 경기

행정이 추구하는 바와 같이 형평성과 능률성을 추구하며 또 다른 가치 이념인 효과성, 접근성, 대응성, 민주성, 참여성 등도 갖추어야 한다.

(1) 형평성(Equity)

① 같은 상황에 있는 사람에게 유사한 수준의 대우를 하는 것으로, 소득수준이 비슷한 사람에게 비슷한 수준의 사회보험료를 부담하도록 하거나 비슷한 수준의 세금을 납부하도록 한다.

② 사회계층 및 소득수준 간 건강불평등 및 건강수준의 격차해소를 위해 형평성이 더욱 강조된다.

(2) 능률성(Efficiency, 효율성)

① 최소의 비용과 노력, 시간으로 최대의 성과와 산출을 얻는 비율, 즉 투입 대 산출의 비율을 말한다.

② 한정된 자원으로 최대한의 보건의료서비스를 제공할 수 있도록 유도하는 능률성은 보건행정에서 중요한 가치이다.

③ 보건행정에 있어 능률성은 측정이 어렵다.

(3) 효과성(Effectiveness)

① 의도하거나 기대한 것과 같은 소망스러운 상태가 나타나는 성향으로, 행정활동 집행 후 나타나는 소망스러운 상태, 즉 정책목표 달성의 정도를 의미한다.

② 효과성은 일반적으로 능률성보다 넓은 의미로 사용되고 있다. 능률성은 빈곤층의 건강증진활동사업에 들어가는 비용을 중심으로 측정할 수 있지만(단기적), 효과성은 주어진 행정을 집행한 후에 실질적으로 건강증진활동을 실천한 사람이 몇 명이나 되며 그 비율은 어느 정도인가를 중심으로 측정한다(장기적).

③ 보건행정은 효과성의 전제하에 집행되어야 하며 효과성은 정책의 성공여부를 판단하는 중요한 기준이 되므로 효과성이 높으면 정책이 성공한 것으로 받아들여진다.

(4) 접근성(Accessibility)

① 필요한 서비스가 있다는 사실뿐만 아니라 어떤 경로를 거쳐 다가가면 그 서비스를 제공받을 수 있다는 사실까지 포함한다.

② 보건행정에서 접근가능성을 높일 때 보다 많은 사람이 서비스를 활용할 수 있고, 기대한 효과를 이끌어 낼 가능성이 높아지므로 접근성은 보건행정의 형평성과 효과성을 높일 수 있는 유용한 수단이 된다.

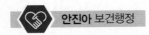

(5) 대응성(Responsiveness)

① 국민의 요구에 부응하는 보건행정을 수행하였는지 묻는 보건행정의 가치, 즉 정책수혜자의 요구와 기대, 환경변화에 얼마나 융통성 있게 대처해 나가느냐 하는 능력이다.

② 대응성을 높이기 위해서는 먼저 국민의 요구가 무엇이며 어느 정도까지 제공해야 하는가에 대한 기준이 있어야 한다. 다음은 서비스에 대한 접근성이 보장되어야 한다. 무엇보다 서비스를 제공하기 위한 자원이 확보되어 있지 못하면 보건행정의 대응성을 높일 수 없다.

③ 일반적으로 정부가 제공하는 보건의료서비스에 대해 수혜를 받고 있는 국민들이 얼마나 그 서비스에 대해 만족하고 있느냐의 정도에 따라 정부의 대응성을 평가해 오고 있다.

(6) 민주성 및 참여성(Democracy & Participation)

① 현대복지국가에서 모든 정책의 성공여부를 가늠하는 가장 기본적인 기준으로, 정책의 정당성 확보의 기초가 된다.

② 민주성이란 정책의 여러 과정에 국민의 참여(여론, 이익단체, 전문가, 정당원 등 비공무원)를 확대시키고 여론을 충실하게 반영하며 집행에 있어서도 국민의 의사를 충분히 고려하는 것이라고 할 수 있다.

③ 참여성이란 정책결정과정과 정책수행과정 및 정책평가과정에 다수의 국민들이 참여하여 어느 정도의 투입작용을 행하는 것을 말한다.

④ 보건의료서비스와 같은 공공서비스의 경우에는 참여성 개념 속에 건전한 비판과 참여의식을 가지고 있는 민주성의 개념을 함께 포함하여 분석하여야만 한다. 왜냐하면 보건의료서비스는 국민들의 일상생활과 밀접한 관련이 있을 뿐만 아니라 그 참여의 정도에 따라 보건의료서비스의 질이 좌우될 수도 있기 때문이다.

(7) 합법성(Legality)

행정 행위 및 과정이 법률적합성을 지녀야 한다.

(8) 가외성(Redundancy)

① 행정에 있어서 중첩이나 여과, 초과분 등을 의미한다.

② 불확실성의 과업환경에서 생존가능성이나 신뢰성·적응성 확보를 위한 가치이다.

③ 경제성, 능률성과는 상반되는 가치이다. (가외성△ → 능률성▽)

④ 목적에 가장 적합한 수단을 확보해 주지는 못하지만 그럴듯한 방안을 채택하는 데 도움을 준다.

(9) 공익성(Public)

우선을 공공의 이익에 두어야 한다.

(10) 책임성(Accountability)

행정의 모든 과정에서의 국가와 국민에 대한 책임을 의미한다.

(11) 합리성(Rationality)

목적과 수단, 원인과 결과 간의 관계에 대한 정당한 근거를 두고 행정과정을 수행하는 것을 말한다.

제3절 보건행정의 과정 및 범위

1 보건행정의 원리

(1) 보건행정의 기본원리

① **사회국가의 원리**: 모든 국민은 인간다운 생활을 할 권리를 가지며 국가는 사회보장·사회복지의 증진에 노력할 의무를 가진다. 생활능력이 없는 국민은 법률이 정하는 바에 의하여 국가의 보호를 받는다고 규정되어 있다.

② **법률적합성의 원칙**: 보건행정은 현대 법치국가의 원리에 따라 법률에 의한 행정이 되어야 한다. 즉 행정은 법률에 위반되는 행위를 서는 안 된다.

③ **평등의 원칙**: 보건행정서비스는 모든 국민에게 균형 있게 제공되어야 한다. 성별, 종교 또는 사회적 신분에 의하여 정치적·경제적·사회적·문화적 생활의 모든 영역에 있어서 차별을 받지 아니한다.

④ **과잉급부금지의 원칙**: 과도한 보건의료서비스의 제공은 납세자의 부담을 가중시키며 정부의 지나친 간섭과 재정적자 등을 초래할 우려가 있다. 따라서 보건행정은 공익추구에 적절한 범위 내에서 이루어져야 한다.

⑤ **신의성실의 원칙과 신뢰보호의 원칙**: 법률관계의 당사자는 상대방의 이익을 배려하여 형평성에 어긋나거나 신뢰를 저버리는 내용 또는 방법으로 권리를 행사하거나 의무를 이행하여서는 안 된다는 추상적 규범으로, 신뢰를 헛되이 하지 않도록 성실하게 행동해야 한다.

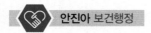

(2) 보건행정의 운영원리 15 서울, 20 경북보건연구사, 21 부산

보건행정도 일반행정과 마찬가지로 행정의 관리과정, 즉 목표설정, 정책결정, 기획, 조직화, 동기부여, 통제, 평가 및 환류 등의 기본적인 운영원리를 따른다. 보건행정의 운영원리는 관리과정, 의사결정과정, 기획과정, 조직과정, 수행과정, 통제과정으로 나누어 볼 수 있다.

① **관리과정**(Management Process)

관리란 미리 정해진 목표를 달성하기 위하여 인적·물적 자원을 활용하여 공식조직체 내에서 행해지는 과정의 상호작용의 집합이다. 관리의 특성은 다음과 같다.

㉠ 연속되는 과정이다.

㉡ 각 과정은 상호연관작용을 한다(서로 별개가 아님).

㉢ 관리는 동적이다(계속적·유동적이며 적응하는 속성이 있음).

② **의사결정과정**(Decision-making Process)

의사결정은 여러 대안들 중에 선택하는 것으로, 일반적으로 동적이며 끊임없이 계속되는 중요한 과정이다. 의사결정과정은 다음과 같은 과정을 거친다.

㉠ 의사결정을 해야 함을 인식한다.

㉡ 문제를 정의한다.

㉢ 관련정보를 수집한다.

㉣ 대안의 해결책을 개발한다.

㉤ 각 대안을 평가한다.

㉥ 가장 수용가능한 대안을 선택한다.

③ **기획과정**(Planning Process)

기획이란 행동하기 전에 무엇을 어떻게 해야 하는지를 결정하는 것이며, 미래를 예측하는 것이다. 기획과정은 전제를 세우고, 예측을 하며, 목표를 설정 또는 재설정하고, 구체적인 행동계획을 전개하는 과정을 거친다.

④ **조직과정**(Organizing Process)

조직이란 일정한 환경에서 특정한 목표를 달성하기 위한 분업체계라고 정의할 수 있다. 조직과정이란 공동의 목표를 달성하기 위하여 업무를 분담하는 과정이다.

⑤ **수행과정**(Executing Process)

수행과정은 주로 조직 내에서 행동을 실제 추진하는 과정으로, 인간지향적이며 조직의 인적자원을 다루는 데 필요한 활동을 포함한다.

⑥ **통제과정**(Controlling Process)

통제과정은 조직활동을 감시하는 데 초점을 두고, 조직의 활동결과를 측정하는 기준을 결정하며, 이러한 평가기법과 변화가 필요할 때 수정·보완하는 활동을 포함한다. 미국공중보건협회는 평가를 설정된 목표를 달성함에 있어서 그 성공의 가치나 정도를 파악하는 수단이라고 하였다.

2 보건행정의 과정 및 체계

15 충북, 17 광주 · 충북, 20 복지부, 21 서울 · 경기7급, 22 대전의료기술

(1) 귤릭(Luther Gülick)의 POSDCoRB

① 기획(Planning): 정해진 목표나 정책의 합리적 운용을 위한 사전준비활동과 집행전략

② 조직(Organizing): 인적 · 물적 자원 및 구조를 편제하는 과정

③ 인사(Staffing): 조직 내 인력을 임용 · 배치 · 관리하는 활동

④ 지휘(Directing): 목표달성을 위한 지침을 내리는 과정

⑤ 조정(Coordinating): 행동통일을 이룩하도록 집단적 활력을 결집시키는 활동

⑥ 보고(Reporting): 보고하고 보고받는 과정

⑦ 예산(Budgeting): 예산을 편성 · 관리 · 통제하는 제반활동

(2) 페이욜(Fayol)의 POCCC

① 기획(Planning): 조직의 목표설정과 행동방안을 결정하는 과정

② 조직(Organizing): 목표와 행동방안을 효과적으로 수행하도록 조직화하는 과정

③ 지휘(Commanding): 조직원들에게 영향력을 행사하고 지휘하는 과정

④ 조정(Coordinating): 조직원들이 행동을 결집할 수 있도록 조정하는 과정

⑤ 통제(Controlling): 업무의 표준을 정하고 그에 따라 평가 및 환류(feedback) 하는 과정

(3) 행정의 4단계 POAC(PODC)

① 기획(Planning)

② 조직(Organizing)

③ 실행(Activating / Directing)

④ 통제(Controlling)

(4) 현대적 행정의 과정 15 충북, 16 전남, 20 강원

① 목표설정: 가장 창조적인 과정이며 미래의 바람직한 상태를 설정하는 과정

② 정책결정: 설정된 목표를 달성하기 위해 바람직한 대안을 결정하는 과정

③ 기획: 목표와 정책을 보다 구체화하여 그것을 달성하기 위한 구체적인 세부 활동계획을 수립하는 과정

④ 조직화: 조직을 구조적으로 편성하고 분업체계를 확립하거나 인적 · 물적 자원을 동원하고 효율적으로 관리하는 과정

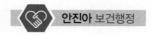

⑤ **동기부여**: 조직이 계획대로 움직일 수 있도록 필요한 유인을 제공하고 규제하는 과정으로서 인간성을 존중하고 적극성과 창의성을 높이는 과정

⑥ **통제(평가)**: 동기·유인·자극 등이 주어진다고 하여 모든 목표나 방안이 달성되는 것은 아니므로 실적과 성과를 목표 또는 기준과 비교하면서 심사·평가하는 과정

⑦ **환류**: 성과를 심사·평가하여 계획이나 기준대로 이루어지고 있지 않은 경우 시정·조치하는 과정

(5) 보건행정과정의 체계

① **투입**: 인력, 시설, 물자, 자금, 지식, 시간 등의 투입
② **변환과정**
  ㉠ 기획: 의사결정, 재무관리, 시간관리
  ㉡ 조직: 조직구조, 조직문화, 조직변화
  ㉢ 지휘: 리더십, 동기부여, 주장행동, 의사소통, 갈등 및 스트레스 관리
  ㉣ 조정: 업무와 직원 간 관리, 목표존중
  ㉤ 통제: 의료의 질과 보건업무 평가
③ **산출요소**
  ㉠ 중간산출: 효과성, 효율성, 형평성
  ㉡ 최종산출: 환자 및 직원의 만족도, 이환율, 사망, 퇴원, 건강증진, 건강수준향상

(6) 보건행정의 기술적 원칙(기초기술) 20 강원

① **생태학적 접근법**
  ㉠ 인구의 파악 및 장래인구 추계 등 인구의 수적 파악과 인구집단에 대한 생태학적인 특성을 파악하여야 한다.
  ㉡ 기초자료와 정치·문화·경제·사회·역사적인 여건들을 생태학적으로 분석한다.
② **역학적 접근법**
  질병발생의 숙주, 환경, 병인의 상호관계를 규명하여 보건행정활동에 적용할 수 있는 기초자료가 마련되어야 한다.
③ **의학적 접근법**
  의학은 질병에 대한 자연과학적인 규명과 치료를 기본으로 하는 것으로, 보건사업수행에 의학적 접근이 필수불가결하다.
④ **환경보건학적인 접근법**
  질병발생요인을 외적 또는 환경적 요인을 중심으로 연구하는 학문으로 보건행정의 기초가 된다.

3 보건행정가의 역할

(1) 대인관계 역할

① 정부관리자 역할: 공적·법적·사회적 기능 수행

② 섭외자(연락자) 역할: 외부인과의 상호작용

③ 지도자 역할: 부하직원과의 상호작용

(2) 정보적 역할

① 모니터 역할: 정보, 메일, 관련자 관리

② 교육자 역할: 대중보건교육 실행자

③ 전문가 역할: 보건관련 지식을 숙지하고 활용함

(3) 의사결정자

① 관리자 역할: 개선을 위한 전략 시행

② 문제해결자 역할

③ 자원배분자 역할: 스케줄링, 예산책정, 일에 대한 프로그래밍

④ 중재자 역할: 협상

⑤ 갈등조정자 역할

4 보건행정의 범위

(1) WHO, 에머슨, 미국공중보건협회의 보건행정범위

15 서울·경기·경남·충북, 16 경기·전북복지부, 17 서울·대구·강원·경남·광주, 18 강원·대구, 19 경기·서울7급, 20 경북·경기·강원, 22 보건직

WHO	에머슨(Emerson)	미국공중보건협회
• 보건관련 기록 보존	• 보건통계	• 보건자료의 기록과 분석
• 보건교육	• 보건교육	• 보건교육과 홍보
• 환경위생	• 환경위생	• 감독과 통제
• 전염병 관리	• 전염병 관리	• 직접적 환경서비스
• 모자보건	• 모자보건	• 개인보건서비스 실시
• 의료	• 만성병 관리	• 보건시설의 운영
• 보건간호	• 보건검사실 운영	• 사업 및 지원 간의 조정

(2) 할론(Hanlon)의 보건행정범위

① 지역사회를 기반으로 실시되어야 하는 활동

② 질병, 불구 또는 미숙아 사망의 예방

③ 조직적 공공노력이 필요한 의학분야

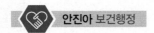

④ 보건의료관련 기록의 수집, 분석, 보존, 활용
⑤ 개인과 지역사회에 대한 보건교육
⑥ 포괄적인 보건기획과 평가
⑦ 연구

(3) 허정의 보건행정범위

① 현행조직을 기초로 한 분류
  ㉠ 의사행정: 의무행정, 간호행정, 치과의무행정 등
  ㉡ 약사행정: 약무행정, 마약행정 등
  ㉢ 보건행정(협의): 방역행정, 위생행정 등
② 보건사업내용을 기초로 한 분류
  ㉠ 보건통계사업
  ㉡ 전염병관리사업
  ㉢ 모자보건사업
  ㉣ 보건간호사업
  ㉤ 산업보건사업
  ㉥ 학교보건사업
  ㉦ 환경위생사업
  ㉧ 의료사회사업
③ 예방 및 치료의학적 서비스를 근거로 한 분류
  ㉠ 예방의학적 서비스
  ㉡ 치료의학적 서비스
  ㉢ 사회적 서비스

❖ 예방의학과 공중보건학의 역사
• 고대(~476년)
• 중세(476~1453)
• 르네상스시대 (1453~1750)
• 근대(1750~19세기 후반)
• 20세기 전반기 (2차대전 종말까지)
• 20세기 후반(제2차 대전 후)

❖ 보건행정의 역사
• 고대(~500년)
• 중세(500~1500년)
• 중상주의 시대(1500~1760년)
• 계몽주의와 혁명시대(여명기, 1760~1850년)
• 확립기(1850~1900년)
• 발전기(1900~현재)

제4절 서양 보건행정의 역사

16 서울·경기, 17 강원·경기·대전·광주·충북, 18 경기·경남, 19 경기, 20 호남권·인천, 21 강원·경북·울산·서울7급

고대기	중세기(암흑기)	여명기	확립기	발전기
장기설	전염병 유행 검역의 시작	산업혁명 공중보건사상 시작	세균학설기 미생물 병인론기	사회보장제도 발전
기원전 ~ 500년	500~1500년	1500~1850년	1850~1900년	1900년 이후

1 고대기(기원전~500년) [15]

(1) 메소포타미아

① '함무라비 법전'에 의사의 지위, 제도, 진료, 보수 및 과오에 대해 규정하고 있다.

② 종교의식에 따른 목욕, 수도오염 금지법 같은 것은 공중위생에 한 몫을 하였다.

③ 나환자가 도시에 들어오는 것이 금지되었다.

④ 전염병의 방지를 위한 환자격리는 그 기원이 메소포타미아에 있는 것으로 추정된다.

⑤ 그 외 기생충 질환, 각기, 각종 전염병, 정신이상 등에 대한 것들이 여러 기록에서 발견되었다.

(2) 이집트

① 파피루스(papyrus)에 질병과 치료에 관한 기록이 존재하고, 위생학 발달이 확인되었다.

② 건강한 사람도 정기적으로 토제(吐劑)나 하제(下劑)를 사용, 신체를 정화하도록 권장하였다.

③ 주거, 의복, 신체 등의 청결을 유지하도록 가옥 청결법, 신체섭생법 등이 시행되었다.

④ 배수와 물대기를 위한 물도랑 등이 있었다.

(3) 그리스

① 고대 그리스의 히포크라테스(Hippocrates, 약 B.C. 460~B.C. 370)는 "질병의 원인은 환경이며, 병을 낫게 하는 것은 자연이다."라고 하였다. '공기, 물, 장소에 대하여(Air, water and places)'라는 논문은 그 지방의 계절 및 기후변화, 나쁜 물, 지질 등 환경의 여러 조건이 병의 발생 및 경과에 미치는 영향에 대한 설명을 하고 있다.

② 사람과 환경의 부조화가 질병을 발생시킨다는 장기설(Miasma theory)은 오염된 공기를 장기라 하고 이 장기가 몸에 들어가면 인체를 구성하고 있는 혈액, 점액, 황담즙, 흑담즙의 분비의 균형이 깨져(4체액설) 질병이 야기된다고 하였다.

❖ 체액 병리설
"4체액(혈액, 점액, 황담즙, 흑담즙)의 조화로운 혼합은 건강상태이며, 체액의 실조는 병이다."라는 히포크라테스 의학의 병리론

---

15) 대한예방의학회, 예방의학과 공중보건학(제4판), 계축문화사, 2021, p.34.

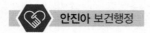

③ 치료란 인간 생명이 가지고 있는 본래의 회복능력 작용을 강화하는 데 있다 하였다. 그래서 의미 없는 투약을 피하고 생활습관의 개선, 특히 식이요법에 주력했고, 보조적으로 하제, 토제, 이뇨제 등을 쓰기도 하였다.

④ 그는 건강과 질병을 자연의 현상으로 과학적으로 관찰하고, 의술에 있어서 관찰과 경험이 가장 중요하다는 것을 역설하였는데, 그의 이러한 의견은 정확하여 오늘날의 역학적 사고방식에 크게 영향을 준 흔적이 역력하다.

(4) 로마

① 고대 로마의 의학과 위생학은 고대 그리스 것을 그대로 계승하였으며, 치료의학에는 별 새로운 것이 없었으나 위생 시설에서는 하수도, 공동목욕탕, 급수, 기타 보건 시설에 있어서 괄목할 만한 바가 있었다.

② 의학은 주로 종교인의 손에서 이루어졌으며, 부유층의 독점물이었다.

③ 2세기경부터는 도시에는 공적인 의사제도가 채택되어 이들은 주로 빈자들에 대하여 의료를 실시하였다.

④ 임산부가 사망할 시 개복수술을 하여 생존한 아이를 구하는 오늘날의 제왕절개술이 시술되었다.

⑤ 갈레누스(Galenus, 129~200)
  ㉠ 최초의 Hygiene(위생) 용어를 사용하였다.
  ㉡ 히포크라테스(Hippocrates)의 학설 계승자로서 장기설(독기설, Miasma Theory)을 주장하였고 장기설은 17세기까지(19세기까지로 보기도 함) 지배적인 위치를 차지하였다.

2 중세기(500~1500년)

(1) 시기적 특징

① 기독교 중심 사상의 지배
② 비위생적이고 세속적인 생활양식이 보건학에 영향
③ 나병, 콜레라, 페스트 등의 전염병이 만연, 교회에 의한 치유에 의존
④ 방역의사, 빈민구제의사, 경찰의 등이 활동하였으며, 신체의 질병을 치료하는 데 국한된 의사의 역할
⑤ 중세 말기 방역규정과 과밀한 주거, 채광과 환기가 불완전한 가옥, 불충분한 배수구, 불량한 음료수, 비위생적인 사체매장 등에 관한 규정 존재

(2) 공중보건학적 사건

① 6~7세기경: 모하메드 사망 후 그의 출생지인 메카로 순례 행렬 → 콜레라 대유행

② 13세기: 십자군 원정, 나병과 콜레라 대유행 → 나환자의 교회출입금지, 특수 의복을 입히고 방울을 달아 접촉 차단 → 16세기경 한센병이 거의 사라짐

③ 14세기: 칭기즈칸의 유럽정벌 → 유럽 전역에 페스트 대유행

   ⊙ 14세기 페스트 대유행(1347~1348)은 전 유럽을 휩쓸어 전체 인구의 1/4 에 해당한 2,500만 명의 사망자가 발생하였다.

   ⓒ 14세기의 페스트 유행 때는 병원균을 생각하지 못했으나 접촉 전염설이 대두된 것이 주목할 만한 사실이다.

   ⓒ 페스트에 대한 대책으로서 환자의 색출, 격리소의 설치, 환자의 의복과 침상의 소각, 항구의 폐쇄, 검역기간 규정 등 이론적으로는 오늘날의 대책과 별 차이가 없는 조치를 강구하였다.

   ⓔ 1377년 이탈리아 로구사에서 페스트 유행 지역에서 온 여행자는 항구 밖 일정 장소에서 질병이 없어질 때까지 머물다가 입항 허락하였으며 이는 검역(Quarantine, 40일 의미)의 유래가 되었다.

   ⓜ 1383년 프랑스 마르세이유(Marseilles) 최초의 검역법이 통과되어 검역소 를 설치 운영하였다. 페스트를 옮기는 쥐와 벼룩의 역할을 알 수 없는 상황에서 검역의 효과는 크지 않았으나 전염병 관리 측면에서 중요한 업적이라 할 수 있다.

④ 15~16세기 말: 매독과 결핵 유행

(3) 보건의료활동

① 오늘날과 같은 공중보건조직은 없었으나 각종 전염병 예방과 환경위생감 시 등을 위한 행정기구 설치

② 길드: 많은 도시에서 전염병 예방 및 환경위생감시 등의 업무 수행

③ **진료시설**: 병원이 설립되었으나 요양소에 불과, 주로 교회에 의한 설립

④ 중세 후기 길드가 병원과 각종 복지시설의 건설을 시작하였으며 병원의 관리도 성직자에서 지방자치단체로 이관

3 여명기(요람기, 근세기, 1500~1850년)

(1) 시기적 특징

① 이 시기는 문예부흥(1453~1600)과 산업혁명(1760~1830)으로 근대 과학기술 이 발달되고 공중보건의 사상이 싹튼 시기이다.

② 프랑스와 영국에서 산업혁명으로 연소자와 근로자의 건강 문제 대두되었 으며 인간의 건강, 복지에 대한 사회적 책임 인식과 함께 공중보건사상이 싹트게 되었다.

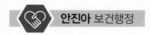

③ 유럽에 있어서 질병양상의 현저한 변화가 있었다. 한센병(나병) 등이 점차 사라지고 16~17세기에 걸친 발진티푸스, 괴혈병, 수두, 성홍열, 매독, 두창, 페스트가 유행하였다. 이 시기에 가장 무서운 질병은 매독이었는데 매독이 성교에 의하여 전염된다는 사실을 밝혀내고 이 병의 감염원을 없애기 위해 창녀들에 대한 규제와 환자 및 용의자의 격리 등의 조치가 시행되었다.

(2) 공중보건학적 업적 및 제도

① **얀센**(Janssen, 네덜란드): 최초의 현미경을 발명(1595)하였다.

② **프라카스토로**(Fracastoro, 이탈리아, 1478~1553): 『전염, 전염병 및 그 치료』에서 병인으로 눈에 보이지 않는 종의 존재 제시하였다. "모든 전염병은 전파력과 증식력을 가진 작은 전염성 물질에 기인한다"라는 전염설을 주장하였다. 종의 존재는 네덜란드의 레벤후크가 배율 200배의 확대현미경을 발명한 후 미생물의 존재가 밝혀져 확인되었다.

③ **베살리우스**(Vesalius, 벨기에, 1514~1564): 1543년 해부학 교재 『인체의 구조에 대하여』 발간하였다.

④ **하베이**(Harvey, 영국, 1578~1657): 『동물에서의 심장과 혈액의 운동에 관한 해부학적 연구』에서 혈액순환을 발견하였다.

⑤ **시드넘**(시덴함 Sydenham, 영국, 1624~1689): 유행병 발생의 자연사를 기록하였다. 유행병의 원인에 대하여는 여전히 히포크라테스로부터 계승된 대기의 장기설을 믿었다.

⑥ **레벤후크**(Leeuwenhoek, 네덜란드, 1632~1723): 현미경 발명(1676)하였고, 최초로 눈에 보이지 않는 종의 존재를 확인하였다.

⑦ **존 그랜트**(John Graunt, 영국, 1620~1674)
  ㉠ 「사망표에 관한 자연적, 정치적 제 관찰」이라는 사망통계에 관한 책을 저술하였다.(1662년).
  ㉡ 그 당시 산업발전을 위한 건강한 노동력의 확보가 중요했고, 질병이나 사망에 의한 노동력의 손실은 국가적 및 경제적 차원에서 중대한 문제였기 때문에 모든 국민의 효율적인 건강관리를 위한 보건문제에 큰 관심을 갖게 되었다.

⑧ **윌리엄 페티**(Willam Petty, 영국, 1623~1687): 인구와 사망, 질병 기타 생리적 통계에 관한 업적이 있는 경제학의 선구자이며 의사인 페티는 친구인 그라운트에 조언하여 사망통계를 저술하게 하였다.

⑨ **라마치니**(Ramazzini, 이탈리아, 1633~1714)
  ㉠ 이탈리아 의사로 직업병에 관해 집대성한 『De Morbis Artificum Diatriba (직업인의 질병, 노동자 질병론)』를 발간(1700년)하여 산업보건에 이바지하였다.

ⓒ 저서의 서두에서 "노동자들의 건강을 지키고 사회복지를 기여하는 것이 의학자의 의무이다."라고 기술하여 임상의학적 접근법에 의한 공중보건학의 선구적인 저작이 되었다(산업의학의 아버지).

ⓒ 책에서 도금공, 인쇄공, 광산노동자, 제분공 등 54종의 근로자에 관련된 산업재해에 대해 기술하고 있다.

⑩ **스마일리**(Smellie, 1697~1763): 산과에서의 위생적인 요소를 강조하였다.

⑪ **피린글**(Pringle, 영국, 1707~1782): 병사, 감옥, 병원 등의 환기 및 위생상태 개선을 주장하였고, 적십자운동의 선구자였다.

⑫ **베르누이**(Bernoulli, 1700~1782): 두창의 예방효과를 판정하기 위하여 통계적 방법을 적용하였으며 이후 종두뿐만 아니라 여러 질병에 대하여 보건문제의 통계적 분석이 적용되었다.

⑬ **린드**(Lind, 영국, 1716~1794): 괴혈병 원인을 규명하고 선박의 위생상태 개선에 공헌하였다.

⑭ 스웨덴에서 1749년 세계에서 처음으로 국세조사가 실시되었다.

⑮ **필립 피넬**(Philippe Pinel, 프랑스, 1745~1826): 1789년 정신병원에 수용된 53명의 정신병 환자를 해방시키고 정신병환자의 처우 개선에 힘쓴 의사로서 정신의학 창시자이다. 피넬은 정신의료에서 환자에 대한 면밀한 관찰과 환자의 말을 증례기록에 처음으로 도입하였다. '정신병의 의학 및 철학적 고찰'을 발표하였다. → 튜크(영국, 1796)가 새로운 정신병치료법을 도입하였다.

⑯ **프랭크**(J. P. Frank, 독일, 1745~1821): 『전의사경찰체계』라는 의사(위생) 행정에 관한 12권의 저서를 발표(1779)하였다.

ⓐ 신체위생, 개인위생, 정신위생, 국민보건에 관한 모든 문제를 망라하고 있으며 내용이 충실한 점에서 최초의 공중보건학 저서라고 알려져 있다.

ⓒ "국민의 건강을 확보하는 것은 국가의 책임이다."라고 주장하였다.

⑰ **제너**(Jenner, 영국, 1749~1823): 우두접종법 개발(1798). 19세기 초반부터 전 유럽에서 두창 예방법이 보급되었다.

⑱ **호움즈**(호메스 Homes, 1809~1894): 산욕열 예방에 공헌하였다.

⑲ **젬멜바이스**(셈멜바이스 Semmelweis, 헝가리, 1818~1865): 산과 의학자. 산욕열이 시체를 만진 의사의 손에 묻은 유기분해물질의 흡수에 의한 일종의 흡수열이라고 단정하고 예방법으로 조산에 임하는 사람의 손을 염화칼슘액으로 씻어야 한다고 주장하였다. 이를 통해 1847:1849년에는 산욕열 발생률을 1/10로 감소시키는 데에 성공하였다.

⑳ **파르**(Farr W., 1807~1883): 영국 통계국에서 파르에 의하여 공중보건 활동의 나침반이라 할 수 있는 인구동태의 등록제가 확립되었다.

Tip

영국을 비롯하여 서국 각국에서는 인구가 증가하였고 산업발달로 인해 인구의 급속한 도시집중을 볼 수 있었다. 이로 인하여 질병 발생이 증가하고 특히 영아사망률이 높아졌다. 런던에서 출생한 유아 중 5세 미만 사망자 백분율은 1730~1749년에 74.5%, 1810~1829년에는 31.8%였다. 호메스(Homes) 등은 산욕열예방에 공헌한 바가 컸으며 영아사망률 저하에 크게 기여하였다.

❖ 산과적 위생, 산욕열 예방에 기여한 학자
• 스마일리(Smellie)
• 호움즈(Homes)
• 젬멜바이스(Semmelweis)

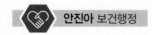
㉑ 에드윈 채드윅(Edwin Chadwick, 영국, 1800~1890)

ㄱ 1837~1838년에 런던을 중심으로 크게 유행한 열병의 참상을 조사하여 'Fever Report'를 정부에 제출하였다.

ㄴ 열병보고서가 계기가 되어 1842년 공중위생감독 및 각종 위생조사를 위한 보건정책 조사위원회가 설치되어, Chadwick을 중심으로 '노동자계층의 위생상태보고서(The Sanitary Condition of the Labouring Population, 1842)'라는 보고서가 작성되었다.

ㄷ 보고서에 제시된 위생개혁의 긴요성, 지역 공중보건 활동의 중요성, 이를 위한 중앙·지방을 일괄하는 보건행정의 기구 확립의 중요성 등 제시된 개선책의 기본적인 개념은 오늘날에도 공중보건과 보건행정의 원칙으로 준용되는 불멸의 가치가 있는 것이다.

㉒ 영국에서 채드윅의 보고 결과로서 1848년에 세계에서 최초의 공중보건법(Public Health Act)을 제정하였다. 이 법에 근거하여 세계 최초로 중앙정보부에 공중보건국과 지방보건국이 설치되었다.

㉓ 레뮤얼 섀턱(Lemuel Shattuck, 미국, 1793~1859): 1842년 보건 분야 지침서인 『매사추세츠 위생위원회 보고서』 발표. 주요내용은 ㄱ 중앙 및 지방보건국 설치, ㄴ 보건정보 교환체계, ㄷ 위생감시제도 확립, ㄹ 매연공해 대책, ㅁ 도시 및 건물위생관리, ㅂ 정기 신체검사, ㅅ 결핵 및 정신병관리, ㅇ 학교보건, ㅈ 보건교육, ㅊ 예방사업 등이다.

보충 │ 근세기에서 근대기로

(1) 중상주의 시대(1500~1760년)
  ① 르네상스 이후 16~17세기 가장 무서운 질병: 매독
  ② 17세기 초 심한 불황과 기근으로 어린이들에게 나타난 새로운 질병: 구루병
  ③ 15~17세기 장기간 항해하는 선원들에게 나타난 질병: 괴혈병
  ④ 라마찌니(Ramazzini)의 산업보건

(2) 계몽주의 시대(1760~1830년)
  ① 필립 피넬(Philippe Pinel)의 정신병환자 해방
  ② 환경위생 개선(18세기 후반 영국)
  ③ 독일의 의사경찰개념 이후 국민보건에 대한 관심 상승. 공공정책 제창
  ④ 1798년 제너(Jenner)의 우두종두법(영국 강제접종 실시)

(3) 산업혁명과 위생개혁운동(1830~1875년)
  ① 1842년 채드윅(Chadwick)의 「영국노동자 위생상태 보고서」로 환경위생에 대한 관심 촉구
  ② 1848년 영국 공중보건법 제정
  ③ 주요 전염병: 콜레라, 황열

4 확립기(근대기, 1850~1900년): 미생물 병인론기, 세균학설기

(1) 시기적 특징

세균학 및 면역학 분야에서 업적, 예방의학적 사상이 싹트기 시작하고 공중보건학이 제도적으로나 내용적으로 확립되기 시작한 시기이다.

(2) 공중보건학적 업적

① **존 스노우**(John Snow, 영국, 1813~1858)

　㉠ 저서『콜레라 발생의 전파양식에 대하여(1855)』를 통해 콜레라 역학 조사로 전염병 감염설을 입증함으로써 장기설의 허구성을 밝혔다. 최초의 기술역학

　㉡ 스노우는 런던에 콜레라가 유행하였을 때 사망자의 발생 장소를 지도상에 표시하여 봄으로써 사망자가 브로드가(Broad Street)를 중심으로 발생하고 있으며, 동지역 내의 공동우물에 의한 것임을 입증하여 유행이 종식되었다. 이것은 코흐(Koch)가 콜레라균을 발견하기 30년 전의 일이다.

② **윌리엄 래스본**(William Rathbone, 영국): 1859년 리버풀 시에서 방문간호사업을 시작함으로써 오늘날 보건소 제도의 효시가 되었다(방문간호사법은 1962년에 통과됨).

③ **리스터**(Lister, 영국): 석탄산(페놀)을 소독제로 사용하여 수술실 무균기술 확립

④ **페텐코퍼**(Pettenkofer, 독일, 1818~1901): 1866년 뮌헨대학에 최초로 위생학 강좌 개설하여 영양, 의복, 환기, 난방, 상하수 등 위생학 전 분야를 실험실에서 연구하는 실험위생학의 기초를 확립하였다.

⑤ **파스퇴르**(L. Pasteur, 프랑스, 1822~1895)

　㉠ 1860년 파스퇴르에 의해 감염병의 원인이 미생물이라는 것이 확인되면서 세균학과 면역학이 더욱 발전하였고, 발효와 부패에 관한 연구를 통해 젖산 발효는 젖산균에 의해, 알코올 발효는 효모균에 의해 일어난다는 것을 발견하였다.

　㉡ 저온살균법, 닭콜레라 백신(1880년), 돼지단독 백신(1883년), 광견병 백신(1884년)등을 개발하여 질병예방의 기틀을 확립하였다.

⑥ **코흐**(R. Koch, 독일, 1843~1910): 탄저균(1876~1877), 파상풍균(1878), 결핵균(1882), 콜레라균(1883) 등을 발견하고 1905년 노벨 생리·의학상을 수상하였다.

⑦ **베흐링**(Behring E., 독일, 1854~1917): 파상풍 항독소(1890)를 개발하였고, 디프테리아 균 독소의 항독소 혈청(1892)를 발견하였다.

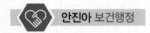

⑧ **하프킨**(Waldemar Haffkine, 1860~1930)
  ㉠ 1889년 파스퇴르 연구소에서 콜레라 백신을 개발하였다.
  ㉡ 1893년 캘커타 콜레라 유행 시 백신을 사용하여 20~40%였던 사망률을 2%로 낮추는 데 공헌하였다.
⑨ **비스마르크**(Bismarck, 독일, 1815~1898)：세계 최초의 사회보장제도이자 최초의 사회보험법인 근로자 질병보호법(질병보호법, 1883)을 제정하였으며 이후 근로자 재해보험법(산재보호법, 1884), 폐질·노령보험법(1889)을 제정하였다.
⑩ 미국 매사추세츠 주에 보건국 설치(1869)
⑪ **에를리히**(Ehrlick, 1854~1915)：매독체료제인 Savarsan 발명(1910년)하여 화학요법이 시작되었다.

5 발전기(현대기, 1900년 이후)

(1) 시기적 특성

① 19세기 후반의 위생개혁과 세균학의 비약적인 진보에 의하여 20세기 초기에 이르러 각국의 사망률은 현저하게 감소하였다.
② 확립기의 공중보건학은 영국, 독일, 프랑스 등 유럽을 중심으로 발전하여 왔으나 발전기의 공중보건학은 영국과 미국을 중심으로 이루어지기 시작하였다.
③ 발전기에 접어들면서 임상의학의 발전과 인류 보건증진을 위한 국제기구의 설립, 인구집단을 대상으로 하여 질병발생의 분포 및 경향의 양상을 규명하고, 분포와 경향을 결정하는 요소들을 탐구하는 역학의 발달로 오늘날 공중보건은 개인 건강증진사업과 함께 국민건강 향상에 크게 이바지하고 있다.
④ 1960년대 이후 보건의료에 대한 지역사회의 다양한 요구에 부응하기 위해 포괄적 보건의료의 필요성이 대두되었으며, 지역사회 보건 문제를 해결하기 위한 노력으로 보건소제도의 보급이 활발하였다.
⑤ 제2차 세계대전 이후 영국에서는 의료보험과 같은 보험제도나 의료보호와 같은 공적부조를 통한 사회보장제도가 발전되었다.
⑥ 인구의 폭발적인 증가와 산업의 급격한 성장으로 인구의 질적, 양적 관리의 중요성이 대두되어 모자보건과 가족계획사업이 국가시책사업으로 이루어졌다.

(2) 공중보건학적 제도

① 1911년 영국 국민보험법 제정
② 1919년 영국 세계 최초 보건부 설립

③ 1920년 영국보건부의 '의료 및 관련 제 서비스에 관한 자문위원회'에 의해 도손(Dawson)보고서 발표

④ 1920년 Winslow의 공중보건 정의

⑤ 1935년 미국 세계 최초 사회보장법 제정. '사회보장' 용어 최초 사용

⑥ 1948년 세계보건기구(WHO) 발족(4월 7일 세계보건의 날)

⑦ 1972년 스웨덴에서 국제인간환경회의 개최(의제: The Only One Earth, '지구를 오염으로부터 보호'를 다짐하며 인간환경선언)

⑧ 1973년 국제연합 환경계획(UNEP; United Nations Environment Program) 설립.

⑨ **1978년 알마아타회의:** WHO는 1977년 'health for all by the year 2000'라는 인류건강 실현목표를 설정하고, 1978년 구소련 Alma-ata 회의에서 일차보건의료 확립을 주장.

⑩ **1986년 건강증진회의:** 캐나다 Ottawa회의에서 건강증진에 관한 새로운 기준이 검토됨.

⑪ **1992년 리우회의:** 브라질 리우에서 소위 '지구환경정상회담'이라는 환경과 개발에 관한 유엔 환경회의를 개최하여 '리우선언' 및 그 행동강령을 채택하는 등 지구환경보건을 위한 적극적인 노력이 추진됨.

제 5 절 | 우리나라 보건행정의 역사

1 삼국시대 이전

(1) 보건에 관련된 최초의 언급

단군신화에서 환웅천황이 곡식, 생명, 질병 등 인간의 360여 가지를 다스렸다는 내용으로 최초로 질병을 언급하였다.

(2) 삼국지위지동이전

우리 민족이 지저분하고 더러운 것을 피하고 의복을 청결하게 입었으며, 질병으로 사람이 죽은 집에서는 그 집을 버리고 새로운 곳으로 가서 다시 집을 지었다는 기록이 있다.

2 삼국시대와 통일신라시대 18 울산, 19 인천, 20 충북, 21 경기

(1) 특징

① 삼국 어디에서나 역병이 발생하였다.
② 재이론적(災異論的) 사상과 무속적(巫俗的) 사상으로 치료하였다.

(2) 국가별 특성

① 고구려
  ㉠ 시의(어의): 의료제도, 왕실의료 담당
  ㉡ 고구려 노사방: 명의들의 처방을 모아 놓은 것
② 백제
  ㉠ 약부: 약물의 취급과 의학에 관한 일체 업무를 관장하는 관서
  ㉡ 의박사: 의학을 담당
  ㉢ 채약사: 약초와 관련 업무를 담당
  ㉣ 약사주(주금사): 주술/기도로써 질병을 치료하던 고대의 의원
  ㉤ 의서: 백제신집방
③ 신라
  ㉠ 불교가 융성함에 따라 승의 활동.
  ㉡ 김무의 「김무약방」 저술, 법탕(승의) 활동

(3) 통일신라 시대

① 비교적 잘 짜여진 의료제도를 갖추고 있었다.
② 약전: 의료행정을 담당하는 기관으로 공봉의사가 직접의료에 종사
③ 내공봉의사: 왕실의 질병을 진료하는 시의
④ 공봉복사: 약전에 소속되어 있으면서 백제의 주금사와 같이 금주로써 질병을 예방하는 무주술사
⑤ 국의, 승의: 의료기관 소속 직명이 아니 당시의 명의를 일컫는 용어

3 고려시대 17 교육청·전남, 18 울산, 19 인천, 20 충북, 21 경기, 22 서울

(1) 특징

① 전염병으로 인한 피해가 상당하였다.
② 전염병은 임금의 부덕에서 비롯된다는 재이론적 관점을 가지고 있었기 때문에 질병관리를 위해 의학적 측면보다는 정치적 차원에서의 구료대책과 정부차원의 제사 등이 행해졌다.

③ 전염병 해결에 대한 과학적 지식이나 보건의료기술이 없었으며 초자연적이고 관념적인 힘에 의존하였다.

④ 서민을 위한 구료제도로는 제위보, 동서대비원, 혜민국 등의 기관이 있었다. 제위보에는 의리(醫吏)가 배치되어 있었고, 동서대비원은 의식과 의약의 제공 및 전염병 사망자의 사체 등을 맡아 처리하였다.

(2) 보건의료기관

① **태의감**: 고려의 대표적인 중앙의료기관으로 의약과 치료의 일을 담당하였으며, 양반관료와 백성의 질병(주로 전염병)에 대한 치료, 약품제조 및 의학교육과 의원에 대한 과거 실시 등을 관장(이후 명칭이 사의서, 전의사, 대의감 등으로 변하며 고려 왕조 내내 지속)

② **상의국, 상약국**: 왕실의료와 어약 담당

③ **혜민국**: 서민을 위한 의료기관으로 일반백성이 필요로 하는 약의 조제 및 판매(조선시대의 혜민서)

④ **동서대비원**: 보건의료기관으로 빈민구료, 의·식 공급, 의약 제공, 전염병으로 죽은 사체 처리(조선시대: 동서대비원 → 동서활인원 → 동서활인서)

⑤ **제위보**: 구료기관으로 무의탁 환자 및 빈민의 구호와 치료(조선시대의 제생원)

⑥ **구제도감**: 유행병 치료 목적으로 설치된 임시기관

⑦ **약점**: 지방의 보건소 역할

⑧ **의서**: 『향약고방』, 『제중입효방』, 『어의찰요방』, 『향약구급방』, 『향약간이방』 등

4 **조선시대** 17 대전 · 인천, 18 경남 · 충남 · 충북 · 울산, 19 인천 · 서울7급, 20 경기 · 서울 · 충북, 21 경기

(1) 특징

① 전염병이 가장 중요한 건강문제가 되어, 장티푸스, 천연두, 성홍열, 콜레라 등으로 인한 인명피해가 있었다.

② 조선 말기 서양의학이 도입되었고, 태종 1406년에 의녀제도가 신설되었다.

(2) 보건의료기관

① **중앙의료기관**: 내의원, 전의감, 혜민서, 제생원, 동서대비원(동서대비원 → 동서활인원 → 동서활인서), 종약색(種藥色), 치종청(治腫廳), 의서습독관(醫書習讀官), 등과 관공서에 배속된 의무관(醫務官)제도가 있었다.

② **지방의료기관**: 심약(審藥), 의학교유(醫學敎諭; 의학교수관), 의학생도(醫學生徒), 및 지방의 부(府), 도호청(都護廳), 유수부(留守府)·진(鎭)에 배치된 의무관 등이 있었다.

❖ 명칭이 변경된 보건의료기관

(1) **동서대비원 → 동서활인서**
조선이 건국된 다음에도 고려의 제도를 계승하여 동서 소문 밖에 각각 대비원을 설치하고 서울 안에 거주하는 병들고 의지할 곳이 없는 사람을 모두 이곳에 모아 놓고 죽이나 밥과 국등 먹을거리를 제공하고 필요한 약재를 주었다. 아울러 옷과 이부자리를 주어 편하도록 보호해 주었고, 만일 죽는 이가 있으면 잘 묻어주었다. 1414년(태종14)에 동서활인원으로 이름을 바꾸었고, 1466년(세조 12)에 다시 활인서로 고쳤다. 그러다가 1885년(고종 22)에 활인서는 혜민서와 함께 혁파되고, 그 재원은 장로교 선교사 알렌이 개설한 광혜원의 재원으로 충당되었다.

(2) **혜민국 → 혜민서**
혜민서는 조선시대에 의약과 일반 서민의 치료를 맡아본 관청이다. 1392년(태조 1)고려의 제도를 계승하여 혜민고국을 설치하였다가, 1414년(태종 14) 혜민국이라 고쳤다. 1466년(세조 12)에 혜민서로 개칭하였으며, 1882년(고종 19년)에 폐지되었다.

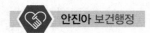

③ 내의원: 임금의 약을 맡은 정3품 관서이다.

④ 전의감: 왕실의 내용(內用) 및 사여(賜與) 의약을 담당하였고 한편으로는 의학교육과 의과취재 등의 사무를 맡아보았다.

⑤ 제생원: 향약(鄕藥)의 수납과 병자들의 구료(救療)업무를 담당하였다.

⑥ 혜민서: 의약의 수납과 서민들의 구료사업을 담당했다.

⑦ 활인서: 병자들을 돌보고 특히 전염병 질환업무를 맡았다.

⑧ 태종(1406)때에는 의녀제도를 신설하여 제생원에 비치하였다.

⑨ 종약색: 종약사무(種藥事務)를 담당하다가 태종 때에 전의감으로 배치되었다.

⑩ 치종청: 종기 등 외부질환의 치료를 중심으로 한 전의감에 부속된 기관이었다.

⑪ 의서습독관: 세조2년에 의학의 강습과 연찬을 목적으로 설치되었다.

⑫ 지방의료기관인 심약은 각 지방에서 향약 채취를 담당하였고, 의학교유는 지방의학교육을 담당하였다.

⑬ 의과취재(醫科取才)는 조선건국 직후부터 다른 학문과 함께 법으로 규정되어 있었다.

⑭ 허준은 선조의 명을 받아 의약을 집대성한 동의보감(東醫寶鑑)을 저술하였다.

⑮ 조선 말기에 한의학이 점점 쇠퇴하고 서양의학이 도입되었으며, 갑오경장을 전후하여 서양병원이 생겨났으며 의학교육 및 보건행정 등도 서양의 제도를 따르게 되어 기존 체계와는 다른 보건의료행정체계가 생성되기 시작했다.

⑯ 조선 말기에 천연두를 예방하는 종두법과 같은 서양의술이 적용되었다. 우두종법은 정약용이 도입하였으나 대원군의 쇄국정책으로 시행되지 못하였고, 지석영이 『우두신설(牛痘新說)』을 펴내 우두 보급에 힘썼으며 1899년 전국적으로 시행되었다.

⑰ 갑오개혁 이후 비로소 근대적 의미의 보건행정기관이라고 할 수 있는 위생국을 설치하여 전염병의 예방 및 공중위생업무에 관한 검역, 의약업무를 담당하였다.

(3) 조선말기 주요 사건

① 종두법: 1879년 지석영에 의해 최초의 종두법 실시. 『우두신설(牛痘新說)』 펴내 우두법 보급, 1899년 전국적으로 시행

② 광혜원: 미국 선교사 알렌을 궁중전의로 위촉하여 1885년 최초의 서양식 국립의료기관인 왕립광혜원 설립(이후 제중원으로 개칭), 서양의학의 도입 → 연세대학교 의과대학

③ 갑오경장(1894년, 고종31년): 내부(內部)에 위생국(위생과, 의무과) 신설. 최초의 근대적 의미의 보건행정기관으로 전염병의 예방 및 일체의 공중위생 업무에 관한 사항, 검역, 의약업무를 담당(공중보건사업의 효시)

④ 광제원(1899년 내부 소속)

　　㉠ 1899년 내부병원 → 1900년 광제원 → 1907년 대한병원

　　㉡ 광제원은 일반 환자를 구료하는 이외에 전염병을 취급하였다.

　　㉢ 내부병원에서는 종두업무를 취급하였으나 광제원으로 개칭되면서 한성
　　　　종두사가 독립되어 종두업무는 분리되었다.

보충 고려시대와 조선시대의 의료기관

구분	고려시대	조선시대
의료행정	태의감	전의감
왕실의료	상의국, 상약국	내의원
서민의료	혜민국	혜민서
빈민구호	제위보	제생원(후에 혜민서에 병합)
전염병 환자	동서대비원	동서활인서(후에 혜민서와 업무 통합)

5 일제강점기

(1) 경찰의 보건위생업무

① 1910년 한일합병 이후 조선총독부는 서울에 경무총감부를 설치하여 경찰
　　사무를 총괄하였으며, 그 산하의 경찰국에 경무과, 보안과, 도서과, 위생과
　　를 두었다.

② 위생과의 업무

　　㉠ 공중위생업무

　　㉡ 의사, 치과의사, 약제사 등의 면허업무

　　㉢ 병원 및 의약품 등의 관리

③ 경찰행정이 보건행정을 담당했다고 할 수 있고, 의학교육은 일본 거류민을
　　위한 것일 뿐 조선인을 위한 의학발전적 교육은 이루어지지 않았다. 한의
　　사를 '의생'으로 격하시켜 더 이상 양성되지 않았고 서양식 의사는 절대적
　　으로 부족하여 지방은 단기교육을 받은 한지의사가 개업하기도 하였다.

(2) 보건관련 법령 및 의료업무

① 천연두, 장티푸스, 이질, 디프테리아 등의 감염병이 창궐함에 따라 전염병
　　예방령 및 해항검역에 관한 규칙 등 관계법령들이 제정되었다.

② 현대적 의료기관으로 경성에는 총독부의원, 지방에는 23개의 자혜의원이
　　설치되었다.

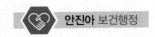

6 8·15 해방 이후

(1) 미군정기

① 1945년 8월 15일 해방과 더불어 공중보건사상이 급격히 도입되었으며, 35
년간의 조선총독부의 경찰행정이 종식되었다.

② 1945년 9월 미군정청이 위생국을 설치하였으며, 같은 해 10월 위생국을 보
건후생국으로 개칭하고 그 의무와 직무, 조직을 확대했다. 11월에는 각 도
에 보건후생국을 설치하였다.

③ 1946년 3월 보건후생국을 보건후생부로 개칭하였다.

(2) 대한민국 정부수립 이후

① **사회부**(보건국, 1948년) **설치**: 1948년 보건후생부가 폐지되고 사회부가 창설
되었으며, 사회부 안에 보건국을 두었다. 보건국에는 의무과, 보건과, 약무
과, 방역과, 한방과, 간호사업과 등 6개 행정과를 두었다.

② **보건부**(1949년) **독립**: 사회부의 보건국이 보건부로 독립되었으며, 1949년
세계보건기구에 65번째 회원국으로 가입하였다. 보건부에는 1실과 의정국,
방역국, 약정국의 3국과 11개 행정과를 두었다.

③ **보건사회부**(1955년) **출범**: 보건부와 사회부가 보건사회부로 통합되었다.

④ **보건복지부**(1994년) **개편**: 보건사회부를 보건복지부로 개편하였으며, 1998
년과 1999년 두 차례에 걸쳐 보건복지부 직제를 크게 개편하여 기획관리
실과 사회복지정책실 2개 실과 보건정책국, 보건증진국, 연금보험국 3개
행정국을 두었다.

⑤ **보건복지가족부**(2008년) **개편**: 2008년 보건복지부와 여성가족부를 통합하
여 보건복지가족부로 개편하였다.

⑥ **보건복지부**(2010년) **재개편**: 청소년 및 가족 관련 사업과 업무를 여성가족
부로 이관하여 보건복지부로 재개편하였으며, 4실 3국을 두었다.

❖ 근세 이후 보건행정 조직의
변천 15 경기, 18 호남권
위생국(1894) → 경찰국 위생
과(1910) → 위생국(1945) →
보건후생부(1946) → 사회부
(1948) → 보건부(1949) →
보건사회부(1955) → 보건복
지부(1994) → 보건복지가족부
(2008) → 보건복지부(2010)

제6절 보건관련 국제기구

1 WHO

(1) WHO 설립

1946년 샌프란시스코 회의에서 국제연합헌장이 기초될 때 국제보건기구의 필
요성이 인정되었다. 1946년 6월 19일에서부터 7월 22일까지 뉴욕에서 61개국

의 대표가 참석하여 개최된 국제보건회의 의결에 의하여 UN헌장 제57조를 근거로 세계보건기구 헌장을 기초하여 서명하였으며, 1948년 4월 7일에 그 효력을 발생하게 되어 세계보건기구가 정식으로 출범하게 되었다.

(2) WHO 주요 내용 15 충북, 17 강원, 18 호남권, 20 경기·충남

1946년 뉴욕에서 국제보건회의 의결에 의하여 WHO 헌장 제정 후 1948년 정식 발족하였다.

① 1948년 4월 7일 발족
② UN 보건전문기관
③ 본부: 스위스 제네바
④ 사무총장의 임기 5년(연임 가능)
⑤ 예산: 회원국의 법정분담금과 자발적 기여금(WHO 헌장 및 재정규칙에 따라 각 회원국이 WHO에 납부)
⑥ 194개국 가입

(3) WHO 조직

① 세계보건총회(World Health Assembly)
  ㉠ 매년 5월 각 회원국 대표가 참석하여 제네바에서 개최되는 최고의사결정기구
  ㉡ 주 임무: 2년간의 프로그램 예산승인, 주요 정책 결정
② 집행이사회(Executive Board)
  ㉠ 32명의 보건분야 전문가로 구성되며 총회에서 선출
  ㉡ 연 2회 개최(1월, 5월)
  ㉢ 주 임무: 총회에 상정된 의안이나 결의문의 사전 심의·의결, 총회에서 위임한 사항 처리
③ 사무국
  ㉠ 약 3,700명의 보건 및 기타 분야의 전문가로 구성
  ㉡ 사무총장: 이사회 추천으로 총회에서 비밀투표로 선출(5년 임기)

(4) WHO의 6개 지역사무소 15 충북, 16 전북, 17 대구, 19 경남·강원, 20 강원·인천, 21 경기7급

① 동지중해 지역(Eastern Mediterranean Region): 이집트, 카이로
② 동남아시아 지역(South-East Asia Region): 인도, 뉴델리
  ▶ 1973년 북한 138번째로 가입
③ 서태평양 지역(Western Pacific Region): 필리핀, 마닐라
  ▶ 1949년 우리나라 65번째로 가입
④ 범미주 지역(Region of the Americas): 미국, 워싱턴 DC

❖ 세계보건기구(WHO) 예산의 특징

(1) WHO의 예산은 회원국의 정규분담금과 회원국의 자발적 기여금으로 채워진다. 연간 예산은 약 20억 달러인데, 회원국이 의무적으로 납부하는 정규분담금이 25%를 차지하고, 나머지는 자발적 기여금으로 조성되는데, 이 비중이 계속 증가 추세이다.
(2) WHO는 국가가 회원인 국제기구이기 때문에 집행하는 예산의 원천은 회원인 국가가 내는 회비가 된다. 회부납부는 회원의 의무이므로 아무리 못 사는 나라도 최소한의 정규분담금을 납부해야 하고, 회비인 정규분담금을 2년 이상 밀리게 되면 투표권이 박탈된다.
(3) WHO 예산은 2년 단위로 편성된다.

⑤ 유럽 지역(European Region): 덴마크, 코펜하겐
⑥ 아프리카 지역(African Region): 콩고, 브라자빌

(5) WHO 주요 보건사업 17 충남, 18 강원, 19 경북, 20 부산

① 결핵관리사업
② 모자보건사업
③ 영양개선사업
④ 환경위생사업
⑤ 보건교육사업
⑥ 성병 · AIDS사업
⑦ 말라리아사업

❖ WHO 입헌적 직무
① 국제보건사업의 지도와 조정
② 회원국 간의 기술원조 장려

(6) WHO 헌장 제2조에 의한 기능 15 부산, 17 광주

① 국제보건사업에 있어서 지도적 · 조정적 기구로서 활동하는 것
② 국제연합, 전문기구, 정부의 보건행정기구, 전문가단체 및 적당하다고 생각되는 타 기관과의 효율적인 협력을 수립하고 유지하는 것
③ 요청이 있을 경우, 보건사업의 강화에 관하여 각국 정부를 원조하는 것
④ 각국 정부의 요청 또는 수락이 있을 경우, 적당한 기술적 원조 및 긴급한 때에는 필요한 조력을 제공하는 것
⑤ 국제연합의 요청이 있을 경우에 신탁통치지역의 주민과 같은 특수한 집단에 대하여 보건상의 서비스 및 편익을 제공하거나 그 제공을 원조하는 것
⑥ 역학 및 통계 서비스를 포함하여 필요한 행정적 · 기술적 서비스를 확립하고 유지하는 것
⑦ 전염병, 풍토병 및 다른 질병을 퇴치하기 위한 사업을 장려하고 촉진하는 것
⑧ 필요한 경우에는 다른 전문기구와 협력하여 불의의 상해를 방지하기 위해 노력하는 것
⑨ 필요한 경우에는 다른 전문기구와 협력하여 영양, 주택, 위생, 오락, 경제상 또는 노무상의 조건 및 환경위생의 여러 측면에 대한 개선을 촉진하는 것
⑩ 건강증진에 공헌하는 과학적 · 전문적 단체 상호 간의 협력을 촉진하는 것
⑪ 국제적으로 보건과 관련된 사항에 대해 조약, 협정 및 규칙을 제안하고 권고를 행하며 본 기구의 목적에 합치되는 의무를 수행하는 것
⑫ 모자의 건강과 복리를 증진하고 전반적으로 변화하는 환경 속에서 조화롭게 생활하는 능력을 육성하는 것
⑬ 정신건강분야에 있어서의 활동, 특히 인간 상호 간의 조화에 영향을 미치는 활동을 육성하는 것
⑭ 보건분야에 있어서 연구를 촉진하고 지도하는 것

⑮ 보건, 의료 및 관련 직업에 대한 교육 및 훈련 기준의 개선을 촉진하는 것

⑯ 필요한 경우에는 다른 전문기구와 협력하여 병원업무 및 사회보장을 포함하여 예방 및 치료적 견지에서 공중보건 및 의료에 영향을 미치는 행정적·사회적 기술을 연구하고 보고하는 것

⑰ 보건분야에 있어서 정보, 조언 및 원조를 제공하는 것

⑱ 보건관련 사항에 관하여 전 국민이 정보를 제공받고 그에 따라 의견을 발전시킬 수 있도록 원조하는 것

⑲ 필요에 따라 질병, 사인 및 공중위생업무에 관한 국제용어표를 작성하고 개정하는 것

⑳ 필요에 따라 진단방법을 표준화하는 것

㉑ 식품, 생물학적 제제, 약학적 및 이와 유사한 제품에 관한 국제적 기준을 발전·확립하고 향상시키는 것

㉒ 일반적으로 본 기구의 목적을 달성하기 위하여 필요한 모든 행동을 취하는 것

(7) 우리나라의 세계보건기구(WHO) 활동 16) 20 인천

① 사무총장의 임기는 5년으로, 집행이사회에서 3인 후보를 선정하고 세계보건총회에서 3인 후보 중 1차투표와 결선투표를 거쳐 최종 1인을 선출한다.

② 2003년도에 제6대 세계보건기구 사무총장으로 고 이종욱 박사가 당선되어 우리나라는 최초로 최고위급 선출직 국제기구 수장을 배출하여 국제사회에서 한국의 위상을 높였다.

③ 이종욱 WHO사무총장 배출 및 서거를 계기로 국제사회의 보건의료문제 해결에 적극적으로 기여하기 위하여 국제보건의료재단을 설립하였고, 2007년 제8차 서태평약지역회의를 우리나라에서 개최함으로써 서태평양 회원국들과의 협력과 유대관계를 강화할 수 있는 계기를 마련하였다.

④ 2008년 열린 제59차 세계보건기구 서태평양지역사무소에서 지역사무소 사무처장에 서울의대 신영수 교수가 당선되어 2009년부터 WHO 서태평양지역의 수장 역할을 담당하고 있다.

⑤ 우리나라의 WHO에 대한 지원은 법정분담금 및 자발적 기여금이 있으며 법정분담금은 외교통상부의 국제기구 분담금 예산에 편성되어 납부되었다가 2006년부터 보건복지부로 이관되었다. 우리나라는 자발적 기여금 지원을 통해 개발도상국의 지역보건체계개발 등 보건사업을 지원하고 있다.

---

16) 문상식 외, 보건행정학(제8판), 보문각, 2021, p.203~204.

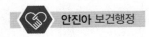

(8) WHO 주요 슬로건 15 충북

2024	My health, my right(나의 건강, 나의 권리)
2023	Health for All(모든 사람에게 건강을)
2022	Our planet, our health(우리의 지구, 우리의 건강)
2021	Building a fairer, healthier world(더 공정하고 건강한 세상 만들기)
2020	Year of the Nurse and Midwife(간호사와 조산사의 해)
2019	Health for All - Everyone, Everywhere(보편적 건강보장)
2018	Universal health coverage: everyone, everywhere "Health for All" (보편적 건강보장)
2017	Depression: Let's Talk(우울증, 이야기합시다.)
2016	Beat Diabetes(당뇨병 퇴치)
2015	Food Safety(식품안전)
2014	Vector-borne Diseases: Small Bite, Big Threat (매개체감염, 작은 물림 큰 위험)
2013	Healthy Heart Beat, Healthy Blood Pressure(고혈압)
2012	Good Health Adds Life to Years(노화와 건강)

2 보건관련 국제기구

(1) 국제연합(UN)체계 안의 보건관련 주요 기구

① 세계보건기구(WHO, World Health Organization)
  ㉠ 국제연합의 전문기구 중 하나로 국제연합과는 별도의 헌장과 본부, 독립된 예산체계, 회원국을 갖고 있는 독립기구이다. 때문에 국제연합체계에 속하지만 국제연합의 하부구성요소에 해당하지 않는다.
  ㉡ 국제연합체계 안에서 보건문제를 지도하고 조정하는 기관이다.
② 국제연합인구기금(UNFPA, United Nations Population Fund)
  ㉠ 1967년 설치
  ㉡ 국제연합 총회의 결의에 따라 특정 사업수행을 위해 설치된 기금이다.
  ㉢ 주요 업무 영역: 생식보건, 양성평등, 인구와 개발
③ 국제연합아동기금(UNICEF)
  ㉠ 1946년 전후 유럽 아동의 굶주림과 질병 퇴치사업 실시를 위해 설치된 임시신탁기금으로 출발하였으며, 1953년 국제연합 총회에서 그 임무를 항구적인 것으로 확장하였다.
  ㉡ 주요 업무 영역: 아동의 생존과 발달, 기초교육과 양성평등, 소아 AIDS 문제, 아동보호 등

④ 세계은행(World Bank Group)

　　㉠ 주요 업무: 개발도상국가에 무상원조 또는 저리차관 제공

　　㉡ 주요 대상 분야: 교육, 보건, 공공행정, 사회간접자본, 농업, 환경 등

⑤ 유엔에이즈계획(UNAIDS, United Nations Programme on HIV/AIDS)

　　㉠ 1994년 신설되었고, 1996년 1월부터 업무를 개시하였다.

　　㉡ 스위스 제네바에 본부를 두고 있으며 사무총장이 80여개 국가들과 연합하여 AIDS에 대한 효과적인 국제적 대응을 위해 다음의 5가지 주요 활동을 수행하고 있다.

　　　• AIDS 유행에 효과적으로 대처하기 위해 국제적 리더십과 옹호 촉진

　　　• AIDS의 세계적 대응 노력을 안내하기 위한 전략적 정보와 정책 제공

　　　• 유행의 추적, 모니터링과 평가: AIDS 관련 역학(조사)자료와 분석을 위해 세계의 핵심자원 동원

　　　• 국제시민사회의 참여와 파트너십 개발

　　　• 효과적 대응을 지원하기 위한 재정적·인적 및 기술적 자원 발굴

(2) 국제공중보건처(IOPH, International Office of Public Health)

① 감염병 예방을 위해 1851년 파리에서 지중해연안의 125개국이 모여 국제적 협력의 필요성을 논의한 후, 1907년 40개국이 모여 출범

② 본부: 프랑스 파리

③ 보건에 관한 최초의 국제회의(1851년 파리)

④ 1950년 WHO에 흡수

(3) 범미보건기구(PAHO, Pan American Health Organization)

① 1889년 워싱턴에서 미주국제회의 개최 후 1902년 멕시코의 2차 회의에서 범미위생국 창설

② 1948년 WHO의 지역사무처로 귀속(미국 워싱턴 DC)

(4) 국제연합구호부흥행정처(UNRRA, United Nations Relief and Rehabilitation Administration)

① 제2차 세계대전 후 경제문제와 보건문제 해결을 위해 1943년 설립

② 질병전파의 예방을 위해 국제적으로 협력해 오다가 1946년 WHO 발족의 기초 마련

(5) 국제연합환경계획(UNEP, United Nations Environmental Program)

① 1972년 스웨덴 스톡홀름에서 개최된 최초의 UN 인간환경회의의 권고에 따라 1973년 2월 1일 출범

② 6월 5일을 '세계환경의 날'로 지정

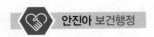

③ 1992년 브라질 리우에서 열린 지구환경정상회담에서 리우선언 채택
④ 유엔의 환경관련 정책수립, 지구환경의 감시, 환경관련 국제협력 및 조정, 환경관련 지식발전 등을 목적으로 활동

표 1-3 보건복지분야 주요 국제기구 현황 17)   17 복지부7급, · 보건직7급, 18 울산

기구	설립 목적	협력사업형태	활동 내용
세계보건기구 (WHO)	전 인류의 건강 달성	• 연구 · 자문사업 • 세미나 및 회의 • 국외훈련사업	• 국제보건사업 지도, 조정, 권고, 연구 및 평가 • 보건의료발전 협력사업 공동수행 • 감염병 예방, 건강증진, 취약계층 건강증진
UN경제사회 이사회 (UNECOSOC)	빈곤 및 자연재해 관리, 취약계층 보호 등 경제 · 사회개발을 통해 조화로운 지구촌 건설	• 경제사회현안 토의 • 정책권고 • 연구사업	• 유엔회원국에 대한 정책적 권고사항 제시 • 경제 · 사회, 문화, 교육, 보건에 관한 연구 및 보고
유엔개발계획 (UNDP)	개발도상국의 경제 · 사회개발 지원	• 조사 · 평가사업 • 양성 · 훈련사업 • 기술협력	• 개발도상국의 경제적 · 사회적 개발을 촉진하기 위한 기술원조 제공
유엔인구 활동기금 (UNFPA)	인구 및 가족계획	• 기술훈련사업 • 자문과 지원 • 물자 지원	• 인구 및 가족계획 분야에서 각국 정부와 연구기관 등의 활동 지원
유엔아동기금 (UNICEF)	아동의 보건 및 복지 향상	• 연구사업 지원 • 세미나 및 회의 개최 지원	• 아동의 보건 · 복지향상을 위한 원조사업 전개 • 개발도상국 모자보건사업, 사회개발사업 원조
유엔마약류 통제계획 (UNDCP)	효과적인 국제사회의 마약 관리	• 마약퇴치사업 소요 비용 충당과 배정 • 마약퇴치기술 개발	• 마약에 관한 국제협력 이행 감시 • UN 마약남용 통제기금을 통합하여 세계적인 마약남용 방지 추진
경제협력 개발기구 (OECD)	회원국의 경제성장 촉진, 세계무역의 확대, 개도국의 원조	• 연구사업 • 정보교환 • 정책권고	• 경제 · 사회 · 복지문제를 망라하는 포괄적 경제협의 • 회원국 간 경제 · 산업 · 사회정책 등에 대한 정보교류와 공동연구 및 정책협조
아시아 · 태평양 경제사회이사회 (ESCAP)	아태지역의 빈곤감소, 노령화, 인구문제, 자연재해 등 경제 · 사회개발 협력	• 기술훈련사업 • 세미나, 워크숍 • 국제기구 협력사업	• 역내 국가의 경제재건발전을 위한 협력 촉진 • 경제적 · 기술적 문제의 조사 · 연구사업의 실시 및 원조 • 역내 경제문제에 관하여 UN 경제사회이사회 보좌
국제의약품 구매기구 (UNITAID)	3대 질병(에이즈, 결핵, 말라리아)에 대한 국제사회의 지원	• 물자 지원	• 양질의 의약품을 저가로 개도국에 제공

---

17) 보건복지부, 2007 보건복지가족백서, p.859~860.

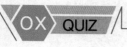 QUIZ

	Check
01 국가가 국민의 행복과 복지를 위해 직접 개입하고 간섭하는 것은 보건행정의 공공성이다.	O X
02 보건행정이 정책대상자의 요구와 기대에 얼마나 잘 대처했는지의 능력은 보건행정의 효과성을 나타낸다.	O X
03 보건행정의 운영원리에서 기획이란 미래를 예측하고 행동계획을 전개하는 과정이다.	O X
04 귤릭(Güulick)은 보건행정의 관리과정을 기획, 조직, 인사, 지휘, 조정, 보고, 예산으로 설명하며, 조직이란 조직 내 인력을 임용·배치·관리하는 활동으로 본다.	O X
05 고대 이집트에는 배수와 물대기를 위한 물도랑 등이 있었다.	O X
06 근대 공중보건은 영국의 산업혁명을 계기로 더욱 발전했다고 볼 수 있다.	O X
07 19세기 후반은 파스퇴르, 코흐 등의 학자들에 의한 세균학, 면역학의 확립으로 획기적인 발달을 이룩한 시기이며, 이 시기에 여러 가지 전염병의 병원체가 구명되어 근대 예방의학 발전의 기초가 되었다.	O X
08 세종(1421) 때에 의녀제도를 만들어 제생원에 근무하도록 하였다.	O X
09 고종 31년인 1894년 우리나라 최초의 근대적 의미의 보건행정기관인 위생국이 설치되었다.	O X
10 WHO의 최고 의사결정기구는 보건분야의 전문가로 구성된 집행이사회이다.	O X

Answer

01 X [공공성 → 봉사성]　　**02** X [효과성 → 대응성]　　**03** O

04 X [조직이란 → 인사란]　　**05** O　　**06** O　　**07** O

08 X [세종(1421) → 태종(1406)]　　**09** O

10 X [WHO의 최고 의사결정기구는 세계보건총회(World Health Assembly)이다.]

01

공중보건의 의미에 대한 설명으로 가장 옳은 것은?

서울, 2020

① 질병을 치료하고 장애의 중증도를 낮추는 것에 중점을 둔다.
② 개인적인 노력이 가장 중요하다.
③ 위생적인 환경을 구축하여 건강행동을 실천한다.
④ 단일 조직의 전문적인 활동이 강조된다.

02

일차보건의료의 4A에 대한 설명으로 가장 옳지 않은 것은?

서울, 2020

① Accessible: 소외된 지역 없이 보건의료활동이 전달되어야 한다.
② Available: 과학적인 방법으로 접근해 건강문제를 해결해야 한다.
③ Acceptable: 지역사회가 쉽게 받아들일 수 있는 방법으로 제공되어야 한다.
④ Affordable: 재정적으로 부담 가능한 방법으로 이루어져야 한다.

03

왕실의 내용(內用) 및 사여(賜與) 의약을 담당하며 의학교육과 의과취재 등의 일반 의료행정을 수행한 조선시대 중앙의료기관은?

서울, 2020

① 내의원   ② 전의감
③ 활인서   ④ 혜민서

04

조선시대 의료행정과 의과고시를 담당했던 기관은?

경기, 2020

① 내의원   ② 혜민서
③ 전의감   ④ 제생원

05

세계보건기구에 대한 설명으로 옳지 않은 것은?

경기, 2020

① 1948년에 발족하였다.
② 본부는 스위스 제네바에 있다.
③ 우리나라의 법정분담금은 보건복지부에서 관리한다.
④ 우리나라는 동남아시아지역에 소속되어 있다.

06

행동하기 전에 무엇을 어떻게 해야 하는지를 결정하는 보건행정의 운영 원리는 무엇인가?

경북보건연구사, 2020

① 관리과정   ② 기획과정
③ 수행과정   ④ 통제과정

07

양질의 보건의료서비스에 대한 설명으로 옳지 않은 것은? 경북보건연구사, 2020

① 접근성 – 질병의 예방을 포함한 총괄적인 의료 서비스가 제공되어야 한다.
② 질적 적정성 – 지식과 기술에 대한 의료 제공자의 전문적 능력을 의미한다.
③ 지속성 – 의사나 의료기관 간의 긴밀한 협조로 일관된 서비스를 환자에게 제공하는 것이다.
④ 효율성 – 모든 의료서비스 이용자에게 무상으로 의료를 제공하는 것이다.

08

보건행정을 '공중보건의 목적을 달성하기 위해 행정 조직을 통하여 행하는 일련의 과정'이라고 정의할 때 내포된 특징으로 가장 옳지 않은 것은? 서울, 2021

① 보건행정은 지역사회 주민의 건강증진에 중점을 둔다.
② 지역사회 주민의 욕구와 수요를 반영하여야 한다.
③ 지역사회 주민이 주도적으로 업무를 관장해야 한다.
④ 보건사업의 기획, 집행 및 통제를 통해 공중보건의 목적을 달성하기 위한 업무를 수행한다.

09

앤더슨(Anderson)의 공중보건사업 수행의 3대 수단에 해당하지 않는 것은? 서울, 2021

① 봉사행정　　　② 보건교육
③ 예방의료　　　④ 법규에 의한 통제행정

10

관리 과정을 기획, 조직, 지휘, 통제로 분류하였을 때 〈보기〉의 특징에 해당하는 단계는? 서울, 2021

〈보기〉
• 목표를 설정하고 이를 달성하기 위한 과정을 결정한다.
• 관련 자료를 수집 및 분석하여 문제점을 파악한다.
• 실현가능성, 형평성, 효과성 등을 고려하여 대안을 평가하며, 경제적 합리성, 정치적 합리성 등을 고려하여 최종 대안을 선택한다.

① 기획　　　② 조직
③ 지휘　　　④ 통제

11

귤릭(Gulick)의 7단계 관리과정(POSDCoRB)에 해당하지 않는 것은? 서울, 2021

① 인사(Staffing)
② 지휘(Directing)
③ 통제(Controlling)
④ 예산(Budgeting)

12

우리나라의 보건행정 역사 상 통일신라의 보건행정 기관과 관장업무의 연결이 옳은 것은? 경기, 2021

① 약전 – 의료행정을 담당하였다.
② 시의 – 약물취급과 의약업무를 총괄하였다.
③ 활인서 – 감염병환자의 치료 및 구호를 담당하였다.
④ 동서대비원 – 의약제공 및 감염병 사망자의 처리를 담당하였다.

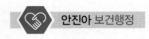

13

다음 설명에 해당하는 보건행정의 목적은 무엇인가?

경기. 2021

> • 의도하거나 기대한 것과 같은 소망스러운 상태가 나타나는 성향
> • 정책목표달성의 정도를 의미

① 형평성   ② 능률성
③ 효과성   ④ 대응성

14

다음 중 일차보건의료의 특징으로 옳지 않은 것은?

전북. 2021

① 질병의 예방에 중점을 둔다
② 국가의 주도하에 일괄적이고 강력하게 추진한다
③ 지역사회 주민이 받아들일 수 있는 사업방법을 사용한다.
④ 각 지역의 특성에 맞는 보건사업을 추진한다.

15

〈보기〉의 설명에 해당하는 양질의 의료 요건은 무엇인가?

경기 7급. 2021

> 〈보기〉
> • 개인적 차원에서는 건강문제를 종합적으로 다룸으로써 육체적인 치료와 더불어 정신적인 안도감을 갖게 하는 전인적 의료가 지속적으로 이루어져야 한다.
> • 지역사회 수준에서는 의료기관들이 유기적인 관계를 가지고 협동하여 보건의료서비스의 기능을 수행해야 한다.

① 접근용이성   ② 질적적정성
③ 지속성   ④ 효율성

16

다음 중 귤릭이 제시한 행정과정에 포함되지 않은 것은?

경기 7급. 2021

① Organizing   ② Budgeting
③ Programing   ④ Staffing

17

다음 중 보건행정의 특성으로 옳지 않은 것은?

경기 7급. 2021

① 공공성 및 사회성
② 교육성 및 조장성
③ 봉사성
④ 형평성 및 능률성

18

건강결정요인 중 가장 중요성이 강조되는 요인은 무엇인가?

경기 7급. 2021

① 생물학적요인
② 환경요인
③ 보건의료체계요인
④ 생활습관요인

19

WHO 지역사무소와 설치국가 연결이 옳은 것은?

경기 7급. 2021

① 서태평양 지역사무소 – 베트남
② 유럽 지역 – 프랑스
③ 범미주 지역 – 멕시코
④ 동남아시아 지역 – 인도

20

〈보기〉의 요인이 질병발생에 영향을 미친다는 건강 접근 모형은? 서울, 2022

> 〈보기〉
> - 숙주요인
> - 외부환경요인
> - 개인행태요인

① 전인적 모형
② 생태학적 모형
③ 생의학적 모형
④ 사회생태학적 모형

21

고려시대 보건행정 기관과 그 역할을 옳게 짝지은 것은? 서울, 2022

① 혜민서 – 서민의 구료사업을 담당
② 활인서 – 감염병 환자의 치료 및 구호를 담당
③ 제위보 – 서민의 구료사업을 담당
④ 약전 – 의료행정을 담당

22

세계보건기구(WHO)가 제시한 보건행정의 범위에 해당하는 것으로만 바르게 묶은 것은? 보건직, 2022

① 보건관련 기록의 보존, 급·만성감염병 관리, 보건기획 및 평가
② 감염병 관리, 모자보건, 보건간호
③ 의료서비스 제공, 보건시설의 운영, 보건간호
④ 의료서비스 제공, 보건기록의 보존, 영·유아보건

23

공중보건 관련 사건의 발생 시기 및 주요 내용의 연결로 옳지 않은 것은? 부산 보건연구사, 2023

① 1974년 라론드 보고서 – 건강의 장 이론
② 1978년 알마아타회의 – health for all
③ 1986년 오타와회의 – 신공중보건
④ 2005년 방콕회의 – 모든 정책에서 보건(HiAP)

24

신공중보건(New Public Health)에서 강조하는 보건사업의 내용으로 적절한 것은? 부산 보건연구사, 2023

① 환경위생관리
② 감염성 질환 관리
③ 건강의 사회적 결정요인 관리
④ 비감염성 질환 관리

25

시대별 서민의 전염병 구료를 담당했던 기관을 바르게 연결한 것은? 보건직, 2024

	고려 시대	조선 시대
①	상양국	약전
②	전의감	태의감
③	혜민서	혜민국
④	동서대비원	활인서

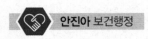

26

다음에 해당하는 마이어스(Myers)의 양질의 보건의료 요소는? 보건직, 2024

- 전인적 의료 수행
- 의료기관들의 유기적이고 협동적인 의료서비스 제공

① 질적 적정성(quality)
② 효율성(efficiency)
③ 지속성(continuity)
④ 접근용이성(accessibility)

01

공중보건은 환경위생의 개선, 전염병의 예방, 개인위생의 원리에 기초를 둔 위생교육, 질병의 조기 진단과 예방적 치료를 위한 의료 및 간호 업무의 조직화, 지역사회의 모든 주민이 건강을 유지하기에 충분한 생활수준을 보장하는 사회기구의 발전을 겨냥하고 행하며, 지역사회의 노력을 통해서 질병을 예방하고, 생명을 연장하며, 건강과 인간적 능률의 증진을 꾀하는 과학이자 기술이다.

① 질병을 치료하고 장애의 중증도를 낮추는 것에 중점을 둔다. → 질병예방과 건강증진에 중점을 둔다.

② 개인적인 노력이 가장 중요하다. → 지역사회의 노력이 중요하다.

④ 단일 조직의 전문적인 활동이 강조된다. →지역사회의 다양한 분야가 협력하여야 한다.

02

일차보건의료의 4A

① 접근성(Accessibility): 지리적·경제적·사회적으로 지역주민이 쉽게 이용할 수 있어야 한다.

② 수용가능성(Acceptability): 지역사회가 쉽게 받아들일 수 있는 과학적 방법의 사업을 제공해야 한다.

③ 주민참여(Active / Participation): 지역사회의 주민이 적극적으로 참여하여 사업요구 파악, 계획, 수행, 평가가 이루어져야 한다.

④ 지불부담능력(Affordable): 지역사회의 지불능력에 맞는 보건의료수가(收價)로 사업이 제공되어야 한다.

03

① 내의원: 임금의 약을 맡은 정3품 관서이다.

② 전의감: 왕실의 내용(內用) 및 사여(賜與) 의약을 담당하였고 한편으로는 의학교육과 의과취재 등의 사무를 맡아보았다.

③ 활인서: 병자들을 돌보고 특히 전염병 질환업무를 맡았다.

④ 제생원: 향약(鄕藥)의 수납과 병자들의 구료(救療)업무를 담당하였다.

04

① 내의원: 임금의 약을 맡은 정3품 관서이다.

② 혜민서: 의약의 수납과 서민들의 구료사업을 담당했다.

③ 전의감: 왕실의 내용(內用) 및 사여(賜與) 의약을 담당하였고 한편으로는 의학교육과 의과취재 등의 사무를 맡아보았다.

④ 제생원: 향약(鄕藥)의 수납과 병자들의 구료(救療)업무를 담당하였다.

05

우리나라는 서태평양지역에 소속되어 있다.

06

보건행정의 운영원리

(1) 관리과정(Management Process): 관리란 미리 정해진 목표를 달성하기 위하여 인적·물적 자원을 활용하여 공식 조직체 내에서 행해지는 과정의 상호작용의 집합이다.

(2) 의사결정과정(Decision-making Process): 의사결정은 여러 대안들 중에 선택하는 것으로, 일반적으로 동적이며 끊임없이 계속되는 중요한 과정이다.

(3) 기획과정(Planning Process): 기획이란 행동하기 전에 무엇을 어떻게 해야 하는지를 결정하는 것이며, 미래를 예측하는 것이다. 기획과정은 전제를 세우고, 예측을 하며, 목표를 설정 또는 재설정하고, 구체적인 행동계획을 전개하는 과정을 거친다.

(4) 조직과정(Organizing Process): 조직이란 일정한 환경에서 특정한 목표를 달성하기 위한 분업체계라고 정의할 수 있다. 조직과정이란 공동의 목표를 달성하기 위하여 업무를 분담하는 과정이다.

(5) 수행과정(Executing Process): 수행과정은 주로 조직 내에서 행동을 실제 추진하는 과정으로, 인간지향적이며 조직의 인적자원을 다루는 데 필요한 활동을 포함한다.

(6) 통제과정(Controlling Process): 통제과정은 조직활동을 감시하는 데 초점을 두고, 조직의 활동결과를 측정하는 기준을 결정하며, 이러한 평가기법과 변화가 필요할 때 수정·보완하는 활동을 포함한다.

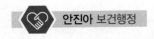

07

효율성은 경제적 합리성으로 한정된 자원을 얼마나 효율적으로 활용할 수 있는가를 의미하며 의사에 대한 적절한 보상도 포함된다. 기존 자원을 최대한 효율적으로 활용하여 관리하는 일, 진료시간 약속을 통해 의사와 환자의 시간절약, 적정 인력 활용을 통한 업무효율, 의료전달체계의 확립으로 국민의 의료문제를 효율적으로 해결하는 것 등을 통해 자원을 효율적으로 관리하여야 한다.

08

(1) 보건행정의 정의
　① 국민의 공동목표인 건강증진 및 삶의 질 향상(보건학적 목적)을 달성하기 위하여 정부, 지방자치단체, 민간기관 등을 통하여 행해지는 일련의 행정활동(행정학적 원리 적용)
　② 유승흠 외: 공중보건의 목적을 달성하기 위하여 공중보건의 원리를 적용하고 행정조직을 통하여 행하는 일련의 과정

(2) 보건행정의 특징
　① 보건행정의 목적은 지역사회주민의 건강증진에 주안점을 두어야 한다.
　② 지역사회주민의 욕구와 수요를 반영하며 시대와 환경의 변화에 부응하여야 한다.
　③ 국가나 지방자치단체가 주도적으로 업무를 관장한다.
　④ 관리 측면에서 볼 때 보건의료사업을 기획·집행·통제함으로써 국민의 건강증진을 달성하는 기능을 수행한다.

09

앤더슨(Anderson)의 공중보건사업의 3대 수단

(1) 보건교육: 교육에 의한 조장행정으로서 가장 효과적이고 능률적인 공중보건사업의 접근방법이다.

(2) 봉사행정: 보건서비스에 의한 봉사행정으로서 다양한 보건문제의 해결을 위한 제도나 장치를 개발하고 집행한다(보건사업 수행).

(3) 보건법규: 법규에 의한 통제행정으로서 강력한 통제를 통한 보건사업으로 주로 후진국에서 효과적이다.

10

페이욜(Fayol)의 POCCC

(1) 기획(Planning): 조직의 목표설정과 행동방안을 결정하는 과정

(2) 조직(Organizing): 목표와 행동방안을 효과적으로 수행하도록 조직화하는 과정

(3) 지휘(Commanding): 조직원들에게 영향력을 행사하고 지휘하는 과정

(4) 조정(Coordinating): 조직원들이 행동을 결집할 수 있도록 조정하는 과정

(5) 통제(Controlling): 업무의 표준을 정하고 그에 따라 평가 및 환류(feedback)하는 과정

11

귤릭(Luther Gülick)의 POSDCoRB

(1) 기획(Planning): 정해진 목표나 정책의 합리적 운용을 위한 사전준비활동과 집행전략

(2) 조직(Organizing): 인적·물적 자원 및 구조를 편제하는 과정

(3) 인사(Staffing): 조직 내 인력을 임용·배치·관리하는 활동

(4) 지휘(Directing): 목표달성을 위한 지침을 내리는 과정

(5) 조정(Coordinating): 행동통일을 이룩하도록 집단적 활력을 결집시키는 활동

(6) 보고(Reporting): 보고하고 보고받는 과정

(7) 예산(Budgeting): 예산을 편성·관리·통제하는 제반활동

12

통일신라 시대

(1) 비교적 잘 짜여진 의료제도를 갖추고 있었다.

(2) 약전: 의료행정을 담당하는 기관으로 공봉의사가 직접의료에 종사

(3) 내공봉의사: 왕실의 질병을 진료하는 시의

(4) 공봉복사: 약전에 소속되어 있으면서 백제의 주금사와 같이 금주로써 질병을 예방하는 무주술사

(5) 국의, 승의: 의료기관 소속 직명이 아니 당시의 명의를 일컫는 용어

[오답해설]
② 시의 - 고구려, 왕실치료 담당
③ 활인서 - 조선시대 감염병환자의 치료 및 구호를 담당하였다.
④ 동서대비원 - 고려시대 의약제공 및 감염병 사망자의 처리를 담당하였다.

13

① 형평성(Equity): 같은 상황에 있는 사람에게 유사한 수준의 대우를 하는 것으로, 소득수준이 비슷한 사람에게 비슷한 수준의 사회보험료를 부담하도록 하거나 비슷한 수준의 세금을 납부하도록 한다.

② 능률성(Efficiency): 최소의 비용과 노력, 시간으로 최대의 성과와 산출을 얻는 비율, 즉 투입 대 산출의 비율을 말한다. 한정된 자원으로 최대한의 보건의료서비스를 제공할 수 있도록 유도하는 능률성은 보건행정에서 중요한 가치이다.

③ 효과성(Effectiveness): 의도하거나 기대한 것과 같은 소망스러운 상태가 나타나는 성향으로, 행정활동 집행 후 나타나는 소망스러운 상태, 즉 정책목표 달성의 정도를 의미한다.

④ 대응성(Responsiveness): 국민의 요구에 부응하는 보건행정을 수행하였는지 묻는 보건행정의 가치, 즉 정책수혜자의 요구와 기대, 환경변화에 얼마나 융통성 있게 대처해 나가느냐 하는 능력이다.

14

일차보건의료의 접근방법
(1) 예방에 중점
(2) 적절한 기술과 인력 사용
(3) 쉽게 이용 가능하도록 전개
(4) 원인 추구적 접근방법 사용
(5) 지역사회가 쉽게 받아들일 수 있는 사업방법 사용
(6) 지역사회의 적극적인 참여 유도
(7) 관련분야의 상호협력
(8) 지역사회의 지불능력에 맞는 보건의료수가 결정
(9) 자조정신과 자립정신 배양
(10) 지역사회의 특성에 맞는 보건사업 추진

15

지속성(Continuity, 연속성, 계속성)
(1) 의료이용자에게 공급되는 보건의료서비스의 제공이 예방, 진단 및 치료, 재활에 이르기까지 포괄적으로 이루어지는 것을 말한다.
(2) 개인적 차원에서는 건강문제를 종합적으로 다룸으로써 육체적인 치료와 더불어 정신적인 안도감을 갖게 하는 전인적 의료(Person-Centered Care)가 지속적으로 이루어져야 한다.
(3) 지역사회 수준에서는 의료기관들이 유기적인 관계를 가지고 협동하여 보건의료서비스의 기능을 수행해야 한다.
(4) 환자의 입장에서 보건의료서비스의 지속성은 의사나 의료기관 간의 긴밀한 협조로 일관된 서비스를 환자에게 제공하는 것이다(한 병원에서 진료를 받다가 다른 상급병원으로 이송될 경우 중복된 서비스를 배제하고 신속히 다음 단계의 서비스가 진행될 수 있도록 함).

16

귤릭(Luther Gülick)의 POSDCoRB
(1) 기획(Planning): 정해진 목표나 정책의 합리적 운용을 위한 사전준비활동과 집행전략
(2) 조직(Organizing): 인적·물적 자원 및 구조를 편제하는 과정
(3) 인사(Staffing): 조직 내 인력을 임용·배치·관리하는 활동

(4) 지휘(Directing): 목표달성을 위한 지침을 내리는 과정
(5) 조정(Coordinating): 행동통일을 이룩하도록 집단적 활력을 결집시키는 활동
(6) 보고(Reporting): 보고하고 보고받는 과정
(7) 예산(Budgeting): 예산을 편성·관리·통제하는 제반활동

17

보건행정의 특성: 공공성 및 사회성, 봉사성, 교육성 및 조장성, 과학성 및 기술성

18

라론드(Lalonde) 보고서에서 제시된 건강결정요인은 유전적 요인, 환경적 요인, 생활습관, 보건의료체계이며 이 중 가장 중요하게 강조되는 것은 생활습관이다.

19

WHO의 6개 지역사무소
(1) 동지중해 지역(Eastern Mediterranean Region): 이집트, 카이로
(2) 동남아시아 지역(South-East Asia Region): 인도, 뉴델리
(3) 서태평양 지역(Western Pacific Region): 필리핀, 마닐라
(4) 범미주 지역(Region of the Americas): 미국, 워싱턴 DC
(5) 유럽 지역(European Region): 덴마크, 코펜하겐
(6) 아프리카 지역(African Region): 콩고, 브라자빌

20

사회생태학적 모형은 개인의 사회적, 심리학적, 행태적 요인을 중시하는 모형으로 숙주 요인, 외부환경 요인, 개인행태 요인의 세 가지 요인으로 구성되어 있다. 특히 다른 모형에 비해 이 모형의 가장 큰 특징은 개인의 행태적 측면을 강조하고 있는 점이며, 질병 발생을 예방하고 건강을 증진시키기 위해서는 건강한 생활습관을 형성하는 것이 무엇보다 중요하다고 본다.

21

① 혜민서 - 조선시대 서민의 구료사업을 담당
② 활인서 - 조선시대 감염병 환자의 치료 및 구호를 담당
③ 제위보 - 고려시대 구료기관으로 무의탁 환자 및 빈민 구호와 치료를 통해 서민을 위한 구료사업을 담당
④ 약전 - 통일신라시대 의료행정 담당

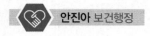
22

WHO 보건행정의 범위
- 보건관련 기록 보존
- 보건교육
- 환경위생
- 전염병 관리
- 모자보건
- 의료
- 보건간호

23

① 1974년 라론드 보고서 – 건강의 장 이론을 통해 건강에 영향을 미치는 주요 요인으로 생물학적 요인, 환경적 요인, 생활습관, 보건의료체계를 제시했으며 생활습관의 중요성을 특히 강조하였다.
② 1978년 알마아타회의 – "모은 인류에 건강을(health for all)"이라는 의제로 이루어진 회의로 일차보건의료의 개념을 제시하고 모은 국가가 일차보건의료사업을 통해 지역주민의 건강을 확보할 것을 강조하여 건강에 대한 사회적 책임을 강조하였다.
③ 1986년 오타와회의 – 제1차 건강증진 국제회의로 건강증진을 공중보건 사업의 하나로 하는 신공중보건사업을 모든 국가가 받아들일 것을 권고하였다.
④ 2005년 방콕회의 – 제6차 건강증진 국제회의로 주요 의제는 "세계화 시대의 건강증진"이었다.
※ "모든 정책에서 보건(HiAP)"은 제8차 건강증진 국제회의였던 2013년 헬싱키회의의 주요 의제였다.

24

1986년 세계보건기구는 오타와 헌장에서 건강증진을 '사람들로 하여금 자신의 건강을 통제하고, 건강수준을 개선할 수 있는 능력을 배양하는 과정으로 정의하면서, 주민들의 참여와 권한강화를 전략으로 하는 신공중보건(new public health) 패러다임을 제시하였다. 신공중보건은 공중보건의 개입이 단지 질병의 위험요인만이 아닌 사회적 결정요인까지 확장되어야 함을 강조하고 있다.
※ 출처: 대한예방의학회, 예방의학과 공중보건학(제4판), 계축문화사, 2021, p.1112.

25

구분	고려시대	조선시대
의료행정	태의감	전의감
왕실의료	상의국, 상약국	내의원
서민의료	혜민국	혜민서
빈민구호	제위보	제생원
전염병 환자	동서대비원	동서활인서

26

마이어스의 양질의 보건의료 요건 중 지속성(Continuity, 연속성, 계속성)
(1) 의료이용자에게 공급되는 보건의료서비스의 제공이 예방, 진단 및 치료, 재활에 이르기까지 포괄적으로 이루어지는 것을 말한다.
(2) 개인적 차원에서는 건강문제를 종합적으로 다룸으로써 육체적인 치료와 더불어 정신적인 안도감을 갖게 하는 전인적 의료(Person-Centered Care)가 지속적으로 이루어져야 한다.
(3) 지역사회 수준에서는 의료기관들이 유기적인 관계를 가지고 협동하여 보건의료서비스의 기능을 수행해야 한다.
(4) 환자의 입장에서 보건의료서비스의 지속성은 의사나 의료기관 간의 긴밀한 협조로 일관된 서비스를 환자에게 제공하는 것이다(한 병원에서 진료를 받다가 다른 상급병원으로 이송될 경우 중복된 서비스를 배제하고 신속히 다음 단계의 서비스가 진행될 수 있도록 함).

01

공중보건의 개념과 거리가 먼 것은?

① 건강검진
② 급성전염병 관리
③ 노인건강 관리
④ 병원중심의 보건사업

02

페스트의 유행으로 인해 최초의 검역이 시작된 시기는 어느 시기인가?

① 고대기
② 중세기
③ 여명기
④ 확립기

03

영국에서 공중보건법에 근거하여 공중보건국과 지방보건국이 설치됨으로써 보건행정의 기틀이 마련된 시기는?

① 고대기
② 중세기
③ 여명기
④ 확립기

04

공중보건학의 발전사에 관한 설명으로 옳지 않은 것은?

① 프랑스의 파스퇴르(L. Pasteur)는 1884년 광견병 백신을 개발하였다.
② 독일의 코흐(R. Koch)는 1877년 탄저균(Anthrax), 1882년 결핵균(Tuberculosis), 1883년 콜레라균(Cholera)을 발견하였다.
③ 독일의 에를리히(Ehrlich)는 1910년 매독 치료제인 살바르산을 발명하여 화학요법이 시작되었다.
④ 확립기(1850~1900)에는 영국과 미국을 중심으로 급진적 발전을 가져왔으나 공중보건학이 치료의학과 조화를 이루지 못한 때도 있었고, 발전기(1900년 이후)에는 영국, 독일, 프랑스 등의 국가들이 세균학 및 면역분야에서 많은 업적을 이루었다.
⑤ 2000년 들어서면서 인간유전자가 완전 분석되어 보건의료를 비롯한 여러 분야에서 게놈(Genome)프로젝트가 활발해지고 있고, 2005년부터는 난치병 극복을 위한 줄기세포연구가 활발해지고 있다.

05

앤더슨(Anderson)이 공중보건사업의 접근방법 중 가장 강조했던 것은?

① 보건교육
② 의료기술향상
③ 보건의료제도
④ 의료기관연계

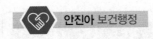

06

WHO 일차보건의료 접근법에 대한 설명으로 옳지 않은 것은?

① 경제적 · 신체적 · 생물학적 접근성이 높은 사업
② 수용가능한 방법의 사업
③ 주민참여에 의한 사업
④ 지불능력에 맞는 사업

07

알마아타선언에 의한 일차보건의료에 대한 설명으로 보기 어려운 것은?

① 필수보건의료를 지역사회의 각 개인과 가족이 받아들일 수 있고, 비용지불가능한 방법으로 그들의 적극적 참여하에 손쉽게 골고루 이용할 수 있도록 실제적 접근방법의 보건의료를 제공하는 일차보건의료 관련 선언이 이루어졌다.
② 일차보건의료의 대두 배경에는 질병의 변화, 질병관리방법의 변화의 필요성이 있다.
③ 국민의 건강권에 대한 중요성에 기본철학을 두고 있다.
④ 1차진료의사의 역할이 핵심적이다.

08

WHO에서 제시한 일차보건의료의 필수요소에 해당하는 것은?

가. 보건교육	나. 영양개선
다. 노인보건	라. 풍토병 예방관리
마. 전문의약품 제공	

① 가, 나, 다
② 나, 다, 라
③ 가, 나, 라
④ 다, 라, 마

09

다음 중 바람직한 의료의 조건으로 보기 어려운 것은?

① 이용자를 위험하게 하거나 손상을 일으키지 않아야 한다.
② 보건의료제공에 사용되는 투입요소의 양과 상관없이 효과성을 강조하여야 한다.
③ 환자 개개인의 선호, 필요 및 가치에 따라 임상 결정이 이루어져야 한다.
④ 소득과 지역에 따른 불평등이 없어야 한다.

10

포괄적 보건의료에 관한 설명으로 옳은 것은?

가. 질병예방	나. 질병치료
다. 재활	라. 건강증진

① 가, 나, 다
② 나, 다, 라
③ 가, 다, 라
④ 가, 나, 다, 라

11

한국과 북한이 각각 가입한 WHO의 지역사무소는? (순서대로)

① 동남아시아 지역사무소, 서태평양 지역사무소
② 서태평양 지역사무소, 동남아시아 지역사무소
③ 서태평양 지역사무소, 동지중해 지역사무소
④ 동남아시아 지역사무소, 동지중해 지역사무소

12

WHO의 주요 보건사업에 해당하지 않는 것은?

① 환경위생관리　　② 전염병 관리

③ 환경오염관리　　④ 모자보건사업

13

WHO 사무총장의 임기는 얼마인가?

① 3년　　　　　② 4년

③ 5년　　　　　④ 7년

14

WHO에서 정의한 건강의 개념이 올바르게 표현된 것은?

① 육체적 · 정신적 · 사회적 건강

② 육체적 · 사회적 · 도덕적 건강

③ 종교적 · 예술적 · 철학적 건강

④ 정신적 · 사회적 · 통합적 건강

15

WHO의 건강의 정의 중 현대적 개념을 가장 잘 나타낸 것은?

① 사회적 건강　　② 정신적 건강

③ 신체적 건강　　④ 영적 건강

16

WHO 건강의 정의에 대한 설명으로 옳지 않은 것은?

① 성취가 어려운 이상적 목표를 제시하고 있다.

② 보건사업의 이념적 기준을 제시하고 있다.

③ '안녕'이라는 애매모호한 개념을 제시하고 있다.

④ 건강의 일차원적 관점을 제시한다.

17

건강의 개념에 대하여 '개인이 사회적인 역할과 임무를 효과적으로 수행할 수 있는 최적 상태'라고 정의한 학자는?

① Claude Bernard　　② Newman

③ Winslow　　　　　④ Talcott Parsons

18

'건강의 장' 이론 중 인간의 건강생활에 가장 큰 영향을 미치는 요인은?

① 생물학적 요소　　② 환경

③ 생활습관　　　　④ 보건의료체계

19

건강과 질병의 이론 중 생의학적 모형에 대한 내용으로 맞지 않는 것은?

① 질병에는 특정한 원인이 있다.

② 의사만이 질병을 해결할 수 있다고 주장한다.

③ 건강과 질병을 판단함에 있어서 환경적 요소를 고려하였다.

④ 질병의 부재가 곧 건강이다.

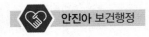

20

질병이 생활습관, 환경이나 생물학적 특성, 보건의료체계 같이 다양하고 복합적인 요인에 의해 발생한다고 설명하는 모형은?

① 생태학적 모형
② 생물의학적 모형
③ 사회·생태학적 모형
④ 전인적 모형

21

건강 – 불건강 연속선 개념과 관련이 있는 설명으로 옳지 않은 것은?

① 죽음에서 최고의 건강까지 연속선상에서 변화하는 것을 설명한다.
② 건강상태는 인간이 매일 생활에서 효율적으로 대처하고 기능하는 것이다.
③ 질병상태는 적절히 대처하지 못하거나 통합하지 못하는 상태이다.
④ 지역사회에서 개인이 역할과 기능을 충실히 할 수 있는 상태를 강조하였다.

22

건강의 연속성을 나타내는 다음 그림에서 B범위 대한 설명으로 옳은 것은?

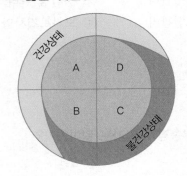

① 의학적으로 완전한 건강상태
② 자각증상이 없는 초기위암상태
③ 뇌혈관질환자 재활치료 시기
④ 심혈관질환으로 치료 중인 상태

23

질병예방의 단계에 대한 내용으로 옳은 것은?

① 1차 예방은 정기적인 건강검진을 통해 질병을 조기에 발견, 예후를 좋게 하는 것이다.
② 2차 예방은 폐암환자로 하여금 금연을 하여 폐암으로 인한 후유증을 완화하는 것이다.
③ 2차 예방은 흡연자 같은 고위험군을 대상으로 금연을 하도록 권유하는 것이다.
④ 1차 예방은 B형간염 예방접종을 통해 B형간염의 이환을 억제하는 것이다.

01

공중보건사업은 지역사회 중심으로 이루어진다.

02

- 페스트 대유행(1347~1348): 페스트 유행지역에서 온 여행자는 항구 밖 일정 장소에서 질병이 없어질 때까지 머물다가 입항 허락 → 검역(Quranatine, 40일 의미) 유래
- 1383년 프랑스 마르세이유 최초의 검역법 통과, 검역소 설치·운영

03

근세기(여명기, 1500~1850년)

1842년 영국에서 채드윅(Edwin Chadwick)의 「열병환자 조사 보고서」를 계기로 공중위생관련 조사를 위한 보건정책조사위원회가 설치되었으며, 당시 영국의 노동자 위생상태에 대한 보고서가 작성되었다. 이를 계기로 1848년 세계 최초의 공중보건법이 제정되었고 공중보건국과 지방보건국이 설치되면서 보건행정의 기틀이 마련되었다.

04

확립기에는 영국, 독일, 프랑스 등의 국가가 세균학 및 면역 분야에서 많은 업적을 이루었으며 예방의학적 사상이 싹트기 시작한 시기였고, 발전기에서는 영국과 미국을 중심으로 급진적 발전을 가져왔으나 공중보건학이 치료의학과 조화를 이루지 못한 때도 있었다. 하지만 1960년대 이후에는 포괄적 보건의료의 필요성이 대두됨에 따라 공중보건학과 치료의학은 조화로운 발전을 이루게 되었다.

05

앤더슨(Anderson)은 공중보건사업의 접근방법으로 서비스에 의한 봉사행정(간섭, 개입), 법규에 의한 통제행정(즉시, 강제 적용), 교육에 의한 조장행정을 제시하였으며 그중 가장 능률적인 접근방법인 보건교육을 강조하였다.

06

일차보건의료는 지리적·시간적·경제적 접근성이 높아야 한다.

07

지역사회주민의 참여와 보건의료분야의 부문 간 팀웍이 중요시된다.

08

일차보건의료의 필수요소

보건교육, 적절한 식생활과 영양개선, 안전한 물의 공급과 기본 환경위생, 모자보건, 예방접종, 지방 풍토병 관리, 통상질환과 상해에 대한 적절한 치료, 필수의약품 제공, 심신장애자의 사회의학적 의료

09

효과성뿐만 아니라 투입요소에 대한 산출량의 효율성도 바람직한 의료의 조건이다.

10

포괄적 보건의료는 건강증진, 질병예방, 질병치료, 재활을 포함하는 개념이다.

11

우리나라는 1949년 서태평양지역사무소에 65번째로 가입하였고, 북한은 1973년 동남아시아지역사무소에 138번째로 가입하였다.

12

WHO의 주요 보건사업

결핵관리사업, 모자보건사업, 영양개선사업, 환경위생사업, 보건교육사업, 성병·AIDS 사업, 말라리아사업

13

WHO 사무총장의 임기는 5년이며 연임이 가능하다.

14

WHO 헌장

건강은 질병이 없거나 허약하지 않을 뿐만 아니라 육체적·정신적·사회적 안녕이 완전한 상태이다.

15

현대적 개념을 나타내는 것은 사회적 안녕으로, 사회적 안녕이란 사회생활을 영위할 수 있는 상태, 즉 생활의 개념을 의미한다.

16

WHO 건강의 정의는 신체적·정신적·사회적 안녕이라는 건강의 다차원적 관점을 제시한다. 이 정의는 건강의 복합성을 보여주고 있지만 성취될 수 있는 목표라기보다는 이상적인 목표를 제시하고 있다고 볼 수 있다.

17

• 베르나르(Claud Bernard): 외부환경의 변동에 대하여 내부 환경의 항상성이 유지되는 상태
• 뉴먼(Newman): 모든 자질, 기능, 능력이 신체적·정신적으로 또는 도덕적인 면에서도 최고도로 발달하고 완전히 조화된 상태

18

'건강의 장(Health Field)' 이론
1974년 라론드(Lalonde) 보고서: 「A New Perspective on the Health of Canadians」에서 제시된 이론으로 건강결정에 중요한 4가지 요인으로 생물학적 요인, 환경적 요인, 생활습관, 보건의료체계를 강조하였으며 건강의 장 이론을 시점으로 건강에 대한 개인의 생활습관과 환경의 중요성이 강조되기 시작하였다.

19

생의학적 모형은 세균설 확립 이후 발전한 이론으로, 생활습관과 환경에 관한 설명을 배제하였다.

20

전인적 모형은 건강과 질병은 단순히 이분법적인 것이 아니라 그 정도에 따라 연속선상에 있으며 질병은 다양한 복합요인에 의해 발생된다는 개념으로, 주요 구성요인은 생활습관, 환경, 생물학적 특성, 보건의료체계이다. 총체적 모형이라고도 한다.

21

지역사회에서 개인이 역할과 기능을 충실히 할 수 있는 상태를 강조한 것은 사회적 건강에 대한 설명에 해당한다.

22

A - 의학적으로 완전한 건강상태
B - 자각증상이 없거나 잠복기 상태
C - 완전한 질병상태
D - 회복 또는 재활

23

정기적인 건강검진 및 조기발견은 2차 예방활동, 환자의 후유증 완화를 위해 시행하는 활동은 3차 예방활동, 질병이 없는 대상자들에게 금연을 권유하는 것은 1차 예방활동이다.

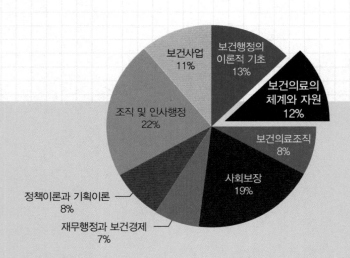

〈최근 10개년 영역별 평균출제빈도〉

보건사업 11%
보건행정의 이론적 기초 13%
보건의료의 체계와 자원 12%
조직 및 인사행정 22%
보건의료조직 8%
사회보장 19%
정책이론과 기획이론 8%
재무행정과 보건경제 7%

〈최근 10개년 서울시 영역별 출제빈도분석(2015~2024)〉

구분	2015	2016	2017	2018	2019	2020	2021	2022	2023	2024	합계
보건행정의 이론적 기초	4	2	5	1	3	3	4	2	0	2	26
보건의료의 체계와 자원	3	1	2	5	1	2	1	3	3	4	25
보건의료조직	1	1	2	2	0	3	1	1	2	2	15
사회보장	3	5	3	4	2	3	4	5	4	5	38
재무행정과 보건경제	1	1	2	1	2	2	2	0	2	1	14
정책이론과 기획이론	2	2	2	0	2	3	2	0	3	0	16
조직 및 인사행정	3	4	3	6	6	4	4	5	5	4	44
보건사업	3	4	1	1	4	0	2	4	1	2	22
합계	20	20	20	20	20	20	20	20	20	20	200

보건의료의
체계와 자원

단원 길잡이

보건의료서비스의 사회·경제적 특성과 보건의료의 질 관리의 과정을 학습한다. 보건의료체계의
기본 구성요소를 제시하고 보건의료자원의 종류와 특성, 보건의료체계의 유형에 대해 학습한다.

핵심 키워드

보건의료서비스의 특징 | 외부효과 | 도나베디안(Donabedian) | 보건의료자원 |
건의료체계 사회보험형 | 국가보건서비스형 | 민간보험형

보건의료체계

제1절 보건의료서비스

1 보건의료서비스의 특성

15 경기 · 충북 · 보건직7급, 17 서울 · 복지부7급 · 광주 · 충북 · 경기 · 인천, 18 경남 · 경기 · 충북, 19 호남권 · 부산 · 인천 · 서울7급, 20 서울7급 · 부산 · 경남 · 대구 · 울산 · 충북 · 경북보건연구사, 21 서울 · 울산 · 경북 · 부산보건연구사 · 광주보건연구사 · 부산보건연구사, 22 경기의료기술, 23 충북보건연구사 · 부산보건연구사 · 보건직

보건의료서비스는 일반재화와 구별되는 몇 가지 특성이 있다. 이러한 특성들로 인해 완전 자유경쟁에 맡기기보다는 국가의 일정 부분 개입이 정당화되고 있다.

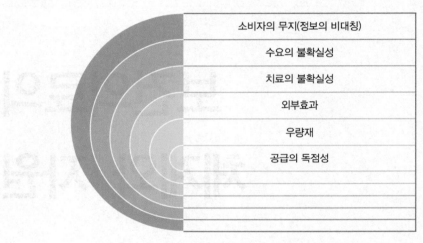

| 소비자의 무지(정보의 비대칭) |
| 수요의 불확실성 |
| 치료의 불확실성 |
| 외부효과 |
| 우량재 |
| 공급의 독점성 |

그림 2-1 보건의료서비스의 사회 · 경제적 특징

(1) 소비자의 무지(정보의 비대칭)

❖ 세이의 법칙(Say's Law)
"Supply creates its own demand." 공급이 수요를 창출한다.

❖ 로머의 법칙(Roemer's Law)
"Beds supplied are filled." 공급된 병상은 채워지기 마련이다.

① 의료시장은 소비자와 공급자 간의 정보가 불균등하게 분포되어 있어 소비자의 무지가 존재한다. 건강상태에 대한 무지, 제공되는 보건의료서비스의 내용에 대한 무지, 가격정보에 대한 무지, 치료결과에 대한 무지가 있다.

② 제공되는 서비스의 종류나 범위의 선택에서 소비자는 공급자인 의료인에게 의존할 수밖에 없다.

③ 공급자의 도덕적 해이로 인해 유인수요(의사유인수요: Physician-induced Demand)가 발생한다.

④ 이러한 이유로 의료제공자에게 충분한 설명에 근거한 동의를 법적으로 의무화하거나, 제3자가 의료공급자에 대한 가격 및 품질에 관한 정보를 소비자에게 제공해야 한다.

(2) 수요의 불확실성

① 개인적인 수준에서 질병의 발생 여부 및 시점, 그로 인한 진료의 결과 및 진료비의 발생규모 등은 대부분 예측이 불가능하다.
② 질병이 발생하더라도 개인 또는 가계경제에 막대한 영향을 미칠 비용도 미리 예측할 수 없다.
③ 이러한 수요의 불확실성과 불규칙성에 집단적으로 대응하기 위한 경제적 수단으로 의료보험을 갖게 되며 보험을 통하여 미래의 불확실한 큰 소실을 현재의 확실한 적은 손실로 대체한다.
④ 의료보험의 최우선의 목적은 예기치 못한 재산상의 손실로부터 보험가입자를 보호하는 것이다.

(3) 치료의 불확실성

① 질병발생 이후 치료절차와 치료결과의 예측이 명확하지 않다.
② 치료결과의 불확실성으로 인해 환자들에게는 의료서비스의 질적·양적 향상에 대한 욕구가 존재한다.
③ 규제 혹은 의료기관 간의 경쟁을 통하여 질적인 측면에서 적절한 대응을 유도해야 한다.
  예 면허소지자인 의료인들을 대상으로 직무교육 강제
④ 의료인은 환자에게 치료결과의 불확실성에 대하여 정확히 인지시켜야 할 의무가 있다.

(4) 외부효과

① 공급자의 이익이나 손해와는 관계없이 타인(소비자나 여타 사회구성원)에게 이익을 주거나 손해를 주는 것을 말한다.
② 감염성 질환에 대한 예방 및 치료는 감염병 감염경로를 차단하므로 예방접종을 받지 않은 다른 사람들에게도 큰 영향을 미친다. 총인구 중 상당비율의 사람들이 특정질환에 대한 면역력을 가지면 다른 사람들도 감염될 위험이 적기 때문이다.
③ 공중보건사업은 대부분 외부효과를 가진다. 그러므로 생산 및 소비는 순수하게 시장기능에만 맡겨놓을 수 없고 정부의 개입이 필요하다.

Tip
• **부정적 외부효과**: 공해 유발 산업, 간접흡연
• **긍정적 외부효과**: 의학기술의 발전, 예방접종

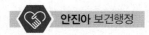

공급자	보건의료서비스가 민간시장에 의해 전담되는 경우 서비스공급자들은 수익성이 큰 2·3차 서비스의 제공에 치중하는 반면, 수익성이 약한 1차 서비스나 예방서비스를 등한시함으로써 질병으로 인한 고통 증대뿐만 아니라 건강유지에 필요한 의료비의 증대까지 초래한다.
소비자	예방접종이나 기타 예방을 위한 보건의료서비스를 정부가 적극적으로 제공하지 않으면 당장 병에 걸리지 않는 소비자들은 예방접종 등을 선호하지 않는다. 즉 예방접종이 필요하면서도 요구되지 않는다는 것을 의미한다. 따라서 예방서비스를 민간시장에 맡겨 놓으면 사회적 편익을 최대로 하는 적정량의 예방서비스가 제공되지 않는다. 이에 정부가 시장에 개입하여 직접 예방서비스를 제공하거나 가격보조를 통해 적정량의 서비스를 제공한다.

(5) 우량재(Merit Goods, 가치재)

① 우량재는 인간의 생존에 필수적이며, 인간이 인간다운 생활을 하기 위해 반드시 향유해야 하는 재화를 의미하는데, 의식주와 기초교육이 대표적이다.

② 보건의료서비스 역시 인간의 필수적인 재화이며, 이 때문에 헌법에서도 건강권을 기본으로 규정하고 있으며, 우량재는 소득수준, 사회적 지위, 지역, 사회계층을 막론하고 모든 국민에게 기본적으로 제공되어야 하는 재화이기 때문에 국가가 담당하지 않으면 안된다.

③ 우량재의 공급을 시장에 맡겨두면 구매능력이 없는 계층은 소외되어 인간다운 생활이 불가능하기 때문에 사회정의와 형평성의 실현을 위해 정부가 적극적으로 개입해야 한다.

④ 보건의료서비스의 소비를 통해 국민 개인뿐만 아니라 국가 전체에도 장기적 편익을 가져다 준다.

⑤ 적절한 보건의료서비스를 통하여 건강을 보호한다는 것은 질병의 파급효과를 줄이게 되며 그 혜택은 당사자뿐만 아니라 그 가족 혹은 사회전체에 돌아가기 때문에 우량재적 성격을 지닌다.

(6) 공공재(Public Goods)

① 모든 소비자에게 골고루 편익이 돌아가야 하는 재화 및 서비스의 성격을 갖고 있다.

② 공공재의 특성
　㉠ 생산과 소비가 동시에 이루어져 축적되지 않는 성격을 갖고 있다.
　㉡ 누구도 소비로부터 배제될 수 없는 비배제성과 대가의 지불 없이도 이용과 소비가 지장 받지 않는 무임승차문제가 제기된다.
　㉢ 타인의 소비로 자신의 소비가 지장을 받지 않는 비경합성의 속성이 있다.

③ 공공재는 그 특성상 정부가 개입하지 않고 시장경쟁의 상태를 유지하면 구매력을 가진 사람만 이용하여 시장기능이 실패하게 된다.

❖ 건강권
국민 누구나 생존에 필요한 최소한의 보건의료서비스를 향유할 권리로 헌법에 명시

❖ 공공재(Public Goods)
모든 사람이 함께 소비하는 재화로 개인이 해당 재화에 대하여 비용을 지불할 인센티브가 없기 때문에 무임승차의 문제가 나타난다. 공공재는 가치재와 달리 비경합성, 비배제성을 가지고 있다. 조류독감 확산 방지를 위한 공중보건학적 조치들은 공공재적 성격을 가지고 있으나, 개인에게 제공하는 대부분의 보건의료는 경합성 또는 배제성이 있으므로 공공재로 볼 수 없다.
• 경합성(Rivalry): 한 소비 주체가 재화를 소비할 때, 다른 소비 주체가 재화를 소비할 수 없는 성질
• 배제성(Excludability): 소비 주체를 재화의 소비로부터 배제할 수 있는 능력

(7) 공급의 독점성

① 보건의료서비스는 국가면허를 가진 한정된 사람에게만 주어짐으로써 생산 부문의 독점이 형성된다.

② 공급의 독점권이 형성되기 때문에 의과대학의 신설이나 의과대학의 정원 등을 시장기능에 맡길 수 없고, 국가에 의한 공급자 자격을 규정하여 관리한다.

③ 의사인력에 대한 법적 독점으로 인해 의료인들이 이익단체를 결성하고 막강한 권력을 가지기도 한다.

(8) 비탄력성

보건의료서비스의 수요는 가격에 대해 비탄력적이다.

(9) 수요와 공급의 일치

보건의료서비스는 수요와 공급이 동시에 이루어진다(저장 불가능성).

(10) 수요와 공급의 시간적 불일치

① 의료인 양성과 보건의료시설 건립에 오랜 시간이 소요되어 당장의 수요에 대응하기 어렵다.

② 의료인력 및 의료시설에 관한 수급계획을 정확하고 체계적으로 세울 필요가 있다.

(11) 소비재 요소와 투자재 요소의 혼재

① 보건의료서비스를 생활필수품으로 인정하고 생활수준을 향상시키는 요소로 간주하여 소비재로 인식한다.

② 보건의료는 건강한 노동력을 확보하게 되고 노동의 질과 생산력을 증가시키는 투자재로 작용한다.

2 　 보건의료서비스와 정부

(1) 보건의료에 대한 국가개입의 필요성 17인천·서울·경남, 18충북, 20충북

① 시장실패(Market Failure)

ⓐ 자유로운 시장기구가 자원의 효율적 배분을 실현하지 못하는 현상

ⓑ 보건의료서비스의 사회·경제적 특성으로 인한 시장실패 발생

ⓒ 시장실패로 인한 문제점 극복을 위해 정부가 규제정책과 촉진정책 실시

② 건강의 총체적 특성: 보건의료의 잠재적 유효성이 매우 크다.

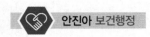
Tip
잠재적 유효성
질병을 예방하고 치료하여
장기적으로 건강한 삶을 영
위하고 사회활동을 함으로
써 개인이나 사회에 가져다
주는 장기적 효과

③ 다차원적인 건강영향요인

   ㉠ 정치적·경제적·사회적·물리적·문화적·개인적 요인에 의해 영향

   ㉡ 빈부격차 등의 사회적 요인이 계급 간의 건강불평등에 직접적으로 영향

   ㉢ 환경오염 및 공해 등은 개인이 통제 불가능

   ㉣ 건강의 유지와 보호, 질환의 회복 등에 필요한 사회적 지원의 역할

④ **건강권의 대두**: 건강은 생존권적 기본권의 하나로 국가가 보장할 책임이 있다.

(2) 국가의 역할 16 서울, 17 광주, 18 대전, 19 서울7급·충남

① **보건의료공급자에 대한 규제자**(Regulator)

   ㉠ 보건의료문제 전반에 대하여 적극적으로 개입

   ㉡ 면허제도: 공급자인 생산자의 자격에 대한 규제 장치

   ㉢ 질 관리: 의료기관 및 의과대학의 자격 제한, 광고 및 과도한 가격경쟁에 대한 규제, 의료기관 인증제도를 통한 대국민 의료서비스의 개선, 병원표준화 사업, 건강보험심사평가원에 의한 심사평가

   ㉣ 보건의료서비스의 수가통제, 고가의료장비 투자 및 병상 과잉공급 규제

② **국민에 대한 정보제공자**(Source of Information)

   ㉠ 소비자의 전문지식 및 정보의 부족으로 의료공급자에 대한 합리적 평가가 어려움

   ㉡ 정부가 소비자에게 보건의료에 대한 지식과 정보를 제공

   ㉢ 「의료법」 제58조에 의한 의료기관 인증제도 시행: 환자의 알 권리 보장 및 의료기관 선택권 신장, 의료기관의 서비스의 질 향상 촉진

③ **보건의료서비스 제공자**(Provider of Health Service)

경찰병원, 보훈병원 등의 건립을 통해 대상자나 가족에 대해 보건의료서비스를 무료 또는 저렴한 가격에 제공, 의료취약지역에 공공병원을 건립하거나 무의촌 지역에 공중보건의를 파견한다.

④ **재정지원자**(Financing)

   ㉠ 의료비 재원조달

   ㉡ 영국, 스웨덴, 캐나다 등은 조세를 통해 의료비 조달, 독일과 같은 사회보험방식의 국가는 가입자와 고용주가 부담

   ㉢ 우리나라는 국가가 의료보장을 위해서 일부 재원은 보험료로, 나머지 재원은 정부예산으로 조달한다.

⑤ **보험자로서의 역할**(Organizer or Provider of Insurance Mechanism)

   ㉠ 국민보건서비스(NHS) 국가들의 보험자는 정부, 사회보험 또는 민간보험 국가들의 보험자는 보험관리운영의 주체

   ㉡ 우리나라의 보험자: 국민건강보험공단

© 국가가 전 국민을 상대로 강제적 보험을 실시하면 역선택 문제에 대처할 수 있다.

(3) 국가개입정책 17 경기

① 수요 측면
  ㉠ 소비촉진정책: 고가의료장비에 대한 보험 확대, 노인의치 보험급여 등
  ㉡ 소비규제정책: 고가의료장비 사용의 억제, 본인일부부담제도 등
② 공급 측면
  ㉠ 공급촉진정책: 의료시설의 공급확대를 통한 접근도 향상, 취약지역에 의료기관 개설 시 세제감면 및 금융지원 등
  ㉡ 공급규제정책: 의료공급자 또는 의료기기 생산자의 과잉투자 억제, 의료비 심사정책, 의료장비 생산과정에의 개입

제2절 보건의료서비스의 질 관리

1 의료의 질에 대한 정의와 구성요소 18)

(1) 정의

① 미국의학원(IOM, Institute of Medicine)
  ㉠ 의료의 질이란, 현재 단계에서 주어진 의학지식의 조건 내에서, 진료과정이 환자에게 기대되는 바람직한 진료결과의 확률을 높이는 한편, 원하지 않는 부정적인 결과의 확률을 낮추게 하는 정도라고 정의하였다.
  ㉡ 현재 보편적으로 인정되는 의학지식 수준 내에서 진료제공과정이 환자에 대한 부작용을 줄이고 최상의 진료결과를 성취하는 정도로 풀이될 수 있다.
② 뷰오리(Vuori) 18 경북
  의료의 질이란 의료 제공과정이 끊임없이 변화하고 있으므로 고정된 상태에서 절대적 수준을 전제하는 개념으로 질을 판단하기가 쉽지 않으며, 수준이 높은 의료와 수준이 낮은 의료가 공존하는 것이 현실이기 때문에 현재 처한 환경의 조건하에서 적절한 의학지식과 기술을 적용하는 것으로 유연하게 정의하여야 한다(의료의 질 구성요소: 효과성, 효율성, 적합성, 과학적 -기술적 질).

---

18) 대한예방의학회, 예방의학과 공중보건학(제4판), 계축문화사, 2021, p.1017.

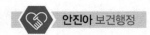

③ **도나베디안**(Donabedian)

상대적으로 객관화시킬 수 있는 의학기술의 적용에서부터 의료이용자의 주관적인 만족도에 이르기까지 진료과정이 다양한 측면을 포함하기 때문에 의료서비스 질에 대한 정의도 현실적으로 처해 있는 입장에 따라 세 가지 측면으로 구분하여 설명하였다.

㉠ 전문가 중심의 정의

의사와 같은 전문가 입장에서의 정의라고 할 수 있으며, 건강에 대한 위험과 편익이 가장 적절하게 균형을 이룰 수 있는 진료과정을 양질의 의료라고 정의한다. 주로 의사의 의학적인 기술을 제공하는 능력에 관심을 둔다.

㉡ 의료이용자 중심의 정의

환자의 요구나 기대, 가치 등에 부응하는지를 기준으로 의료의 질을 보는 입장이며, 환자가 느끼는 서비스에 대한 만족도나 이용의 가능성이 높을 때 양질의 의료라고 판단한다. 개인마다 사회적인 편익과 위험에 대한 가치가 다르기 때문에 환자의 요구와 사회적인 의무 사이에서 의사들이 도덕적으로 갈등해야 하는 경우가 생긴다.

㉢ 사회적 정의

전체 인구가 얻을 수 있는 편익의 사회적 분포를 집단적으로 파악하는 입장이며 보다 많은 사람들에게 편익이 돌아가는 경우를 양질의 의료라고 정의한다. 지역사회 집단의 건강과 진료비용에 관심을 둔다.

(2) 의료의 질 구성요소

① 의료 질의 주요 구성요소

구성요소	IOM (2001)	OECD (2006)	Council of Europe (2014)	WHO (2018)
효과	○	○	○	○
안전	○	○	○	○
환자중심성	○	반응성	○	○
적합			○	
적시성	○			○
통합				
효율	○		○	○
형평	○		○	○

② 제시된 구성요소들 중 비교적 보편적인 요소들을 정리하면 다음과 같다.

㉠ 효과(effectiveness): 과학적 지식과 근거기반 지침을 기반으로 서비스를 제공하는 것

ⓛ 안전(safety): 예방 가능한 손상과 의료 오류를 줄여 환자에게 위해를
최소화하는 것

ⓒ 환자중심성(patient-centredness): 환자 개개인의 선호, 필요 및 가치를 존
중하고 그에 반응하는 방식으로 보건의료가 제공되는 것

② 적합(appropriateness): 대상 인구집단의 필요에 부합하는 것

ⓜ 적시성(timeliness): 보건의료서비스 제공의 지연을 최소화하는 것

ⓗ 통합(integration): 여러 의료기관 또는 의료진으로부터 제공되는 의료서
비스가 조율되는 것

ⓢ 효율(efficiency): 자원을 최대한 사용하고 낭비를 줄이는 것

ⓞ 형평(equity): 성별, 인종, 지리적 위치 또는 사회경제적 지위 등 개인의
특성에 따라 질적으로 차이가 없는 의료서비스를 제공하는 것

2 의료의 질개선에 대한 개념 변화 [19]

(1) 질개선 활동에 대한 용어

① 질보장(QA, Quality assurance): 전통적으로 사용되어 왔던 용어로 진료행위
에 대한 통제의 느낌이 강하다는 측면에서 '질 관리(Quality management)'라
는 용어를 사용하고 있다.

② 질향상(QI, Quality improvement): 질 개선은 고정으로 정해진 목표가 아니
라 조직이 계속적으로 노력해야 할 과정으로 파악한다는 취지에서 '질 향
상(QI)' 또는 '지속적인 질 향상(CQI, Continous Quality Improvement)'이라는
용어를 사용하기도 한다.

(2) 질 관리의 새로운 흐름으로서 공통적으로 지향하고 있는 개념들

① 고객중심의 사고를 강조하며 고객에는 의료서비스를 제공받는 외부고객으
로서 환자는 물론이고, 내부고객으로 지칭되는 진료과정에 참여하는 모든
의료제공자가 포함된다.

② 잘못된 특정 사례나 행위자를 규명하기 보다는 보편적인 진료체계와 과정
의 개선을 통해, 체계로 인한 질 문제를 해결하는데 초점을 둔다.

③ 임상영역 또는 특정한 일부 영역에 초점을 두기보다 기관차원의 모든 영
역(의료영역과 의료 외적 영역 모두)의 질적 문제를 대상으로 하며 이들 과정
을 연속적으로 연계된 사슬로 파악하고 각 과정의 질적 문제가 함께 해결
될 때, 최종적인 접점으로 환자에게 양질의 서비스가 제공될 수 있다고 본다.

---

19) 대한예방의학회, 예방의학과 공중보건학(제4판), 계축문화사, 2021, p.1017.

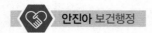

④ 제공자의 개별적인 노력보다는 팀 단위의 활동을 권장하고 수평적, 협력적 해결방식을 지향한다.

⑤ 질 개선의 책임과 권한은 임상부서에게만 있는 것이 아니라 전체 조직원과 경영진의 책임 및 권한이다.

⑥ 과학적인 질 개선을 위해 통계적 자료분석과 자료에 근거한 의사결정 방식을 중시한다.

⑦ 효과적인 질 개선을 위해선 궁극적으로 조직문화의 변화와 개선을 추구한다.

3 도나베디안(Donabedian)의 질 관리(Quality Management)

15 서울·경기, 16 경기·부산·충북, 17 경기·대전·강원·광주, 18 서울·강원·부산·인천,
19 경기·부산·인천·서울7급·경북, 20 호남권·서울7급·대전·경북보건연구사,
21 경기·부산·울산·광주·전남·전북·경기7급·경기보건연구사·세종보건연구사·대구보건연구사·제주보건연구사,
22 충북보건연구사·경남보건연구사, 23 보건직·부산보건연구사

질 개선을 위해 현재의 질적 수준에 대한 평가가 필요하다. 질 개선 활동의 출발점으로서 의료의 질에 대한 다양한 측면을 평가하는 데 있어, 도나베디안(Donabedian)은 구조, 과정, 결과의 세 가지 측면에서 접근할 것을 제안한 바 있으며, 가장 일반적인 접근방법으로 받아들여지고 있다.

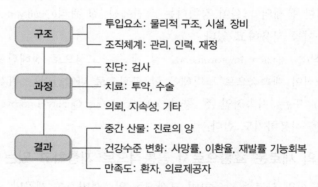

구조
— 투입요소: 물리적 구조, 시설, 장비
— 조직체계: 관리, 인력, 재정

과정
— 진단: 검사
— 치료: 투약, 수술
— 의뢰, 지속성, 기타

결과
— 중간 산물: 진료의 양
— 건강수준 변화: 사망률, 이환율, 재발률 기능회복
— 만족도: 환자, 의료제공자

그림 2-2 도나베디안의 의료의 질 평가

(1) 구조평가(Structure)

구조는 의료서비스가 제공되는 시설이나 시술 여건, 환경, 소요되는 자원을 의미하며 인적·물리적·재정적 자원에 대한 평가이다(의료의 질에 대한 간접적 평가).

① 장점: 평가지표가 상대적으로 변화의 여지가 적기 때문에 측정이 용이하고 안정적이다.

② 단점
  ㉠ 지속적인 평가자료로서는 부적당
  ㉡ 대형의료기관에 대한 과대평가의 가능성

③ **구조적 질 개선 제도**: 신임제도, 면허제도, 자격부여제도

 ㉠ 신임제도(Accreditation): 정부기관이나 민간조직이 평가항목을 미리 제시하고 의료기관이 이를 충족하고 있는지 여부를 조사하는 방법이다. 미국에서는 병원신임위원회(JCAHO, Joint Commission on Accreditation of Healthcare Organization)라는 민간기구에서 정기적인 의료기관평가를 수행하고 있다.

 ㉡ 면허제도(Licensure)와 자격부여제도(Certificate)

  • 의료인력의 구조적 요건을 관리하는 방법으로 정부나 전문조직이 개인에게 일정한 수준의 능력을 갖추었음을 증명해 줌으로써 특정한 직업에 종사할 수 있도록 허가해 주는 제도이다. 의료서비스를 수행할 수 있는 최소한의 기본적인 능력을 인정하는 과정이다.

  • 재교육 방식으로는 전문단체에서 시행하는 다양한 보수교육 프로그램들이 있을 수 있으며, 재교육 과정을 보다 공식화하여 특정 재교육 과정을 이수할 경우, 민간단체가 이수증을 부여하거나 학회 구성원 자격을 부여하는 방안도 있다.

Tip

JCAHO
• 미국 내 의료수준을 평가하는 비영리법인기관
• 국제적인 의료기관인증기구 JCI(Joint Commission International) 조직

(2) 과정평가(Process)

의료제공자가 실제로 환자를 진료하는 과정과 행위의 적절성을 평가하는 가장 직접적인 의료의 질 평가로서, 적절한 약품 사용 같은 기술적 측면부터 환자에게 바람직한 태도를 취하였는가와 같은 인간관계문제도 모두 포함한다.

① **장점**

 ㉠ 구조지표와 비교하여 의료서비스 질과 높은 관련성

 ㉡ 결과평가보다 비용과 시간이 덜 소요

 ㉢ 평가결과를 진료행위 교정에 바로 적용 가능

② **단점**

 ㉠ 과학적인 기준 설정의 어려움

 ㉡ 교육병원에서 제공하는 의료서비스의 질에 대한 과대평가가 가능

③ **과정적 질 개선 제도**: 의료이용도 조사, 의료전문인들의 상호감시, 임상진료지침, 의료감사, 보수교육, PSRO

 ㉠ 의료이용도 조사(UR, Utilization Review): 보험자에게 제출하는 진료비 청구명세서나 의무기록 등을 이용하여 환자에게 제공된 의료서비스가 필수적인지, 서비스가 적정한 수준과 강도, 비용으로 제공되었는지를 조사하는 방법

 ㉡ 의료전문인들의 상호감시(PRO, Peer Review Organization): 미국에서 진료비심사조직에 속한 동료 의사들이 다른 병의원 의사들의 진료내용을 심사하는 제도

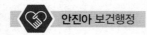

ⓒ 임상진료지침(Clinical Practice Guideline): 특정한 임상상황에서 임상의사와 환자의 의사결정을 돕기 위해 근거자료에 기반하여 체계적으로 정리한 자료로, 진료행위가 설정된 지침에 따라 수행되었는지 검토하는 프로그램

ⓔ 의료감사(Medical Audit): 환자의 의무기록을 정기적·조직적으로 검토하여 환자진료의 질을 평가하고 문제점을 확인하여 해결하도록 조치함으로써 진료의 질적 향상을 추구하는 프로그램

ⓜ 보수교육: 신의료기술이나 신지식 등 보건의료전문인들이 시대에 뒤떨어지지 않게 하기 위해 필요하며, 진료 시 발견된 문제점을 고치기 위해서도 보수교육이 필요하다.

ⓗ 전문가표준검토기구(PSRO, Professional Standard Review Organization)

ⓢ 내부·외부평가: 내부평가는 의료기관이 자발적으로 관리하는 활동이며, 외부평가는 전문가협회, 교육기관, 법적기구, 연구집단 등 기관 외부에 있는 단체들이 평가자가 된다.

(3) 결과평가(Outcome)

① 환자에게 실제 제공된 의료서비스로 인해 현재 또는 미래의 건강상태가 어떻게 변화되었는지에 초점을 두는 접근방법으로, 결과는 의료행위의 궁극적인 목표가 되며 건강수준이 향상된 결과는 양질의 의료가 제공되었음을 보증한다는 전제에서 출발한다.

② 건강상태의 변화가 의료행위 이외의 다른 요소들에 의해서도 영향을 받을 수 있기 때문에 과정평가보다 간접적인 지표이다.

③ 장점: 의료의 질을 포괄적으로 보여줄 수 있는 지표

④ 단점: 측정하기 어렵고 시간과 비용이 많이 소요

⑤ 결과평가제도

ⓐ 고객만족도 조사, 의료서비스 평가, 진료결과 평가

ⓑ 이환율, 사망률, 합병증 등의 지표를 산출하여 의료소비자에게 제공하고 의료소비자가 의료기관 선택 시 정보로 활용하는 방안(미국에서 활용)

1 우리나라의 질 관리 정책

(1) 병원신임평가(병원표준화심사제도)

① 1963년 수련병원 인정제도가 효시로, 국내 최초로 민간조직이 의료기관에 대해 구조적 측면의 질 개선을 시도하였다.

② 심사대상이 수련병원 등으로 제한되는 점, 심사결과가 실제 개선으로 이어지지 못한다는 점, 평가주체가 공급자들의 연합조직이라는 점에서 공신력이 떨어지는 문제가 있다.

③ 2003년부터 병원표준화심사를 병원신임평가로 개칭하고 질 평가 항목 개선에 힘쓰고 있으나 정부가 실시하는 의료기관평가제도와 중복된다.

(2) 건강보험심사평가원의 심사평가제도 21 부산

① 청구된 진료비에 대한 심사를 통하여 진료가 적정하게 이루어졌는지 평가한다.

② 의·약학적인 면과 비용효과적인 면에서 진료가 적정하게 이루어졌는지 평가하여 의료기관에 결과를 통보함으로써 의료서비스의 질을 향상시킨다.

③ 약제의 총사용량에 대한 적정성 평가, 제왕절개술의 적정성 평가, 수혈, CT 사용 등에 대한 적정성 평가 등을 수행한다.

④ 항생제의 적정한 사용을 유도하는 평가를 한다.

⑤ 양적인 기준, 보험재정안정에 초점을 맞추는 심사기능과 차별성을 갖지 못한다는 비판이 제기되면서, 의학적 타당성을 지향하는 노력과 함께 의료기관의 실제적인 질 개선으로 연결될 수 있도록 정책방안을 모색해야 한다는 과제를 안고 있다.

(3) 병원단위의 질 관리 사업

현재 종합병원급 규모에서는 대부분 질 관리 전담부서를 설치하여 서비스 개선 및 의료의 질 향상을 위해 노력하고 있다.

(4) 당면과제

① 의료의 질에 대해서는 의료전문가나 의료소비자, 정책담당자들이 국내 실정에 맞는 의료의 질 개선 목표와 접근방안을 모색하고 합의해 나가는 노력이 선행되어야 한다.

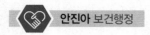

② 질 관리와 관련된 기존의 사업과 정책들을 질 향상 목표에 부응할 수 있도록 개선하는 노력이 뒤따라야 한다. 구체적인 예로, 의료기관인증제나 진료비심사제도를 이용하여 질 향상 목표를 효과적으로 달성할 수 있는 방향으로 개선시켜 나가야 한다.

③ 의료의 질에 있어 의료전문가의 인식과 관심이 중요한 만큼 각 전문학회 단위에서 질 관리에 대한 보수교육을 활성화시키는 것이 필요하며 참여를 유도하기 위한 다양한 유인책을 모색해야 한다.

④ 질 관리 사업은 실제로 많은 비용과 시간이 소요되기 때문에 병원단위의 다양한 시범사업을 시도할 필요가 있으며, 전문가 단체가 중심이 되어 실제로 적용할 수 있는 진료지침의 개발이 필요하다.

⑤ 질 관리 활동은 의료인의 자발적인 참여가 필수적이므로 의료제공자가 질을 향상시킬 수 있도록 긍정적 유인을 제도적으로 지원할 필요가 있으며, 각종 법적 · 제도적 지원방안이 함께 모색되어야 한다.

2 의료기관인증제도

15 경남, 17 서울 · 경남 · 광주 · 광주 · 보건직7급, 18 서울 · 경기 · 제주 · 대구, 19 대구 · 서울7급 · 울산, 20 경기 · 대구 · 경북보건연구사, 21 강원 · 경기 · 경남 · 경기7급, 22 서울, 23 보건직

(1) 추진 배경

① 의료기관평가제도: 2004년부터 실시 → 의료기관인증제도로 대체(2011년)

② 의료기관인증제도 실시: 2011년(전담기관 → 의료기관평가인증원, 자율신청이 원칙)

(2) 제도

① 보건복지부 주관으로 의료기관평가인증원에서 인증제의 개발 및 시행, 조사위원 교육, 결과의 분석 · 종합 및 평가결과의 공표 등을 수행한다.

② 절차: 의료기관의 자율신청에 의해 조사일정을 수립하여 서면 및 현지 조사를 실시한 후, 조사결과 및 인증등급에 관한 이의신청절차를 거쳐 최종적으로 인증등급을 공표하고 인증서를 교부한다.

③ 인증전담기관: 의료기관평가인증원

(3) 인증 기준 및 방법

① 평가영역: 4개 영역(기본가치, 환자진료, 조직관리체계, 성과관리체계)

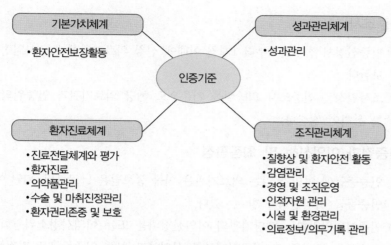

그림 2-3 기준의 틀(급성기병원 인증기준)

② 「의료법」제58조3(의료기관 인증기준 및 방법 등)의 1항의 사항 포함

 ㉠ 환자의 권리와 안전

 ㉡ 의료기관의 의료서비스 질 향상 활동

 ㉢ 의료서비스의 제공과정 및 성과

 ㉣ 의료기관의 조직인력의 관리 및 운영

 ㉤ 환자의 만족도

③ 인증등급: 의료기관에 대한 조사 및 평가 결과에 따라 인증, 조건부 인증, 불인증의 3개 등급으로 분류된다.

 ㉠ 인증: 해당 의료기관이 모든 의료서비스제공 과정에서 환자의 안전보장과 적정수준의 질을 달성하였음을 의미(인증유효기간: 4년) – 필수항목에서 '하'가 없음.

 ㉡ 조건부인증: 질 향상을 위해 노력하였으나 일부 영역에서 인증수준에는 다소 못 미치는 기관으로서, 향후 부분적 노력을 통해 인증을 받을 수 있는 가능성이 있음을 의미(유효기간: 1년) – 필수항목에서 '하'가 없으면서, 조사항목 평균점수가 인증과 불인증에 해당하지 않는 모든 경우

 ㉢ 불인증: 기준 충족률이 60% 미만인('하') 영역이 1개 이상 있는 경우 – 필수항목에서 '하' 1개 이상

(4) 인증의 신청

① 병원급 의료기관은 인증을 받고자 하는 시기를 정하여 자율적으로 인증조사를 신청한다.

② 인증원은 의료기관에서 신청한 인증 희망 조사일정과 신청 순서를 고려하여 조사일정을 의료기관과 조정한 후 인증신청서 접수일로부터 1개월 이내에 신청 의료기관에게 최종 통보한다.

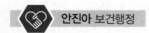

(5) 인증조사

① 인증신청서 접수일로부터 1개월 이내에 신청 의료기관에게 조사일정을 통보한다.
② 조사일정은 인증조사 희망일을 기준으로 해당 의료기관과 인증원의 협의를 통하여 정한다.

(6) 인증결과 이의신청 및 최종판정

① 인증등급에 이의가 있는 의료기관은 이를 통보받은 날로부터 30일 이내에 인증등급 이의신청을 할 수 있다.
② 인증심의위원회는 해당기관의 이의신청내용 또는 이의신청소위원회의 검토내용을 토대로 그 적합성여부를 심의하고 최종 인증등급을 결정한다.

(7) 인증결과 통보 및 공표

① 인증원은 심의 결정된 인증등급을 의료기관에 통보하고, 보건복지부장관에게 보고한다.
② 인증(인증, 조건부인증)을 받은 의료기관은 인증서와 인증마크를 교부받으며, 이를 사용할 수 있다.
③ 인증원 홈페이지를 통해 해당 기관의 인증등급(인증, 조건부인증)를 공표한다.
④ 인증유효기간이 만료된 이후에는 인증서와 인증마크를 계속 사용할 수 없다.

(8) 인증을 받아야 하는 의료기관

① 요양병원은 의료서비스의 특성 및 권익 보호 등을 고려하여 2013년부터 의무적으로 인증신청을 하도록 의료법에 명시되어 있다(의료법 제58조의4제2항).
② 상급종합병원으로 지정받고자 하는 의료기관(의료법 제3조의4, 상급종합병원의 지정 및 평가에 관한 규칙 제2조)
③ 전문병원으로 지정받고자 하는 병원급 의료기관(의료법 제3조의5, 전문병원의 지정 및 평가 등에 관한 규칙 제2조)
④ 수련병원으로 지정받고자 하는 병원급 의료기관(전공의의 수련환경 개선 및 지위 향상을 위한 법률 제13조 및 동법 시행령 제4조)
⑤ 연구중심병원으로 지정받고자 하는 병원급 의료기관(보건의료기술진흥법 제15조 및 동법 시행규칙 제12조)
⑥ 외국인환자 유치 의료기관으로 지정받고자 하는 병원급 의료기관(의료 해외진출 및 외국인환자 유치 지원에 관한 법률 제14조, 보건복지부 고시 제2017-4호)

⑦ 재활의료기관 지정받고자 하는 의료기관(장애인 건강권 및 의료접근성 보장에
   관한 법률 시행규칙 제10조제1항)

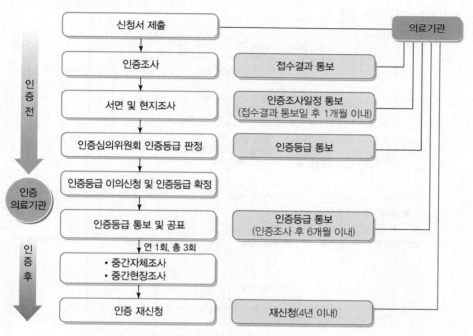

그림 2-4 의료기관 인증절차 [20]

제4절 보건의료체계의 이해

1 보건의료체계의 개념

① 정의: 국가에서 자국민에게 예방, 치료, 재활 등의 의료서비스를 제공하기
  위한 종합적인 체계이다.
② 목적: 보건의료체계 하부구조들의 종합적인 활동을 통해 국민의 건강을
  증진시킨다.

2 보건의료체계의 구성요소

15 경기, 16 경기, 17 인천 · 복지부7급 · 경기, 18 경북 · 부산, 19 경남, 20 서울 · 호남권 · 경북보건연구사,
21 강원 · 부산 · 경남 · 부산보건연구사, 22 서울 · 충북보건연구사

보건의료자원, 보건의료조직, 보건의료서비스의 제공으로 구성되는 3개의 중심분
야와, 이 분야를 지원하는 보건의료재정과 보건의료관리의 2개 분야로 구성되어

---

20) 의료기관평가인증원 www.koiha.or.kr

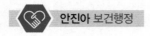

있다. 인구집단의 건강수준은 개인의 특성, 물리적·사회적 환경 등 다양한 요소로부터 영향을 받기 때문에 건강수준향상을 위한 활동을 모두 보건의료체계에 포함시키는 것은 아니다.

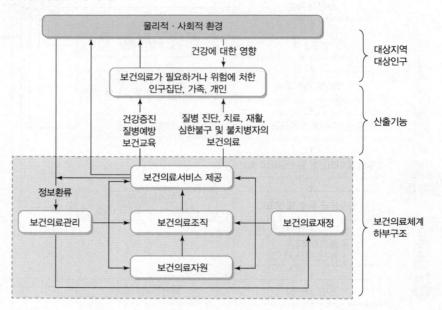

그림 2-5 보건의료체계의 구조 및 기능적 상호관계 [21]

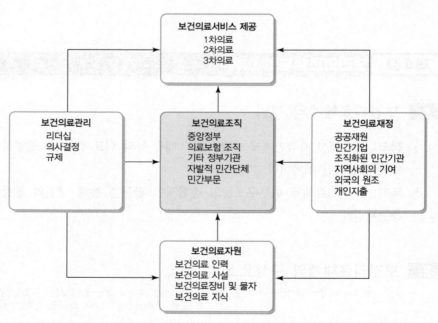

그림 2-6 국가보건의료체계 하부구조의 주요 구성요소

---

21) 문상식 외, 보건행정학(제8판), 보문각, 2021, p.53.

(1) 보건의료자원(자원의 개발)

① 보건의료인력

의사, 치과의사, 한의사, 조산사, 간호사, 약사, 임상병리사, 방사선사, 재활
치료사, 영양사, 위생사, 보건행정요원 및 기타 인력

② 보건의료시설

병원, 의원, 약국, 치과의원, 한의원, 보건소, 실험시설을 비롯한 폐수처리
시설, 상수처리공정을 포함한 위생시설 등

③ 보건의료장비 및 물자

질병의 예방, 진단, 치료 및 재활에 필요한 장비 및 공급물로서 방사선 의
학장비, 심전도, 생화학적 분석기구 등을 비롯하여 의약품, 백신, 안경, 보
청기, 의수족 등

④ 보건의료지식

보건의료 및 질환, 질환예방, 치료, 재활의 다양한 방법에 관한 제반 지식
과 기술

(2) 보건의료조직(자원의 조직적 배치)

보건의료체계의 다양한 자원들을 보건의료활동으로 옮겨 그 자원들로 하여금
적절히 기능하게 하기 위해서는 일정형태의 조직이 필요하다. 또한 지역사회
주민들이 보건의료 자원에 대한 접근도를 높이기 위해서는 자원의 조직적인
배치도 필요하다.

① 중앙정부

한 나라의 보건의료자원을 조직하고 배치한다.

② 의료보험조직

공적인 의료보험 조직으로 대부분 중앙정부와는 독립된 정부기구에 의해
운영된다.

③ 기타 정부기관

㉠ 노동자의 건강관리: 고용노동부

㉡ 학교 보건업무: 교육부

㉢ 군인의 건강관리: 국방부

④ 자발적 민간단체

보건의료체계 내에서 일부 역할을 담당하고 있는 단체나 기관으로 선진국
에 다수 존재한다.

⑤ 민간부문

공공부문 보건의료서비스의 보조적 성격으로 영국, 캐나다, 유럽에는 민간
의료가 공공의료의 보조적 기능을 수행하고, 우리나라, 미국, 일본에서는
민간의료가 주도한다.

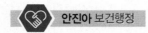

(3) 보건의료서비스의 제공

① 보건의료서비스의 목적에 따른 분류

건강증진, 예방(1차예방), 치료(2차예방), 재활, 심한 불구나 치료불가능한 환자에 대한 사회의학적 치료(3차예방)

② 보건의료서비스의 복잡성 정도에 따른 분류

1차의료, 2차의료, 3차의료로 분류하며, 우리나라의 경우 보건의료전달체계가 개념적으로는 1차, 2차, 3차로 나누어져 있으나, 실제로는 1차 · 2차의료와 3차의료, 두 단계로 나뉜다.

(4) 보건의료재정(보건의료서비스 재원조달에 대한 WHO 분류)

보건의료서비스 제공이 가능하기 위해서는 경제적인 지원이 뒤따라야 한다.

① **공공재원**: 중앙정부, 지방자치단체, 의료보험기구
② **민간기업**: 기업주의 일부부담 및 근로자에 대한 서비스 제공
③ **조직화된 민간기관**: 자선단체, 민간보험
④ **지역사회의 지원**: 기부, 자원봉사활동
⑤ **외국의 원조**: 정부나 자선단체 차원의 원조(종교단체)
⑥ **개인지출**: 의료이용 시 국민에 의한 직접부담
⑦ **기타 재원**: 복권판매 수익금, 기부금

(5) 보건의료관리

한 나라의 보건의료체계는 각 국가의 정부형태에 따라 매우 다양한 방식으로 전개되고, 국가의 역사, 문화, 사회체계 등에 의해 영향을 받는다. 보건의료관리는 조직의 궁극적 결과에 맞게 기회를 선택하고, 문제를 해결하며, 변화를 도모하고, 실행을 수립하는 과정이라 할 수 있다. 따라서 보건의료관리에서 가장 중요한 요인으로 리더십, 의사결정, 규제의 세 차원으로 설명할 수 있다.

① **리더십**: 사람에 대한 지휘, 동기부여, 동원을 바람직한 변화로 이끌고 갈 수 있는 관리지도기능이다.
② **의사결정**: 자원을 배치하는 방법과 의사결정과정, 의사결정에 대한 책임과 한계 등에 따라 다양하게 나타난다. 의사결정구조의 네 가지 측면은 다음과 같다.

    ㉠ 기획(Planning): 체계적이고 지속적인 과정으로 의사결정자에게 예측이나 선택권 제공
    ㉡ 실행 및 실현(Implementation and Realization): 세부계획이나 프로그램을 집행하고 계획대로 진행되고 있는지 확인하기 위해 추후 관리

ⓒ 감사 및 평가(Auditing and Evaluation): 보건의료체계의 프로그램들이 어느 정도까지 달성되었는지 결정하고 가능한 한 계량화된 평가가 이루어질 수 있도록 노력

ⓔ 정보지원(Information Support): 기획, 정책입안, 감시 및 평가에 필요한 관련 정보 입수

③ 규제: 시장실패로 인하여 형평성과 효율성에 어긋나는 문제의 해결을 위해 필요하다.

3 보건의료체계의 시스템이론 17서울

(1) 보건의료체계의 시스템이론

① System: 어떤 요소의 상태 변화가 다른 요소의 상태 변화를 유도할 수 있는 연관된 요소들의 집합

② 보건의료체계의 시스템들

ⓖ 초시스템(supersystem): 보건의료체계의 바깥 환경을 구성하는 요소들로 의료시스템의 합법성, 목표, 기능, 자원의 획득, 규모와 조직에 영향을 줌

ⓛ 보건의료체계 내의 각 하위시스템(subsystem) 역시 상호 연관되어 있음

③ 투입 – 산출 모델

ⓖ 보건의료체계의 시스템 개념을 반영하는 모델 중 하나

ⓛ 단계별로 ❶ 투입, ❷ 과정, ❸ 산출, ❹ 분석 및 환류, ❺ 환경으로 이루어짐

(2) 투입 – 산출 모델(input–output model)

① 투입: 의료체계에는 2가지 투입요소가 있다.

ⓖ 의료의 가용성과 조직, 재정: 의료체계의 목적을 달성하기 위한 생산요소

ⓛ 인구집단 또는 환자: 의료서비스 대상

② 과정: 실제적인 의료전달과정에 있어서 환자와 공급자간의 상호작용이 일어나는 것

③ 산출: 투입과 과정을 통한 결과를 의미

ⓖ 중간결과: 형평, 효율, 효과 등

ⓛ 최종결과: 삶과 질에 바탕을 둔 안녕의 정도

④ 분석 및 환류

ⓖ 산출물과 목표의 차이를 인지하고 재정비하는 것, 즉 피드백

ⓛ 산출결과가 목표와 어떤 차이가 있는지를 평가하고, 그 원인을 찾아서 해결

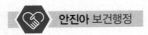

⑤ 환경
  ㉠ 보건의료체계를 둘러싸고 있는 초시스템(supersystem)으로 보건의료체계는 이러한 환경에 '영향'을 받음
  ㉡ 물리적인 환경(기후, 수질), 사회의 체계(문화, 지식), 국가의 정책 등

제 5 절 보건의료체계의 유형

1 OECD 국가보건의료체계 17전북, 19인천, 20서울

(1) 사회보험형(비스마르크형)

① 사회보장의 일환으로 적용 대상자들에 대하여 강제 적용
② 보험료를 낼 수 없는 빈곤층은 국가에서 별도 관리
③ 사용자와 근로자의 보험료가 주 재원
④ 보험낭비를 줄이기 위하여 일반적으로 본인일부부담금 부과
⑤ 해당 국가: 독일, 프랑스, 일본, 한국

(2) 국민보건서비스형(베버리지형)

① 전 국민에게 거의 무료의 보건의료서비스 제공
② 정부의 조세수입이 주 재원
③ 보건의료기관은 국가의 소유
④ 해당 국가: 영국, 뉴질랜드, 이탈리아, 스페인

(3) 소비자주권형

① 민간의료보험이 주축을 이루어 소비자가 민간의료보험에 가입하면 약정된 의료기관을 이용하게 되는 상업보험방식
② 의료기관 및 의료보험에 대한 소비자의 선택을 최대한 보장하는 반면, 보험에 가입할 수 없는 사람들은 의료수혜의 대상에서 제외되는 문제 발생
③ 해당 국가: 미국

2 존 프라이(John Fry)의 보건의료체계

17 보건직7급, 18 부산, 19 서울7급·전북, 20 충남·경북보건연구사

소비자의 의료기관선택과 의료서비스제공에 따라 분류하였다.

(1) 자유방임형

① 의료서비스의 제공이나 이용에 있어 정부의 통제나 간섭이 최소화되고, 민간부문에 의하여 자율적으로 이루어지는 형태이다.

② 이용자의 선택에 따라 의료기관을 이용할 수 있는 체계로, 보건의료는 상품으로 취급된다.

③ 최소한의 정부개입으로 재원조달과 의료시설이 민간에 의해 주도된다.

④ 해당 국가: 미국, 일본, 한국

장점	단점
• 의사와 의료기관에 대한 국민의 자유 선택권 보장 • 공급자의 경쟁에 따른 보건의료의 질적 수준 향상 • 의료기술의 발달 • 의료기관의 효율적 경영 가능	• 의료수준과 자원의 불균형적인 분포 • 의료자원의 비효율적인 활용과 중복에 따른 자원의 낭비 • 예방보다 치료에 집중 • 개인과 국가의 의료비 상승 • 의료의 경제적 차등성 • 정부간섭과 통제의 한계

(2) 사회보장형

① 자유방임형과 사회주의형의 중간형태이지만 국민건강에 대한 직접적인 관리의 주체는 국가이다.

② 개인의 자유를 존중하지만 정부가 보건의료를 국민전체에게 제공하여 국가가 국민의 건강을 책임지는 의료전달체계로, 보건의료는 사회공유물이다.

③ 정부 및 사회주도에 의한 보건의료체계로 재원조달은 세금이나 의료보험으로, 의료시설은 정부와 민간에서 공급된다.

④ 해당 국가: 영국, 캐나다

장점	단점
• 보건의료서비스의 균등한 이용을 보장하여 사회적 형평성이 높음 • 의료이용과 의료비의 통제 가능 • 예방을 중요시하는 경향 • 자유경쟁으로 인한 자원낭비 방지 • 공공재로서의 보건의료개념의 구현	• 의료이용에 대한 자유선택권의 제한에 따른 불만 야기 • 관료주의적 병폐 발생(행정의 경직성과 복잡성) • 의료인의 인센티브 부족으로 인한 의료수준 및 효율성 저하 • 국가재정부담의 가중과 정부예산의 팽창에 따른 문제 • 정부 재정상태 변동에 따른 불안정

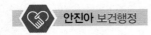

(3) 사회주의형

① 사회주의국가에서 채택하고 있는 형태로 국가 프로그램의 하나로 보건의료를 다룬다.

② 개인에게 선택의 자유가 없고 보건의료자원의 배분·기획에 중앙정부가 직접 관여하여 조직적인 의료서비스를 제공한다.

③ 정부주도의 보건의료체계로 세금으로 의료비를 조달하며 의료시설도 정부가 공급한다. 보건의료를 국가의 소유물로 본다.

④ 해당 국가: 중국, 러시아, 북한

장점	단점
• 보건의료자원의 효율적 배분 • 균등한 분포와 균등한 이용의 기회 제공(보건의료서비스 이용의 차별배제) • 보건의료서비스 이용에 대한 경제적 장벽의 제거 • 질병예방 중시 정책(포괄적 보건의료서비스 제공) • 의료산업의 독점자본주의화 방지 • 의료체제에 대한 관리와 통제의 용이(의료비절감)	• 국민의 보건의료서비스 이용의 자유 선택권 박탈 • 의료조직이 정부조직의 일부분으로 경직성의 문제(관료체계의 병폐 심각) • 의료서비스의 질적 수준 저하(의료수준의 침체 및 저하)

3 　로머(M. Roemer)의 보건의료체계(1976)

17 울산·부산·대전·광주·인천, 18 충북, 19 대구·서울·경남, 21 경북, 22 보건직

경제개발의 정도와 보건의료행정체계와의 관계를 기준으로 자유기업형, 복지국가형, 저개발국형, 개발도상국형, 사회주의국가형으로 분류하였다.

(1) 자유기업형

① 고도로 산업화되어 있는 나라에서 주로 볼 수 있는 유형이다.

② 특징

　　㉠ 보건의료비는 개인의 책임, 정부의 최소 개입

　　㉡ 민간의료보험 활발, 의료시설의 대부분이 민간주도

　　㉢ 시장을 통한 이윤동기가 효율성의 유인이 되기도 하지만 지나친 이윤 추구가 소비자 현혹과 불필요한 진료 남용 등 많은 부작용 야기

③ 해당 국가: 미국, 전국민의료보험 실시 전의 우리나라

(2) 복지국가형

① 보건의료서비스의 보편적 수혜를 기본요건으로 하며 보건의료서비스는 사회보험이나 조세에 의해 제공된다.

② 특징
　　㉠ 많은 부분 민간에 의한 보건의료서비스 제공
　　㉡ 질과 비용의 통제에 관한 정부 개입
　　㉢ 보건의료서비스의 형평적인 배분 유지
　　㉣ 서비스 남용에 따른 보건의료비 상승의 문제
③ 해당 국가: 프랑스, 독일, 영국 등 유럽국가

(3) 저개발국형

① 경제적 낙후로 인해 인구의 대부분이 보건의료비의 지출능력이 없는 아시아 및 아프리카 저개발국가의 보건의료체계이다.
② 특징
　　㉠ 전문보건의료인과 보건의료시설의 부족 및 지역적 편중이 큼
　　㉡ 국민의 낮은 소득수준으로 전통의료나 민간의료에 의존하는 경향이 큼
　　㉢ 보건의료는 공적부조의 차원에서 다루어짐
　　㉣ 국민 다수가 소외됨

(4) 개발도상국형

① 경제개발이 성공적으로 이루어져 국민의 소득증가와 더불어 의료에 대한 관심이 높아지고 있는 국가의 보건의료체계이다.
② 특징
　　㉠ 자유기업형과 복지국가형의 혼합형, 또는 사회주의국가형의 보건의료제도
　　㉡ 보건의료에 대한 우선순위는 경제개발논리에 밀려 낮지만 경제개발이 진행되면서 보건의료자원에 대한 개발이 활발하고 투자도 증가
　　㉢ 대부분 근로자중심의 사회보험제도 도입
　　㉣ 보험조직이 보건의료자원의 개발 담당
③ 해당 국가: 아시아와 남미의 개발도상국가

(5) 사회주의국가형

① 보건의료서비스를 국가가 모든 책임을 지고 제공하는 보건의료체계이다.
② 특징
　　㉠ 사유재산을 인정하지 않는 체계이므로 사회구성원에게 일정한 원칙에 따라 분배
　　㉡ 모든 보건의료인은 국가에 고용, 보건의료시설은 국유화
　　㉢ 보건의료의 형평성의 장점
　　㉣ 국유화로 인한 낮은 서비스 수준과 낮은 생산 효율성이 단점
③ 해당 국가: 구소련 등 동구권, 쿠바, 북한 등

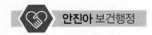

4 로머의 매트릭스(Matrix) 분류(1991)

15 경남 · 서울, 16 경기, 17 경기, 18 경북 · 대전

로머는 보건의료체계를 구성하는 두 개의 차원, 즉 경제적 요소와 정치적 요소를 기준으로 매트릭스모형의 분류를 하였다.

① **경제적 차원**: 연간 국민 1인당 GNP를 기준으로 선진국, 개발도상국, 극빈국, 자원이 풍부한 나라로 구분하였다.

② **정치적 차원**: 정부 또는 공권력이 보건의료시장에 개입하는 정도를 기준으로 보건의료시장에 거의 개입하지 않는 자유기업형, 전면적으로 개입 및 통제하는 사회주의계획형, 정부나 제3자 지불자들이 다양한 방법으로 민간보건의료시장에 개입하는 복지지향형, 복지지향형보다 시장개입의 정도가 심하고 전국민에게 완전한 보건의료서비스를 무상으로 받게 하는 포괄적 보장형 등의 4가지 유형을 열거하였다.

표 2-1 국가 보건의료체계의 유형[22]

경제수준* (국민 1인당 GNP)	정치적 요소(보건의료체계 정책, 시장개입정도)			
	시장지향형 (Entrepreneurial & Permissive)	복지지향형 (Welfare Oriented)	전 국민 포괄형 (Comprehensive)	중앙계획형 (Socialist & Centrally Planned)
선진국	미국	독일, 캐나다, 일본, 노르웨이	영국, 뉴질랜드	구소련, 구동구권
개발도상국	태국, 필리핀, 남아프리카공화국	브라질, 이집트, 말레이시아	이스라엘, 니카라과	쿠바, 북한
극빈국	가나, 방글라데시, 네팔	인도, 미얀마	스리랑카, 탄자니아	중국(개혁 · 개방 전), 베트남
자원이 풍부한 나라		리비아, 가봉	쿠웨이트, 사우디아라비아	

*1980년대 중반을 기준으로 선진국은 5,000달러 이상, 개발도상국은 500~5,000달러, 극빈국은 500달러 이하, 자원이 풍부한 나라는 5,000달러 또는 10,000달러 이상의 나라들로 구분한다. 자원이 풍부한 나라는 매우 부유하나 선진국처럼 산업화되어 있지 않고, 단지 석유 등의 천연자원 때문에 부자가 된 나라들로 빈부격차가 심하고 보건의료는 기본적으로 국가가 포괄적으로 보장해주는 국가이다.

5 테리스(Terris)의 보건의료체계 18 경기 · 대구, 19 부산

테리스는 1980년 의료보장 재원의 종류를 중심으로 보건의료체계를 보건의료제공 유형별로 공적부조형, 건강보험형, 국민보건서비스형의 3가지로 구분하였다.

---

22) 문상식 외, 보건행정학(제8판), 보문각, 2021, p.63.

(1) 공적부조형

① 보건의료서비스를 위한 재원을 정부의 조세에 의존(국민이 보건의료비를 조달할 능력이 없기 때문)
② 정부가 제공하는 서비스는 일차보건의료 중심의 서비스(넉넉하지 못한 정부 재원 때문)
③ 해당 국가: 아시아, 아프리카, 남미 등

(2) 의료보험형

① 국민 스스로 의료비를 조달할 수 있는 제도
② 의료보험(건강보험)을 통해 이루어짐(높은 소득수준 덕분)
③ 해당 국가: 전국민의료보험을 실시하고 있는 독일, 프랑스, 일본, 한국 등

(3) 국민보건서비스형

① 건강권을 국민의 생존권적 기본권 중의 하나로 생각하는 국가에서 채택
② 보건의료서비스의 수혜자는 전 국민이며 원칙적으로 모든 보건의료서비스는 무료(재원은 조세에서 조달)
③ 보건의료자원의 국유화
④ 해당 국가: 영국, 뉴질랜드, 이탈리아, 스웨덴, 덴마크, 노르웨이 등

6 브리지먼(R. F. Bridgman)의 보건의료체계(1974)

(1) 서구대륙 및 남미국가형

지방분권적 행정체제로 의료제도도 지방분권적이고, 종교단체들이 보건의료 분야의 많은 부분을 차지하며, 의료업은 자유업에 속한다.

(2) 북미국가형

사회 및 의료제도가 다원적이고 복잡하며, 기술지상주의로 공공의료보다 민간 의료부문의 역할이 훨씬 크다. 사회보험보다 민간보험형식이 대부분이며, 보수지불방식은 일반적으로 행위별수가제를 채택한다.

(3) 스칸디나비아 및 영국형

보건의료재원은 주로 조세로 충당되며 의료의 지역화가 큰 특징이다. 보수지불방식은 인두제가 널리 이용된다(호주, 캐나다, 뉴질랜드 등).

(4) 사회주의국가형

의료서비스가 국가주도하에 통합되어 있으며 주민의 크기에 따라 적정수준의 지역병원이 있고, 부속기관으로 외래진료소를 설치한다.

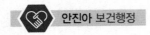

(5) 전통문화가 작용하고 있는 개발도상국가형

중국, 인도, 아랍문명권은 전통의료나 민간요법이 현대의 과학적 의료와 혼용되고 있다. 보건의료인력과 시설이 부족하고 지역적 편재가 심하다.

(6) 전통문화가 작용하고 있지 않은 개발도상국가형

부족적 원시형태를 벗어나지 못한 국가들로 지역주민의 1차의료서비스는 종교단체나 자선단체에서 운영하고 있는 병원에 의존한다.

제6절 보건의료전달체계

1 개념

보건의료전달체계란 가용자원을 최대한 활용하여 양질의 급여를 의료보장대상자들에게 민주적이면서도 효율적으로 전달해 주는 통로이다.

(1) WHO의 정의

합리적 의료전달체계란 의료의 지역화가 합리적으로 이루어진 상태이며, 합리적인 지역화의 요건은 다음과 같다.
① 진료권의 설정
② 필요한 의료자원의 공급
③ 의료기관 간 기능의 분담과 억제
④ 환자후송의뢰체계의 수립 제시

(2) 보건의료전달체계의 목적 17 인천, 19 충남, 23 보건직

① 의료자원의 효율성 도모
② 지역 간 의료기관의 균형적인 발전
③ 국민의료비 억제
④ 보험재정의 안정 도모

(3) 의료서비스전달의 실패요인

① 단편성
② 단절성
③ 비책임성
④ 비접근성

(4) 전달체계의 구성요소

① **적절성:** 보건의료서비스는 과도하거나 과소하게 제공되어서는 안 되며 언제나 적절한 시기에 적절한 정도로 제공되어야 한다. 질병을 치료하는 데 적절한 양과 질의 보장은 의료체계의 신뢰성 확보에 매우 중요한 조건이다.

② **접근성:** 보건의료서비스를 이용하고자 하는 사람은 자신이 편리한 시간에 편리한 곳에서 간편한 절차를 통해 서비스를 제공받아야 한다. 접근성은 지리적 장력, 경제적 장벽, 심리적 장벽, 구조적 장벽 등의 제거에 의해 확보될 수 있다.

③ **책임성:** 현대 복지국가는 국민의 건강에 대해 책임을 지고 있다. 따라서 보건의료에 대한 욕구를 지닌 국민에게 양질의 보건의료서비스를 제공해야 한다.

④ **전문성:** 전국민이 동일한 수준의 보건의료서비스를 제공받기 위해서는 보건의료 제공자는 의료소비자의 욕구 파악과 진단, 치료 등에 대한 전문적 능력을 보유해야 한다.

⑤ **통합성:** 질병을 치료하고 건강한 삶을 누리기 위해서는 다양한 서비스들이 상호 연계되어야 한다. 의원과 병원은 경쟁관계가 아니라 보완적 상생관계로 변화되어야 1차의료기관은 진정한 "문지기" 역할을 수행할 수 있다. 의료전달체계의 통합성은 자원의 낭비를 극복할 수 있는 원칙이라 할 수 있다.

2 단계화와 지역화

(1) 단계화

다음 세 가지 단계를 적절히 조직화하는 것이 중요한 과제이다.

① **1차의료:** 지역사회에 흔한 건강문제의 치료와 예방조치로 구성되며, 의료기관 방문의 80~90%를 차지한다.

② **2차의료:** 병원수준의 좀 더 전문적인 진료를 요구하는 문제를 다룬다.

③ **3차의료:** 고도로 전문화된 진료를 요하는 문제를 다루는 것으로 드물게 발생하지만 복합적인 질환이나 장애문제 등 의료의 기술적 측면에서 최상의 단계이다.

(2) 지역화

① 의료공급구조의 조직화와 밀접한 관련을 갖는 개념이다.

② 지역사회 내의 보건의료서비스가 일정 지역 내에서 완결될 수 있도록 하는 것이며 주민이 필요한 의료를 일정하게 제공받을 수 있도록 의료기관과 의료인력의 역할을 분담하는 것이다.

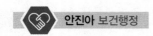

③ 이러한 체계를 통하여 주민들은 몇 개의 단계로 나누어진 의료서비스를 받게 되고, 의료기관은 각 수준에 적합한 서비스를 할 수 있도록 규모와 자원에 따라 기능을 분담하며 환자의뢰체계를 갖추게 된다.

 심화 단계화 및 지역화 모델[23] 20 경기

(1) 도슨(Dawson)의 지역화 모델(Regionalized model)

① 인구 규모와 지리적 특성을 고려하여 일정한 지리적 범위를 1차 의료, 2차 의료, 3차 의료 수준으로 계층화하여 보건의료서비스제공과 행정관리 단위로 구획을 나누었다.

② 구획된 1차, 2차, 3차 지역별로 해당 지역사회 필요를 고려하여 이에 적합한 시설과 인력을 배치하여 서비스 공급 구조를 갖추며, 서비스 이용과 환자의 흐름을 1차, 2차, 3차로 단계화했다.

(2) 도슨보고서에서 제시한 보건의료서비스 제공체계 개념

단계	의미
1차 의료센터	다양한 예방과 치료서비스를 제공하며, 가정방문 서비스를 제공한다. 주로 작은 규모의 마을을 대상으로 서비스를 제공한다.
2차 의료센터	1차 의료센터보다 전문적인 서비스를 제공한다. 주로 큰 규모의 대도시에 설치되어, 1차 의료센터와의 연계체계(환자 의뢰체계)를 갖추어 운영된다.
교육병원	의과대학을 보유한 병원으로서 2차 의료센터에서 의뢰된 환자를 대상으로 고도화 된 서비스를 제공한다. 교육병원이 있는 지역에서는 해당 병원이 2차 의료센터의 기능까지 겸한다.
부가적 서비스	결핵, 정신질환, 간질, 특수 감염성 질환 등을 다루는 서비스 제공기관으로 1차, 2차 의료센터와의 연계체계를 갖추어 운영된다.

(3) 세계보건기구(WHO)의 보건의료서비스 제공단계

① 도슨보고서에서 제시한 보건의료서비스제공체계의 개념을 구체화하여 보건의료서비스의 제공단계를 제시하였다.

② 개인과 가정(individual&family) → 지역사회(Community) → 기본 보건의료(Basic health service) → 1차 의뢰수준(First referral level) → 2차 의뢰수준(Second referral level) → 3차 의뢰수준(Third referral level)

---

23) 보건행정학교재편찬위원회, 보건행정학, 에듀팩토리, 2018, p.100~102.

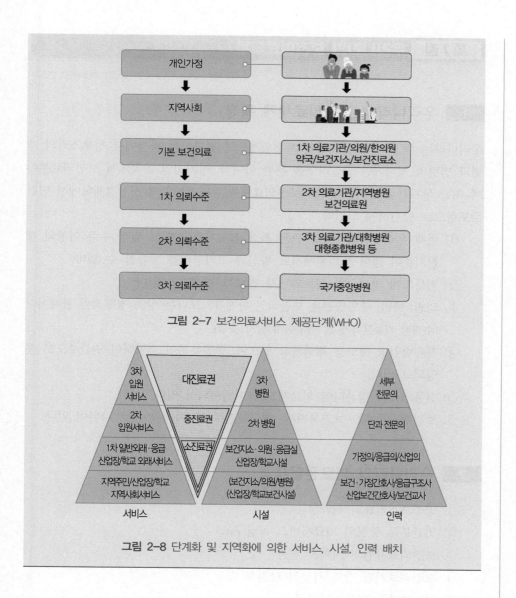

그림 2-7 보건의료서비스 제공단계(WHO)

그림 2-8 단계화 및 지역화에 의한 서비스, 시설, 인력 배치

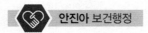

제7절 우리나라의 보건의료체계

17 부산·경기·인천·충남, 20 경기, 23 대구보건연구사

1 우리나라의 보건의료체계 특징

우리나라는 해방 이후 근대적인 보건행정으로 전환하는 과정에서 정부조직의 개편과 법령의 정비에만 급급하였을 뿐만 아니라, 장기적인 안목에서 보건의료분야에 대한 투자가 낮았다. 따라서 보건의료체계는 자유방임적 시장경제하에서 민간주도형으로 발전하게 되었다.

① 현재 우리나라의 의료기관은 최소 설치기준만 있고 일정 수준 이상의 제한기준이 없어 병의원에서도 병실과 고가장비를 보유할 수 있다.
② 전문의에 의해 1차 진료와 3차 진료가 행해지고 있다.
③ 의원, 병원, 종합병원은 보완적인 관계라기보다는 상호 경쟁적인 관계이다 (수직적 기능분화가 잘 이루어져 있지 못함).
④ 자유방임형 제도를 채택하고 있으며, 공공부문이 취약하여 민간주도로 운영되고 있다.
⑤ 전통의료와 병존하여 의료제도가 이원화되어 있다.
⑥ 보건행정체계가 보건복지부, 행정안전부 등 여러 부서로 나뉘어 있다.

2 우리나라의 의료전달체계

① 공공보건의료의 취약성
② 민간부문 중심의 의료서비스 공급구조
③ 보건의료자원의 지역적 편중
④ 보건의료기관 간의 기능적 단절성
⑤ 양·한방의 의료공급체계
⑥ 보건행정체계의 이원적 구조
⑦ 예방 측면보다 치료 측면에 치중
⑧ 사회보험형이면서 자유방임형

OX QUIZ

	Check
01 공급의 불확실성과 불규칙성에 집단적으로 대응하기 위한 경제적 수단으로 의료보험을 갖게 된다.	O X
02 보건의료서비스는 시장의 기능에 의해 자동 조절되지 않는 시장실패 때문에 국가의 개입 또는 간섭을 최소화해야 한다.	O X
03 의료의 질 평가에서 과정평가는 적절한 약품의 사용 여부와 같은 기술적인 측면에서부터 환자들에게 바람직한 태도를 취하였는가와 같은 인간관계의 문제가 모두 포함될 수 있다.	O X
04 의료기관인증제도는 자율적 신청에 의한 방식이지만 요양병원에 대해서 강제평가 방식을 명시하고 있다.	O X
05 보건의료체계의 목적은 국민의 건강을 향상시키는 것이므로, 인구집단의 건강수준에 영향을 미치는 개인의 특성, 물리적 · 사회적 환경 등 다양한 요소를 모두 보건의료체계에 포함시킨다.	O X
06 보건의료서비스 제공이 가능하기 위한 경제적인 지원에 대한 분류에서 의료이용 시 국민에 의한 직접부담은 지역사회에 의한 지원에 해당한다.	O X
07 존 프라이(John Fry)는 보건의료체계를 소비자의 의료기관 선택과 의료서비스 제공에 따라 자유방임형, 사회보장형, 사회주의형으로 구분하였다.	O X
08 보건의료체계에 대한 로머의 분류에서 개발도상국은 보건의료에 대한 우선순위가 경제개발보다 높게 여겨진다.	O X
09 로머(Roemer)는 보건의료체계를 구성하는 경제적 요소와 정치적 요소를 기준으로 매트릭스 모형의 분류를 하였다.	O X
10 우리나라는 의료기관에 대한 최소 설치 기준과 함께 제한 기준을 적용하고 있다.	O X

OX Answer

01 X [공급의 불확실성 → 수요의 불확실성]

02 X [국가의 개입 또는 규제를 최소화 → 국가의 개입 또는 규제가 불가피] **03** O **04** O

05 X [보건의료체계의 목적은 국민의 건강을 향상시키는 것이지만 인구집단의 건강수준은 개인의 특성, 물리적 · 사회적 환경 등 다양한 요소로부터 영향을 받기 때문에 건강수준의 향상을 위한 활동을 모두 보건의료체계에 포함시키는 것은 아니다.]

06 X [지역사회에 의한 지원 → 개인지출] **07** O **08** X [높게 → 낮게] **09** O

10 X [최소 설치 기준만 있고 제한 기준은 없다.]

제1절 보건의료자원의 이해

1 보건의료자원의 개념

보건의료체계에서 소비자에게 서비스를 제공하기 위해서 필요한 모든 자원이라 할 수 있으며, 보건의료의 기능수행은 보건의료자원의 개발을 우선으로 한다. 보건의료자원은 의료서비스를 제공하는 능력을 가진 의료인력, 의료인력이 업무를 수행할 수 있는 의료시설, 환자를 돌보는 데 사용되는 의료장비와 물자, 다양한 치료적·예방적 목적을 위해 적용되는 의료지식의 네 가지 범주로 분류할 수 있다. WHO의 국가보건의료체계 하부구조에 대한 개념적 틀에서는 재정적 자원을 하나의 의료자원으로 간주하지 않았다.

2 보건의료자원 구성원리 20 경북, 22 보건직

보건의료자원의 구성원리는 보건의료자원의 개발 정도를 평가하기 위한 요소가 된다.

표 2-2 보건의료자원 개발의 평가요소(WHO, 1982)

양적 공급 (Quantity)	필요한 의료서비스제공에 요구되는 의료자원의 양적 공급에 관한 과제로서 흔히 인구당 자원의 양으로 표시한다.
질적 수준 (Quality)	의료인력의 주요 기능 수행능력과 기술 및 지식 수준, 시설의 규모와 적정 시설 구비 정도를 뜻한다. 최근에는 건강수준이나 삶의 질, 부작용 등의 결과를 질적 수준의 지표로 삼는 경향이 있다.
분포 (Distribution, Coverage)	인력자원의 지리적·직종 간·전문과목별 분포나 시설자원의 지리적·기능별·규모별 분포가 주민의 의료필요에 상응하게 분포되어 있는가에 대한 과제이다.
효율성 (Efficiency)	개발된 의료자원으로 의료서비스를 얼마나 산출해 낼 수 있는가 또는 일정한 의료서비스를 생산하기 위하여 얼마나 많은 자원이 필요한가에 대한 과제이다. 때로는 의료자원을 개발하는 데 다른 자원이 얼마나 필요한가를 의미하기도 한다.
적합성 (Relevance)	여러 의료자원의 복합적 집합체로서 공급된 의료서비스의 역량이 대상 주민의 의료필요에 얼마나 적합한가에 관한 과제이다.

계획 (Planning)	장래에 필요한 보건의료자원의 종류와 양을 얼마나 체계적이고 정확하게 예측하고 계획하는가 하는 문제이다.
통합성 (Integration)	보건의료자원의 개발에 있어서 중요 요소인 계획, 실행, 관리 등이 보건의료서비스의 개발과 얼마나 통합적으로 이루어지는가 하는 문제이다.

제2절 보건의료자원의 종류

1 보건의료인력 13 경남·경북, 17 전북, 20 경북보건연구사, 21 경남·경기7급

(1) 보건의료인력의 개념

① 국민의 필요와 요구에 맞는 보건의료서비스를 공급하기 위하여 보건의료 분야에 종사하거나 훈련 중인 개개인을 말한다.

② 보건의료서비스산업은 노동집약적이기 때문에 보건의료인력은 보건의료자원 중 가장 중요한 부분을 차지한다.

③ 보건의료에 관련된 업무에 종사하는 인력은 주민의 건강과 생명을 보호할 책임이 있으므로 국가에서 법령으로 자격·임무 등을 정하고 있다.

(2) 보건의료인력의 분류(「보건의료인력지원법」)

18 인천·강원, 19 서울7급, 20 경기·서울7급, 21 경남·경기7급, 22 서울·보건직·대구보건연구사

① 「의료법」에 의한 의료인: 의사, 치과의사, 한의사, 간호사, 조산사

② 「의료기사 등에 관한 법률」에 의한 의료기사: 임상병리사, 방사선사, 물리치료사, 작업치료사, 치과기공사, 치과위생사

③ 「의료기사 등에 관한 법률」: 보건의료정보관리사, 안경사

④ 「약사법」: 약사 및 한약사

⑤ 「응급의료에 관한 법률」: 응급구조사

⑥ 「의료법」: 간호조무사

⑦ 「국민영양관리법」: 영양사

⑧ 「공중위생관리법」: 위생사

⑨ 「국민건강증진법」: 보건교육사

Tip
「보건의료기본법」
제3조(정의) 3항
"보건의료인"이란 보건의료관계법령에서 정하는 바에 따라 자격·면허 등을 취득하거나 보건의료서비스에 종사하는 것이 허용된 자를 말한다.

❖「의료법」에 따른 기타보건의료인력
한지의료인(한지의사, 한지치과의사, 한지한의사), 의료유사업자(접골사, 침사, 구사), 안마사

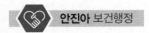

(3) 면허취득과 자격인정 17 전북 · 대전, 18 서울 · 대구

① 보건복지부장관의 면허취득

    ㉠ 「의료법」: 의사, 치과의사, 한의사, 간호사, 조산사

    ㉡ 「의료기사 등에 관한 법률」: 임상병리사, 방사선서, 물리치료사, 작업치료사, 치과기공사, 치과위생사, 안경사, 보건의료정보관리사

    ㉢ 「약사법」: 약사, 한약사

    ㉣ 「국민영양관리법」: 영양사

    ㉤ 「공중위생관리법」: 위생사

② 자격인정

    ㉠ 보건복지부장관의 자격인정: 전문의, 치과의사전문의, 한의사전문의, 전문간호사, 응급구조사, 보건교육사, 간호조무사

    ㉡ 시 · 도지사의 자격인정: 안마사

(4) 의료인(「의료법」) 20 인천

① '의료인'이란 보건복지부장관의 면허를 받은 의사 · 치과의사 · 한의사 · 조산사 및 간호사를 말한다(법 제2조).

② 의료인의 임무(법 제2조)

    ㉠ 의사는 의료와 보건지도를 임무로 한다.

    ㉡ 치과의사는 치과 의료와 구강 보건지도를 임무로 한다.

    ㉢ 한의사는 한방 의료와 한방 보건지도를 임무로 한다.

    ㉣ 조산사는 조산(助産)과 임산부 및 신생아에 대한 보건과 양호지도를 임무로 한다.

    ㉤ 간호사는 다음의 업무를 임무로 한다.

        • 환자의 간호요구에 대한 관찰, 자료수집, 간호판단 및 요양을 위한 간호

        • 의사, 치과의사, 한의사의 지도하에 시행하는 진료의 보조

        • 간호 요구자에 대한 교육 · 상담 및 건강증진을 위한 활동의 기획과 수행, 그 밖의 대통령령으로 정하는 보건활동

        • 간호조무사가 수행하는 업무보조에 대한 지도

③ 의료인 결격사유(법 제8조)

    ㉠ 정신질환자(다만, 전문의가 의료인으로서 적합하다고 인정하는 사람은 제외)

    ㉡ 마약 · 대마 · 향정신성의약품 중독자

    ㉢ 피성년후견인, 피한정후견인

    ㉣ 금고 이상의 실형을 선고받고 그 집행이 끝나거나 그 집행을 받지 아니하기로 확정된 후 5년이 지나지 아니한 자

    ⓜ 금고 이상의 형의 집행유예를 선고받고 그 유예기간이 지난 후 2년이
       지나지 아니한 자

    ⓗ 금고 이상의 형의 선고유예를 받고 그 유예기간 중에 있는 자

④ **의료인 면허 취소**(법 제65조) 18 호남권

보건복지부장관은 의료인이 다음 각 호의 어느 하나에 해당할 경우에는
그 면허를 취소할 수 있다. 다만, ㉠의 경우에는 면허를 취소하여야 한다.

    ㉠ 법 제8조 결격사유의 어느 하나에 해당하게 된 경우

    ㉡ 자격 정지 처분 기간 중에 의료행위를 하거나 3회 이상 자격 정지 처분
       을 받은 경우

    ㉢ 면허를 재교부받은 사람이 자격정지 사유에 해당하는 경우

    ㉣ 제11조 제1항에(보건복지부장관은 보건의료 시책에 필요하다고 인정하면 의
       사, 조산사, 간호사 면허를 내줄 때 3년 이내의 기간을 정하여 특정 지역이나
       특정 업무에 종사할 것을 면허의 조건으로 붙일 수 있다.) 따른 면허 조건을
       이행하지 아니한 경우

    ㉤ 면허를 대여한 경우

    ㉥ 의료인과 의료기관의 장의 의무(일회용 주사 의료용품 재사용 금지)를 위
       반하여 사람의 생명 또는 신체에 중대한 위해를 발생하게 한 경우

    ㉦ 제27조제5항(누구든지 의료인이 아닌 자에게 의료행위를 하게 하거나 의료인
       에게 면허 사항 외의 의료행위를 하게 하여서는 아니 된다.)을 위반하여 사
       람의 생명 또는 신체에 중대한 위해를 발생하게 할 우려가 있는 수술,
       수혈, 전신마취를 의료인 아닌 자에게 하게 하거나 의료인에게 면허 사
       항 외로 하게 한 경우

    ㉧ 거짓이나 그 밖의 부정한 방법으로 의료인 면허 발급 요건을 취득하거
       나 국가시험에 합격한 경우

⑤ **의료인 면허 재교부**(법 제65조)

보건복지부장관은 ④에 따라 면허가 취소된 자라도 취소의 원인이 된 사
유가 없어지거나 개전(改悛)의 정이 뚜렷하다고 인정되고 대통령령으로 정
하는 교육프로그램을 이수한 경우에는 면허를 재교부할 수 있다. 다만, ㉣
에 따라 면허가 취소된 경우에는 취소된 날부터 1년 이내, ㉡·㉢에 따라
면허가 취소된 경우에는 취소된 날부터 2년 이내, ㉤·㉥·㉦ 또는 ③ 결
격사유 중 ㉣~㉥까지에 따른 사유로 면허가 취소된 경우에는 취소된 날
부터 3년 이내, ③ 결격사유 중 ㉣에 따른 사유로 면허가 취소된 사람이
다시 ③ 결격사유 중 ㉣에 따른 사유로 면허가 취소된 경우에는 취소된
날부터 10년 이내에는 재교부하지 못하고, ㉧ 따라 면허가 취소된 경우에
는 재교부할 수 없다.

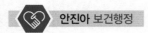

⑥ **의료인 자격정지**(법 제66조) 17 부산

보건복지부장관은 의료인이 다음 각 호의 어느 하나에 해당하면(④ 의료인 면허 취소 ©에 해당하는 경우는 제외한다.) 1년의 범위에서 면허자격을 정지 시킬 수 있다. 이 경우 의료기술과 관련한 판단이 필요한 사항에 관여하는 관계 전문가의 의견을 들어 결정할 수 있다.

㉠ 의료인의 품위를 심하게 손상시키는 행위를 한 때

㉡ 의료기관 개설자가 될 수 없는 자에게 고용되어 의료행위를 한 때

㉢ 의료인과 의료기관의 장의 의무(일회용 주사 의료용품 재사용 금지)를 위 반한 때

㉣ 진단서·검안서 또는 증명서를 거짓으로 작성하여 내주거나 진료기록 부등을 거짓으로 작성하거나 고의로 사실과 다르게 추가기재·수정한 때

㉤ 제20조(태아 성 감별 행위 등 금지)를 위반한 경우

㉥ 의료기사가 아닌 자에게 의료기사의 업무를 하게 하거나 의료기사에게 그 업무 범위를 벗어나게 한 때

㉦ 관련 서류를 위조·변조하거나 속임수 등 부정한 방법으로 진료비를 거짓 청구한 때

㉧ 경제적 이익 등을 제공받은 때

㉨ 그 밖에 이 법 또는 이 법에 따른 명령을 위반한 때

(5) 우리나라 보건의료인력의 문제점 17 전북·인천

① **높은 전문의 비중, 개원전문의 과다**

지역사회주민들에게 요구되는 1차진료는 일반의가 담당하여도 충분하나 개원전문의가 담당함으로써 국민의료비의 증가, 의료자원의 낭비, 의료기 관이나 의사인력 간의 기능 중복의 문제가 발생한다(2012년 현재 면허의사 107,295명 중 자격인정 전문의 78,976명으로 전문의 비중이 73.6%).

② **전문과목별 전문의 구성비율의 불균형**

국민의 질병양상에 따라 전문과목별 전문의의 비율이 고려되어야 하지만, 우리나라 보험수가체계나 의료분쟁의 가능성 등에 따라서 일부 전문과목 별 전문의의 구성비율이 증가하거나 감소하는 문제가 있다.

③ **의료인력의 지역별 불균형**

도시와 농촌의 인구 구성비에 따라 의료인력의 분포가 적절하여야 하지만, 거의 모든 직종의 의료인력이 도시에 집중되어 있는 문제가 있다. 해결을 위해서는 재정적 유인동기의 제공이나 공공보건의료의 강화가 요구된다.

④ **의료인력에 대한 장기적인 인력수급계획 미비**

의료인력을 양성하는 데는 많은 시간과 비용이 요구된다. 따라서 합리적인 근거하에 수요분석 및 추정, 공급분석 및 추계가 필요하다.

(6) 보건의료인력 수급계획의 한계

① 정확한 수급계획이 어렵다.

추정하는 방법과 연구자에 따라 서로 다른 결과를 보이는 경우가 대부분이며, 의료공급자와 수요자가 생각하는 관점에 따라 수요·공급에 대한 전제에 커다란 차이를 보인다.

② 보건의료인력 수급계획이 이원화되어 있다.

보건의료인력계획은 보건복지부에서 수립, 보건의료교육과 인력양성은 교육부에서 담당한다.

③ 장기적인 보건의료인력 양성의 목표가 미흡하다.

향후 국민의 질병양상 변화, 인구구조의 변화, 의료이용행태의 변화 등에 따른 보건의료인력의 신직종이나 필요인원을 예측하고 구체적인 목표와 내용을 수립하여야 한다. 그러나 이에 대한 구체적 목표와 내용이 미흡하다.

④ 수요추정에 많은 변수가 개입된다.

보건의료인력의 장기계획을 세우기 위해서는 정확한 수요예측이 필수적이다. 보건의료인력의 공급예측은 비교적 정확한 반면, 수요에는 여러 요소들이 개입하고 있기 때문에 정확한 예측이 어렵다. 즉 보건의료수요는 사회·경제적 요인에 따라 크게 달라진다.

⑤ 기타

보건의료인력의 장기성과 고비용성에 의한 한계, 보건의료인이나 보건의료인단체 간의 이해관계로 인한 이권다툼이 있다.

2 보건의료시설

(1) 보건의료시설의 개념

① 우리나라 「의료법」상의 정의

의료기관이라 함은 의료인이 공중 또는 특정 다수인을 위하여 의료·조산의 업을 행하는 곳을 말하며, 의원급 의료기관, 조산원, 병원급 의료기관으로 구분하고 있다.

② WHO의 정의

"병원은 지역사회주민들의 예방·치료 및 재활을 포함하는 포괄적 의료를 행하는 지역사회 의료체계 내에서의 중심기관이다. 또한 병원은 보건의료기관 관계 종사자의 훈련과 생물·사회학적 연구를 수행하며, 지역사회의 각급 의료기관이 효과적이고 효율적으로 운영될 수 있도록 제반 지원을 수행하여야 한다."

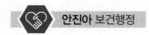

(2) 보건의료시설의 범위

① **병원**: 병원, 치과병원, 한방병원, 요양병원, 정신병원, 종합병원(의료법)

② **의원**: 의원, 치과의원, 한의원(의료법)

③ **조산원**(의료법)

④ **보건소, 보건지소**(지역보건법), **보건진료소**(농어촌 등 보건의료를 위한 특별조치법)

⑤ **약국**(약사법)

(3) 의료기관(「의료법」 제3조) 19 부산, 20 경북·서울, 21 경남

① **의료기관의 분류** 16 보건직7급, 17 서울·충북

　　㉠ 의원급 의료기관: 의사, 치과의사 또는 한의사가 주로 외래환자를 대상으로 각각 그 의료행위를 하는 의료기관. 의원, 치과의원, 한의원(개설: 시장·군수·구청장에게 설립 신고)

　　㉡ 조산원: 조산사가 조산과 임산부 및 신생아를 대상으로 보건활동과 교육·상담을 하는 의료기관(개설: 시장·군수·구청장에게 설립 신고)

　　㉢ 병원급 의료기관: 의사, 치과의사 또는 한의사가 주로 입원환자를 대상으로 의료행위를 하는 의료기관. 병원, 치과병원, 한방병원, 요양병원, 정신병원, 종합병원(개설: 시·도 의료기관개설위원회의 심의를 거쳐 보건복지부령으로 정하는 바에 따라 시·도지사의 허가)

② **병원**(법 제3조의 2): 병원·치과병원·한방병원 및 요양병원은 30개 이상의 병상(병원·한방병원만 해당한다) 또는 요양병상(요양병원만 해당하며, 장기입원이 필요한 환자를 대상으로 의료행위를 하기 위하여 설치한 병상을 말한다)을 갖추어야 한다.

③ **종합병원**(법 제3조의 3): 종합병원은 다음 ㉠, ㉡, ㉢의 요건을 갖추어야 한다.

　　㉠ 100개 이상의 병상을 갖출 것

　　㉡ 100병상 이상 300병상 이하인 경우에는 내과·외과·소아청소년과·산부인과 중 3개 진료과목, 영상의학과, 마취통증의학과와 진단검사의학과 또는 병리과를 포함한 7개 이상의 진료과목을 갖추고 각 진료과목마다 전속하는 전문의를 둘 것

　　㉢ 300병상을 초과하는 경우에는 내과, 외과, 소아청소년과, 산부인과, 영상의학과, 마취통증의학과, 진단검사의학과 또는 병리과, 정신건강의학과 및 치과를 포함한 9개 이상의 진료과목을 갖추고 각 진료과목마다 전속하는 전문의를 둘 것

　　㉣ 종합병원은 ㉡, ㉢에 따른 진료과목(이하 이 항에서 '필수진료과목'이라 한다) 외에 필요하면 추가로 진료과목을 설치·운영할 수 있다. 이 경우 필수진료과목 외의 진료과목에 대하여는 해당 의료기관에 전속하지 아니한 전문의를 둘 수 있다.

④ **상급종합병원의 지정**(법 제3조의 4) 17 서울·전북, 19 호남권

    ㉠ 보건복지부장관은 다음의 요건을 갖춘 종합병원 중에서 중증질환에 대하여 난이도가 높은 의료행위를 전문적으로 하는 종합병원을 상급종합병원으로 지정할 수 있다.

- 보건복지부령으로 정하는 20개 이상의 진료과목을 갖추고 각 진료과목마다 전속하는 전문의를 둘 것
- 전문의가 되려는 자를 수련시키는 기관일 것
- 보건복지부령으로 정하는 인력·시설·장비 등을 갖출 것
- 질병군별(疾病群別) 환자구성 비율이 보건복지부령으로 정하는 기준에 해당할 것

    ㉡ 보건복지부장관은 ㉠에 따른 지정을 하는 경우 ㉠의 각 호의 사항 및 전문성 등에 대하여 평가를 실시하여야 한다.

    ㉢ 보건복지부장관은 ㉠에 따라 상급종합병원으로 지정받은 종합병원에 대하여 3년마다 제2항에 따른 평가를 실시하여 재지정하거나 지정을 취소할 수 있다.

    ㉣ 보건복지부장관은 ㉡, ㉢에 따른 평가업무를 관계 전문기관 또는 단체에 위탁할 수 있다.

    ㉤ 상급종합병원 지정·재지정의 기준·절차 및 평가업무의 위탁 절차 등에 관하여 필요한 사항은 보건복지부령으로 정한다.

⑤ **전문병원 지정**(법 제3조의 5)

    ㉠ 보건복지부장관은 병원급 의료기관 중에서 특정 진료과목이나 특정 질환 등에 대하여 난이도가 높은 의료행위를 하는 병원을 전문병원으로 지정할 수 있다.

    ㉡ 전문병원은 다음의 요건을 갖추어야 한다.

- 특정 질환별·진료과목별 환자의 구성비율 등이 보건복지부령으로 정하는 기준에 해당할 것
- 보건복지부령으로 정하는 수 이상의 진료과목을 갖추고 각 진료과목마다 전속하는 전문의를 둘 것

    ㉢ 보건복지부장관은 전문병원으로 지정하는 경우 ㉡의 각 호의 사항 및 진료의 난이도 등에 대하여 평가를 실시하여야 한다.

    ㉣ 보건복지부장관은 전문병원으로 지정받은 의료기관에 대하여 3년마다 제3항에 따른 평가를 실시하여 재지정하거나 지정을 취소할 수 있다.

    ㉤ 보건복지부장관은 전문병원이 다음 각 호의 어느 하나에 해당하는 경우에는 그 지정 또는 재지정을 취소할 수 있다. 다만, 제1호에 해당하는 경우에는 그 지정 또는 재지정을 취소하여야 한다.

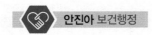

1. 거짓이나 그 밖의 부정한 방법으로 지정 또는 재지정을 받은 경우
2. 지정 또는 재지정의 취소를 원하는 경우
3. 평가 결과 ⓛ의 요건을 갖추지 못한 것으로 확인된 경우

ⓗ 보건복지부장관은 ⓒ, ⓔ에 따른 평가업무를 관계 전문기관 또는 단체에 위탁할 수 있다.

ⓢ 전문병원 지정·재지정의 기준·절차 및 평가업무의 위탁 절차 등에 관하여 필요한 사항은 보건복지부령으로 정한다.

⑥ **의료법인**(법 제42조) 16 보건직7급, 20 경기

ⓖ 의료법인을 설립하려는 자는 대통령령으로 정하는 바에 따라 정관과 그 밖의 서류를 갖추어 그 법인의 주된 사무소의 소재지를 관할하는 시·도지사의 허가를 받아야 한다.

ⓛ 의료법인은 그 법인이 개설하는 의료기관에 필요한 시설이나 시설을 갖추는 데에 필요한 자금을 보유하여야 한다.

ⓒ 의료법인이 재산을 처분하거나 정관을 변경하려면 시·도지사의 허가를 받아야 한다.

ⓔ 이 법에 따른 의료법인이 아니면 의료법인이나 이와 비슷한 명칭을 사용할 수 없다.

> **보충** 의료기관에 두는 의료인의 정원(「의료법 시행규칙」 제38조)
>
> 18 서울, 23 경기경력경쟁
>
> (1) **의사**
> ① 종합병원, 병원, 의원: 연평균 1일 입원환자를 20명으로 나눈 수. 외래환자 3명은 입원환자 1명으로 환산함
> ② 치과병원, 한방병원: 추가하는 진료과목당 1명
> ③ 요양병원: 연평균 1일 입원환자 80명까지는 2명으로 하되, 80명을 초과하는 입원환자는 매 40명마다 1명을 기준으로 함. 외래환자 3명은 입원환자 1명으로 환산함
> (2) **간호사**(치과의료기관의 경우 치과위생사 또는 간호사)
> ① 종합병원, 병원, 치과병원, 의원, 치과의원: 연평균 1일 입원환자를 2.5명으로 나눈 수. 외래환자 12명은 입원환자 1명으로 환산함
> ② 한방병원, 한의원: 연평균 1일 입원환자를 5명으로 나눈 수. 외래환자 12명은 입원환자 1명으로 환산함
> ③ 요양병원: 연평균 1일 입원환자 6명마다 1명을 기준으로 함(간호조무사는 간호사 정원의 3분의 2 범위 내에서 둘 수 있음). 외래환자 12명은 입원환자 1명으로 환산함

「의료법 시행규칙」 제36조(요양병원의 운영) 17 지방 7급, 18 교육청

① 법 제36조제3호에 따른 요양병원의 입원 대상은 다음 각 호의 어느 하나에 해당하는 자로서 주로 요양이 필요한 자로 한다.
  1. 노인성 질환자
  2. 만성질환자
  3. 외과적 수술 후 또는 상해 후 회복기간에 있는 자
② 제1항에도 불구하고 「감염병의 예방 및 관리에 관한 법률」 제41조 제1항에 따라 질병관리청장이 고시한 감염병에 걸린 같은 법 제2조제13호부터 제15호까지에 따른 감염병환자, 감염병의사환자 또는 병원체보유자(이하 "감염병환자등"이라 한다) 및 같은 법 제42조제1항 각 호의 어느 하나에 해당하는 감염병환자등은 요양병원의 입원 대상으로 하지 아니한다.
③ 제1항에도 불구하고 「정신건강증진 및 정신질환자 복지서비스 지원에 관한 법률」 제3조제1호에 따른 정신질환자(노인성 치매환자는 제외한다)는 같은 법 제3조제5호에 따른 정신의료

(4) 보건의료시설의 특징

① **건립에 많은 자금 소요**

건립 후 수십 년간 고정적으로 위치하여 기능하며 건립 후 시설에 대한 확장·변경·수정이 어렵고 비용이 많이 든다.

② **의료인력의 분포 및 의료제공체계의 운영효과에 영향**

의료인력 및 다른 관련 자원을 유치하는 전제 자원이 되므로 시설의 위치, 규모, 설비투자 등이 지역전체 의료체계의 운영과 균형적으로 계획되어야 한다.

③ **지역주민의 의료이용과 의료이용행태를 결정하는 주요한 요인**

지역사회의 사회·경제적 환경, 사회간접자본의 수준, 질병의 종류와 양, 관련 의료기관의 서비스의 종류와 양 등에 관한 현재와 미래를 고려하여 설계되어야 한다.

④ **다양한 서비스를 제공**

전문분야 간의 독자성을 보장함과 동시에 연계 및 조정이 용이하여야 한다.

⑤ **의사를 비롯한 다양한 의료인의 작업장**

진료의 효율성을 제고하기 위한 각종 표준기준과 인간공학적 설계에 근거해서 건립되어야 하며, 발전하는 신기술의 수용이 용이하여야 한다.

⑥ **의료서비스의 한 구성요소로 간주**

의료시설의 내부환경(진료실, 대기실, 식당 등)은 환자의 만족도에 영향을 미칠 수 있으며, 환자의 만족도는 의사와 환자의 관계를 개선할 수 있으므로 의료의 질 향상에 간접적인 도움을 줄 수 있다.

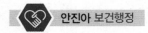

(5) 보건의료시설의 현황과 문제점

① 양적 공급 증가

    ㉠ 1977년 의료보험의 도입으로 의료수요의 급격한 증가

    ㉡ 2005년 이후 요양병원 설립 증가

    ㉢ 1980년에서 2010년까지 요양병원을 포함한 전체 병원이 7.5배 증가, 의원은 4.3배 증가(병원 증가율보다 높음)하였으나 보건소, 보건지소, 보건진료소 등의 보건기관과 약국은 1990년 이후 거의 불변

    ㉣ 급성기의료병상 수의 급격한 증가: 대부분의 OECD 회원국에서 급성기 의료병상의 수는 감소하는 추세이지만, 우리나라는 5년 사이 가장 큰 폭으로 증가하였다. 현행 보건의료체계에서 병원의 병상 수에 대한 적절한 수용 계획이 필요하다.

② 의료시설의 질적 수준

    ㉠ 의료시설의 질적 수준은 시설의 크기, 의료기관당 필요로 하는 인력과 장비의 종류와 수 등 구조적 수준을 얼마나 갖추었느냐 하는 것으로, 의료인력의 질과 관리능력 등을 평가하기 때문에 일률적 평가가 어렵다.

    ㉡ 병원신임제도, JCI, 우리나라의 의료기관평가인증제 등을 통해 의료기관이 일정 수준 이상의 질을 유지하는지 평가하고 있다.

③ 의료시설의 분포

    ㉠ 85% 이상의 의료기관이 도시지역에 위치하고 있으나, 교통과 통신의 발달로 지역 간 불균형 분포에 의한 의료의 접근성 문제가 많이 해소되었다.

    ㉡ 우리나라는 민간부문에 의료시설이 집중되어 있다. 2015년 전체 의료기관 대비 공공의료기관 수의 비중은 5.8%(OECD 평균 53.5%, 우리나라가 최하위), 전체 병상 수 대비 공공의료기관 병상수 비중은 10.5%(OECD 평균 74.6%, 우리나라가 최하위)였다.

    ㉢ 의료시설이 도시에 편중되어 도시지역은 의료기관이 남아도는 반면 농촌지역은 의료시설이 부족한 실정이다.

④ 기타

    ㉠ 보건의료시설 간 명확한 역할설정과 기능 미분담, 특히 의원과 병원의 기능 미분화

    ㉡ 달라진 의료수요의 변화에 부응하기 위하여 의료공급체계의 기반을 재구축할 시점(만성병 관리, 노인의료수요의 증가, 건강증진 등)

    ㉢ 의료기관의 최소 설치기준만 있고, 일정 수준 이상의 제한기준 부재(보건의료시설의 급속한 양적 성장은 질과 효율성 측면에서 많은 문제점 초래)

3 보건의료장비 및 물자

(1) 보건의료장비의 정의

질병의 예방, 진단, 치료 및 재활에 필요한 장비 및 공급물 등을 말한다.

(2) 보건의료장비의 분류

① 의료장비: 생체계측 및 감시장치, 진단장치 및 치료장치, 인공장치 및 보조장치, 의료정보시스템, 재료 및 분석기 등

② 의료물자: 의약품, 질병의 치료와 진단에 사용되는 붕대, 시약, 방사선 필름 등

(3) 의료장비의 특징

① 다양성: 의료장비는 인체와 각각의 질병을 대상으로 하기 때문에 각기 다른 개개의 기능을 가지고 있다.

② 소량생산: 의료장비는 이용대상이 한정되어 있기 때문에 대량생산이 어렵다. 따라서 연구개발비와 생산비가 높은 한계가 있다.

③ 고도의 기술 요구: 의료장비의 대상은 인간의 생명이기 때문에 첨단기술과 명확하고 객관적인 이론적 근거와 실험이 전제가 되지 않으면 안 된다.

④ 복합적 지식과 기술의 결합 요구: 어느 한 분야의 전문적 지식과 기술만 가지고는 의료장비를 생산할 수 없다. 의료장비는 자연과학, 공학, 의학 등의 복합적인 지식과 기술이 절대적으로 필요하다.

(4) 의료장비선정의 기본조건

① 적합성: 설치 시 장비의 크기, 무게, 전압 및 용량, 급·배수시설, 가스, 주위 온도, 습도 등에 적합해야 한다. 운용 시 필요 이상의 성능을 가지고 있거나 사용이 매우 복잡하면 가격이 비싸고 보수·유지비가 많이 소요된다.

② 용이성: 보수 및 조작이 용이해야 한다.

③ 경제성: 구입비용, 가동비용, 수명, 처리능력(성능) 등에 대한 심도 있는 검토가 필요하다.

(5) 의료장비 관리체계

① 외부위탁 관리

  ㉠ 콜시스템(Call System): 의료장비가 고장날 때마다 연락하여 관리

  ㉡ 외주 정비(Contract Maintenance): 계약장비에 대하여 일정 기간 예방정비와 고장수리 등을 책임 관리

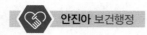

ⓒ 서비스공유 프로그램(Shared Service Program)
- 의공학센터(Clinical Engineering Center): 한 업체가 동일지역 내의 여러 병원의 장비 관리
- Kingpin Hospital: 의료장비를 자체관리하는 모병원을 두고 자병원의 장비 관리

② 자체관리
- ㉠ 장비의 체계적인 관리가 가능하다.
- ㉡ 신속한 수리로 장비의 고장시간을 최대한 단축할 수 있다.
- ㉢ 대형병원에 적합하며 훈련된 관리가 필요하다.
- ㉣ 고가장비 활용의 철저한 사전분석이 필요하다.
- ㉤ 과잉진료의 한 원인이 되기도 한다.

(6) 의료장비 및 물자 현황과 문제점

우리나라는 최근 들어 진단방사선 장비의 설치가 확대되고 있는데, 특히 고가 의료장비(CT, MRI 등)의 수입이 빠른 속도로 확대되고 있다. 무분별하게 수입되어 운영 중인 방사선 검사장비는 외국과 비교해 볼 때 매우 높은 실정이다. 고가의료장비의 도입은 필요 이상의 고가 검사를 증가시킬 위험이 있고 이는 국민의료비의 상승으로 이어진다.

① 고가장비의 높은 보급률(2017 OECD Health Statistics) [24]
- ㉠ CT 스캐너 보유대수는 인구 100만 명당 37.8대로 OECD 평균 보유대수 (26.8대)보다 많다. 2011년 CT 스캐너 보유대수는 인구 100만 명당 35.8 대로 5년간 2.0대가 증가했고 같은 기간 OECD 평균은 2.8대 증가하였다.
- ㉡ MRI 보유 대수는 인구 100만 명당 27.8대로 OECD 평균(16.8대)보다 11 대 많다. 2011년 MRI 보유 대수가 인구 100만 명당 21.3대를 보유하여 5년간 1.3배 증가했고 같은 기간 OECD 평균은 1.2배 증가하였다.

② 고가의료장비 범람의 원인
- ㉠ 우리나라의 경우 의료보험 실시 후 의료수요가 증폭, 의료기관 간 고가 장비의 구입 경쟁이 본격화되었다.
- ㉡ 비급여 항목이 결정적 원인이 되고 있다.
- ㉢ WTO 체제 이후 수입규제가 곤란하다.
- ㉣ 우리나라의 자유방임적 민간 위주 의료체계도 원인이 된다.

---

24) 보건복지부 한국보건사회연구원, OECD Health Statistics(2018), p.74~76.

4 보건의료 지식 및 기술

(1) 보건의료지식의 개념

① 보건의료 및 질병, 질병예방, 치료, 재활의 다양한 방법에 관한 제반 지식은 국가보건의료체계에서 중요한 자원이다.

② 보건의료지식은 상당량이 주도면밀한 관찰과 경험의 교류에서 비롯되며 대부분 신중한 과학적 연구로부터 도출된다.

(2) 보건의료지식에 대한 연구

① 생의학적 연구는 전염성 질병, 영양부족으로 인한 질병에 지대한 공헌을 하였다.

② 암, 심장병, 고혈압, 당뇨병과 같은 생활습관병은 생의학적 연구만으로는 질병을 관리하는 데 어려움이 있다.

③ 이 질환들의 대부분은 발병요인이 사회행태와 밀접하게 관련되어 있기 때문에 역학자, 사회과학자 등 여러 분야의 전문가들로 이루어진 사회의학적 연구에 바탕을 두어야 한다.

(3) 보건의료정보

① 정의

보건의료와 관련한 지식 또는 부호·숫자·문자·음성·음향 및 영상 등으로 표현된 모든 종류의 자료를 말한다.

② 종류

   ㉠ OCS(Order Communication System): 처방전달시스템

   ㉡ PACS(Picture Archiving and Communication System): 의료영상정보시스템

   ㉢ LIS(Laboratory Information System): 진단검사정보시스템

   ㉣ EMR(Electronic Medical Record): 전자의무기록시스템

   ㉤ NIS(Nursing Information System): 간호정보시스템

   ㉥ NHII(National Health Information Infrastructure): 국가보건의료정보체계

     • 국가단위에서 의료기관 간의 연계를 통한 의료정보공유를 핵심으로 하는 정보체계

     • 3대 영역: 개인건강 영역, 공중보건 영역, 의료서비스공급자 영역

③ 의료정보의 미래

정보기술의 발달로 사회 전반의 정보화가 빠르게 진행되고 있으며 이러한 현상은 보건의료영역에서도 진행되고 있다. 미래는 현재의 의료서비스 디지털화(Electronic Health, E-Health)를 넘어 언제 어디서나 의료서비스를 접할 수 있는 유비쿼터스 의료(Ubiquitous Health, U-Health)의 시대가 될 것이다.

❖ U-Health(Ubiquitous Health, 유비쿼터스 의료)
정보통신과 보건의료를 연결하여 언제 어디서나 예방, 진단, 치료, 사후관리의 보건의료서비스를 제공하는 것을 말한다. e-헬스가 시민, 환자, 보건의료기관, IT기업, 솔루션 업체 사이에서 전자적으로 보건의료정보를 교환하는 것이라면, u-헬스는 이들을 포괄하는 물리적 공간과 네트워크로 연결된 첨단 보건의료기술의 전자적 공간을 연결하여 보건의료대상자의 삶과 진료가 중심이 되도록 하는 것을 뜻한다. 보건의료기술의 급격한 발전과 정보의 디지털화, 통신의 광대역화, 유무선 통신망을 통한 대용량의 정보를 빠르게 전송할 수 있게 되었으며, 멀티미디어 처리 및 저장 기술의 발전, RFID를 비롯한 각종 유비쿼터스 환경의 등장으로 u-헬스의 현실화가 빠르게 진행되고 있다.

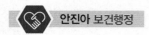

「**법 시행규칙**」 17 서울, 18 서울·강원, 19 전북, 20 호남권

제15조【진료기록부 등의 보존】

① 의료인이나 의료기관 개설자는 법 제22조 제2항에 따른 진료기록부등을 다음 각 호에 정하는 기간 동안 보존하여야 한다. 다만, 계속적인 진료를 위하여 필요한 경우에는 1회에 한정하여 다음 각 호에 정하는 기간의 범위에서 그 기간을 연장하여 보존할 수 있다.

1. 환자 명부: 5년
2. 진료기록부: 10년
3. 처방전: 2년
4. 수술기록: 10년
5. 검사내용 및 검사소견기록: 5년
6. 방사선 사진(영상물을 포함한다) 및 그 소견서: 5년
7. 간호기록부: 5년
8. 조산기록부: 5년
9. 진단서 등의 부본(진단서·사망진단서 및 시체검안서 등을 따로 구분하여 보존할 것): 3년

(4) 보건의료기술의 개념

① 정의

「보건의료기술 진흥법」에 의하면 '보건의료기술'이란 의과학·치의학·한의학·의료공학 및 의료정보학 등에 관련되는 기술, 의약품·의료기기·식품·화장품·한약 등의 개발 및 성능 향상에 관련되는 기술, 그 밖에 인체의 건강과 생명의 유지·증진에 필요한 상품 및 서비스와 관련되는 보건·의료 관련 기술이다.

② 범위

단순히 어떤 유형의 시술이나 장비만을 의미하는 것이 아니고 의료의 제공에 사용되는 기술, 약물, 장비, 시술 등과 아울러 의료가 제공되는 체계 전체를 포괄한다.

(5) 보건의료기술의 의의

① 의료제공의 방법과 장소에 대한 영향

의료기술이 복잡·다양해지고 동시에 고가의 장비를 필요로 하면서 개인 의사 위주로 이루어지던 의료제공은 비중이 줄고 병원이 의료제공의 중심에 놓이게 되었다. 의료기술의 발전이 의료제공의 장소를 오히려 다양화하는 경우도 있다.

② 의료제공자에 대한 영향

ㄱ 의료인력의 전문화

ㄴ 핵의학과 같은 전문과목 발생

ㄷ 한 전문과목 안에서도 세부 전문화가 빠르게 진행됨

③ 의료체계에 대한 영향

현대의료가 점점 더 고가의 장비나 기술에 의존하게 되면서 의료비의 급격한 상승이 중요한 문제가 되고 있다.

(6) 현대의료기술의 특징

① 진단기술의 발전

진단기술이 치료기술보다 빠르게 발전하고 있지만 치료가 전제되지 않은 진단은 무의미하다.

② 중간단계기술의 발전

중간단계기술은 고식적 치료와 증상완화에 사용되는 기술로서 의료비의 증가를 야기한다. 질병의 완치 및 예방을 가능하게 하는 확정적 기술개발이 이루어질 때 의료비 감소를 유도할 수 있다.

③ 추가적 기술개발

㉠ 추가적 기술은 과거에 가능하지 않았던 것을 가능하게 하지만 생산성 증가 없이 추가비용을 소비자와 사회에 전가시킨다.

예 X-ray의 추가적 기술: CT, MRI

㉡ 현존 기술보다 효율적이고 생산성을 증가시키는 대체기술이 개발되어야 소비자의 비용을 감소시키고 생산자의 이익을 증가시킬 수 있다.

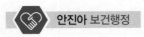

5 우리나라의 보건의료자원 현황 19 대구

(1) OECD 회원국 비교

표 2-3 OECD Health Statistics 2023년 요약표 [25]

분야	지표명		한국	OECD 평균	최대		최소	
건강 수준	기대수명(년)		83.6	80.3	84.5	일본	73.1	라트비아
	영아사망률(명/출생아 1,000명)		2.4	4.0	16.5	콜롬비아	1.7	일본, 노르웨이
	암연령표준화사망률(인구 십만명당, 명)		160.2	201.7	286.4	헝가리('19)	125.9	멕시코
	자살연령표준화사망률(인구 십만 명당, 명)		24.1	11.0	24.1	한국	3.9	그리스
	주관적 건강상태 양호비율(%, 15세 이상인구)		49.6('20)	68.6	88.3	캐나다	36.6	일본('19)
건강 위험 요인	흡연율(15세 이상 인구, %)		15.4	15.9	28.0	튀르키예('19)	7.2	아이슬란드
	주류 소비량(15세 이상 인구 1인당, ℓ)		7.7	8.6	12.2	라트비아	1.4	튀르키예
	과체중 또는 비만인구 비율(15세 이상 인구, %)		36.7	57.5	74.1	멕시코('20)	27.2	일본('19)
보건 의료 자원	임상 의사(인구 천 명당, 명)		2.6	3.7	5.4	오스트리아	2.5	멕시코
	의학계열 졸업자(인구 십만 명당, 명)		7.3	14.0	27.3	라트비아	2.5	칠레
	간호 인력(인구 천 명당, 명)		8.8	9.8	18.9	핀란드('20)	2.9	멕시코
	간호대학 졸업자 수(인구 십만 명당, 명)		43.0	32.1	77.5	노르웨이	3.2	슬로베니아
	총 병원 병상수(인구 천 명당, 개)		12.8	4.3	12.8	한국	1.0	멕시코
	급성기 병원 병상수(인구천명당, 개)		7.3	3.5	7.3	한국	1.5	콜롬비아('20)
	CT 스캐너(인구 백만 명당, 대)		42.2	29.8	115.7	일본('20)	5.9	콜롬비아('20)
	MRI 장비(인구 백만 명당, 대)		35.5	19.6	57.4	일본('20)	2.9	멕시코
보건 의료 이용	외래 진료 횟수(국민 1인당, 건)		15.7	5.9	15.7	한국	1.5	멕시코
	평균재원일수(병원 입원환자 1인당, 일)		18.5	8.1	27.5	일본	4.4	튀르키예
	급성기 치료 평균재원일수(병원 입원환자 1인당, 일)		7.6	6.6	16.0	일본	4.4	튀르키예, 뉴질랜드('20)
	CT 스캐너(인구 천 명당, 건)		281.5	161.0	281.5	한국	44.7	핀란드('20)
	MRI 장비(인구 천 명당, 건)		80.1	83.7	159.6	오스트리아	2.2	코스타리카
보건 의료 비용	GDP대비 경상의료비(%)		9.3	9.7	17.4	미국	4.6	튀르키예
	1인당 경상의료비(US$PPP)		4,189	4,715	12,197	미국	1,262	멕시코
	경상의료비 중 정부·의무가입제도 비중(%)		62.3	76.0	86.4	체코	50.2	멕시코
	경상의료비 중 개인의료서비스 비중(%)		87.1	88.5	94.3	노르웨이	81.7	프랑스
장기 요양	장기요양 병상 및 침상 수 (65세 이상 인구 천 명당, 개)		57.3	45.6	79.6	룩셈부르크	0.1	칠레
	장기요양 수급자 비율 (65세 이상 인구, %)	재가	8.1	10.2	26.4	이스라엘	0.6	포르투갈
		시설	2.6	3.5	10.3	리투아니아	0.4	라트비아

---

25) 보건복지부 한국보건사회연구원, OECD Health Statistics(2023), p.6~7.

(2) 우리나라 보건의료자원의 문제점 16 서울, 20 충남

① 병의원과 병상 수의 증가(특히 급성기병상 수 증가 추세) → 국민의 의료이용 증가

② 의료인력의 도시지역 공급과잉 → 불필요한 진료행위 → 의료비 상승

③ 의사 수 중 전문의 70% 이상, 의원개설의사 중 90% 이상이 전문의 → 전문의의 1차진료 발생

④ 고가장비 도입 확대 → 회전을 위한 유인수요 창출로 의료비 상승 → 고가장비가 없는 중소병원의 경영악화, 고소득자와 저소득자의 의료이용의 불균형 심화

⑤ 병의원 91.5%, 병상 88%가 도시 집중 → 의료자원의 도시지역편중 심화

⑥ 대부분의 의료시설을 민간부문이 차지 → 국민의료비 상승

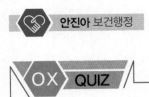

 QUIZ

Check

01 보건의료자원의 개발에 대한 평가에서 효율성이란 인력자원의 지리적 · 직종 간 · 전문과목별 분 O X
포나 시설자원의 지리적 · 기능별 · 규모별 분포가 주민의 의료필요에 상응하게 분포되어 있는가
에 대한 과제이다.

02 「의료법」에 의한 의료인은 의사, 치과의사, 한의사, 약사, 간호사이다. O X

03 우리나라 보건의료인력 수급계획 및 인력양성은 보건복지부에서 담당한다. O X

04 보건의료시설은 초기 투자비용이 많이 들고 자본은 고정비로서 투자회수율이 낮은 편이다. O X

05 의료장비는 대량생산에 한계가 있기 때문에 소량다품종이 대부분이다. O X

06 근대 의료기술의 개발방향은 확정적 기술을 지양하는 데 중점을 두어야 한다. O X

Answer

01 X [효율성이란 → 분포란]　　**02** X [약사 → 조산사]

03 X [우리나라 보건의료인력의 수급계획은 보건복지부에서, 교육과 인력양성은 교육부에서 담당한다.]

04 O　　**05** O　　**06** X [지양 → 지향]

01

예방접종과 관계가 깊은 보건의료서비스의 사회경제적 특성으로 가장 옳은 것은?　　서울, 2020

① 외부효과
② 정보의 비대칭성
③ 수요의 불확실성
④ 공급의 법적 독점

02

다음 중 의료기관 인증기준에 해당하지 않는 것은?

경기, 2020

① 의료기관 조직력인력의 관리 및 운영
② 환자의 권리와 안전
③ 의료기관의 재무건전성
④ 의료서비스의 제공과정 및 성과

03

보건의료자원에 해당하지 않는 것으로 가장 옳은 것은?

서울, 2020

① 보건의료인력
② 보건의료시설
③ 보건의료지식
④ 건강보험재정

04

〈보기〉에서 설명하는 보건의료체계로 가장 옳은 것은?

서울, 2020

> 〈보기〉
> • 건강권의 개념이 보편화되어 있는 국가에서 채택하고 있는 유형이다.
> • 보건의료서비스 수혜자는 전체 국민이다.
> • 모든 보건의료서비스는 무료이며 재원은 조세에서 조달된다.

① 공적부조형
② 복지국가형
③ 의료보험형
④ 국민보건서비스형

05

「보건의료인력지원법」에 따른 보건의료인력에 해당하지 않는 것은?　　경기, 2020

① 요양보호사
② 안경사
③ 영양사
④ 위생사

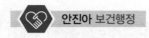

06

「의료법」상 우리나라 보건의료기관 시설과 인력 기준에 대한 설명으로 가장 옳은 것은? 서울. 2020

① 상급종합병원은 9개 이상의 진료과목이 개설되어야 한다.
② 치과병원과 요양병원은 30병상 이상의 입원시설이 필요하다.
③ 100병상을 초과하는 종합병원에는 반드시 치과가 포함되어야 한다.
④ 종합병원에 설치되는 필수진료과목에는 전속하는 전문의가 있어야 한다.

07

「의료법」에 따른 의료법인에 대한 설명으로 옳은 것은? 경기. 2020

① 의료법인을 설립하려는 자는 시·도지사의 허가를 받아야 한다.
② 의료법인을 설립하려는 자는 보건복지부장관의 허가를 받아야 한다.
③ 의료법인이 재산을 처분하거나 정관을 변경하려면 보건복지부장관의 허가를 받아야 한다.
④ 의료법인은 그 법인이 개설하려는 의료기관에 필요한 시설이나 시설을 갖추는 데에 필요한 자금을 보유할 필요가 없다.

08

보건의료전달체계에 대한 설명으로 옳은 것은? 경기. 2020

① 감염병 위험으로부터 건강을 지키기 위해 필요 이상 과도한 투자가 필요하다.
② 도슨은 1차의료와 2차의료로 구분하여 단계화 방안을 제시하였다.
③ 종합병원의 환자집중은 자원의 효율적 활용을 가능하게 한다.
④ 우리나라 의원급 의료기관은 병실과 고가장비 보유가 가능하다.

09

프라이(J. Fry)의 보건의료체계 유형 중 자유방임형의 특징으로 옳지 않은 것은? 경북보건연구사. 2020

① 공급자의 경쟁에 따라 보건의료의 질적 수준이 향상된다.
② 최소한의 정부개입으로 재원조달과 의료시설이 민간에 의해 주도된다.
③ 보건의료에 대한 정부의 간섭과 통제에 한계가 있다.
④ 공공재로서의 보건의료개념이 구현된다.

10

다음 중 의료인에 대한 설명으로 옳지 않은 것은?

경북보건연구사, 2020

① 의료기사는 면허등록과 보수교육으로 질을 관리한다.

② 의료인은 의료기사에게 의료행위를 하게 할 수 있다.

③ 의료인은 면허를 다른 사람에게 대여하여서는 아니 된다.

④ 의료인은 다른 의료인 또는 의료법인 등의 명의로 의료기관을 개설하거나 운영할 수 없다.

11

다음 중 보건의료체계에 대한 설명으로 옳지 않은 것은?

경북보건연구사, 2020

① 보건의료체계는 보건의료자원, 보건의료조직, 보건의료서비스, 보건의료재정, 보건의료관리로 구성된다.

② 보건의료재정에는 공공재원, 민간기업, 조직화된 민간기관, 지역사회의 지원, 외국의 원조 등이 있다

③ 보건의료체계에서 조직은 중앙정부에서 전담하여 관리운영한다.

④ 보건의료관리에서 가장 중요한 요인으로 리더십, 의사결정, 규제의 차원으로 설명할 수 있다.

12

다음 중 도나베디언의 의료의 질 평가 중 과정적 접근에 해당하는 것은?

경북보건연구사, 2020

① 임상진료지침　　② 의료기관신임제도

③ 사망률　　④ 면허제도

13

다음 중 의료기관 인증기준에 포함되어야 하는 사항은?

경북보건연구사, 2020

① 직원의 만족도

② 보건의료 수요의 측정

③ 보건의료자원의 조달 및 관리

④ 환자의 권리와 안전

14

다음 중 세이의 법칙(Say's law)과 관계있는 보건의료서비스의 사회경제적 특징은 무엇인가?

경북보건연구사, 2020

① 정보의 비대칭성

② 외부효과

③ 수요의 불확실성

④ 수요와 공급의 일치

15

〈보기〉에서 설명하는 보건의료의 사회경제적 특성으로 가장 옳은 것은?

서울, 2021

〈보기〉
국가는 모든 국민들에게 지불 용의와 능력에 관계없이 기본적인 보건의료를 제공함으로써 국민들의 건강권을 보장해야 한다.

① 정보의 비대칭성　　② 외부효과

③ 공급의 독점성　　④ 가치재

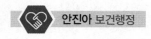

16

의료의 질 평가를 위한 접근 방법 중 구조(structure) 측면에 중점을 두는 제도는?　경기, 2021

① 면허제도
② 의료이용도 조사
③ 임상진료지침
④ 의료감사

17

다음 중 「의료법」에 의한 의료인으로 옳은 것은?
경남, 2021

① 의사, 약사, 한의사
② 의사, 간호사, 조무사
③ 의사, 치과의사, 조산사
④ 의사, 한의사, 방사선사

18

「의료법」의 규정상 병원과 종합병원의 병상 기준으로 옳은 것은?　경남, 2021

① 20병상, 70병상
② 30병상, 80병상
③ 30병상, 100병상
④ 50병상, 100병상

19

의료서비스의 질 관리 접근방법 중 과정적인 질관리에 해당하지 않는 것은?　경기 7급, 2021

① 의료인에 대한 면허제도 실시와 일정수준 이상의 자격을 갖추도록 한다.
② 의료서비스의 적정수준과 강도, 비용으로 제공되었는지를 조사한다.
③ 진료행위가 설정된 지침에 따라 수행되었는지 검토한다.
④ 신의료기술이나 신지식 등 보건의료전문인들이 시대에 뒤떨어지지 않게 하기 위해 보수교육을 실시한다.

20

의료기관인증제도에 대한 설명으로 옳지 않은 것은?
경기 7급, 2021

① 환자의 권리와 안전에 관한 사항을 포함하여야 한다.
② 인증등급은 인증, 조건부인증, 불인증으로 분류한다.
③ 인증의 유효기간은 3년이다.
④ 요양병원의 인증은 법으로 정하고 있다.

21

보건의료인과 관계법령의 연결로 옳지 않은 것은?

경기 7급, 2021

① 간호사와 조산사는 「의료법」에 근거하고 있다.
② 의료인들은 「의료법」과 「약사법」에 근거를 두고 있다.
③ 치과위생사는 「의료기사등에 관한 법률」에 근거하고 있다.
④ 보건의료인이란 보건의료 관계법령에서 정하는 바에 따라 자격·면허 등을 취득하거나 보건의료서비스에 종사하는 것이 허용된 자를 말한다.

22

「의료법」상 의료기관 인증기준 및 방법에 대한 설명으로 가장 옳지 않은 것은?

서울, 2022

① 인증기준에 환자의 권리와 안전, 환자 만족도 등을 포함한다.
② 인증등급은 인증. 조건부인증 및 불인증으로 구분한다.
③ 인증의 유효기간은 5년이며, 조건부인증의 유효기간은 1년이다.
④ 조건부인증은 유효기간 내에 보건복지부령에 따라 재인증을 받아야 한다.

23

세계보건기구 모델 (Kleczkowski 등, 1984)에서 국가보건의료체계의 하부구조를 형성하는 주요 구성요소에 해당하지 않는 것은?

서울, 2022

① 자원의 조직적 배치
② 의료 이용자 행태
③ 보건의료자원 개발
④ 보건의료서비스의 제공

24

「의료기사 등에 관한 법률」상 의료기사에 해당하지 않는 것은?

보건직, 2022

① 작업치료사
② 치과기공사
③ 안경사
④ 치과위생사

25

다음에서 설명하는 보건의료자원에 대한 평가요소는?

보건직, 2022

> 2019년 우리나라 병상수는 인구 1,000명당 12.4병상으로 OECD 회원국 평균 4.4병상에 비해 약 2.8배 많았다.

① 효율성(efficiency)
② 통합성(integration)
③ 양적 공급(quantity)
④ 분포(distribution coverage)

26

「의료법」상 의료기관 인증제도에 대한 설명으로 옳은 것은?

보건직, 2023

① 의료기관의 인증신청은 의무적이다.
② 의료기관인증위원회의 위원장은 보건복지부차관이다.
③ 인증의 유효기간은 3년이며, 조건부인증의 유효기간은 1년이다.
④ 의료기관 인증 평가 결과에 대한 이의신청은 평가 결과를 통보받은 날부터 90일 이내에 하여야 한다.

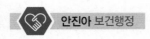

27

의료전달체계의 목적이 아닌 것은? 　보건직. 2023

① 건강보험의 재정 안정 도모
② 의료자원의 효율적 이용
③ 고급화된 의료서비스 제공 촉진
④ 지역 및 의료기관 간의 균형적인 발전 도모

28

도나베디안(Donabedian)의 보건의료서비스 질 평가 중 구조적 접근은? 　보건직. 2023

① 면허제도
② 고객만족도
③ 임상진료지침
④ 의료이용도조사

29

다음 중 사회주의형 보건의료체계의 특징으로 옳은 것은? 　경북 보건연구사. 2023

① 의료기술의 발달
② 균등한 의료이용 기회 제공
③ 공공재로서의 보건의료서비스
④ 높은 사회적 형평성

30

우리나라의 보건의료체계에 대한 설명으로 옳은 것은? 　대구 보건연구사. 2023

① 보건행정체계는 단일체계이다.
② 전문의에 의해 1차진료와 3차진료가 행해지고 있다.
③ 의료기관에 대한 최소 설치기준과 제한기준이 있다.
④ 보건복지부에서 정책을 결정하고, 그 소속기관으로 국민건강보험공단과 건강보험심사평가원이 있다.

31

「의료법」상 의사와 한의사 모두가 개설할 수 있는 의료기관은? 　보건직. 2024

① 병원
② 요양병원
③ 종합병원
④ 한방병원

32

클레츠코프스키(Kleczkowski)의 국가 보건의료체계 모형에서 '보건의료자원'에 해당하는 것은? 　보건직. 2024

① 의사결정과 규제
② 보건의료시설과 장비
③ 공공재원과 외국원조
④ 건강보험조직과 비정부기관

33

다음에서 설명하는 보건의료자원의 평가요소는? 　보건직. 2024

> 제공된 보건의료자원이 이용자의 요구에 부합하는 보건의료 서비스를 생산할 수 있는가를 평가한다.

① 적합성(relevance)
② 계획성(planning)
③ 양적 공급(quantity)
④ 질적 수준(quality)

34

다음에 해당하는 보건의료서비스의 사회경제적 특성은?

보건직, 2024

> 의료공급자가 수요자의 선한 대리인의 역할을 하지 않아서 나타나는 현상

① 공급의 독점

② 의사의 유인수요

③ 치료의 불확실성

④ 소비재와 투자재의 혼재

01

외부효과

공급자의 이익이나 손해와는 관계없이 타인(소비자나 여타 사회구성원)에게 이익을 주거나 손해를 주는 것을 말한다. 감염성 질환에 대한 예방 및 치료는 감염병 감염경로를 차단하므로 예방접종을 받지 않은 다른 사람들에게도 큰 영향을 미친다. 총인구 중 상당비율의 사람들이 특정질환에 대한 면역력을 가지면 다른 사람들도 감염될 위험이 적기 때문이다.

02

「의료법」 제58조3(의료기관 인증기준 및 방법 등)에 따른 인증기준에 포함되어야 할 사항

(1) 환자의 권리와 안전

(2) 의료기관의 의료서비스 질 향상 활동

(3) 의료서비스의 제공과정 및 성과

(4) 의료기관의 조직인력의 관리 및 운영

(5) 환자의 만족도

03

보건의료자원

보건의료인력, 보건의료시설, 보건의료장비 및 물자, 보건의료지식 및 기술

04

OECD의 보건의료체계 유형 중 국민보건서비스형(베버리지형) 정부의 조세수입을 재원으로 전 국민에게 거의 무료의 보건의료서비스 제공하는 유형으로 보건의료기관은 국가의 소유이다. 영국, 뉴질랜드, 이탈리아 등이 해당된다.

05

「보건의료인력지원법」 제2조 정의

"보건의료인력"이란 다음 각 목의 면허·자격 등을 취득한 사람을 말한다.

(1) 「의료법」에 따른 의료인 및 간호조무사

(2) 「약사법」에 따른 약사 및 한약사

(3) 「의료기사 등에 관한 법률」에 따른 의료기사, 보건의료정보관리사 및 안경사

(4) 「응급의료에 관한 법률」에 따른 응급구조사

(5) 「국민영양관리법」에 따른 영양사 등 보건의료 관계 법령에서 정하는 바에 따라 면허·자격 등을 취득한 사람으로서 대통령령으로 정하는 사람

① 「국민영양관리법」에 따른 영양사

② 「공중위생관리법」에 따른 위생사

③ 「국민건강증진법」에 따른 보건교육사

06

① 상급종합병원은 20개 이상의 진료과목이 개설되어야 한다.

② 30개 이상의 병상은 병원·한방병원만 해당한다. 요양병원은 요양병상이 필요하다.

③ 300병상을 초과하는 종합병원에는 반드시 치과가 포함되어야 한다.

07

「의료법」 제48조(설립 허가 등)

(1) 제33조제2항에 따른 의료법인을 설립하려는 자는 대통령령으로 정하는 바에 따라 정관과 그 밖의 서류를 갖추어 그 법인의 주된 사무소의 소재지를 관할하는 시·도지사의 허가를 받아야 한다.

(2) 의료법인은 그 법인이 개설하는 의료기관에 필요한 시설이나 시설을 갖추는 데에 필요한 자금을 보유하여야 한다.

(3) 의료법인이 재산을 처분하거나 정관을 변경하려면 시·도지사의 허가를 받아야 한다.

(4) 이 법에 따른 의료법인이 아니면 의료법인이나 이와 비슷한 명칭을 사용할 수 없다.

08

② 도손보고서의 지역화 모델: 인구 규모와 지리적 특성을 고려하여 일정한 지리적 범위를 1차의료, 2차의료, 3차의료 수준으로 계층화하여 보건의료서비스제공과 행정관리 단위로 구획을 나누었다. 구획된 1차, 2차, 3차 지역별로 해당 지역사회 필요를 고려하여 이에 적합한 시설과 인력을 배치하여 서비스 공급 구조를 갖추며, 서비스 이용과 환자의 흐름을 1차, 2차, 3차로 단계화했다.

09

④ 공공재로서의 보건의료개념이 구현되는 것은 사회보장형의 특징이다.

자유방임형

(1) 의료서비스의 제공이나 이용에 있어 정부의 통제나 간섭이 최소화되고, 민간부문에 의하여 자율적으로 이루어지는 형태이다.

(2) 이용자의 선택에 따라 의료기관을 이용할 수 있는 체계로, 보건의료는 상품으로 취급된다.

(3) 최소한의 정부개입으로 재원조달과 의료시설이 민간에 의해 주도된다.

(4) 장점: 공급자의 경쟁에 따른 보건의료의 질적 수준 향상, 의료기술의 발달, 의료기관의 효율적 경영 가능

(5) 단점: 의료수준과 자원의 불균형적인 분포, 자원의 낭비, 예방보다 치료에 집중, 의료비상승, 의료의 경제적 차등성, 정부간섭과 통제의 한계

10

② 의료인이 아니면 누구든지 의료행위를 할 수 없다.

「의료기사등에 관한 법률」

> **제8조(면허의 등록 등)**
> ① 보건복지부장관은 의료기사등의 면허를 할 때에는 그 종류에 따르는 면허대장에 그 면허에 관한 사항을 등록하고 그 면허증을 발급하여야 한다.
>
> **제20조(보수교육)**
> ① 보건기관·의료기관·치과기공소·안경업소 등에서 각각 그 업무에 종사하는 의료기사등(1년 이상 그 업무에 종사하지 아니하다가 다시 업무에 종사하려는 의료기사등을 포함한다)은 보건복지부령으로 정하는 바에 따라 보수(補修)교육을 받아야 한다.

「의료법」

> **제27조(무면허 의료행위 등 금지)**
> ① 의료인이 아니면 누구든지 의료행위를 할 수 없으며 의료인도 면허된 것 이외의 의료행위를 할 수 없다. 다만, 다음 각 호의 어느 하나에 해당하는 자는 보건복지부령으로 정하는 범위에서 의료행위를 할 수 있다.
> 1. 외국의 의료인 면허를 가진 자로서 일정 기간 국내에 체류하는 자
> 2. 의과대학, 치과대학, 한의과대학, 의학전문대학원, 치의학전문대학원, 한의학전문대학원, 종합병원 또는 외국 의료원조기관의 의료봉사 또는 연구 및 시범사업을 위하여 의료행위를 하는 자
> 3. 의학·치과의학·한방의학 또는 간호학을 전공하는 학교의 학생
> ③ 의료인은 면허를 다른 사람에게 대여하여서는 아니 된다.

> **제4조의3(의료인의 면허 대여 금지 등)**
> ① 의료인은 제5조(의사·치과의사 및 한의사를 말한다), 제6조(조산사를 말한다) 및 제7조(간호사를 말한다)에 따라 받은 면허를 다른 사람에게 대여하여서는 아니 된다.
> ④ 의료인은 다른 의료인 또는 의료법인 등의 명의로 의료기관을 개설하거나 운영할 수 없다.
>
> **제4조(의료인과 의료기관의 장의 의무)**
> ① 의료인과 의료기관의 장은 의료의 질을 높이고 의료관련감염(의료기관 내에서 환자, 환자의 보호자, 의료인 또는 의료기관 종사자 등에게 발생하는 감염을 말한다. 이하 같다)을 예방하며 의료기술을 발전시키는 등 환자에게 최선의 의료서비스를 제공하기 위하여 노력하여야 한다.
> ② 의료인은 다른 의료인 또는 의료법인 등의 명의로 의료기관을 개설하거나 운영할 수 없다.

11

③ 보건의료체계상 보건의료조직으로는 중앙정부, 의료보험조직, 기타정부기관, 자발적 민간단체, 민간부문등이 포함된다.

12

도나베디언의 의료의 질 평가 과정

(1) 구조적 접근: 신임제도, 면허제도, 자격부여제도

(2) 과정적 접근: 의료이용도자사(UR), 의료전문인들의 상호감시(PRO), 임상진료지침, 의료감사(Medical Audit), 전문가표준검토기구(PSRO), 내부·외부평가

(3) 결과적 접근: 고객만족도 조사, 의료서비스 평가, 진료결과 평가, 이환율, 사망률, 합병증 등의 지표

13

「의료법」에 따라 의료기관 인증에 포함되어야 할 사항

(1) 환자의 권리와 안전

(2) 의료기관의 의료서비스 질 향상 활동

(3) 의료서비스의 제공과정 및 성과

(4) 의료기관의 조직인력의 관리 및 운영

(5) 환자의 만족도

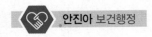

14

정보의 비대칭성(소비자의 무지)

(1) 의료시장은 소비자와 공급자 간의 정보가 불균등하게 분포되어 있어 소비자의 무지가 존재한다. 건강상태에 대한 무지, 제공되는 보건의료서비스의 내용에 대한 무지, 가격정보에 대한 무지, 치료결과에 대한 무지가 있기 때문에 제공되는 서비스의 종류나 범위의 선택에서 소비자는 공급자인 의료인에게 의존할 수밖에 없다.

(2) 이로 인해 공급자의 도덕적 해이로 인한 유인수요(의사유인수요: Physician-induced Demand)가 발생한다. 이와 관련된 법칙으로 '세이의 법칙'과 '로머의 법칙'이 있다.

> • 세이의 법칙(Say's Law): "Supply creates its own demand." 공급이 수요를 창출한다.
> • 로머의 법칙(Roemer's Law): "Beds supplied are filled." 공급된 병상은 채워지기 마련이다.

(3) 이러한 이유로 의료제공자에게 충분한 설명에 근거한 동의를 법적으로 의무화하거나, 제3자가 의료공급자에 대한 가격 및 품질에 관한 정보를 소비자에게 제공해야 한다.

15

우량재(Merit Goods, 가치재)

(1) 우량재는 인간의 생존에 필수적이며, 인간이 인간다운 생활을 하기 위해 반드시 향유해야 하는 재화를 의미하는데, 의식주와 기초교육이 대표적이다.

(2) 보건의료서비스 역시 인간의 필수적인 재화이며, 이 때문에 헌법에서도 건강권을 기본으로 규정하고 있으며, 우량재는 소득수준, 사회적 지위, 지역, 사회계층을 막론하고 모든 국민에게 기본적으로 제공되어야 하는 재화이기 때문에 국가가 담당하지 않으면 안 된다.

(3) 우량재의 공급을 시장에 맡겨두면 구매능력이 없는 계층은 소외되어 인간다운 생활이 불가능하기 때문에 사회정의와 형평성의 실현을 위해 정부가 적극적으로 개입해야 한다.

(4) 보건의료서비스의 소비를 통해 국민 개인뿐만 아니라 국가 전체에도 장기적 편익을 가져다 준다.

(5) 적절한 보건의료서비스를 통하여 건강을 보호한다는 것은 질병의 파급효과를 줄이게 되며 그 혜택은 당사자뿐만 아니라 그 가족 혹은 사회전체에 돌아가기 때문에 우량재적 성격을 지닌다.

16

도나베디안(donabedian)의 질관리

(1) 구조적 질 개선 제도: 신임제도, 면허제도, 자격부여제도

(2) 과정적 질 개선 제도: 의료이용도 조사, 의료전문인들의 상호감시, 임상진료지침, 의료감사, 보수교육, PSRO

(3) 결과적 질 개선 제도: 고객만족도 조사, 의료서비스 평가, 진료결과 평가, 이환율, 사망률, 합병증 등

17

보건의료인력의 분류(「보건의료인력지원법」)

(1) 「의료법」에 의한 의료인: 의사, 치과의사, 한의사, 간호사, 조산사

(2) 「의료기사 등에 관한 법률」에 의한 의료기사: 임상병리사, 방사선사, 물리치료사, 작업치료사, 치과기공사, 치과위생사

(3) 「의료기사 등에 관한 법률」: 보건의료정보관리사, 안경사

(4) 「약사법」: 약사 및 한약사

18

(1) 병원(법 제3조의 2): 병원·치과병원·한방병원 및 요양병원은 30개 이상의 병상(병원·한방병원만 해당한다) 또는 요양병상(요양병원만 해당하며, 장기입원이 필요한 환자를 대상으로 의료행위를 하기 위하여 설치한 병상을 말한다)을 갖추어야 한다.

(2) 종합병원(법 제3조의 3): 100개 이상의 병상을 갖추고 100 병상 이상 300병상 이하인 경우 7개 진료과목, 300병상 초과하는 경우 9개 이상의 진료과목을 갖추고 진료과목마다 전속하는 전문의를 두어야 한다.

19

① 의료인에 대한 면허제도 실시와 일정수준 이상의 자격을 갖추도록 한다. - 구조적인 질 관리

(1) 구조평가(Structure): 구조는 의료서비스가 제공되는 시설이나 시술 여건, 환경, 소요되는 자원을 의미하며 인적·물리적·재정적 자원에 대한 평가이다(의료의 질에 대한 간접적 평가).

　① 신임제도(Accreditation): 정부기관이나 민간조직이 평가항목을 미리 제시하고 의료기관이 이를 충족하고 있는지 여부를 조사하는 방법이다. 미국에서는 병원신임위원회(JCAHO, Joint Commission on Accreditation of Healthcare Organization)라는 민간기구에서 정기적인 의료기관평가를 수행하고 있다.

　② 면허제도(Licensure)와 자격부여제도(Certificate): 의료인력의 구조적 요건을 관리하는 방법으로 정부나 전문조직이 개인에게 일정한 수준의 능력을 갖추었음을 증명해 줌으로써 특정한 직업에 종사할 수 있도록 허가해 주는 제도이다. 의료서비스를 수행할 수 있는 최소한의 기본적인 능력을 인정하는 과정이다.

(2) 과정평가(Process): 의료제공자가 실제로 환자를 진료하는 과정과 행위의 적절성을 평가하는 가장 직접적인 의료의 질 평가로서, 적절한 약품 사용 같은 기술적 측면부터 환자에게 바람직한 태도를 취하였는가와 같은 인간관계문제도 모두 포함한다.

① 의료이용도 조사(UR, Utilization Review): 보험자에게 제출하는 진료비 청구명세서나 의무기록 등을 이용하여 환자에게 제공된 의료서비스가 필수적인지, 서비스가 적정한 수준과 강도, 비용으로 제공되었는지를 조사하는 방법

② 의료전문인들의 상호감시(PRO, Peer Review Organization): 미국에서 진료비심사조직에 속한 동료의사들이 다른 병의원 의사들의 진료내용을 심사하는 제도

③ 임상진료지침(Clinical Practice Guideline): 특정한 임상상황에서 임상의사와 환자의 의사결정을 돕기 위해 근거자료에 기반하여 체계적으로 정리한 자료로, 진료행위가 설정된 지침에 따라 수행되었는지 검토하는 프로그램

④ 의료감사(Medical Audit): 환자의 의무기록을 정기적·조직적으로 검토하여 환자진료의 질을 평가하고 문제점을 확인하여 해결하도록 조치함으로써 진료의 질적 향상을 추구하는 프로그램

⑤ 보수교육: 신의료기술이나 신지식 등 보건의료전문인들이 시대에 뒤떨어지지 않게 하기 위해 필요하며, 진료 시 발견된 문제점을 고치기 위해서도 보수교육이 필요하다.

⑥ 전문가표준검토기구(PSRO, Professional Standard Review Organization)

⑦ 내부·외부평가: 내부평가는 의료기관이 자발적으로 관리하는 활동이며, 외부평가는 전문가협회, 교육기관, 법적기구, 연구집단 등 기관 외부에 있는 단체들이 평가자가 된다.

(3) 결과평가(Outcome): 환자에게 실제 제공된 의료서비스로 인해 현재 또는 미래의 건강상태가 어떻게 변화되었는지에 초점을 두는 접근방법으로, 결과는 의료행위의 궁극적인 목표가 되며 건강수준이 향상된 결과는 양질의 의료가 제공되었음을 보증한다는 전제에서 출발한다.

① 고객만족도 조사, 의료서비스 평가, 진료결과 평가

② 이환율, 사망률, 합병증 등의 지표를 산출하여 의료소비자에게 제공하고 의료소비자가 의료기관 선택 시 정보로 활용하는 방안(미국에서 활용)

20

인증의 유효기간은 4년이다.

21

의료인이란 의사, 치과의사, 한의사, 간호사, 조산사로 「의료법」에 근거하고 있다.

22

의료기관 인증제도

(1) 보건복지부 주관으로 의료기관평가인증원에서 인증제의 개발 및 시행, 조사위원 교육, 결과의 분석·종합 및 평가결과의 공표 등을 수행한다.

(2) 「의료법」 제58조3(의료기관 인증기준 및 방법 등)
   ① 환자의 권리와 안전
   ② 의료기관의 의료서비스 질 향상 활동
   ③ 의료서비스의 제공과정 및 성과
   ④ 의료기관의 조직인력의 관리 및 운영
   ⑤ 환자의 만족도

(3) 인증등급: 의료기관에 대한 조사 및 평가 결과에 따라 인증, 조건부 인증, 불인증의 3개 등급으로 분류된다.
   ① 인증: 해당 의료기관이 모든 의료서비스제공 과정에서 환자의 안전보장과 적정수준의 질을 달성하였음을 의미(인증유효기간: 4년) - 필수항목에서 '하'가 없음.
   ② 조건부인증: 질 향상을 위해 노력하였으나 일부 영역에서 인증수준에는 다소 못 미치는 기관으로서, 향후 부분적 노력을 통해 인증을 받을 수 있는 가능성이 있음을 의미(유효기간: 1년) - 필수항목에서 '하'가 없으면서, 조사항목 평균점수가 인증과 불인증에 해당하지 않는 모든 경우
   ③ 불인증: 기준 충족률이 60% 미만인('하') 영역이 1개 이상 있는 경우 - 필수항목에서 '하' 1개 이상

23

보건의료체계의 하부구성요소

(1) 보건의료자원(자원의 개발): 시설, 인력, 장비 및 물자, 지식 및 기술. 안경은 보건의료 장비 및 물자에 해당한다.

(2) 보건의료조직(자원의 조직적 배치): 중앙정부, 의료보험조직, 기타정부기관, 자발적 민간단체(NGO), 민간부문. 국방부와 고용노동부는 기타정부기관으로서 국방부는 군인의 건강관리, 고용노동부는 근로자의 건강관리를 담당하고 있다.

(3) 보건의료서비스 제공: 1차, 2차, 3차 의료서비스 제공. 기술은 보건의료 자원에 해당한다.

(4) 보건의료재정: 공공재원, 지역사회 기여, 조직화된 민간기관, 지역사회 기여, 외국의 원조, 개인지출

(5) 보건의료관리: 리더십, 의사결정, 규제. 독재적 지도력은 민주적 리더십, 참여적 리더십과 함께 지도력의 유형 중 하나이다.

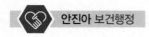

24

안경사는 「의료기사 등에 관한 법률」에 따른 보건의료인력이지만 의료기사에 해당하지는 않는다.

「의료기사등에 관한 법률」 제2조 의료기사의 종류 및 업무
① 의료기사의 종류는 임상병리사, 방사선사, 물리치료사, 작업치료사, 치과기공사 및 치과위생사로 한다.

25

보건의료자원 개발의 평가요소
(1) 양적 공급: 필요한 의료서비스제공에 요구되는 의료자원의 양적 공급에 관한 과제로서 흔히 인구당 자원의 양으로 표시한다.
(2) 질적 수준: 의료인력의 주요 기능 수행능력과 기술 및 지식 수준, 시설의 규모와 적정 시설 구비 정도를 뜻한다. 최근에는 건강수준이나 삶의 질, 부작용 등의 결과를 질적 수준의 지표로 삼는 경향이 있다.
(3) 분포: 인력자원의 지리적·직종 간·전문과목별 분포나 시설자원의 지리적·기능별·규모별 분포가 주민의 의료필요에 상응하게 분포되어 있는가에 대한 과제이다.
(4) 효율성: 개발된 의료자원으로 의료서비스를 얼마나 산출해 낼 수 있는가 또는 일정한 의료서비스를 생산하기 위하여 얼마나 많은 자원이 필요한가에 대한 과제이다. 때로는 의료자원을 개발하는 데 다른 자원이 얼마나 필요한가를 의미하기도 한다.
(5) 적합성: 여러 의료자원의 복합적 집합체로서 공급된 의료서비스의 역량이 대상주민의 의료필요에 얼마나 적합한가에 관한 과제이다.
(6) 계획: 장래에 필요한 보건의료자원의 종류와 양을 얼마나 체계적이고 정확하게 예측하고 계획하는가 하는 문제이다.
(7) 통합성: 보건의료자원의 개발에 있어서 중요 요소인 계획, 실행, 관리 등이 보건의료서비스의 개발과 얼마나 통합적으로 이루어지는가 하는 문제이다.

26

의료기관 인증제도
(1) 보건복지부 주관으로 의료기관평가인증원에서 인증제의 개발 및 시행, 조사위원 교육, 결과의 분석·종합 및 평가결과의 공표 등을 수행한다.
(2) 절차: 의료기관의 자율신청에 의해 조사일정을 수립하여 서면 및 현지 조사를 실시한 후, 조사결과 및 인증등급에 관한 이의신청절차를 거쳐 최종적으로 인증등급을 공표하고 인증서를 교부한다.
(3) 「의료법」 제58조3(의료기관 인증기준 및 방법 등)
   ① 환자의 권리와 안전
   ② 의료기관의 의료서비스 질 향상 활동
   ③ 의료서비스의 제공과정 및 성과
   ④ 의료기관의 조직인력의 관리 및 운영
   ⑤ 환자의 만족도
(4) 인증등급: 의료기관에 대한 조사 및 평가 결과에 따라 인증, 조건부 인증, 불인증의 3개 등급으로 분류된다.
   ① 인증: 해당 의료기관이 모든 의료서비스제공 과정에서 환자의 안전보장과 적정수준의 질을 달성하였음을 의미(인증유효기간: 4년) – 필수항목에서 '하'가 없음.
   ② 조건부인증: 질 향상을 위해 노력하였으나 일부 영역에서 인증수준에는 다소 못 미치는 기관으로서, 향후 부분적 노력을 통해 인증을 받을 수 있는 가능성이 있음을 의미(유효기간: 1년)
   ③ 불인증: 기준 충족률이 60% 미만인('하') 영역이 1개 이상 있는 경우 – 필수항목에서 '하' 1개 이상
(5) 인증등급에 이의가 있는 의료기관은 이를 통보받은 날로부터 30일 이내에 인증등급 이의신청을 할 수 있다.
(6) 의료기관인증위원회(「의료법」 제58조의2)
   ① 보건복지부장관은 의료기관 인증에 관한 주요 정책을 심의하기 위하여 보건복지부장관 소속으로 의료기관인증위원회를 둔다.
   ② 위원회는 위원장 1명을 포함한 15인 이내의 위원으로 구성한다.
   ③ 위원회의 위원장은 보건복지부차관으로 하고, 위원회의 위원은 다음 각 호의 사람 중에서 보건복지부장관이 임명 또는 위촉한다.
     1. 제28조에 따른 의료인 단체 및 제52조에 따른 의료기관단체에서 추천하는 자
     2. 노동계, 시민단체(「비영리민간단체지원법」 제2조에 따른 비영리민간단체를 말한다), 소비자단체(「소비자기본법」 제29조에 따른 소비자단체를 말한다)에서 추천하는 자
     3. 보건의료에 관한 학식과 경험이 풍부한 자
     4. 시설물 안전진단에 관한 학식과 경험이 풍부한 자

5. 보건복지부 소속 3급 이상 공무원 또는 고위공무원단에 속하는 공무원

④ 위원회는 다음 각 호의 사항을 심의한다.
1. 인증기준 및 인증의 공표를 포함한 의료기관 인증과 관련된 주요 정책에 관한 사항
2. 제58조제3항에 따른 의료기관 대상 평가제도 통합에 관한 사항
3. 제58조의7제2항에 따른 의료기관 인증 활용에 관한 사항
4. 그 밖에 위원장이 심의에 부치는 사항

⑤ 위원회의 구성 및 운영, 그 밖에 필요한 사항은 대통령령으로 정한다.

27

보건의료전달체계의 목적
(1) 의료자원의 효율성 도모
(2) 지역 간 의료기관의 균형적인 발전
(3) 국민의료비 억제
(4) 보험재정의 안정 도모

28

도나베디안의 의료의 질 평가
(1) 구조평가: 면허·자격부여제도, 신임평가, 병원표준화심사, 인증평가제도
(2) 과정평가: 의료이용도 조사, 의료전문인들의 상호감시, 임상진료지침, 의료감사, 보수교육, PSRO
(3) 결과평가: 고객만족도 조사, 의료서비스 평가, 진료결과 평가, 이환율, 사망률, 합병증 등의 지표

29

존 프라이(John Fry)의 보건의료체계
소비자의 의료기관 선택과 의료서비스 제공에 따라 분류하였다.
(1) 자유방임형
① 의료서비스의 제공이나 이용에 있어 정부의 통제나 간섭이 최소화되고, 민간부문에 의하여 자율적으로 이루어지는 형태이다. 이용자의 선택에 따라 의료기관을 이용할 수 있는 체계로, 보건의료는 상품으로 취급된다.
② 해당 국가: 미국, 일본, 한국
③ 장점: 의사와 의료기관에 대한 국민의 자유선택권 보장, 질적 수준 향상, 의료기술의 발달
④ 단점: 불균형적인 분포, 비효율적인 활용과 중복에 따른 자원의 낭비, 예방보다 치료에 집중, 의료비 상승, 의료의 경제적 차등성

(2) 사회보장형
① 개인의 자유를 존중하지만 정부가 보건의료를 국민전체에게 제공하여 국가가 국민의 건강을 책임지는 의료전달체계로, 보건의료는 사회공유물이다. 정부 및 사회주도에 의한 보건의료체계로 재원조달은 세금이나 의료보험으로, 의료시설은 정부와 민간에서 공급된다.
② 해당 국가: 영국, 캐나다
③ 장점: 사회적 형평성이 높음, 예방을 중요시하는 경향, 공공재로서의 보건의료개념의 구현
④ 단점: 자유선택권의 제한에 따른 불만 야기, 관료주의적 병폐 발생(행정의 경직성과 복잡성), 정부예산의 팽창에 따른 문제

(3) 사회주의형
① 국가 프로그램의 하나로 보건의료를 다룬다. 개인에게 선택의 자유가 없고 보건의료자원의 배분·기획에 중앙정부가 직접 관여하여 조직적인 의료서비스를 제공한다. 세금으로 의료비를 조달하며 의료시설도 정부가 공급한다. 보건의료를 국가의 소유물로 본다.
② 해당 국가: 중국, 러시아, 북한
③ 장점: 보건의료자원의 효율적 배분, 균등한 분포와 균등한 이용의 기회 제공, 질병예방 중시 정책(포괄적 보건의료서비스 제공), 의료체제에 대한 관리와 통제의 용이(의료비절감)
④ 단점: 자유선택권 박탈, 경직성의 문제(관료체계의 병폐 심각), 의료서비스의 질적 수준 저하(의료수준의 침체 및 저하)

30

우리나라 보건의료체계의 특징
(1) 현재 우리나라의 의료기관은 최소 설치기준만 있고 일정 수준 이상의 제한기준이 없어 병의원에서도 병실과 고가장비를 보유할 수 있다.
(2) 전문의에 의해 1차진료와 3차진료가 행해지고 있다.
(3) 의원, 병원, 종합병원은 보완적인 관계라기보다는 상호 경쟁적인 관계이다(수직적 기능분화가 잘 이루어져 있지 못함).
(4) 자유방임형 제도를 채택하고 있으며, 공공부문이 취약하여 민간주도로 운영되고 있다.
(5) 전통의료와 병존하여 의료제도가 이원화되어 있다.
(6) 보건행정체계가 보건복지부, 행정안전부 등 여러 부서로 나뉘어 있다.

[오답해설]
① 보건행정체계는 이원적구조이다.
③ 의료기관에 대한 최소 설치기준만 있고 제한기준은 없다.
④ 보건복지부에서 정책을 결정한다. 국민건강보험공단과 건강보험심사평가원은 보건복지부산하 공공기관으로 소속기관에는 해당하지 않는다.

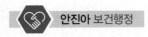

31

「의료법」 제33조(개설 등)

① 의료인은 이 법에 따른 의료기관을 개설하지 아니하고는 의료업을 할 수 없으며, 다음 각 호의 어느 하나에 해당하는 경우 외에는 그 의료기관 내에서 의료업을 하여야 한다.
　1. 「응급의료에 관한 법률」 제2조제1호에 따른 응급환자를 진료하는 경우
　2. 환자나 환자 보호자의 요청에 따라 진료하는 경우
　3. 국가나 지방자치단체의 장이 공익상 필요하다고 인정하여 요청하는 경우
　4. 보건복지부령으로 정하는 바에 따라 가정간호를 하는 경우
　5. 그 밖에 이 법 또는 다른 법령으로 특별히 정한 경우나 환자가 있는 현장에서 진료를 하여야 하는 부득이한 사유가 있는 경우
② 다음 각 호의 어느 하나에 해당하는 자가 아니면 의료기관을 개설할 수 없다. 이 경우 <u>의사는 종합병원·병원·요양병원·정신병원 또는 의원</u>을, <u>치과의사는 치과병원 또는 치과의원</u>을, <u>한의사는 한방병원·요양병원 또는 한의원</u>을, <u>조산사는 조산원</u>만을 개설할 수 있다.
　1. 의사, 치과의사, 한의사 또는 조산사
　2. 국가나 지방자치단체
　3. 의료업을 목적으로 설립된 법인(이하 "의료법인"이라 한다)
　4. 「민법」이나 특별법에 따라 설립된 비영리법인
　5. 「공공기관의 운영에 관한 법률」에 따른 준정부기관, 「지방의료원의 설립 및 운영에 관한 법률」에 따른 지방의료원, 「한국보훈복지의료공단법」에 따른 한국보훈복지의료공단

32

보건의료체계의 하부구성요소

(1) 보건의료자원: 시설, 인력, 장비 및 물자, 지식 및 기술. 안경은 보건의료 장비 및 물자에 해당한다.
(2) 보건의료조직: 중앙정부, 의료보험조직, 기타정부기관, 자발적 민간단체(NGO), 민간부문. 국방부와 고용노동부는 기타정부기관으로서 국방부는 군인의 건강관리, 고용노동부는 근로자의 건강관리를 담당하고 있다.
(3) 보건의료서비스 제공: 1차, 2차, 3차 의료서비스 제공. 기술은 보건의료 자원에 해당한다.
(4) 보건의료재정: 공공재원, 지역사회 기여, 조직화된 민간기관, 지역사회 기여, 외국의 원조, 개인지출
(5) 보건의료관리: 리더십, 의사결정, 규제. 독재적 지도력은 민주적 리더십, 참여적 리더십과 함께 지도력의 유형 중 하나이다.

33

보건의료자원 개발의 평가요소

(1) 양적 공급: 필요한 의료서비스 제공에 요구되는 의료자원의 양적 공급에 관한 과제로서 흔히 인구당 자원의 양으로 표시한다.
(2) 질적 수준: 의료인력의 주요 기능 수행능력과 기술 및 지식 수준, 시설의 규모와 적정 시설 구비 정도를 뜻한다. 최근에는 건강수준이나 삶의 질, 부작용 등의 결과를 질적 수준의 지표로 삼는 경향이 있다.
(3) 분포: 인력자원의 지리적·직종 간·전문과목별 분포나 시설자원의 지리적·기능별·규모별 분포가 주민의 의료필요에 상응하게 분포되어 있는가에 대한 과제이다.
(4) 효율성: 개발된 의료자원으로 의료서비스를 얼마나 산출해 낼 수 있는가 또는 일정한 의료서비스를 생산하기 위하여 얼마나 많은 자원이 필요한가에 대한 과제이다. 때로는 의료자원을 개발하는 데 다른 자원이 얼마나 필요한가를 의미하기도 한다.
(5) 적합성: 여러 의료자원의 복합적 집합체로서 공급된 의료서비스의 역량이 대상주민의 의료필요에 얼마나 적합한가에 관한 과제이다.
(6) 계획: 장래에 필요한 보건의료자원의 종류와 양을 얼마나 체계적이고 정확하게 예측하고 계획하는가 하는 문제이다.
(7) 통합성: 보건의료자원의 개발에 있어서 중요 요소인 계획, 실행, 관리 등이 보건의료서비스의 개발과 얼마나 통합적으로 이루어지는가 하는 문제이다.

34

보건의료서비스는 정보의 비대칭성으로 인해 소비자의 무지가 존재하고 의료인은 소비자의 대리인 역할을 하게 된다. 의료공급자가 의료수요자의 완전한 대리인 역할을 하는 선의의 공급자가 되어 환자의 건강상태를 모두 고려한 최적의 의료를 반드시 공급하지 않는다. 즉 현실에서 불완전한 대리인 또는 나쁜 대리인이 얼마든지 존재할 수 있다. 이 경우 의사에 의한 유인수요가 발생하게 된다.

01

보건의료시장에 자유시장경제를 적용하였을 때 나타날 수 있는 현상으로 옳지 않은 것은?

① 의료서비스가 고급화되며 가격 상승이 유도될 수 있다.
② 의료서비스의 형평성이 저하될 수 있다.
③ 의료서비스의 효율적 배분이 이루어질 수 있다.
④ 의료서비스의 암시장 현상이 발생할 수 있다.

02

보건의료서비스의 특징 중 소비자의 무지에 의한 결과와 관련이 있다고 보기 어려운 것은?

① 3자 개입의 필요
② 공급의 독점성 발생
③ Say's Law
④ 의사에 의한 유인수요 발생

03

교육, 주택, 의료 등 소득수준과 상관없이 모든 사람들이 필요로 하는 재화나 서비스의 특성을 나타내는 것은 무엇인가?

① 공급의 독점
② 우량재
③ 외부효과
④ 공급의 비탄력성

04

개인의 질병발생은 예측이 어렵다는 사실과 관련된 보건의료제도 또는 정책은?

① 의료인에 대한 면허제도
② 건강보험(의료보험)
③ 진료비 심사 및 수가 통제
④ 의료전달체계

05

우리나라 보건의료체계에서 정부의 역할로 옳지 않은 것은?

① 보건의료 소비자로서의 역할
② 국민에 대한 정보제공자로서의 역할
③ 보건의료 공급자로서의 역할
④ 보건의료 공급자에 대한 규제자로서의 역할

06

우리나라 보건의료체계의 현황에 대한 설명으로 옳은 것은?

① 보건의료시설 중 공공부문이 차지하는 비중이 낮다.
② 종별에 따른 의료기관의 기능이 잘 분화되어 있다.
③ 의료기관이 도시와 농촌지역에 균형적으로 분포되어 있다.
④ 농촌지역의 보건의료서비스는 공공보건조직이 전담한다.

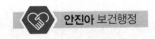

07

보건의료에 대한 국가개입정책 중 중증질환자의 보험적용범위를 확대하고 치료를 위한 고가의료장비의 사용을 권장하는 정책은?

① 수요촉진정책　　② 수요규제정책
③ 공급촉진정책　　④ 공급규제정책

08

의료공급자에 대한 도덕적 해이 억제방안에 해당하는 것은?

가. UR	나. PRO
다. PSRO	라. FFS

① 가, 나　　② 가, 나, 라
③ 가, 나, 다　　④ 가, 나, 다, 라

09

의료보험에서 역선택 현상을 유발하는 보건의료의 특성은 무엇인가?

① 정보의 비대칭　　② 면허제도
③ 외부효과　　④ 수요와 공급의 일치

10

역선택의 한 형태로 보험회사에서 보험소비자보다 많은 정보를 보유하고 평균보다 건강한 인구만 보험에 가입시키는 현상을 의미하는 것은?

① 대리인이론　　② 단물빨아먹기
③ 도덕적 해이　　④ 유인가설

11

다음 중 구조평가에 대한 설명으로 옳지 않은 것은?

① 물리적 구조, 시설, 장비 등의 투입요소와 조직체계에 대한 관리, 인력, 재정 등을 평가한다.
② 상대적으로 변화의 여지가 적어 측정이 용이하며 안정적인 장점이 있다.
③ 대형 의료기관의 과대평가 가능성이 있다.
④ 의료서비스의 질과 관련성이 높아 직접적인 평가가 된다.

12

다음 중 과정평가에 대한 설명으로 옳지 않은 것은?

① 의료제공자와 환자들 간에 일어나는 행위에 관한 것을 평가한다.
② 평가 결과를 진료행위의 교정에 바로 적용이 가능하다.
③ 적절한 의약품 사용과 같은 기술적인 측면과 환자와의 인간관계 문제까지 포함한 평가로 의료서비스의 질과 관련성이 높은 직접적인 평가이다.
④ 의료행위를 직접 평가하므로 과학적 기준 설정에 의한 객관적 평가가 가능하다.

13

결과평가에 대한 설명으로 옳지 않은 것은?

① 보건의료의 궁극적 목적인 건강상태의 변화 달성을 평가한다.
② 신체적인 것만이 아닌 사회적 · 심리적인 요소와 환자만족도도 포함하여 평가한다.
③ 의료의 질을 포괄적으로 보여줄 수 있는 이상적인 지표가 된다.
④ 측정이 간편하고 시간과 비용이 적게 드는 장점이 있다.

14

우리나라의 의료기관평가인증제도에 대한 설명으로 옳지 않은 것은?

① 의료기관의 자율신청에 의해 조사일정을 수립하여 서면 및 현지조사를 실시한다.

② 인증기준 및 방법은 의료법에 명시된 기준을 따른다.

③ 환자의 권리와 안전, 의료기관의 의료서비스 질 향상 활동, 환자만족도 등을 내용을 포함한다.

④ 인증등급은 상, 중, 하의 3개 등급으로 구분된다.

15

WHO가 설정한 국가보건의료체계 하부구조의 주요 구성요소가 아닌 것은?

① 보건의료자원의 개발

② 보건의료제공

③ 관리

④ 사회적 지원

16

국가보건의료체계를 이루는 하부구조 가운데 의료서비스에 대한 수요가 가용자원을 초과하므로 기획을 통해 보건의료서비스에 대한 우선순위를 결정하는 역할을 하는 것은?

① 보건의료자원 개발

② 자원의 조직적 배치

③ 경제적 지원

④ 관리

17

의료의 지역화에 대한 설명으로 적절하지 않은 것은?

① 환자의 흐름을 통제하기 위한 것이다.

② 보건의료자원을 지역 내에 적정하게 배분한다.

③ 진료권이 설정되어야 한다.

④ 비용감소의 효과가 있다.

18

지역화와 단계화가 성공적으로 이루어지면 국가보건의료 체계의 기능 중 어떠한 기능이 가장 개선되는가?

① 보건의료자원의 개발

② 보건의료자원의 배분

③ 보건의료조직의 관리

④ 보건의료서비스 제공

19

WHO가 제시한 보건의료자원이 아닌 것은?

① 보건의료지식   ② 보건의료제도

③ 보건의료장비   ④ 보건의료인력

20

보건의료자원의 평가요소 중 의료인력의 주요 기능 수행능력과 시설규모, 적정 시설 구비에 관한 과제에 해당하는 것은?

① 질적 수준   ② 양적 공급

③ 분포의 형평성   ④ 적합성

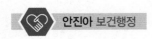

21

여러 보건의료자원의 복합적 집합체로서 공급된 보건의료서비스의 역량이 대상주민의 보건의료필요와 부합된 정도로 설명될 수 있는 것은?

① 효율성　　　　　② 질적 수준
③ 양적 공급　　　　④ 적합성

22

우리나라 보건의료자원의 문제점에 대한 설명으로 옳지 않은 것은?

① 보건의료자원이 공공부문보다는 민간부문에 집중되어 있다.
② 의사 중 전문의 비중이 높아 의료자원의 낭비와 국민의료비를 증가시킬 수 있다.
③ 급성기병상의 과소공급과 장기요양병상의 과잉 공급문제가 있다.
④ 고가의료장비가 지속적으로 증가하는 추세에 있으며, 의료기관이 주로 도시지역에 집중되어 있다.

23

보건의료인력의 지역적 불균형 분포에 관한 기술 중 옳지 않은 것은?

① 의료인력을 포함한 보건의료자원의 지역적 편재는 도·농 간 의료기회의 불평등을 빚는 주요 원인이 되고 있다.
② 지역적 불균형 분포의 원인으로는 사회·경제적 기회의 차이, 의료인력의 개인적 요인 등을 들 수 있다.
③ 의료인력에 대한 전문분야별 면허제도의 강화는 지역적 불균형 분포 해소를 위한 방법이 될 수 있다.
④ 민간주도의 의료체계로 지역적 불균형이 심각하다.

24

우리나라의 의료인력수급에 관한 설명으로 옳은 것은?

> 가. 신규인력의 창출보다는 기존의 인력을 활용하는 것이 더 효율적이라고 할 수 있다.
> 나. 지속적인 의과대학의 신설을 통해 지역 간의 의료 불균형 문제가 시정되었다.
> 다. 의료인력이 지나치게 고급화, 전문화되어 있다.
> 라. 의사나 의료인의 인구 대비 분포율은 앞으로도 턱없이 부족할 것으로 예상된다.

① 가, 나, 다　　　② 가, 다
③ 나, 라　　　　　④ 가, 나, 다, 라

25

의료인이 바르게 나열된 것은?

① 의사, 치과의사, 한의사, 조산사, 간호사
② 의사, 치과의사, 한의사, 조산사, 약사
③ 의사, 한의사, 조산사, 약사, 간호사
④ 의사, 치과의사, 한의사, 약사, 간호사

26

보건의료인력 수급에 대한 설명으로 옳지 않은 것은?

① 보건의료의 수요추계는 간단하므로 장기적으로 정확한 인력수급계획이 가능하다.
② 우리나라는 인구 대비 보건의료인력의 지역별 분포가 불균형을 이루고 있다.
③ 보건의료인력의 개발 시 양적 적절성은 물론 질적 우수성도 함께 고려해야 한다.
④ 우리나라는 의사인력 분포에서 일반의에 비해 전문의의 비중이 상대적으로 높다.

27

보건의료자원 중 의료시설에 대한 설명으로 옳지 않은 것은?

① 보건의료시설은 건립에 막대한 자금이 소요되어 초기투자 비용이 많이 들지만 투자비용에 대한 회수율이 높다.

② 보건의료시설은 지역주민의 의료이용 및 의료이용행태에 영향을 준다.

③ 보건의료시설은 다양한 의료인의 작업장이며 다양한 서비스를 제공한다.

④ 보건의료시설은 의료의 질 향상에 간접적인 영향을 끼친다.

28

우리나라 보건의료시설의 특징으로 옳지 않은 것은?

① 시설의 경직성으로 인해 용도변경이 어렵다.

② 의료인력의 분포에 영향을 미친다.

③ 주민의 의료이용행태에 영향을 미친다.

④ 시설 간 명확한 역할구분으로 중복투자가 적다.

29

우리나라 보건의료시설의 현황에 대한 설명으로 옳지 않은 것은?

① 민간에 대한 의존도가 높으며 공공부문의 병상 비중은 적다.

② 보건의료시설 간 명확한 역할설정과 기능분담이 잘 이루어지지 않고 있다.

③ 급성기병상의 공급 비중이 높고 장기요양병상이 부족하여 치료 위주의 의료서비스제공이 주를 이루고 있으며 그로 인한 국민의료비가 높은 상태이다.

④ 의료기관의 최소 설치기준뿐만 아니라 일정 수준 이상의 제한기준을 둠으로써 무분별한 의료기관 확장을 제한하고 있다.

30

병원 개원 시 거쳐야 할 절차는?

① 시장·군수·구청장의 허가

② 시장·군수·구청장에게 신고

③ 시·도지사의 허가

④ 시·도지사 신고

31

병원과 종합병원의 병상기준은?

① 병원은 10병상 이상, 종합병원은 50병상 이상

② 병원은 30병상 이상, 종합병원은 100병상 이상

③ 병원은 50병상 이상, 종합병원은 100병상 이상

④ 병원은 80병상 이상, 종합병원은 150병상 이상

32

300병상을 초과하는 종합병원에서 설치해야 할 필수 진료과목을 모두 고르면?

가. 영상의학과	나. 피부과
다. 산부인과	라. 치과
마. 비뇨기과	바. 응급의학과
사. 정신건강의학과	아. 소아청소년과

① 가, 나, 다, 라, 아 ② 가, 다, 라, 사, 아

③ 가, 다, 마, 바, 사 ④ 나, 라, 마, 사, 아

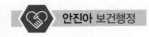

33

「의료법」상 제3조의 4의 상급종합병원에 대한 설명으로 옳지 않은 것은?

① 중증질환에 대하여 난이도가 높은 의료행위를 전문적으로 하는 종합병원을 말한다.
② 보건복지부는 5년마다 기관에 대한 평가를 실시해야 한다.
③ 보건복지부령으로 정한 전문과에는 반드시 전속 전문의가 배치되어야 한다.
④ 질병군별 환자 구성비율이 보건복지부령으로 정하는 기준을 충족해야 한다.

34

「의료법」상 전문병원에 대한 설명으로 옳지 않은 것은?

① 특정 진료과목이나 특정 질환 등에 대하여 난이도가 높은 의료행위를 하는 병원을 말한다.
② 특정 질환별·진료과목별 환자의 구성비율이 보건복지부령으로 정하는 기준을 충족해야 한다.
③ 보건복지부장관은 전문병원의 진료의 난이도 등에 대하여 평가를 실시하여야 한다.
④ 보건복지부장관은 전문병원에 대하여 2년마다 평가를 실시하여 재지정하거나 지정을 취소할 수 있다.

35

다음 중 병원조직의 특성으로 옳지 않은 것은?

① 생산된 서비스를 객관적으로 평가하기 어렵다.
② 환자진료라는 한 가지 목적을 갖고 있다.
③ 노동집약적인 조직체이다.
④ 이중화된 지휘체계를 갖고 있다.

36

보건의료조직의 특성에 대한 설명으로 옳지 않은 것은?

① 자본집약적인 동시에 노동집약적이다.
② 다양한 전문직종으로 구성되어 있어 갈등의 소지가 항상 존재한다.
③ 명확한 목표설정이 어렵고 경영성과를 평가하는 기준이 애매한 경우가 많다.
④ 업무의 양과 종류의 변동이 크지 않아 조직을 통제하기 쉽다.

37

병원관리에 대한 내용으로 잘못된 것은?

① 의료보험의 도입 이후 병원들의 경쟁적인 양적 팽창으로 재무구조가 취약하여 병원의 과학적 관리에 대한 요구가 증대되었다.
② 의사의 단순관리방식에 벗어나 전문적인 관리의 필요성이 제기되었다.
③ 병원의 관리자는 행정적 재량권이 부여되지 않는다.
④ 병원에 대한 보험자의 영향력이 점차 증가됨으로 관리의 필요성이 요구되었다.

01

의료를 자유경쟁에 맡겼을 때의 문제점
- 공급자에 의한 가격 상승
- 효율적 배분이 이루어지지 않음
- 계층 간 의료이용 차이가 심화됨
- 의료의 암시장 현상(법정 최고 가격 이상으로 거래)

02

소비자의 지식 부족은 의료서비스에 대한 지식이 공급자인 의사에게 집중되어 발생하는 보건의료서비스의 특징으로, 이로 인해 정부가 개입하여 병원의 정보를 국민에게 공개한다. 공급의 독점성은 보건의료시장의 출입을 면허제도로 제한함으로써 발생하는 특성이다.

03

교육, 의료 등은 소비를 통해 국민 개인뿐만 아니라 국가 전체에도 장기적 편익을 가져다주기 때문에 국가의 책임하에 기본적인 서비스 제공이 이루어져야 한다. 이러한 특성의 재화를 우량재라고 한다.

04

보건의료 수요발생의 전제조건이 되는 질병이나 사고의 발생을 예측한다는 것은 거의 불가능하고 일단 질병이 발생하더라도 개인 또는 가계경제에 큰 영향을 미치는 비용도 미리 예측할 수 없다. 이러한 수요의 불확실성을 집단적으로 대응하기 위한 경제적 수단으로 의료보험을 갖는다.

05

보건의료서비스에 대해 정부는 공급자에 대한 규제자로서의 역할, 국민에 대한 정보제공자로서의 역할, 보건의료서비스 제공자로서의 역할, 재정지원자로서의 역할, 보험자로서의 역할을 한다.

06

우리나라의 보건의료시설은 민간이 주도하고 있으며 공공부문이 차지하는 비중이 매우 낮은 것이 문제로 지적되고 있다.

07

보험적용을 확대하고 고가의료장비 사용을 권장하는 것은 국민의 보건의료에 대한 수요를 촉진하는 국가정책이다. 수요촉진을 통해 적절한 의료서비스를 제공하고, 질병을 예방하거나 조기진단, 조기치료를 유도하여 장기적인 의료비 지출을 예방하며, 국민에 적절한 질의 의료를 보장한다.

08

- UR: 이용도 검사
- PRO: 동료심사기구
- PSRO: 전문가표준검토기관
- FFS: 행위별수가제

FFS는 의료인의 의료행위별로 수가를 제공함으로서 의료인의 도덕적 해이를 유발하고 의료비를 상승시킬 수 있다.

09

역선택이란 보험자가 보험가입대상자에 대한 정보를 가지고 있어서 건강한 사람만 보험에 가입시키고자 하는 현상을 의미한다. 이러한 현상은 정보의 비대칭에 의해 발생할 수 있다.

10

역선택의 한 형태인 단물빨아먹기(cream skimming)란, 보험자가 보험가입대상자에 대한 정보를 가지고 있어서 건강한 사람만 보험에 가입시키는 현상을 의미한다.

11

구조적 접근과 진료의 결과는 상관성이 낮으므로 간접적인 평가이다.

12

과학적인 기준 설정이 어렵고 표준화와 객관화가 어렵다.

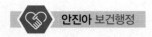
13

결과평가는 측정이 어렵고 시간과 비용이 많이 든다.

14

인증등급은 인증, 조건부 인증, 불인증의 3개 등급으로 구분된다.

15

국가보건의료체계의 하부구성요소
보건의료자원의 개발, 자원의 조직적 배치, 보건의료서비스의 제공, 경제적 재정지원, 정책 및 관리

16

보건의료체계의 하부구조 중 관리는 조직의 궁극적 결과에 맞게 기회를 선택하고 문제를 해결하며, 변화를 도모하고 실행을 수립하는 과정이라 할 수 있다. 그에 해당하는 주요 요인은 지도력, 의사결정, 규제의 세 가지 차원이다. 그중 의사결정은 기획-실행 및 실천-감사 및 평가-정보지원의 과정이다.

17

지역화는 의료서비스 이용의 형평성을 높이고, 의료서비스별 제공 과정의 특성에 맞게 분화와 전문화를 꾀하기 위한 것이지, 환자를 통제하기 위한 것은 아니다.

18

지역화는 보건의료자원을 지역적으로 균등하게 배분하는 것이며 단계화는 효과적이고 효율적인 배분을 위하여 의료요구의 수준에 따라 서비스제공기관을 분화시키는 개념이다.

19

WHO가 제시한 보건의료자원으로는 인력, 시설, 장비 및 물자, 지식 및 기술이 있다.

20

의료인력의 주요 기능 수행능력과 기술 및 지식 수준, 시설의 규모와 적정 시설 구비의 정도를 평가하는 요소는 질적 수준에 해당한다.

21

여러 의료자원의 복합적 집합체로서 공급된 의료서비스의 역량이 대상주민의 의료필요에 얼마나 적합한가에 관한 과제이다.

22

우리나라는 급성기병상의 과잉공급이 문제가 되고 있다.

23

면허제도는 공급에 대한 국가의 통제로 작용하며, 지역적 불균형에는 영향을 주지 못한다.

24

우리나라의 주요 의료인력 현황은 약사 인력을 제외하고는 선진국에 비해 부족하지만 양적 증가 추세를 감안할 때 지금의 공급능력만으로도 곧 수요를 충족시킬 수 있을 것으로 예상된다.

25

「의료법」에 의한 의료인: 의사, 치과의사, 한의사, 간호사, 조산사

26

질병발생의 불예측성으로 인하여 보건의료서비스는 수요를 예측하기 어렵고, 그로 인해 장기적으로 정확한 인력수급계획을 하는 것이 어렵다.

27

투자비용에 대한 회수율이 낮다.

28

우리나라는 1차의료기관에 전문의 근무의 비율이 높아 시설에 전문적 의료제공을 위한 투자가 많으며, 3차의료기관에서 1차진료에 적합한 외래진료를 하는 경우가 많아 중복투자가 많다고 봐야 한다.

29

의료기관은 최소 설치기준(100병상 이상)만 설정되어 있으며, 일정 수준 이상의 제한기준은 없다.

30

「의료법」 제33조(개설 등)
종합병원, 병원, 치과병원, 한방병원, 요양병원을 개설하려면 시·도 의료기관개설위원회의 심의를 거쳐 보건복지부령으로 정하는 바에 따라 시·도지사의 허가를 받아야 한다.

31

병원은 30병상 이상, 종합병원은 100병상 이상이다.

32

- 100병상 이상 300병상 이하인 경우에는 내과·외과·소아청소년과·산부인과 중 3개 진료과목, 영상의학과, 마취통증의학과와 진단검사의학과 또는 병리과를 포함한 7개 이상의 진료과목을 갖추고 각 진료과목마다 전속하는 전문의를 둘 것
- 300병상을 초과하는 경우에는 <u>내과, 외과, 소아청소년과, 산부인과, 영상의학과, 마취통증의학과, 진단검사의학과 또는 병리과, 정신건강의학과 및 치과</u>를 포함한 9개 이상의 진료과목을 갖추고 각 진료과목마다 전속하는 전문의를 둘 것

33

「**의료법**」 제3조의 4(상급종합병원 지정)

① 보건복지부장관은 다음 각 호의 요건을 갖춘 종합병원 중에서 중증질환에 대하여 난이도가 높은 의료행위를 전문적으로 하는 종합병원을 상급종합병원으로 지정할 수 있다.
1. 보건복지부령으로 정하는 20개 이상의 진료과목을 갖추고 각 진료과목마다 전속하는 전문의를 둘 것
2. 제77조 제1항에 따라 전문의가 되려는 자를 수련시키는 기관일 것
3. 보건복지부령으로 정하는 인력·시설·장비 등을 갖출 것
4. 질병군별(疾病群別) 환자구성 비율이 보건복지부령으로 정하는 기준에 해당할 것
② 보건복지부장관은 제1항에 따른 지정을 하는 경우 제1항 각 호의 사항 및 전문성 등에 대하여 평가를 실시하여야 한다.
③ 보건복지부장관은 제1항에 따라 상급종합병원으로 지정받은 종합병원에 대하여 3년마다 제2항에 따른 평가를 실시하여 재지정하거나 지정을 취소할 수 있다.
④ 보건복지부장관은 제2항 및 제3항에 따른 평가업무를 관계 전문기관 또는 단체에 위탁할 수 있다.
⑤ 상급종합병원 지정·재지정의 기준·절차 및 평가업무의 위탁 절차 등에 관하여 필요한 사항은 보건복지부령으로 정한다.

34

「**의료법**」 제3조의 5(전문병원 지정)

① 보건복지부장관은 병원급 의료기관 중에서 특정 진료과목이나 특정 질환 등에 대하여 난이도가 높은 의료행위를 하는 병원을 전문병원으로 지정할 수 있다.
② 제1항에 따른 전문병원은 다음 각 호의 요건을 갖추어야 한다.
1. 특정 질환별·진료과목별 환자의 구성비율 등이 보건복지부령으로 정하는 기준에 해당할 것
2. 보건복지부령으로 정하는 수 이상의 진료과목을 갖추고 각 진료과목마다 전속하는 전문의를 둘 것
③ 보건복지부장관은 제1항에 따라 전문병원으로 지정하는 경우 제2항 각 호의 사항 및 진료의 난이도 등에 대하여 평가를 실시하여야 한다.
④ 보건복지부장관은 제1항에 따라 전문병원으로 지정받은 의료기관에 대하여 3년마다 제3항에 따른 평가를 실시하여 재지정하거나 지정을 취소할 수 있다.
⑤ 보건복지부장관은 제3항 및 제4항에 따른 평가업무를 관계 전문기관 또는 단체에 위탁할 수 있다.
⑥ 전문병원 지정·재지정의 기준·절차 및 평가업무의 위탁 절차 등에 관하여 필요한 사항은 보건복지부령으로 정한다.

35

- 병원은 다양한 사업목적, 다양한 구성원, 다양한 물품을 가지며, 질병이 있는 인간을 대상으로 한다.
- WHO 병원의 기능: 병원은 주민에게 치료와 예방을 포함하는 완전한 보건의료서비스를 제공하는 기능을 가진 사회조직이다(진단 치료 + 예방 재활).

36

업무가 복잡한 변환과정을 거치며 환자 및 질병의 특성에 따라 업무의 변동이 크다.

37

병원관리자에게 행정적 재량이 부여되고 점차 그 중요성이 증대되는 추세이다.

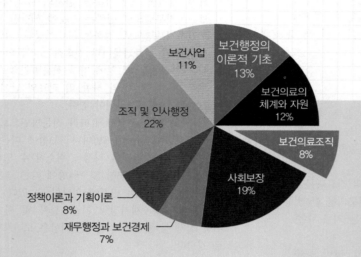

〈최근 10개년 영역별 평균출제빈도〉

보건행정의
이론적 기초
13%

보건의료의
체계와 자원
12%

보건의료조직
8%

사회보장
19%

재무행정과 보건경제
7%

정책이론과 기획이론
8%

조직 및 인사행정
22%

보건사업
11%

〈최근 10개년 서울시 영역별 출제빈도분석(2015~2024)〉

구분	2015	2016	2017	2018	2019	2020	2021	2022	2023	2024	합계
보건행정의 이론적 기초	4	2	5	1	3	3	4	2	0	2	26
보건의료의 체계와 자원	3	1	2	5	1	2	1	3	3	4	25
보건의료조직	1	1	2	2	0	3	1	1	2	2	15
사회보장	3	5	3	4	2	3	4	5	4	5	38
재무행정과 보건경제	1	1	2	1	2	2	2	0	2	1	14
정책이론과 기획이론	2	2	2	0	2	3	2	0	3	0	16
조직 및 인사행정	3	4	3	6	6	4	4	5	5	4	44
보건사업	3	4	1	1	4	0	2	4	1	2	22
합계	20	20	20	20	20	20	20	20	20	20	200

PART **03**

보건의료조직

단원 길잡이

보건사업의 주체인 중앙정부와 지방자치단체의 보건조직으로서의 역할과 조직의 특성에 대해 학습한다. 또한 병원조직의 특성과 관리의 주요지표를 학습한다.

핵심 키워드

보건복지부 | 질병관리청 | 식품의약품안전처 | 보건소 | 보건지소 | 보건진료소 | 병원관리이론 병원관리지표

보건행정조직

관계법규

• 지역보건법
 (1995, 보건소법 1956 제정)
• 농어촌 등 보건의료를 위한
 특별조치법(1980)

학습 길라잡이

• 보건복지부
• 보건소 및 보건지소
• 보건진료소

제1절 보건행정조직

1 보건의료조직의 특징 19 호남권

① **인간이 주된 서비스 대상**: 윤리적인 문제가 발생하고(의료기술의 개발과 적용에 한계), 서비스에 대한 객관적 평가가 어렵다.

② **다양한 목표**: 병원의 목표는 환자의 진단과 치료, 의학·의료 기술의 연구, 의료인력의 교육과 훈련, 공중보건기능 등 다양하다. 또한 병원의 이해관계집단의 요구를 수용하기 위해 환자에게는 양질의 의료를 제공하고, 병원직원에게는 직업생활의 질을 보장하며, 경영자에게는 설립목적의 달성과 투입자본의 안정성을 보장하면서, 지역사회 또는 국가에 대해서는 의학발전, 의료인 공급, 의료제도 개선 등의 임무를 수행해야 하는 다양한 목적달성에 이바지해야 한다.

③ **다양한 직종**: 의사, 간호사, 약사, 의료기사, 일반관리직, 단순노무직 등 다양한 직종이 있으며 그로 인해 갈등이 상존하며 전문직의 권한이 우위에 있다.

④ **보건의료서비스 제공자와 소비자의 갈등**: 대립과 갈등, 의료의 응급성 및 긴급성, 소비자의 무지가 존재한다.

⑤ **상호의존성**: 환자진료에 있어 의사와 간호사의 협력 및 의존, 간호사와 약사, 의료기사, 원무과, 행정직 간의 상호의존성은 업무수행상 필수적이다.

⑥ **통제와 조정의 어려움**: 의료조직은 응급성, 위기관리의 특성 등으로 인해 군대조직과 같은 일사분란한 수직체계가 오래전부터 존재하였다. 또한 병원은 공식적 명령계통 외에 수평적 협력관계가 동시에 존재하는 매트릭스조직이기 때문에 병원조직의 구성원들은 전문인들의 특성인 고도의 자율성을 추구하고 민주지향적이다.

⑦ **높은 자본비중**: 병원은 건물, 설비, 고가의료장비 등 투자비용이 높은 자본집약적 조직이므로 투자결정에 고도의 전문성이 요구된다. 또한 막대한 시설투자를 하여야 하나 투자회수율은 대체로 낮은 편이다. 대부분의 서비스는 전문적인 보건의료인력의 노동력에 의존하고 있다.

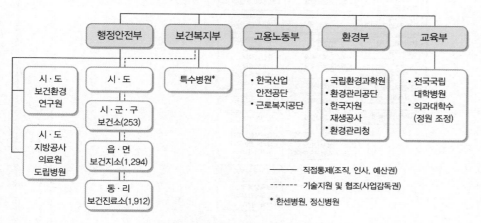
2 우리나라 보건행정조직의 특징 16 서울

① 취약한 공공보건의료
② 민간주도의 상업적 보건의료공급체계
③ 보건행정관리의 이원적 구조로 권한 및 책임 불일치
④ 의료기관 간 및 보건의료체계 간의 기능적 단절성(공공의료와 민간의료의 연계 미흡, 민간의료기관 간 연계 미흡)
⑤ 보건의료공급체계의 다원성(서양의학체계, 전통한방체계)
⑥ 경쟁적 민간보건의료공급체계로 의료수가 왜곡, 저효율성, 지역 간 대립과 갈등
⑦ 의료인력공급의 이원화
⑧ 행정안전부 - 시 · 군 · 구의 사회복지 담당 / 보건소 - 보건행정 담당 / 보건복지부 - 사회 · 복지 · 보건 관련 부문 통합 담당

그림 3-1 중앙과 지방의 주요 보건조직

제2절 중앙보건행정조직

1 보건복지부 22 서울보건연구사

(1) 보건복지부 개요 17 복지부7급, 18 충남 · 경기 · 제주

보건복지부는 우리나라 보건행정업무의 주관부처로서 1948년 설치된 사회부와 1949년 설치된 보건부를 그 모태로 하고 있다. 보건복지부의 주된 업무는 보건위생, 방역, 의정, 약정, 생활보호, 자활지원, 사회보장, 아동, 노인 및 장애인에 관한 사무이다.

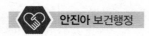

① 비전과 임무: 국민의 삶의 수준을 높이고 모두를 포용하는 복지를 통해 내 삶을 책임지는 국가
② 직제: 4실 5국

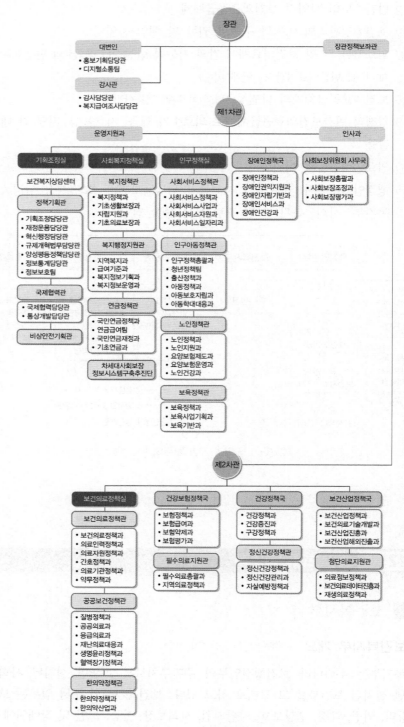

그림 3-2 보건복지부 조직도(2024년 5월 1일)

③ 부서별 주요 업무

부서명	주요임무
대변인	보도자료 배포 및 언론관계 총괄, 홍보계획 수립, 온라인 홍보 및 주요정책 홍보기획, 부내업무 대외정책발표사항 관리 등
감사관	본부 · 소속기관 · 공공기관 및 법인 행정감사, 기강감사, 직무감찰, 공무원범죄처분, 진정 및 비리사항 조사, 안전점검, 비리사항 요인분석, 장관특명사항 조사처리, 복지급여 부정수급조사 등
기획조정실	정책기획, 세입 · 세출, 법률 · 규제업무, 성과 · 조직업무, 국제협력, 재난 등 비상안전, 통계업무 및 정보화업무 총괄
정책기획관	각종 정책 및 계획의 총괄 · 조정, 주요정책현안과제의 발굴, 세입 · 세출예산 기금 편성 및 배정 · 집행, 재정운용계획 수립 · 종합 및 조성, 성과 · 정원 및 조직관리, 법률 규제업무
국제협력관	보건복지 분야 국제협력 강화 및 통상협력의 추진 등
비상안전기획관	재난안전, 국가위기관리, 정부연습, 비상대비중점업체 지정 및 관리, 국가동원자원관리, 국가지도통신망관리 등
보건의료정책실	보건의료정책, 공공의료정책, 한의약정책 총괄
보건의료정책관	보건의료 · 의약품 수립, 보건의료자원관리 등
공공보건정책관	질병정책수립 · 조정, 질환자 지원, 암 관련 정책수립 · 관리, 응급의료정책, 공공보건의료정책 수립 등
한의약정책관	한의약정책 수립, 한의약공공보건사업, 한의약산업 육성
사회복지정책실	사회복지정책, 지역복지정책, 사회복지전달체계, 사회서비스정책 총괄
복지정책관	사회복지정책, 국민기초생활보장, 사회통합을 위한 정책 분석 · 개발, 의료급여, 자활지원 등
복지행정지원과	지역사회복지관련 계획 수립, 사회복지전달체계, 사회복지통합관리망구축, 복지급여, 선정 · 지원 기준의 조정 및 표준화
연금정책관	국민연금제도 · 기금운영, 국민연금공단 관리, 기초연금제도 운영 등

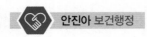

인구정책실		인구정책, 아동정책, 노인복지정책 및 보육정책 총괄
	사회서비스정책관	사회서비스 정책 수립·조정, 지역사회서비스 투자사업, 전자바우처 시스템 구축, 민간복지자원 육성, 나눔문화 확산 등
	인구아동정책관	저출산고령사회기본계획 및 시행계획 수립·관리, 저출산고령사회 정책개발 및 관리, 인구 관련 정책의 총괄 조정, 아동복지정책 수립 등
	노인정책관	노인보건복지정책 종합계획 수립, 노인일자리 및 사회활동 지원, 노인복지시설 운영지원, 노인학대예방, 장사제도 운영, 노인요양보장 종합계획 수립, 노인요양보험제도 운영, 고령친화산업 육성 등
	보육정책관	중장기 및 연도별 보육계획 수립·조정, 보육시설 및 종사자 관리, 보육료지원, 보육시설 확충 및 운영지원, 전자바우처 도입 등
건강보험정책국		건강보험정책, 산하단체관리(공단, 심평원), 건강보험보장, 의약품 약가 재평가, 요양기관 현지조사, 건강보험 사후관리 등
건강정책국		건강관리정책, 구강생활건강, 정신건강
보건산업정책국		보건의료산업정책 수립, 보건의료연구개발사업 추진, 생명윤리 및 안전 정책 수립, 보건의료정보화 추진, 오송단지 중장기 발전계획 수립, 국내·외 홍보 및 투자유치
장애인정책국		장애인복지정책, 장애인권익보장, 장애인재활지원, 장애인연금, 장애인활동지원제도 운영 등
사회보장위원회사무국		사회보장기본법령에 관한 사항, 사회보장 재정추계, 사회보장제도 계획·평가·정책·교육·홍보 등

(2) 보건복지부 소속기관(보건복지부와 그 소속기관 직제 제2조)

① 보건복지부장관의 관장 사무를 지원하기 위하여 보건복지부장관 소속으로 국립소록도병원, 오송생명과학단지지원센터, 국립장기조직혈액관리원 및 국립망향의동산관리원을 둔다.

② 건강보험분쟁조정위원회의 사무를 처리하기 위하여 「국민건강보험법」 제89조제5항에 따라 보건복지부장관 소속하에 건강보험분쟁조정위원회 사무국을 둔다.

③ 첨단재생의료 및 첨단바이오의약품 심의위원회의 사무를 처리하기 위하여 「첨단재생의료 및 첨단바이오의약품 안전 및 지원에 관한 법률」 제13조제5항에 따라 보건복지부장관 소속으로 첨단재생의료 및 첨단바이오의약품 심의위원회 사무국을 둔다.

④ 보건복지부장관의 관장 사무를 지원하기 위하여 「책임운영기관의 설치·운영에 관한 법률」 제4조제1항, 같은 법 시행령 제2조제1항 및 별표 1에

따라 보건복지부장관 소속의 책임운영기관으로 국립정신건강센터·국립나주병원·국립부곡병원·국립춘천병원·국립공주병원 및 국립재활원을 둔다.

표 3-1 보건복지부 소속·관련기관
16 보건직7급, 17 대전·충남·서울·대전, 18 호남권, 19 경남·대전, 20 서울·대전, 23 보건직

소속기관	• 국립정신건강센터, 국립나주병원, 국립부곡병원, 국립춘천병원, 국립공주병원, 국립소록도병원, 국립재활원 • 국립장기조직혈액관리원, 오송생명과학단지지원센터, 국립망향의동산관리원, 건강보험분쟁조정위원회사무국, 첨단재생의료 및 첨단바이오의약품심의위원회
산하 공공기관	국민건강보험공단, 국민연금공단, 건강보험심사평가원, 한국보건산업진흥원, 한국노인인력개발원, 한국사회보장정보원, 한국보건복지인재원, 국립암센터, 대한적십자사, 한국보건의료인국가시험원, 한국장애인개발원, 한국국제보건의료재단, 한국사회복지협의회, 국립중앙의료원, 한국보육진흥원, 한국건강증진개발원, 한국의료분쟁조정중재원, 한국보건의료연구원, 오송첨단의료산업진흥재단, 대구경북첨단의료산업진흥재단, 한국장기조직기증원, 한국한의약진흥원, 의료기관평가인증원, 국가생명윤리정책원, 한국공공조직은행, 아동권리보장원, 한국자활복지개발원, (재)한국보건의료정보원

2 질병관리청(KDCA, Korea Disease Control and Prevention Agency) 17 서울, 19 부산, 21 경기7급, 22 서울

(1) 개요

방역·검역 등 감염병에 관한 사무 및 각종 질병에 관한 조사·시험·연구에 관한 사무를 관장하는 중앙행정기관으로 보건복지부의 외청기관이다.

(2) 질병관리청 조직

① **조직**: 기획조정관, 감염병정책국, 감염병위기대응국, 감염병진단분석국, 의료안전예방국, 만성질환관리국, 건강위해대응관

② **소속기관**: 국립보건연구원, 국립감염병연구소, 권역별질병대응센터, 국립검역소, 국립마산병원, 국립목포병원

③ **국립감염병연구소**: 감염병의 예방 및 신속한 대응을 위한 극복 수단과 과학적 근거를 마련하기 위해, 국립보건연구원 소속 감염병연구센터를 둔다.

④ **국립검역소**: 감염병의 국내외 전파 방지를 위한 검역·방역에 관한 사무를 분장하기 위하여 질병대응센터 소속으로 국립검역소를 둔다.

⑤ **국립결핵병원**: 국립마산병원 및 국립목포병원은 결핵환자의 진료·연구, 결핵전문가 양성 및 결핵관리요원의 교육·훈련에 관한 업무를 관장한다.

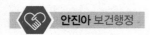
(3) 핵심사업 21 경기7급

① **감염병으로부터 국민보호 및 안전사회 구현**
  ㉠ 신종 및 해외 유입 감염병에 대한 선제적 위기 대응 체계 강화
  ㉡ 역학조사관 등 감염병 대응 인력 양성 및 전문성 강화
  ㉢ 감염병 위험분석 · 평가, 예측모델 개발 및 위험요인 연구
  ㉣ 결핵 · 바이러스 간염 등 만성 감염병 퇴치 전략 수립 및 시행
  ㉤ 호흡기 · 수인성 · 매개체 감염병 등 상시 감염병 예방관리
  ㉥ 국가 감염병 진단검사 역량강화
  ㉦ 국가예방접종 확대 및 예방접종 추진체계 강화
  ㉧ 의료관련감염 관리체계 고도화 및 항생제 내성 관리 강화

② **효율적 만성질환 관리로 국민 질병부담 감소**
  ㉠ 만성질환 관리 제도 구축 및 국가 · 지역단위 건강조사 체계 운영
  ㉡ 만성질환 조기인지, 지속 관리 등 만성질환 예방관리 강화
  ㉢ 의료비지원사업 다각화 및 희귀질환 전문기관 기반 책임의료 강화
  ㉣ 건강위해 대응기반 구축 및 조사 · 연구
  ㉤ 손상 및 급성심장정지 예방관리
  ㉥ 기후 – 건강 영향평가 및 기후보건 적응대책 추진

③ **질병위험에 대비한 보건의료 연구개발 역량 확보**
  ㉠ 감염병 백신 · 치료제 핵심 기술 확보
  ㉡ 국가 통합 바이오 빅데이터 구축 및 보건의료 연구자원 공유 · 개방
  ㉢ 첨단재생의료 연구기반 구축
  ㉣ 글로벌 보건의료 R&D 협력을 통한 질병 대비·대응 역량강화

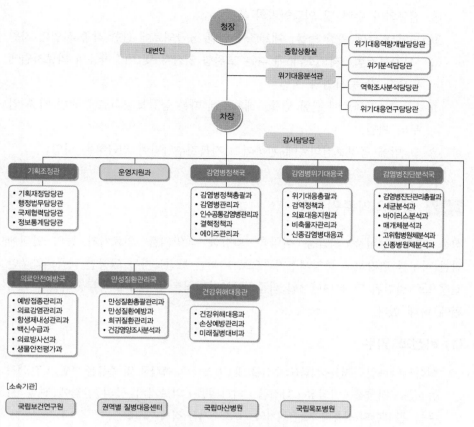

그림 3-3 질병관리청 조직도

3 　**국립중앙의료원** 18 경기

(1) 미션: 더 건강한 미래, 함께

(2) 비전: 사람·지역·미래를 잇는 국립중앙의료원

(3) 국립중앙의료원의 주요 사업(「국립중앙의료원의 설립 및 운영에 관한 법률」 제5조)

① 공공보건의료에 관한 임상진료지침의 개발 및 보급

② 노인성질환의 예방 및 관리

③ 희귀난치질환 등 국가가 특별히 관리할 필요가 있다고 인정되는 질병에 대한 관리

④ 감염병 및 비감염병 또는 재난으로 인한 환자의 진료 등의 예방과 관리

⑤ 남북의 보건의료 협력과 국제 보건의료 관련 국내외 협력

⑥ 민간 및 공공보건의료기관에 대한 기술 지원

⑦ 진료 및 의학계, 한방진료 및 한의학계 관련 연구

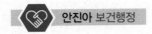

⑧ 전공의의 수련 및 의료인력의 훈련

⑨ 「응급의료에 관한 법률」 제25조에 따른 응급의료에 관한 각종 사업의 지원

⑩ 「모자보건법」 제10조의6에 따른 고위험 임산부 및 미숙아등의 의료지원에 필요한 각종 사업의 지원

⑪ 「공공보건의료에 관한 법률」 제21조에 따른 공공보건의료에 관한 각종 업무의 지원

⑫ 그 밖에 공공보건의료에 관하여 보건복지부장관이 위탁하는 사업

4 식품의약품안전처

식품 · 건강기능식품 · 의약품 · 마약류 · 화장품 · 의약외품 · 의료기기 등의 안전에 관한 사무를 관장하는 중앙행정기관으로 1998년 보건복지부 외청인 식품의약품안전청으로 설립된 뒤 2013년 3월 식품의약품안전처로 승격하여 국무총리실 산하기관에 속해 있다.

(1) 비전과 임무

식품의약품안전처는 식품(농수산물 및 그 가공품, 축산물 및 주류를 포함) · 건강기능식품 · 의약품 · 마약류 · 화장품 · 의약외품 · 의료기기 등의 안전에 관한 사무를 관장한다(식품의약품안전처와 그 소속기관 직제 제3조).

(2) 주요 기능

① 식품위생의 안전성 확보를 위한 조사 · 연구

② 식품, 식품첨가물, 기구, 용기, 포장 등에 관한 안전관리사항의 종합조정

③ 의약품 허가 및 임상관리

④ 의약품 제조 및 수출입품목 허가 · 신고 업무 관장

⑤ 의약품, 의약부외품, 화장품 및 위생용품의 품질관리, 안전성 · 유효성 확보

⑥ 유통 중이거나 유통 예정인 의약품의 품질관리를 위한 검정 및 분석법 개발

⑦ 생약의 효능과 안전성 확보

⑧ 생약 및 생약제제의 규격기준 제정

⑨ 생약 중 유해물질(잔류 농약, 유해중금속)의 조사 · 연구

⑩ 의료용구의 품질관리와 검정

⑪ 의료용구 해당 여부 심사 등

⑫ 그 밖에 방사선표준 및 측정에 관한 업무 담당 등

1　지방보건행정조직

(1) 지방보건행정조직의 구분 17 전남

① 시 · 도 보건행정조직

　㉠ 우리나라는 서울특별시, 6개 광역시, 9개 도가 있으며 국립대학병원과 각 시 · 도에 보건사회국이 있다.

　㉡ 시 · 도에서는 인력부족, 우선순위, 조직구조 등으로 인해 중앙정부의 보건행정사업을 시 · 군 · 구에 지휘 · 감독하거나 전달하는 수준에 머무르는 경우가 많아 제한적인 사업을 할 수 밖에 없는 것이 현실이다.

② 시 · 군 · 구 보건행정조직

보건의료사업을 수행하는 일선 행정기관인 보건소, 보건지소, 보건진료소를 관장한다.

(2) 지방보건행정조직의 설치 13 경남 · 충북, 20 인천 · 경북보건연구사, 22 서울보건연구사

표 3-2 지역보건조직의 설치기준

구분	근거 법령	설치기준
보건소	「지역보건법」 제10조	보건소는 시 · 군 · 구별로 1개씩 설치한다. 다만, 시 · 군 · 구의 인구가 30만 명을 초과하는 등 지역주민의 보건의료를 위하여 특별히 필요하다고 인정되는 경우에는 대통령령으로 정하는 기준에 따라 해당 지방자치단체의 조례로 보건소를 추가로 설치할 수 있다.
보건지소	「지역보건법」 제13조, 동법 시행령 제10조	보건지소는 읍 · 면(보건소가 설치된 읍 · 면은 제외한다)마다 1개씩 설치할 수 있다. 다만, 지역주민의 보건의료를 위하여 특별히 필요하다고 인정되는 경우에는 필요한 지역에 보건지소를 설치 · 운영하거나 여러 개의 보건지소를 통합하여 설치 · 운영할 수 있다.
보건진료소	「농어촌 등 보건의료를 위한 특별조치법」 제15조, 동법 시행규칙 제17조	보건진료소는 의료 취약지역을 인구 5천명 미만을 기준으로 구분한 하나 또는 여러 개의 리 · 동을 관할구역으로 하여 주민이 편리하게 이용할 수 있는 장소에 설치한다.

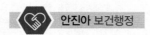

> **「지역보건법」 제2조【정의】**
> 이 법에서 사용하는 용어의 뜻은 다음과 같다.
> 1. "지역보건의료기관"이란 지역주민의 건강을 증진하고 질병을 예방·관리하기 위하여 이 법에 따라 설치·운영하는 보건소, 보건의료원, 보건지소 및 건강생활지원센터를 말한다.
> 2. "지역보건의료서비스"란 지역주민의 건강을 증진하고 질병을 예방·관리하기 위하여 지역보건의료기관이 직접 제공하거나 보건의료 관련기관·단체를 통하여 제공하는 서비스로서 보건의료인(「보건의료기본법」 제3조제3호에 따른 보건의료인을 말한다. 이하 같다)이 행하는 모든 활동을 말한다.
> 3. "보건의료 관련기관·단체"란 지역사회 내에서 공중(公衆) 또는 특정 다수인을 위하여 지역보건의료서비스를 제공하는 의료기관, 약국, 보건의료인 단체 등을 말한다.

2 지역보건의료계획

17 서울·전북·강원·보건직7급, 19 경기·호남권·대구, 21 경남보건연구사, 23 보건직

(1) 지역보건의료계획의 수립(「지역보건법」 제7조)

시·도지사 또는 시장·군수·구청장은 지역주민의 건강증진을 위하여 다음의 사항이 포함된 지역보건의료계획을 4년마다 수립하여야 한다.

(2) 지역보건의료계획에 포함되어야 할 사항

① 보건의료 수요의 측정
② 지역보건의료서비스에 관한 장기·단기 공급대책
③ 인력·조직·재정 등 보건의료자원의 조달 및 관리
④ 지역보건의료서비스의 제공을 위한 전달체계 구성 방안
⑤ 지역보건의료에 관련된 통계의 수집 및 정리

시·군·구	지역보건의료계획 세부내용	시·도
시장·군수·구청장은 지역보건의료계획에 다음 각 호의 내용을 포함시켜야 한다.	① 지역보건의료계획의 달성 목표 ② 지역현황과 전망 ③ 지역보건의료기관과 보건의료 관련기관·단체 간의 기능 분담 및 발전 방향 ④ 법 제11조에 따른 보건소의 기능 및 업무의 추진계획과 추진현황 ⑤ 지역보건의료기관의 인력·시설 등 자원 확충 및 정비 계획 ⑥ 취약계층의 건강관리 및 지역주민의 건강 상태 격차 해소를 위한 추진계획 ⑦ 지역보건의료와 사회복지사업 사이의 연계성 확보 계획	시·도지사 및 특별자치시장·특별자치도지사는 지역보건의료계획에 다음 각 호의 내용을 포함시켜야 한다.
	⑧ 의료기관의 병상(病床)의 수요·공급 ⑨ 정신질환 등의 치료를 위한 전문치료시설의 수요·공급 ⑩ 특별자치시·특별자치도·시·군·구(구는 자치구를 말하며, 이하 "시·군·구"라 한다) 지역보건의료기관의 설치·운영 지원 ⑪ 시·군·구 지역보건의료기관 인력의 교육훈련 ⑫ 지역보건의료기관과 보건의료 관련기관·단체 간의 협력·연계 ⑬ 그 밖에 시·도지사 및 특별자치시장·특별자치도지사가 지역보건의료계획을 수립함에 있어서 필요하다고 인정하는 사항	

(3) 시행계획 수립

시·도지사 또는 시장·군수·구청장은 매년 지역보건의료계획에 따라 연차별 시행계획을 수립하여야 한다.

① 시장·군수·구청장은 시·군·구 위원회의 심의를 거쳐 지역보건의료계획(연차별 시행계획을 포함)을 수립한 후 해당 시·군·구의회에 보고하고 시·도지사에게 제출하여야 한다.

② 시·군·구의 지역보건의료계획을 받은 시·도지사는 해당 위원회의 심의를 거쳐 시·도의 지역보건의료계획을 수립한 후 해당 시·도의회에 보고하고 보건복지부장관에게 제출하여야 한다.

(4) 연계 및 협력

① 지역보건의료계획은 「사회보장기본법」에 따른 사회보장 기본계획, 「사회보장급여의 이용·제공 및 수급권자 발굴에 관한 법률」에 따른 지역사회보장계획 및 「국민건강증진법」에 따른 국민건강증진종합계획과 연계되도록 하여야 한다.

② 시·도지사 또는 시장·군수·구청장은 지역보건의료계획을 수립하는 데에 필요하다고 인정하는 경우에는 보건의료 관련기관·단체, 학교, 직장 등에 중복·유사 사업의 조정 등에 관한 의견을 듣거나 자료의 제공 및 협력을 요청할 수 있다. 이 경우 요청을 받은 해당 기관은 정당한 사유가 없으면 그 요청에 협조하여야 한다.

(5) 조정권고

① 보건복지부장관은 특별자치시장·특별자치도지사 또는 시·도지사에게 조정을 권고할 수 있다.

② 시·도지사는 시장·군수·구청장에게 조정을 권고할 수 있다.

(6) 평가[법 제9조(지역보건의료계획 시행 결과의 평가)] 20 부산

① 보건복지부장관은 특별자치시·특별자치도 또는 시·도의 지역보건의료계획의 시행결과를, 시·도지사는 시·군·구의 지역보건의료계획의 시행 결과를 평가할 수 있다.

② 평가기준
  ㉠ 지역보건의료계획 내용의 충실성
  ㉡ 지역보건의료계획 시행 결과의 목표달성도
  ㉢ 보건의료자원의 협력 정도
  ㉣ 지역주민의 참여도와 만족도
  ㉤ 그 밖에 지역보건의료계획의 연차별 시행계획에 따른 시행 결과를 평가하기 위하여 보건복지부장관이 필요하다고 정하는 기준

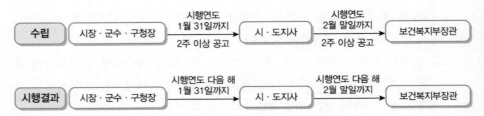

그림 3-4 지역보건의료계획 및 연차별 시행계획의 수립·시행결과 제출시기

3 지역사회 건강실태조사(「지역보건법」 제4조 및 법 시행령 제2조)

17 경북, 18 서울·제주

① 질병관리청장과 특별자치시장·특별자치도지사·시장·군수·구청장은 지역주민의 건강 상태 및 건강 문제의 원인 등을 파악하기 위하여 매년 지역사회 건강실태조사를 실시하여야 한다.

② 질병관리청장은 ①에 따라 지역사회 건강실태조사를 실시할 때에는 미리 보건복지부장관과 협의하여야 한다.

③ ①에 따른 지역사회 건강실태조사의 방법, 내용 등에 관하여 필요한 사항은 대통령령으로 정한다.

④ 질병관리청장은 보건복지부장관과 협의하여 「지역보건법」 ①(제4조제1항)에 따른 지역사회 건강실태조사를 매년 지방자치단체의 장에게 협조를 요청하여 실시한다.

⑤ ④에 따라 협조 요청을 받은 지방자치단체의 장은 매년 보건소(보건의료원을 포함)를 통하여 지역 주민을 대상으로 지역사회 건강실태조사를 실시하여야 한다. 이 경우 지방자치단체의 장은 지역사회 건강실태조사의 결과를 질병관리청장에게 통보하여야 한다.

⑥ 지역사회 건강실태조사는 표본조사를 원칙으로 하되, 필요한 경우에는 전수조사를 할 수 있다.

⑦ 지역사회 건강실태조사의 내용에는 다음 각 호의 사항이 포함되어야 한다.

　㉠ 흡연, 음주 등 건강 관련 생활습관에 관한 사항

　㉡ 건강검진 및 예방접종 등 질병 예방에 관한 사항

　㉢ 질병 및 보건의료서비스 이용 실태에 관한 사항

　㉣ 사고 및 중독에 관한 사항

　㉤ 활동의 제한 및 삶의 질에 관한 사항

　㉥ 그 밖에 지역사회 건강실태조사에 포함되어야 한다고 질병관리청장이 정하는 사항

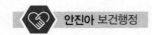

「**지역보건법**」 **제6조 【지역보건의료심의위원회】** 20 경남, 21 경기

① 지역보건의료에 관한 다음 각 호의 사항을 심의하기 위하여 특별시·광역시·도(이하 "시·도"라 한다) 및 특별자치시·특별자치도·시·군·구(구는 자치구를 말하며, 이하 "시·군·구"라 한다)에 지역보건의료심의위원회(이하 "위원회"라 한다)를 둔다.
   1. 지역사회 건강실태조사 등 지역보건의료의 실태조사에 관한 사항
   2. 지역보건의료계획 및 연차별 시행계획의 수립·시행 및 평가에 관한 사항
   3. 지역보건의료계획의 효율적 시행을 위하여 보건의료 관련 기관·단체, 학교, 직장 등과의 협력이 필요한 사항
   4. 그 밖에 지역보건의료시책의 추진을 위하여 필요한 사항
② 위원회는 위원장 1명을 포함한 20명 이내의 위원으로 구성하며, 위원장은 해당 지방자치단체의 부단체장(부단체장이 2명 이상인 지방자치단체에서는 대통령령으로 정하는 부단체장을 말한다)이 된다. 다만, 제4항에 따라 다른 위원회가 위원회의 기능을 대신하는 경우 위원장은 조례로 정한다.
③ 위원회의 위원은 지역주민 대표, 학교보건 관계자, 산업안전·보건 관계자, 보건의료 관련 기관·단체의 임직원 및 관계 공무원 중에서 해당 위원회가 속하는 지방자치단체의 장이 임명하거나 위촉한다.
④ 위원회는 그 기능을 담당하기에 적합한 다른 위원회가 있고 그 위원회의 위원이 제3항에 따른 자격을 갖춘 경우에는 시·도 또는 시·군·구의 조례에 따라 위원회의 기능을 통합하여 운영할 수 있다.
⑤ 제1항부터 제4항까지에서 규정한 사항 외에 위원회의 구성과 운영 등에 필요한 사항은 대통령령으로 정한다.

4　보건소 17 경기, 18 경북·경기·인천, 19 부산, 20 경북

(1) 보건소의 역사 20 부산·경북보건연구사

① 최초의 보건소 조직은 1946년 10월에 서울 및 각 도의 대도시에 모범보건소가 설립된 것이다.
② 1956년 12월 13일 처음으로 「보건소법」이 제정되어 도지사 또는 서울시장이 보건소를 설치할 수 있도록 하였으나. 명실상부한 보건소 조직이 이루어지지 못하고 폐지되었다.
③ 실질적인 의미의 보건소 설치는 1962년 9월 24일에 구 「보건소법」을 전면 개정하여 현재에 볼 수 있는 시·군에 보건소를 두도록 하였다.

④ 1995년 12월 29일 「지역보건법」으로 전면 개정되었다.

시기	주요 내용
1946. 10.	모범보건소(서울)
1948	국립중앙보건소로 승격
1951. 9.	「(구)국민의료법」 제정
1953	15개의 보건소와 471개의 보건진료소 설치
1955	16개의 보건소와 515개의 보건진료소
1956. 12. 13.	「(구)보건소법」 제정: 시·도립 보건소 직제 완성
1958. 6.	「(구)보건소법」 시행령 공포
1962. 9. 24.	「(구)보건소법」 전면 개정: 시·군 보건소로 이관과 보건소 업무 13가지 규정
1976	「(구)보건소법 시행령」 공포: 보건소 설치기준 마련(시·군·구)
1980. 12.	「(구)농어촌 보건의료를 위한 특별조치법」
1988~1989	의료취약지역 군보건소의 병원화 사업추진(15개 보건의료원 설립)
1991. 3.	「(구)보건소법」 개정: 보건지소 설치근거 마련 및 보건소 업무 보완
1992. 7.	보건소 및 보건지소 보건의료 전문인력 배치기준(보사부훈령 제639호)
1994. 12.	「농어촌특별세법」
1995. 12. 29.	「(구)보건소법」 → 「지역보건법」으로 전환

(2) 소속: 행정안전부 18 서울

(3) 보건소 설치(「지역보건법」 제10조, 법 시행령 제8조) 21 경북, 23 보건직

① 지역주민의 건강을 증진하고 질병을 예방·관리하기 위하여 시·군·구에 1개소의 보건소(보건의료원을 포함한다. 이하 같다)를 설치한다. 다만, 시·군·구의 인구가 30만 명을 초과하는 등 지역주민의 보건의료를 위하여 특별히 필요하다고 인정되는 경우에는 대통령령으로 정하는 기준에 따라 해당 지방자치단체의 조례로 보건소를 추가로 설치할 수 있다.

② 동일한 시·군·구에 2개 이상의 보건소가 설치되어 있는 경우 해당 지방자치단체의 조례로 정하는 바에 따라 업무를 총괄하는 보건소를 지정하여 운영할 수 있다.

③ ①에 따라 보건소를 추가로 설치할 수 있는 경우는 다음 각 호의 어느 하나에 해당하는 경우로 한다.

㉠ 해당 시·군·구의 인구가 30만명을 초과하는 경우

㉡ 해당 시·군·구의 「보건의료기본법」에 따른 보건의료기관 현황 등 보건의료 여건과 아동·여성·노인·장애인 등 보건의료 취약계층의 보

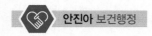

건의료 수요 등을 고려하여 보건소를 추가로 설치할 필요가 있다고 인정되는 경우

④ ① 및 ③에 따라 보건소를 추가로 설치하려는 경우 지방자치단체의 장은 보건복지부장관과 미리 협의하여야 한다.

⑤ 보건의료원(「지역보건법」 제12조): 보건소 중 「의료법」 따른 병원의 요건을 갖춘 보건소는 보건의료원이라는 명칭을 사용할 수 있다.

(4) 보건소장(법시행령 제13조) 17 경기, 18 강원

① 보건소에 보건소장(보건의료원의 경우에는 원장을 말한다. 이하 같다) 1명을 두되, 의사 면허가 있는 사람 중에서 보건소장을 임용한다. 다만, 의사 면허가 있는 사람 중에서 임용하기 어려운 경우에는 보건·식품위생·의료기술·의무·약무·간호·보건진료 직렬의 공무원을 보건소장으로 임용할 수 있다.

② ①에 따라 보건 등 직렬의 공무원을 보건소장으로 임용하려는 경우에 해당 보건소에서 실제로 보건등과 관련된 업무를 하는 보건 등 직렬의 공무원으로서 보건소장으로 임용되기 이전 최근 5년 이상 보건 등의 업무와 관련하여 근무한 경험이 있는 사람 중에서 임용하여야 한다.

③ 보건소장은 시장·군수·구청장의 지휘·감독을 받아 보건소의 업무를 관장하고 소속 공무원을 지휘·감독하며, 관할 보건지소, 건강생활지원센터 및 보건진료소의 직원 및 업무에 대하여 지도·감독한다.

(5) 보건소의 기능 및 업무(「지역보건법」 제11조, 「지역보건법 시행령」 제9조)

16 경기, 17 경기·충남·부산·강원, 18 충북·호남권, 19 강원, 20 강원, 21 서울·경기·울산, 23 전북경력경쟁

① 보건소는 해당 지방자치단체의 관할 구역에서 다음의 기능 및 업무를 수행한다.
1. 건강 친화적인 지역사회 여건의 조성
2. 지역보건의료정책의 기획, 조사·연구 및 평가
   가. 지역보건의료계획 등 보건의료 및 건강증진에 관한 중장기 계획 및 실행계획의 수립·시행 및 평가에 관한 사항
   나. 지역사회 건강실태조사 등 보건의료 및 건강증진에 관한 조사·연구에 관한 사항
   다 보건에 관한 실험 또는 검사에 관한 사항
3. 보건의료인 및 「보건의료기본법」 제3조 제4호에 따른 보건의료기관 등에 대한 지도·관리·육성과 국민보건 향상을 위한 지도·관리
   가. 의료인 및 의료기관에 대한 지도 등에 관한 사항
   나. 의료기사·보건의료정보관리사 및 안경사에 대한 지도 등에 관한 사항
   다. 응급의료에 관한 사항
   라. 「농어촌 등 보건의료를 위한 특별조치법」에 따른 공중보건의사, 보건진료 전담공무원 및 보건진료소에 대한 지도 등에 관한 사항
   마. 약사에 관한 사항과 마약·향정신성의약품의 관리에 관한 사항
   바. 공중위생 및 식품위생에 관한 사항

4. 보건의료 관련기관·단체, 학교, 직장 등과의 협력체계 구축
5. 지역주민의 건강증진 및 질병예방·관리를 위한 지역보건의료서비스의 제공
  가. 국민건강증진·구강건강·영양관리사업 및 보건교육
  나. 감염병의 예방 및 관리
  다. 모성과 영유아의 건강유지·증진
  라. 여성·노인·장애인 등 보건의료 취약계층의 건강유지·증진
  마. 정신건강증진 및 생명존중에 관한 사항
  바. 지역주민에 대한 진료, 건강검진 및 만성 질환 등의 질병관리에 관한 사항
  사. 가정 및 사회복지시설 등을 방문하여 행하는 보건의료 및 건강관리사업
  아. 난임의 예방 및 관리
② 보건복지부장관이 지정하여 고시하는 의료취약지의 보건소는 제1항제5호아목 중 대통령령으로 정하는 업무를 수행할 수 있다. "대통령령으로 정하는 업무"란 난임시술 주사제 투약에 관한 지원 및 정보 제공을 말한다.

(6) 보건소 진료비 징수(「지역보건법」 제25조, 동법 시행규칙 10조)

18 호남권, 20 강원

① 지역보건의료기관은 그 시설을 이용한 자, 실험 또는 검사를 의뢰한 자 또는 진료를 받은 자로부터 수수료 또는 진료비를 징수할 수 있다.
② 제1항에 따른 수수료와 진료비는 보건복지부령으로 정하는 기준에 따라 해당 지방자치단체의 조례로 정한다.
③ 지역보건의료기관에서 징수하는 수수료와 진료비는 「국민건강보험법」에 따라 보건복지부장관이 고시하는 요양급여비용 명세의 기준에 따라 지방자치단체의 조례로 정한다(법 시행규칙 제10조 수수료 등).

5 보건지소 등

(1) 보건지소 설치(「지역보건법」 제13조, 동법 시행령 10조) 21 대전보건연구사

① 보건소의 업무수행을 위하여 필요하다고 인정하는 경우에는 대통령령으로 정하는 기준에 따라 해당 지방자치단체의 조례로 보건지소를 설치할 수 있다.
② 보건지소는 읍·면(보건소가 설치된 읍·면은 제외한다)마다 1개씩 설치할 수 있다.
③ 지역주민의 보건의료를 위하여 특별히 필요하다고 인정되는 경우에는 필요한 지역에 보건지소를 설치·운영하거나 여러 개의 보건지소를 통합하여 설치·운영할 수 있다.

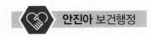

(2) 보건지소장(법시행령 제14조) 23 보건직

① 보건지소에 보건지소장 1명을 두되, 지방의무직공무원 또는 임기제공무원을 보건지소장으로 임용한다.

② 보건지소장은 보건소장의 지휘·감독을 받아 보건지소의 업무를 관장하고 소속 직원을 지휘·감독하며, 보건진료소의 직원 및 업무에 대하여 지도·감독한다.

6 건강생활지원센터 17 서울, 18 복지부7급, 23 부산·인천보건연구사

(1) 건강생활지원센터 설치(「지역보건법」 제14조, 동법 시행령 11조)

① 지방자치단체는 보건소의 업무 중에서 특별히 지역주민의 만성질환 예방 및 건강한 생활습관 형성을 지원하는 건강생활지원센터를 대통령령으로 정하는 기준에 따라 해당 지방자치단체의 조례로 설치할 수 있다.

② 건강생활지원센터는 읍·면·동(보건소가 설치된 읍·면·동은 제외한다)마다 1개씩 설치할 수 있다.

(2) 건강생활지원센터장(법 시행령 15조)

① 건강생활지원센터에 건강생활지원센터장 1명을 두되, 보건등 직렬의 공무원 또는 「보건의료기본법」에 따른 보건의료인을 건강생활지원센터장으로 임용한다.

② 건강생활지원센터장은 보건소장의 지휘·감독을 받아 건강생활지원센터의 업무를 관장하고 소속 직원을 지휘·감독한다.

7 공중보건의사제도

(1) 공중보건의사제도

① 농어촌 등 보건의료 취약지역의 주민에게 보건의료를 제공하기 위해 1978년 12월 「국민보건의료를 위한 특별조치법」의 제정으로 시행되었다.

② 병역법에 의거 공중보건의사로 편입된 의사, 치과의사, 한의사로서 보건복지부장관의 공중보건업무 종사 명령을 받은 경우 임기제 공무원으로 채용하는 제도이다.

③ 시장·군수·구청장 또는 배치기관의 장이 공중보건의사의 복무에 관하여 관할지역 또는 당해 기관에 근무하는 공중보건의사를 지도·감독하고 있다.

(2) 공중보건의사 배치기관 및 배치시설(「농어촌 등 보건의료를 위한 특별조치법」 제5조의2) 18 경기, 20 인천

① 보건복지부장관 또는 시·도지사가 공중보건의사를 배치할 수 있는 기관 또는 시설은 다음과 같다.

  ㉠ 보건소 또는 보건지소

  ㉡ 국가·지방자치단체 또는 공공단체가 설립·운영하는 병원으로서 보건복지부장관이 정하는 병원(이하 이 조에서 "공공병원"이라 한다)

  ㉢ 공공보건의료연구기관

  ㉣ 공중보건사업의 위탁사업을 수행하는 기관 또는 단체

  ㉤ 보건의료정책을 수행할 때에 공중보건의사의 배치가 필요한 기관 또는 시설로 대통령령으로 정하는 기관 또는 시설

② ①에 따른 보건소 및 공공병원은 특별시·광역시(광역시의 관할구역에 있는 군 지역은 제외한다) 외의 지역에 있는 기관 및 시설로 한정한다.

③ **공중보건의사의 배치기관 또는 시설(법 시행령 제6조의2)**: 보건의료정책을 수행할 때에 공중보건의사의 배치가 필요한 기관 또는 시설로 대통령령으로 정하는 기관 또는 시설

  ㉠ 병원선 및 이동진료반

  ㉡ 군지역 및 의사확보가 어려운 중소도시의 민간병원 중 정부의 지원을 받는 병원으로서 보건복지부장관이 정하는 병원

  ㉢ 그 밖에 사회복지시설, 교정시설 내의 의료시설, 응급의료에 관련된 기관 또는 단체 등 보건복지부장관이 국민보건의료를 위하여 공중보건의사의 배치가 특히 필요하다고 인정하는 기관 또는 시설

8 보건진료소와 보건진료 전담공무원 20 서울·대구, 21 경북·경기7급

(1) 사업배경

① 농어촌 보건의료 취약지역에 대하여 보건의료서비스 이용의 접근성을 높이고 포괄적인 일차보건의료 서비스제공을 통한 주민의 건강수준을 향상시키기 위하여 1980년 「농어촌 등 보건의료를 위한 특별조치법」을 제정·공포하고 농·어촌 및 오·벽지 지역에 보건진료소를 설치했다.

② 보건진료소란 의사가 배치되어 있지 아니하고 계속하여 의사를 배치하기 어려울 것으로 예상되는 의료취약지역에서 보건진료 전담공무원으로 하여금 의료행위를 하게 하기 위하여 시장·군수가 설치·운영하는 보건의료시설이다.

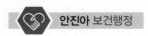

(2) 설치 및 운영(농특법 제15조 및 법 시행규칙 제17조)

① 시장[도농복합형태의 시의 시장을 말하며, 읍·면 지역에서 보건진료소를 설치·운영하는 경우만 해당한다] 또는 군수는 보건의료 취약지역의 주민에게 보건의료를 제공하기 위하여 보건진료소를 설치·운영한다. 다만, 시·구의 관할구역의 도서지역에는 해당 시장·구청장이 보건진료소를 설치·운영할 수 있으며, 군 지역에 있는 보건진료소의 행정구역이 행정구역의 변경 등으로 시 또는 구 지역으로 편입된 경우에는 보건복지부장관이 정하는 바에 따라 해당 시장 또는 구청장이 보건진료소를 계속 운영할 수 있다.

② 보건진료소에 보건진료소장 1명과 필요한 직원을 두되, 보건진료소장은 보건진료 전담공무원으로 보한다.

③ 보건진료소의 설치기준은 보건복지부령으로 정한다.

④ 법 제15조에 따른 보건진료소는 의료 취약지역을 인구 5천명 미만을 기준으로 구분한 하나 또는 여러 개의 리·동을 관할구역으로 하여 주민이 편리하게 이용할 수 있는 장소에 설치한다.

⑤ 군수(법 제15조제1항 본문에 따라 읍·면 지역에 보건진료소를 설치·운영하는 도농복합형태의 시의 시장 및 법 제15조제1항 단서에 따라 관할구역의 도서지역에 보건진료소를 설치·운영하는 시장·구청장을 포함한다. 이하 같다)는 보건진료소를 설치한 때에는 지체 없이 별지 제15호서식에 따라 관할 시·도지사를 거쳐 보건복지부장관에게 보고하여야 한다.

(3) 보건진료 전담공무원의 교육과 임용 18 제주, 20 대전, 23 보건직

① **자격** 16 대구

간호사·조산사 면허를 가진 자로서 보건복지부장관이 실시하는 24주 이상의 직무교육을 받은 자

② **직무교육**

㉠ 목적: 보건진료소에 임용된 보건진료 전담공무원에게 임용배치 전 직무교육을 실시함으로써 공중보건업무 수행능력을 향상시켜 국민건강증진 도모

㉡ 근거: 「농어촌 등 보건의료를 위한 특별조치법」 제16조 제2항, 제27조)

㉢ 교육기간: 24주 이상

㉣ 보수교육: 보건진료 전담공무원의 보수교육기간은 매년 21시간 이상으로 하고, 보수교육의 내용은 보건진료 전담공무원의 업무에 관한 사항으로 한다.

③ 임용(「농어촌 등 보건의료를 위한 특별조치법」 제7조)

    ㉠ 지방공무원으로 하며, 특별자치시장·특별자치도지사·시장·군수 또는 구청장이 근무지역을 지정하여 임용한다.

    ㉡ 특별자치시장·특별자치도지사·시장·군수 또는 구청장은 보건진료 전담공무원이 다음 각 호의 어느 하나에 해당하는 경우에는 그 보건진료 전담공무원을 징계할 수 있다.

       1. 정당한 이유 없이 지정받은 근무지역 밖에서 의료행위를 한 경우

       2. 제19조(보건진료 전담공무원의 의료행위의 범위)에 따른 범위를 넘어 의료행위를 한 경우

       3. 제20조에 따른 관할구역 이탈금지 명령을 위반하여 허가 없이 연속하여 7일 이상 관할구역을 이탈한 경우

(4) 보건진료 전담공무원의 업무(「농어촌 등 보건의료를 위한 특별조치법 시행령」 제14조) 17 대전, 19 충북

보건진료 전담공무원은 「의료법」 제27조에도 불구하고 근무지역으로 지정받은 의료 취약지역에서 대통령령으로 정하는 경미한 의료행위를 할 수 있다.

① 보건진료 전담공무원의 의료행위

    ㉠ 질병·부상상태를 판별하기 위한 진찰·검사

    ㉡ 환자의 이송

    ㉢ 외상 등 흔히 볼 수 있는 환자의 치료 및 응급 조치가 필요한 환자에 대한 응급처치

    ㉣ 질병·부상의 악화 방지를 위한 처치

    ㉤ 만성병 환자의 요양지도 및 관리

    ㉥ 정상분만 시의 분만 도움

    ㉦ 예방접종

    ㉧ 의료행위에 따르는 의약품의 투여

② 의료행위 외의 업무

    ㉠ 환경위생 및 영양개선에 관한 업무

    ㉡ 질병예방에 관한 업무

    ㉢ 모자보건에 관한 업무

    ㉣ 주민의 건강에 관한 업무를 담당하는 사람에 대한 교육 및 지도에 관한 업무

    ㉤ 그 밖에 주민의 건강증진에 관한 업무

③ 보건진료 전담공무원은 제1항에 따른 의료행위를 할 때에는 보건복지부장관이 정하는 환자 진료지침에 따라야 한다.

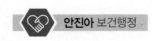

OX QUIZ

Check

01 보건복지부의 건강정책국에서 국민건강증진사업에 관한 종합계획 수립과 지역보건의료계획의 수 O X
립에 관한 업무를 담당한다.

02 국민건강보험공단, 건강보험심사평가원은 보건복지부 소속기관이다. O X

03 지방보건행정조직에서 시·도는 보건의료사업을 수행하는 행정기관인 보건소를 관장한다. O X

04 보건복지부장관은 지역보건의료계획을 5년마다 수립하여야 한다. O X

05 시장·군수·구청장은 지역주민의 보건의료를 위해 필요하다고 인정하는 경우에 보건소를 추가 O X
로 설치할 수 있다.

06 보건진료소장은 간호사·조산사 면허를 가진 자로서 보건복지부장관이 실시하는 24주 이상의 직 O X
무교육을 받은 자이다.

 Answer

01 O
02 X [국민건강보험공단, 건강보험심사평가원은 보건복지부 소속기관이 아니다.]
03 X [시·도 → 시·군·구]
04 X [시·도지사 또는 시장·군수·구청장은 지역보건의료계획을 4년마다 수립하여야 한다.] **05** O **06** O

Chapter 02 병원조직의 관리

제1절 병원조직 관리

관계법규
• 의료법(1951)

학습 길라잡이
• 병원조직의 특성
• 병원관리의 주요 지표

1 병원의 이해

(1) 정의

① 사전적 의미: 병자를 진찰·치료하는 데 필요한 설비를 갖추어 놓은 곳
② 「의료법」: 의료기관이란 의료인이 공중 또는 특정 다수인을 위하여 의료·조산의 업을 하는 곳을 말한다.
③ WHO: 병원은 사회 및 의료조직의 핵심적인 기관으로서 지역사회주민들에게 치료와 예방을 포함하는 총괄적인 보건의료서비스를 제공하고, 외래 진료활동에 있어서는 가족의 건강까지 포함하며, 또한 보건의료관련 종사자들의 훈련과 생물학적·사회학적 연구의 중심기관이다.
④ 미국병원협회: 조직화된 의료 및 전문요원, 병상을 포함한 연구시설, 의료서비스, 그리고 지속적인 간호서비스를 통하여 환자의 진단과 치료를 하는 시설이다.
⑤ 병원은 환자에 대한 진료 즉 진단과 치료와 예방, 보건의료 관계자에 대한 교육, 그리고 의학관련 연구를 수행하는 기관이다.

(2) 병원의 기능

① 환자의 진단과 치료
② 의학·의료기술의 연구
③ 의료인력의 교육·훈련
④ 공중보건서비스의 기능

2 병원의 분류

(1) 설립·운영주체에 따른 분류

① 국·공립병원
국가나 지방정부 또는 공공단체에서 설립·운영하는 병원으로 보건복지부의 지휘·감독을 받는다. 국립대학 부속병원(교육부), 지방공사의료원(행정안전부), 국립암센터 등이 있다.

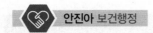

② 사립병원

민간법인 또는 개인이 설립·운영하는 민간병원으로 법인의 종류에 따라 학교법인, 재단법인, 의료법인, 사회복지법인, 병원 등으로 구분한다.

(2) 교육기능에 따른 분류

① 수련병원

전공의사의 수련과정에 필요한 교육기능을 갖추고 인턴 및 레지던트에 대한 수련을 담당하는 병원이다.

② 비수련병원

전공의 수련기능을 담당하지 않는 소규모의 병원이다.

(3) 영리성에 따른 분류

① 영리병원

이윤의 추구를 목적으로 하고, 투자자에 대해 이익배당을 할 수 있는 병원을 말한다.

② 비영리병원

이윤의 추구를 목적으로 하지 않는 병원을 말한다.

(4) 의사의 고용형태에 따른 분류

① 개방병원

개원한 의사가 다른 병원의 인력과 시설을 활용하여 진료행위를 할 수 있는 병원을 말한다.

② 폐쇄병원

병원에서 의사를 고용하고 전임인력으로만 운영하는 병원이다.

보충 | 개방병원제도

(1) 개념

개원의사가 2·3차의료기관의 유휴시설·장비 및 인력을 활용하여 자신의 환자에게 지속적인 의료서비스를 제공하는 제도

(2) 근거법률

> 「의료법」 제39조(시설 등의 공동이용)
> ① 의료인은 다른 의료기관의 장의 동의를 받아 그 의료기관의 시설·장비 및 인력 등을 이용하여 진료할 수 있다.
> ② 의료기관의 장은 그 의료기관의 환자를 진료하는 데에 필요하면 해당 의료기관에 소속되지 아니한 의료인에게 진료하도록 할 수 있다.
> ③ 의료인이 다른 의료기관의 시설·장비 및 인력 등을 이용하여 진료하는 과정에서 발생한 의료사고에 대하여는 진료를 한 의료인의 과실 때문이면 그 의료인에게, 의료기관의 시설·장비 및 인력 등의 결함 때문이면 그것을 제공한 의료기관 개설자에게 각각 책임이 있는 것으로 본다.

(3) 장단점
① 장점
㉠ 환자측: 저렴한 비용으로 양질의 의료서비스를 신속하게 제공
㉡ 개원의측: 개원의 투자부담 완화, 고난도 진료기술의 지속적 활용, 단골환자 확보 가능
㉢ 개방병원측: 유휴시설과 장비 활용, 진료수입의 향상 및 의료서비스 개선 가능
㉣ 1차의료기관에서 사용할 수 없는 고가의료장비를 사용함으로써 정밀검사 가능
② 단점
㉠ 전문의의 개원이 용이해지므로 전문의가 과다배출되어 의사인력구조가 편중될 우려가 있다.
㉡ 의료사고 발생 시 개방병원과 개원의사 간에 분쟁발생의 우려가 있다.

(5) 재원일수에 따른 분류

① 단기병원: 재원기간 90일 이내
② 장기병원: 재원기간 90일 이상

(6) 「의료법」상 분류

① 병원: 30개 병상 이상 병원
② 종합병원: 100개 병상 이상 병원

3 병원조직의 특성 13 경기, 17 대전

① 높은 전문인력의 비중
② 복잡한 조직체계
③ 이원화된 권위체계
④ 24시간 운영체계
⑤ 의료전문가와 관리자의 이중 역할
⑥ 자본집약적이며 노동집약적 성격
⑦ 공익성과 수익성에 대한 목표의 상충성
⑧ 복잡한 전환과정을 거쳐 서비스를 생산하는 조직체
⑨ 생산된 서비스의 품질관리나 업적평가가 극히 곤란한 조직체
⑩ 업무의 연속성과 응급성
⑪ 투자자본의 높은 회전율과 낮은 회수율

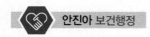

4 병원관리이론 26) 15 서울, 19 인천

(1) 이윤극대화모형

영리를 추구하는 병원은 이윤극대화를 위해 설비에 투자하고 가격을 책정하며 생산량을 정한다. 이들 병원은 각자가 일정한 독점력을 갖게 되는데, 이것은 각 병원마다 생산하는 보건의료서비스의 질이 서로 다르고, 어느 정도 전문화되어 있으며, 일반적으로 일정한 지역을 혼자 담당하기 때문이다.

(2) 뉴하우스모형

보건의료서비스의 양과 질을 동시에 추구하는 모형으로, 보건경제학자인 뉴하우스(Newhouse)가 1970년에 발표한 비영리병원의 형태에 관한 경제모형이다. 비영리병원의 운영책임자는 두 개의 성취목적을 동시에 추구하는데, 바로 진료서비스의 양과 질이다. 예산이 허락하는 범위 안에서 좋은 질의 서비스를 가능한 많이 제공하고자 하지만, 한정된 예산으로 질과 양은 서로 상충관계(Trade-off)에 놓이게 되는데, 질을 높이자면 양을 줄여야 하고 그 반대의 상황도 성립되기 때문이다.

(3) 수입극대화모형

현재의 순이익보다 장기적인 관점에서 전체적인 수입을 증가하여 병원 시장률을 높여 발전을 도모하는 모형이다. 병원들이 수입극대화를 추구하는 이유로는 병원산업이 처한 현실, 즉 수가통제 등의 외적 요인도 있겠으나 내적으로는 수입이 이윤과 어느 정도의 관련을 맺는다는 점과 수입의 감소는 병원규모의 감소와 함께 내원환자 수의 감소를 초래할 수 있다는 점에 기인한다.

(4) 격차극소화모형

리(Lee)의 격차극소화모형은 병원들이 새로운 장비나 기술에 대한 투자결정에서 해당 장비나 기술이 가져다 줄 이윤에 대한 전망보다는 새로운 고객의 확보나 병원 명성의 증가, 혹은 고급기술을 사용한다는 전문의료인으로서의 자부심을 더 중요한 고려대상으로 삼는다는 현실을 설명하고자 만들어졌다. 이 모형의 구심점은 병원은 시설투자를 비롯한 제반사항에 대한 의사결정에서 독립적이지 않고 자기와 비슷한 부류의 다른 병원의 행태를 언제나 염두에 두게 된다는 병원 간의 상호의존성을 강조하는 데 있다.

---

26) 양봉민 외, 보건경제학, 나남, 2015년, p.225~232.

1 진료실적 지표 27) 21 서울7급 · 세종보건연구사

(1) 병상이용률(%) 21 서울7급

① 일정 기간 동안 병원의 가동병상 중 입원환자가 차지하는 비율로서 입원자원(가동병상)의 운영효율성을 나타낸다.

② 병상 수는 병원의 규모를 가장 잘 나타내는 변수로서 인력, 의료기기, 총비용 등 병원의 투입요소와 밀접한 상관성을 갖는다.

③ 병상이용률은 병원인력과 시설의 활용도를 보여준다.

$$\text{• 연간 병상이용률(\%)} = \frac{\text{연간 입원환자 수}}{\text{가동병상 수} \times 365\text{일}} \times 100$$

$$\text{• 병상이용률} = \frac{\text{1일 평균 입원환자 수}}{\text{가동병상 수}} \times 100$$

(2) 병상회전율 19 대전, 21 경북

① 일정 기간 동안의 실제 입원환자(퇴원환자) 수를 가동병상 수로 나눈 비율로서 병상당 입원환자를 몇 명 수용하였는가를 나타내는 병상 이용의 효율성 측정 지표이다.

② 병상회전율이 증가할수록 병원의 수익성 면에서 바람직하다.

$$\text{병상회전율(명)} = \frac{\text{실입원환자 수(또는 퇴원실 인원수)}}{\text{가동병상 수}}$$

(3) 평균재원일수

① 입원환자의 총재원일수를 실제 입원(퇴원)한 환자 수로 나눈 비율로서 환자가 병원에 입원한 평균일수를 의미한다.

② 평균재원일수가 길면 병상이용률은 높아지나 병상회전율이 낮아지고, 입원환자 1인당 일당 진료비가 감소되므로 병원에서는 수익증대를 위해 평균재원일수를 단축하려고 한다.

$$\text{평균재원일수(일)} = \frac{\text{총재원일수}}{\text{실입원환자 수(실퇴원환자 수)}}$$

---

27) 대한예방의학회, 예방의학과 공중보건학(제4판), 계축문화사, 2021, p.971~972.

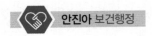

(4) 병원이용률(%) 21 제주보건연구사

① 일정기간 중 환자 1인당 부담 진료비를 토대로 외래·입원 비율에 따라 가중치를 부여한 연외래환자수와 연입원환자수(총재원일수)를 합한 후 연가 동병상수로 나눈 지표이다.

② 병원들의 입원환자 대 외래환자 비율이 각기 다르고 외래환자 진료수익이 총수익에서 차지하는 비중이 크기 때문에 병원진료서비스의 양이나 투입, 시설의 활용도를 종합적으로 설명하는 지표로서 병상이용률보다 설명력이 높다.

$$병원이용률(\%) = \frac{총재원일수 + 연\ 외래환자수 \times \dfrac{외래환자\ 1인\ 1일당\ 진료비}{입원환자\ 1인\ 1일당\ 진료비}}{연\ 가동병상수} \times 100$$

2 진료권 분석 지표 [28]

(1) 내원환자의 지역별 구성도(CI, Commitment Index)

① 병원을 중심으로 특정 병원을 이용한 환자의 총이용량 중에서 특정 지역에 거주하는 환자가 이용한 비율을 말한다.

② 병원이 담당하고 있는 진료지역의 범위를 파악할 수 있게 해 준다.

$$CI_{ij}(\%) = \frac{i병원을\ 이용한\ j지역\ 환자의\ 의료이용량}{i병원을\ 이용한\ 환자의\ 총의료이용량} \times 100$$

(2) 친화도(RI, Relevance Index) 19 제주, 21 부산

① 지역사회를 중심으로 특정 지역에 거주하는 주민의 총의료이용량 중 특정 병원을 이용한 의료이용량의 비율을 나타낸다.

② 지역주민들의 의료기관 이용의 선호도를 보여준다.

$$RI_{ij}(\%) = \frac{j지역주민의\ i병원\ 의료이용량}{j지역주민의\ 의료이용량} \times 100$$

---

28) 대한예방의학회, 예방의학과 공중보건학(제4판), 계축문화사, 2021, p.972.

3 기타지표 [29]

(1) 안전성 지표

① 병원 자본구조의 건실성, 지불능력, 자금 운용의 적정성 여부 등을 판단하기 위한 지표를 말한다. 유동비율, 부채비율, 자기자본비율, 고정비율 등을 사용한다.

② 유동비율: 단기부채를 상환할 수 있는 유동성 자산이 몇배인지를 측정하는 비율로서 유동비율이 높을수록 단기채무 지급능력이 양호하다고 할 수 있다.

$$유동비율(\%) = \frac{유동자산}{유동부채} \times 100$$

③ 부채비율: 부채를 자기자본으로 나눈 비율로서 이 비율이 높을수록 원금 상환과 이자부담이 커진다.

$$부채비율(\%) = \frac{부채}{자기자본} \times 100$$

④ 자기자본비율: 총자본 중에서 자기자본이 차지하고 있는 비율이다. 자기자본은 금융비용을 부담하지 않고 이용할 수 있는 자본이기 때문에 이 비율이 높을수록 재무안정성이 높다고 할 수 있다.

$$자기자본비율(\%) = \frac{자기자본}{총자본} \times 100$$

(2) 수익성 지표

① 병원이 내·외부로부터 조달한 자본을 이용하여 어느 정도의 성과(이익)를 실현하였는지를 측정하는 지표이다. 의료수익에 비해 이익의 크기를 비교하는 의료수익의료이익률과 투입자본에 비해 이익의 규모를 측정하는 총자산의료이익률, 총자산순이익률, 자기자본순이익률 등이 있다.

② 의료수익 의료이익률: 의료이익을 의료수익으로 나눈 비율이다. 의료이익은 병원의 의료활동에서 얻은 수익에서 소요된 의료비용을 차감한 금액이다.

$$의료수익 \ 의료이익률(\%) = \frac{의료이익}{의료수익} \times 100$$

③ 의료이익의 규모를 측정하는 총자산의료이익률, 총자산순이익률, 자기자본이익률 등이 속한다.

---

29) 대한예방의학회, 예방의학과 공중보건학(제4판), 계축문화사, 2021, p.970~971.

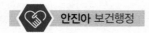

(3) 성장성 지표

① 일정기간 동안병원의 수익 규모, 환자 수, 경영 성과 등이 그 전에 비해 얼마나 증가하였는지를 나타내는 지표이다.
② 의료수익 증가율: 일정 기간 동안 의료수익(입원, 외래)이 그전에 비해 증가한 정도를 나타내는 지표로서 병원 외형의 성장 정도를 나타낸다.

$$의료수익 \ 증가율(\%) = \frac{(당기 \ 의료수익 - 전기 \ 의료수익)}{전기 \ 의료수익} \times 100$$

(4) 활동성 지표

① 병원이 보유하고 있는 자산을 얼마나 효율적으로 활용하였는지를 측정하는 지표이다. 즉 투입된 자본이 의료수익의 증대에 얼마나 효과적으로 기여했는가를 평가한다.
② 총자산회전율, 재고자산회전율, 의료미수금회전율, 의료미수금평균회수기간 등이 있다.
③ 총자산회전율: 의료수익을 총자산으로 나누어 측정하는데, 1년 동안 의료수익을 창출하는 데 총자산을 몇 회 이용하였는가를 나타낸다.

$$총자산회전율(회) = \frac{의료수익}{총자산}$$

(5) 생산성 지표

① 생산성이란 단위당 투입량에 대한 산출량의 관계를 의미한다. 생산성 지표는 병원운영에 투입된 각 생산요소(인력, 자본, 기타 자원)가 창출한 서비스의 양이나 부가가치를 분석하여 물적 생산성과 가치적 생산성을 측정한다.
② 노동생산성(인건비 투자효율)
직원 1인당 부가가치를 의미하는데, 부가가치를 직원 수로 나누어 계산한다.

$$노동생산성 = \frac{부가가치}{직원 \ 수}$$

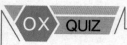

Check

01 병원은 환자의 진단과 치료뿐만 아니라 의료인력의 교육·훈련, 의료기술 연구 등 다양한 기능을 한다. O X

02 개방병원은 개원한 의사가 다른 병원의 인력과 시설을 활용하여 진료행위를 할 수 있는 병원으로, 우리나라에는 개방병원제도가 없다. O X

03 병원조직은 복잡한 전환과정을 거쳐 서비스를 생산하는 조직이다. O X

04 격차극소화모형은 병원이 투자를 결정할 때 이윤에 대한 전망보다는 새로운 고객의 확보나 병원의 명성 증가 등을 더 중요한 고려대상으로 삼는 현실을 설명하는 모형이다. O X

05 병상회전율은 가동병상 중 입원환자가 차지하는 비율로서, 병원의 인력과 시설의 활용도를 보여준다. O X

Answer

01 O **02** X [우리나라는 「의료법」 제39조(시설 등의 공동이용)에 의하여 개방병원제도를 시행하고 있다.]

03 O **04** O **05** X [병상회전율 → 병상이용률]

01

〈보기〉 중 보건복지부의 소속기관을 모두 고른 것은?

서울, 2020

〈보기〉
ㄱ. 국립재활원
ㄴ. 국립암센터
ㄷ. 국립중앙의료원
ㄹ. 건강보험분쟁조정위원회 사무국

① ㄱ, ㄷ   ② ㄱ, ㄹ
③ ㄴ, ㄷ   ④ ㄴ, ㄹ

02

「농어촌 등 보건의료를 위한 특별조치법」 및 동법 시행규칙상 보건진료소에 대한 설명으로 가장 옳은 것은?

서울, 2020

① 보건진료소 설치·운영은 시·도지사만이 할 수 있다.
② 보건진료 전담공무원은 24주 이상의 직무교육을 받은 사람이어야 한다.
③ 보건진료 전담공무원은 의사 면허를 가진 자만이 할 수 있다.
④ 보건진료소는 의료취약지역을 인구 100명 이상 3천명 미만을 기준으로 구분한 하나 또는 여러 개의 리·동을 관할구역으로 하여 주민이 편리하게 이용할 수 있는 장소에 설치한다.

03

다음 중 우리나라의 지방보건행정조직에 대한 설명으로 옳은 것은?

경북보건연구사, 2020

① 지역주민의 건강을 증진하고 질병을 예방·관리하기 위하여 시·도에 1개소의 보건소를 설치한다.
② 건강생활지원센터는 시·군·구 별로 1개씩 설치할 수 있다.
③ 행정안전부장관은 지역보건의료기관의 조직 기준을 정하는 경우에 미리 보건복지부장관과 협의하여야 한다.
④ 보건진료소는 의료 취약지역을 인구 300명 이상 3천명 미만을 기준으로 구분한 하나 또는 여러 개의 리·동을 관할구역으로 하여 설치한다.

04

우리나라 보건소의 발전과정에 대한 설명으로 옳지 않은 것은?

경북보건연구사, 2020

① 1946년 우리나라 보건소의 시초인 모범보건소가 설치되었다.
② 1960년 우리나라 최초로 「보건소법」이 제정되었다.
③ 1962년 「보건소법」이 전면개정되어 실질적 의미의 보건소가 시·군에 설치되었다.
④ 1995년 「보건소법」이 「지역보건법」으로 전면 개정되었다.

05

「지역보건법」에서 제시된 보건소의 기능 및 업무에 해당하지 않는 것은?

서울, 2021

① 난임의 예방 및 관리

② 감염병의 예방 및 관리

③ 지역보건의료정책의 기획, 조사·연구 및 평가

④ 보건의료 수요의 측정

06

다음 중 「지역보건법」에 따른 지역보건의료심의위원회의 기능과 역할로 옳지 않은 것은?

경기, 2021

① 지역주민들의 건강증진에 사용할 재원조달 계획에 관한 사항

② 지역사회 건강실태조사 등 지역보건의료의 실태조사에 관한 사항

③ 지역보건의료계획 및 연차별 시행계획의 수립·시행 및 평가에 관한 사항

④ 지역보건의료계획의 효율적 시행을 위하여 보건의료 관련기관·단체, 학교, 직장 등과의 협력이 필요한 사항

07

다음 중 「지역보건법」에 다른 보건소의 기능으로 옳은 것은?

경기, 2021

> ㄱ. 응급의료에 관한 사항
> ㄴ. 의료기관에 대한 지도 등에 관한 사항
> ㄷ. 보건에 관한 실험 또는 검사에 관한 사항
> ㄹ. 향정신성의약품의 관리에 관한 사항

① ㄱ

② ㄱ, ㄴ

③ ㄱ, ㄴ, ㄷ

④ ㄱ, ㄴ, ㄷ, ㄹ

08

다음 중 질병관리청의 핵심사업에 해당하지 않는 것은?

경기 7급, 2021

① 국가금연정책 지원을 위한 조사 및 흡연 폐해 연구

② 공공보건의료에 관한 임상진료지침의 개발 및 보급

③ 신종 및 해외 유입 감염병에 대한 선제적 위기대응 체계 강화

④ 만성질환 예방과 건강행태 개선을 위한 건강통계 생산 및 근거 정보 지원

09

다음 중 보건진료소에 대한 설명으로 옳지 않은 것은?

경기 7급, 2021

① 보건진료소장 1명과 필요한 직원을 두되, 보건진료소장은 보건진료 전담공무원으로 보한다.

② 보건진료 전담공무원은 국가공무원으로 지방자치단체의 추천을 받아 보건복지부장관이 임명한다.

③ 보건진료 전담공무원은 상병상태를 판별하기 위한 진찰 검사를 할 수 있다.

④ 보건진료 전담공무원은 간호사·조산사 면허를 가진 자로서 보건복지부장관이 실시하는 24주 이상의 직무교육을 받은 자여야 한다.

10

COVID-19와 같은 신종 및 해외 유입 감염병에 대한 선제적 대응, 효율적 만성질환 관리, 보건 의료 R&D 및 연구 인프라 강화가 주된 업무인 보건행정조직은?

서울, 2022

① 국립재활원

② 질병관리청

③ 국립검역소

④ 한국보건산업진흥원

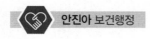

11

보건복지부 산하 공공기관이 아닌 것은?

보건직, 2023

① 한국장애인개발원
② 한국노인인력개발원
③ 한국사회보장정보원
④ 한국보건사회연구원

12

「농어촌 등 보건의료를 위한 특별조치법령」상 보건진료 전담공무원에 대한 설명으로 옳지 않은 것은?

보건직, 2023

① 보수교육기간은 매년 21시간 이상으로 한다.
② 특별자치시장·특별자치도지사·시장·군수 또는 구청장이 근무지역을 지정하여 임용한다.
③ 간호사·조산사 면허를 가진 사람으로서 보건복지부장관이 실시하는 16주 이상의 직무교육을 받은 사람이어야 한다.
④ 근무지역으로 지정받은 의료 취약지역에서 질병·부상의 악화방지를 위한 처치 등의 경미한 의료행위를 할 수 있다.

13

보건기관 중 지역주민의 만성질환 예방 및 건강한 생활습관 형성을 지원하기 위해 읍·면·동마다 1개씩 설치되는 것은?

부산 보건연구사, 2023

① 보건진료소
② 보건지소
③ 건강생활지원센터
④ 건강증진개발원

14

다음에서 설명하는 「지역보건법」상 지역보건의료기관은?

보건직, 2024

- 지역주민의 만성질환 예방 및 건강한 생활습관 형성을 지원하는 기관이다.
- 보건소가 설치되지 않은 읍·면·동에 설치할 수 있다.

① 보건지소
② 보건의료원
③ 보건진료소
④ 건강생활지원센터

15

질병관리청장 소속기관으로 옳은 것은?

보건직, 2024

① 국립재활원
② 국립보건연구원
③ 국립정신건강센터
④ 오송생명과학단지지원센터

01

보건복지부 소속기관

- 국립정신건강센터, 국립나주병원, 국립부곡병원, 국립춘천병원, 국립공주병원, 국립소록도병원, 국립재활원
- 국립장기조직혈액관리원, 오송생명과학단지지원센터, 국립망향의동산관리원, 건강보험분쟁조정위원회사무국, 첨단재생의료 및 첨단바이오의약품심의위원회

02

① 보건진료소는 시장·군수가 설치한다.
③ 보건진료 전담공무원은 간호사, 조산사 면허를 가진 자만이 할 수 있다.
④ 보건진료소는 의료취약지역을 인구 500명 이상 5천명 미만을 기준으로 구분한 하나 또는 여러 개의 리·동을 관할구역으로 하여 주민이 편리하게 이용할 수 있는 장소에 설치한다.

03

① 지역주민의 건강을 증진하고 질병을 예방·관리하기 위하여 시·군·구에 1개소의 보건소(보건의료원을 포함한다. 이하 같다)를 설치한다. 다만, 시·군·구의 인구가 30만명을 초과하는 등 지역주민의 보건의료를 위하여 특별히 필요하다고 인정되는 경우에는 대통령령으로 정하는 기준에 따라 해당 지방자치단체의 조례로 보건소를 추가로 설치할 수 있다.
② 건강생활지원센터는 읍·면·동(보건소가 설치된 읍·면·동은 제외한다)마다 1개씩 설치할 수 있다(지역보건법 시행령 제11조 건강생활지원센터의 설치).
③ 행정안전부장관은 법 제15조에 따라 지역보건의료기관의 조직 기준을 정하는 경우에 미리 보건복지부장관과 협의하여야 한다.(지역보건법 시행령 지역보건의료기관의 조직 기준).
④ 보건진료소는 의료 취약지역을 인구 500명 이상(도서지역은 300명 이상) 5천명 미만을 기준으로 구분한 하나 또는 여러 개의 리·동을 관할구역으로 하여 주민이 편리하게 이용할 수 있는 장소에 설치한다(농어촌등 보건의료를 위한 특별조치법 시행규칙 제17조 보건진료소의 설치).

04

보건소 역사

(1) 최초의 보건소 조직은 1946년 10월에 서울 및 각 도의 대도시에 모범보건소가 설립된 것이다.
(2) 1956년 12월 13일 처음으로 「보건소법」이 제정되어 도지사 또는 서울시장이 보건소를 설치할 수 있도록 하였으나, 명실상부한 보건소 조직이 이루어지지 못하고 폐지되었다.
(3) 실질적인 의미의 보건소 설치는 1962년 9월 24일에 구「보건소법」을 전면 개정하여 현재에 볼 수 있는 시·군에 보건소를 두도록 하였다.
(4) 1995년 12월 29일 「지역보건법」으로 전면 개정되었다.

05

보건소의 기능 및 업무(「지역보건법」 제11조, 「지역보건법 시행령」 제9조)

> ① 보건소는 해당 지방자치단체의 관할 구역에서 다음의 기능 및 업무를 수행한다.
> 1. 건강 친화적인 지역사회 여건의 조성
> 2. 지역보건의료정책의 기획, 조사·연구 및 평가
>   가. 지역보건의료계획 등 보건의료 및 건강증진에 관한 중장기 계획 및 실행계획의 수립·시행 및 평가에 관한 사항
>   나. 지역사회 건강실태조사 등 보건의료 및 건강증진에 관한 조사·연구에 관한 사항
>   다. 보건에 관한 실험 또는 검사에 관한 사항
> 3. 보건의료인 및 「보건의료기본법」 제3조 제4호에 따른 보건의료기관 등에 대한 지도·관리·육성과 국민보건 향상을 위한 지도·관리
>   가. 의료인 및 의료기관에 대한 지도 등에 관한 사항
>   나. 의료기사·보건의료정보관리사 및 안경사에 대한 지도 등에 관한 사항
>   다. 응급의료에 관한 사항
>   라. 「농어촌 등 보건의료를 위한 특별조치법」에 따른 공중보건의사, 보건진료 전담공무원 및 보건진료소에 대한 지도 등에 관한 사항
>   마. 약사에 관한 사항과 마약·향정신성의약품의 관리에 관한 사항
>   바. 공중위생 및 식품위생에 관한 사항
> 4. 보건의료 관련기관·단체, 학교, 직장 등과의 협력체계 구축

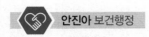

5. 지역주민의 건강증진 및 질병예방·관리를 위한 지역보건의료서비스의 제공
    가. 국민건강증진·구강건강·영양관리사업 및 보건교육
    나. 감염병의 예방 및 관리
    다. 모성과 영유아의 건강유지·증진
    라. 여성·노인·장애인 등 보건의료 취약계층의 건강유지·증진
    마. 정신건강증진 및 생명존중에 관한 사항
    바. 지역주민에 대한 진료, 건강검진 및 만성 질환 등의 질병관리에 관한 사항
    사. 가정 및 사회복지시설 등을 방문하여 행하는 보건의료 및 건강관리사업
    아. 난임의 예방 및 관리

06
「지역보건법」 제6조(지역보건의료심의위원회)

① 지역보건의료에 관한 다음 각 호의 사항을 심의하기 위하여 특별시·광역시·도(이하 "시·도"라 한다) 및 특별자치시·특별자치도·시·군·구(구는 자치구를 말하며, 이하 "시·군·구"라 한다)에 지역보건의료심의위원회(이하 "위원회"라 한다)를 둔다.
  1. 지역사회 건강실태조사 등 지역보건의료의 실태조사에 관한 사항
  2. 지역보건의료계획 및 연차별 시행계획의 수립·시행 및 평가에 관한 사항
  3. 지역보건의료계획의 효율적 시행을 위하여 보건의료 관련기관·단체, 학교, 직장 등과의 협력이 필요한 사항
  4. 그 밖에 지역보건의료시책의 추진을 위하여 필요한 사항
② 위원회는 위원장 1명을 포함한 20명 이내의 위원으로 구성하며, 위원장은 해당 지방자치단체의 부단체장(부단체장이 2명 이상인 지방자치단체에서는 대통령령으로 정하는 부단체장을 말한다)이 된다. 다만, 제4항에 따라 다른 위원회가 위원회의 기능을 대신하는 경우 위원장은 조례로 정한다.
③ 위원회의 위원은 지역주민 대표, 학교보건 관계자, 산업안전·보건 관계자, 보건의료 관련기관·단체의 임직원 및 관계 공무원 중에서 해당 위원회가 속하는 지방자치단체의 장이 임명하거나 위촉한다.

④ 위원회는 그 기능을 담당하기에 적합한 다른 위원회가 있고 그 위원회의 위원이 제3항에 따른 자격을 갖춘 경우에는 시·도 또는 시·군·구의 조례에 따라 위원회의 기능을 통합하여 운영할 수 있다.
⑤ 제1항부터 제4항까지에서 규정한 사항 외에 위원회의 구성과 운영 등에 필요한 사항은 대통령령으로 정한다.

07
보건소의 기능 및 업무(「지역보건법」 제11조, 「지역보건법 시행령」 제9조)

1. 건강 친화적인 지역사회 여건의 조성
2. 지역보건의료정책의 기획, 조사·연구 및 평가
    가. 지역보건의료계획 등 보건의료 및 건강증진에 관한 중장기 계획 및 실행계획의 수립·시행 및 평가에 관한 사항
    나. 지역사회 건강실태조사 등 보건의료 및 건강증진에 관한 조사·연구에 관한 사항
    다 보건에 관한 실험 또는 검사에 관한 사항
3. 보건의료인 및 「보건의료기본법」 제3조 제4호에 따른 보건의료기관 등에 대한 지도·관리·육성과 국민보건 향상을 위한 지도·관리
    가. 의료인 및 의료기관에 대한 지도 등에 관한 사항
    나. 의료기사·보건의료정보관리사 및 안경사에 대한 지도 등에 관한 사항
    다. 응급의료에 관한 사항
    라. 「농어촌 등 보건의료를 위한 특별조치법」에 따른 공중보건의사, 보건진료 전담공무원 및 보건진료소에 대한 지도 등에 관한 사항
    마. 약사에 관한 사항과 마약·향정신성의약품의 관리에 관한 사항
    바. 공중위생 및 식품위생에 관한 사항
4. 보건의료 관련기관·단체, 학교, 직장 등과의 협력체계 구축
5. 지역주민의 건강증진 및 질병예방·관리를 위한 지역보건의료서비스의 제공
    가. 국민건강증진·구강건강·영양관리사업 및 보건교육
    나. 감염병의 예방 및 관리
    다. 모성과 영유아의 건강유지·증진
    라. 여성·노인·장애인 등 보건의료 취약계층의 건강유지·증진
    마. 정신건강증진 및 생명존중에 관한 사항
    바. 지역주민에 대한 진료, 건강검진 및 만성 질환 등의 질병관리에 관한 사항

사. 가정 및 사회복지시설 등을 방문하여 행하는 보건 의료 및 건강관리사업

아. 난임의 예방 및 관리

08

② 공공보건의료에 관한 임상진료지침의 개발 및 보급－국립중앙의료원의 주요 사업

질병관리청 핵심사업

(1) 감염병으로부터 국민보호 및 안전사회 구현

① 신종 및 해외 유입 감염병에 대한 선제적 위기 대응 체계 강화

② 결핵, 인플루엔자, 매개체 감염병 등 철저한 감염병 관리 예방

③ 국가예방접종 지원 확대 및 이상 반응 감시 등 안전 관리

④ 고위험병원체 안전 관리를 통한 생물 안전 보장

⑤ 의료감염 관리 및 항생제 내성 예방

(2) 효율적 만성질환 관리로 국민 질병부담 감소

① 만성질환 예방과 건강행태 개선을 위한 건강통계 생산 및 근거 정보 지원

② 고혈압, 당뇨병 등 심뇌혈관질환, 알레르기질환 등 만성질환 예방관리

③ 국가 금연정책 지원을 위한 조사 및 흡연 폐해 연구

④ 국가관리 대상 희귀질환 지정 지원

⑤ 장기기증자 등 예우 지원 강화와 생명 나눔 인식 제고

⑥ 미세먼지 건강 영향 감시, 취약계층 보호 대책 마련

⑦ 기후변화(폭염, 한파 등) 건강 피해 예방

(3) 보건 의료 R&D 및 연구 인프라 강화로 질병 극복

① 감염병 R&D를 선도하는 컨트롤 타워

② 건강수명연장을 위한 만성질환 연구 강화

③ 보건 의료 연구 자원 공유·개방

④ 4차 산업혁명 대비 첨단 의료 연구 강화

09

보건진료 전담공무원은 지방공무원으로 하며, 특별자치시장·특별자치도지사·시장·군수 또는 구청장이 근무지역을 지정하여 임용한다.

10

질병관리청은 국민보건위생향상 등을 위한 감염병, 만성 질환, 희귀 난치성 질환 및 손상(損傷) 질환에 관한 방역·조사·검역·시험·연구업무 및 장기이식관리에 관한 업무를 관장하는 대한민국 보건복지부의 외청이다.

질병관리청 핵심사업

(1) 감염병으로부터 국민보호 및 안전사회 구현

① 신종 및 해외 유입 감염병에 대한 선제적 위기 대응 체계 강화

② 결핵, 인플루엔자, 매개체 감염병 등 철저한 감염병 관리 예방

③ 국가예방접종 지원 확대 및 이상 반응 감시 등 안전 관리

④ 고위험병원체 안전 관리를 통한 생물 안전 보장

⑤ 의료감염 관리 및 항생제 내성 예방

(2) 효율적 만성질환 관리로 국민 질병부담 감소

① 만성질환 예방과 건강행태 개선을 위한 건강통계 생산 및 근거 정보 지원

② 고혈압, 당뇨병 등 심뇌혈관질환, 알레르기질환 등 만성질환 예방관리

③ 국가 금연정책 지원을 위한 조사 및 흡연 폐해 연구

④ 국가관리 대상 희귀질환 지정 지원

⑤ 장기기증자 등 예우 지원 강화와 생명 나눔 인식 제고

⑥ 미세먼지 건강 영향 감시, 취약계층 보호 대책 마련

⑦ 기후변화(폭염, 한파 등) 건강 피해 예방

(3) 보건 의료 R&D 및 연구 인프라 강화로 질병 극복

① 감염병 R&D를 선도하는 컨트롤 타워

② 건강수명연장을 위한 만성질환 연구 강화

③ 보건 의료 연구 자원 공유·개방

④ 4차 산업혁명 대비 첨단 의료 연구 강화

11

한국보건사회연구원은 국민 보건의료·국민연금·건강보험·사회복지 및 사회정책과 관련된 제 부문의 정책과제를 현실적이고 체계적으로 연구·분석하고 주요 정책과제에 대한 국민의 의견수렴과 이해증진을 위한 활동을 수행함으로써 국가의 장·단기 보건의료·사회복지 정책 수립에 이바지함을 목적으로 1971년 7월 설립된 국무총리(국무조정실) 산하 경제인문사회연구회의 기타공공기관이다.

소속 기관	• 국립정신건강센터, 국립나주병원, 국립부곡병원, 국립춘천병원, 국립공주병원, 국립소록도병원, 국립재활원 • 국립장기조직혈액관리원, 오송생명과학단지지원센터, 국립망향의동산관리원, 건강보험분쟁조정위원회사무국, 첨단재생의료 및 첨단바이오의약품심의위원회
산하 공공 기관	국민건강보험공단, 국민연금공단, 건강보험심사평가원, 한국보건산업진흥원, 한국노인인력개발원, 한국사회보장정보원, 한국보건복지인재원, 국립암센터, 대한적십자사, 한국보건의료인국가시험원, 한국장애인개발원, 한국국제보건의료재단, 한국사회복지협의회, 국립중앙의료원, 한국보육진흥원, 한국건강증진개발원, 한국의료분쟁조정중재원, 한국보건의료연구원, 오송첨단의료산업진흥재단, 대구경북첨단의료산업진흥재단, 한국장기조직기증원, 한국한의약진흥원, 의료기관평가인증원, 국가생명윤리정책원, 한국공공조직은행, 아동권리보장원, 한국자활복지개발원, (재)한국보건의료정보원

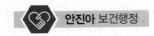

12

보건진료 전담공무원의 교육과 임용

(1) 자격: 간호사·조산사 면허를 가진 자로서 보건복지부장 관이 실시하는 24주 이상의 직무교육을 받은 자

(2) 임용

① 지방공무원으로 하며, 특별자치시장·특별자치도지 사·시장·군수 또는 구청장이 근무지역을 지정하여 임용한다.

② 특별자치시장·특별자치도지사·시장·군수 또는 구 청장은 보건진료 전담공무원이 다음 각 호의 어느 하 나에 해당하는 경우에는 그 보건진료 전담공무원을 징계할 수 있다.

1. 정당한 이유 없이 지정받은 근무지역 밖에서 의료 행위를 한 경우

2. 제19조(보건진료 전담공무원의 의료행위의 범위) 에 따른 범위를 넘어 의료행위를 한 경우

3. 제20조에 따른 관할구역 이탈금지 명령을 위반하 여 허가 없이 연속하여 7일 이상 관할구역을 이탈 한 경우

(3) 보수교육

① 보건진료 전담공무원의 보수교육기간은 매년 21시간 이상으로 하고, 보수교육의 내용은 보건진료 전담공 무원의 업무에 관한 사항으로 한다.

② 보수교육은 시·도지사가 실시하되, 관련 기관 또는 단체에 위탁할 수 있다.

③ 시·도지사는 보건진료 전담공무원의 보수교육을 하 였을 때에는 지체 없이 그 결과를 보건복지부장관에 게 보고하여야 한다.

13

「지역보건법」 제14조, 동법 시행령 제11조 (건강생활지원센터의 설치)

> 제14조(건강생활지원센터의 설치)
> 지방자치단체는 보건소의 업무 중에서 특별히 지역주민의 만성질환 예방 및 건강한 생활습관 형성을 지원하는 건강 생활지원센터를 대통령령으로 정하는 기준에 따라 해당 지 방자치단체의 조례로 설치할 수 있다.
>
> 법 시행령 제11조(건강생활지원센터의 설치)
> 법 제14조에 따른 건강생활지원센터는 읍·면·동(보건소 가 설치된 읍·면·동은 제외한다)마다 1개씩 설치할 수 있다.

14

건강생활지원센터의 설치

(1) 지방자치단체는 보건소의 업무 중에서 특별히 지역주민의 만성질환 예방 및 건강한 생활습관 형성을 지원하는 건 강생활지원센터를 대통령령으로 정하는 기준에 따라 해 당 지방자치단체의 조례로 설치할 수 있다. (「지역보건법」 제14조)

(2) 건강생활지원센터는 읍·면·동(보건소가 설치된 읍·면· 동은 제외한다)마다 1개씩 설치할 수 있다. (「지역보건법 시행령」 제11조)

15

질병관리청 조직

(1) 질병관리청 직무: 질병관리청은 방역·검역 등 감염병에 관한 사무 및 각종 질병에 관한 조사·시험·연구에 관한 사무를 관장한다.

(2) 소속기관

① 질병관리청장의 관장 사무를 지원하기 위하여 질병관 리청장 소속으로 국립보건연구원 및 질병대응센터를 둔다.

② 질병관리청장의 관장 사무를 지원하기 위하여 질병관 리청장 소속의 책임운영기관으로 국립마산병원 및 국 립목포병원을 둔다.

(3) 하부조직

① 질병관리청에 운영지원과·감염병정책국·감염병위기 대응국·감염병진단분석국·의료안전예방국 및 만성 질환관리국을 둔다.

② 청장 밑에 대변인, 종합상황실장 및 위기대응분석관 각 1명을 두고, 차장 밑에 기획조정관 및 감사담당관 각 1명을 둔다.

(4) 국립검역소: 감염병의 국내외 전파 방지를 위한 검역·방 역에 관한 사무를 분장하기 위하여 질병대응센터 소속으 로 국립검역소를 둔다.

(5) 국립결핵병원: 국립마산병원 및 국립목포병원은 결핵환자 의 진료·연구, 결핵전문가 양성 및 결핵관리요원의 교 육·훈련에 관한 업무를 관장한다.

Part 3

만|점|예|감 **예상문제**

01

보건복지부에 대한 설명으로 옳지 않은 것은?

① 중앙보건행정기관으로 지방자치단체나 보건소에 대하여 사업감독권 수행
② 식품정책, 산업재해보상보험 업무 수행
③ 고령사회정책, 출산정책, 보육정책 업무 수행
④ 의료인력 조정 업무 수행

02

다음 중 보건복지부 보건의료정책실의 업무에 해당하지 않는 것은?

① 보건의료정책　　② 의료자원정책
③ 약무정책　　　　④ 보험정책

03

다음 중 질병관리청의 주요기능으로 옳지 않은 것은?

① 감염병 관리 예방
② 만성질환 관리
③ 국민건강증진사업의 지원·평가
④ 의료감염 관리

04

다음에서 설명하고 있는 기관은?

> 식품과 건강기능식품·의약품·마약류·화장품·의약외품·의료기기 등의 안전에 관한 사무를 관장하는 중앙행정기관이다.

① 보건복지부　　　② 식품의약품안전처
③ 질병관리청　　　④ 보건연구원

05

다음 중 「지역보건법」에 의한 보건소의 업무로 옳지 않은 것은?

① 공중위생 및 식품위생에 관한 사항
② 의료인 및 의료기관에 대한 지도 등에 관한 사항
③ 응급의료에 관한 사항
④ 보험급여의 관리

06

「지역보건법」상 보건지소의 설치에 관한 설명으로 옳지 않은 것은?

① 보건소가 설치된 읍·면에 1개소씩 설치한다.
② 보건지소는 지방자치단체의 조례로 설치할 수 있다.
③ 시장·군수·구청장은 통합보건지소를 설치·운영할 수 있다.
④ 시장·군수·구청장은 필요한 지역에 보건지소를 설치·운영할 수 있다.

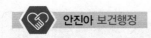

07

보건소 및 보건지소에 관한 설명으로 옳지 않은 것은?

① 보건소는 시 · 군 · 구별로 1개소씩 설치한다.

② 보건소장은 지역주민의 보건의료에 필요하다고 인정하는 경우 보건지소를 설치할 수 있다.

③ 보건소 중 「의료법」 규정에 의한 병원 요건을 갖춘 경우에 '보건의료원' 명칭을 사용할 수 있다.

④ 지역주민의 보건의료를 위하여 특별히 필요하다고 인정되는 경우에는 대통령령으로 정하는 기준에 따라 해당 지방자치단체의 조례로 보건소를 추가로 설치할 수 있다.

08

보건의료원으로 맞는 것은?

① 의료법 규정에 의한 의원의 요건을 갖춘 곳

② 의사가 진료할 수 있도록 완벽한 시설이 갖춰진 곳

③ 입원환자 30인 이상을 수용할 수 있는 시설

④ 보건과 양호지도를 행할 수 있는 시설이 갖춰진 곳

09

「지역보건법」에 따른 지역보건의료계획에 포함되어야 할 내용에 해당하지 않는 것은?

① 보건의료 수요 측정

② 보건의료비 절감대책

③ 인력 · 조직 · 재정 등 보건의료자원의 조달 및 관리

④ 보건의료의 전달체계

10

다음 지역보건의료계획 내용 중 시 · 군 · 구의 지역보건의료계획의 내용에 해당하지 않는 것은?

① 지역보건의료계획의 달성목표

② 지역현황과 전망

③ 시 · 군 · 구의 지역보건의료기관의 설치 · 운영의 지원에 관한 사항

④ 지역보건의료기관과 민간의료기관 간의 기능분담 및 발전방향

11

병원조직의 특성에 대한 설명으로 옳지 않은 것은?

① 자본집약적인 동시에 노동집약적이다.

② 다양한 전문직종으로 구성되어 있어 갈등의 소지가 항상 존재한다.

③ 명확한 목표설정이 어렵고 경영성과를 평가하는 기준이 애매한 경우가 많다.

④ 업무의 양과 종류의 변동이 크지 않아 조직을 통제하기 쉽다.

12

지역사회 개원의사가 2 · 3차의료기관의 시설, 장비, 인력을 이용해 자신의 환자에게 의료를 제공하는 형태의 병원은 무엇인가?

① 폐쇄병원

② 개방병원

③ 수련병원

④ 영리병원

13

「의료법」상 개방병원의 법적 근거는?

① 원격의료
② 의료기관 개설 특례
③ 시설 등의 공동이용
④ 환자의 진료의사 선택

14

병원관리모형 중 현재의 순이익보다 전체 수입을 증가시켜 병원 시장률을 높여 발전을 도모하는 모형은?

① 이윤극대화모형
② 격차극소화모형
③ 수입극대화모형
④ 뉴하우스(Newhouse)모형

15

병원의 특성에 대한 설명 중 옳은 것은?

① 다양한 전문직종으로 구성되어 있어 경영의 효율성이 높다.
② 의료기술의 과학성으로 인해 의료서비스에 대한 평가가 쉽다.
③ 업무의 응급성과 항상성으로 인해 구성원의 스트레스 강도가 높다.
④ 병원은 노동집약적이라기보다는 자본집약적이다.

16

병원이 소재하는 지역에서 해당병원을 이용하는 구성 백분율로 지역 내 주민들의 해당 병원에 대한 선호도를 파악할 수 있는 지표는 무엇인가?

① 친화도
② 지역별 구성도
③ 의료수익 증가율
④ 의료수익 의료이익률

17

병원에서 실제 입원 또는 퇴원한 환자 수를 평균 가동병상 수로 나눈 지표로서 일정기간 중 가동한 병상이 평균 1병상 당 몇 명의 입원환자를 수용하였는가를 의미하며 병원의 수익성을 나타내는 지표는?

① 병상가동률
② 병상회전율
③ 병원이용률
④ 평균재원일수

18

다음은 S병원에 대한 자료이다. 병상회전율을 구하시오.

- 연간 총재원일수: 15,000일
- 퇴원실 인원수: 5,000명
- 연평균 가동병상 수: 250병상

① 3
② 15
③ 20
④ 50

01

식품정책은 식약처에서, 산재보험은 노동부에서 관할한다.

02

보험정책은 건강보험정책국 담당 업무이다.

03

국민건강증진사업의 지원·평가는 보건복지부-건강정책국-건강증진과에서 담당한다.

04

식품·건강기능식품·의약품·마약류·화장품·의약외품·의료기기 등의 안전에 관한 사무를 관장하는 중앙행정기관으로, 1998년 보건복지부 외청인 식품의약품안전청으로 설립된 뒤 2013년 3월 식품의약품안전처로 승격하여 국무총리실 산하기관에 속해 있다.

05

보험급여의 관리는 국민건강보험공단의 업무에 해당한다.

06

보건지소는 보건소가 설치된 읍·면을 제외한 읍·면마다 1개소씩 설치한다.

07

지역주민의 보건의료를 위해 필요하다고 인정하는 경우 보건지소를 설치할 수 있는 자는 시장·군수·구청장이다.

08

보건소 중 의료법에 따른 병원의 요건을 갖춘 보건소를 보건의료원이라 하며, 병원의 요건은 30개 이상의 병상을 갖추어야 한다.

09

지역보건의료계획의 내용
- 보건의료의 수요 측정
- 지역보건의료서비스에 관한 장·단기 공급대책
- 인력·조직·재정 등 보건의료자원의 조달 및 관리
- 지역보건의료서비스의 제공을 위한 전달체계 구성방안
- 지역보건의료에 관련된 통계의 수집 및 정리

10

시·군·구의 지역보건의료기관의 설치·운영의 지원에 관한 사항은 시·도의 지역보건의료계획의 내용이다.

11

병원조직은 전문직종들이 핵심적 역할을 담당하여 업무조정이나 통합에 어려움이 있다.

12

개방병원은 개원한 의사가 병원의 인력과 시설을 활용하여 진료행위를 할 수 있도록 하는 병원이다.

13

「의료법」 제39조(시설 등의 공동이용)

> ① 의료인은 다른 의료기관의 장의 동의를 받아 그 의료기관의 시설·장비 및 인력 등을 이용하여 진료할 수 있다.
> ② 의료기관의 장은 그 의료기관의 환자를 진료하는 데에 필요하면 해당 의료기관에 소속되지 아니한 의료인에게 진료하도록 할 수 있다.
> ③ 의료인이 다른 의료기관의 시설·장비 및 인력 등을 이용하여 진료하는 과정에서 발생한 의료사고에 대하여는 진료를 한 의료인의 과실 때문이면 그 의료인에게, 의료기관의 시설·장비 및 인력 등의 결함 때문이면 그것을 제공한 의료기관 개설자에게 각각 책임이 있는 것으로 본다.

14

수입극대화모형

현재의 순이익보다 장기적인 관점에서 전체적인 수입을 증가하여 병원 시장률을 높여 발전을 도모하는 모형이다. 병원들이 수입극대화를 추구하는 이유로는 병원산업이 처한 현실, 즉 수가통제 등의 외적 요인도 있겠으나 내적으로는 수입이 이윤과 어느 정도의 관련을 맺는다는 점과 수입의 감소는 병원규모의 감소와 함께 내원환자 수의 감소를 초래할 수 있다는 점에 기인한다.

15

병원은 다양한 전문직종으로 구성되어 업무의 조정이나 통합에 어려움이 있다. 또 서비스의 질을 평가하는 데 어려움이 있고 자본집약적이면서 노동집약적이다.

16

친화도는 지역사회를 중심으로 특정 지역에 거주하는 주민의 총의료이용량 중 특정 병원을 이용한 의료이용량의 비율을 나타내는 지표로 주민들의 의료기관 이용의 선호도를 보여준다.

17

병상회전율은 일정 기간 중 병원에서 가동한 병상이 평균적으로 병상당 몇 명의 입원환자를 수용하였는가를 의미하며 그 값이 높을수록 수익성이 좋다.

$$\text{병상회전율(명)} = \frac{\text{퇴원실 인원수}}{\text{가동병상 수}}$$

18

$$\text{병상회전율} = \frac{\text{일정 기간 동안의 총 퇴원환자 수}}{\text{평균 가동병상 수}}$$
$$= 5,000 / 250 = 20$$

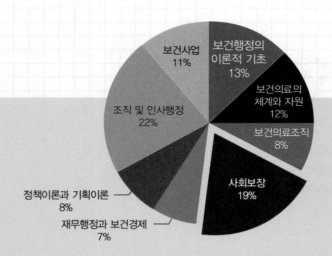

〈최근 10개년 영역별 평균출제빈도〉

보건사업 11%
보건행정의 이론적 기초 13%
보건의료의 체계와 자원 12%
조직 및 인사행정 22%
보건의료조직 8%
정책이론과 기획이론 8%
사회보장 19%
재무행정과 보건경제 7%

〈최근 10개년 서울시 영역별 출제빈도분석(2015~2024)〉

구분	2015	2016	2017	2018	2019	2020	2021	2022	2023	2024	합계
보건행정의 이론적 기초	4	2	5	1	3	3	4	2	0	2	26
보건의료의 체계와 자원	3	1	2	5	1	2	1	3	3	4	25
보건의료조직	1	1	2	2	0	3	1	1	2	2	15
사회보장	3	5	3	4	2	3	4	5	4	5	38
재무행정과 보건경제	1	1	2	1	2	2	2	0	2	1	14
정책이론과 기획이론	2	2	2	0	2	3	2	0	3	0	16
조직 및 인사행정	3	4	3	6	6	4	4	5	5	4	44
보건사업	3	4	1	1	4	0	2	4	1	2	22
합계	20	20	20	20	20	20	20	20	20	20	200

PART

04

사회보장

▌단원 길잡이

사회보장제도의 의의와 역사적 배경, 범위 등에 대해 살펴보고 사회보험과 공공부조의 특성을 학습한다. 이어서 우리나라의 의료보장제도에 대해 학습한다.

▌핵심 키워드

사회보험 | 공공부조 | 베버리지(Beveridge) | 산업재해보상보험 | 국민보건서비스 | 국민건강보험의료급여 | 노인장기요양보험

사회보장

제1절 사회보장의 이해

1 사회보장의 정의 20 경기

(1) 국제노동기구(ILO, International Labor Organization)

사람들이 살아가다가 직면하는 여러 가지 위험요인들, 즉 질병, 노령, 실업, 장애, 사망, 출산, 빈곤 등으로 인해 소득이 일시적으로 중단되거나, 소득이 장기적으로(영원히) 없어지거나 지출이 크게 증가하여 사람들이 이전의 생활을 하지 못할 경우, 이전의 사회생활을 할 수 있도록 하는 국가의 모든 프로그램이다.

(2) 베버리지(W. Beveridge) 22 서울

실업, 질병 또는 부상으로 인하여 수입이 중단된 경우나 노령에 의한 퇴직이나 부양책임자의 사망으로 인한 부양의 상실에 대비하고 나아가서는 출생, 사망 및 결혼 등에 관련된 특별한 지출을 감당하기 위한 소득보장이다.

(3) 국제사회보장협회(ISSA, International Social Security Association)

자기의 과실에 의하지 않는 사회적 사고의 피해자와 자기의 과실에 의하나 사회적으로 현저히 불이익한 입장에 서 있는 사람들에 대하여 사회 정의에 입각하여 일정한 생활수준을 보장해주는 국가의 시책이다.

(4) 우리나라의 사회보장(「사회보장기본법」 제3조) 21 강원보건연구사

① '사회보장'이란 출산, 양육, 실업, 노령, 장애, 질병, 빈곤 및 사망 등의 사회적 위험으로부터 모든 국민을 보호하고 국민 삶의 질을 향상시키는 데 필요한 소득 · 서비스를 보장하는 사회보험, 공공부조, 사회서비스를 말한다.

② '사회보험'이란 국민에게 발생하는 사회적 위험을 보험의 방식으로 대처함으로써 국민의 건강과 소득을 보장하는 제도를 말한다.

③ '공공부조'(公共扶助)란 국가와 지방자치단체의 책임하에 생활유지 능력이 없거나 생활이 어려운 국민의 최저생활을 보장하고 자립을 지원하는 제도를 말한다.

④ '사회서비스'란 국가 · 지방자치단체 및 민간부문의 도움이 필요한 모든 국민에게 복지, 보건의료, 교육, 고용, 주거, 문화, 환경 등의 분야에서 인간다운 생활을 보장하고 상담, 재활, 돌봄, 정보의 제공, 관련 시설의 이용,

역량 개발, 사회참여 지원 등을 통하여 국민의 삶의 질이 향상되도록 지원하는 제도를 말한다.

⑤ '평생사회안전망'이란 생애주기에 걸쳐 보편적으로 충족되어야 하는 기본욕구와 특정한 사회위험에 의하여 발생하는 특수욕구를 동시에 고려하여 소득·서비스를 보장하는 맞춤형 사회보장제도를 말한다.

⑥ "사회보장 행정데이터"란 국가, 지방자치단체, 공공기관 및 법인이 법령에 따라 생성 또는 취득하여 관리하고 있는 자료 또는 정보로서 사회보장 정책 수행에 필요한 자료 또는 정보를 말한다.

2 사회보장의 목적

(1) 생활의 보장과 생활의 안정

단순한 최저생활 보장에서 나아가 건강하고 안심되는 생활의 안정을 보장, 생활의 안정이 깨어지는 것을 방지한다.

(2) 개인의 자립 지원

자력으로 생존하기 어려울 때, 인간의 존엄을 지키면서 자립적인 생활을 해나갈 수 있도록 지원한다.

(3) 가정기능 지원

고령화, 맞벌이부부 증가, 부모봉양문제, 육아문제 등 가정역할의 기반이 취약해지고 있어 사회보장 등 사회적 지원의 필요성이 커졌다.

3 사회보장의 기능 17 울산·강원, 18 강원, 19 부산·충남, 20 경기

(1) 순기능

① 최저생활보장 기능: 개인에게 의료와 소득에 대해 최저수준을 보장해 줌으로써 인간의 존엄성을 유지할 수 있는 기본조건을 마련해 주는 기능을 하고 있다.

② 소득재분배 기능: 소득재분배란 한 개인 또는 한 집단으로부터 다른 개인이나 집단으로 이전되는 소득 또는 소득으로 간주되는 급여를 의미한다.

　ㄱ 수직적 재분배: 소득계층들 간의 재분배형태로서 대체적으로 소득이 높은 계층으로부터 소득이 낮은 계층으로 재분배되는 형태

　ㄴ 수평적 재분배: 집단 내에서 위험발생에 따른 재분배형태로 동일한 소득계층 내에서 건강한 사람으로부터 질병자에게로, 취업자로부터 실업자에게로 소득이 재분배되는 형태

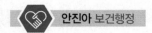
    ⓒ 세대 간 재분배: 현 근로세대와 노령세대, 또는 현 세대와 미래세대 간의 소득을 재분배하는 형태로 대표적인 제도는 공적연금제도

③ **사회적 연대 기능**: 개개인의 생활상의 위험에 대하여 보험료의 공동갹출과 공동사용이라는 위험분산 기능을 통해 사회적 연대가 일어난다.

④ **경제적 기능**: 실업수당과 연금 등과 같은 소득보장은 구매력의 증진을 초래하여 경기회복에 기여한다.

⑤ **정치적 기능**: 취약계층의 빈곤문제와 국민의 기본수요를 충족시킴으로써 정치적 안정을 도모한다.

(2) 부정적 기능 30) 19 대구

사회보장 비용의 증가, 근로의욕 감소, 빈곤의 함정, 도덕적 해이 등을 유발

① 사회보장을 통해 개인은 소득이 보장되고 생활이 안정됨에 따라 개인주의 경향을 만연시키고 있다. 이는 전통적 대가족제도의 와해를 국가가 재정적으로 뒷받침 해주고 있는 것이다.

② 사회보장의 과용과 남용의 문제이다. 과도한 사회보장은 근로의욕을 감퇴시키거나 무위도식을 하게 되어 '사회보장의 기생충'이라고 혹평하기도 한다.

③ 사용자의 사회보장비 부담이 과도할 경우 이를 벗어나기 위해 임시직, 시간제 근무 등 노동시장의 왜곡이나 암시장이 형성되어 건전한 국민경제발전에 장애요인으로 작용하기 쉽다.

④ 불황기에 필요한 재원을 조달하기 위하여 실업보험이나 건강보험 등의 사회보험료를 인상시킬 경우 불황을 더욱 심화시키는 결과를 가져오기도 하여 사회보험은 부정적인 경제효과를 초래하기도 한다.

(3) 사회보장은 긍정적, 부정적 기능을 동시에 지니고 있다. 따라서 긍정적, 부정적 기능만 따로 분리하여 논의하는 것은 의미가 없다. 긍정적, 부정적 효과를 상호 비교하여 검토할 필요가 있다.

■4■ 사회보장의 원칙

(1) 베버리지의 원칙

15 경기·충북, 16 경기, 17 전북·대전·경기, 18 인천, 19 서울·경기·경남·인천·강원, 20 경기·서울·대구, 21 강원·경남·광주·전남·전북

1942년 「사회보험과 관련 서비스」라는 베버리지 보고서를 건의하면서 6가지 핵심 원칙과 세 가지 전제조건(15세 미만의 아동에게 아동수당을 지급할 것, 모든

---

30) 문재우 외, 보건행정학(제8판), 계축문화사, 2021, p.64~65.

주민에게 질병예방·치료·작업능력회복을 위한 포괄적인 보건 및 재활서비스를 제공할 것, 대량실업을 피할 수 있는 완전고용을 실현할 것)을 주장하였다.

① 정액급여의 원칙

    ㉠ 실업이나 장애, 폐질, 퇴직 등으로 인해 수입이 중단 또는 종료된 경우 근로소득 수준에 상관없이(수입이 많았던 사람이든 적었던 사람이든) 동일한 액수의 보험급여를 지급한다는 원칙

    ㉡ 국민최저선은 모든 국민에게 동일하다는 원칙

② 정액기여의 원칙

    ㉠ 근로자나 사용자가 지불하는 기여금은 소득수준에 관계없이(부자든 가난한 사람이든) 동일액으로 한다는 원칙

    ㉡ 급여가 동일하기 때문에 갹출도 동일해야 한다는 원칙(똑같이 내고 똑같이 받는다는 정신 반영)

③ 행정책임통합의 원칙

    ㉠ 경비절감과 부처 및 제도 간의 상호모순을 없애기 위해 운영기관을 통일해야 한다는 원칙

    ㉡ 사회보장성을 신설하고 지방마다 단일한 행정국을 설치하여 모든 피보험자를 포괄하도록 권고

④ 급여 적절성의 원칙

    ㉠ 급여의 수준과 지급기간에서의 적절성을 보장해야 한다는 원칙

    ㉡ 급여의 수준은 빈곤선 개념에 입각하여 최저생계를 보장하기에 적절해야 하며, 급여의 지급기간은 국민의 욕구가 존재하는 한 중단되어서는 안 되며 지속적으로 지급되어야 한다는 원칙

⑤ 포괄성의 원칙

    ㉠ 적용인구와 적용사고가 모두 포괄적이어야 한다는 원칙

    ㉡ 적용대상: 신분이나 수입에 관계없이 전 국민이 대상

    ㉢ 적용사고: 실업, 질병, 노령뿐만 아니라 과부·고아와 같이 부양자 상실의 위험, 장례, 혼인, 출산 등과 같은 특별지출의 경우도 포함

⑥ 피보험자분류의 원칙

    ㉠ 단일화되고 포괄적인 사회보험이지만 지역사회 내의 다양한 삶의 형태를 고려해야 한다는 원칙

    ㉡ 전체 국민을 6개의 계층으로 분류: 피고용인, 자영업자, 무보수 종사자(가정주부 등), 취업연령에 속하지만 비취업자, 취업연령 미달자(15세 미만, 아동수당 지급), 취업연령 초과자(남자: 65세 이상, 여자: 60세 이상, 퇴직연금 지급)

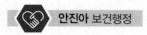

(2) ILO의 원칙 16 보건직7급, 17 부산, 20 대전·경기, 21 강원

1919년 베르사유조약 제13편(노동편)을 근거로 창설되어 사회보장제도의 확장·보급을 위해 활발하게 노력하고 있는 기구로, 1952년 제35회 ILO 총회 '사회보장최저기준조약'에서 사회보장에 관한 중요한 세 가지 원칙을 제시하였다.

① 대상의 보편주의 원칙

사회보장의 근간이 사회보험으로 되면서 근로자를 위하여 시작되었으나 사회보장의 적용을 전 국민으로 확대해야 한다.

② 비용부담의 공평성의 원칙

비용부담은 기여금 또는 조세로 충당하되 재산수준이 낮은 자에게 지나치게 과중한 부담을 주지 말도록 한다.

③ 급여수준의 적절성의 원칙

급여수준은 각 개인의 생활수준에 상응해야 하며, 최저수준까지는 누구에게나 동액급여를 제공하고 최저생활이 보장되도록 해야 한다.

(3) 사회보장의 적용원리 19 전북

① 보편주의

㉠ 전 국민에게 사회복지서비스가 사용될 수 있어야 한다는 원리로 균일성을 보장한다.

㉡ 궁핍을 미연에 방지하기 위하여 최저소득을 보장해 주어야 하며, 인권침해를 하지 않아야 하며, 행정과 시행절차가 간단하여야 한다.

㉢ 시민의 구매력을 일정한 수준으로 유지시켜 줌으로써 경제적 안정과 성장에 이바지할 수 있다.

㉣ 사회적 일체성(주는 자와 받는 자라는 두 집단으로 구분하지 않는다)과 인간 존엄성의 보존이라는 사회적 효과성을 강조한다.

㉤ 사회정책에 의한 소득재분배 효과가 감소된다.

㉥ 비용이 많이 든다.

② 선별주의

㉠ 사회복지서비스가 개인적 욕구에 근거를 두고 제공되며 자산조사에 의하여 결정된다는 원리이다.

㉡ 도움을 가장 필요로 하는 사람에게 집중적으로 사회복지서비스를 제공해 줌으로써 자금 및 자원의 낭비가 적으며, 그 결과 경비가 적게 들고 불필요한 의존심을 키우지 않는다.

㉢ 불필요한 사람에게는 서비스를 제공하지 않는다는 점에서 비용-효과성을 강조한다.

㉣ 자산조사가 낙인효과를 주어 수급률을 낮추게 할 가능성이 높다.

   ⓜ 공적 제도와 민간시장과의 이중구조가 생성되어 공적 제도 부문의 서비스의 질이 낮아질 가능성이 높다.

   ⓗ 사회통합을 소외시킬 위험성이 있다.

   ⓢ '빈곤의 덫' 문제가 발생하기 쉽다.

제2절 사회보장제도의 역사

1 공공부조제도의 발전과정 31) 15 충남, 16 울산

(1) 엘리자베스 구빈법(Elizabethan Poor Law, 1601)

① 봉건제의 몰락과 양모산업으로 유럽 각지에 유랑민과 걸인이 양산되어 초래된 사회적 무질서에 대응하기 위해 구빈법 도입, 14세기 이후 확립된 노동통제, 빈민구제에 대한 법적·재정적 책임을 재확인하면서 빈민구제 업무를 전국적인 행정조직을 통해 수립하였다.

② 주요 내용

   ㉠ 빈민구제에 대한 국가적 책임 인식

   ㉡ 구빈행정체계의 확립(교회의 교구단위의 구빈사업이 국가사업으로 전환)

   ㉢ 세금재원의 활용(교구단위로 주민들의 구빈세를 재원으로 활용)

   ㉣ 빈민의 분류와 처우의 차등

자격 있는 빈민 (노동력이 있는 빈민)	건강한 부랑자, 걸식자로서 교정원이나 작업장에 입소시켜 강제노역에 종사케 함. 강제노역 거부 시 처벌과 동시에 이들에 대한 자선금지 등을 행사
자격 없는 빈민 (노동능력 없는 빈민)	노령, 불구, 모자세대 등으로 구빈원에 입소시켜 집단수용 또는 거처가 있는 자에 대해서는 예외적으로 현물급여를 실시하고 거택보호 실시
빈곤아동 등	고아, 기아 및 부모가 있어도 부양능력이 없는 빈곤아동은 유·무료의 가정위탁에 의해 보호하고 어느 정도 노동력이 있는 8세 이상의 아동은 도시의 상공인들에게 맡겨 도제화

---

31) 문상식 외, 국민건강보험론(제7판), 보문각, 2016, p.13~16.

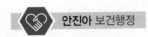

(2) 신구빈법(1834)

① 구빈관련 법령을 재정비하여 전국적 차원의 중앙집권적 통합을 시도한 2단계 구빈법으로, 엘리자베스 구빈법으로의 복귀이며 실제는 그보다 더 가혹한 빈민구제정책이었다.

② 주요 내용

　㉠ 열등처우의 원칙: 빈민은 최하수준 노동자의 생활상황보다 열악해야 한다.

　㉡ 가능한 한 보호를 청구하지 못하게 한다.

　㉢ 빈민의 원인을 개인의 책임, 즉 게으름이나 독립심의 부족으로 보아 빈곤자를 곧 범죄자로 취급한다.

(3) 국가부조법

① 영국의 빈곤문제가 가장 큰 사회악으로 국가가 이를 제거해야 한다고 생각하기 시작한 것은 1900년대부터였다. 1930년대에 와서 비로소 영국은 오랜 역사를 가진 빈민법으로부터 근대적인 공공부조제도에로의 전환이 이루어졌다.

② 1948년 국가부조법이 제정

③ 주요내용

　㉠ 빈곤은 저임금이나 실업 등과 같은 사회적 요인에 기인한다.

　㉡ 따라서 최저생활의 보장은 국가의 책임이므로 국민은 이의 보장을 받을 권리를 가진다.

2 　사회보험제도의 발전과정 [32] 15 충남

(1) 독일의 사회보험

① 세계최초의 사회보험이 제도화된 나라이다. 독일은 1880년대에 제국 재상인 비스마르크의 사회정책으로 말미암아 영국보다 한 세대나 앞서 사회보험제도를 도입했다.

② 1860년대에 시작된 생산력의 급속한 발전에 수반하여 노동재해나 노동자의 질병이 증가하였고 다른 한쪽에서는 노동운동도 활발하여 1875년에는 독일 사회주의노동당의 결성을 보게 됨으로써 노사의 대립이 격화되었다.

③ 이에 따라 비스마르크는 '사탕과 채찍'의 논리에 의해 법을 제정하였다.

---

32) 문상식 외, 국민건강보험론(제7판), 보문각, 2016, p.16~19.

④ 채찍의 예로서는 사회주의 결사금지와 사회주의 언론탄압을 위해 1878년 사회주의진압법(규제법)을 제정하였었고, 사탕으로는 사회보험법을 제정하였다.

⑤ **비스마르크(Bismarck) 3대 사회보험**

　㉠ 1883년 공장 및 광산노동자를 위한 질병보험법

　㉡ 1884년 근로자재해보험법

　㉢ 1889년 폐질 · 노령보험법

⑥ 1911년 국가보험법을 제정하여 질병 · 노동재해 · 폐질 · 노령연금보험을 총괄하게 함과 동시에 유족연금제를 설치하였다.

⑦ 1923년에 광부생명보험법, 1927년 직업소개 · 실업보험법을 제정하여 사회보장제도의 확충을 도모했다.

(2) 영국의 사회보험

① 1897년에 '근로자재해보상법'이 제정되었고, 1900년을 전후한 빈곤조사 결과와 불황에 따른 노동쟁의의 빈발, 사회주의 사상의 대두 등으로 새로운 정책수립이 불가피하였다.

② 1905년 집권한 자유당 정부는 George 수상이 중심이 되어 1906년 노동쟁의법에 의해 파업권을 인정하고, 1908년에는 노령연금법을 제정하였다.

③ 2차 세계대전 이후까지 영국사회보장제도의 근간이 되었던 이른바 '조오지형 사회보험'이라고 일컫는 국민보험법(national insurance act)이 1911년에 제정되었다.

④ 베버리지 보고서 「요람에서 무덤까지」(1942)

　㉠ 영국에서 1941년 6월에 창설된 '사회보험 및 관련 사업에 관한 각 부처의 연락위원회' 위원장 베버리지(W. H. Beveridge)가 1942년에 제출한 보고서로 정식명칭은 「사회보험과 관련 서비스」이다. 당시 비합리적인 사회보장제도의 구조나 효율성을 재점검하고 필요한 개선책을 권고하였다.

　㉡ 사회문제를 유발하는 5대악으로 결핍(빈곤, Want), 질병(Disease), 무지(Ignorance), 불결(Squalor), 나태(태만, Idleness)를 들고 그 중 결핍으로부터의 자유(freedom from want)를 지향하며 빈민과 같은 특정한 집단을 넘어 전 국민을 대상으로 삼고(보편주의), 전 국민에게 최소한의 소득을 보장해 주어야 한다고 주장했다.

　㉢ 베버리지는 사회보장을 '실업, 질병, 재해로 인해 소득이 줄어들었을 때, 정년퇴직으로 소득이 중단되었을 때, 주된 소득자가 사망하여 생계를 책임질 사람이 없을 때, 출생, 사망, 결혼 때문에 추가적인 비용이 지출될 때를 대비한 소득보장책'이라고 정의했다.

❖ 베버리지 보고서

베버리지 보고서는 국민여론에 입각한 광범위하고 과학적인 조사가 이루어졌고, 포괄적인 사회보장제도를 확립시켰다는 점에서 의의가 있으며, 실제로 각종 사회보장 정책으로 입법화되어 영국의 복지국가 탄생뿐만 아니라 프랑스, 서독 등 유럽 국가들에게 큰 영향을 미쳐 복지국가의 청사진을 마련했다는 점에서 상당한 의의가 있다. 기본적으로 본 보고서는 복지정책의 주체를 국가, NGO 등으로 설정했고, 대상은 모든 국민, 즉 보편주의를 추구하며, 지원수준은 포괄적 지원이고, 대상의 권리수준은 높은 수준의 시민복지 수급권이며, 경제와의 관계는 대등한 관계로 설정하는 등 높은 수준의 복지제공이 이루어지는 틀이 되었다. 하지만 1970년대 오일쇼크로 인한 복지국가의 비효율성 등의 제 한계로 인해 설득력을 잃게 되었다.

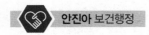

ⓔ 사회보장의 성공적인 추진을 위한 전제조건으로는 완전고용, 포괄적인
   보건 및 재활서비스 제공, 아동수당의 필요성을 강조하였다.

ⓜ 사회보장의 기본원칙 제시: 정액급여의 원칙(균일한 생계급여의 원칙),
   정액기여의 원칙(균일갹출의 원칙), 행정책임통합의 원칙, 급여 충분성의
   원칙, 포괄성의 원칙, 대상 계층화의 원칙

ⓗ 베버리지 보고서를 접수한 정부는 기본적인 방안을 승인하고 국민보건
   성을 신설하여 사회보험 전담부서로 하였으며 이 보고서를 기초하여
   가족수당법(1945), 국민산업재해보험법(1946), 국민보험법(1946), 국가보
   건서비스법(1946), 국가부조법(1947), 아동법(1948) 등 체계적인 사회보험
   제도가 출범하였다.

ⓢ 영국의 사회보험제도는 독일의 사회보험 영향을 많이 받았다.

(3) 미국의 사회보험

① 1794년 메사추세츠주, 1886년 코네티컷주에서 구빈법을 제정하였으나 오
   래가지 못하였고 1911년 근로자재해보상법을 추진하였으나 실패하였다.

② 강제보험이 아닌 임의의료보험은 1920년대부터 실시되었는데 대학생과 교
   직원을 대상으로 한 의료보험, 의과대학 부속병원과 생명보험회사의 지정
   병원 계약에 의한 의료보험, 1929년 Blue Cross 의료보험조합과 Blue
   Shield 의료보험조합에 의한 의료보험 등이 실시되었다. Blue Cross와 Blue
   Shield는 미국 의료보험의 주축이 되었다.

③ 1929년 10월에 시작된 세계대공황으로 인한 대량실업과 빈곤이 사회문제
   화 되자 루즈벨트 행정부는 뉴딜정책의 일환으로 1935년 사회보장법(social
   security act)을 제정하였다.

④ 사회보장법은 사회보험과 공공부조, 사회복지서비스에 대해 규정하였으며
   사회보험에는 실업보험과 노령연금제도가 포함되었다. 전국적 차원의 의
   료보험제도는 의사들의 반대로 수립되지 못하였다.

⑤ 사회보장법은 미국 사회보장제도의 근간을 이루게 되었고 이 법안은 외형
   상 사회보험, 공공부조, 보건복지서비스 등 3가지 프로그램으로 구성되어
   현대적 의미의 '사회보장'의 전형이 되고 있는데 이 법의 제정 의의는 연방
   정부 차원에서 강제보험 제도를 실시하였다는 점이다.

(4) 우리나라 사회보장의 역사

① 현대 이전

ⓐ 삼국시대: 진대법, 관곡의 배급, 조세감면

ⓑ 고려시대: 동서제위도감, 구제도감, 구급도감 등의 구빈기관 운영

ⓒ 조선시대: 비황제도, 구황제도, 구료

② 현대: 1960년대 이후 산업화·도시화가 되면서 '사회복지'라는 용어 사용

표 4-1 우리나라 사회보장제도의 발전사

입법연도	시행일	법률명	구분	특이사항
1960. 1. 1.	1960. 2. 6.	공무원연금법	사회보험	
1961. 12. 30.	1962. 1. 1.	생활보호법	공공부조	
1963	1977	의료보험법	사회보험	1989년 전 국민 확대실시
1963. 1. 28.	1963. 2. 6.	군인연금법	사회보험	
1963. 11. 5.	1963. 12. 16.	사회보장에 관한 법률	사회보장	
1963. 11. 5.	1964. 6. 9.	산업재해보상보험법	사회보험	
1973. 2. 8.		모자보건법	서비스	
1973. 12. 20.	1974. 1. 1.	사립학교교원연금법	사회보험	
1973. 12. 24.	1988	국민연금법	사회보험	
1977. 12. 31.		의료보호법	공공부조	
1981. 6. 5.		노인복지법	서비스	
1989		모자복지법	서비스	
1989		장애인복지법	서비스	심신장애자복지법을 대폭 개정하고 명칭 개정
1991		영유아복지법	서비스	
1993. 12.	1995. 7.	고용보험법	사회보험	
1995. 7. 1.		사회보장기본법		
1995. 12. 30.		정신보건법	서비스	1997년, 2000년 개정
1997. 3. 7.	1997. 7. 1.	청소년보호법	서비스	
1997. 4. 10.	1998. 4. 10.	장애인·노인·임산부 등의 편의증진에 관한 법률	서비스	1997년, 1999년 개정
1997. 12. 31.		가정폭력방지 및 피해자 보호 등에 관한 법률	서비스	
1999. 2. 8.	2000. 7.	국민건강보험법	사회보험	
1999. 9. 17.	2000. 10. 1.	국민기초생활 보장법	공공부조	
2000. 2. 3.	2000. 7. 1.	청소년의 성보호에 관한 법률	서비스	

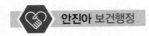

2001. 5. 24.	2001. 10. 1.	의료급여법	공공부조	
2005. 5. 18.		저출산·고령사회기본법	서비스	
2007. 4. 27.	2008. 7. 1.	노인장기요양보험법	사회보험	
2007. 7. 27.	2008. 1. 1.	기초노령연금법		
2014. 5. 20.	2014. 7. 1.	기초연금법		

제3절 사회보장의 종류

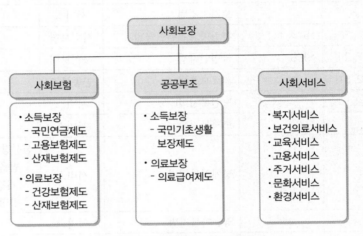

그림 4-1 우리나라의 사회보장체계

1 사회보험

(1) 정의

사회보험은 보험의 기전을 이용하여 일반 주민들을 질병, 상해, 폐질, 실업, 분만 등으로 인한 생활의 위협으로부터 보호하기 위하여 국가가 법에 의하여 보험가입을 의무화하여 기여금을 부과하거나 보험료를 갹출하고 급여내용을 규정하여 실시하는 제도를 말한다.

(2) 특징 17 전남·충남

① 사회성: 사회보험은 사회평등, 사회정의, 사회평화 등의 사회성을 지니므로 개인이나 어떤 집단의 개별적 이익을 추구하기보다는 사회전체의 공익을 추구하는 사회적 제도이다.

② **보험성**: 사회보험은 사회구성원의 우발적 사고에 기인하여 발생하는 경제적 불안에 대비하기 위한 경제준비의 사회적 한 형태인 보험의 원리에 근거를 두고 있다. 즉 공통된 위험에 대한 공동부담을 원칙으로 한다.

③ **강제성**: 사회보험은 국민의 기본욕구 충족을 목적으로 하기 때문에 보험수혜의 보편성 원칙을 살리기 위해 당연적용이라는 강제성을 가지고 있다.

④ **부양성**: 사회보험재원의 일부분은 보조금의 형식으로 국가나 지방자치단체가 부담하게 된다.

(3) 사회보험의 원리 17 경기, 20 호남권

① 최저생활보장의 원리

② 소득재분배의 원리

③ 보편주의의 원리

④ 보험료분담의 원리

⑤ 강제가입의 원리

⑥ 국가관리의 원리

⑦ 국고부담의 원리

(4) 사회보험과 민간보험 17 울산, 18 호남권 · 인천, 20 경북 · 인천, 21 세종보건연구사

① 유사점

  ㉠ 적용자에게 경제적 또는 의료적 보상을 해 준다.

  ㉡ 위험분산을 통한 보험기능을 수행한다.

  ㉢ 보험료 산정과 보험급여의 결정이 엄격한 확률계산의 기초 위에 이루어진다.

  ㉣ 적용대상이 자산조사의 결과와 같은 자격조건에 의하여 제한되지 않으며 상호보완적인 기능을 수행한다.

② 차이점

구분	사회보험	민간보험(사보험)
제도의 목적	최저생계 보장 또는 기본적 의료보장	개인적 필요에 따른 보장
보험가입	강제 가입	임의 가입
부양성	국가 또는 사회 부양성	없음
보험보호대상	질병, 분만, 산재, 노령, 실업, 폐질에 국한	발생위험률을 알 수 있는 모든 위험
수급권	법적 수급권	계약적 수급권
독점 / 경쟁	정부 및 공공기관 독점	자유경쟁
공동부담 여부	공동부담의 원칙	본인부담 위주

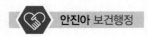

재원부담	능력비례 부담(차등부과)	능력무관
보험료 부담방식	주로 정률제	주로 정액제
보험료 수준	위험률 상당 이하 요율	위험률 비례요율(경험률)
보험자의 위험선택	불가능	가능
급여수준	균등급여	차등급여(기여비례 보상)
인플레이션 대책	물가상승에 적절히 대응	물가상승에 대응하기 어려움
보험사고 대상	주로 대인보험	주로 대물보험
성격	집단보험	개별보험

(5) 5대 사회보험 15 경북, 17 경기·강원, 19 서울, 20 경북보건연구사, 21 서울·경기7급

① 산업재해보상보험(1964)

② 의료보험(1977)

③ 국민연금(1988)

④ 고용보험(1995)

⑤ 노인장기요양보험(2008)

표 4-2 우리나라 5대 사회보험의 종류와 특성

구분	산업재해보상보험	건강보험	국민연금	고용보험	노인요양보험
도입 연도	1964년	1977년	1988년	1995년	2008년
적용 대상	근로자를 고용하는 모든 사업장	국내에 거주하는 국민	18세 이상 60세 미만인 자	근로자를 고용하는 모든 사업장	65세 이상 64세 이하 노인성 질환자
급여 내용	요양급여 휴업급여 장해급여 간병급여 유족급여 상병보상연금 장례비 직업재활급여	요양급여 요양비 건강검진 부가급여 (임신·출산 진료비, 장제비, 상병수당)	노령연금 장애연금 유족연금 반환일시금	고용안정사업 직업능력개발사업 실업급여	시설급여 재가급여 특별현금급여
관리 운영	근로복지공단	국민건강보험공단	국민연금관리공단	고용노동부	국민건강보험공단
주무 부서	고용노동부	보건복지부	보건복지부	고용노동부	보건복지부

2 공공부조

(1) 정의

① 공공부조는 자력으로 생계를 영위할 수 없는 사람들의 생활을 그들의 자력으로 생활할 수 있을 때까지 국가가 재정자금으로 보호해 주는 일종의 구빈제도로 공적부조, 사회부조, 국가부조 등으로 불린다.

② 「사회보장기본법」에서의 정의: '공공부조(公共扶助)'란 국가와 지방자치단체의 책임하에 생활유지능력이 없거나 생활이 어려운 국민의 최저생활을 보장하고 자립을 지원하는 제도를 말한다.

(2) 특징 21 부산·서울·인천보건연구사

① 국가의 공적인 최저생활보장의 경제부조이다.

② **선별적 프로그램**: 엄격한 자산조사와 상황조사를 거쳐 선별한다.

③ **보충적 제도**: 사회보험은 제1차적 사회안전망 역할을 하며, 공적부조는 제2차적 사회안전망 역할을 한다.

④ 최저생활을 유지할 수 있도록 보호해 준다.

⑤ 재원은 일반 조세수입이다.

⑥ **구분 처우**: 근로능력이 있는 자와 없는 자를 구분해서 각기 다른 혜택을 준다.

⑦ **사회불안의 통제역할**: 사회적 불안기에 수혜대상자를 증가시켜 불만계층의 욕구를 해소시켜 사회적 불안을 통제한다.

⑧ **빈곤의 함정**: 대상자의 소득이 증가하면 공공부조의 대상에서 제외되어 오히려 수입이 감소되고, 이로 인해 빈곤을 벗어나기 위한 노력을 하지 않는 현상

(3) 공공부조의 원리

① **국가책임의 원리**: 국가가 최저생활에 미치지 못하는 국민의 생계를 책임진다.

② **자립보장의 원리**(자활조성의 원리): 대상자들이 자력으로 사회생활에 적응하도록 조력한다.

③ **최저생활보장의 원리**: 최소한의 욕구가 충족되므로 보호해야 한다.

④ **생존권 보장의 원리**: 건강하고 문화적인 최소한의 생활을 보호해야 한다.

⑤ **보충성의 원리**: 1차적으로는 개인이 책임지고 국가는 이를 보충해 주는 정도에 그쳐야 한다.

⑥ **무차별**(평등)**의 원리**: 빈곤의 원인, 성별, 인종, 종교 등에 관계없이 평등하게 지원하여야 한다.

❖ 빈곤의 함정
대상자에서 제외될 때 수입이 증가되지 않는다. 즉 낭떠러지 효과(소득증가로 급여가 감소되는 현상)가 나타난다.

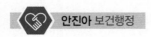

⑦ 국가부담의 원리: 세금을 재원으로 한다.

⑧ 보장청구권의 원리: 대상자가 보장을 청구한다.

(4) 우리나라 공공부조의 종류 21 인천의료기술, 23 보건직

① 국민기초생활보장 제도(1962년 시행): 「생활보호법」(1961), 「기초생활보장법」 (1999)

② 의료급여 제도(1977년 시행): 「의료보호법」(1977), 「의료급여법」(2001)

표 4-3 사회보험과 공공부조의 차이점 16 경기, 20 경북, 21 경남보건연구사

구분	사회보험	공공부조
기원	공제조합	빈민법
목적	빈곤을 예방하고 모든 계층의 경제적 비보장을 경감	빈곤의 완화
재정 예측성	용이	곤란
자산조사	불필요	반드시 필요
지불능력	보험료 지불능력이 있는 국민대상	보험료 지불능력이 없는 계층
개별성	의료, 질병, 실업, 노동재해, 폐질 등을 개별적으로 제도화함	의료, 질병, 실업, 노동재해, 폐질 등을 종합하여 하나의 제도로 행함
재원	가입자의 보험료	조세로 재정 확보
대상	모든 참여자	일정 기준 해당자
급여수준	자격 갖춘 사람에게 급여 지급	필요한 사람에게 지급하되 최저 필요범위 한정
사회보장에서의 위치	사회보장의 핵심, 제1사회안전망	사회보장의 보완장치, 제2사회안전망

3 사회서비스

(1) 정의

① 광의의 개념: 모든 국민이 보다 나은 생활을 할 수 있도록 제공하는 것

② 협의의 개념

㉠ 신체장애자, 아동, 노인 등 공공부조의 적용을 받는 자가 자립하여 그 능력을 발휘할 수 있도록 필요한 생활지도, 원호, 육성 수행

㉡ 특정한 범주에 있는 사람들이 자립하여 생활할 수 있도록 필요한 지도 및 서비스 제공

㉢ 아동복지서비스, 노인복지서비스, 장애자복지서비스, 부녀자복지서비스 등

③ 「사회보장기본법」에서의 정의

'사회서비스'란 국가·지방자치단체 및 민간부문의 도움이 필요한 모든 국민에게 복지, 보건의료, 교육, 고용, 주거, 문화, 환경 등의 분야에서 인간다운 생활을 보장하고 상담, 재활, 돌봄, 정보의 제공, 관련 시설의 이용, 역량 개발, 사회참여 지원 등을 통하여 국민의 삶의 질이 향상되도록 지원하는 제도를 말한다.

(2) 특징

① 특정 범주에 있는 모든 사람이 대상이 된다.
② 소득에 관계없이 지원한다.
③ 국가나 지방자치단체에서 직접 서비스를 제공한다.
④ 사회보험이나 공공부조가 현금급여 또는 현물급여인 반면, 사회복지서비스는 상담, 재활, 지도 등과 같은 비물질적, 사회·심리적, 정신적 서비스의 급여를 제공한다. 따라서 전달자의 전문적인 지식과 기술, 윤리가 중요한 역할을 한다.
⑤ 개별적 처우 실시: 사회보험이나 공공부조가 가입기간, 소득, 재산 등과 같은 기준에 따라 획일적으로 수급권자를 처우하는데 반해, 사회복지서비스는 대상자에 따라 그 정도의 차이가 있다.

(3) 사회서비스의 원칙

① **통합화의 원칙**: 경제적 안정, 교육, 보건, 의료, 노동, 오락 등의 프로그램들과 서비스를 통합적으로 상호보완 하는 것을 의미한다.
② **제도화의 원칙**: 특정인만을 대상으로 하는 선별적인 서비스가 아닌 모든 국민을 대상으로 하는 보편적인 서비스가 되어야 한다.
③ **전문화의 원칙**: 서비스를 행하는 사람이 전문적인 지식을 가진 사람이어야 한다.
④ **선별화의 원칙**: 서로 다른 환경의 사람들에게 일관된 서비스를 행하는 것은 문제 해결에 바람직하지 못하다.

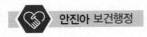

표 4-4 사회보험, 공공부조, 사회서비스 비교

구분	사회보험	공공부조	사회서비스
주체	보험자(정부)	중앙정부, 지방자치단체	중앙정부, 지방자치단체, 사회복지법인
대상	전 국민	빈민	요보호자
내용	연금보험, 산재보험, 건강보험, 가족수당, 고용보험	생계보호, 의료급여, 자활보호, 교육보호, 고용보호, 해산보호	수용보호, 아동복지, 노인복지, 장애인복지, 부녀복지, 청소년복지
재원	기여금, 갹출금(보험료)	일반조세	재정보조금
목적	건강 및 소득보장	최저생활보장, 자립자원	정상적인 사회생활 지원
기본 원칙	• 보편성의 원칙 • 형평성의 원칙 • 통일성의 원칙 • 민주성의 원칙 • 전문성의 원칙 • 연대성의 원칙	• 생존권보장의 원칙 • 국가책임의 원칙 • 무차별 평등의 원칙 • 자립조장의 원칙 • 보충성의 원칙	• 통합성의 원칙 • 제도성의 원칙 • 전문성의 원칙 • 선별화의 원칙

제4절 우리나라의 사회보장제도

1 산업재해보상보험

(1) 산재보험의 도입 및 의의

① 공업화가 진전되면서 급격히 증가하는 산업재해근로자를 보호하기 위하여 1964년에 도입된 우리나라 최초의 사회보험제도이다.

② 근로자의 업무상의 재해를 신속하고 공정하게 보상하며, 재해근로자의 재활 및 사회복귀를 촉진하기 위하여 이에 필요한 보험시설을 설치 · 운영하고, 재해 예방과 그 밖에 근로자의 복지 증진을 위한 사업을 시행하여 근로자 보호에 이바지하는 것을 목적으로 한다.

③ 산업재해로부터 근로자를 보호하기 위해서는 산업재해 자체를 예방하는 것이 가장 바람직한 것이나 이미 발생한 산업재해로 인하여 부상 또는 사망한 경우, 그 피해근로자나 가족을 보호 내지 보상해 주기 위해서는 산재보험이 중요한 의미를 가진다.

(2) 산업재해보상보험의 특징 16 경기·충남·복지부7급·교육청

① **자진 신고 및 자진 납부의 원칙:** 산재보험 가입대상이 되는 사업주는 보험가입에 필요한 제반 절차를 자발적으로 이행하고 보험료도 스스로 납부해야 한다.

② **사업주 100% 부담:** 보험사업에 소요되는 재원인 보험료는 사업주가 전액 부담한다. 수급자는 가입된 사업장의 산재근로자이다.

③ **사업장 중심 관리:** 타 사회보험은 개별대상자 단위의 관리가 이루어지고 있으나, 산재보험은 사업장 중심의 관리가 이루어지고 있다. 산재보험은 사업장 단위로만 가입이 이루어지고 개별근로자들의 관리는 별도로 이루어지지 않고 있다.

④ **근로자를 사용하는 모든 사업 또는 사업장에 적용:** 산재보험은 1명 이상의 근로자를 고용하는 모든 사업장을 대상으로 한다.

참고 **산재보험 적용제외**

(1) 「공무원 재해보상법」, 「군인연금법」, 「선원법」, 「어선원 및 어선 재해보상보험법」 또는 「사립학교교직원 연금법」에 따라 재해보상이 되는 사업(「산업재해보상보험법」 제6조 단서 및 규제 「산업재해보상보험법 시행령」 제2조제1항).
※ 「공무원 재해보상법」 등이 적용되어 「산업재해보상보험법」이 적용되지 않는 사업의 근로자가 재해를 당한 경우 그 근로자는 「공무원 재해보상법」, 「군인연금법」, 「선원법」, 「어선원 및 어선 재해보상보험법」 또는 「사립학교교직원 연금법」에 따라 재해보상을 받는다.

(2) 가구 내 고용활동, 농업, 임업(벌목업은 제외), 어업 및 수렵업 중 법인이 아닌 자의 사업으로서 상시근로자 수가 5명 미만인 사업(「산업재해보상보험법」 제6조 단서 및 규제 「산업재해보상보험법 시행령」 제2조제1항).

(3) 「산업재해보상보험법」이 적용되지 않는 사업의 근로자가 업무상 재해를 당한 경우(산업재해보상보험에 임의 가입한 사업은 제외함) 해당 근로자는 규제 「근로기준법」 제78조부터 제92조에 따라 재해보상 받는다.

---

⑤ **무과실책임주의:** 근로자의 업무상 재해에 대하여 사용자에게는 고의·과실의 유무를 불문한다.

⑥ **정률보상방식:** 산재보험급여는 재해발생에 따른 손해 전체를 보상하는 것이 아니라 평균임금을 기초로 하는 정률보상방식이다.

⑦ 소득보장과 의료보장의 기능을 동시에 한다.

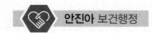

(3) 보험급여의 종류 20 부산·울산, 21 경기

① **요양급여**: 근로자가 업무상의 사유로 부상을 당하거나 질병에 걸린 경우에 그 근로자에게 지급한다. 요양급여는 산재보험 의료기관에서 요양을 하게 한다. 다만, 부득이한 경우에는 요양을 갈음하여 요양비를 지급할 수 있다. 부상 또는 질병이 3일 이내의 요양으로 치유될 수 있으면 요양급여를 지급하지 아니한다.

　　㉠ 진찰 및 검사
　　㉡ 약제 또는 진료재료와 의지(義肢), 그 밖의 보조기의 지급
　　㉢ 처치, 수술, 그 밖의 치료
　　㉣ 재활치료
　　㉤ 입원
　　㉥ 간호 및 간병
　　㉦ 이송
　　㉧ 그 밖에 고용노동부령으로 정하는 사항

② **간병급여**: 요양급여를 받은 자 중 치유 후 의학적으로 상시 또는 수시로 간병이 필요하여 실제로 간병을 받는 사람에게 지급한다.

③ **휴업급여**: 휴업급여는 업무상 사유로 부상을 당하거나 질병에 걸린 근로자에게 요양으로 취업하지 못한 기간에 대하여 지급하되, 1일당 지급액은 평균임금의 100분의 70에 상당하는 금액으로 한다. 다만, 취업하지 못한 기간이 3일 이내이면 지급하지 아니한다.

④ **장해급여**: 장해급여는 근로자가 업무상의 사유로 부상을 당하거나 질병에 걸려 치유된 후 신체 등에 장해가 있는 경우에 그 근로자에게 지급한다. 장해급여는 장해보상연금 또는 장해보상일시금으로 한다.

⑤ **유족급여**: 근로자가 업무상의 사유로 사망한 경우에 유족에게 지급한다. 유족보상연금이나 유족보상일시금(연금받을 수 있는 자격이 있는 사람이 없는 경우)으로 지급한다.

⑥ **상병보상연금**: 요양급여를 받는 근로자가 요양을 시작한 지 2년이 지난 날 이후에 요건 모두에 해당하는 상태가 계속되면 휴업급여 대신 상병보상연금을 그 근로자에게 지급한다.

　　㉠ 그 부상이나 질병이 치유되지 아니한 상태일 것
　　㉡ 그 부상이나 질병에 따른 중증요양상태의 정도가 대통령령으로 정하는 중증요양상태등급 기준에 해당할 것
　　㉢ 요양으로 인하여 취업하지 못하였을 것

⑦ **장례비**: 장례비는 근로자가 업무상의 사유로 사망한 경우에 지급하되, 평균임금의 120일분에 상당하는 금액을 그 장례를 지낸 유족에게 지급한다. 다만, 장례를 지낼 유족이 없거나 그 밖에 부득이한 사유로 유족이 아닌

사람이 장례를 지낸 경우에는 평균임금의 120일분에 상당하는 금액의 범위에서 실제 드는 비용을 그 장례를 지낸 사람에게 지급한다.

⑧ **직업재활급여**: 직업재활급여의 종류는 다음과 같다.
  ㉠ 장해급여 또는 진폐보상연금을 받은 사람이나 장해급여를 받을 것이 명백한 사람으로서 대통령령으로 정하는 사람("장해급여자") 중 취업을 위하여 직업훈련이 필요한 사람("훈련대상자")에 대하여 실시하는 직업훈련에 드는 비용 및 직업훈련수당
  ㉡ 업무상의 재해가 발생할 당시의 사업에 복귀한 장해급여자에 대하여 사업주가 고용을 유지하거나 직장적응훈련 또는 재활운동을 실시하는 경우(직장적응훈련의 경우에는 직장 복귀 전에 실시한 경우도 포함한다)에 각각 지급하는 직장복귀지원금, 직장적응훈련비 및 재활운동비.

2 국민연금 20 부산, 22 경남보건연구사

(1) 제도의 특징

① 소득활동을 할 때 조금씩 보험료를 납부하여 나이가 들거나 갑작스런 사고나 질병으로 사망 또는 장애를 입어 소득활동이 중단된 경우 본인이나 유족에게 연금을 지급함으로써 기본생활을 유지할 수 있도록 정부가 직접 운영하는 소득보장제도이다.
  ㉠ 국가가 개인의 노후소득을 보장해 주는 공적연금제도이다.
  ㉡ 보험기능, 재분배기능, 저축기능 동시 수행한다.
② 국민의 노령, 장애 또는 사망에 대하여 연금급여를 실시함으로써 국민의 생활안정과 복지증진에 이바지하는 것을 목적으로 한다.

(2) 국민연금 도입의 필요성

① 노령인구의 급격한 증가
② 노인부양의식의 상대적 약화 추세
③ 출산률 저하로 생산층 연령 감소
④ 사회적 위험의 증대

(3) 가입대상

국내에 거주하는 18세 이상 60세 미만의 국민(다만, 「공무원연금법」, 「군인연금법」 및 「사립학교교직원 연금법」을 적용받는 공무원, 군인 및 사립학교 교직원, 그 밖에 대통령령으로 정하는 자는 제외)

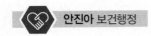

종별	가입요건
사업장가입자	국민연금에 가입된 사업장의 18세 이상 60세 미만의 사용자 및 근로자로서 국민연금에 가입된 자
지역가입자	국내에 거주하는 18세 이상 60세 미만의 국민으로서 사업장가입자가 아닌 사람
임의가입자	사업장가입자와 지역가입자가 될 수 없는 사람도 60세 이전에 본인의 희망에 의해 가입신청을 하면 임의가입자가 될 수 있다.
임의계속가입자	납부한 국민연금 보험료가 있는 가입자 또는 가입자였던 자로서 60세에 달한 자가 가입기간이 부족하여 연금을 받지 못하거나 가입기간을 연장하여 더 많은 연금을 받기를 원할 경우는 65세에 달할 때까지 신청에 의하여 임의계속 가입자가 될 수 있다.

(4) 국민연금기금의 기본원칙

① 강제가입
② 최저수준의 보장
③ **개별적 공평성**: 기여자가 기여금에 직접적으로 연계하여 그에 상응하는 급여액을 받아야 한다는 원칙이다.
④ **사회적 적절성**: 급여액을 기여에 상관없이 적절한 수준의 신체적·정신적 복지를 제공하는 원칙으로 소득재분배의 기능과 관계가 깊다.

(5) 국민연금의 급여종류와 조건

연금 급여(매월 지급)		일시금 급여	
노령연금	• 노후 소득보장을 위한 급여 • 국민연금의 기초가 되는 급여	반환일시금	연금을 받지 못하거나 더 이상 가입할 수 없는 경우 청산적 성격으로 지급하는 급여
장애연금	장애로 인한 소득감소에 대비한 급여	사망일시금	유족연금 또는 반환일시금을 받지 못할 경우 장제보조적·보상적 성격으로 지급하는 급여
유족연금	가입자의 사망으로 인한 유족의 생계 보호를 위한 급여		

3 고용보험[33]

(1) 의의

고용보험은 전통적 의미의 실업보험사업을 비롯하여 고용안정사업과 직업능력사업 등의 노동시장정책을 적극적으로 연계하여 통합적으로 실시하는 사회보장보험이다.

---

33) 고용보험 홈페이지 www.ei.go.kr

① 실업보험: 사후적·소극적 사회보장
② 고용안정사업, 직업능력개발사업: 사전적·적극적 사회보장

(2) 적용대상

1인 이상의 근로자를 고용하는 사업 및 사업장을 대상으로 적용한다.

(3) 고용보험혜택

① 개인혜택: 재직근로자 훈련지원, 실업자 훈련지원, 실업급여, 육아휴직급여, 출산전후휴가급여, 구직등록
② 기업혜택: 고용유지 지원금, 고용창출장려금, 고용안정장려금, 직장어린이집 지원금(인건비), 직장어린이집 지원금(운영비)

4 국민기초생활보장제도 15 경북

(1) 「국민기초생활 보장법」의 목적

생활이 어려운 사람에게 필요한 급여를 실시하여 이들의 최저생활을 보장하고 자활을 돕는 것을 목적으로 한다.

(2) 국민기초생활 보장법 정의(법 제2조)

① "수급권자"란 이 법에 따른 급여를 받을 수 있는 자격을 가진 사람을 말한다.
② "수급자"란 이 법에 따른 급여를 받는 사람을 말한다.
③ "수급품"이란 이 법에 따라 수급자에게 지급하거나 대여하는 금전 또는 물품을 말한다.
④ "보장기관"이란 이 법에 따른 급여를 실시하는 국가 또는 지방자치단체를 말한다.
⑤ "부양의무자"란 수급권자를 부양할 책임이 있는 사람으로서 수급권자의 1촌의 직계혈족 및 그 배우자를 말한다. 다만, 사망한 1촌의 직계혈족의 배우자는 제외한다.
⑥ "최저보장수준"이란 국민의 소득·지출 수준과 수급권자의 가구 유형 등 생활실태, 물가상승률 등을 고려하여 급여의 종류별로 공표하는 금액이나 보장수준을 말한다.
⑦ "최저생계비"란 국민이 건강하고 문화적인 생활을 유지하기 위하여 필요한 최소한의 비용으로서 보건복지부장관이 계측하는 금액을 말한다.

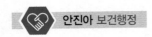

(3) 급여의 기본원칙(법 제3조)

① 이 법에 따른 급여는 수급자가 자신의 생활의 유지·향상을 위하여 그의 소득, 재산, 근로능력 등을 활용하여 최대한 노력하는 것을 전제로 이를 보충·발전시키는 것을 기본원칙으로 한다.

② 부양의무자의 부양과 다른 법령에 따른 보호는 이 법에 따른 급여에 우선하여 행하여지는 것으로 한다. 다만, 다른 법령에 따른 보호의 수준이 이 법에서 정하는 수준에 이르지 아니하는 경우에는 나머지 부분에 관하여 이 법에 따른 급여를 받을 권리를 잃지 아니한다.

(4) 급여의 기준 등(법 제4조)

① 이 법에 따른 급여는 건강하고 문화적인 최저생활을 유지할 수 있는 것이어야 한다.

② 이 법에 따른 급여의 기준은 수급자의 연령, 가구 규모, 거주지역, 그 밖의 생활여건 등을 고려하여 급여의 종류별로 보건복지부장관이 정하거나 급여를 지급하는 중앙행정기관의 장이 보건복지부장관과 협의하여 정한다.

③ 보장기관은 이 법에 따른 급여를 개별가구 단위로 실시하되, 특히 필요하다고 인정하는 경우에는 개인 단위로 실시할 수 있다.

④ 지방자치단체인 보장기관은 해당 지방자치단체의 조례로 정하는 바에 따라 이 법에 따른 급여의 범위 및 수준을 초과하여 급여를 실시할 수 있다. 이 경우 해당 보장기관은 보건복지부장관 및 소관 중앙행정기관의 장에게 알려야 한다.

(5) 급여내용(법 제7조~제15조) 15 경북, 18 부산

① 생계급여
   ㉠ 생계급여는 수급자에게 의복, 음식물 및 연료비와 그 밖에 일상생활에 기본적으로 필요한 금품을 지급하여 그 생계를 유지하게 하는 것으로 한다.
   ㉡ 생계급여는 금전을 지급하는 것으로 하며 매월 정기적으로 지급하여야 한다.

② 주거급여: 주거급여는 수급자에게 주거 안정에 필요한 임차료, 수선유지비, 그 밖의 수급품을 지급하는 것으로 한다.

③ 의료급여: 의료급여는 수급자에게 건강한 생활을 유지하는 데 필요한 각종 검사 및 치료 등을 지급하는 것으로 한다. 의료급여에 필요한 사항은 따로 법률에서 정한다.

④ 교육급여: 수급자에게 입학금, 수업료, 학용품비, 그 밖의 수급품을 지급하는 것으로 하되, 학교의 종류·범위 등에 관하여 필요한 사항은 대통령령으로 정한다.

⑤ **해산급여**: 조산, 분만 전과 분만 후의 필요한 조치와 보호를 행하는 것으로 한다.

⑥ **장제급여**: 수급자가 사망한 경우 사체의 검안·운반·화장 또는 매장, 기타 장제조치를 행하는 것으로 한다.

⑦ **자활급여**: 수급자의 자활을 조성하기 위하여 자활에 필요한 금품의 지급 또는 대여, 자활에 필요한 기능 습득의 지원, 취업알선 등 정보의 제공, 공공근로 등 자활을 위한 근로기회의 제공, 자활에 필요한 시설 및 장비의 대여, 기타 대통령령이 정하는 자활조성을 위한 각종 지원을 행하는 것으로 한다.

표 4-5 생활보호법과 국민기초생활보장법 [34]

구분	생활보호법	국민기초생활보장법
법적 용어	• 국가에 의한 보호적 성격: 보호대상자, 보호기관	• 저소득층의 권리적 성격: 수급권자, 보장기관, 생계급여 등
대상자 선정 기준	• 소득과 재산이 기준 이하인 자(1999년) - 소득 23만 원(인·월) - 재산 2,900만 원(가구)	• 소득인정액이 최저생계비 이하인 자 소득인정액 = 소득평가액 + 재산의 소득환산액
대상자 구분	• 인구학적 기준에 의한 대상자 구분 - 거택보호자: 18세 미만 아동, 65세 이상 노인 등 근로무능력자 - 자활보호자: 인구학적으로 경제활동 가능한 근로능력자	• 대상자 구분 폐지: 근로능력이 있는 조건부 생계급여 대상자는 구분 ※ 연령기준 외에 신체·정신적 능력과 부양, 간병, 양육 등 가구여건 감안
급여 수준	• 생계보호: 거택보호자에게만 지급 • 의료보호 - 거택보호: 의료비 전액지원 - 자활보호: 의료비의 80% • 교육보호: 중고생자녀 학비전액 지원 • 해산보호 • 장제보호 • 자활보호	• 생계급여: 모든 대상자에게 지급 • 주거급여 신설: 임대료, 유지수선비 등 주거 안정을 위한 수급품 • 긴급급여 신설: 긴급필요시에 우선 급여 실시 • 의료, 교육, 자활, 해산, 장제급여 등은 동일(7종)
자활 지원 계획	신설	• 근로능력자 가구별 자활지원계획 수립 - 근로능력, 가구특성, 자활욕구 등을 토대로 자활방향 제시 - 자활에 필요한 서비스를 체계적으로 제공

34) 보건복지부, 2011, 보건복지백서(2012)

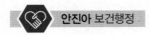

5 기초연금제도

① 「기초연금법」의 목적

노인에게 기초연금을 지급하여 안정적인 소득기반을 제공함으로써 노인의 생활안정을 지원하고 복지를 증진함을 목적으로 한다.

② 대상

㉠ 65세 이상인 사람으로서 소득인정액이 보건복지부장관이 정하여 고시하는 금액(이하 "선정기준액"이라 한다) 이하인 사람에게 지급한다(부부 중 한 명만 신청하는 경우도 부부가구에 해당).

㉡ 보건복지부장관은 선정기준액을 정하는 경우 65세 이상인 사람 중 기초연금 수급자가 100분의 70 수준이 되도록 한다.

㉢ '소득인정액'이란 월 소득 평가액과 재산의 월 소득 환산액을 합산한 금액이다.

㉣ 공무원연금, 사립학교교직원연금, 군인연금, 별정우체국연금 수급권자 및 그 배우자는 원칙적으로 기초연금 수급대상에서 제외된다.

③ 기초연금액은 국민연금과 연계하여 산정한다.

보충 우리나라 사회보장제도의 종류

17 전북·교육청·대전·인천·보건직7급, 18 경남·경기·대구, 19 서울, 20 대구·인천

	사회보험	공공부조
의료보장	산업재해보상보험(1964) 국민건강보험(1977) 노인장기요양보험(2008)	의료급여(1977)
소득보장	산업재해보상보험(1964) 국민연금(1988) 고용보험(1995)	국민기초생활보장(1962)

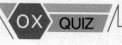

Check

01 '사회보장'이란 출산, 양육, 실업, 노령, 장애, 질병, 빈곤 및 사망 등의 개인적 위험으로부터 모든 O X
국민을 보호하기 위한 제도이다.

02 사회보장은 최대생활보장의 기능을 한다. O X

03 사회보장이라는 용어를 최초로 사용한 국가는 미국이다. O X

04 사회보험은 민간보험과 다르게 보험료 산정 시 엄격한 확률계산을 기초로 한다. O X

05 사회보험의 보험료는 능력에 비례하여 차등부과하지만 급여수준은 균등하다. O X

06 우리나라 최초의 사회보험제도는 의료보험이다. O X

07 공공부조는 선별적 프로그램으로, 엄격한 자산조사를 거쳐 보험료 지불능력이 없는 계층을 대상 O X
으로 한다.

08 산재보험은 근로자의 업무상 재해에 대하여 사용자의 고의·과실이 인정될 때 보상하는 제도이다. O X

09 산재보험의 요양급여는 산재로 인한 부상 또는 질병으로 4일 이상의 치료를 필요로 하는 경우 급 O X
여를 제공하는 것이다.

10 기초생활보장제도는 거택·자활 보호의 구분 없이 국가보호 필요 최저생계비 이하의 모든 가구 O X
에 대하여 생계비를 지급한다.

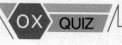 Answer

01 X [개인적 위험 → 사회적 위험]   **02** X [사회보장은 최저생활보장의 기능을 한다.]

03 ○   **04** X [사회보험과 민감보험은 모두 보험료 산정 시 엄격한 확률계산을 기초로 한다.]

05 ○   **06** X [의료보험 → 산재보험]   **07** ○

08 X [산재보험은 무과실책임주의로 근로자의 업무상 재해에 대하여 사용자의 고의·과실 유무를 불문한다.]

09 ○   **10** ○

의료보장

관계법규

- 의료보장제도의 유형
- 의료제공형태

학습 길라잡이

- 본인일부부담제도
- 진료비보상제도

제1절 의료보장제도

1 의료보장의 이해

(1) 개념

① 개인의 능력으로 할 수 없는 의료문제를 국가가 개입하여 사회적 연대책임으로 해결하고자 하는 것이다.

② 의료보장은 국민의 건강권을 보호하기 위하여 필요한 보건의료서비스를 국가나 사회가 제도적으로 제공하는 것을 말한다.

(2) 목적 17 보건직7급

① 예기치 못한 의료비의 부담으로부터 국민을 경제적으로 보장한다.

② 국민 간 보건의료서비스를 균등하게 분배한다.

③ 보건의료사업의 극대화를 추구한다.

④ 보건의료비의 적정수준을 유지한다.

⑤ 국민건강의 유지, 증진을 목적으로 한다.

(3) 의료보장의 필요성

① 질병과 사고에 대해 사회전체가 집단적으로 해결하는 것이 효과적이다. 의료욕구의 원인인 질병이나 사고가 개인의 과실이나 태만과 같이 개인적일 수도 있지만 오히려 개인이 통제할 수 없는, 또는 아직 규명되지 않은 원인에 기인하는 경우가 많다. 이러한 경우 질병과 사고에 대한 책임을 개인에게 지우기보다는 사회전체가 집단적으로 해결하는 것이 훨씬 더 효과적이다.

② 의료비의 급증으로 개인이 부담하기에는 과도하다.

③ 건강은 인간의 기본권에 해당한다.

④ 질병발생의 예측불가능성으로 인해 사회적 대책이 필요하다.

⑤ 의료보장은 생산과 투자라고 보아야 한다.

(4) 의료보장의 기능

① 1차적 기능

국민이 경제적 어려움을 느끼지 않는 범위 내에서 필수의료를 확보해 주는 기능

② 2차적 기능

    ⊙ 사회적 연대성 제고 기능: 국민 계층 간의 유무상통의 원리를 동원하여 사회적 연대를 통한 사회통합을 도모하는 기능

    ⓒ 소득재분배 기능: 부담과 관계없는 균등한 급여를 통해 질병발생 시 가계에 지워지는 경제적 부담을 경감하는 소득재분배 기능

    ⓒ 비용의 형평성 기능: 필요한 비용을 개인별 부담능력과 형편에 따라 공평하게 부담하는 기능

    ⓔ 급여의 적정성 기능: 피보험자 모두에게 필요한 기본적 의료를 적정한 수준까지 보장함으로써 그들의 의료문제를 해결하고 누구에게나 균등한 적정수준의 급여를 제공

    ⓜ 위험분산의 기능: 많은 인원을 집단화하여 위험분산기능 수행

2 의료보장제도의 유형

의료보장제도의 유형은 그 나라의 보건의료체계의 성격을 결정짓는 가장 중요한 요소이다. 이는 의료보장의 유형에 따라 국가, 국민, 의료공급자 간의 역할관계가 달라지며 국가개입과 시장기능의 정도 등이 달라지기 때문이다. 주요국의 공적의료보장제도는 크게 두 가지로 구분할 수 있다. 독일, 프랑스, 일본 등과 같은 사회보험방식(NHI)과 영국, 스웨덴, 이탈리아와 같은 국가보건서비스방식(NHS)이다.

(1) 국가보건서비스방식(NHS, National Health Services)

① 국민의 의료문제는 국가가 책임져야 한다는 관점에서 정부가 일반조세로 재원을 마련하여 모든 국민에게 무상으로 의료를 제공하는 방식

② 재원의 대부분이 국세 및 지방세로 조달되고 의료공급체계도 국가의 책임 하에 조직화되어 있다.

③ 영국, 스웨덴, 이탈리아 등이 대표적인 국가이다.

(2) 사회보험방식(NHI, National Health Insurance)

① 각 보험집단별로 보험료를 갹출하여 재원을 마련하고 이에 따라 피보험자에게 직접 또는 계약을 체결하는 의료기관을 통해 보험급여를 실시한다.

② 의료비에 대한 국민의 자기책임의식을 견지하되 이를 사회화하여 정부기관이 아닌 보험자가 보험료로서 재원을 마련하여 의료를 보장하는 방식이다.

③ 국민의 1차적 부담의무가 전제된 비용의식적 제도이며 국민의 정부 의존을 최소화할 수 있다.

④ 독일, 일본, 프랑스, 한국 등이 대표적인 국가이다.

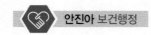

표 4-6 사회보험방식과 국가보건서비스방식 비교

15 광주, 17 경남·강원·광주·교육청, 18 서울·경남·부산, 19 경기·경남·부산·서울7급, 20 호남권·서울7급·경남, 21 울산·충남보건연구사, 22 서울·충북보건연구사

구분	사회보험방식(NHI)	국가보건서비스방식(NHS)
기본 이념	의료에 대한 국민의 1차적 자기책임 의식 견지(국민의 정부 의존 최소화)	국민의료비에 대한 국가책임견지
적용대상 관리	국민을 임금소득자, 공무원, 자영자 등으로 구분 관리(극빈자는 별도 구분), 보험료 납부자만 적용대상	전 국민 일괄 적용(집단구분 없음)
재원조달	보험료, 일부 국고	정부 일반조세
진료보수 산정방법	행위별수가제 또는 총액계약제 등	일반 개원의는 인두제, 병원급은 의사 봉급제
관리기구	보험자	정부기관(사회보장청 등)
채택국가	독일, 프랑스, 네덜란드, 일본, 대만, 한국 등	영국, 스웨덴, 이탈리아, 호주, 뉴질랜드 등
국민 의료비	의료비 억제기능 취약	의료비 통제효과가 강함
보험료 형평성	보험자 내 보험료 부과의 구체적 형평성 확보 가능, 보험자가 다수일 경우 보험자 간 재정불균형 발생 우려	조세에 의한 재원조달로 소득재분배 효과 강함
의료 서비스	상대적으로 양질의 의료제공, 첨단의료기술 발전에 긍정적 영향	의료의 질 저하 초래, 입원대기환자 증가 → 사보험 가입 증가로 국민의 이중부담 초래
연대의식	가입자 간 연대의식 강함	가입자 간 연대의식 희박
관리운영	보험자중심 자율 운영(대표기구를 통한 가입자의 조합운영 참여 보장), 직접관리운영비 소요(보험료 징수 등)	정부기관 직접관리, 직접관리운영비 부분적 축소

(3) 민간보험방식

① 의료보장에 있어서 민간의료보험의 역할이 크다.

② 미국에서는 대부분이 의료보장을 민간의료보험에 의존하고 있어, 생명보험회사나 손해보험회사 등 영리보험회사와 지역주민의 의료보장을 목적으로 하는 Blue Cross, Blue Shield 등 비영리단체, 그리고 HMO, PPO 등의 체제가 있다.

③ 독일은 총인구의 약 7%가 민간보험에 가입하고 있는데, 이들의 대부분은 고액소득자이다. 공적의료보험이 일정 이상의 소득이 있는 자를 임의로 가입시키고 있기 때문에 이들 고소득자들을 대상으로 하여 포괄적인 의료보험상품이 개발되고 있다.

④ 프랑스에서는 국민의 거의 100%가 공적의료보험에 가입하고 있으나 공적 제도의 급여율이 낮기 때문에 환자 본인부담분을 대상으로 하는 민간보험 이 성행하고 있다.

⑤ 영국에서는 BUPA로 대표되는 비영리단체에 의해 민간보험제도가 운영되 고 있으며 국민의 약 7%가 가입하고 있다. 보험대상은 순수한 사적 보장 과 NHS 병원의 유료병상(Pay Bed)이다. NHS 제도하에서는 의료서비스의 질 저하가 문제되고 있으며, 특히 입원에 있어 장기간 대기해야 하는 문제 등으로 민간보험을 이용하고 있다는 것이 그 존재 이유이다.

보충 | 미국의 의료보장제도 17 부산, 18 서울·대전, 19 전북

(1) 공적의료보장제도
① Medicare
　㉠ 연방정부가 65세 이상의 노인과 신체장애자, 특수질환의 중증질환자 등을 대상으로 하는 의료보험제도
　㉡ 대상: 65세 이상의 합법적 거주자, 65세 미만은 장애를 보유한 사람, 연령에 상관없이 신장관련 병으로 말기 단계에 있는 사람
　㉢ 조건: 10년 이상 메디케어 관련 세금을 납부한 실적이 있어야 한다.
② Medicaid: 주정부가 저소득층을 대상으로 하는 의료부조제도로 빈곤층 일부의 의료비를 일반 조세수입으로 부담

(2) 민간의료보험제도
① HMO(Health Maintenance Organization, 건강유지기구)
　㉠ 진료시설과 인력을 보유한 조직에 지역주민이 일정금액을 지불하고 자발적으로 가입하면 그 조직이 가입자에게 포괄적인 보건의료서비스를 제공해 주는 방식
　㉡ 보험자가 제3자의 지불주체가 아니고 의료자체를 피보험자에게 직접 제공한다. 보험자와 의료제공자가 직접 결합하여 보험료 사전지불방식으로 운영되는 회원제 의료보험체계이다.
② Blue Cross와 Blue Shield: 미국 최대의 민간의료보험기구로 비영리조직이다.
　㉠ Blue Cross: 입원진료
　㉡ Blue Shield: 외래진료
③ PPO(Preferred Provider Organization, 의료제공자위원회): HMO와 Fee for Service를 합친 형식으로, 의료기관 그룹과 보험자가 가입자에게 할인된 행위별 수가로 의료서비스를 제공하는 것을 계약하는 것이 특징이다.
④ 카이저 재단(Kaiser Foundation): 1933년 댐건설노동자의 건강관리를 위해 설립된 제도로서, 가입자로부터 미리 일정액을 징수하여 계약의사에게 인두제로 사전에 진료비를 지불하는 제도이다.

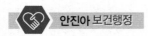
제2절 | 의료제공형태

1 급여방식

의료보장제도에서 가장 중요한 것은 의료서비스급여이다. 따라서 어떤 방법으로 제공하느냐에 따라 의료서비스의 질이나 접근성이 달라진다.

(1) 변이형(직접제공형)

① 뉴질랜드, 영국, 스웨덴, 덴마크 등 NHS 또는 지방보건서비스제도를 시행하고 있는 국가에서 재정으로 국민들에게 의료를 보장하는 형태이다.
② 사회보험형 국가로 보험공단이 보험료를 징수함과 동시에 직접 의료시설을 건립하여 적용자에게 보험공단이 직영하는 병원(국민건강보험공단 일산병원)이나 진료소를 통하여 서비스를 제공한다.
③ 사회보장제도에 속하지는 않지만 미국의 건강유지기구(HMO) 가운데 일부가 의료기관을 소유하여 적용자에게 의료서비스를 제공하는 형태이다.

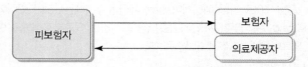

그림 4-2 직접제공형 진료비 지불 및 서비스모형

(2) 현물급여형(제3자 지불제도, 의료서비스 급여형)

17 대구, 18 충북, 22 보건직, 23 대구보건연구사

① 의료보험 적용자는 필요시 의료서비스를 이용하고 의료공급자가 제3자인 보험공단이나 질병금고에 환자를 진료한 진료비를 청구하며, 제3의 지불자인 보험공단이나 질병금고는 청구된 진료비를 심사하여 의료공급자에게 직접 지불한다.
② 한국, 일본, 독일 등 대부분의 사회보험제도를 채택하는 국가에서 제3자 지불제도서비스를 택하고 있다.
③ 의료기관의 입장에서 보면 상환제의 의미를 가지지만, 피보험자의 입장에서 보면 제3자 지불제도이다.
④ 장점
　㉠ 의료이용 시 본인부담액 외에는 더 이상의 진료비 지불이 없기 때문에 필요한 서비스의 이용이 억제되지 않는다.
　㉡ 의료기관이 진료비를 보험공단이나 질병금고에 청구하여 지불받기 때문에 상환제에 비하여 편리하다.

⑤ 단점

　　㉠ 의료이용자와 진료비 지불자가 다르기 때문에 이용자는 과다이용의 가능성이 있다.

　　㉡ 공급자인 의료기관은 과잉공급할 가능성과 함께 부당청구의 가능성도 있다.

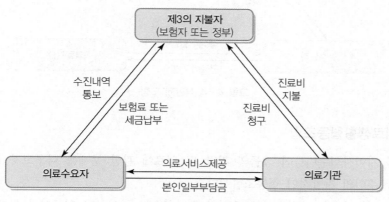

그림 4-3 제3자 지불제도모형

(3) 상환제(현금배상형, 현금급여형) 15 서울, 17 인천

① 의료보장의 적용자가 의료기관에 가서 진료를 받을 때 진료비 전액을 의료기관에 먼저 지불하고 난 후에 보험공단이나 질병금고에 청구하여 진료비를 환불받는 제도이다.

② 미국의 민영보험회사에서 흔히 사용하는 제도이다.

③ 장점

　　㉠ 환자가 진료 시 진료비 전액을 직접 지불하기 때문에 의료의 남용을 억제할 수 있다.

　　㉡ 의료기관의 과잉진료를 어느 정도 방지할 수 있다.

　　㉢ 부당청구를 방지할 수 있다.

④ 단점

　　㉠ 보험료를 지불한 적용자가 진료 시에 진료비 전액을 별도로 지불하고 다시 상환받는 측면에서 적용자들에게는 여러 가지 번거로움을 줄 수 있다.

　　㉡ 진료 시 돈이 없을 경우 의료이용이 억제된다.

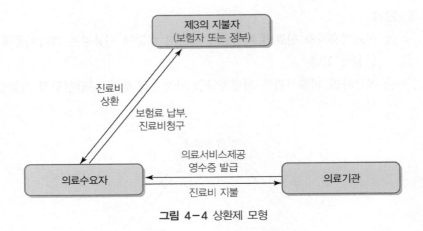

그림 4-4 상환제 모형

(4) 의료생활협동조합

① 지역사회주민들이 그들의 건강 및 의료에 관한 문제를 다루고자 조직된 주민의 자발적인 협동조합이다.

② 대부분 의료생협은 지역주민이 조합원으로 참여하고 의료인과 함께 협동하여 직접 의료기관을 개설하여 운영하고 이용하게 된다. 또한 치료뿐만 아니라 보건과 예방을 중시하여 조합원과 지역주민 스스로가 건강을 지켜나갈 수 있는 여러 가지 건강강좌, 체조교실, 등산모임 등의 건강프로그램을 진행하고 있다.

(5) 의료저축제도(MSA, Medical Savings Accounts)

① 가입자가 부담하는 보험료 일부를 개인별 의료저축계좌에 적립하고, 별도로 정하는 진료비를 이 계좌에서 지급하는 제도로서 적립액이 일정액을 넘을 경우 개인이 타 용도로 사용할 수 있는 제도이다. 싱가포르에서 시행하고 있다.

② 의료저축제도는 건강보험의 구조를 기초질병에 대한 개인별 **의료저축계좌**와 고비용 질병에 대비하는 **사회보험계좌**로 이원화함으로써 제도 본연의 보험기능 회복과 재정 안정화를 동시에 달성할 수 있는 실효성 높은 개혁대안이라 할 수 있다.

③ 소액 의료비는 소득의 일정비율을 매월 저축한 의료저축계좌에서 지불하는 대신, 드물게 발생하는 거액의 중질병에 대해서는 부과방식의 사회보험계좌를 활용함으로써 건강보험의 실질적인 소득재분배 기능을 높이자는 것이다.

④ 의료저축계좌는 시점 간 위험분산(Intertemporal Risk Pooling)을 목적으로 하고 있는데 한 사람의 일생 동안에 이뤄지는 질병상의 위험을 대비하기 위하여 개인 소유의 의료비 적립통장을 개설하여 여기에 매월 적립하게 된다.

따라서 의료저축계좌는 외래 및 입원진료 중에서 소액의 발생확률이 높은 진료비에 대비하기 위한 목적을 가진다. 일반적으로 의료저축계좌는 개인 소유이지만 의료비 지출 이외의 용도로 사용할 수 없다.

⑤ 사회보험계좌는 단면적 위험분산(Cross-section Risk Pooling)을 목적으로 하고 있다. 즉 동시대를 살고 있는 질병 위험이 있는 사람들과 질병 위험이 없는 사람들 간에 위험분산을 목적으로 한다. 흔히 사회보험과 동일하다.

2 **재원조달 방법** 35) 20 복지부특채7급

의료서비스의 원활한 공급을 위해서는 적절한 재원마련이 중요하다. 의료보장을 위한 재원인 이제 개인의 차원에서 떠나 사회적, 국가적 책무로 간주되고 있다.

(1) 공공재원 및 준공공재원

① **일반 조세수입**: 의료보장을 위한 가장 중요한 재원으로 조세, 관세, 소득세, 재산세가 주종을 이룬다. 국민경제의 규모가 커질수록 세율이 일반적으로 높아지기 때문에 개발도상국은 경제성장과 함께 보건의료부문에 더 많은 투입을 하는데 큰 어려움을 겪지 않으며 이것은 또한 많은 경우에 보건의료의 사회화 정도를 심화시키기도 한다.

② **부채**: 국가 재정당국이 국내에서 혹은 외국에서 돈을 빌려서 사업에 대한 재원으로 충당할 때 이루어진다.

③ **소비세수입**: 담배나 주류의 판매에서 얻어지는 세수를 보건의료사업을 위한 재원으로 사용하는 경우이다.

④ **사회보험**: 근로자나 고용주에게 임금의 일정률을 보험료로 납부하도록 강제함으로써 재원을 조달하는 체계이다.

⑤ **복권**: 복권발행은 민간이 상업적으로 할 수 있으나 많은 경우 공공사업의 수행을 위한 재원 확보의 방법으로 이용되고 있다. 재원조달방안으로서 복권이 가지는 한계는 소득역진성이 강하다는 것이다.

> **예** 노인병원 건립을 위한 복권을 발행하면 중산층 이하의 사람들이 복권을 사게 되고 결국 노인을 포함한 중산층 이하의 비용부담으로 노인병원을 건립하게 되어 사회보장적 성격을 갖지 못하는 단점이 있다.

---

35) 문상식 외, 보건행정학(제8판), 보문각, 2021, p.421~426.

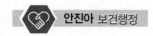

(2) 민간재원

① **고용주 부담**: 우리나라 건강보험의 경우 고용주는 직장건강보험의 50%를 납부하고 있다.

② **민간건강보험**: 민간보험은 사회보장제도를 채택하지 않은 나라에서 성행하며 국가에 따라서는 사회보험제도의 보완책으로서 민간보험시장이 형성되기도 한다. 저개발국가나 개발도상국에서는 개인의 부담능력 부족으로 인해 민간보험이 큰 역할을 담당하지 못하는 것이 일반적이며, 선진국이라도 대개 사회보험이나 사회보장제도의 보완기능만을 담당하기 때문에 보건의료 재원으로서 큰 몫을 차지하지 못하는 것이 일반적 현상이다.

③ **기부금**: 기부금이 보건의료비에 차지하는 비중은 낮은 편이다. 재정적 지원의 형태를 띠기도 하고, 특수장비, 특정시설, 소모품이나 약품 등의 물품 지원이 될 경우도 있으며, 의료종사자에 대한 현물기부의 형태도 있다.

④ **진료비 본인부담**: 두 가지 종류가 있는데, 한 가지는 의료남용을 방지하기 위해 수진 시 일정액을 환자가 부담하는 방법(본인 일부부담)이고, 다른 한 가지는 보험제도가 없어 진료비 전액을 본인이 부담하는 방법(본인 전액부담)이다.

3 진료비보상제도

15 서울·경기·경북, 16 전북, 17 부산·서울·경기·충북·경기·보건직7급, 18 강원·대구·인천·교육청, 19 경기·경남·부산·서울7급, 20 서울·경기·경북·부산·호남권·서울7급·대구·대전·인천·경북보건연구사, 21 서울·강원·서울7급·대구보건연구사·부산보건연구사·제주보건연구사, 22 보건직·서울·강원보건연구사, 23 인천보건연구사

의사에 대한 진료보수의 산정 및 지불방식으로, 각국의 보건의료제도 및 의료보장방식에 따라 상이하다.

(1) 행위별수가제(FFS, Fee For Service): 한국, 일본, 미국 등

① 개념

  ㉠ 진료에 소요된 약제 또는 재료비를 별도로 산정하고 의료인이 제공한 진료행위의 하나하나에 일정한 값을 정하여 의료비를 지급토록 하는 제도

  ㉡ 의료인이 제공한 시술내용에 따라 값을 정하여 의료비를 지급하는 것으로서 전문의의 치료방식에 적합

② 기준

  ㉠ 단위 서비스의 가격 × 서비스의 양

  ㉡ 진료행위 그 자체가 기준

  ㉢ 행위당 금액제로 사용

장점	단점
• 의료서비스의 양과 질이 극대화 • 의료인의 재량권이 최대, 환자에 대한 진료책임 극대화 • 첨단 의과학 기술의 발달 유도 • 전문적인 의료의 수가결정에 적합	• 국민의료비 상승의 소지 • 과잉진료 우려 • 진료비 청구·심사·지불의 복잡성(간접 비용의 증가) • 의료기술 지상주의적 사고의 팽배 유도 • 의료인과 보험자의 마찰 요인 • 예방사업 소홀

(2) 인두제(Capitation): 영국, 덴마크, 이탈리아 등

① 개념

　　㉠ 의료인이 맡고 있는 일정 지역의 주민 수에 일정금액을 곱하여 이에 상응하는 보수를 의료인 측에 지급

　　㉡ 기본적으로 단순한 일차보건의료에 적용하기 때문에 1·2·3차로 분류 되는 의료전달체계의 확립이 선행되어야 함

② 기준

　　㉠ 등록자 수(잠재환자 수)

　　㉡ 1인당 기준 수가 적용

장점	단점
• 환자와 의사 간 지속적 관계 유지(진료 의 계속성) • 행정비용의 감소(행정업무 간편화) • 예방의료에 대한 관심 증대 • 1차의료에 적합 • 의료인 수입의 평준화 유도 • 비용의 상대적 저렴성	• 과소진료 우려, 서비스 양의 최소화 경향 • 후송의뢰 환자의 증가 • 전문의료에 부적합, 의사의 자율성 저하 • 의료서비스에 대한 가격경쟁의 배제 • 환자의 선택권 제한

(3) 봉급제(Salary): 사회주의 국가 및 시장경제체제의 2·3차진료

① 개념

　　㉠ 의료인들 각자의 근무경력, 기술수준, 근무하는 의료기관의 종별 및 직 책에 따라 보수수준을 결정하고 그에 따라 월 1회 또는 일정 기간에 한 번씩 급료를 지급하는 방식

　　㉡ 사회주의 국가에서 주로 채택하고 있고, 자본주의 국가에서도 병원급 의료기관의 근무 의사들에게 적용

　　㉢ 봉급제를 근간으로 한 의료전달체계하에서는 환자에 대한 요금경쟁을 제거시킴으로서 초래되는 비효율성을 극복하기 위하여 진료행위에 대 한 단체협동을 권장하는 프로그램을 개발하고 있음

　　㉣ 함께 밀접하게 일하게 되는 사람들은 서로로부터 배우게 될 것이고 의 료지식이 급속히 확장될 수 있는 장점이 있음

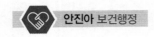

② 기준

근로계약조건(근무시간, 전임제, 시간제), 경력, 자격, 나이, 보직 여부

장점	단점
• 조직의료에 적합 • 동료감시, 평가로 인하여 의료의 질 유지에 도움 • 안정된 수입의 보장 • 의사의 불필요한 경쟁심 억제 경향	• 의료의 관료화 우려, 형식적인 진료의 만연 • 의료인의 자율성 저하, 소득감소 우려 • 외부의 압력 증대 • 승급 및 drop out으로 조직 내 긴장 우려

(4) 포괄수가제(Case-payment System): 미국의 DRG, 네덜란드

① 개념

ㄱ 환자가 입원해서 퇴원할 때까지 발생하는 진료에 대하여 질병마다 미리 정해진 금액을 내는 제도

ㄴ 미국에서 의료비의 급격한 상승을 억제하기 위하여 1983년부터 DRG(Diagnosis Related Groups)에 기초를 둔 선불상환제도를 개발하여 연방정부부담환자의 진료비 지급방법으로 사용

ㄷ 우리나라에서도 현재 7개 질병군에 대해서 DRG를 적용하여 운영(같은 질병이라도 환자의 합병증이나 타 상병 동반 여부에 따라 가격 상이)

② 기준

ㄱ Flat Rate(질병당): 진단별로 진료비 결정

ㄴ 이는 행위별 수가를 합산하지 않으며, 질병별 수가에 차이가 있다.

❖ 7개 질병군
백내장수술, 편도 및 아데노이드 수술, 항문수술, 탈장수술, 충수절제술, 제왕절제술, 자궁수술

장점	단점
• 진료비 산정의 간소화로 행정비용 절감 • 의료자원의 활용에 의료인의 관심 증대 (경제적 진료 유도) • 부분적으로도 적용 가능(병용) • 진료의 표준화 유도	• 과소진료 우려, 서비스의 최소화 경향 • 의료행위에 대한 자율성 감소, 행정직의 진료직에 대한 간섭요인 증가 • 합병증 발생 시 적용 곤란 • 신규 의학기술에 적용 곤란

(5) 총괄계약제(Global Budget): 독일

① 개념

ㄱ 의료비 지불자 측과 의료공급자 측 간에 진료보수총액에 대하여 사전에 계약을 체결하는 방식

ㄴ 독일의 경우 보험자와 의사회가 계약을 체결하고 계약에 따라 보험자가 의사회에 지불하면 의사회는 각 의사들에게 진료량에 비례하여 이를 배분

② 기준

지불자 측과 의료공급자 측이 진료보수총액의 계약을 사전에 체결

장점	단점
• 과잉진료 및 과잉청구 시비 감소 • 진료비 심사, 조정과 관련된 공급자 불만 감소 • 의료비 지출의 사전예측이 가능(보험재정의 안정적 운영) • 의료공급자의 자율적 규제 가능	• 보험자 및 의사단체 간 계약체결의 어려움 상존 • 의료공급자단체의 독점성 보장으로 인한 폐해 • 전문과목별, 요양기관별로 진료비를 배분하기 위한 갈등 • 신의료기술 도입과 의료의 질 향상을 위한 동기 저하 • 의료의 질 관리의 어려움(과소진료)

(6) 상대가치점수

① 요양급여에 소요되는 시간·노력 등 업무량, 인력·시설·장비 등 자원의 양과 요양급여의 위험도를 고려하여 산정한 요양급여의 가치를 각 항목 간에 상대적 점수로 나타낸 것(「국민건강보험법 시행령」 제21조)

② 의료행위 간 가치를 상대적으로 비교하여 화폐단위가 아닌 '점수'로 표현한 것이며, 의료행위 건강보험수가는 매년 보건복지부 장관이 정하여 고시하는 건강보험요양급여비용인 점수당 단가(환산지수)를 곱한 비용

③ **상대가치점수**: 의사업무량 상대가치점수, 진료비용 상대가치점수, 위험도 상대가치점수로 구성된다.

 심화 진료비 지불제도의 분류 17 충남

(1) 지불단위에 따른 분류

① 지불보상의 단위를 어느 수준으로 하는가에 따른 분류로 보상의 단위가 가장 적은 개별행위로 보상하는 행위별수가제, 몇 가지 행위 및 비용을 묶어서 보상하는 묶음지불제, 일정기간 동안 대상자수에 따라 보상하는 인두제, 일정기간 동안 해당 지역의 의사들(또는 의료기관들)에게 보상하는 총액계약제, 일정기간 동안 의료기관의 총예산을 보상하는 총액예산제 등이 있다.

② 행위별수가제 < 포괄수가제(묶음수가제) < 인두제 < 총액계약제(총액예산제)

③ 지불단위와 위험부담

　㉠ 지불단위가 가장 적은 행위별 수가제는 의료공급자들이 환자들에게 다양한 행위의 조합으로 진료를 가능하게 하며, 예상하지 못한 감염병 등의 유행으로 인해 환자가 증가한다면 증가된 환자를 진료하고 보상을 받게 되므로 전체 의료비에 대한 재정적 위험은 거의 없게 되나, 보험자는 증가된 의료비에 대한 위험을 지니게 된다.

　㉡ 즉, 지불단위가 포괄화 될수록 보험자의 재정적 위험이 줄어드는 경향이 있다.

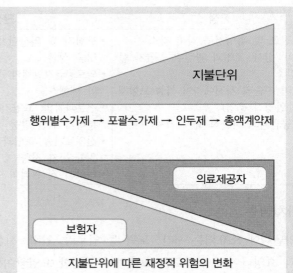

행위별수가제 → 포괄수가제 → 인두제 → 총액계약제

지불단위에 따른 재정적 위험의 변화

④ 지불단위 포괄화에 따른 변화
　㉠ 의료인의 자율성 감소
　㉡ 진료 경제성 증가
　　• 환자에 대한 의료 서비스의 최소화 및 규격화
　　• 신기술 혹은 신의약품 적용의 곤란
　　• 전문적 진료에 부적합
　㉢ 진료 생산성 감소
　㉣ 예방의료 조장
　㉤ 보험자의 행정적 간편성 증가
　㉥ 의료인의 수입 안정성 증가 및 평준화 → 시간과 수입의 안정으로 연구기회 증가

(2) 보상시기에 따른 분류
　① 사전 보상방식(사전 결정방식): 수입이 고정되어 있어 진료자는 비용의 감소를 통해 이윤극대화를 꾀하거나 의료건수 사전감소를 통해 효용극대화를 이루려 한다. 봉급제, 인두제, 총액계약제, 포괄수가제
　② 사후 보상방식(사후 결정방식): 서비스 제공량에 따라 수입이 증가하므로 공급자는 되도록 많은 서비스를 비싸게 생산하여 공급하려 한다. 행위별수가제

1 건강보험제도의 개념

건강보험이란 질병이나 부상 등으로 인하여 일시에 고액의 진료비가 소요되어 가계가 파탄되는 경우를 방지하기 위하여 보험원리에 의거 국민이 평소에 보험료를 내어 기금화하였다가 보험사고가 발생할 경우 보험급여를 지급해 줌으로써 국민 상호 간 위험분담을 통하여 국민의 보건의료서비스를 보장해 주는 제도이다.

(1) 건강보험의 본질

① 건강보험에서의 보험사고는 일반적으로 일시적 사고이다. 그러나 일시적 사고라 할지라도 고의나 예측할 수 있는 사고 또는 교통사고 등과 같이 가해자를 알 수 있는 사고는 제외된다.

② 건강보험은 경제적 부담의 경감을 목표로 한다.

③ 건강보험은 다수가 가입해야 한다.

④ 보험사고는 예측이 불가능해야 한다.

⑤ 건강보험의 보험료는 개인, 국가, 사용자가 일부 부담하는 것이 보통이다.

❖ 일시적 사고: 질병, 상해, 출산 등
❖ 영속적 사고: 불구, 폐질, 노령 등
❖ 영구적 사고: 사망

(2) 건강보험제도의 특성 19 인천 · 서울7급

① 강제성

건강보험은 정부가 법에 의하여 국민복지를 증진시키고자 실시하는 제도이기 때문에 법률이 정하는 일정한 요건에 해당하는 사람은 누구나 의무적으로 가입해야 한다는 강제성이 있다.

② 형평성

건강보험급여는 그 대상자의 성, 연령, 직업, 거주지 등 개인적 여건에 관계없이 수요에 따라 급여가 제공되는 것을 원칙으로 하고 있다.

③ 예산의 균형성

건강보험은 단기보험이기 때문에 회계연도를 기준으로 수입과 지출을 예정하여 보험료를 계산하며, 지급조건과 지급액도 보험료 납입기간과는 상관이 없고 지급기간이 단기이다.

④ 수익자부담의 원칙

건강보험의 경우 그 비용은 수익자가 부담하고 이익도 수익자에게 환원되는 수익자부담의 원칙에 입각한다.

⑤ 부담의 재산 · 소득 비례의 원칙

재원조달은 수익자의 재산과 소득에 따라 정률제를 택하고 있다.

⑥ 급여우선의 원칙

건강보험급여는 인간의 생명과 고통에 직결되므로 그 발생과정이나 요인이 어떠하든 간에 급여시행을 우선적으로 하여야 한다. 즉 중대한 자기귀책사유가 있다 하여도 의료의 필연성과 필수성에 따라 적시에 적정급여를 시행하고 사후에 그 책임을 분명히 하게 된다.

⑦ 적정급여의 원칙

의료는 인체의 생명과 직결되므로 가장 필요하고 적정한 급여가 제공되어야 한다.

⑧ 사후치료의 원칙

건강보험은 적극적 의미의 건강관리, 즉 질병예방이 아닌 사후치료적 영역에 속한다.

⑨ 3자 지불의 원칙

현행 건강보험제도하에서는 급여시행자, 급여수령자, 비용지급자가 상이한데, 이러한 3자 관계의 성립에 따라 급여비용심사제도가 나타나게 된다.

⑩ 발생주의 원칙

건강보험대상자의 자격취득과 상실은 현실적으로 사후확인에 의해 그 권리행사가 가능 하지만 근본적으로 확인행위 이전에 자격을 취득하였다고 보아야 한다.

> **보충** 건강보험 재정관리의 원칙 17 복지부7급

보험재정 수지상등의 원칙 (급부 · 반대급부 균등의 원칙)	보험료의 총액과 보험급여의 총액이 균등해야 한다는 원칙
보험료부담 공평성의 원칙	능력비례에 따라 보험료를 산정하여야 한다는 원칙
보험료 비용분담의 원칙	직접적인 수익자 이외에 사회구성원 모두에게 보험료 등을 분담시킨다는 원칙
보험료 불가침의 원칙	보험료로 갹출된 재원은 피보험자와 피부양자를 위한 보험급여로만 활용되어야 한다는 원칙

2 관리운영방법

국가보건서비스의 의료보장제도를 시행하는 국가는 정부(중앙정부, 지방정부)에 의해 관리 · 운영한다. 사회보험 또는 민간보험 제도를 시행하는 국가의 건강보험에 관한 관리 · 운영은 보험자에 의해 이루어진다.

(1) 통합방식

전 국민을 한데 묶어 의료보험을 하나의 조직으로 관리·운영하는 방식으로, 소득재분배의 기능과 위험분산의 기능이 확대된다. 우리나라의 국민건강보험은 2000년부터 통합방식으로 운영하고 있다(재정통합은 2003년).

(2) 조합방식

보험료 부과의 기초인 소득의 형태가 상이한 집단별로 분류하고 각각 다른 의료보험조합을 구성하여 관리·운영하는 방식이다. 통상적으로 임금소득자와 비임금소득자로 구분하여 각자의 조합을 설립·운영하며 보험재정을 조합별로 분리하여 운영한다.

표 4-7 통합일원화체계와 조합분리운영체계의 장단점 [36)]

구분	장점	단점
통합 체계	• 위험분산효과 극대화 도모 • 소득재분배 효과 • 급여수준의 평등 • 관리운영비의 절감 • 타 사회보장제도와 연계가능성 용이 • 재정불균형 문제 및 운영차별성 해소	• 관리조직의 거대화·관료화로 관리운영의 비효율성 • 급여 관리의 허점, 보험료 징수율 저하 가능성 • 보험료 일시 인상 시 국민의 저항 • 지역에 대한 형평성 있는 보험료 부과체계의 어려움 • 의료문제의 중앙집중식 관리(적자 시 정부재정 압박)
조합 체계	• 조합 간 특성고려, 대상별·지역별 보험료 부담의 형평성, 보험재정의 안정 • 노사협조체계 가능 • 주민참여에 의한 자치적 운영(민주성, 다양성, 자율성), 보험료 자율결정, 보험료 인상에 대한 저항 감소 및 재원조달 용이 • 조합선택의 자유 및 조합 간 경쟁 • 의료보험분쟁의 국지화 • 지역단위 보건의료체계 구축 용이 • 대규모 조직의 관료화·경직화 방지, 조합 간 운영 및 경영 비교평가로 제도운영의 효율성	• 위험분산범위가 조합 내에 국한되어 위험분산효과가 제한적 • 규모의 경제 미달 시 관리운영비 증가 • 조합 간 빈부차 및 갈등, 형평성 문제 • 보험자가 많아져 보험자당 적용인구가 적어져 지역 보험의 재정예측 불확실 및 재정취약 • 소득수준이 비슷한 집단으로 구성 시 소득재분배 효과가 미흡 • 지역 또는 직업별 구분으로 사회적 연대감과 통합 저해 • 퇴거, 거주지 이전 등으로 자격변동 시 자격관리 애로

---

36) 문상식 외, 보건행정학(제8판), 보문각, 2021, p.427.

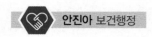

3 의료서비스급여의 범위

급여의 범위와 내용은 바라보는 시각에 따라 다르다. 급여의 기능, 급여의 형태, 법의 규정 여부에 따른 분류 등이 있다.

(1) 기능별 분류

① 상병수당: 질병이나 사고로 인한 소득상실을 보상하기 위해 현금으로 지급
② 의료급여: 질병이나 사고로 인한 치료와 관련하여 지급하는 요양급여(우리 나라는 분만급여 포함, 서비스 급여), 요양비(분만비 포함, 현금급여), 건강검진 (서비스 급여), 본인부담액 보상금(현금급여) 등
③ 장제급여: 질병이나 사고로 사망하는 경우 현금으로 지급

(2) 급여형태에 따른 분류

① 현금급여: 상병수당, 요양비, 장제비 등
② 현물급여: 요양급여, 건강검진, 약제급여 등

(3) 법적인 분류

① 법정급여: 요양급여, 요양비, 건강검진 등
② 임의급여(부가급여): 장제비, 상병수당, 임신 · 출산진료비 등

4 본인일부부담제

16 서울 · 충북, 17 경기 · 대전 · 교육청, 18 대전 · 울산, 19 경기 · 인천, 20 인천 · 서울7급,
21 경기보건연구사 · 광주보건연구사, 22 서울

의료남용을 방지하기 위해 수진 시 일정액을 환자가 부담하는 방법이다.

(1) 정률부담제(정률제)

보험자가 의료비의 일정 비율만을 지불하고 본인이 나머지 부분을 부담하는 방식이다.

장점	단점
• 불필요한 의료이용을 억제한다. • 의료서비스를 이용하는 사람은 가격이 상대적으로 저렴한 의료기관을 선택함 으로써 의료비를 줄이려고 한다.	• 의료이용의 접근도를 제한할 수 있다. 즉 필요한 의료서비스마저 이용하지 못하 게 될 수 있다. • 본인부담분에 대해 추가적인 보험을 구 입하게 될 수 있다.

(2) 일정금액공제제

의료비가 일정 수준에 이르기까지는 전혀 보험급여를 해 주지 않아 일정액까지는 피보험자가 그 비용을 지불하고, 그 이상의 비용만 보험급여로 인정하는 것이다.

장점	단점
• 환자의 비용의식을 높임으로써 의료서비스 이용을 억제한다. • 소액 청구서가 감소하면서 심사 및 지불을 위한 행정비용이 절감될 수 있다. • 가벼운 질환으로 인한 의료이용을 억제할 수 있다.	• 비용의 한도가 소득수준과 무관하게 정해져 있을 경우 저소득층에 경제적 부담을 줌으로써 의료서비스에 대한 접근성을 떨어뜨릴 수 있다.

(3) 급여상한제

보험급여의 최고액을 정하여 그 이하의 의료비에 대해서는 보험급여를 적용해 주고 초과하는 의료비에 대해서는 의료서비스 이용자가 부담하는 방식이다.

장점	단점
의료서비스가 고액이면서 치료의 효과가 불분명한 서비스의 경우 수요를 억제시키는 데 효과적이다.	최고액을 넘어서는 서비스에 대해서는 보험급여를 제공하지 않기 때문에 고액이면서도 필요한 서비스에 대한 접근성이 제한될 수 있다.

(4) 정액부담제

① 의료이용의 내용과 관계없이 이용하는 의료서비스 건당 일정액만 의료서비스 이용자가 부담하고 나머지는 보험자가 부담하는 방식이다.

② 소액의 의료서비스를 과다하게 이용하는 것을 억제하는 데 효과가 있다.

(5) 정액수혜제

① 의료서비스 건당 일정액만 보험자가 부담하고 나머지는 환자가 지불하는 방식이다.

② 보험자가 일정액만을 부담하기 때문에 수요억제효과가 클 것이다.

③ 보험자의 부담액이 적을 경우 환자의 부담이 클 것이며, 의료서비스에 대한 접근성을 떨어뜨릴 것이다.

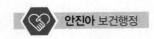

OX QUIZ

Check

01 의료보장제도의 1차적 기능은 국민이 경제적 어려움을 느끼지 않는 범위 내에서 필수의료를 확   O   X
보해주는 것이다.

02 국가보건서비스방식(NHS)은 사회보험방식(NHI)에 비해 가입자 간의 연대의식이 강하다.   O   X

03 피보험자 입장에서 제3자 지불제도는 상환제에 비하여 불편하다.   O   X

04 행위별수가제는 예방사업을 소홀히 하는 경향이 있다.   O   X

05 봉급제에서는 의료인의 자율성이 높아진다.   O   X

06 건강보험 관리운영방식이 통합주의방식인 경우 위험분산의 효과가 확대된다.   O   X

07 일정액 공제제를 시행하는 경우 보험자 입장에서 소액청구가 줄어들어 관리운영비를 절감할 수   O   X
있다.

OX Answer

01 O   **02** X [가입자 간의 연대의식이 강한 것은 사회보험방식(NHI)이다.]

03 X [제3자 지불제도는 본인부담액만 지불하면 의료기관이 진료비를 공단이나 질병금고에 청구하여 지불받기 때문에
상환제에 비하여 편리한 점이 있다.]   **04** O

05 X [봉급제에서는 의료인의 자율성이 저하된다.]   **06** O   **07** O

Chapter 03

우리나라의 의료보장제도

제1절 국민건강보험제도

1 국민건강보험제도의 이해

(1) 목적(법 제1조) 17 인천

이 법은 국민의 질병·부상에 대한 예방·진단·치료·재활과 출산·사망 및 건강증진에 대하여 보험급여를 실시함으로써 국민보건 향상과 사회보장 증진에 이바지함을 목적으로 한다.

(2) 연혁 15 전북·복지부, 17 울산·광주, 18 경남·제주, 19 경남·부산, 21 경기

1963. 12. 16	「의료보험법」 제정(300인 이상 사업장 조합 임의적용방식, 유명무실)
1977. 7. 1	강제적용 의료보험 급여개시(500인 이상 사업장 근로자 당연적용)
1977. 12. 31	「공무원 및 사립학교교직원 의료보험법」 제정
1979. 1. 1	공무원 및 사립학교교직원 의료보험 실시
1979. 7. 1	300인 이상 사업장 근로자 당연적용
1980. 1. 1	공·교의료보험에 군인가족 포함
1980. 7. 1	지역의료보험 1차시범사업 실시(홍천군, 옥구군, 군위군)
1982. 7. 1	지역의료보험 2차시범사업 실시(강화군, 보은군, 목포시)
1984. 12. 1	한방의료보험 시범사업 실시(청주시, 청원군)
1987. 2. 1	한방의료보험 전국확대 실시
1988. 1.	농어촌지역 의료보험 실시
1988. 7. 22	5인 이상 사업장 근로자 당연적용
1989. 7. 1	도시지역 의료보험 전면실시(제도 도입 후 12년만에 전국민의료보험 실시)
1989. 10. 1	약국 의료보험 전국확대 실시
1997. 2. 1	DRG 1차 시범사업 실시
1997. 12. 31	「국민의료보험법」 제정
1998. 10. 1	1차 의료보험 통합(공무원 및 사립학교교직원 의료보험 및 227개 지역의료보험 통합) → 국민의료보험공단 업무개시
1999. 2. 1	「국민건강보험법」 제정

관계법규

- 국민건강보험법(1999, 의료보험법 1963제정)
- 의료급여법(2001, 의료보호법 1977 제정)
- 노인장기요양보험제도(2007)
- 암 관리법(2003)
- 응급의료에 관한 법률(1994)

학습 길라잡이

- 국민건강보험제도의 특성 및 급여 내용
- 의료급여대상 및 제도의 특성
- 노인장기요양보험의 특성

4

사회보장

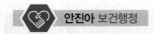

2000. 7. 1	• 「국민건강보험법」시행 • 의료보험조직 통합(국민의료보험공단 및 직장조합 통합 　→ 국민건강보험공단 및 건강보험심사평가원 업무 개시) • 의약분업 전면실시 • 3월 보험자 직영병원 개설(국민건강보험공단 일산병원)
2001. 7. 1	5인 미만 사업장 근로자 직장가입자 편입
2003. 7. 1	근로자 1인 이상의 모든 사업장 당연적용 건강보험재정 지역 · 직장 통합운영

(3) 특징 15 경기 · 경남, 17 충남 · 부산 · 교육청, 18 경남, 19 인천, 21 서울7급 · 경남보건연구사 · 울산보건연구사, 22 서울

① 모든 국민을 국민건강보험법에 근거하여 강제로 가입시킴으로써 역선택을 방지하고 있다.

② 보험료는 경제적인 능력에 비례하여 부과하는 반면, 보험급여는 보험료의 부과수준에 관계없이 모든 국민에게 동일하게 주어지도록 하여 형평성을 유지하고 있다.

③ 보험료 부과방식은 직장가입자와 지역가입자로 이원화되어 있다.

　㉠ 직장가입자의 보험료: 표준보수월액에 보험료율을 곱하여 산정

　㉡ 지역가입자의 보험료: 소득, 재산 등을 고려하여 부과표준소득을 정하여 점수로 나타내고 적용 점수당 금액을 곱하여 산정

④ 모든 의료기관을 건강보험 요양기관으로 지정하여 국민들의 의료접근도를 제고시키고 있다.

⑤ 진료보수는 행위별수가제를 적용하고 제3자 지불제 방식으로 운영하고 있다.

⑥ 단기보험이다.

⑦ 예방보다는 치료중심의 급여제도이다.

⑧ 보건의료제도의 특징

　㉠ 의료공급방식: 민간주도형

　㉡ 관리통제방식: 자유방임형

　㉢ 사회보장형태: NHI(사회보험방식)

(4) 건강보험이 갖추어야 할 기본 요건 [37] 18 경기

사회보험원리에 기반을 두고 있는 우리나라 건강보험이 건전하게 뿌리를 내리기 위해서는 다음과 같은 기본 요건을 갖추어야 한다.

① 접근성(access)의 보장: 건강보험 급여를 개인의 지불능력과 상관없이 언제 어디서나 필요에 따라 제공받을 수 있는 기회가 모든 국민에게 보장되어야 한다.

---

37) 문재우 외, 보건행정학(제8판), 계축문화사, 2021, p.104.

② **효율성**(efficiency)**의 확보**: 효율성이란 투입(input)대비 결과(output)인 능률성과 목표달성도인 효과성을 포함한 의미로 건강보험의 주어진 성과목표를 달성하기 위해 한정된 자원(재원, 인력, 장비, 물품, 시설 등)을 적절히 활용해야 한다. 최소한의 비용으로 최대의 산출을 추구하는 비용 효율성(cost efficiency)과 건강보험제도가 궁극적 목표를 달성할 수 있도록 자원이 최적 배분되는 배분적 효율(allocative efficiency)을 충분히 고려해야 한다.

③ **형평성**(equity)**의 확보**: 보험료 부담 및 급여 혜택에 있어서 건강보험 가입자간 소득수준 등 부담능력에 따라 공평하게 분담되고 필요에 따른 의료 이용이 보장되어야 한다.

④ **지속가능성**(sustainability)**의 확보**: 보험 수지 상등의 원칙에 입각하여 건강보험의 재정수입 대비 지출이 적정 수준을 유지함으로써 제도가 지속적으로 유지되어야 한다. 지속가능성을 위해 건강보험 재원은 양적으로 일정수준 확보되어 안정적인 동시에, 미래의 수요변화에도 충분히 대응할 수 있어야 한다.

2 관리운영체계

(1) 보건복지부

건강보험의 관장자로서 건강보험관련 정책을 결정하고 건강보험업무 전반을 총괄하고 있다.

(2) 국민건강보험공단의 업무(「국민건강보험법」 제14조)

15 광주 · 부산, 17 충남, 19 경남, 20 서울7급, 22 세종보건연구사

① 가입자 및 피부양자의 자격 관리
② 보험료와 그 밖에 「국민건강보험법」에 따른 징수금의 부과 · 징수
③ 보험급여의 관리
④ 가입자 및 피부양자의 질병의 조기발견 · 예방 및 건강관리를 위하여 요양급여 실시 현황과 건강검진 결과 등을 활용하여 실시하는 예방사업으로서 대통령령으로 정하는 사업
⑤ 보험급여 비용의 지급
⑥ 자산의 관리 · 운영 및 증식사업
⑦ 의료시설의 운영
⑧ 건강보험에 관한 교육훈련 및 홍보
⑨ 건강보험에 관한 조사연구 및 국제협력
⑩ 이 법에서 공단의 업무로 정하고 있는 사항
⑪ 「국민연금법」, 「고용보험 및 산업재해보상보험의 보험료징수 등에 관한 법률」, 「임금채권보장법」 및 「석면피해구제법」(이하 "징수위탁근거법"이라 한다)에 따라 위탁받은 업무

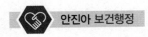

⑫ 그 밖에 이 법 또는 다른 법령에 따라 위탁받은 업무

⑬ 그 밖에 건강보험과 관련하여 보건복지부장관이 필요하다고 인정한 업무

(3) 건강보험심사평가원의 업무(「국민건강보험법」 제63조)

17 충북, 18 서울·경기, 20 강원·대구, 21 부산·충남·경기보건연구사, 23 충북보건연구사

① 요양급여비용의 심사

② 요양급여의 적정성 평가

③ 심사기준 및 평가기준의 개발

④ 제1호부터 제3호까지의 규정에 따른 업무와 관련된 조사연구 및 국제협력

⑤ 다른 법률에 따라 지급되는 급여비용의 심사 또는 의료의 적정성 평가에 관하여 위탁받은 업무

⑥ 그 밖에 이 법 또는 다른 법령에 따라 위탁받은 업무

⑦ 건강보험과 관련하여 보건복지부장관이 필요하다고 인정한 업무

⑧ 그 밖에 보험급여 비용의 심사와 보험급여의 적정성 평가와 관련하여 대통령령으로 정하는 업무

　㉠ 요양급여비용의 심사청구와 관련된 소프트웨어의 개발·공급·검사 등 전산 관리

　㉡ 요양급여의 적정성 평가 결과의 공개

　㉢ 요양비 중 보건복지부령으로 정하는 기관에서 받은 요양비에 대한 심사

　㉣ ①~⑥ 및 ㉠~㉢의 업무를 수행하기 위한 환자 분류체계 및 요양급여 관련 질병·부상 분류체계의 개발·관리

　㉤ ①~⑥ 및 ㉠~㉣의 업무와 관련된 교육·홍보

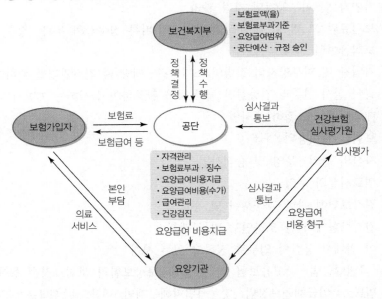

그림 4-5 건강보험 관리운영체계

1 국민건강보험의 적용

(1) 적용대상 18 호남권

전 국민의 약 97%가 국민건강보험제도의 적용을 받고 있으며, 나머지 약 2.9%는 기초생활보장대상자, 국가유공자 등 의료급여에 편입되어 있다.

① 국민은 가입자 또는 피부양자가 된다(의료급여 수급권자, 유공자등 의료보호대상자 제외).

② 가입자

  ㉠ 직장가입자: 모든 사업장의 근로자 및 사용자와 공무원 및 교직원

  ㉡ 지역가입자: 직장가입자와 그 피부양자를 제외한 가입자

③ 피부양자: 직장가입자에게 주로 생계를 의존하는 사람으로서 보수나 소득이 없는 사람

  ㉠ 직장가입자의 배우자

  ㉡ 직장가입자 및 배우자의 직계존속

  ㉢ 직장가입자 및 배우자의 직계비속과 그 배우자

  ㉣ 직장가입자의 형제·자매

(2) 자격 13 인천

① 자격의 취득시기(「국민건강보험법」 제8조): 가입자는 국내에 거주하게 된 날에 직장가입자 또는 지역가입자의 자격을 얻는다. 다음에 해당하는 사람은 그 해당되는 날에 자격을 얻는다.

  ㉠ 수급권자이었던 사람은 그 대상에서 제외된 날

  ㉡ 직장가입자의 피부양자이었던 사람은 그 자격을 잃은 날

  ㉢ 유공자 등 의료보호대상자이었던 사람은 그 대상자에서 제외된 날

  ㉣ 보험자에게 건강보험의 적용을 신청한 유공자 등 의료보호대상자는 그 신청한 날

② 자격의 상실시기(동법 제10조): 가입자는 다음의 어느 하나에 해당하게 된 날에 그 자격을 잃는다. 20 서울7급

  ㉠ 사망한 날의 다음 날

  ㉡ 국적을 잃은 날의 다음 날

  ㉢ 국내에 거주하지 아니하게 된 날의 다음 날

  ㉣ 직장가입자의 피부양자가 된 날

  ㉤ 수급권자가 된 날

  ㉥ 건강보험을 적용받고 있던 사람이 유공자 등 의료보호대상자가 되어 건강보험의 적용배제신청을 한 날

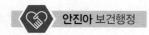

2 재원조달

표 4-8 재원조달체계(2024년 기준, 법 시행령 제44조)

17 전북·광주, 18 대전, 20 대구, 21 경기7급·부산, 22 보건직

구분		직장근로자	농어민, 도시자영자
재원조달	보험료	• 보수월액의 7.09% • 사용자와 근로자 각 50%씩 부담 • 사용자가 원천징수하여 공단에 납부 • 교원은 본인, 학교경영자, 정부가 각 50%, 30%, 20%씩 부담 • 공무원은 본인, 정부가 각 50%씩 부담	• 소득·재산(자동차 포함)의 등급별 적용 점수를 합산한 후 보험료 부과점수에 점수당 단가(208.4원)를 곱한 금액 • 세대주가 자진납부 또는 보험자가 방문징수
	정부지원	매년 해당연도 보험료 예상수입의 14% 지원	
	국민건강증진기금	매년 보험료 예상수입의 6%	

(1) 보험료 부과

		가입자	사용자	국가	계
직장가입자	근로자	50%	50%	-	100%
	사립학교 교원	50%	30%	20%	100%
	공무원	50%	-	50%	100%
지역가입자		100%	-	-	100%

(2) 직장가입자의 보험료(법 제69~71조) 19 경북

① 월별 보험료

월별 보험료 = 보수월액보험료 + 소득월액보험료
= (보수월액 × 보험료율) + (소득월액 × 보험료율)

② 보수월액보험료: 직장가입자가 지급받는 보수를 기준으로 하여 산정

보수월액보험료 = 보수월액 × 보험료율

③ 소득월액보험료

소득월액보험료 = 소득월액 × 보험료율

㉠ 보수월액의 산정에 포함된 보수를 제외한 직장가입자의 소득이 대통령령으로 정하는 금액을 초과하는 경우 다음의 계산식에 따라 산정한다.

$$(연간 보수외 소득 - 대통령령으로 정하는 금액) \times \frac{1}{12}$$

ⓛ 이자소득, 배당소득, 사업소득, 근로소득, 연금소득 등

④ 보험료율(법 시행령 제44조): 1만분의 709(2023년 기준)

(3) 지역가입자의 보험료(법 제69조, 제72조) 17인천

① 지역가입자의 월별 보험료액은 다음 각 호의 구분에 따라 산정한 금액을 합산한 금액으로 한다. 이 경우 보험료액은 세대 단위로 산정한다.

　ㄱ 소득: 지역가입자의 소득월액에 보험료율을 곱하여 얻은 금액

　ㄴ 재산: 재산보험료부과점수에 재산보험료부과점수당 금액을 곱하여 얻은 금액

② 보험료부과점수

　ㄱ 재산보험료부과점수는 지역가입자의 재산을 기준으로 산정한다.

　ㄴ 지역가입자가 실제 거주를 목적으로 대통령령으로 정하는 기준 이하의 주택을 구입 또는 임차하기 위하여 대출을 받고 그 사실을 공단에 통보하는 경우에는 해당 대출금액을 대통령령으로 정하는 바에 따라 평가하여 재산보험료부과점수 산정 시 제외한다.

③ 보험료부과점수당 금액(법 시행령 제44조): 208.4원(2024년 기준)

보충 　월별 보험료액의 상한과 하한(법 시행령 제32조)

(1) 월별 보험료액의 상한은 다음 각 목과 같다.

① **직장가입자의 보수월액보험료**: 보험료가 부과되는 연도의 전전년도 직장가입자 평균 보수월액보험료의 30배에 해당하는 금액을 고려하여 보건복지부장관이 정하여 고시하는 금액

② **직장가입자의 보수 외 소득월액보험료 및 지역가입자의 월별 보험료액**: 보험료가 부과되는 연도의 전전년도 평균 보수월액보험료의 15배에 해당하는 금액을 고려하여 보건복지부장관이 정하여 고시하는 금액

(2) 월별 보험료액의 하한은 다음 각 목과 같다.

① **직장가입자의 보수월액보험료**: 보험료가 부과되는 연도의 전전년도 평균 보수월액보험료의 1천분의 50 이상 1천분의 85 미만의 범위에서 보건복지부장관이 정하여 고시하는 금액

② **지역가입자의 월별 보험료액**: 가목에 따른 보수월액보험료의 100분의 90 이상 100분의 100 이하의 범위에서 보건복지부장관이 정하여 고시하는 금액

(3) 2024년 월별 보험료핵 상한과 하한

① **월별 보험료액의 상한**

　ㄱ 직장가입자의 보수월액보험료: 8,481,420원

　ㄴ 직장가입자의 소득월액 보험료 및 지역가입자의 월별 보험료액: 4,240,710원

② **월별 보험료액의 하한**

　ㄱ 직장가입자의 보수월액보험료: 19,780원

　ㄴ 지역가입자의 월별 보험료액: 19,780원

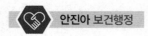

(4) 보험료 면제(「국민건강보험법」 제74조) 17 대구·제주

① 국외에 체류하는 경우(1개월 이상의 기간으로서 대통령령으로 정하는 기간(3개월) 이상 국외에 체류하는 경우. 단, 직장가입자의 경우에는 국내에 거주하는 피부양자가 없을 때에만 보험료를 면제한다.)

② 「병역법」에 따른 현역병(지원에 의하지 아니하고 임용된 하사를 포함한다), 전환복무된 사람 및 무관후보생

③ 교도소, 그 밖에 이에 준하는 시설에 수용되어 있는 경우

(5) 보험료 경감(동법 제75조) 21 경북·경기7급보건학

① 섬·벽지(僻地)·농어촌 등 대통령령으로 정하는 지역에 거주하는 사람

② 65세 이상인 사람

③ 「장애인복지법」에 따라 등록한 장애인

④ 「국가유공자 등 예우 및 지원에 관한 법률」에 따른 국가유공자

⑤ 휴직자

⑥ 그 밖에 생활이 어렵거나 천재지변 등의 사유로 보험료를 경감할 필요가 있다고 보건복지부장관이 정하여 고시하는 사람

⑦ 보험료 납부의무자가 다음 각 호의 어느 하나에 해당하는 경우에는 대통령령으로 정하는 바에 따라 보험료를 감액하는 등 재산상의 이익을 제공할 수 있다.
  ㉠ 보험료의 납입 고지를 전자문서로 받는 경우
  ㉡ 보험료를 계좌 또는 신용카드 자동이체의 방법으로 내는 경우

(6) 보험료 납부의무(「국민건강보험법」 제77조) 17 제주

① 직장가입자의 보험료는 다음 각 호의 구분에 따라 그 각 호에서 정한 자가 납부한다.
  ㉠ 보수월액보험료: 사용자. 이 경우 사업장의 사용자가 2명 이상인 때에는 그 사업장의 사용자는 해당 직장가입자의 보험료를 연대하여 납부한다.
  ㉡ 보수 외 소득월액보험료: 직장가입자

② 지역가입자의 보험료는 그 가입자가 속한 세대의 지역가입자 전원이 연대하여 납부한다. 다만, 소득 및 재산이 없는 미성년자와 소득 및 재산 등을 고려하여 대통령령으로 정하는 기준에 해당하는 미성년자는 납부의무를 부담하지 아니한다.

③ 사용자는 보수월액보험료 중 직장가입자가 부담하여야 하는 그 달의 보험료액을 그 보수에서 공제하여 납부하여야 한다. 이 경우 직장가입자에게 공제액을 알려야 한다.

3 보험급여

(1) 요양급여(「국민건강보험법」 제41조)

가입자와 피부양자의 질병, 부상, 출산 등에 대하여 다음 각 호의 요양급여를
실시한다.
① 진찰·검사
② 약제(藥劑)·치료재료의 지급
③ 처치·수술 및 그 밖의 치료
④ 예방·재활
⑤ 입원
⑥ 간호
⑦ 이송(移送)

(2) 선별급여(동법 제41조의4)

① 요양급여를 결정함에 있어 경제성 또는 치료효과성 등이 불확실하여 그
   검증을 위하여 추가적인 근거가 필요하거나, 경제성이 낮아도 가입자와 피
   부양자의 건강회복에 잠재적 이득이 있는 등 대통령령으로 정하는 경우에
   는 예비적인 요양급여인 선별급여로 지정하여 실시할 수 있다.
② 보건복지부장관은 대통령령으로 정하는 절차와 방법에 따라 선별급여에
   대하여 주기적으로 요양급여의 적합성을 평가하여 요양급여 여부를 다시
   결정하고, 요양급여의 기준을 조정하여야 한다.

(3) 방문요양급여(동법 제41조의5)

가입자 또는 피부양자가 질병이나 부상으로 거동이 불편한 경우 등 보건복지
부령으로 정하는 사유에 해당하는 경우에는 가입자 또는 피부양자를 직접 방
문하여 요양급여를 실시할 수 있다.

(4) 요양비(동법 제49조)

공단은 가입자나 피부양자가 보건복지부령으로 정하는 긴급하거나 그 밖의
부득이한 사유로 요양기관과 비슷한 기능을 하는 기관으로서 보건복지부령으
로 정하는 기관(제98조제1항에 따라 업무정지기간 중인 요양기관을 포함한다. 이하
"준요양기관"이라 한다)에서 질병·부상·출산 등에 대하여 요양을 받거나 요양
기관이 아닌 장소에서 출산한 경우에는 그 요양급여에 상당하는 금액을 보건
복지부령으로 정하는 바에 따라 가입자나 피부양자에게 요양비로 지급한다.

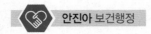

> 「법 시행규칙」 제23조 【요양비】 21 부산
>
> ① 법 제49조제1항에서 "보건복지부령으로 정하는 긴급하거나 그 밖의 부득이한 사유"란 다음 각 호의 어느 하나에 해당하는 경우를 말한다.
>   1. 요양기관을 이용할 수 없거나 요양기관이 없는 경우
>   2. 만성신부전증 환자가 의사의 처방전에 따라 복막관류액 또는 자동복막투석에 사용되는 소모성 재료를 요양기관 외의 의약품판매업소에서 구입·사용한 경우
>   3. 산소치료를 필요로 하는 환자가 의사의 산소치료 처방전에 따라 보건복지부장관이 정하여 고시하는 방법으로 산소치료를 받는 경우
>   4. 당뇨병 환자가 의사의 처방전에 따라 혈당검사 또는 인슐린주사에 사용되는 소모성 재료를 요양기관 외의 의료기기판매업소에서 구입·사용한 경우
>   5. 신경인성 방광환자가 의사의 처방전에 따라 자가도뇨에 사용되는 소모성 재료를 요양기관 외의 의료기기판매업소에서 구입·사용한 경우
>   6. 보건복지부장관이 정하여 고시하는 질환이 있는 사람으로서 인공호흡기 또는 기침유발기를 필요로 하는 환자가 의사의 처방전에 따라 인공호흡기 또는 기침유발기를 대여받아 사용하는 경우
>   7. 수면무호흡증 환자가 의사의 처방전에 따라 양압기(수면 중 좁아진 기도에 지속적으로 공기를 불어 넣어 기도를 확보해 주는 기구를 말한다)를 대여받아 사용하는 경우

(5) 부가급여(동법 제50조) 17 복지부7급

① 공단은 이 법에서 정한 요양급여 외에 대통령령으로 정하는 바에 따라 임신·출산진료비, 장제비, 상병수당, 그 밖의 급여를 실시할 수 있다.

② ①에 따른 부가급여는 임신·출산(유산 및 사산을 포함한다. 이하 같다.) 진료비로 한다.

(6) 장애인에 대한 특례(동법 제51조)

「장애인복지법」에 따라 등록한 장애인인 가입자 및 피부양자에게는 보조기기에 대하여 보험급여를 할 수 있다(장애인보조기기급여비).

(7) 건강검진(동법 제52조) 16 보건직7급, 17 대구·전북

공단은 가입자와 피부양자에 대하여 질병의 조기발견과 그에 따른 요양급여를 하기 위하여 건강검진을 실시한다. 일반건강검진, 암검진 및 영유아건강검진으로 구분한다.

① 일반건강검진: 직장가입자, 세대주인 지역가입자, 20세 이상인 지역가입자 및 20세 이상인 피부양자

구분	대상	실시주기
지역가입자	세대주 및 20세 이상 세대원	2년에 1회
직장가입자	• 비사무직: 근로자 전체 • 사무직: 근로자 중 격년제 실시에 따른 대상자	• 비사무직: 1년에 1회 • 사무직: 2년에 1회

직장 피부양자	20세 이상 피부양자	2년에 1회
의료급여 수급권자	19~64세 세대주 및 세대원	2년에 1회

② 암검진

　　㉠ 「암관리법 시행령」 별표 1의 암의 종류별 검진주기와 연령기준 등에
　　　해당하는 사람

　　㉡ 암검진비용 지원 대상자: 의료급여수급권자, 월별 보험료액이 보건복
　　　지부장관이 공고하는 선정기준액(건강보험가입자의 하위 50% 수준)이하에
　　　해당하는 건강보험가입자 및 피부양자

　　㉢ 비용부담(「암검진 실시기준」 제11조)

　　　• 공단 90%, 수검자 10%(다만, 자궁경부암, 대장암은 공단 전액부담)

　　　• 의료급여수급권자의 검진비용: 국가와 지방자치단체가 각각 50%(서
　　　　울시는 국가 30%, 지방자치단체 70%)

　　　• 건강보험가입자 및 피부양자 중 지원대상자: 국가 및 지방자치단체
　　　　가 각각 5%(서울시는 국가 3%, 지방자치단체 7%), 공단이 90% 부담(다만,
　　　　자궁경부암, 대장암은 공단 전액 부담)

표 4-9 암의 종류별 검진주기와 연령 기준 등(암관리법 시행령 별표1)

20 경기, 21 경기 · 경기7급, 22 보건직

암종	검진대상	검진주기
위암	40세 이상 남·여	2년 주기
간암	40세 이상 남·여 중 간암 발생 고위험군	6개월 주기
대장암	50세 이상 남·여	1년 주기
유방암	40세 이상 여성	2년 주기
자궁경부암	20세 이상 여성	2년 주기
폐암	54세 이상 74세 이하의 남·여 중 폐암 발생 고위험군	2년 주기

* 비고

1. "간암 발생 고위험군"이란 간경변증, B형간염 항원 양성, C형간염 항체 양성, B형 또는
C형 간염 바이러스에 의한 만성 간질환 환자를 말한다.

2. "폐암 발생 고위험군"이란 30갑년[하루 평균 담배소비량(갑)×흡연기간(년)] 이상의 흡연력
(吸煙歷)을 가진 현재 흡연자와 폐암 검진의 필요성이 높아 보건복지부장관이 정하여 고
시하는 사람을 말한다.

③ **영유아건강검진**: 6세 미만의 가입자 및 피부양자

④ **실시횟수**

　　건강검진은 2년마다 1회 이상 실시하되, 사무직에 종사하지 아니하는 직장
　　가입자에 대해서는 1년에 1회 실시한다. 다만, 암검진은 「암관리법 시행령」

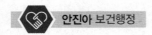

에서 정한 바에 따르며, 영유아건강검진은 영유아의 나이 등을 고려하여 보건복지부장관이 정하여 고시하는 바에 따라 검진주기와 검진횟수를 다르게 할 수 있다.

⑤ 검진기관

건강검진은 「건강검진기본법」 제14조에 따라 지정된 건강검진기관에서 실시하여야 한다.

> **「건강검진기본법」 제14조 【검진기관의 지정】**
> ① 「의료법」 제3조에 따른 의료기관 및 「지역보건법」 제10조에 따른 보건소(보건의료원을 포함한다)가 국가건강검진을 수행하고자 하는 경우에는 보건복지부장관으로부터 검진기관으로 지정을 받아야 한다.
> ② 제1항에 따른 검진기관의 인력·시설 및 장비 등 검진기관 지정기준 및 절차는 보건복지부령으로 정한다.

(8) 비용의 일부부담(동법 제44조) 19 인천, 21 서울, 23 보건직

① 요양급여를 받는 자는 대통령령으로 정하는 바에 따라 비용의 일부(이하 "본인일부부담금"이라 한다)를 본인이 부담한다.

② 본인이 연간 부담하는 다음 각 호의 금액의 합계액이 대통령령으로 정하는 금액("본인부담상한액")을 초과한 경우에는 공단이 그 초과 금액을 부담하여야 한다. 이 경우 공단은 당사자에게 그 초과 금액을 통보하고, 이를 지급하여야 한다.
  ㉠ 본인일부부담금의 총액
  ㉡ 요양이나 출산의 비용으로 부담한 금액에서 요양비로 지급받은 금액을 제외한 금액

③ 본인부담상한액은 가입자의 소득수준 등에 따라 정한다.

(9) 급여형태 15 전남, 17 전북·울산, 18 경기·호남권·대전·부산, 19 인천, 20 충북, 21 강원, 22 대구보건연구사

① 법정급여
  ㉠ 법률에 의해서 급여의 지급이 의무화되어 있는 급여
  ㉡ 요양급여, 건강진단, 요양비, 장애인 보조기기 급여비

② 부가급여
  ㉠ 법률에 정한 급여 이외의 급여로, 공단이 대통령령이 정하는 바에 의하여 지급(임의급여)
  ㉡ 임신·출산진료비, 장제비, 상병수당(대통령령에 의하여 임신·출산진료비만 시행)
  ㉢ 국민건강보험법에는 임신·출산진료비, 장제비, 상병수당 등을 부가급여로 실시할 수 있는 근거만 제시하고 있다.

③ 현물급여
  ㉠ 요양기관 등으로부터 본인이 직접 제공받는 의료서비스 일체를 말한다.
  ㉡ 요양급여, 건강검진
④ 현금급여
  ㉠ 가입자 및 피부양자의 신청에 의하여 공단에서 현금으로 지급하는 것을 말한다.
  ㉡ 요양비, 장애인 보조기기 급여비, 임신·출산진료비, 본인부담상한제

(10) 비급여 [38]

① 비급여는 합목적적이지는 않지만 현실에 비추어 급여를 하지 않는 것이다. 즉 사회 심리적측면을 고려하지 않고 신체적 측면만 고려하여 일상생활에 지장이 없거나 미용을 목적으로 하는 의료와 안경·보조기기에 대해 급여를 하지 아니하는 것을 의미한다.
② 불급여는 사회보장의 최소한의 보장정신에 비추어 급여가 제공되어서는 곤란한 특실료 등에 대해 급여를 하지 아니한 것을 말한다.
③ 비급여 대상 중 일부는 급여대상이 될 수도 있다. 예컨대 안면에 커다란 흉터와 같이 수치심이나 공포감으로 인하여 대인관계에 현저한 장애를 초래한다면 이는 보험급여 대상이 되어야 한다. 건강의 개념은 단지 신체적 측면을 고려할 것이 아니라 사회 심리적 측면까지도 고려해야 하기 때문이다.
④ 요양급여를 함에 있어 질병·부상의 치료목적이 아니거나, 업무 또는 일상생활에 지장이 없는 질환, 기타, 요양급여의 원리에 부합되지 아니한 것들은 보험 급여대상에서 제외하고 있다.

(11) 급여의 제한 및 정지

① 급여의 제한(「국민건강보험법」 제53조)
  ㉠ 고의 또는 중대한 과실로 인한 범죄행위에 그 원인이 있거나 고의로 사고를 일으킨 경우
  ㉡ 고의 또는 중대한 과실로 공단이나 요양기관의 요양에 관한 지시에 따르지 아니한 경우
  ㉢ 고의 또는 중대한 과실로 제55조에 따른 문서와 그 밖의 물건의 제출을 거부하거나 질문 또는 진단을 기피한 경우
  ㉣ 업무 또는 공무로 생긴 질병·부상·재해로 다른 법령에 따른 보험급여나 보상(報償) 또는 보상(補償)을 받게 되는 경우

---

38) 문재우, 보건행정학(제8판), 계축문화사, 2021, p.119.

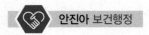

② 급여의 정지(동법 제54조)
　㉠ 국외에 체류하는 경우
　㉡ 「병역법」에 따른 현역병(지원에 의하지 아니하고 임용된 하사를 포함한다),
　　 전환복무된 사람 및 무관후보생 에 해당하게 된 경우
　㉢ 교도소, 그 밖에 이에 준하는 시설에 수용되어 있는 경우

4 요양기관(「국민건강보험법」 제42조)

(1) 요양급여 실시 기관

① 「의료법」에 따라 개설된 의료기관
② 「약사법」에 따라 등록된 약국
③ 「약사법」 제91조에 따라 설립된 한국희귀 · 필수의약품센터
④ 「지역보건법」에 따른 보건소 · 보건의료원 및 보건지소
⑤ 「농어촌 등 보건의료를 위한 특별조치법」에 따라 설치된 보건진료소

(2) 전문요양기관

① 보건복지부장관은 효율적인 요양급여를 위하여 필요하면 보건복지부령으
　로 정하는 바에 따라 시설 · 장비 · 인력 및 진료과목 등 보건복지부령으로
　정하는 기준에 해당하는 요양기관을 전문요양기관으로 인정할 수 있다. 이
　경우 해당 전문요양기관에 인정서를 발급하여야 한다.
② 전문요양기관으로 인정된 요양기관 또는 상급종합병원에 대하여는 제41조
　제2항에 따른 요양급여의 절차 및 제45조에 따른 요양급여비용을 다른 요
　양기관과 달리 할 수 있다.

5 요양급여절차

(1) 요양기관 구분

① 1차요양기관
　㉠ 「의료법」에 따라 시장 · 군수 · 구청장에게 개설신고를 한 의료기관
　㉡ 「지역보건법」에 따라 설치된 보건소 · 보건의료원 및 보건지소
　㉢ 「농어촌 등 보건의료를 위한 특별조치법」에 따라 설치된 보건진료소
　㉣ 「약사법」에 따라 등록된 약국 및 한국희귀 · 필수의약품센터
② 2차요양기관
　「의료법」에 따라 시 · 도지사가 개설허가를 한 의료기관으로 병원, 종합병
　원을 말한다.

③ 3차요양기관

종합병원 중에서 중증질환에 대하여 난이도가 높은 의료행위를 전문적으로 하는 병원으로 보건복지부장관이 지정한다.

(2) 요양급여절차(「국민건강보험 요양급여의 기준에 관한 규칙」 제2조)

16 서울, 17 울산·충남, 20 서울7급·충북, 21 울산·광주보건연구사·제주보건연구사, 22 보건직

① 1단계 요양급여와 2단계 요양급여로 구분하며, 가입자 또는 피부양자는 1단계 요양급여를 받은 후 2단계 요양급여를 받아야 한다.

　㉠ 1단계 요양급여: 상급종합병원을 제외한 요양기관에서 받는 요양급여 (건강진단 또는 건강검진 포함)

　㉡ 2단계 요양급여: 상급종합병원에서 받는 요양급여

② 상급종합병원에서 1단계 요양급여를 받을 수 있는 경우

　㉠ 「응급의료에 관한 법률」 제2조 제1호에 해당하는 응급환자인 경우

　㉡ 분만의 경우

　㉢ 치과에서 요양급여를 받는 경우

　㉣ 「장애인복지법」 제32조에 따른 등록 장애인 또는 단순 물리치료가 아닌 작업치료·운동치료 등의 재활치료가 필요하다고 인정되는 자가 재활의학과에서 요양급여를 받는 경우

　㉤ 가정의학과에서 요양급여를 받는 경우

　㉥ 당해 요양기관에서 근무하는 가입자가 요양급여를 받는 경우

　㉦ 혈우병환자가 요양급여를 받는 경우

③ 가입자 등이 상급종합병원에서 2단계 요양급여를 받고자 하는 때에는 상급종합병원에서의 요양급여가 필요하다는 의사소견이 기재된 건강진단·건강검진결과서 또는 별지 제4호서식의 요양급여의뢰서를 건강보험증 또는 신분증명서(주민등록증, 운전면허증 및 여권)와 함께 제출하여야 한다.

6 진료비 지불 및 수가체계

(1) 진료비 지불 16 보건직7급, 17 전북, 18 충북, 21 경기·경기7급, 22 대전보건연구사·서울보건연구사

① 행위별수가제(FFS, Fee For Services)를 원칙으로 하고 있다.
② 일부 질환의 입원진료에 대해서는 포괄수가제를 적용하고 있다.
③ 요양병원, 보건기관은 정액수가제를 실시하고 있다.

(2) 행위별수가제

① 의료기관에서 의료인이 제공한 의료서비스(행위, 약제, 치료재료 등)에 대해 서비스 별로 가격(수가)을 정하여 사용량과 가격에 의해 진료비를 지불하는 제도로 우리나라는 의료보험 도입 당시부터 채택하고 있다.

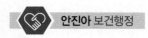

② **수가보상방법: 상대가치제**

ㄱ 국민건강보험법 개정 후 수가계약제(환산지수) 상대가치제 시행

ㄴ 의료행위별 업무량, 진료비용, 위험도를 고려하여 점수화

ㄷ 상대가치제는 과거의 점수제와 동일

ㄹ 미국의 Medicare 적용 상대가치제 반영

③ **진료수가 산출구조**

ㄱ 진료수가는 진료행위 별로 분류된 각 수가항목별 점수에 요양기관 유형별 환산지수(점수당 단가)를 곱하여 금액으로 나타냄

ㄴ 수가금액＝상대가치점수×유형별 점수당 단가(환산지수)

④ **상대가치점수** [39]

ㄱ 의료행위(요양급여)에 소요되는 시간·노력 등의 업무량, 인력·시설·장비 등 자원의 양, 요양급여의 위험도 및 발생빈도를 종합적으로 고려하여 산정한 가치를 의료행위 별로 비교하여 상대적인 점수로 나타낸 것

ㄴ 상대가치점수의 구성요소

업무량 (의료서비스)	주시술자(의사, 약사)의 전문적인 노력에 대한 보상으로 시간과 강도를 고려한 상대가치
진료비용 (임상인력·의료장비·치료재료)	주시술자(의사)를 제외한 보조의사, 간호사, 의료기사 등 임상인력의 임금, 진료에 사용되는 시설과 장비 및 치료재료 등을 고려한 상대가치
위험도 (의료분쟁해결비용)	의료사고 빈도나 관련 비용조사를 통하여 의료사고 관련 전체비용을 추정하고, 진료과별 위험도를 고려한 상대가치

(3) 7개 질병군 포괄수가제 15 서울, 18 대구, 19 세종·전북, 20 서울7급, 23 보건직

① 환자가 입원해서 퇴원할 때까지 발생하는 진료에 대하여 질병마다 미리 정해진 금액을 내는 제도(같은 질병이라도 환자의 합병증이나 타상병 동반여부에 따라 가격은 달라질 수 있음)

② **적용대상 질병군: 현재 4개 진료과 7개 질병군을 대상으로 한다.**

ㄱ 안과: 백내장수술(수정체 수술)

ㄴ 이비인후과: 편도수술 및 아데노이드 수술

ㄷ 외과: 항문수술(치질 등), 탈장수술(서혜 및 대퇴부), 맹장수술(충수절제술)

ㄹ 산부인과: 제왕절개분만, 자궁 및 자궁부속기(난소, 난관 등) 수술(악성종양 제외)

---

39) 문상식 외, 국민건강보험론(제7판), 보문각, 2016, p.233.

보충 우리나라 포괄수가제 도입

(1) 우리나라 건강보험 수가제도의 근간인 행위별수가제는 급격한 진료량 증가와 이에 따른 의료비용의 상승이 가속화되는 요인이 되고 있으며, 그밖에도 의료서비스 공급형태의 왜곡, 수가관리의 어려움, 의료기관의 경영 효율화 유인장치 미비등 많은 문제점들이 파생되어 왔다.

(2) 이에 보건복지부는 행위별수가제의 문제점을 개선하고 다양한 수가 지불제도를 운영하기 위한 방안으로 질병군별 포괄수가제도의 도입을 추진하게 되었다.

(3) 1997년 시범사업을 실시한 이후 2002년부터 8개 질병군에 대하여 요양기관에서 선택적으로 참여하는 방식으로 본 사업을 실시하였고 2003년 9월 이후에는 정상분만을 제외하여 7개 질병군(수정체수술, 편도수술, 항문수술, 탈장수술, 맹장수술, 자궁수술, 제왕절개수술)에 대해 신청의료기관에 한해 실시하였다.

(4) 2012년 7월부터 전국의 병원 및 의원에 대해 의무적으로 적용하여 운영하였고 2013년 7월부터는 종합병원이나 상급종합병원에 대해서도 포괄수가제를 적용하고 있어, 전국 모든 의료기관이 포괄수가제를 시행하고 있다.

(4) 정액수가제(일당정액수가제)

① 환자의 의료 서비스 요구도와 기능상태에 따른 입원 일당 정액포괄수가이다.

② 요양병원 입원환자는 기본적으로 일당 정액수가를 적용하되 일부 환자 및 기간은 행위별수가를 적용한다.

③ 일당 정액수가를 적용하더라도 일부 항목에 대해서는 행위별수가를 적용한다.

(5) 수가체계

① 건강보험공단과 환자가 의사·약사 등에게 의료서비스를 제공받은 후 지불하는 금액이다.

② 의료수가는 환자에게 제공되는 서비스 정도, 서비스제공자의 소득, 물가상승률 등의 경제지표를 토대로 건강보험정책심의위원회에서 심의하여 결정한다.

③ 건강보험 급여대상 수가(요양급여비용) 40) 22 서울

　　㉠ 공단의 이사장과 대통령령이 정하는 의약계를 대표하는 자와의 계약으로 정한다. 요양급여비용의 계약으로 정한다. 계약기간은 1년으로 한다.

　　㉡ 요양급여비용의 계약 당사자인 의약계를 대표하는 자는 ❶ 대한병원협회장, ❷ 대한의사협회장, ❸ 대한치과의사협회장, ❹ 대한한의사협회장, ❺ 대한조산협회 또는 대한간호협회의 장 중 1명, ❻ 대한약사회장, ❼ 보건소·보건의료원 및 보건지소, 보건진료소 중 보건복지부장관이 지정하는 자 등이다.

---

40) 문상식 외, 보건행정학(제8판), 보문각, 2021, p.446.

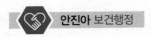

ⓒ 7개 유형별 요양기관과 건강보험공단이 각각 수가계약을 체결하고 있다.
ⓔ 유형별 계약이 체결되지 않으면 건강보험정책심의위원회의 의결에 의해 보건복지부장관이 결정한다.

표 4-10 병원별 수가체계

구분	상급종합병원	종합병원	병원	의원
의료급여가산율	22%	18%	15%	11%
건강보험가산율	30%	25%	20%	15%

7 우리나라 국민건강보험제도 및 의료체계의 문제점

① 국민의료비의 지속적인 증가
② 본인부담의 과중
③ 낮은 급여수준
④ 공공부문의 취약
⑤ 의료기관 및 인력의 지역 간 불균등분포 심각
⑥ 1차의료의 미비
⑦ 보건의료자원의 비효율적인 이용
⑧ 포괄적인 의료서비스의 부재

제3절 노인장기요양보험제도

1 장기요양보험제도의 이해

(1) 의의

고령이나 노인성 질병 등의 사유로 일상생활을 혼자서 수행하기 어려운 노인 등에게 신체활동 또는 가사활동 지원 등의 장기요양급여를 제공하여 노후의 건강증진 및 생활안정을 도모하고 그 가족의 부담을 덜어줌으로써 국민의 삶의 질을 향상하도록 함을 목적으로 시행하는 사회보험제도이다.

(2) 도입배경

① 고령화의 진전과 핵가족화, 여성의 경제활동참여 증가

② 가족의 부담으로 인식되던 장기요양문제가 이제 더 이상 개인이나 가계의 부담으로 머물지 않고 이에 대한 사회적·국가적 책무가 강조되고 있다.

2007. 4.	「노인장기요양보험법」 제정
2008. 7.	노인장기요양보험제도 시행
2014. 7.	노인장기요양 등급체계 개편

(3) 특징 15 경북, 17 서울·울산·강원, 18 서울, 19 경북·울산, 21 울산·서울7급, 23 충북보건연구사

우리나라 노인장기요양보험제도는 건강보험제도와는 별개의 제도로 도입·운영되고 있는 한편으로, 제도운영의 효율성을 도모하기 위하여 보험자 및 관리운영기관을 국민건강보험공단으로 일원화하고 있다. 또한 국고지원이 가미된 사회보험방식을 채택하고 있고 수급대상자에는 65세 미만의 장애인이 제외되어 노인을 중심으로 운영되고 있다.

① **건강보험제도와 별도 운영**

장기요양보험제도를 건강보험제도와 분리 운영하는 경우 노인 등에 대한 요양 필요성 부각이 비교적 용이하여 새로운 제도 도입에 유리하며, 건강보험 재정에 구속되지 않을 수 있다. 장기요양급여 운영, 장기요양제도의 특성을 살릴 수 있도록 「국민건강보험법」과는 별도로 「노인장기요양보험법」을 제정하였다.

② **사회보험방식을 기본으로 한 국고지원 부가방식**

㉠ 우리나라 장기요양보장제도는 사회보험방식을 근간으로 일부는 공적부조방식을 가미한 형태로 설계·운영되고 있다.

㉡ 국민건강보험법의 적용을 받는 건강보험가입자의 장기요양보험료

[건강보험료액 × 장기요양보험료율] + 국가 및 지방자치단체 부담
(장기요양보험료 예상수입액의 20% + 공적부조의 적용을 받는 의료급여 수급권자의 장기요양급여비용)

③ **보험자 및 관리운영기관의 일원화**

우리나라 장기요양보험제도는 이를 관리·운영할 기관을 별도로 설치하지 않고 「국민건강보험법」에 의하여 설립된 기존의 국민건강보험공단을 관리운영기관으로 하고 있다. 이는 도입과 정착을 원활하게 하기 위하여 건강보험과 독립적인 형태로 설계하되, 그 운영에 있어서는 효율성 제고를 위하여 별도로 관리운영기관을 설치하지 않고 국민건강보험공단이 이를 함께 수행하도록 한 것이다.

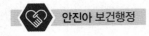

④ 노인중심의 급여

우리나라 장기요양보험제도는 65세 이상의 노인 또는 65세 미만의 자로서 치매·뇌혈관성 질환 등 노인성 질병을 가진 자 중 6개월 이상 동안 혼자서 일상생활을 수행하기 어렵다고 인정되는 자를 그 수급대상자로 하고 있다. 다만, 65세 미만자의 노인성 질병이 없는 일반적인 장애인은 제외되고 있다.

(4) 관리운영기관(법 제48조) 23 보건직

장기요양사업의 관리운영기관은 공단으로 하며 다음의 업무를 관장한다.
① 장기요양보험가입자 및 그 피부양자와 의료급여수급권자의 자격관리
② 장기요양보험료의 부과·징수
③ 신청인에 대한 조사
④ 등급판정위원회의 운영 및 장기요양등급 판정
⑤ 장기요양인정서의 작성 및 개별장기요양이용계획서의 제공
⑥ 장기요양급여의 관리 및 평가
⑦ 수급자에 대한 정보제공·안내·상담 등 장기요양급여 관련 이용지원에 관한 사항
⑧ 재가 및 시설 급여비용의 심사 및 지급과 특별현금급여의 지급
⑨ 장기요양급여 제공내용 확인
⑩ 장기요양사업에 관한 조사·연구, 국제협력 및 홍보
⑪ 노인성질환예방사업
⑫ 이 법에 따른 부당이득금의 부과·징수 등
⑬ 장기요양급여의 제공기준을 개발하고 장기요양급여비용의 적정성을 검토하기 위한 장기요양기관의 설치 및 운영
⑭ 그 밖에 장기요양사업과 관련하여 보건복지부장관이 위탁한 업무

2 적용대상

(1) 적용대상

① 건강보험 가입자 강제가입
② 의료급여 수급권자: 가입자에서는 제외되지만 국가 및 지방자치단체의 부담으로 적용대상

(2) 장기요양인정 21 울산보건연구사

일정한 절차에 따라 장기요양급여를 받을 수 있는 권리(수급권)가 부여된다.

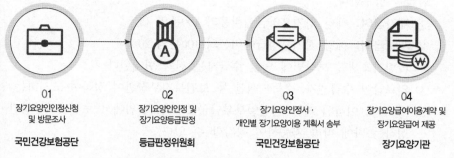

01	02	03	04
장기요양인정신청 및 방문조사	장기요양인정 및 장기요양등급판정	장기요양인정서· 개인별 장기요양이용 계획서 송부	장기요양급여이용계약 및 장기요양급여 제공
국민건강보험공단	등급판정위원회	국민건강보험공단	장기요양기관

그림 4-6 장기요양인정 이용절차

3 재원조달 15 경기, 17 강원

노인장기요양보험에 소요되는 재원은 장기요양보험료와 국가 및 지방자치단체 부담, 그리고 장기요양급여 이용자가 부담하는 본인일부부담금으로 운영된다.

(1) 장기요양보험료 징수(「노인장기요양보험법」 제8조, 제9조)

① 장기요양보험 가입자는 건강보험 가입자와 동일하며, 장기요양보험료는 건강보험료액에 장기요양보험료율을 곱하여 부과 징수한다. 공단은 건강보험료와 장기요양보험료를 통합 징수하되 이를 구분하여 고지한다.

② 지역가입자: 100% 본인 부담

③ 직장가입자

　㉠ 근로자인 직장가입자와 그 사용자: 각각 50% 분담

　㉡ 공무원·교원인 직장가입자와 소속 국가·지방자치단체·사립학교: 각각 50% 분담(사립학교의 경우 당해 학교가 30%, 국가가 20% 분담)

(2) 국가의 부담(동법 제58조)

① 국고 지원금

국가는 매년 예산의 범위 안에서 해당 연도 장기요양보험료 예상수입액의 100분의 20에 상당하는 금액을 공단에 지원한다.

② 국가 및 지방자치단체 부담

국가와 지방자치단체는 의료급여 수급권자에 대한 장기요양급여비용, 의사소견서 발급비용, 방문간호지시서 발급비용 중 공단이 부담해야 할 비용 및 관리운영비의 전액을 부담한다.

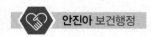

(3) 본인부담금(동법 제40조 및 법 시행령 제15조의8) 15 경북, 17 서울 · 강원, 19 경기

수급대상자가 실제 요양서비스를 받은 시점에서 장기요양기관에 본인일부부담금을 납부한다.

① 재가급여: 해당 장기요양급여비용의 100분의 15
② 시설급여: 해당 장기요양급여비용의 100분의 20
③ 국민기초생활 보장법에 의한 수급자는 전액 면제된다.
④ 의료급여 수급권자, 소득·재산 등 보건복지부장관이 정하여 고시하는 일정 금액 이하인 자는 본인일부부담금을 60% 범위에서 보건복지부장관이 정하는 바에 따라 차등하여 경감할 수 있다.

4 보험급여

(1) 장기요양급여 제공의 원칙 19 경기 · 호남권

① 장기요양급여는 노인등이 자신의 의사와 능력에 따라 최대한 자립적으로 일상생활을 수행할 수 있도록 제공하여야 한다.
② 장기요양급여는 노인 등의 심신상태·생활환경과 노인 등 및 그 가족의 욕구·선택을 종합적으로 고려하여 필요한 범위 안에서 이를 적정하게 제공하여야 한다.
③ 장기요양급여는 노인 등이 가족과 함께 생활하면서 가정에서 장기요양을 받는 재가급여를 우선적으로 제공하여야 한다.
④ 장기요양급여는 노인 등의 심신상태나 건강 등이 악화되지 아니하도록 의료서비스와 연계하여 이를 제공하여야 한다.

(2) 장기요양급여의 종류(법 제23조)

15 경기, 17 서울 · 경기, 18 충남 · 교육청, 19 경기 · 호남권 · 경북, 23 충북보건연구사

① 재가급여
  ㉠ 방문요양: 장기요양요원이 수급자의 가정 등을 방문하여 신체활동 및 가사활동 등을 지원하는 장기요양급여
  ㉡ 방문목욕: 장기요양요원이 목욕설비를 갖춘 장비를 이용하여 수급자의 가정 등을 방문하여 목욕을 제공하는 장기요양급여
  ㉢ 방문간호: 장기요양요원인 간호사 등이 의사, 한의사 또는 치과의사의 지시서에 따라 수급자의 가정 등을 방문하여 간호, 진료의 보조, 요양에 관한 상담 또는 구강위생 등을 제공하는 장기요양급여
  ㉣ 주·야간보호: 수급자를 하루 중 일정한 시간 동안 장기요양기관에 보호하여 신체활동 지원 및 심신기능의 유지·향상을 위한 교육·훈련 등을 제공하는 장기요양급여

ⓜ 단기보호: 수급자를 보건복지부령으로 정하는 범위 안에서 일정 기간 동안 장기요양기관에 보호하여 신체활동 지원 및 심신기능의 유지·향상을 위한 교육·훈련 등을 제공하는 장기요양급여

　　ⓗ 기타 재가급여: 수급자의 일상생활·신체활동 지원 및 인지기능의 유지·향상에 필요한 용구를 제공하거나 가정을 방문하여 재활에 관한 지원 등을 제공하는 장기요양급여로서 대통령령으로 정하는 것

② **시설급여**

　장기요양기관에 장기간 동안 입소하여 신체활동 지원 및 심신기능의 유지·향상을 위한 교육·훈련 등을 제공하는 장기요양급여(노인요양시설, 노인요양공동생활가정)

③ **특별현금급여**: 가족요양비, 특례요양비, 요양병원간병비

(3) 가족요양비(법 제24조)

수급자가 가족 등으로부터 방문요양에 상당한 장기요양급여를 받은 때 기준에 따라 해당 수급자에게 가족요양비를 지급할 수 있다.

① 도서·벽지 등 장기요양기관이 현저히 부족한 지역으로서 보건복지부장관이 정하여 고시하는 지역에 거주하는 자

② 천재지변이나 그 밖에 이와 유사한 사유로 인하여 장기요양기관이 제공하는 장기요양급여를 이용하기가 어렵다고 보건복지부장관이 인정하는 자

③ 신체·정신 또는 성격 등 대통령령으로 정하는 사유로 인하여 가족 등으로부터 장기요양을 받아야 하는 자

(4) 특례요양비(법 제25조)

수급자가 장기요양기관이 아닌 노인요양시설 등의 기관 또는 시설에서 재가급여 또는 시설급여에 상당한 장기요양급여를 받은 경우 기준에 따라 해당 장기요양급여비용의 일부를 해당 수급자에게 특례요양비로 지급할 수 있다.

(5) 요양병원 간병비(법 제26조)

수급자가 요양병원에 입원한 때 기준에 따라 장기요양에 사용되는 비용의 일부를 요양병원 간병비로 지급할 수 있다.

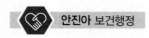

5 장기요양보험 등급판정

(1) 등급판정(법 제15조) 19 경북, 21 울산

① 공단은 조사가 완료된 때 조사결과서, 신청서, 의사소견서, 그 밖에 심의에 필요한 자료를 등급판정위원회에 제출하여야 한다.

② 등급판정위원회는 신청인이 신청자격요건을 충족하고 6개월 이상 동안 혼자서 일상생활을 수행하기 어렵다고 인정하는 경우 심신상태 및 장기요양이 필요한 정도 등 대통령령으로 정하는 등급판정기준에 따라 수급자로 판정한다.

③ 등급판정위원회는 제2항에 따라 심의·판정을 하는 때 신청인과 그 가족, 의사소견서를 발급한 의사 등 관계인의 의견을 들을 수 있다.

④ 공단은 장기요양급여를 받고 있거나 받을 수 있는 자가 다음 각 호의 어느 하나에 해당하는 것으로 의심되는 경우에는 조사하여 그 결과를 등급판정위원회에 제출하여야 한다.

　㉠ 거짓이나 그 밖의 부정한 방법으로 장기요양인정을 받은 경우

　㉡ 고의로 사고를 발생하도록 하거나 본인의 위법행위에 기인하여 장기요양인정을 받은 경우

⑤ 등급판정위원회는 제4항에 따라 제출된 조사 결과를 토대로 다시 수급자 등급을 조정하고 수급자 여부를 판정할 수 있다.

(2) 등급판정기준 등(법 시행령 제7조) 19 대전, 23 충북보건연구사

등급	심신의 기능상태	장기요양인정 점수
1등급	심신의 기능상태 장애로 일상생활에서 전적으로 다른 사람의 도움이 필요한 자	95점 이상
2등급	심신의 기능상태 장애로 일상생활에서 상당 부분 다른 사람의 도움이 필요한 자	75점 이상 95점 미만
3등급	심신의 기능상태 장애로 일상생활에서 부분적으로 다른 사람의 도움이 필요한 자	60점 이상 75점 미만
4등급	심신의 기능상태 장애로 일상생활에서 일정 부분 다른 사람의 도움이 필요한 자	51점 이상 60점 미만
5등급	치매(제2조에 따른 노인성 질병에 해당하는 치매로 한정한다)환자	45점 이상 51점 미만
장기요양 인지지원등급	치매(제2조에 따른 노인성 질병에 해당하는 치매로 한정한다)환자로서 장기요양인정	점수가 45점 미만인 자

(3) 장기요양인정 유효기간(법 제19조, 법 시행령 제8조)

① 제15조에 따른 장기요양인정의 유효기간은 최소 1년 이상으로서 대통령령으로 정한다.

② ①에 따른 장기요양인정 유효기간은 2년으로 한다. 다만, 장기요양인정의 갱신 결과 직전 등급과 같은 등급으로 판정된 경우에는 그 갱신된 장기요양인정의 유효기간은 다음 각 호의 구분에 따른다.

  ㉠ 장기요양 1등급의 경우: 4년

  ㉡ 장기요양 2등급부터 4등급까지의 경우: 3년

  ㉢ 장기요양 5등급 및 인지지원등급의 경우: 2년

③ 등급판정위원회는 ①에도 불구하고 장기요양 신청인의 심신상태 등을 고려하여 장기요양인정 유효기간을 6개월의 범위에서 늘리거나 줄일 수 있다.

제4절 · 의료급여제도

15 복지부, 17 서울 · 울산 · 보건직7급, 18 경기 · 인천, 19 서울7급, 20 경기 · 대구 · 울산 · 울산보건연구사

1 의료급여제도의 이해

(1) 의의

수입이 적어 자력으로 생활하기가 곤란하거나 특수한 상황에 처해 있는 자에게 의료를 무상으로 제공하거나 일정한 금액만을 본인이 부담하게 하여 그들의 생활에 도움이 되도록 하는 제도이다. 생활이 어려운 자에게 의료급여를 실시함으로써 국민보건의 향상과 사회복지의 증진에 이바지함을 목적으로 한다.

(2) 연혁

1961년	「생활보호법」 제정으로 생활보호와 의료보호를 함께 실시
1977년	「의료보호법」이 제정되어 생활보호와 의료보호가 분리
2001년	「의료급여법」의 제정으로 의료보호가 의료급여로 변경

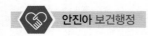

2 대상자 16 경기

「의료급여법」 제3조에 의한 수급권자는 다음과 같다.

① 「국민기초생활 보장법」에 따른 수급자
② 이재민
③ 의상자 및 의사자 유족
④ 국내에 입양된 18세 미만의 아동
⑤ 독립유공자, 국가유공자, 보훈보상대상자와 그 가족
⑥ 국가무형유산의 보유자(명예보유자 포함)와 그 가족
⑦ 북한 이탈주민과 그 가족
⑧ 5·18민주화운동 관련자 보상을 받는 사람과 그 가족
⑨ 노숙인
⑩ 그 밖에 생활유지 능력이 없거나 생활이 어려운 사람으로서 대통령령으로 정하는 사람

「의료급여법」

제3조 【수급권자】
① 이 법에 따른 수급권자는 다음 각 호와 같다.
  1. 「국민기초생활 보장법」에 따른 의료급여 수급자
  2. 「재해구호법」에 따른 이재민으로서 보건복지부장관이 의료급여가 필요하다고 인정한 사람
  3. 「의사상자 등 예우 및 지원에 관한 법률」에 따라 의료급여를 받는 사람
  4. 「입양특례법」에 따라 국내에 입양된 18세 미만의 아동
  5. 「독립유공자예우에 관한 법률」, 「국가유공자 등 예우 및 지원에 관한 법률」 및 「보훈보상대상자 지원에 관한 법률」의 적용을 받고 있는 사람과 그 가족으로서 국가보훈부장관이 의료급여가 필요하다고 추천한 사람 중에서 보건복지부장관이 의료급여가 필요하다고 인정한 사람
  6. 「무형문화재 보전 및 진흥에 관한 법률」에 따라 지정된 국가무형유산의 보유자(명예보유자를 포함한다) 그 가족으로서 문화재청장이 의료급여가 필요하다고 추천한 사람 중에서 보건복지부장관이 의료급여가 필요하다고 인정한 사람
  7. 「북한이탈주민의 보호 및 정착지원에 관한 법률」의 적용을 받고 있는 사람과 그 가족으로서 보건복지부장관이 의료급여가 필요하다고 인정한 사람
  8. 「5·18민주화운동 관련자 보상 등에 관한 법률」 제8조에 따라 보상금등을 받은 사람과 그 가족으로서 보건복지부장관이 의료급여가 필요하다고 인정한 사람
  9. 「노숙인 등의 복지 및 자립지원에 관한 법률」에 따른 노숙인 등으로서 보건복지부장관이 의료급여가 필요하다고 인정한 사람
  10. 그 밖에 생활유지 능력이 없거나 생활이 어려운 사람으로서 대통령령으로 정하는 사람
② 제1항제2호 및 제5호부터 제9호까지의 규정에 따른 수급권자의 인정 기준 등에 관한 사항은 보건복지부장관이 정하는 바에 따른다.

③ 제1항에 따른 수급권자에 대한 의료급여의 내용과 기준은 대통령령으로 정하는 바에 따라 구분하여 달리 정할 수 있다.
④ 제1항에 따른 수급권자에 대한 의료급여의 개시일 등에 관하여 필요한 사항은 대통령령으로 정한다.

제3조의 2 【난민에 대한 특례】
「난민법」에 따른 난민인정자로서 「국민기초생활 보장법」 제12조의3 제2항에 따른 의료급여 수급권자의 범위에 해당하는 사람은 수급권자로 본다.

「의료급여법 시행령」

제3조 【수급권자의 구분】
① 수급권자는 법 제3조제3항에 따라 1종수급권자와 2종수급권자로 구분한다.
② 1종수급권자는 다음 각 호의 어느 하나에 해당하는 사람으로 한다.
  1. 법 제3조제1항제1호 및 제3호부터 제8호까지의 규정에 해당하는 사람 중 다음 각 목의 어느 하나에 해당하는 사람
    가. 다음의 어느 하나에 해당하는 사람만으로 구성된 세대의 구성원
      1) 18세 미만인 사람
      2) 65세 이상인 사람
      3) 「장애인고용촉진 및 직업재활법」에 따른 중증장애인
      4) 질병, 부상 또는 그 후유증으로 치료나 요양이 필요한 사람 중에서 근로능력평가를 통하여 특별자치시장·특별자치도지사·시장(특별자치도의 행정시장은 제외한다)·군수·구청장(구청장은 자치구의 구청장을 말하며, 이하 "시장·군수·구청장"이라 한다)이 근로능력이 없다고 판정한 사람
      5) 세대의 구성원을 양육·간병하는 사람 등 근로가 곤란하다고 보건복지부장관이 정하는 사람
      6) 임신 중에 있거나 분만 후 6개월 미만의 여자
      7) 「병역법」에 의한 병역의무를 이행중인 사람
    나. 「국민기초생활 보장법」 제32조에 따른 보장시설에서 급여를 받고 있는 사람
    다. 보건복지부장관이 정하여 고시하는 결핵질환, 희귀난치성질환 또는 중증질환을 가진 사람
  2. 법 제3조제1항제2호 및 제9호에 해당하는 사람(이재민, 노숙인 등)
  3. 제2조제1호에 해당하는 수급권자(일정한 거소가 없는 사람으로서 경찰관서에서 무연고자로 확인된 사람)
  4. 제2조제2호에 해당하는 사람으로서 보건복지부장관이 1종의료급여가 필요하다고 인정하는 사람
③ 제2항제1호가목4)에 따른 근로능력평가의 기준, 방법 및 절차 등에 관하여 필요한 사항은 보건복지부장관이 정하여 고시한다. 〈신설 2022. 8. 9.〉
④ 2종수급권자는 다음 각 호의 어느 하나에 해당하는 사람으로 한다.
  1. 법 제3조제1항제1호 및 제3호부터 제8호까지의 규정에 해당하는 사람 중 제2항제1호에 해당하지 않는 사람
  2. 삭제 〈2009. 2. 6.〉
  3. 제2조제2호에 해당하는 사람으로서 보건복지부장관이 2종의료급여가 필요하다고 인정하는 사람

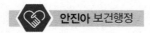

3 의료급여

(1) 의료급여의 내용(「의료급여법」제7조)

이 법에 따른 수급권자의 질병·부상·출산 등에 대한 의료급여의 내용은 다음과 같다.

① 진찰·검사

② 약제(藥劑)·치료재료의 지급

③ 처치·수술과 그 밖의 치료

④ 예방·재활

⑤ 입원

⑥ 간호

⑦ 이송과 그 밖의 의료목적 달성을 위한 조치

(2) 요양비(「의료급여법」제12조)

시장·군수·구청장은 수급권자가 보건복지부령으로 정하는 긴급하거나 그 밖의 부득이한 사유로 의료급여기관과 같은 기능을 수행하는 기관으로서 보건복지부령으로 정하는 기관에서 질병·부상·출산 등에 대하여 의료급여를 받거나 의료급여기관이 아닌 장소에서 출산을 하였을 때에는 그 의료급여에 상당하는 금액을 보건복지부령으로 정하는 바에 따라 수급권자에게 요양비로 지급한다.

(3) 장애인 및 임산부에 대한 특례(「의료급여법」제13조)

① 시장·군수·구청장은 「장애인복지법」에 따라 등록한 장애인인 수급권자에게 「장애인·노인 등을 위한 보조기기 지원 및 활용촉진에 관한 법률」 제3조제2호에 따른 보조기기에 대하여 급여를 실시할 수 있다.

② 시장·군수·구청장은 임신한 수급권자가 임신기간 중 의료급여기관에서 받는 진료에 드는 비용(출산비용을 포함한다)에 대하여 추가급여를 실시할 수 있다.

(4) 건강검진(「의료급여법」제14조)

① 시장·군수·구청장은 이 법에 따른 수급권자에 대하여 질병의 조기발견과 그에 따른 의료급여를 하기 위하여 건강검진을 할 수 있다.

② 제1항에 따른 건강검진의 대상·횟수·절차와 그 밖에 필요한 사항은 보건복지부장관이 정한다.

　㉠ 일반건강검진: 의료급여수급권자 중 만 19세부터 64세까지 세대주 및 세대원에게 실시하는 건강검진

ⓒ 의료급여생애전환기검진: 의료급여수급권자 중 만 66세 이상 세대주 및 세대원에게 실시하는 건강검진

ⓒ 영유아건강검진: 6세 미만 의료급여수급권자에게 실시하는 건강검진

ⓔ 암검진: 「암관리법 시행령」에 따른 암검진 대상 암

(5) 의료급여의 제한(「의료급여법」 제15조)

① 시장·군수·구청장은 수급권자가 다음 각 호의 어느 하나에 해당하면 이 법에 따른 의료급여를 하지 아니한다. 다만, 보건복지부장관이 의료급여를 할 필요가 있다고 인정하는 경우에는 그러하지 아니하다.

ⓐ 수급권자가 자신의 고의 또는 중대한 과실로 인한 범죄행위에 그 원인이 있거나 고의로 사고를 일으켜 의료급여가 필요하게 된 경우

ⓑ 수급권자가 정당한 이유 없이 이 법의 규정이나 의료급여기관의 진료에 관한 지시에 따르지 아니한 경우

② 의료급여기관은 수급권자가 제1항 각 호의 어느 하나에 해당하는 경우 대통령령으로 정하는 바에 따라 수급권자의 거주지를 관할하는 시장·군수·구청장에게 알려야 한다.

(6) 의료급여 수급권자 본인부담제도 16 보건직7급

① 1종 수급권자 의료급여 본인부담

ⓐ 외래진료에 대해서만 본인부담금을 부과하고, 입원진료는 식대(20% 본인부담)를 제외하고는 본인부담은 없다.

ⓑ 외래 본인부담금은 1차의료기관 방문 시 1,000원, 2차의료기관 방문 시 1,500원, 3차 의료기관 방문 시 2,000원, 약국은 처방당 500원을 부과한다.

② 2종 수급권자 의료급여 본인부담

ⓐ 입원시 총진료비의 10%(식대 20%) 본인부담한다.

ⓑ 외래의 경우 1차 의료기관 방문시 1,000원, 2차 또는 3차 의료급여기관의 총 진료비 중 15%, 약국 방문 시에는 500원을 본인이 부담한다.

③ 의료급여제도 본인부담유형

구분		1차 (의원급)	2차 (병원, 종합병원)	3차 (지정병원)	식대	약국	PET, MRI, CT 등
1종	입원	없음	없음	없음	20%	-	없음
	외래	1,000원	1,500원	2,000원	-	500원	5%
2종	입원	10%	10%	10%	20%	-	10%
	외래	1,000원	15%	15%	-	500원	15%

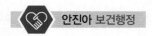

(7) 급여비용의 대지급(동법 제20조 제1항)

급여비용의 일부를 의료급여기금에서 부담하는 경우 그 나머지 급여비용(보건복지부장관이 정한 금액으로 한정한다)은 수급권자 또는 그 부양의무자의 신청을 받아 제25조에 따른 의료급여기금에서 대지급 할 수 있다.

> 「의료급여법」
>
> 제20조 【급여비용의 대지급】
> ① 제10조에 따라 급여비용의 일부를 의료급여기금에서 부담하는 경우 그 나머지 급여비용(보건복지부장관이 정한 금액으로 한정한다)은 수급권자 또는 그 부양의무자의 신청을 받아 제25조에 따른 의료급여기금에서 대지급(代支給)할 수 있다.
> ② 제1항에 따른 대지급금의 신청 및 지급방법 등에 필요한 사항은 보건복지부령으로 정한다.
>
> 제21조 【대지급금의 상환】
> ① 제20조에 따라 대지급금을 받은 사람(그 부양의무자를 포함한다. 이하 "상환의무자"라 한다)은 보건복지부령으로 정하는 바에 따라 대지급금을 그 거주지를 관할하는 시장·군수·구청장에게 상환하여야 한다. 이 경우 대지급금의 상환은 무이자로 한다.
> ② 상환의무자가 그 거주지를 다른 특별자치시·특별자치도·시·군·구로 이전하였을 때에는 대지급금을 새 거주지를 관할하는 시장·군수·구청장에게 상환하여야 한다.
> ③ 제1항 및 제2항에 따라 대지급금을 상환받은 시장·군수·구청장은 이를 제25조에 따른 의료급여기금에 납입하여야 한다.

(8) 의료급여기금의 설치 및 조성(동법 제25조)

급여비용의 재원에 충당하기 위하여 시·도에 의료급여기금을 설치한다.
① 국고보조금
② 지방자치단체의 출연금
③ 상환받은 대지급금
④ 징수한 부당이득금
⑤ 징수한 과징금
⑥ 기금의 결산상 잉여금 및 그 밖의 수입금

4 의료급여관리

(1) 의료급여기관(동법 제9조)

① 「의료법」에 따라 개설된 의료기관
② 「지역보건법」에 따라 설치된 보건소·보건의료원 및 보건지소
③ 「농어촌 등 보건의료를 위한 특별조치법」에 따라 설치된 보건진료소

④ 「약사법」에 따라 개설·등록된 약국 및 같은 법 제91조에 따라 설립된 한국희귀·필수의약품센터

(2) 의료급여기관별 진료범위(동법 제9조) 16 충남

① 제1차 의료급여기관
  ㉠ 「의료법」에 따라 시장·군수·구청장에게 개설신고를 한 의료기관
  ㉡ 「지역보건법」에 따라 설치된 보건소·보건의료원 및 보건지소
  ㉢ 「농어촌 등 보건의료를 위한 특별조치법」에 따라 설치된 보건진료소
  ㉣ 「약사법」에 따라 개설·등록된 약국 및 같은 법 제91조에 따라 설립된 한국희귀·필수의약품센터

② 제2차 의료급여기관: 「의료법」에 따라 시·도지사가 개설허가를 한 의료기관

③ 제3차 의료급여기관: 제2차 의료급여기관 중에서 보건복지부장관이 지정하는 의료기관(제3차 의료급여기관은 「의료법」 제3조의4에 따라 지정된 상급종합병원으로 한다.)

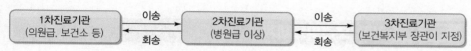

그림 4-7 의료급여대상자 진료절차 체계도

(3) 의료급여 관리운영체계 16 보건직7급, 17 서울·부산, 20 대구

의료급여제도의 관리운영주체는 보건복지부, 지방자치단체, 국민건강보험공단, 건강보험심사평가원이다.

① **보건복지부**: 의료급여사업의 정책개발 및 결정, 의료급여사업의 총괄적인 조정 및 지도감독 수행

② **지방자치단체**(보장기관)
  ㉠ 시·도는 의료급여기금의 관리·운영, 보장기관에 대한 지도감독
  ㉡ 시·군·구는 수급권자의 자격선정과 관리

③ **건강보험심사평가원**: 진료비 심사 및 급여 적정성 평가

④ **국민건강보험공단**: 진료비 지급업무, 수급권자 자격 및 개인별 급여내역의 전산관리 등을 위탁받아 수행

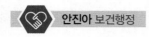

표 4-11 건강보험과 의료급여 비교

구분	건강보험	의료급여
적용대상	96%	4%
재원조달	보험료(일부 국고)	조세(국고＋지방비)
급여비용(수가) 산정	계약제	건강보험 준용
급여비용 청구·심사·지급	요양기관 → 심사평가원 → 공단	요양기관 → 심사평가원 → 시·군·구
입원 시 본인부담	입원(20%)	입원(1종: 무료, 2종: 10%)
급여수준	진찰, 검사, 약제, 치료, 입원 등	급식비, 영안실 안치료 추가
급여절차	2단계(의원, 병원 → 대학병원)	3단계(의원 → 병원 → 대학병원)
수가기준	행위별수가	방문당 정액제
의료기관 종별가산율	의료기관 종별 15~30% 가산율	건강보험 수가의 3/4 수준

제5절 기타 보건의료체계

1 응급의료체계

(1) 개념

① 응급의료체계는 적정규모의 지역에서 응급상황발생 시 효과적이다. 신속하게 의료를 제공하기 위해 인력, 시설, 장비를 유기적으로 운용할 수 있도록 재배치하여 응급환자가 발생하였을 때 현장에서 적절한 처치를 시행한 후, 신속하고 안전하게 환자를 치료에 적합한 병원으로 이송한다. 병원에서는 응급의료진이 의료기술과 의료장비를 집중하여 치료하도록 지원한다.

② 응급의료체계(EMSS, Emergency Medical Services System)의 구축은 의학적인 측면에서 응급의료를 병원 밖으로 확대하는 것이고, 사회적으로는 사회보장 및 복지제도의 향상을 의미한다. 국가 차원에서 본다면 국민의 건강 및 안전에 대한 관심 증대에 부합한 사회안전보장 및 복지정책의 한 부분이라 할 수 있다.

(2) 응급의료체계의 구성과 활동단계

① 시민의 신고·응급조치(Citizen Activation)

② 신고접수 및 출동(Dispatch)

③ 병원 전 응급처치(Pre-hospital Care)

④ 병원처치(Hospital Care)

⑤ 재활(Rehabilitation)

(3) 응급의료체계의 운용단계

① 병원 전 단계(Pre-hospital Phase)

  ㉠ 환자발생의 신고와 구급차 출동

  ㉡ 구급차가 현장에 도착하기 전까지 전화상담원(Dispatcher)에 의해 이루어지는 응급처치요령의 지도

  ㉢ 구급대(응급구조사, 구급대원)에 의한 현장 응급처치

  ㉣ 정보·통신체계를 이용한 구급차-병원 간의 정보교환으로 이송병원 결정, 현장에서 병원까지 이송 중에 이루어지는 이송처치

② 병원단계(In-hospital Phase)

  ㉠ 현장처치의 검토 및 연속적인 응급처치

  ㉡ 진단을 위한 적절한 검사

  ㉢ 입원치료(중환자실, 일반병실) 혹은 응급수술 결정

  ㉣ 환자의 응급처치에 필수적인 의료진이나 시설, 장비가 준비된 전문응급센터(외상, 화상, 독극물, 심혈관센터 등)나 응급의료기관으로 전원 여부의 결정과 전원병원 결정

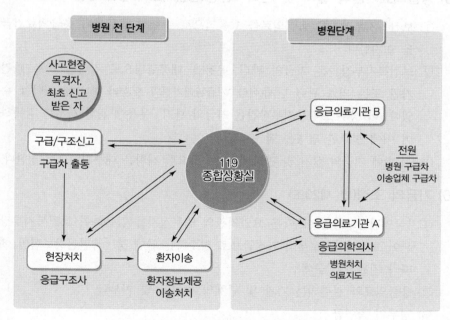

그림 4-8 응급의료체계의 운용단계

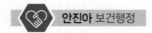

(4) 응급의료기관 20 경남, 23 부산보건연구사

① **중앙응급의료센터**(응급의료에 관한 법률 제25조): 보건복지부장관은 응급의료에 관한 업무를 수행하게 하기 위하여 중앙응급의료센터를 지정할 수 있다.

② **권역응급의료센터**(동법 제26조): 보건복지부장관은 응급의료에 관한 업무를 수행하게 하기 위하여 「의료법」 제3조의 4에 따른 상급종합병원 또는 같은 법 제3조의 3에 따른 300병상을 초과하는 종합병원 중에서 권역응급의료센터를 지정할 수 있다.

③ **전문응급의료센터**(동법 제29조): 보건복지부장관은 소아환자, 화상환자 및 독극물중독환자 등에 대한 응급의료를 위하여 권역응급의료센터, 지역응급의료센터 중에서 분야별로 전문응급의료센터를 지정할 수 있다.

④ **지역응급의료센터**(동법 제30조): 시·도지사는 응급의료에 관한 업무를 수행하게 하기 위하여 종합병원 중에서 지역응급의료센터를 지정할 수 있다.

⑤ **지역응급의료기관**(동법 제31조): 시장·군수·구청장은 응급의료에 관한 업무를 수행하게 하기 위하여 종합병원 중에서 지역응급의료기관을 지정할 수 있다. 다만, 시·군의 경우에는 병원 중에서 지정할 수 있다.

(5) 응급의료기금의 설치 및 관리·운용(응급의료에 관한 법률 제19조)

① 보건복지부장관은 응급의료를 효율적으로 수행하기 위하여 응급의료기금을 설치한다.

② 보건복지부장관은 기금의 관리·운용을 대통령령으로 정하는 의료 관련 기관 또는 의료 관련 단체(이하 "기금관리기관의 장"이라 한다)에 위탁할 수 있다. 이 경우 보건복지부장관은 기금의 관리·운용에 관한 사무를 감독하며 이에 필요한 명령을 할 수 있다.

③ 그 밖에 기금의 설치 및 관리·운용에 필요한 사항은 대통령령으로 정한다.

(6) 기금의 조성(법 제20조)

① 「국민건강보험법」에 따른 요양기관의 업무정지를 갈음하여 보건복지부장관이 요양기관으로부터 과징금으로 징수하는 금액 중 「국민건강보험법」에 따라 지원하는 금액

② 응급의료와 관련되는 기관 및 단체의 출연금 및 기부금

③ 정부의 출연금

④ 그 밖에 기금을 운용하여 생기는 수익금

(7) 기금의 사용(법 제21조) ^{18 부산}

① 응급환자의 진료비 중 따른 미수금의 대지급(代支給)
② 응급의료기관등의 육성·발전과 의료기관의 응급환자 진료를 위한 시설 등의 설치에 필요한 자금의 융자 또는 지원
③ 응급의료 제공체계의 원활한 운영을 위한 보조사업
④ 대통령령으로 정하는 재해 등이 발생하였을 때의 의료 지원
⑤ 구조 및 응급처치 요령 등 응급의료에 관한 교육·홍보 사업
⑥ 응급의료의 원활한 제공을 위한 자동심장충격기 등 응급장비의 구비 지원
⑦ 응급의료를 위한 조사·연구 사업
⑧ 기본계획 및 지역응급의료시행계획의 시행 지원
⑨ 응급의료종사자의 양성 등 지원

(8) 응급의료비 대불제도

의료기관 등이 응급환자에게 응급의료를 제공하고 그 비용을 받지 못하였을 때 보건복지부장관이 대신 지불하는 제도이다.

「응급의료에 관한 법률」 제22조 【미수금의 대지급】

① 의료기관과 구급차 등을 운용하는 자는 응급환자에게 응급의료를 제공하고 그 비용을 받지 못하였을 때에는 그 비용 중 응급환자 본인이 부담하여야 하는 금액(이하 "미수금"이라 한다)에 대하여는 기금관리기관의 장(기금의 관리·운용에 관한 업무가 위탁되지 아니한 경우에는 보건복지부장관을 말한다. 이하 이 조 및 제22조의2에서 같다)에게 대신 지급하여 줄 것을 청구할 수 있다.
② 기금관리기관의 장은 제1항에 따라 의료기관 등이 미수금에 대한 대지급을 청구하면 보건복지부령으로 정하는 기준에 따라 심사하여 그 미수금을 기금에서 대신 지급하여야 한다.
③ 국가나 지방자치단체는 제2항에 따른 대지급에 필요한 비용을 기금관리기관의 장에게 보조할 수 있다.
④ 기금관리기관의 장은 제2항에 따라 미수금을 대신 지급한 경우에는 응급환자 본인과 그 배우자, 응급환자의 1촌의 직계혈족 및 그 배우자 또는 다른 법령에 따른 진료비 부담 의무자에게 그 대지급금(代支給金)을 구상(求償)할 수 있다.
⑤ 기금관리기관의 장은 제4항에 따라 대지급금을 구상하였으나 상환받기가 불가능하거나 제22조의 3에 따른 소멸시효가 완성된 대지급금을 결손으로 처리할 수 있다.

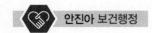

2 의약분업 12 서울

(1) 개념

① 의사가 치료의 수단으로 환자로 하여금 약을 사용하게 하려고 할 때, 의사는 환자에게 처방전만 교부하고, 약사는 처방전에 따라 약을 조제·투약하는 제도이다.

② 우리나라는 2000년 7월부터 시행되었다.

(2) 목적

① 의·약사 역할 정립을 통한 의약인력의 효율적 활용

② 의약품 오남용 방지 및 처방·투약의 합리화

③ 의약품 유통비리 근절 및 유통구조 개혁

④ 의약품 품질향상

⑤ 약제비 절감

⑥ 건강보험재정 안정화에 기여

(3) 의약분업 방식

① 임의분업: 의사와 약사 중에서 선택하여 조제 요구 가능

② 강제분업: 약사에게만 조제 허용

③ 선택분업: 처방받은 의료기관의 조제실 약사와 외부약국 약사 중 선택 가능

④ 기관분업: 무조건 외부약국의 약사에게서 조제

⑤ 완전분업: 주사제를 포함한 모든 전문의약품 대상

⑥ 부분분업: 일부 전문의약품 대상

⑦ 상품명 처방과 성분명 처방

(4) 의약분업 예외지역(「의약분업 예외지역 지정 등에 관한 규정」 제2조)

약사가 의사 또는 치과의사의 처방전에 의하지 아니하고 의약품을 조제할 수 있거나 의사 또는 치과의사가 의약품을 직접 조제할 수 있는 지역(이하 '예외지역'이라 한다)의 범위는 다음과 같다. 이 경우 해당 지역의 의료기관 또는 약국이 휴업상태에 있는 경우에는 개설되어 있지 않은 것으로 보며, 의료기관은 「의료법」에 의하여 개설된 의원·병원 및 종합병원으로 하고 특정 질병만을 전문으로 진료하는 정신병원·결핵병원은 제외한다.

① 의료기관 또는 약국이 개설되어 있지 않은 읍·면지역

② 의료기관 또는 약국이 개설되어 있지 않은 도서지역

③ 의료기관과 약국이 개설되어 있으나 해당 의료기관과 약국이 실거리(도보 또는 교통편을 이용한 실제 이동거리)로 1km 이상 떨어져 있는 등 해당 지역 주민이 의료기관과 약국을 함께 이용하기 어렵다고 시장·군수·구청장이 인정하는 읍·면 또는 도서지역

④ 공단지역 내에 개설된 부속의료기관과 인근 약국이 실거리로 1km 이상 떨어져 있어 해당 공단의 종사자가 부속의료기관과 약국을 함께 이용하기 어렵다고 시장·군수·구청장이 인정하는 부속의료기관이 위치한 지역

⑤ 의료기관 또는 약국이 군사시설통제구역 또는 개발제한구역에 위치하여 지역주민이 해당 의료기관 또는 약국을 함께 이용하기 어렵다고 시장·군수·구청장이 인정하는 지역(군사시설통제구역 또는 개발제한구역 중에서 읍·면 또는 도서지역이 아니면서 군사시설통제구역 또는 개발제한구역 내에 보건지소와 약국이 위치한 경우에는 제외)

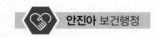

OX QUIZ

		Check
01 국민건강보험공단은 건강보험의 관장자로서 건강보험 관련 정책을 결정한다.		O X
02 전 국민의 약 97%가 국민건강보험의 적용을 받고 있다.		O X
03 건강보험의 가입자는 직장가입자, 피부양가입자, 지역가입자로 구분된다.		O X
04 건강보험의 가입자가 사망한 날 자격이 상실된다.		O X
05 건강보험의 재원은 전적으로 보험료에 의해 조달된다.		O X
06 지역가입자의 월별 보험료액은 세대단위로 산정된다.		O X
07 요양급여는 가입자와 피부양자의 질병, 부상, 출산 등에 대하여 실시한다.		O X
08 가정의학과에서 요양급여를 받는 경우 상급종합병원에서 1단계 요양급여를 받을 수 있다.		O X
09 노인장기요양보험제도는 국고지원에 의해 재원이 조달되는 공공부조제도이다.		O X
10 의료급여 1종 수급권자는 1차 의료기관 방문당 1,000원의 본인부담금을 지불해야 한다.		O X

OX Answer

01 X [국민건강보험공단 → 보건복지부]   **02** O

03 X [건강보험의 가입자는 직장가입자와 지역가입자로 구분된다.]

04 X [사망한 날 → 사망한 날의 다음 날]

05 X [건강보험의 재원은 보험료와 정부지원, 국민건강증진기금으로 조달된다.]   **06** O   **07** O   **08** O

09 X [노인장기요양보험제도는 국고지원이 가미된 사회보험제도이다.]   **10** O

01

다음 중 사회보장의 기능 및 원칙에 대한 설명으로 옳은 것은? 경기. 2020

① ILO는 노동자를 대상으로 국한하여 사회보장제도를 주장하였다.

② 사회보장은 소득재분배 기능을 가진다.

③ 베버리지는 대상자의 균일성을 주장하였다.

④ 사회보장제도는 지역사회별 차별화가 가능하게 한다.

02

베버리지(Beveridge)의 원칙에 대한 설명으로 가장 옳지 않은 것은? 서울. 2020

① 베버리지의 원칙에는 정액급여의 원칙, 정액기여의 원칙, 행정책임 분리의 원칙, 급여 적절성의 원칙 등이 있다.

② 포괄성의 원칙은 사회보험 적용 대상이 신분과 수입에 상관없이 전국민이 되어야 한다는 것이다.

③ 대상분류의 원칙은 지역사회의 다양한 삶의 형태를 고려하여 사회보험을 적용해야 한다는 것이다.

④ 급여 적절성의 원칙은 최저생계를 보장해야 한다는 것이다.

03

〈보기〉에서 의료비 상승 억제 효과가 있는 진료비 지불제도를 모두 고른 것은? 서울. 2020

〈보기〉	
ㄱ. 인두제	ㄴ. 포괄수가제
ㄷ. 총액계약제	ㄹ. 행위별 수가제

① ㄱ, ㄴ ② ㄴ, ㄷ

③ ㄱ, ㄴ, ㄷ ④ ㄱ, ㄴ, ㄷ, ㄹ

04

의료인이 맡고 있는 일정지역의 주민 수에 일정금액을 곱하여 산정하는 보수지불제도는? 경기. 2020

① 행위별수가제 ② 인두제

③ 총액계약제 ④ 포괄수가제

05

우리나라의 암검진 대상 암 중 1년주기인 것은? 경기. 2020

① 위암 ② 유방암

③ 대장암 ④ 자궁경부암

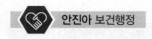

06

의료급여에 대한 설명으로 옳지 않은 것은?

경기, 2020

① 도에 대한 국고보조금 비율은 80%이다.
② 1종과 2종은 근로능력유무로 구분한다.
③ 의료급여 사업의 총괄 감독업무는 시·도가 맡는다.
④ 1종과 2종의 본인부담금은 차등적용한다.

07

〈보기〉 중 우리나라의 노인장기요양보험에 대한 내용으로 옳은 것은?

경북보건연구사, 2020

〈보기〉

ㄱ. 일상생활을 혼자서 수행하기 어려운 노인 등에게 신체활동 또는 가사활동 지원 등의 요양급여를 제공한다.
ㄴ. 65세 미만 중 장애인도 적용대상이다.
ㄷ. 관리기관은 국민건강보험공단이다.
ㄹ. 시설급여를 우선적으로 제공하며 필요에 따라 재가급여도 제공한다.

① ㄴ, ㄷ, ㄹ   ② ㄱ, ㄷ
③ ㄱ, ㄴ, ㄷ, ㄹ   ④ ㄴ, ㄹ

08

〈보기〉의 설명에 해당하는 진료비 지불제도는?

경북보건연구사, 2020

〈보기〉

• 입원환자의 질병마다 미리 정해진 금액을 내는 제도이다.
• 행정비용이 절감된다.
• 과소진료 우려가 있다.

① 행위별수가제   ② 인두제
③ 총액계약제   ④ 포괄수가제

09

사회보험의 원리가 적용되는 우리나라의 의료보장제도에 해당하는 것을 모두 고른 것은?

경북보건연구사, 2020

| ㄱ. 산재보험 | ㄴ. 의료급여 |
| ㄷ. 건강보험 | ㄹ. 노인장기요양보험 |

① ㄱ, ㄴ   ② ㄱ, ㄴ, ㄷ
③ ㄱ, ㄷ, ㄹ   ④ ㄱ, ㄴ, ㄷ, ㄹ

10

〈보기〉의 특징에 해당하는 진료비 지불제는?

서울, 2021

〈보기〉

• 지불단위가 가장 크다.
• 보험자와 의사단체 간 계약 체결에 어려움이 있다.
• 의료비 통제의 기능이 있으며, 과소진료의 가능성이 있다.

① 행위별 수가제   ② 포괄수가제
③ 인두제   ④ 총액계약제

11

「국민건강보험법」상 우리나라의 건강보험에 대한 설명으로 가장 옳지 않은 것은? 서울, 2021

① 본인부담액의 연간 총액이 개인별 상한액을 넘는 경우 건강보험심사평가원에서 초과액을 환급하며, 이를 '본인부담금환급금제도'라고 한다.
② 공단은 임신·출산 진료비 등 부가급여를 실시할 수 있으며, 해당 비용을 결제할 수 있는 이용권을 발급할 수 있다.
③ 경제성 또는 치료효과성이 불확실하여 추가적인 근거가 필요하거나 경제성이 낮아도 가입자와 피부양자의 건강회복에 잠재적 이득이 있는 경우, 선별급여로 지정하여 실시할 수 있다.
④ 「의료법」 제35조에 따라 개설된 부속의료기관은 요양기관에서 제외할 수 있다.

12

우리나라 사회보장체계에서 사회보험에 해당하는 것은? 서울, 2021

① 복지서비스
② 국민연금제도
③ 국민기초생활보장제도
④ 의료급여제도

13

우리나라의 공공부조 재원에 해당하는 것은? 서울, 2021

① 보험료
② 일반조세
③ 기여금
④ 재정보조금

14

진료비지불방법 중 우리나라에서 시행하고 있는 제도가 아닌 것은? 경기, 2021

① 행위별수가제(Fee for Service)
② 일당진료비제(Per diem)
③ 포괄수가제(Diagnosis related Gorup)
④ 인두제(Capitation)

15

국가 암검진 대상 암 중 연령 기준이 40세 이상이 아닌 것은? 경기, 2021

① 위암
② 간암
③ 대장암
④ 유방암

16

다음 중 산재보험의 급여 종류에 해당하는 것은? 경기, 2021

ㄱ. 요양급여	ㄴ. 재가급여
ㄷ. 유족급여	ㄹ. 간병급여
ㅁ. 장해급여	ㅂ. 시설급여

① ㄱ, ㄴ, ㄷ, ㅁ
② ㄱ, ㄷ, ㄹ, ㅁ
③ ㄴ, ㄷ, ㄹ, ㅁ
④ ㄴ, ㄹ, ㅁ, ㅂ

17

다음 중 우리나라의 사회보험제도에 해당하지 않는 것은? 경기, 2021

① 고용보험
② 노인장기요양보험
③ 국민기초생활보장제도
④ 산재보험

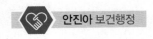
18

우리나라의 건강보험 지불형태로 옳은 것은?

경기 7급, 2021

① 3자지불제, 행위별수가제
② 인두제, 포괄수가제
③ 행위별수가제, 인두제
④ 총액계약제, 상환제

19

건강을 보장해주는 우리나라의 사회보험제도에 해당하지 않는 것은?

경기 7급, 2021

① 국민건강보험
② 노인장기요양보험
③ 산재보험
④ 의료급여

20

〈보기〉의 설명에 해당하는 검진대상 암은 무엇인가?

경기 7급, 2021

〈보기〉
• 대상: 40세 이상 남·여
• 주기: 2년

① 위암
② 대장암
③ 간암
④ 폐암

21

다음 ㉠에 해당하는 것은?

경기 7급, 2021

국가는 매년 예산의 범위에서 해당연도 건강보험료 예상수입액의 (㉠)에 상당하는 금액을 국고에서 공단에 지원한다.

① 100분의 12
② 100분의 14
③ 100분의 20
④ 100분의 24

22

다음 중 우리나라의 의료보장제도에 대한 설명으로 옳지 않은 것은?

경남 보건연구사, 2021

① 저소득층을 대상으로 의료급여제도를 시행하고 있다.
② 고용 기간이 1개월 미만인 일용직 근로자는 직장가입자에 해당한다.
③ 1989년에 전국민의료보험이 실시되었다.
④ 가입자는 직장가입자와 지역가입자로 구분된다.

23

사회보험과 공공부조에 대한 비교로 옳지 않은 것은?

경남 보건연구사, 2021

① 사회보험과 공공부조의 재정에 대한 평가 중에서 사회보험만 재정적인 평가를 실시한다.
② 사회보험은 수입과 지출 총액의 예측이 용이한 반면 공공부조는 그 재정을 예측하기가 어렵다.
③ 사회보험은 위험에 대한 사전적 대책인 반면 공공부조는 위험에 대한 사후적 대책이다.
④ 사회보험은 기여와 위험발생을 수급조건으로 하지만 공공부조는 자산조사를 수급조건으로 한다.

24

「국민건강보험법」에서 규정하고 있는 요양급여에 해당하지 않는 것은? 서울, 2022

① 이송
② 예방 · 재활
③ 진찰 · 검사
④ 간병 · 간호

25

국가보건서비스(NHS) 방식의 단점으로 가장 옳지 않은 것은? 서울, 2022

① 정부의 과다한 복지비용 부담
② 장기간 진료대기문제
③ 단일 보험료 부과기준 적용의 어려움
④ 의료수요자 측의 비용의식 부족

26

이용자에게 의료비용의 일부를 부담하게 함으로써 의료소비자에게 비용을 인식시켜 수진 남용을 방지하고, 의료비 상승을 억제하여 건강보험재정의 안정성을 도모하기 위한 것은? 서울, 2022

① 준비금
② 상환금
③ 대지급금
④ 본인일부부담금

27

우리나라 건강보험제도의 특징으로 가장 옳은 것은? 서울, 2022

① 제한된 영역의 현물급여를 제외하면 대부분 현금급여이다.
② 일정한 조건을 갖추면 국민이 판단하여 가입할 수 있는 임의가입 방식이다.
③ 소득수준이나 재산의 정도 등 부담능력에 따라 보험료가 책정된다.
④ 건강보험심사평가원은 가입자 및 피부양자의 자격관리, 보험료의 부과 · 징수 업무를 담당하고 있다.

28

베버리지(Beveridge)가 정의한 사회보장에 대한 설명으로 가장 옳지 않은 것은? 서울, 2022

① 노령으로 인한 퇴직, 타인의 사망으로 인한 부양 상실에 대비해야 한다.
② 실업이나 질병, 부상으로 소득이 중단되었을 때를 대처해야 한다.
③ 출생, 사망, 결혼 등과 관련된 특별한 지출을 감당하기 위한 소득보장이다.
④ 모든 국민이 다양한 사회적 위험에서 벗어나 행복하고 인간다운 생활을 할 수 있도록 자립을 지원한다.

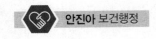

29
건강보험재원 구성에 대한 설명으로 옳은 것은?

보건직, 2022

① 건강보험재원 중 가장 큰 비중을 차지하는 수입원은 국고지원이다.
② 매년 국민건강증진기금에서 당해연도 보험료 예상 수입액의 6%에 상당하는 금액을 국민건강보험공단에 지원한다.
③ 매년 보험료 예상 수입액의 20%에 상당하는 금액을 국고로 지원하여 건강보험의 재정건전성을 확보하고 있다.
④ 건강보험재정의 대부분은 지역가입자가 내는 보험료이다.

30
「암관리법 시행령」상 암의 종류별 검진주기와 연령기준에 대한설명으로 옳지 않은 것은?

보건직, 2022

① 유방암은 40세 이상의 여성이 대상이며 검진주기는 2년이다.
② 위암은 40세 이상의 남·여가 대상이며 검진주기는 2년이다.
③ 자궁경부암은 20세 이상의 여성이 대상이며 검진주기는 2년이다.
④ 대장암은 50세 이상의 남·여가 대상이며 검진주기는 2년이다.

31
사회보장제도 중 소득보장이 아닌 것은?

보건직, 2023

① 의료급여　　　　② 국민연금
③ 고용보험　　　　④ 국민기초생활보장

32
비급여와 선별급여 등을 제외한 연간 본인부담금의 총액이 소득에 따른 일정 기준금액을 초과하는 경우, 그 차액을 국민건강보험공단이 부담하는 제도는?

보건직, 2023

① 급여상한제　　　② 정액수혜제
③ 본인일부부담제　④ 본인부담상한제

33
포괄수가제(Diagnosis Related Groups)에 해당하는 질병군만을 모두 고르면?

보건직, 2023

ㄱ. 수정체 수술
ㄴ. 갑상샘 수술
ㄷ. 편도 및 아데노이드 절제술
ㄹ. 서혜 및 대퇴부 탈장 수술

① ㄱ, ㄴ　　　　　② ㄷ, ㄹ
③ ㄱ, ㄷ, ㄹ　　　④ ㄴ, ㄷ, ㄹ

34
노인장기요양보험상 노인장기요양보험사업의 보험자는?

보건직, 2023

① 국민연금공단　　② 근로복지공단
③ 국민건강보험공단　④ 건강보험심사평가원

35

의료이용의 내용과 관계없이 이용하는 의료서비스 건당 일정액만 의료서비스 이용자가 부담하고 나머지는 보험자가 부담하는 방식의 본인일부부담제도는 무엇인가? 경기 보건연구사, 2023

① 정액부담제   ② 정액수혜제
③ 일정액공제제   ④ 정률부담제

36

우리나라 사회보장제도 중 사회보험의 방식으로 의료를 보장하는 제도는 무엇인가? 경북 보건연구사, 2023

① 건강보험   ② 의료급여
③ 국민연금   ④ 고용보험

37

〈보기〉의 설명에 해당하는 의료제공형태는 무엇인가? 대구 보건연구사, 2023

〈보기〉
우리나라에서 적용하고 있는 방식으로 환자가 의료기관에서 필요한 의료서비스를 이용한 뒤 진료비의 일부를 납부한 뒤 나머지 비용에 대해서는 심사평가원의 심사를 거친 후 보험공단으로부터 지급받는다.

① 현물급여형   ② 현금급여형
③ 상환제   ④ 변이형

38

사회보장제도 중 재원이 다른 제도는? 부산 보건연구사, 2023

① 국민연금   ② 국민건강보험
③ 산재보험   ④ 국민기초생활보장

39

우리나라의 사회보험에 대한 설명으로 옳은 것은? 인천 보건연구사, 2023

① 강제가입을 원칙으로 한다.
② 보험료와 급여는 소득에 비례하게 적용한다.
③ 기초생활보장과 의료급여는 사회보험에 해당한다.
④ 보험료의 납부는 피용자가 전적으로 납부한다.

40

다음 중 응급의료기관을 지정할 수 있는 자의 연결이 옳지 않은 것은? 부산 보건연구사, 2023

① 중앙응급의료센터 - 보건복지부장관
② 권역응급의료센터 - 시·도지사
③ 지역응급의료센터 - 시·도시자
④ 지역응급의료기관 - 시장·군수·구청장

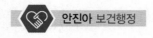

41

사회보험방식(NHI)과 국가보건서비스방식(NHS)의 특성을 바르게 연결한 것은? 보건직, 2024

구분		NHI	NHS
(가)	재원조달	보험료	조세
(나)	관리기구	정부기관	보험자
(다)	주 진료보수 방법	인두제	행위별수가제
(라)	적용국	영국, 이탈리아	한국, 프랑스

① (가) ② (나)
③ (다) ④ (라)

42

우리나라의 의료급여제도에 대한 설명으로 옳은 것은? 보건직, 2024

① 의료급여 비용을 부담하는 주체는 국민건강보험공단이다.
② 보건소 · 보건의료원 및 보건지소는 1차 의료급여기관이다.
③ 본인부담금은 1종과 2종 의료급여수급권자에게 동일하게 적용된다.
④ 응급환자는 1차 의료급여기관을 거쳐야 2차 의료급여기관에서 진료를 받을 수 있다.

43

다음 빈칸에 들어갈 값은? 보건직, 2024

> 장기요양보험가입자가 재가급여를 받을 때 본인부담금은 장기요양급여비용의 100분의 (   )이다.

① 5 ② 10
③ 15 ④ 20

44

다음에서 설명하는 「사회보장기본법」상 사회보장제도는? 보건직, 2024

> 생애주기에 걸쳐 보편적으로 충족되어야 하는 기본욕구와 특정한 사회위험에 의하여 발생하는 특수욕구를 동시에 고려하여 소득 · 서비스를 보장하는 맞춤형 사회보장제도이다.

① 사회보험 ② 공공부조
③ 사회서비스 ④ 평생사회안전망

45

의료보장을 위한 재원조달 방법 중 '공공재원 및 준공공재원'이 아닌 것은? 보건직, 2024

① 기부금 ② 국가부채
③ 사회보험료 ④ 소비세수입

[Answer]

01 ②	02 ①	03 ③	04 ②	05 ③
06 ③	07 ②	08 ④	09 ③	10 ④
11 ①	12 ②	13 ②	14 ④	15 ③
16 ②	17 ③	18 ①	19 ④	20 ①
21 ②	22 ②	23 ①	24 ④	25 ①
26 ④	27 ③	28 ④	29 ②	30 ③
31 ①	32 ④	33 ③	34 ④	35 ①
36 ①	37 ①	38 ④	39 ①	40 ②
41 ①	42 ②	43 ③	44 ④	45 ①

01

① ILO 사회보장 정의: 사람들이 살아가다가 직면하는 여러 가지 위험요인들, 즉 질병, 노령, 실업, 장애, 사망, 출산, 빈곤 등으로 인해 소득이 일시적으로 중단되거나, 소득이 장기적으로(영원히) 없어지거나 지출이 크게 증가하여 사람들이 이전의 생활을 하지 못할 경우, 이전의 사회생활을 할 수 있도록 하는 국가의 모든 프로그램이다.
③ 베버리지 사회보장 원칙: 정액급여의 원칙, 정액기여의 원칙, 행정책임통합의 원칙, 급여 적절성의 원칙, 포괄성의 원칙, 피보험자분류의 원칙(지역사회 내의 다양한 삶의 형태를 고려해야 한다는 원칙)
④ 사회보장제도는 국민을 대상으로 하는 국가의 프로그램으로, 지역사회별 차별을 두지 않는다.

02

베버리지의 원칙에는 정액급여의 원칙, 정액기여의 원칙, 행정책임 통합의 원칙, 급여 적절성의 원칙, 포괄성의 원칙, 대상자 분류의 원칙이 있다.

03

행위별수가제는 사후보상방식으로 의료비증가의 원인이 되는 제도이고 인두제, 포괄수가제, 총액계약제는 사전보상방식으로 의료비 상승 억제효과가 있는 제도이다.

04

인두제는 의료인이 맡고 있는 일정 지역의 주민 수에 일정금액을 곱하여 이에 상응하는 보수를 의료인측에 지급한다.

05

① 위암 – 2년주기
② 유방암 – 2년주기
③ 대장암 – 1년주기
④ 자궁경부암 – 2년주기

06

의료급여 사업의 총괄 감독업무는 보건복지부가 맡는다. 「보조금 관례에 관한 법률 시행령」 별표1에 따른 보조금 지급 대상 사업의 범위와 기준보조율 중 기초생활수급자 의료급여 보조금 기준보존율(%) – 서울: 50%, 지방: 80%

07

ㄱ. 노인장기요양보험은 고령이나 노인성 질병 등의 사유로 일상생활 건강증진 및 생활안정을 도모하고 그 가족의 부담을 덜어줌으로써 국민의 삶의 질을 향상하도록 함을 목적으로 시행하는 사회보험제도이다.
ㄴ. 65세 이상의 노인 또는 65세 미만의 자로서 치매·뇌혈관성 질환 등 노인성 질병을 가진 자 중 6개월 이상 동안 혼자서 일상생활을 수행하기 어렵다고 인정되는 자를 그 수급대상자로 하고 있다. 다만, 65세 미만자의 노인성 질병이 없는 일반적인 장애인은 제외되고 있다.
ㄷ. 노인장기요양보험제도는 관리·운영할 기관을 별도로 설치하지 않고 「국민건강보험법」에 의하여 설립된 기존의 국민건강보험공단을 관리운영기관으로 하고 있다. 이는 도입과 정착을 원활하기 위하여 건강보험과 독립적인 형태로 설계하되, 그 운영에 있어서는 효율성 제고를 위하여 별도로 관리운영기관을 설치하지 않고 국민건강보험공단이 이를 함께 수행하도록 한 것이다.
ㄹ. 노인장기요양보험의 급여로는 재가급여, 시설급여, 특별현금급여가 있을 혼자서 수행하기 어려운 노인 등에게 신체활동 또는 가사활동 지원 등의 장기요양급여를 제공하여 노후의며 노인 등이 가족과 함께 생활하면서 가정에서 장기요양을 받는 재가급여를 우선적으로 제공하여야 한다.

08

포괄수가제는 환자가 입원해서 퇴원할 때까지 발생하는 진료에 대하여 질병마다 미리 정해진 금액을 내는 제도로 미국에서 의료비의 급격한 상승을 억제하기 위하여 1983년부터 DRG(Diagnosis Related Groups)에 기초를 둔 선불상환제도를 개발하여 연방정부부담환자(Medicare)의 진료비 지급방법으로 사용되기 시작하였다. 우리나라에서도 현재 7개 질병군

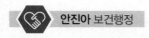

에 대해서 DRG를 적용하여 운영(같은 질병이라도 환자의 합병증이나 타 상병 동반 여부에 따라 가격 상이)하고 있다.

09

우리나라의 사회보험 중 의료보장에 해당하는 것은 산재보험, 건강보험, 노인장기요양보험이다.
공공부조 중 의료보장에 해당하는 것은 의료급여이다.

10

총괄계약제(Global Budget, 총액계약제): 독일
(1) 의료비 지불자 측과 의료공급자 측 간에 진료보수총액에 대하여 사전에 계약을 체결하는 방식
(2) 독일의 경우 보험자와 의사회가 계약을 체결하고 계약에 따라 보험자가 의사회에 지불하면 의사회는 각 의사들에게 진료량에 비례하여 이를 배분
(3) 장점: 과잉진료 및 과잉청구 시비 감소, 의료비 지출의 사전예측 가능(보험재정의 안정적 운영), 의료공급자의 자율적 규제 가능
(4) 단점: 보험자 및 의사단체 간 계약체결의 어려움 상존, 의료공급자단체의 독점성 보장으로 인한 폐해, 진료비를 배분하기 위한 갈등, 신의료기술 도입과 의료의 질 향상을 위한 동기 저하, 의료의 질관리의 어려움(과소진료)

11

본인부담금환급금제도
(1) 병원에서 진료 후 납부한 건강보험 본인부담금을 심사평가원에서 심사한 결과 과다하게 납부되었음이 확인되었거나 또는 보건복지부에서 병원을 현지조사한 결과 본인부담금을 과다하게 수납하였음이 확인된 경우에는 해당 병원에 지급할 진료비에서 그 과다하게 수납한 금액을 공제 후 진료받은 분께 돌려주는 제도
(2) 제47조(요양급여비용의 청구와 지급 등)
 ① 요양기관은 공단에 요양급여비용의 지급을 청구할 수 있다. 이 경우 제2항에 따른 요양급여비용에 대한 심사청구는 공단에 대한 요양급여비용의 청구로 본다.
 ② 제1항에 따라 요양급여비용을 청구하려는 요양기관은 심사평가원에 요양급여비용의 심사청구를 하여야 하며, 심사청구를 받은 심사평가원은 이를 심사한 후 지체 없이 그 내용을 공단과 요양기관에 알려야 한다.
 ③ 제2항에 따라 심사 내용을 통보받은 공단은 지체 없이 그 내용에 따라 요양급여비용을 요양기관에 지급한다. 이 경우 이미 낸 본인일부부담금이 제2항에 따라 통보된 금액보다 더 많으면 요양기관에 지급할 금액에서 더 많이 낸 금액을 공제하여 해당 가입자에게 지급하여야 한다.

「국민건강보험법」

제50조(부가급여)
공단은 이 법에서 정한 요양급여 외에 대통령령으로 정하는 바에 따라 임신·출산 진료비, 장제비, 상병수당, 그 밖의 급여를 실시할 수 있다.

> **법 시행령 제23조**
> ① 법 제50조에 따른 부가급여는 임신·출산(유산 및 사산을 포함한다. 이하 같다) 진료비로 한다.
> ② 제1항에 따른 임신·출산 진료비 지원 대상은 다음 각 호와 같다.
> 1. 임신·출산한 가입자 또는 피부양자
> 2. 2세 미만인 가입자 또는 피부양자(이하 "2세 미만 영유아"라 한다)의 법정대리인(출산한 가입자 또는 피부양자가 사망한 경우에 한정한다)
> ③ 공단은 제2항 각 호의 어느 하나에 해당하는 사람에게 다음 각 호의 구분에 따른 비용을 결제할 수 있는 임신·출산 진료비 이용권(이하 "이용권"이라 한다)을 발급할 수 있다.
> 1. 임신·출산한 가입자 또는 피부양자의 진료에 드는 비용
> 2. 임신·출산한 가입자 또는 피부양자의 약제·치료재료의 구입에 드는 비용
> 3. 2세 미만 영유아의 진료에 드는 비용
> 4. 2세 미만 영유아에게 처방된 약제·치료재료의 구입에 드는 비용

제41조의4(선별급여)
① 요양급여를 결정함에 있어 경제성 또는 치료효과성 등이 불확실하여 그 검증을 위하여 추가적인 근거가 필요하거나, 경제성이 낮아도 가입자와 피부양자의 건강회복에 잠재적 이득이 있는 등 대통령령으로 정하는 경우에는 예비적인 요양급여인 선별급여로 지정하여 실시할 수 있다.
② 보건복지부장관은 대통령령으로 정하는 절차와 방법에 따라 제1항에 따른 선별급여(이하 "선별급여"라 한다)에 대하여 주기적으로 요양급여의 적합성을 평가하여 요양급여 여부를 다시 결정하고, 제41조제3항에 따른 요양급여의 기준을 조정하여야 한다.

제42조(요양기관)
① 요양급여(간호와 이송은 제외한다)는 다음 각 호의 요양기관에서 실시한다. 이 경우 보건복지부장관은 공익이나 국가정책에 비추어 요양기관으로 적합하지 아니한 대통령령으로 정하는 의료기관 등은 요양기관에서 제외할 수 있다.

법시행령 제18조(요양기관에서 제외되는 의료기관 등)

① 법 제42조제1항 각 호 외의 부분 후단에서 "대통령령으로 정하는 의료기관 등"이란 다음 각 호의 의료기관 또는 약국을 말한다.

1. 「의료법」 제35조에 따라 개설된 부속 의료기관

의료법 제35조(의료기관 개설 특례)

① 제33조제1항·제2항 및 제8항에 따른 자(의사, 치과의사, 한의사, 조산사, 국가나 지방자치단체, 의료법인, 특별법에 따라 설립된 비영리법인, 중정부기관, 지방의료원, 한국보훈복지의료공단) 외의 자가 그 소속 직원, 종업원, 그 밖의 구성원(수용자를 포함한다)이나 그 가족의 건강관리를 위하여 부속 의료기관을 개설하려면 그 개설 장소를 관할하는 시장·군수·구청장에게 신고하여야 한다. 다만, 부속 의료기관으로 병원급 의료기관을 개설하려면 그 개설 장소를 관할하는 시·도지사의 허가를 받아야 한다.

2. 「사회복지사업법」 제34조에 따른 사회복지시설에 수용된 사람의 진료를 주된 목적으로 개설된 의료기관

3. 제19조제1항에 따른 본인일부부담금을 받지 아니하거나 경감하여 받는 등의 방법으로 가입자나 피부양자를 유인(誘引)하는 행위 또는 이와 관련하여 과잉 진료행위를 하거나 부당하게 많은 진료비를 요구하는 행위를 하여 다음 각 목의 어느 하나에 해당하는 업무정지 처분 등을 받은 의료기관

가. 법 제98조에 따른 업무정지 또는 법 제99조에 따른 과징금 처분을 5년 동안 2회 이상 받은 의료기관

나. 「의료법」 제66조에 따른 면허자격정지 처분을 5년 동안 2회 이상 받은 의료인이 개설·운영하는 의료기관

4. 법 제98조에 따른 업무정지 처분 절차가 진행 중이거나 업무정지 처분을 받은 요양기관의 개설자가 개설한 의료기관 또는 약국

1. 「의료법」에 따라 개설된 의료기관
2. 「약사법」에 따라 등록된 약국
3. 「약사법」 제91조에 따라 설립된 한국희귀·필수의약품센터
4. 「지역보건법」에 따른 보건소·보건의료원 및 보건지소
5. 「농어촌 등 보건의료를 위한 특별조치법」에 따라 설치된 보건진료소

12

• 우리나라의 사회보험제도: 산업재해보상보험제도, 국민건강보험제도, 국민연금제도, 고용보험제도, 노인장기요양보험제도
• 우리나라의 공공부조제도: 국민기초생활보장제도, 의료급여제도

13

공공부조의 재원은 세금(일반조세)이다.

14

우리나라의 진료비 지불 및 수가체계

(1) 행위별수가제(FFS, Fee For Services)를 원칙으로 하고 있다.
(2) 일부 질환의 입원진료에 대해서는 포괄수가제를 적용하고 있다.
(3) 요양병원, 보건기관은 정액수가제(일당정액제, 일당진료비제)를 실시하고 있다.

15

암의 종류별 검진주기와 연령 기준 등(암관리법 시행령 별표1)

암종	검진대상	검진주기
위암	40세 이상 남·여	2년 주기
대장암	50세 이상 남·여	1년 주기
간암	40세 이상 남·여 중 간암 발생 고위험군 해당자	6개월 주기
유방암	40세 이상 여성	2년 주기
자궁경부암	20세 이상 여성	2년 주기
폐암	54세 이상 74세 이하의 남·여 중 폐암 발생 고위험군	2년 주기

16

「산업재해보상보험법」에 따른 보험급여의 종류

(1) 요양급여: 근로자가 업무상의 사유로 부상을 당하거나 질병에 걸린 경우에 그 근로자에게 지급한다.(진찰 및 검사, 약제 또는 진료재료와 의지(義肢), 그 밖의 보조기의 지급, 처치, 수술, 그 밖의 치료, 재활치료, 입원, 간호 및 간병, 이송, 그 밖에 고용노동부령으로 정하는 사항)

(2) 간병급여: 요양급여를 받은 자 중 치유 후 의학적으로 상시 또는 수시로 간병이 필요하여 실제로 간병을 받는 사람에게 지급한다.

(3) 휴업급여: 휴업급여는 업무상 사유로 부상을 당하거나 질병에 걸린 근로자에게 요양으로 취업하지 못한 기간에 대하여 지급하되, 1일당 지급액은 평균임금의 100분의 70에 상당하는 금액으로 한다. 다만, 취업하지 못한 기간이 3일 이내이면 지급하지 아니한다.

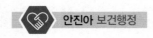

(4) 장해급여: 장해급여는 근로자가 업무상의 사유로 부상을 당하거나 질병에 걸려 치유된 후 신체 등에 장해가 있는 경우에 그 근로자에게 지급한다. 장해급여는 장해보상연금 또는 장해보상일시금으로 한다.

(5) 유족급여: 근로자가 업무상의 사유로 사망한 경우에 유족에게 지급한다.

(6) 상병보상연금: 요양급여를 받는 근로자가 요양을 시작한 지 2년이 지난 날 이후에 요건 모두에 해당하는 상태가 계속되면 휴업급여 대신 상병보상연금을 그 근로자에게 지급한다.

(7) 장례비: 장례비는 근로자가 업무상의 사유로 사망한 경우에 지급하되, 평균임금의 120일분에 상당하는 금액을 그 장례를 지낸 유족에게 지급한다.

(8) 직업재활급여: 장해급여자 중 취업을 위하여 직업훈련이 필요한 사람("훈련대상자")에 대하여 실시하는 직업훈련에 드는 비용 및 직업훈련수당, 업무상의 재해가 발생할 당시의 사업에 복귀한 장해급여자에 대하여 사업주가 고용을 유지하거나 직장적응훈련 또는 재활운동을 실시하는 경우

17

- 우리나라의 사회보험제도: 산업재해보상보험, 국민건강보험, 국민연금, 고용보험, 노인장기요양보험
- 우리나라의 공공부조제도: 국민기초생활보장제도, 의료급여제도

18

우리나라의 의료제공형태는 3자지불제에 해당하며 수가체계는 행위별수가제를 전면적으로 시행하며 일부 진단명에 대해서 포괄수가제를 적용하고 있다. 요양병원, 보건기관은 정액수가제를 실시하고 있다.

19

의료급여는 건강을 보장해주는 공공부조제도에 해당한다.

	건강보장	소득보장
사회보험	국민건강보험 노인장기요양보험 산재보험	국민연금 고용보험 산재보험
공공부조	의료급여	국민기초생활보장제도

20

암의 종류별 검진주기와 연령 기준 등(암관리법 시행령 별표1)

암종	검진대상	검진주기
위암	40세 이상 남·여	2년 주기
대장암	50세 이상 남·여	1년 주기
간암	40세 이상 남·여 중 간암 발생 고위험군 해당자	6개월 주기
유방암	40세 이상 여성	2년 주기
자궁경부암	20세 이상 여성	2년 주기
폐암	54세 이상 74세 이하의 남·여 중 폐암 발생 고위험군	2년 주기

21

보험재정에 대한 정부지원(국민건강보험법 제108조)

① 국가는 매년 예산의 범위에서 해당 연도 보험료 예상 수입액의 100분의 14에 상당하는 금액을 국고에서 공단에 지원한다.

② 공단은 「국민건강증진법」에서 정하는 바에 따라 같은 법에 따른 국민건강증진기금에서 자금을 지원받을 수 있다.

③ 공단은 제1항에 따라 지원된 재원을 다음 각 호의 사업에 사용한다.
1. 가입자 및 피부양자에 대한 보험급여
2. 건강보험사업에 대한 운영비
3. 제75조 및 제110조제4항에 따른 보험료 경감에 대한 지원

④ 공단은 제2항에 따라 지원된 재원을 다음 각 호의 사업에 사용한다.
1. 건강검진 등 건강증진에 관한 사업
2. 가입자와 피부양자의 흡연으로 인한 질병에 대한 보험급여
3. 가입자와 피부양자 중 65세 이상 노인에 대한 보험급여

22

가입자의 종류(국민건강보험법 제6조)

① 가입자는 직장가입자와 지역가입자로 구분한다.

② 모든 사업장의 근로자 및 사용자와 공무원 및 교직원은 직장가입자가 된다. 다만, 다음 각 호의 어느 하나에 해당하는 사람은 제외한다.
1. 고용 기간이 1개월 미만인 일용근로자
2. 「병역법」에 따른 현역병(지원에 의하지 아니하고 임용된 하사를 포함한다), 전환복무된 사람 및 군간부후보생

3. 선거에 당선되어 취임하는 공무원으로서 매월 보수 또는 보수에 준하는 급료를 받지 아니하는 사람
4. 그 밖에 사업장의 특성, 고용 형태 및 사업의 종류 등을 고려하여 대통령령으로 정하는 사업장의 근로자 및 사용자와 공무원 및 교직원

③ 지역가입자는 직장가입자와 그 피부양자를 제외한 가입자를 말한다.

23

사회보험은 보편주의원칙을 기본으로 하는 제도로서 재정적인 평가를 실시하지 않으며, 공공부조는 선별주의원칙의 제도로서 재정적 평가를 한다.

사회보험과 공공부조의 차이점

구분	사회보험	공공부조
기원	공제조합	빈민법
목적	빈곤을 예방하고 모든 계층의 경제적 비보장을 경감	빈곤의 완화
재정 예측성	용이	곤란
자산조사	불필요	반드시 필요
지불능력	보험료 지불능력이 있는 국민대상	보험료 지불능력이 없는 계층
개별성	의료, 질병, 실업, 노동재해, 폐질 등을 개별적으로 제도화함	의료, 질병, 실업, 노동재해, 폐질 등을 종합하여 하나의 제도로 행함
재원	가입자의 보험료	조세로 재정 확보
대상	모든 참여자	일정 기준 해당자
급여수준	자격 갖춘 사람에게 급여 지급	필요한 사람에게 지급하되 최저 필요범위 한정
사회보장에서의 위치	사회보장의 핵심, 제1사회안전망	사회보장의 보완장치, 제2사회안전망

24

「국민건강보험법」 제41조(요양급여)

① 가입자와 피부양자의 질병, 부상, 출산 등에 대하여 다음 각 호의 요양급여를 실시한다.
1. 진찰·검사
2. 약제(藥劑)·치료재료의 지급
3. 처치·수술 및 그 밖의 치료
4. 예방·재활
5. 입원
6. 간호
7. 이송(移送)

25

국가보건서비스방식(NHS, National Health Services)은 국민의 의료문제는 국가가 책임져야 한다는 관점에서 정부가 일반조세로 재원을 마련하여 모든 국민에게 무상으로 의료를 제공하는 방식으로 재원의 대부분이 국세 및 지방세로 조달되고 의료공급체계도 국가의 책임하에 조직화되어 있다.
재원 대부분이 세금으로 조달되기 때문에 정부의 과다한 복지비용 부담이 있을 수 있으며 수요자는 비용지불 없이 무상으로 의료를 이용하기 때문에 비용의식이 부족해진다.
NHS 제도에서 1차의료의 진료비지불제도는 인두제를 채택하고 있으며 인두제로 인해 후송의뢰가 증가하고 2차, 3차병원에서는 진료대기의 문제가 발생할 수 있다.

[오답해설]
③ 단일 보험료 부과기준 적용의 어려움 - 사회보험방식(NHI)에서 보험료를 부과할 때 소득의 유형이 다른 집단에게 동일한 부과기준을 적용하기 어렵다. 우리나라의 경우 직장가입자와 지역가입자의 보험료 부과기준을 이원화 하여 적용하고 있다.

26

본인일부부담금은 보험가입자가 의료이용 시 일정액을 부담하는 금액으로 도덕적 해이를 방지하여 의료남용을 줄이고 의료비 상승을 억제할 수 있다. 본인일부부담제도의 유형으로는 정률부담제, 일정금액공제제, 급여상한제, 정액부담제, 정액수혜제가 있다.

27

① 제한된 영역의 현물급여를 제외하면 대부분 현금급여이다. → 우리나라의 건강보험제도는 요양급여가 가장 기본이 되는 급여이며 요양급여는 현물급여이다. 일부 영역에서만 현금급여(요양비, 장애인보조기기급여비 등)를 적용하고 있다.
② 일정한 조건을 갖추면 국민이 판단하여 가입할 수 있는 임의가입 방식이다. → 건강보험제도는 강제가입방식이다.
④ 건강보험심사평가원은 가입자 및 피부양자의 자격관리, 보험료의 부과·징수 업무를 담당하고 있다. → 국민건강보험공단에서 가입자 및 피부양자의 자격관리, 보험료의 부과·징수 업무를 담당하고 있다.

28

베버리지(W. Beveridge)의 사회보장 정의

실업, 질병 또는 부상으로 인하여 수입이 중단된 경우나 노령에 의한 퇴직이나 부양책임자의 사망으로 인한 부양의 상실에 대비하고 나아가서는 출생, 사망 및 결혼 등에 관련된 특별한 지출을 감당하기 위한 소득보장이다.

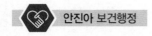

29

① 건강보험재원 중 가장 큰 비중을 차지하는 가입자가 납부하는 보험료이다.

③ 매년 보험료 예상 수입액의 14%에 상당하는 금액을 국고로 지원하여 건강보험의 재정건전성을 확보하고 있다.

④ 건강보험재정의 대부분은 지역가입자와 직장가입자가 내는 보험료이다.

30

암의 종류별 검진주기와 연령 기준 등(암관리법 시행령 별표1)

암종	검진대상	검진주기
위암	40세 이상 남·여	2년 주기
대장암	50세 이상 남·여	1년 주기
간암	40세 이상 남·여 중 간암 발생 고위험군 해당자	6개월 주기
유방암	40세 이상 여성	2년 주기
자궁경부암	20세 이상 여성	2년 주기
폐암	54세 이상 74세 이하의 남·여 중 폐암 발생 고위험군	2년 주기

31

	건강보장	소득보장
사회보험	국민건강보험 노인장기요양보험 산재보험	국민연금 고용보험 산재보험
공공부조	의료급여	국민기초생활보장제도

32

본인부담상한제는 과다한 의료비로 인한 가계부담을 덜어주기 위해서 시행하고 있는 제도로 환자가 부담하는 본인부담금 연간 총액이 가입자 소득수준에 따른 본인부담 상한액을 초과하는 경우 그 초과금액을 전액 환자에게 돌려주는 제도이다. 소득기준에 따라 특히 저소득층의 상한액을 낮게 책정하여 저소득층의 의료비 부담을 줄이고 있다.

33

우리나라 건강보험에서는 4개 진료과 7개 질병군을 대상으로 포괄수가제를 적용하고 있다.

(1) 안과: 백내장수술(수정체 수술)

(2) 이비인후과: 편도수술 및 아데노이드 수술

(3) 외과: 항문수술(치질 등), 탈장수술(서혜 및 대퇴부), 맹장수술(충수절제술)

(4) 산부인과: 제왕절개분만, 자궁 및 자궁부속기(난소, 난관 등) 수술(악성종양 제외)

34

노인장기요양보험제도는 이를 관리·운영할 기관을 별도로 설치하지 않고 「국민건강보험법」에 의하여 설립된 기존의 국민건강보험공단을 관리운영기관으로 하고 있다. 이는 도입과 정착을 원활하게 하기 위하여 건강보험과 독립적인 형태로 설계하되, 그 운영에 있어서는 효율성 제고를 위하여 별도로 관리운영기관을 설치하지 않고 국민건강보험공단이 이를 함께 수행하도록 한 것이다.

35

본인일부부담제도

건강보험제도에서 수요자(피보험자)의 도덕적 해이로 인한 불필요한 의료이용 증가를 억제하기 위한 제도이다.

(1) 정률부담제: 보험자가 의료비의 일정 비율만을 지불하고 본인이 나머지 부분을 부담

(2) 일정금액 공제제: 일정액까지는 본인이 지불하고 그 이상의 비용만 보험적용

(3) 급여상한제: 보험급여의 최고액 이하의 의료비 보험적용하고 초과하는 의료비는 본인이 부담

(4) 정액부담제: 의료서비스 건당 일정액만 의료서비스 본인 부담하고 나머지는 보험적용

(5) 정액수혜제: 의료서비스 건당 일정액만 보험자가 부담하고 나머지는 본인 부담

36

	사회보험	공공부조
소득보장	산재보험 국민연금 고용보험	국민기초생활보장
건강보장	산재보험 국민건강보험 장기요양보험	의료급여

37

의료제공형태

(1) 제3자 지불제도(현물급여형, 직접서비스형)

① 의료보험 적용자는 필요시 의료서비스를 이용하고 의료공급자가 제3자인 보험공단이나 질병금고에 환자를 진료한 진료비를 청구하며, 제3의 지불자인 보험공단이나 질병금고는 청구된 진료비를 심사하여 의료공급자에게 직접 지불함

② 한국, 일본, 독일 등 대부분의 사회보험제도를 채택하는 국가에서 제3자 지불제도 서비스 방법을 택하고 있음

(2) 변이형(직접제공방법)
① NHS 또는 지방보건서비스제도를 시행하고 있는 국가에서 재정으로 국민들에게 의료를 보장하는 형태(뉴질랜드, 영국, 스웨덴, 덴마크 등)
② 사회보험형 국가로 보험공단이 보험료를 징수함과 동시에 직접의료시설을 건립하여 적용자에게 보험공단이 직영하는 병원(국민건강보험공단 일산병원)이나 진료소를 통하여 서비스를 제공하는 형태
③ 사회보장제도에 속하지는 않지만 미국의 건강유지조직(HMO) 가운데 일부가 의료기관을 소유하여 적용자에게 의료서비스를 제공하는 형태
(3) 상환제(현금배상형, 현금급여형)
① 의료보장의 적용자가 의료기관에 가서 진료를 받을 때 진료비 전액을 의료기관에 먼저 지불하고 난 후에 보험공단이나 질병금고에 청구하여 진료비를 환불받는 제도이다.
② 미국의 민영보험회사에서 흔히 사용하는 제도이다.

38
국민연금, 국민건강보험, 산재보험은 "사회보험"제도로 피보험자가 납부하는 "보험료"가 재원이다.
국민기초생활보장은 "공공부조"제도로 세금을 재원으로 한다.

39
② 보험료는 소득에 비례하게 적용하고 급여는 소득과 상관없이 균등하게 적용한다.
③ 기초생활보장과 의료급여는 공공부조에 해당한다.
④ 보험료의 납부는 피보험자와 고용주, 정부가 함께 분담한다.

40
응급의료기관 지정(「응급의료에 관한 법률」)
(1) 중앙응급의료센터(제25조): 보건복지부장관은 응급의료에 관한 업무를 수행하게 하기 위하여 중앙응급의료센터를 지정할 수 있다.
(2) 권역응급의료센터(제26조): 보건복지부장관은 응급의료에 관한 업무를 수행하게 하기 위하여 「의료법」 제3조의 4에 따른 상급종합병원 또는 같은 법 제3조의 3에 따른 300병상을 초과하는 종합병원 중에서 권역응급의료센터를 지정할 수 있다.
(3) 전문응급의료센터(제29조): 보건복지부장관은 소아환자, 화상환자 및 독극물중독환자 등에 대한 응급의료를 위하여 권역응급의료센터, 지역응급의료센터 중에서 분야별로 전문응급의료센터를 지정할 수 있다.
(4) 지역응급의료센터(제30조): 시·도지사는 응급의료에 관한 업무를 수행하게 하기 위하여 종합병원 중에서 지역응급의료센터를 지정할 수 있다.

(5) 지역응급의료기관(제31조): 시장·군수·구청장은 응급의료에 관한 업무를 수행하게 하기 위하여 종합병원 중에서 지역응급의료기관을 지정할 수 있다. 다만, 시·군의 경우에는 병원 중에서 지정할 수 있다.

41
	구분	NHI	NHS
(가)	재원조달	보험료	조세
(나)	관리기구	보험자	정부기관
(다)	주 진료보수 방법	행위별수가제	인두제
(라)	적용국	한국, 프랑스	영국, 이탈리아

42
의료급여기관별 진료범위(「의료급여법」 제9조)
(1) 제1차 의료급여기관
① 「의료법」에 따라 시장·군수·구청장에게 개설신고를 한 의료기관
② 「지역보건법」에 따라 설치된 보건소·보건의료원 및 보건지소
③ 「농어촌 등 보건의료를 위한 특별조치법」에 따라 설치된 보건진료소
④ 「약사법」에 따라 개설·등록된 약국 및 같은 법 제91조에 따라 설립된 한국희귀·필수의약품센터
(2) 제2차 의료급여기관: 「의료법」에 따라 시·도지사가 개설허가를 한 의료기관
(3) 제3차 의료급여기관: 제2차 의료급여기관 중에서 보건복지부장관이 지정하는 의료기관(제3차 의료급여기관은 「의료법」 제3조의4에 따라 지정된 상급종합병원으로 한다.)

43
본인부담금(「노인장기요양보험법」 제40조 및 법 시행령 제15조의8)
장기요양급여(특별현금급여는 제외)를 받는 자는 대통령령으로 정하는 바에 따라 비용의 일부를 본인이 부담한다. 이 경우 장기요양급여를 받는 수급자의 장기요양등급, 이용하는 장기요양급여의 종류 및 수준 등에 따라 본인부담의 수준을 달리 정할 수 있다.
- 재가급여: 해당 장기요양급여비용의 100분의 15
- 시설급여: 해당 장기요양급여비용의 100분의 20
- 국민기초생활 보장법에 의한 수급자는 전액 면제된다.
- 의료급여 수급권자, 소득·재산 등 보건복지부장관이 정하여 고시하는 일정 금액 이하인 자는 본인일부부담금을 60% 범위에서 보건복지부장관이 정하는 바에 따라 차등하여 경감할 수 있다.

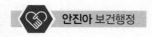

44

우리나라의 사회보장(「사회보장기본법」 제3조)

(1) '사회보장'이란 출산, 양육, 실업, 노령, 장애, 질병, 빈곤 및 사망 등의 사회적 위험으로부터 모든 국민을 보호하고 국민 삶의 질을 향상시키는 데 필요한 소득·서비스를 보장하는 사회보험, 공공부조, 사회서비스를 말한다.

(2) '사회보험'이란 국민에게 발생하는 사회적 위험을 보험의 방식으로 대처함으로써 국민의 건강과 소득을 보장하는 제도를 말한다.

(3) '공공부조'(公共扶助)란 국가와 지방자치단체의 책임하에 생활유지 능력이 없거나 생활이 어려운 국민의 최저생활을 보장하고 자립을 지원하는 제도를 말한다.

(4) '사회서비스'란 국가·지방자치단체 및 민간부문의 도움이 필요한 모든 국민에게 복지, 보건의료, 교육, 고용, 주거, 문화, 환경 등의 분야에서 인간다운 생활을 보장하고 상담, 재활, 돌봄, 정보의 제공, 관련 시설의 이용, 역량개발, 사회참여 지원 등을 통하여 국민의 삶의 질이 향상되도록 지원하는 제도를 말한다.

(5) '평생사회안전망'이란 생애주기에 걸쳐 보편적으로 충족되어야 하는 기본욕구와 특정한 사회위험에 의하여 발생하는 특수욕구를 동시에 고려하여 소득·서비스를 보장하는 맞춤형 사회보장제도를 말한다.

45

재원조달방법

(1) 공공재원 및 준공공재원: 일반 조세수입, 부채, 소비세수입, 사회보험, 복권

(2) 민간재원: 고용주 부담, 민간건강보험, 기부금, 진료비 본인부담

01

사회보장이란 질병, 노령, 실업, 장애, 사망, 출산, 빈곤 등으로 인해 이전의 생활을 하지 못할 경우 이전의 사회생활을 할 수 있도록 하는 국가의 모든 프로그램이라고 정의한 국제기구는 무엇인가?

① WHO
② ILO
③ FAO
④ UNICEF

02

ILO 사회보장의 원칙에 대한 설명으로 옳지 않은 것은?

① 대상의 보편적 보호 원칙
② 비용부담의 공평성 원칙
③ 보험의 급여수준에 관한 원칙
④ 행정책임 통합의 원칙

03

「사회보장기본법」에서 정의하는 용어들에 대한 설명으로 옳지 않은 것은?

① '사회보장'이란 출산, 양육, 실업, 노령, 장애, 질병, 빈곤 및 사망 등의 사회적 위험으로부터 모든 국민을 보호하고 국민 삶의 질을 향상시키는 데 필요한 소득·서비스를 보장하는 사회보험, 공공부조, 사회서비스를 말한다.
② '사회보험'이란 국민에게 발생하는 개인적 위험을 보험의 방식으로 대처함으로써 국민의 건강과 소득을 보장하는 제도를 말한다.
③ '공공부조(公共扶助)'란 국가와 지방자치단체의 책임하에 생활유지능력이 없거나 생활이 어려운 국민의 최저생활을 보장하고 자립을 지원하는 제도를 말한다.
④ '사회서비스'란 국가·지방자치단체 및 민간부문의 도움이 필요한 모든 국민에게 복지, 보건의료, 교육, 고용, 주거, 문화, 환경 등의 분야에서 인간다운 생활을 보장하고, 상담, 재활, 돌봄, 정보의 제공, 관련 시설의 이용, 역량 개발, 사회참여 지원 등을 통하여 국민의 삶의 질이 향상되도록 지원하는 제도를 말한다.

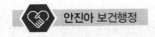

04

사회보장의 순기능에 대한 설명으로 옳지 않은 것은?

① 최저생활 보장
② 국민경제의 안정
③ 소득재분배 효과
④ 사회보장비용의 증가

05

사회보장의 역기능에 해당하지 않는 것은?

① 사회적 연대
② 실업증대
③ 국가 재정적자의 원인
④ 저축 의욕 감소

06

사회보장을 적용함에 있어서 보편주의적 사회보장에 대한 설명으로 옳지 않은 것은?

① 전 국민에게 사회복지서비스가 적용될 수 있어야 한다는 주의이다.
② '빈곤의 덫' 문제가 발생하기 쉽다.
③ 중·고소득층에까지 수급이 주어지므로 비용이 많이 든다.
④ 사회정책에 의한 소득재분배 효과가 감소될 수 있다.

07

현대적 의미의 사회보장이라는 용어가 최초로 사용된 연도, 나라, 법이 옳게 연결된 것은?

① 1601년 – 영국 – 구빈법
② 1883년 – 독일 – 질병보험법
③ 1884년 – 영국 – 산업재해보상보험법
④ 1935년 – 미국 – 사회보장법

08

1942년 영국의 베버리지가 보고서를 통해 제시한 현대사회에서 진보를 가로막는 5대 사회문제는 무엇인가?

① 빈곤, 질병, 무위, 범죄, 태만
② 빈곤, 질병, 무위, 불결, 태만
③ 빈곤, 질병, 무지, 범죄, 태만
④ 빈곤, 질병, 무지, 불결, 태만

09

베버리지의 사회보장 6원칙의 내용으로 옳지 않은 것은?

① 균일한 생계급여의 원칙
② 행정책임 통합의 원칙
③ 정액기여의 원칙
④ 비용부담 공평성의 원칙

10

다음 중 국민기초생활보장제도의 기초가 된 원칙은 무엇인가?

① Gresham의 원칙
② John Rawls의 차등의 원칙
③ Beveridge의 사회보장 6원칙
④ ILO 사회보장의 원칙

11

경제적 · 보건적 불안으로부터 국민을 보호하기 위하여 평소 각자의 능력에 맞는 부담을 부과한 후 자기부담보다 더 많은 혜택을 주도록 하는 사회보장제도에 해당하는 것은?

① 산업재해보상보험, 의료보험, 노인요양보험
② 산업재해보상보험, 국민연금, 의료급여
③ 국민기초생활보장, 의료급여, 국민연금
④ 국민기초생활보장, 의료급여, 고용보험

12

우리나라 사회보험의 특성에 대한 설명 중 맞지 않는 것은?

① 부과방식은 경험률에 따르는 소득비례의 원칙이 적용된다.
② 공공부조와 더불어 대표적인 사회보장 방식의 하나이다.
③ 사적보험과 다른 점은 무엇보다도 보험가입이 강제된다는 데 있다.
④ 사회보험의 관리운영주체는 국가이다.

13

다음은 국가 및 사회구성원의 최소한의 생활을 보장하기 위해 국가가 주도하는 사회보험과 민간이 주도하는 민간보험의 공통점 및 차이점을 기술한 것이다. 기술내용이 사실과 다른 것은?

① 사회보험은 주로 정률제, 민간보험은 주로 정액제의 보험료 부담방식을 취한다.
② 사회보험은 강제로 가입하고 민간보험은 임의로 가입한다.
③ 사회보험과 민간보험 모두 위험분산을 통한 보험기능을 수행한다.
④ 사회보험과 민간보험 모두 기여(보험료)에 비례한 차등보상을 한다.

14

궁핍가정을 위해 무능력 및 태만을 개인의 책임으로 돌리지 않고 사회전체가 부담하는 제도로 경제적 약자를 위한 국가적 보호장치에 해당하는 사회보장제도는 무엇인가?

① 산업재해보상보험, 의료보험
② 산업재해보상보험, 국민연금
③ 국민기초생활보장, 의료급여
④ 국민기초생활보장, 고용보험

15

공공부조에 대한 설명으로 옳지 않은 것은?

① 엄격한 자산조사와 상황조사를 거치는 보편적인 제도이다.
② 국가에 의해 제공되는 공적인 제도이다.
③ 제2차적 사회안전망의 역할을 수행하는 보충적 제도이다.
④ 대상자가 빈곤의 함정에 빠지는 역기능을 초래할 수 있는 제도이다.

16

사회서비스에 대한 설명으로 옳지 않은 것은?

① 평등의 원리에 입각하여 모든 대상자에게 획일적인 처우를 제공한다.
② 국가 · 지방자치단체 및 민간부문의 도움이 필요한 모든 국민의 삶의 질이 향상되도록 지원하는 제도이다.
③ 사회서비스는 소득에 관계없이 특정 범주에 있는 모든 사람이 대상이 된다.
④ 주로 상담, 재활, 지도 등과 같은 비물질적, 사회 · 심리적, 정신적 서비스의 급여를 제공한다.

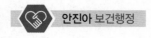

17

우리나라의 5대 사회보험의 도입 시기 순서로 옳은 것은?

① 건강보험 → 산업재해보상보험 → 고용보험 → 국민연금 → 노인요양보험

② 산업재해보상보험 → 건강보험 → 고용보험 → 국민연금 → 노인요양보험

③ 산업재해보상보험 → 건강보험 → 국민연금 → 고용보험 → 노인요양보험

④ 건강보험 → 산업재해보상보험 → 노인요양보험 → 국민연금 → 고용보험

18

산업재해보상의 종류에 대한 설명으로 옳지 않은 것은?

① 유족급여는 사망자의 유족에 지급되는 것으로서 연금 또는 일시금으로 지급된다.

② 요양급여는 업무상 재해로 4일 이상의 요양을 필요로 하는 부상 또는 질병에 대해 지급한다.

③ 장례비는 장제를 지낸 사람에게 평균임금의 180 일분을 지급한다.

④ 장해급여는 업무상 부상이나 질병이 완치된 후에 이와 관련되어 장애가 남을 경우 연금 또는 일시금 형식으로 지급한다.

19

국민연금제도에 대한 설명으로 옳지 않은 것은?

① 수평적 재분배 기능을 하는 장기보험이다.

② 국민의 사회적 위험에 대비하기 위해 보험기능, 재분배기능, 저축기능을 동시에 수행한다.

③ 노후의 소득을 보장해 주는 공적 연금제도이다.

④ 공무원, 군인, 사립학교교직원은 가입대상에서 제외된다.

20

고용보험제도에 대한 설명으로 옳지 않은 것은?

① 근로자에게 실업급여와 능력개발비용을 지원하는 제도이다.

② 고용주에게 고용유지와 교육훈련 비용을 지원하는 제도이다.

③ 사후 보장의 소극적 기능과 사전적·적극적 차원의 기능을 가지고 있는 제도이다.

④ 근로자의 소득과 의료를 보장하는 제도이다.

21

「국민기초생활 보장법」에 대한 설명으로 옳지 않은 것은?

① 수급자에게 의복, 음식물 및 연료비와 기타 일상생활에 기본적으로 필요한 금품을 지급하여 최저생계를 유지하게 하기 위한 생계급여를 기본급여로 하고 있다.

② 급여의 기준은 보건복지부장관이 수급자의 연령, 가구규모, 거주지역, 기타 생활여건 등을 고려하여 급여의 종류별로 정한다.

③ 7가지 종류의 급여 중에서 매월 현물로 지급되는 것은 생계급여와 주거급여이다.

④ 국민기초생활보장제도에서 '최저생계비'는 수급자의 선정기준임과 동시에 급여의 수준을 결정하는 기준이 된다.

22

우리나라의 대표적 공공부조제도인 「국민기초생활보장법」의 보장내용에 대한 설명으로 옳지 않은 것은?

① 생계급여는 수급자에게 의복, 음식물 및 연료비와 기타 일상생활에 기본적으로 필요한 금품을 지급하여 최저생계를 유지하게 하는 것으로 하며, 생계급여의 방법은 원칙적으로 금전을 지급하는 것이다.

② 주택급여 수급자에게 주거안정에 필요한 임차료, 유지·수선비, 그 밖에 대통령령으로 정하는 수급품을 지급하는 것이다.

③ 해산급여는 조산, 분만 전과 분만 후의 필요한 조치와 보호를 행하는 것이다.

④ 자활급여는 수급자의 자활을 조성하기 위하여 자활에 필요한 금품의 지급 또는 대여, 자활에 필요한 기능습득의 지원, 취업알선 등 정보의 제공, 공공근로 등 자활을 위한 근로기회의 제공, 자활에 필요한 시설 및 장비의 대여, 기타 대통령령이 정하는 자활조성을 위한 각종 지원을 행하는 것이다.

23

국민기초생활 보장 수급자의 부양의무자에 해당되지 않는 사람은?

① 수급권자의 배우자
② 수급자의 결혼한 딸
③ 수급권자의 며느리
④ 수급권자와 생계를 같이하는 3촌

24

의료보험제도의 개관에 포함되지 않는 것은?

① 질병발생의 예측불가능성을 전제로 한다.
② 의료비 경감제도이다.
③ 강제 가입을 원칙으로 한다.
④ 구성원끼리 상호 상부상조하는 공공부조제도이다.

25

사회보장제도 중 의료보장으로 인한 역기능으로 발생하는 도덕적 해이에 대한 방지책으로 요양급여의 비용 일부를 가입자 및 피부양자가 지불하게 하는 제도는?

① 본인일부부담제도
② 본인부담상한제도
③ 본인부담보상금제도
④ 본인부담환급금제도

26

본인일부담제도 중 보험자가 일정 비율을 지불하고 나머지는 본인이 부담하는 방식은?

① 정률부담제
② 정액부담제
③ 급여상한제
④ 일정액 공제제

27

제공된 의료서비스의 단위당 가격에 서비스의 양을 곱한 만큼 보상하며 의사가 시술내용에 따라 값을 정하여 의료를 공급하는 진료비 지불방법은 무엇인가?

① 행위별수가제
② 인두제
③ 봉급제
④ 포괄수가제

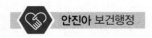

28

진단 분류에 따라 보수단가를 설정하여 보상하는 진료비 지불방식은?

① 행위별수가제
② 인두제
③ 봉급제
④ 포괄수가제

29

등록환자 또는 주민 수에 따라 일정액을 보상하는 진료비 지불방식은?

① 행위별수가제
② 인두제
③ 총액계약제
④ 포괄수가제

30

지불자측과 진료자측이 진료보수 총액의 계약을 사전에 체결하는 진료비 지불방법은?

① 행위별수가제
② 인두제
③ 총액계약제
④ 포괄수가제

31

진료비지불제도에서 행위별수가제의 장점만을 모두 고르면?

> 가. 경제적인 진료행위의 유도
> 나. 의료인의 자율성이 높음
> 다. 과잉진료의 가능성이 낮음
> 라. 관리운영비가 적게 들어감
> 마. 의사와 환자의 관계가 좋음
> 바. 진료비 청구업무가 간편함

① 가, 다, 라
② 나, 마, 바
③ 가, 라
④ 나, 마

32

진료보수지불제도의 설명 중 맞는 것은?

① 인두제 - 보험자 측과 의사단체 간 국민에게 제공되는 의료서비스에 대한 진료비 총액을 협의한 후, 사전에 결정된 진료비 총액을 지급하는 방식
② 인두제 - 의료인들에게 그들 각자의 근무경력, 기술수준, 근무하는 의료기관의 종별 및 직책에 따라 보수수준을 결정하고 그에 따라 월 1회 또는 일정 기간에 한 번씩 급료를 지급하는 방법
③ 행위별수가제 - 진료에 소요되는 약제 또는 재료비를 별도로 산정하고 의료인이 제공하는 진료행위 하나하나마다 항목별로 가격을 책정하여 진료비를 지불하는 제도
④ 행위별수가제 - 일정한 수의 가입자가 특정 의료공급자에게 등록하고, 의료공급자는 진료비를 등록자당 일정금액을 지불하는 방식

33

미국의 의료보장 방식이 아닌 것은?

① Medicare
② Medicaid
③ NHS
④ HMO

34

다음 제도의 역사적 순서대로 옳게 나열한 것은?

> 가. 500인 이상 작업장에 강제로 의료보험 실시
> 나. 공무원 및 사립학교 교직원 의료보험 실시
> 다. 농어촌지역 의료보험 실시
> 라. 도시지역 자영업자 의료보험 실시
> 마. 의료보험 통합

① 가 → 나 → 다 → 라 → 마
② 다 → 가 → 나 → 라 → 마
③ 나 → 가 → 다 → 라 → 마
④ 가 → 다 → 나 → 라 → 마

35

국민건강보험공단이 권장하는 업무와 가장 관련이 없는 것은?

① 가입자 및 피부양자의 자격 관리
② 국민건강보험법에 의한 징수금의 부과징수
③ 건강보험급여 관리
④ 요양급여비용의 심사

36

건강보험심사평가원의 업무로 옳은 것을 모두 고르면?

> ㄱ. 건강보험 급여비용의 지급
> ㄴ. 자산관리운영 및 증식사업
> ㄷ. 피부양자 자격 관리
> ㄹ. 요양급여 적정성 평가

① ㄱ, ㄴ, ㄷ
② ㄱ, ㄷ
③ ㄴ, ㄹ
④ ㄹ

37

건강보험관련 각종 신고, 내역발급, 민원업무 등을 전자적으로 처리하는 전자문서교환방식은 무엇인가?

① EDI
② EHI
③ UDI
④ UHI

38

건강보험제도의 근본적인 취지로 가장 적절한 것은?

① 국민의 의료비를 공공기관이 부담하기 위한 제도이다.
② 국민의 과중한 의료비 부담을 경감하기 위한 제도이다.
③ 국민의 의료비를 면제해 주기 위한 제도이다.
④ 국가에서 의료비를 부담하기 위한 제도이다.

39

건강보험의 급여 중에서 법정급여에 해당하는 것으로 모두 묶은 것은?

> 가. 요양비　　　　　나. 요양급여
> 다. 건강검진　　　　라. 임신·출산진료비

① 가, 나, 다
② 가, 다
③ 나, 라
④ 가, 나, 다, 라

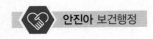

40

건강보험의 급여 중에서 현물급여에 해당하는 것으로 모두 묶은 것은?

> 가. 요양급여
> 나. 요양비
> 다. 건강검진
> 라. 장애인 보조기기 급여비

① 가, 나, 다
② 가, 다
③ 나, 라
④ 가, 나, 다, 라

41

우리나라에서 건강보험은 가입자 및 피부양자에게 (　), (　), (　) 등에 대하여 요양급여를 실시한다. (　)에 들어갈 내용의 순서로 알맞은 것은?

① 질병, 부상, 출산
② 예방, 치료, 재활
③ 처치, 수술, 간호
④ 치료, 검사, 예방

42

건강보험의 요양급여에 해당하지 않는 것은?

① 진찰·검사
② 약제·치료재료 지급
③ 예방·재활
④ 간호·간병

43

국민건강보험제도에서 실시하고 있는 건강검진에 대한 설명으로 옳지 않은 것은?

① 건강보험심사평가원은 가입자와 피부양자에 대하여 질병의 조기발견과 그에 따른 요양급여를 하기 위하여 건강검진을 실시한다.
② 건강검진은 일반건강검진, 암검진 및 영유아건강검진으로 구분한다.
③ 일반건강검진의 대상은 직장가입자와 만20세 이상의 피부양자, 세대주인 지역가입자와 만20세 이상 세대원인 지역가입자이다.
④ 암검진 시 수검자의 본인부담은 10%이다.

44

암검진 대상 및 검진주기에 대한 설명으로 옳지 않은 것은?

① 위암 - 만 40세 이상 - 2년
② 유방암 - 만 40세 이상 여성 - 2년
③ 대장암 - 만 50세 이상 - 2년
④ 간암 - 만 40세 이상 고위험군 - 6개월

45

건강보험 가입자로서 자격의 상실 시기로 옳지 않은 것은?

① 의료급여 수급권자가 된 날의 다음 날
② 대한민국의 국적을 잃은 날의 다음 날
③ 직장가입자의 피부양자가 된 날
④ 국내에 거주하지 아니하게 된 날의 다음 날

46

건강보험료 부과방식에 대한 설명으로 옳지 않은 것은?

① 모든 가입자의 건강보험료는 보수월액에 보험료율을 곱하여 산정한다.
② 직장가입자 중 일반 근로자의 보험료 부담은 가입자 50%, 사용자 50%로 부담한다.
③ 보수월액 산정 시 상한선과 하한선이 적용된다.
④ 직장가입자가 당해 사업장에서 받은 매월의 보수총액을 '보수월액'이라 한다.

47

우리나라 건강보험의 주요 기능과 역할이 아닌 것은?

① 가계의 경제적 보호   ② 사회통제의 기능
③ 소득재분배의 기능   ④ 위험분산 효과

48

노인요양보험제도의 필요성과 내용으로 잘못된 것은?

① 현재 우리나라는 심각한 노령화로 인하여 치매와 중풍 등 수발이 필요한 노인이 약 70만 명에 이르는 등 해결책이 필요한 상황이다.
② 핵가족화, 여성의 사회참여 등으로 노인수발에 필요한 가족인력이 부족한 상황이며, "오랜 병수발에 효자 없다."라는 말처럼 보호기간의 장기화로 인하여 기존의 가족보호체계로는 감당하기 어려운 실정이다.
③ 「노인장기요양보험법」이 2007년 제정되어 2008년부터 시행되었다.
④ 노인장기요양보험제도는 고령이나 노인성 질병 등으로 인하여 일상생활을 스스로 행하기 어려운 노인들에게 신체활동이나 가사지원 등의 지원을 복지 차원의 원리에 기초하여 제공하는 공공서비스의 일종이다.

49

「노인장기요양보험법」에 대한 설명으로 옳지 않은 것은?

① 고령이나 노인성 질병 등의 사유로 일상생활을 혼자서 수행하기 어려운 노인 등이 대상자이다.
② 장기요양급여의 종류에는 재가급여, 시설급여, 특별현금급여가 있다.
③ 장기요양보험사업의 보험자는 국민건강보험공단이다.
④ 재가급여 이용 시 본인부담률은 100분의 20이다.

50

노인장기요양보험의 재원에 대한 설명으로 옳지 않은 것은?

① 건강보험료와 통합하여 징수한다.
② 지역가입자는 100% 본인이 부담한다.
③ 직장가입자의 본인부담률은 50%이다.
④ 건강보험료와 통합회계로 운영된다.

51

현행 의료급여에 대한 설명으로 틀린 것은?

① 의료급여 1종·2종·3종으로 나뉜다.
② 의료급여 1종 입원비는 의료급여기금에서 전액 부담한다.
③ 빈곤층을 위주로 하는 복지제도이다.
④ 1종 외래 의료이용은 무료가 아니다.

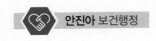

52

의료급여는 이 법에 따른 수급권자의 (　　), (　　), (　　) 등에 대하여 의료급여를 제공한다. (　　) 안에 들어갈 내용의 순서로 알맞은 것은?

① 질병, 부상, 출산　　② 처치, 수술, 약재
③ 출산, 예방, 재활　　④ 간호, 질병, 출산

53

「의료급여법」에 따른 의료급여의 내용으로 옳지 않은 것은?

① 진찰·검사　　② 약재·치료재료
③ 입원·간병　　④ 예방·재활

54

1차 의료급여기관에 대한 설명으로 옳지 않은 것은?

① 「의료법」에 따라 시·도지사가 개설 허가를 받은 의료기관
② 「지역보건법」에 따라 설치된 보건소·보건의료원 및 보건지소
③ 「농어촌 등 보건의료를 위한 특별조치법」에 따라 설치된 보건진료소
④ 「약사법」에 따라 등록된 약국

55

의료급여 수급권자의 본인부담제에 대한 내용으로 옳지 않은 것은?

① 1종 수급권자 방문당 1차 의료기관 1,000원, 2차 의료기관 2,000원, 3차의료기관 3,000원 부담
② 1종 수급권자 약국 처방전당 500원 본인부담
③ 1종 수급권자 CT·MRI·PET CT 급여비용의 5% 본인부담
④ 2종 수급권자 1차 의료기관 방문당 1,000원 본인부담

56

응급환자에게 응급의료를 제공한 후 환자부담능력이 없는 사람에게 응급의료기금을 관리하는 보건복지부장관이 응급진료비를 대신 내주는 제도는 무엇인가?

① 청구제도　　② 대불제도
③ 구상권제도　　④ 응급의료비제도

57

의약분업의 필요성을 기술한 내용으로 옳지 않은 것은?

① 의약인력의 효율적인 활용
② 의약품의 오·남용 방지
③ 약제비 절감
④ 제약산업의 발전 도모

58

우리나라 의약분업제도의 특성은?

① 선택분업　　② 부분분업
③ 임의분업　　④ 강제분업

[Answer]

01 ②	02 ④	03 ②	04 ④	05 ①
06 ②	07 ④	08 ④	09 ④	10 ②
11 ①	12 ①	13 ④	14 ③	15 ①
16 ①	17 ③	18 ④	19 ①	20 ④
21 ③	22 ②	23 ④	24 ④	25 ①
26 ①	27 ①	28 ④	29 ②	30 ③
31 ④	32 ①	33 ③	34 ①	35 ①
36 ④	37 ①	38 ②	39 ①	40 ②
41 ①	42 ④	43 ①	44 ③	45 ①
46 ①	47 ②	48 ①	49 ④	50 ④
51 ①	52 ①	53 ③	54 ①	55 ①
56 ②	57 ④	58 ④		

01

문제는 국제노동기구(ILO)의 사회보장에 대한 정의이다. WHO는 세계보건기구, UNICEF는 유엔아동기금, FAO는 식량농업기구를 나타낸다.

02

행정책임 통합의 원칙은 베버리지의 사회보장 6원칙에 해당한다.

03

사회보험은 국민의 사회적 위험(출산, 양육, 실업, 노령, 장애, 질병, 빈곤 및 사망 등)을 보험의 방식으로 대처하는 제도이다.

04

사회보장의 순기능
• 최저생활 보장
• 소득재분배
• 사회적 연대
• 경제적 기능: 실업수당과 연금 등과 같은 소득보장은 구매력의 증진을 초래하여 경기회복에 기여
• 정치적 기능: 취약계층의 빈곤문제와 국민의 기본수요를 충족시킴으로써 정치적 안정 도모

05

사회적 연대는 사회보장제도의 순기능에 해당된다.

06

보편주의적 사회보장은 사회보험제이다. '빈곤의 덫' 문제는 선별주의적 제도인 공공부조에서 주로 발생하는 역기능이다.

07

미국은 1935년 사회보장법을 제정했다. 이는 최초의 사회보장에 관한 단독법이었다.

08

베버리지는 보고서를 통해 당시 비합리적인 사회보장제도의 구조나 효율성을 재검하고 필요한 개선책을 권고하였으며 당시의 사회문제 5대 악으로 무지, 질병, 불결, 태만, 빈곤을 제시하였다.

09

베버리지의 사회보장원칙
• 균일한 생계급여의 원칙: 실업, 장애, 퇴직 등으로 수입 중단 시 소득수준과 상관없이 동일한 액수의 보험급여 지급
• 정액기여의 원칙: 기여금 소득수준과 상관없이 동일액(급여가 동일하므로 갹출도 동일)
• 행정책임 통합의 원칙: 운영기관 통일(1944년 사회보장청 설치)
• 급여충분성의 원칙: 급여수준과 지급기간 적절성(최저생계보장과 지속적 지급)
• 포괄성의 원칙: 적용인구 – 전국민 / 적용사고 – 질병, 실업, 노령뿐 아니라 부양자 상실, 장례, 혼인, 출산 등 특별 지출도 포함
• 피보험자 구분의 원칙: 전 국민을 피고용인, 자영업자, 무보수종사자(가정주부), 취업연령 미달자(15세 미만, 아동수당 지급), 취업연령 초과자(남 65세 이상, 여 60세 이상 퇴직급여 지급)로 구분

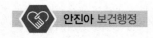

10

존 롤스의 정의론

사회의 기본적 가치, 즉 자유와 기회, 소득과 부, 인간적 존엄성 등은 평등하게 배분되어야 하며, 이러한 가치의 불평등한 배분은 그것이 사회의 최소 수혜자에게 유리한 경우에만 정당하다.

• 제1원칙(기본적 자유 · 평등의 원리)

"모든 사람들에게 기본적인 자유를 완벽하게 누릴 수 있도록 해야 한다." 즉 양심의 자유나 언론의 자유와 같은 기본적인 자유는 모든 사람이 평등하게 그리고 가능하면 최대한으로 누릴 수 있도록 해야 한다는 것이다.

• 제2원칙(차등조정의 원리)

"가장 빈곤한 사람들의 복지에 대해 우선적으로 배려해야 한다." 즉 사회적 · 경제적 불평등 문제는 가장 불리한 처지에 있는 사람들에게 우선적으로 최대의 이익을 가져올 수 있어야 한다.

11

문제는 사회보험에 대한 설명이다. 국민기초생활보장제도와 의료급여제도는 공공부조에 해당한다.

12

부과방식은 집단율에 따르는 소득비례의 원칙이 적용된다.

13

• 사회보험: 균등급여
• 민간보험: 차등급여

14

공공부조에 대한 설명으로 우리나라의 대표적인 공공부조제도로는 국민기초생활보장제도와 의료급여 제도가 있다.

15

보편적인 제도는 자산조사 없이 모든 국민을 대상으로 하는 보험제도의 특성이며, 공공부조는 자산조사를 거쳐 적용하는 산별주의적인 제도이다.

16

사회서비스는 개별적 처우를 실시하여 대상자에 따라 그 정도의 차이가 있다.

17

• 1964년: 산업재해보상보험
• 1977년: 건강보험
• 1988년: 국민연금
• 1995년: 고용보험
• 2008년: 노인요양보험

18

장례비는 장제를 지낸 사람에게 평균임금의 120일분을 지급한다.

19

국민연금제도는 현 근로세대와 노령세대 또는 현 세대와 미래세대 간의 소득을 재분배하는 세대 간 재분배 기능을 하는 장기보험이다.

20

고용보험제도는 실업보험사업, 고용안정사업, 직업능력사업 등을 실시하는 사회보장보험으로 의료보장기능은 없다.

21

생계급여와 주거급여는 매월 현금으로 지급된다.

22

수급자에게 주거안정에 필요한 임차료, 유지 · 수선비, 그 밖에 대통령령으로 정하는 수급품을 지급하는 것은 주거급여이다.

• 생계급여: 수급자에게 의복, 음식물 및 연료비와 기타 일상생활에 기본적으로 필요한 금품을 지급하여 최저생계를 유지하게 하는 것으로 하며, 생계급여의 방법은 원칙적으로 금전을 지급하는 것으로 한다.

• 주거급여: 수급자에게 주거 안정에 필요한 임차료, 유지 · 수선비, 그 밖에 대통령령으로 정하는 수급품을 지급하는 것으로 한다.

• 의료급여: 수급자에게 진찰, 처치 · 수술 기타의 치료, 약제 또는 치료재료의 지급, 의료시설에의 수용, 간호, 이송, 기타 의료목적을 위한 조치, 분만 등을 행하는 것으로 한다.

• 교육급여: 수급자에게 입학금 · 수업료 · 학용품비 기타 수급품을 지원하는 것으로 한다.

• 해산급여: 조산, 분만 전과 분만 후의 필요한 조치와 보호를 행하는 것으로 한다.

• 장제급여: 수급자가 사망한 경우 사체의 검인 · 운반 · 화장 또는 매장 기타 장제조치를 행하는 것으로 한다.

• 자활급여: 수급자의 자활을 조성하기 위하여 자활에 필요한 금품의 지급 또는 대여, 자활에 필요한 기능습득의 지원, 취업알선 등 정보의 제공, 공공근로 등 자활을 위한 근로기회의 제공, 자활에 필요한 시설 및 장비의 대여, 기타 대통령령이 정하는 자활조성을 위한 각종 지원을 행하는 것으로 한다.

23

"부양의무자"란 수급권자를 부양할 책임이 있는 사람으로서 수급권자의 1촌의 직계혈족 및 그 배우자를 말한다. 다만, 사망한 1촌의 직계혈족의 배우자는 제외한다.

24

의료보험제도는 보험료에 의하여 구성원끼리 서로 상부상조하는 사회보험제도이다.

25

본인에게 의료비용의 일부를 지불하게 함으로써 도덕적 해이를 방지하여 과도한 의료이용을 제한하고자 하는 제도는 본인일부부담제도이다.

26

① 정률부담제: 보험자가 일정비율 지불, 나머지는 본인 부담
② 정액부담제: 의료서비스 건당 일정액만 이용자가 부담, 나머지는 보험자 부담
③ 급여상한제: 보험급여 최고액 정하여 그 이하는 보험적용, 초과금액은 본인 부담
④ 일정액 공제제: 정해진 한도까지 본인부담, 그 이상은 보험적용

27

의료인이 제공한 시술내용에 따라 값을 정하여 의료비를 지급하는 방식은 행위별수가제이다.

28

포괄수가제는 질병마다 미리 정해진 금액을 적용하여 환자가 입원해서 퇴원할 때까지 발생하는 진료에 대해 부과하는 방식이다.

29

인두제는 의료인이 맡고 있는 일정 지역의 주민 수에 따라 일정액을 의료인측에 지급하는 방식이다.

30

총액계약제는 의료비 지불자측(보험자)과 의료공급자측(의사협회) 간에 진료보수 총액에 대하여 사전에 체결하는 방식의 지불방식이다.

31

• 가, 바: 포괄수가제의 장점
• 라: 인두제의 장점
• 다: 행위별수가제는 과잉진료의 가능성이 높다.

32

① 총괄계약제
② 봉급제
④ 인두제

33

NHS는 국민보건서비스로 영국에서 대표적으로 시행하고 있는 의료보장방식이다. 미국의 의료보장 중 공적의료보장제도로는 Medicare, Medicaid, 민간보험으로는 HMO, PPO, Blue Cross, Blue Shield 등이 있다.

34

우리나라의 의료보험 도입
• 1977년: 500인 이상 작업장에 강제로 의료보험 실시
• 1979년: 공무원 및 사립학교 교직원 의료보험 실시
• 1988년: 농어촌지역 의료보험 실시
• 1989년: 도시지역 자영업자 의료보험 실시
• 2000년: 의료보험 통합

35

국민건강보험공단의 업무
• 가입자 및 피부양자의 자격 관리
• 보험료와 그 밖에 이 법에 따른 징수금의 부과 · 징수
• 보험급여의 관리
• 가입자 및 피부양자의 질병의 조기발견 · 예방 및 건강관리를 위하여 요양급여 실시 현황과 건강검진 결과 등을 활용하여 실시하는 예방사업
• 보험급여 비용의 지급
• 자산의 관리 · 운영 및 증식사업
• 의료시설의 운영
• 건강보험에 관한 교육훈련 및 홍보
• 건강보험에 관한 조사연구 및 국제협력

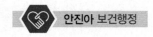

36

건강보험심사평가원의 업무(「국민건강보험법」 제63조)

① 요양급여비용의 심사
② 요양급여의 적정성 평가
③ 심사기준 및 평가기준의 개발
④ 제1호부터 제3호까지의 규정에 따른 업무와 관련된 조사연구 및 국제협력
⑤ 다른 법률에 따라 지급되는 급여비용의 심사 또는 의료의 적정성 평가에 관하여 위탁받은 업무
⑥ 그 밖에 이 법 또는 다른 법령에 따라 위탁받은 업무
⑦ 건강보험과 관련하여 보건복지부장관이 필요하다고 인정한 업무
⑧ 그 밖에 보험급여 비용의 심사와 보험급여의 적정성 평가와 관련하여 대통령령으로 정하는 업무
　㉠ 요양급여비용의 심사청구와 관련된 소프트웨어의 개발·공급·검사 등 전산 관리
　㉡ 요양비 중 보건복지부령으로 정하는 기관에서 받은 요양비에 대한 심사
　㉢ 요양급여의 적정성 평가 결과의 공개
　㉣ ①~⑥ 및 ㉠~㉢의 업무를 수행하기 위한 환자분류체계의 개발·관리
　㉤ ①~⑥ 및 ㉠~㉣의 업무와 관련된 교육·홍보

37

전자문서교환방식: Electronic Data Interchange(EDI)

38

건강보험은 국민이 질병, 부상, 분만 등으로 인하여 발생할 수 있는 과중한 경제적 부담을 경감시켜주는 데 그 목적이 있다.

39

임신·출산진료비는 부가급여에 해당하며 이외에 장제비, 상병수당이 있다.

40

요양비, 장애인 보조기기 급여비는 현금급여에 해당한다.

41

「국민건강보험법」 제41조(요양급여)
가입자 및 피부양자의 질병, 부상, 출산 등에 대하여 요양급여를 실시한다.

42

진찰·검사, 약제·치료재료의 지급, 처치·수술, 기타의 치료, 예방·재활, 입원, 간호, 이송이 요양급여에 해당한다.

43

건강검진은 국민건강보험공단에서 실시한다.

44

암종	검진대상	검진주기
위암	40세 이상 남·여	2년 주기
대장암	50세 이상 남·여	1년 주기
간암	40세 이상 남·여 중 간암 발생 고위험군 해당자	6개월 주기
유방암	40세 이상 여성	2년 주기
자궁경부암	20세 이상 여성	2년 주기
폐암	54세 이상 74세 이하의 남·여 중 폐암 발생 고위험군	2년 주기

45

「국민건강보험법」 제10조(자격의 상실 시기 등)

① 가입자는 다음 각 호의 어느 하나에 해당하게 된 날에 그 자격을 잃는다.
　1. 사망한 날의 다음 날
　2. 국적을 잃은 날의 다음 날
　3. 국내에 거주하지 아니하게 된 날의 다음 날
　4. 직장가입자의 피부양자가 된 날
　5. 수급권자가 된 날
　6. 건강보험을 적용받고 있던 사람이 유공자 등 의료보호대상자가 되어 건강보험의 적용배제신청을 한 날

46

(1) 직장가입자

보수월액 × 보험료율

• 일반 근로자: 가입자 50%, 사용자 50%
• 공무원: 가입자 50%, 국가 50%
• 교직원: 가입자 50%, 사용자 30%, 국가 20%

(2) 지역가입자

보험료부과점수 × 적용점수당 금액

47

건강보험은 보험료에 의한 연대 기능을 통해 사회통합의 기능을 한다.

48

노인장기요양보험은 사회보험제도의 일종이다.

49

재가급여의 본인부담은 15%, 시설급여는 20%이다.

50

노인장기요양보험은 건강보험료와 통합하여 징수되지만 회계는 독립적으로 운영된다.

51

1종, 2종(기초생활보장수급자 중 근로능력이 있는 자)
• 의료급여 1종
 - 외래: 1차 - 방문당 1,000원 / 2차 - 방문당 1,500원 / 3차 - 방문당 2,000원
 - 입원: 무료
• 의료급여 2종
 - 외래: 1차 - 방문당 1,000원 / 2·3차 - 15%
 - 입원: 10%

52

「의료급여법」 제7조(의료급여의 내용 등)

이 법에 따른 수급권자의 질병·부상·출산 등에 대한 의료급여의 내용은 다음 각 호와 같다.
 1. 진찰·검사
 2. 약제(藥劑)·치료재료의 지급
 3. 처치·수술과 그 밖의 치료
 4. 예방·재활
 5. 입원
 6. 간호
 7. 이송과 그 밖의 의료목적 달성을 위한 조치

53

52번의 해설을 참고한다.

54

• 1차 의료급여기관: 시장·군수·구청장에게 개설 신고한 의료기관(의원), 보건소, 보건의료원, 보건지소, 보건진료소, 약국 등
• 2차 의료급여기관: 시·도지사가 개설 허가한 의료기관(병원)
• 3차 의료급여기관: 상급종합병원(2차 의료급여기관 중 보건복지부장관이 지정하는 의료기관)

55

1종 방문당 1차 의료기관 1,000원, 2차 의료기관 1,500원, 3차 의료기관 2,000원 부담이다.

56

응급의료비 대불제도: 의료기관 등이 응급환자에게 응급의료를 제공하고 그 비용을 받지 못하였을 때 보건복지부장관이 대신 지불하는 제도

57

이외에도 의약품 유통비리 근절 및 유통구조 개혁, 의약품의 품질향상 등의 목적이 있다.

58

의약분업의 특성
• 임의분업: 의사와 약사 중 선택하여 조제 요구 가능
• 강제분업: 약사에게만 조제 허용
• 선택분업: 처방받은 의료기관의 조제실 약사와 외부약국 약사 중 선택 가능
• 기관분업: 무조건 외부약국의 약사에게서 조제
• 완전분업: 주사제를 포함한 모든 전문의약품 대상
• 부분분업: 일부 전문의약품 대상
• 상품명 처방과 성분명 처방(조건부 대체조제 허용)

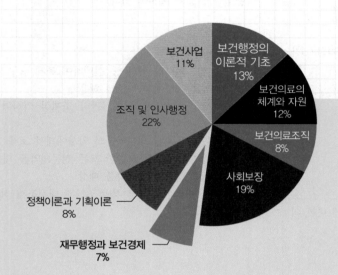

〈최근 10개년 영역별 평균출제빈도〉

보건사업 11%
보건행정의 이론적 기초 13%
보건의료의 체계와 자원 12%
조직 및 인사행정 22%
보건의료조직 8%
정책이론과 기획이론 8%
사회보장 19%
재무행정과 보건경제 7%

구분	2015	2016	2017	2018	2019	2020	2021	2022	2023	2024	합계
보건행정의 이론적 기초	4	2	5	1	3	3	4	2	0	2	26
보건의료의 체계와 자원	3	1	2	5	1	2	1	3	3	4	25
보건의료조직	1	1	2	2	0	3	1	1	2	2	15
사회보장	3	5	3	4	2	3	4	5	4	5	38
재무행정과 보건경제	1	1	2	1	2	2	2	0	2	1	14
정책이론과 기획이론	2	2	2	0	2	3	2	0	3	0	16
조직 및 인사행정	3	4	3	6	6	4	4	5	5	4	44
보건사업	3	4	1	1	4	0	2	4	1	2	22
합계	20	20	20	20	20	20	20	20	20	20	200

〈최근 10개년 서울시 영역별 출제빈도분석(2015~2024)〉

PART

05

재무행정과 보건경제

단원 길잡이

예산의 과정을 이해하고 예산의 종류와 예산운용의 원칙, 예산의 결정모형을 학습한다. 보건경제
는 의료이용행태모형과 국민의료비의 증가요인 및 억제방안을 중심으로 학습한다.

핵심 키워드

예산의 원칙 | 신축성 유지방안 | 재무상태표 | 손익계산서 | 고유목적사업 | 예산제도 |
의료이용 국민의료비

관계법규
• 의료기관 회계기준 규칙(2003)

학습 길라잡이
• 예산의 원칙
• 예산의 종류
• 예산집행의 신축성 유지방안
• 의료기관 재무제표의 종류
• 예산제도

제1절 재정관리의 기초

1 재무행정

(1) 정의

① 국가 또는 지방자치단체가 국민의 욕구충족을 위해 필요한 재원을 조달하여 효율적으로 관리하고 합리적으로 배분하는 일련의 과정이다.

② 행정부는 다음 해의 수입·지출 계획인 예산안을 편성하여 국회에 제출하고 의결을 받은 후에 집행하며, 그 결과는 다음 해 상반기 중에 결산하여 국회의 승인을 받는다.

(2) 재정의 기능

① 자원배분의 조정: 정부가 자원배분에 개입하여 시장기능을 보완

② 소득의 재분배: 노동능력이나 소득원이 취약한 계층에 대해서 재정이 관여하여 일부 소득분배 조정기능을 수행

③ 경제 안정화: 거시경제의 운영에 있어 금융, 외환 등과 함께 거시경제정책의 중요한 수단의 하나로서 활용

(3) 재무행정의 3대 요소

① 세입예산(조세, 세금): 회계연도 동안 정부가 거두어들일 수입 계획

② 세출예산(정부지출): 회계연도 동안 정부의 지출계획

③ 공채발행: 조세수입을 초과하는 경비지출의 필요가 있는 경우 수입의 부족을 채우기 위해 발행하는 임시 재정수단

(4) 재무행정의 5대 원칙

① 양출제입(量出制入)의 원칙: 얼마만큼의 지출이 필요한지 먼저 책정한 다음 일정한 조세수입을 고려해야 한다.

② 수지균형(收支均衡)의 원칙: 조세수입과 경비의 지출이 일치하여야 한다.

③ 능력(能力)부과의 원칙: 국민의 부담능력에 따라 조세를 부과하여야 한다.

④ 보험료 불가침의 원칙

⑤ 강제징수의 원칙

2 예산

(1) 정의

① 정부가 일정 기간 동안 징수할 수입과 공공서비스 공급을 위해 지출할 경비의 내역 및 규모에 대한 계획이다.
② 일정 기간의 활동에 관련된 것으로 회계연도라고 불리는 한정된 기간에 국한해서 효력이 있다.

(2) 예산의 기능 21 전북

① **통제기능**: 입법부에 의한 재정통제기능을 한다.
  ㉠ 예산편성과정: 예산편성지침에 따라 예산편성, 예산요구서 서식 등을 준수한다.
  ㉡ 예산집행과정: 자금배정, 이용, 전용 등에 대한 통제와 보고절차이다.
  ㉢ 회계검사: 그 자체가 통제절차이다.
② **정치적 기능**: 예산과정을 통하여 정부자원의 배분이 이루어지는데 이러한 기능이 예산의 정치적 기능이다.
③ **경제적 기능**: 경제안정의 기능, 경제성장 촉진, 소득재분배 기능, 자원배분의 기능 등
④ **관리적 기능**
  ㉠ 중앙예산기관(기획재정부)은 각 부처의 사업계획의 검토·평가와 이에 소요되는 경비의 사정을 통하여 계획과 예산을 일치시킨다.
  ㉡ 각 부처에서 예산의 이용, 전용, 이체, 예비비 지출 등에 대해 중앙예산기관의 승인을 받아야 한다.
⑤ **계획의 기능**: 정부의 장기적 목표와 정책은 무엇이며, 그를 달성할 대안으로서의 사업계획은 무엇이고 예산의 지출결정과 어떻게 연계되는가를 밝히는 기능이다.
⑥ **법적기능**: 입법부는 예산이라는 형식을 통하여 행정부에 재정권을 부여해주며, 의회의 의결을 거친 예산은 법적 구속력을 가진다.

3 예산의 원칙

넓은 의미로는 예산의 편성·심의·집행·결산 및 회계검사 등 예산의 전 과정에서 준수되어야 하는 원칙이며, 특히 예산의 편성·집행과정에서 준수되어야 한다.

(1) 전통적 예산의 원칙 17 서울, 18 경남, 19 서울7급, 20 부산

입법부 우위의 예산원칙으로서 행정부의 재량권 통제를 위해 중시된 통제지향적 예산원칙을 의미한다.

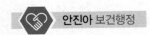

① **공개성의 원칙(Publicity)**
　㉠ 예산의 전 과정을 국민에게 공개하여야 한다는 원칙이다.
　㉡ 정부의 투명성 확보를 위한 원칙이다.
　㉢ 예외: 국방비, 정보비, 신임예산 등

② **완전성의 원칙(Comprehensiveness)**
　㉠ 예산 총계주의 원칙 또는 예산 포괄성의 원칙이라고도 한다.
　㉡ 모든 세입과 세출은 예산에 계상되어야 한다.
　㉢ 예산 전체를 명료하게 하고 예산에 대한 국회와 국민의 통제를 용이하게 한다.
　㉣ 예외: 순계예산(예산을 계상함에 있어 경비를 공제한 순세입 또는 순세출만을 계상하는 것), 기금

③ **명료성의 원칙(Clarity)**
　㉠ 예산은 모든 국민이 쉽게 이해할 수 있도록 수입과 지출의 추계가 명료해야 한다.
　㉡ 수입과 지출에 관한 내용이 합리적으로 분류되어 나타나야 한다.

④ **단일성의 원칙(Unity)**
　㉠ 모든 재정활동을 포괄하는 단일예산으로 편성되어야 한다.
　㉡ 예산은 본예산의 일반회계 예산만으로 구성되어야 하며, 이 경우 예산을 이해하고 통제하는 것이 용이해진다.
　㉢ 예외: 추가경정예산, 특별회계, 기금

⑤ **한정성의 원칙(Definition)**
　㉠ 사용하는 목적, 범위 및 기간에 있어서 명확한 한계가 있어야 한다.
　㉡ 목적 외 사용 금지, 계상된 금액 이상의 지출 금지, 회계연도경과 지출 금지
　㉢ 예외
　　• 목적 외 사용: 이용, 전용
　　• 계상된 범주 이상 지출: 예비비
　　• 회계연도경과 지출: 이월, 계속비

⑥ **사전승인의 원칙(Prior Authorization)**
　㉠ 예산이 집행되기 전에 입법부에 의하여 먼저 심의 · 의결되어야 한다.
　㉡ 예외: 사고이월, 준예산, 전용, 예비비 등

⑦ **통일성의 원칙(Non-affection)**
　㉠ 모든 수입은 한곳으로 합쳐지고 지출은 지출계획에 따라야 한다.
　㉡ 특정 세입을 특정 세출에 충당하여서 안 된다.
　㉢ 예외: 목적세, 특별회계예산, 기금

❖ 목적세
용도가 지정된 조세로서 국세인 교육세, 교통세, 농어촌특별세 등

⑧ 정확성(엄밀성)의 원칙(Accuracy)
  ㉠ 정부는 국민들에게 필요 이상의 돈을 거두어서는 안 되며 계획대로 정확히 지출해야 한다.
  ㉡ 예산은 사전예측이 불가능해 예산이 결산과 완전히 일치할 수는 없지만 예산과 결산이 지나치게 불일치해서는 안 된다.

참고 　　전통적 예산의 원칙과 예외

예산의 원칙	예외
공개성의 원칙	신임예산
완전성의 원칙	순계예산, 기금
단일성의 원칙	특별회계, 추가경정예산, 기금
한정성의 원칙	사용목적(이용, 전용), 사용범위(예비비), 사용기간(이월, 계속비)
사전승인의 원칙	준예산, 전용, 사고이월, 예비비
통일성의 원칙	특별회계, 목적세, 기금

(2) 현대적 예산의 원칙 [41] 17 전남·인천, 20 경남, 21 부산

행정부 우위의 예산원칙으로서 행정부의 책임과 신축적인 운영이 강조되는 관리지향·계획지향적인 예산원칙을 의미한다.

① **행정부 사업계획**(executive programming)**의 원칙**
  ㉠ 입법부의 통제보다 행정부의 국가운영에 대한 사업계획이 우선되어야 한다는 원칙이다.
  ㉡ 행정부가 국민적 여망에 부응하는 사업계획을 스스로 수립하기 위해 활용해야 하는 수단이 예산이라는 것이다.

② **행정부 재량**(executive discretion)**의 원칙**: 행정부는 합법성보다는 효과성에 치중한 예산운영을 할 필요가 있다. 예산을 세부항목이 아닌 총괄사업으로 통과시키고, 집행상의 재량을 최대한 부여해야 한다.

③ **행정부 책임**(executive responsibility)**의 원칙**
  ㉠ 행정부는 국회의 의도를 충실히 반영시켜 예산을 경제적으로 집행할 책임이 있다는 원칙을 말한다.
  ㉡ 행정부 책임의 원칙이란 행정부가 스스로에게 책임을 지는 것을 의미하며 이것은 재량에는 반드시 책임이 수반된다는 논리에서 나온 것이며, 현대적 예산원칙 중 가장 중요한 원칙이라고 할 수 있다.

④ **보고의 원칙**: 예산의 편성·행정부의 공식적 형식을 가진 재정보고 및 업무보고에 기초해야 한다.

---

41) 문상식 외, 보건행정학(제8판), 보문각, 2021, p.359.
　신용한, COMPASS 행정학개론2, 위메스, 2019, p.603.

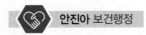

⑤ **수단 구비의 원칙**: 행정부는 예산의 효율적 운영을 위해 중앙예산기관, 월별·분기별 배정 등 적절한 예산제도를 구비해야 한다.

⑥ **다원적 절차의 원칙**: 재정운영의 탄력성을 위하여 사업의 성격별로 예산절차를 다양하게 할 필요가 있다.

⑦ **시기 신축성의 원칙**: 사업계획의 실시 시기를 행정부가 신축적으로 조정할 수 있어야 한다(이월, 계속비, 다년도 예산 등).

⑧ **예산기구 상호성의 원칙**: 중앙예산기관과 각 부처 예산기관의 상호 간 의사전달 협력체계가 구축되어야 한다.

(3) 전통적 예산원칙 vs 현대적 예산원칙

통제지향의 전통적 예산원칙과 신축성 및 관리지향의 현대적 원칙은 상호 대립되는 것이 아니라 상호 보완적인 관계이다.

전통적 예산원칙[노이마르크(Neumark)]	현대적 예산원칙[스미스(Smith)]
① 입법부 우위의 예산제도	① 행정부 우위의 예산제도
② 국회의 행정부에 대한 감시·감독 강조	② 전통적 예산원칙의 기본 틀은 유효
③ 통제지향적 성격으로 신축성을 위한 예외적 수단들 인정	③ 관리, 기획, 성과지향의 원칙 강화

제 2 절 예산의 종류

1 회계형태에 따른 종류 16 울산, 18 서울, 20 울산, 21 경기

(1) 일반회계

① 조세수입을 주 재원으로 하여 일반적인 정부활동에 관한 총수입과 총지출을 망라하여 편성한 예산

② 국가의 고유기능을 수행하기 위해 필요한 예산

(2) 특별회계 20 서울7급

① 특정한 수입으로 특정한 목적을 위하여 지출이 이루어지는 회계의 예산

② 국가에서 특정한 사업을 운영하고자 할 때와 특정한 자금을 보유하여 운용하고자 할 때, 특정한 세입으로 특정한 세출에 충당함으로써 일반회계와 구분하는 것이 예산운영에 능률성이 있을 것으로 확실시되는 경우에 설치되는 예산

(3) 기금 19 서울, 21 경기 · 경북 · 부산, 23 보건직

① 사업운영상 필요할 때 법률로써 정하는 경우에 한해 별도의 기금 설치 가능
② 일반회계나 특별회계와 달리 예산 외로 운영 가능
③ 기금과 예산의 차이: 예산이 회계연도 내의 세입이 그 해에 모두 지출되는데 반해, 기금은 조성된 자금을 회계연도 내에 운용해 남는 자금을 계속 적립해 나간다는 점, 기금은 특정수입과 지출의 연계가 강하다는 점, 기금 운용에 있어서 자율성과 탄력성이 강하다는 점 등
④ 보건복지부의 소관 기금: 국민연금기금, 국민건강증진기금, 응급의료기금 등

표 5-1 일반회계, 특별회계, 기금의 비교

구분	일반회계	특별회계	기금
설치사유	국가고유의 일반적 재정활동	• 특정사업운영 • 특정자금운영 • 특정세입으로 특정세출 충당	• 특정목적을 위해 특정자금을 운영 • 일정자금을 활용하여 특정사업을 안정적으로 운영
재원조달 및 운영형태	공권력에 의한 조세수입과 무상급부의 원칙	일반회계와 기금 운용형태 혼재	• 출연금, 부담금 등 다양한 수입원으로 융자사업 등 기금고유사업 수행
확정절차	• 부처의 예산요구 • 기획재정부가 정부예산안 편성 • 국회 심의·의결로 확정	좌동	• 기금관리주체가 계획 수립 • 기획재정부장관과의 협의·조정 • 국회 심의·의결로 확정
집행절차	• 헌법성에 입각하여 엄격히 통제 • 예산의 목적 외 사용금지 원칙	좌동	합목적성 차원에서 상대적으로 자율성과 탄력성 보장
수입과 지출의 연계	특정한 수입과 지출 연계 배제	특정한 수입과 지출의 연계	좌동
계획변경	추경예산의 편성	좌동	주요 항목 지출금액의 20% 이상 변경 시 국회 의결 필요(금융성기금의 경우 30%)
결산	국회의 결산심의와 승인	좌동	좌동

*출처: 문상식 외, 보건행정학(제8판), 보문각, 2021, p.361.

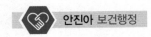

2 예산의 성립 시기에 따른 종류 ^{17 서울, 21 경기}

(1) 본예산(당초예산)

① 정기국회에서 다음 회계연도 예산에 대해 의결·확정한 예산

② 본예산은 회계연도 개시 120일(9월 31일) 전까지 국회에 제출하고 국회는 회계연도 개시(매년 1월 1일) 30일 전까지 이를 의결해야 한다.

③ 원칙적으로 모든 예산집행은 본예산에 의하여 이루어져야 하나, 예산이 성립된 후에 불가피한 사유로 집행상 수정이 필요한 경우를 대비하여 생겨난 예산이 수정예산과 추가경정예산이다.

(2) 수정예산 ^{21 경남보건연구사}

① 정부가 국회에 예산안을 제출한 이후 예산이 아직 최종 의결되기 전에 국내외의 사회·경제적 여건의 변화로 예산안의 내용 중 일부를 변경할 필요성이 있을 때 편성하는 예산(예산 성립 전 변경)

② 수정예산 제출 시 첨부 서류의 전부 또는 일부를 생략할 수 있다. 다만 수정예산은 예산금액의 합계를 증가시키지 못한다.

(3) 추가경정예산 ^{17 서울·대전·충북, 18 부산, 19 경남·호남권·부산·인천, 21 서울·경기7급}

① 예산이 성립된 이후 생긴 사유로 인해 이미 성립한 예산에 변경을 가할 필요가 있을 때 편성하여 국회에 제출하는 예산(예산 성립 후 변경)

② 일반적으로 약식으로 심의되어 본예산을 심의할 때 삭감된 항목의 부활이 가능하다.

③ 본예산을 집행하는 과정에서 예산변경의 사유가 발생하였을 때 편성하고, 국회의 심의·의결을 받아야 한다.

④ 일반적으로 예기치 못한 사유가 발생해 예산변경이 필요한 경우 예비비로 충당하거나 이용(移用)·전용(轉用)을 이용해야 하지만 이것으로 감당하기 어려운 재원은 추경예산 편성의 사유가 된다.

⑤ 「국가재정법」에서는 추가경정예산의 편성을 극히 제한적으로 허용한다.

　㉠ 전쟁이나 대규모 자연재해가 발생한 경우

　㉡ 경기침체·대량실업, 남북관계의 변화, 경제협력과 같은 대내외 여건에 중대한 변화가 발생하였거나 발생할 우려가 있는 경우

　㉢ 법령에 따라 국가가 지급하여야 하는 지출이 발생하거나 증가하는 경우 등

3 예산 불성립 시의 종류 17 울산, 21 서울 · 울산

회계연도 개시 전까지 예산이 국회에서 의결되지 못할 경우가 있다.

(1) 잠정예산 17 강원, 18 호남권 · 울산, 19 호남권

몇 개월분에 해당하는 일정 금액을 국고로부터 지출할 수 있도록 허가해 주는 제도

(2) 가예산 15 서울, 20 인천

회계연도 개시 이전에 최초 1개월분의 예산을 국회의 의결로 집행할 수 있도록 하는 제도

(3) 준예산 18 대전, 20 서울, 23 보건직

정부가 국회에서 예산안이 의결될 때까지 전년도 예산에 준하는 경비를 지출할 수 있게 하는 제도

표 5-2 예산 불성립 시의 종류

구분	준예산	잠정예산	가예산
기간제한	제한 없음	4~5개월	1개월
국회의결	불필요	필요	필요
지출항목	한정적	전반적	전반적
채택국가	한국, 독일	영국, 캐나다, 일본	프랑스(제3 · 4공화국)
한국에의 적용여부	1960년 이래 채택 (실제 사용한 적은 없음)	채택 無	1948~1960년까지 채택사용

제3절 예산과정

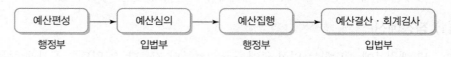

그림 5-1 예산의 과정 16 전남, 19 경기

1 예산편성

(1) 개념

① 예산의 편성이란 정부가 다음 회계연도에 수행할 정책·사업을 금액으로 표시한 계획을 작성하는 과정이다.

② 각 중앙관서에서 다음 회계연도의 예산요구서를 작성하여 중앙예산기관 (기획재정부)에 제출하고, 중앙예산기관이 그것을 사정하여 행정부의 종합예산을 작성하는 절차이다.

③ 예산 총액은 주로 예산편성 과정에서 확정되므로 다양한 정치집단들은 이 과정에서 보다 많은 예산을 확보하기 위한 정치적 투쟁을 전개한다.

(2) 예산안 편성과정

① 사업계획서 제출: 각 중앙관서 → 기획재정부장관

② 예산편성지침과 기금운영계획 작성지침 통보
기획재정부장관 → 각 중앙관서

③ 예산요구서의 작성 및 제출: 각 중앙관서 → 기획재정부장관

④ 예산의 사정: 기획재정부

⑤ 정부예산안의 확정 및 국회제출
기획재정부 → 국무회의 → 대통령 → 국회

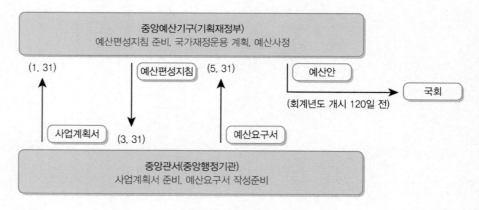

그림 5-2 예산안 편성과정

2 예산심의

(1) 개념

① 행정부에서 편성된 예산은 국회에 제출되어 국회의 심의를 거쳐 통과되면 확정된다. 예산의 심의란 의회가 행정부에서 수행할 사업계획의 효율성을 검토하고 예산을 확정하는 것이다.

② 국회가 예산을 심의한다는 것은 국가기획 및 사업계획의 수준을 결정하고, 정부의 재정규모와 지출예산의 총액을 확정하며, 행정부를 통제·감독하는 기능을 수행하고 한정된 재원의 합리적 배분이라는 성격을 가진다.

(2) 예산의 심의과정

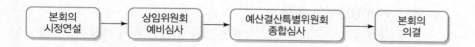

본회의 시정연설 → 상임위원회 예비심사 → 예산결산특별위원회 종합심사 → 본회의 의결

3 예산의 집행

(1) 개념

예산의 집행이란 예산이 심의·확정된 후 예산에 계상된 세입·세출뿐만 아니라 예산이 성립한 후 일어나는 세입·세출 전부를 포함한 정부의 모든 수입과 지출을 실행하는 행위이다.

(2) 예산집행상의 재정통제 방안 16 서울, 22 보건직

① 예산의 배정: 기획재정부장관 → 각 중앙관서

　㉠ 예산집행을 위한 실행계획으로서 사업계획의 실현을 위해서 자금을 할당하는 절차

　㉡ 기획재정부장관이 예산배정계획과 자금계획을 수립해 국무회의의 심의와 대통령의 승인을 얻은 후 예산 집행

　㉢ 각 중앙관서의 장은 예산이 확정된 후 사업운영계획 및 이에 따른 세입·세출 예산 등이 포함된 예산배정요구서를 기획재정부 장관에게 제출

② 예산의 재배정: 각 중앙관서 → 산하기관

　㉠ 중앙관서에 대한 예산배정이 끝나면 이어서 중앙관서의 장은 예산배정의 범위 안에서 예산지출권한을 산하기관에 위임

　㉡ 각 중앙관서의 장이 각 산하기관의 예산집행상황을 감독·통제하고 재정적 한도를 엄수하는 데 목적이 있음

❖ 예산의 배정 → 예산의 재배정 → 지출원인행위 → 지출

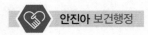

③ 지출원인행위

㉠ 지출의 원인이 되는 계약 또는 기타의 행위

㉡ 지출원인행위는 예산의 금액 내에서 해야 하며, 보고와 내부통제 등이 예산집행과정에서 이루어짐

④ 지출: 세출예산의 사용결정으로부터 부담한 채무를 이행하기 위해서 수표를 발행하고 현금을 지급하기까지 일체의 행위

⑤ 정원과 보수의 통제

㉠ 인건비는 예산에서 큰 비중을 차지하므로 이에 대한 통제는 재정통제의 매우 중요한 수단

㉡ 공무원의 정원과 보수를 변경할 때는 해당 부서뿐만 아니라 행정안전부와 기획재정부의 협의가 필요

⑥ 국고채무부담행위의 통제

㉠ 국가가 빚을 지는 것으로, 국가는 법률에 따른 것과 세출예산금액 또는 계속비 총액의 범위 안의 것 외에 국가가 채무를 부담하는 행위를 할 때는 미리 예산으로써 국회의 의결을 얻어야 함

㉡ 국고채무부담행위는 수년에 걸친 건물이나 대지의 임대 등과 같이 계약연도와 지출연도가 다를 경우에 대비하여 국가가 부담하는 채무에 대하여 국회의 사전동의를 얻어둔다는 점에서 예산집행의 신축성과 관련됨

(3) 예산집행의 신축성 확보방안 15 울산, 19 대구, 21 경남·울산

예산이 성립된 후에 일어나는 사정변동에 적응하고 예산을 효율적으로 관리·집행하기 위하여 세출예산을 지출목적 이외에 사용하거나, 정해진 금액을 초과하여 사용하거나, 또는 다음 회계연도로 넘겨서 사용할 수 있게 하는 것을 말한다.

① 이용(利用): 입법과목(장-관-항) 간의 상호융통을 의미하는 것으로 예산집행상 필요에 따라 미리 예산으로서 국회의 의결을 얻은 때에는 기획재정부장관의 승인을 얻어 이용하거나 기획재정부장관이 위임하는 범위 안에서 자체적으로 이용할 수 있다.

② 전용(轉用): 행정과목(세항-목) 간의 상호융통으로 국회의결이 필요하지 않다. 각 중앙관서의 장은 예산의 목적범위 안에서 재원의 효율적 활용을 위하여 대통령령이 정하는 바에 따라 기획재정부장관의 승인을 얻어 각 세항 또는 목의 금액을 전용할 수 있다. 또한 회계연도마다 기획재정부장관이 위임하는 범위 안에서 각 세항 또는 목의 금액을 자체적으로 전용할 수 있다.

③ **이체**: 정부조직 등에 관한 법령의 제정·개정·폐지로 직무와 권한의 변동 시 예산도 이에 따라 책임소관을 변경하여 사용하는 것으로, 책임소관만 변경할 뿐 사용목적과 금액은 변하지 않는다.

④ **이월**: 당해 회계연도 예산의 일정액을 다음 연도에 넘겨서 사용하는 것으로 시기적 신축성을 위한 제도이다.

⑤ **예비비**: 예측할 수 없는 예산 외의 지출 및 초과지출에 충당하기 위해 세입세출예산에 계상한 금액이다. 일반회계 예산총액의 1/100 이내의 금액을 예비비로 세입세출예산에 계상한다.

⑥ **계속비**: 완성에 수년을 요하는 공사나 제조 및 연구개발사업을 위하여 총액과 연부액을 정해 미리 국회의 의결을 얻어 수년에 걸쳐 지출하는 경비이다.

⑦ **국고채무부담행위**: 법률, 세출예산, 계속비 범위 안의 것 외에 정부가 재원확보 없이 지출의 원인이 되는 계약 행위 등을 통해 채무를 부담하는 행위

⑧ **수입대체경비**: 용역 및 시설을 제공하여 발생하는 수입과 직접 관련된 경비

⑨ **총액계상예산제도**: 세부사업별 예산항목이 정해지지 않고, 총액규모만을 정하여 예산에 반영시키는 것

⑩ 그 외 추가경정예산, 수입과 지출의 특례, 신축적 예산배정제도, 대통령의 재정·경제상의 긴급명령 등

표 5-3 예산집행의 신축성 확보방안

이용	입법과목(장, 관, 항) 간에 상호융통(국회의결 필요)
전용	행정과목(세항, 목) 간에 상호 융통(국회의결 불필요)
이체	정부조직 등에 관한 법령의 재정·개정·폐지로 직무·권한 변동 시 예산도 이에 따라서 책임소관 변경(국회의결 불필요)
이월	당해 회계연도 예산의 일정액을 다음 연도에 넘겨서 사용하는 것 ① 명시이월: 예측된 이월, ② 사고이월: 예측되지 않은 이월
예비비	예측할 수 없는 예산 외 지출과 초과지출 시를 대비해 세입세출예산에 계상한 금액. 상한: 일반회계 예산총액의 1/100 이내(국회의결 필요)
계속비	완성에 수년을 요하는 사업 경비의 총액과 연부액을 정해 미리 국회의결을 얻은 범위 안에서 수년에 걸쳐 지출하는 예산(5년, 연장 가능)
국고채무부담행위	법률 세출예산, 계속비 범위 외에 정부가 채무를 부담하는 행위. 미리 예산으로 국회의결을 얻음. 지출권한은 아님
수입대체경비	중앙관서 장이 일정 항목에 대해 수입의 범위 안에서 경비의 직접지출이 가능한 경비
추가경정예산	예산의 확정 후 집행과정에서의 변경

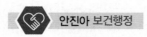
총액계상예산	세부내용을 미리 확정하기 어려운 사업은 총액으로 예산 계상
신축적 예산 배상제도	① 긴급배정(회계연도 개시 전 배정) ② 당겨배정(해당분기 도래 전 배정) ③ 조기배정(상반기에 집중 배정) ④ 수시배정(배정계획에 관계없이 수시로 배정) ⑤ 감액배정(삭감된 액수로 배정) ⑥ 배정유보(예산액의 일부에 대한 배정 보류)

4 결산 및 회계검사

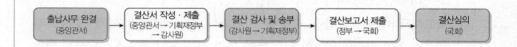

(1) 결산

① 한 회계연도 동안의 수입과 지출의 실적을 확정적 계수로 표시하는 행위이다.

② 정부의 수입과 지출에 관한 사후적 재무보고이며, 회계검사를 받기 위하여 회계기록과 자료를 정리하는 활동이다.

③ 정부의 책임을 해제시키고 감사원의 권한이 발동하는 계기이다.

(2) 회계검사(감사원) 17 서울

① 예산과정 중 마지막으로 수행되는 과정으로 조직의 재정적 활동 및 그 수입 · 지출의 결과에 관하여 사실을 확증 · 검증하는 행위이다.

② 회계검사는 예산집행에 대한 사후통제지만 가장 강력하고 본격적인 통제이다.

③ 목적
    ㉠ 지출의 합법성 확보
    ㉡ 회계장부의 비위 및 부정의 적발 · 시정
    ㉢ 능률성과 효과성의 확보
    ㉣ 재정낭비의 방지

1 재무제표(Financial Statements)

(1) 재무제표의 개념

기업의 경영성적과 재정상태를 기록·계산한 회계보고서로, 기업의 경영활동을 화폐가치로 기록·계산하고 일정 기간 기업의 노력과 그 성과(경영성적), 기업이 소유하고 있는 자산·부채 및 기업자본의 재고 등을 명확하게 하기 위한 보고서이다. 재무회계의 기본 재무제표는 재무상태표, 손익계산서, 현금흐름표, 자본변동표, 이익잉여금 처분계산서, 주석으로 규정한다.

(2) 재무제표의 유형 17 전북, 18 복지부7급

① **재무상태표**: 재정상태 보고서
  ㉠ 일정 시점에서의 재무상태(자산, 부채, 순자산의 상태)를 나타내는 표
  ㉡ 특정 시점의 상태이므로 정태적 재무제표이다.

② **손익계산서**: 재정운영표
  ㉠ 회계연도 또는 일정 기간 동안 재정운영의 성과(수익, 비용, 순이익)를 나타내는 표
  ㉡ 수익과 비용이라는 경영활동의 흐름을 일정 기간 동안 집계해 나타내므로 동태적 재무제표이다.

③ **현금흐름표**: 현금흐름 보고서
  ㉠ 일정 기간 동안 현금의 유입과 유출을 표시하는 표
  ㉡ 발생주의로 작성되는 재정상태 보고서와 재정운영 보고서에 대해 현금주의로 작성한 현금흐름정보를 보고하는 표이다.

④ **자본금변동표**: 순자산변동표
  ㉠ 회계연도 동안 순자산(자산−부채)의 변동명세를 표시하는 재무제표
  ㉡ 기초순자산, 재정운영에 따른 운영차액, 순자산의 증감, 기말 순자산으로 구성된다.

(3) 재무관리 13 대전

• **손익분기점**: 총수익과 총비용이 같아지는 지점
  ㉠ 총수익에서 총비용을 뺀 것이 이익(잉여금)인데, 여기에서 총비용은 고정비와 변동비로 나눌 수 있다.
  ㉡ 대규모 병원일수록 고정비가 많다. 고정비가 적으면 손익분기점의 위치가 낮아지며 경영이 용이해진다.

Tip
• **고정비**: 수입과는 관계없이 고정적으로 생기는 비용
  예 병원의 기계 설비, 인건비, 대출이자 등
• **변동비**: 수입을 늘림에 비례하여 증가하는 비용
  예 의약품 구입비, 재료비 등

ⓒ 손익분기점 분석의 핵심은 총매출이 어느 정도 되어야 총원가를 보상하고 이익이 발생하기 시작하느냐 하는 것이다.

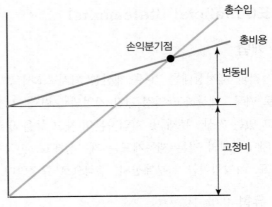

그림 5-3 손익분기점 분석

(4) 고유목적사업준비금

① 고유목적사업이란 비영리법인의 설립목적인 비영리사업을 의미한다.

② 자선·구호 등의 비영리사업을 수행하기 위해 찬조금이나 협찬금·정부지원금 이외에 고유사업에 필요한 재원을 조달하기 위해 수익사업을 영위할 수 있다.

③ 수익사업에서 생긴 소득을 비영리사업에 지출하지는 않았으나 추후 3년 이내에 고유비영리사업인 고유목적사업에 지출하려고 하는 경우 고유목적사업준비금으로 손금계산할 수 있다.

2 의료기관 회계기준 규칙 16 보건직7급

(1) 목적(규칙 제1조)

의료기관의 개설자가 준수하여야 하는 의료기관 회계기준을 정함으로써 의료기관 회계의 투명성을 확보함을 목적으로 한다.

(2) 의료기관 회계기준의 준수대상(규칙 제2조)

① 「의료법」제62조제2항에 따라 의료기관 회계기준을 준수해야 하는 의료기관의 개설자는 100병상 이상의 병원급 의료기관을 말한다.

② 제1항에 따른 병상 수는 해당 병원의 직전 회계연도의 종료일을 기준으로 산정한다.

(3) 회계의 구분(규칙 제3조)

① 병원의 개설자인 법인(이하 "법인"이라 한다)의 회계와 병원의 회계는 이를 구분하여야 한다.

② 법인이 2 이상의 병원을 설치·운영하는 경우에는 각 병원마다 회계를 구분하여야 한다.

(4) 재무제표(규칙 제4조)

① 병원의 재무상태와 운영성과를 나타내기 위하여 작성하여야 하는 재무제표는 다음과 같다.

ㄱ 재무상태표: 재무상태표 작성일 현재의 자산·부채 및 자본에 관한 항목을 객관적인 자료에 따라 작성하여야 한다(규칙 제7조).

ㄴ 손익계산서: 회계기간에 속하는 모든 수익과 이에 대응하는 모든 비용을 객관적인 자료에 따라 작성하여야 한다(규칙 제8조).

ㄷ 기본금변동계산서(병원의 개설자가 개인인 경우를 제외): 기본금과 이익잉여금의 변동 및 수정에 관한 사항을 객관적인 자료에 따라 작성하여야 한다(규칙 제9조).

ㄹ 현금흐름표: 당해 회계기간에 속하는 현금의 유입과 유출내용을 객관적인 자료에 따라 작성하여야 한다(규칙 제10조).

② 제1항의 규정에 의한 재무제표의 세부작성방법은 보건복지부장관이 정하여 고시한다.

(5) 회계연도(규칙 제5조)

병원의 회계연도는 정부의 회계연도에 따른다. 다만, 「사립학교법」에 따라 설립된 학교법인이 개설자인 병원의 회계연도는 동법 제30조의 규정에 의한 사립학교의 학년도에 따른다.

(6) 결산서의 제출 및 공시(규칙 제11조)

병원의 장은 매 회계연도 종료일부터 3월 이내에 다음 각 호의 서류를 첨부한 결산서를 보건복지부장관에게 제출하여야 한다.

① 재무상태표와 그 부속명세서

② 손익계산서와 그 부속명세서

③ 기본금변동계산서(병원의 개설자가 개인인 경우를 제외)

④ 현금흐름표

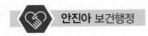

제5절 예산제도

1 시대별 예산제도

예산제도는 시대흐름에 따라 통제지향 → 관리지향 → 기획지향 → 감축지향 → 참여지향 순서로 진행되었다. 17 경북, 19 경북

연대별	중점	예산제도	내용
1900년대 초반	통제지향	품목별 예산제도	투입 중심, 지출의 대상과 구입물품별 예산 분류, 회계책임의 명확화
1950년대	관리지향	성과주의 예산제도	산출물 중심, 사업별로 예산분류, 사업목적이 분명
1960년대	기획지향	계획예산제도	예산의 정책성 중시, 계획과 예산의 연계, 자원의 합리적 배분
1970~1980년대	감축지향	영기준예산	우선순위 중시, 영기준(Zero-Base)에서 계속·신규사업을 검토, 예산 팽창 방지
1980년대 이후	참여지향	참여예산	예산과정에서의 시민참여, 예산운영에서의 예산감시운동을 통해 성과감시와 평가활동 강화

2 품목별 예산제도(LIBS, Line-Item Budgeting System): 통제지향 예산 16 경기, 17 충남

(1) 특징

① 예산을 지출대상(품목)별로 분류해 편성하는 예산제도(인건비, 물건비, 자본지출비 등)

② 지출대상별로 예산액을 명확히 배정함으로써 관료의 권한과 재량을 제한하는 투입지향적·통제지향적 예산제도

③ 성과보다는 비용에 초점

④ 입법부 우위 예산제도

⑤ 모든 예산편성의 기초

⑥ '장-관-항-세항-목'에서 '목'이 기본단위

(2) LIBS의 장단점

① 장점

㉠ 예산과목의 최종단위인 목을 중심으로 예산이 배분되어 있기 때문에 공무원의 회계책임을 분명히 할 수 있다.

ⓛ 의회의 예산심의·통제가 용이하여 행정부에 대한 의회의 권한을 강화할 수 있다.

ⓒ 정부의 지출대상이나 지출금액이 명확하게 표현되어 있으므로 관료의 재량의 여지를 줄이게 되며, 예산의 남용을 방지할 수 있다.

ⓔ 운영방법이 비교적 간단하고, 지출대상별로 세부적으로 분류되어 있기 때문에 급여와 재화·서비스 구매에 효과적이며, 다음 연도 예산편성에 유용한 자료를 제공한다.

ⓜ 예산편성 및 심의과정에서 예산 삭감이 이루어질 때 이익집단의 저항을 덜 받는 정치적 이점이 있다.

ⓗ 정부운영에 필요한 인력자료와 인건비에 관한 정보와 자료를 얻을 수 있어 인사행정에 유용한 자료를 제공한다.

② 단점

㉠ 지출대상별로 엄격히 분류되기 때문에 '전반적' 정부 기능·전체 사업에 대한 정보확인이 어렵고, 사업성과 및 생산성 평가가 어렵다.

㉡ 투입 중심이므로 재정지출의 구체적 목표의식이 결여되어 있고, 예산을 장기계획과 연결시키기 어렵다.

㉢ 지출대상 및 지출금액에 대한 한계가 명확하게 설정되어 있기 때문에 예산집행 과정에서 신축성을 저해하고, 환경변화의 대응이 어렵다(융통성 저해).

㉣ 각 부처는 예산확보를 위해 항목에만 관심을 기울이며 정책이나 사업의 우선순위를 소홀히 할 수 있다.

3 성과주의 예산제도(PBS, Performance Budgeting System): 관리지향(성과지향) 예산 16 충북, 17 전북·광주, 18 울산, 19 대구

(1) 특징

① 예산을 사업별·활동별로 분류해 편성하는 예산제도

② 업무단위의 원가와 양을 계산하여 편성

> 단위원가 × 필요사업량 = 예산액

③ 사업을 중심으로 편성함으로써 사업 또는 정책의 성과에 관심을 기울인 예산제도

④ 사업의 목적과 목표에 대한 기술서가 포함된 예산서

⑤ 업무단위의 비용과 업무량 측정으로 정보의 계량화, 관리의 능률향상 시도

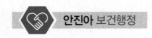

(2) 예산편성

① 예산편성의 구성요소

    ㉠ 업무단위: 하나의 사업수행 과정에서의 활동과 최종산물(성과, 실적)로 구성 예 도로건설 1km

    ㉡ 단위원가: 업무단위의 1단위 산출액에 소요되는 경비 예 100만 원

    ㉢ 업무량(필요사업량): 업무단위로 측정한 단위 수 예 도로건설 100km

② 예산액의 산정방법

$$\frac{\text{단위원가}}{100만\ 원/km} \times \frac{\text{업무량}}{100km} = \frac{\text{예산액}}{1억원}$$

(3) PBS의 장단점

① 장점

    ㉠ 사업 또는 활동별로 예산이 편성되므로 정부가 무슨 사업을 추진하는지 국민들이 쉽게 이해할 수 있다.

    ㉡ 사업별로 예산 산출 근거가 제시되기 때문에 의회에서 예산심의가 용이하다.

    ㉢ 예산집행에 있어서 신축성·능률성이 향상된다.

    ㉣ 예산배정 과정에서 필요 사업량이 제시되므로 예산과 사업을 연계시킬 수 있다.

    ㉤ 계량화된 정보를 통해 합리적 의사결정과 관리개선에 도움을 받을 수 있으므로 관리층에게 유용한 행정관리의 수단이 된다(효과적 운영관리 지침).

    ㉥ 업무단위의 선정과 단위원가의 과학적 계산에 의해 합리적이고 효율적인 자원배분을 할 수 있게 된다.

    ㉦ 투입되는 예산의 성과를 파악할 수 있으며, 성과평가를 통해 행정통제를 합리화할 수 있다.

② 단점

    ㉠ 성과주의 예산을 적용할 업무단위 선정·단위원가의 계산이 어렵다.

    ㉡ 성과지표로서의 업무단위가 중간산출물에 불과한 경우가 많아 예산 성과의 질적 측면을 파악하기 어렵다.

    ㉢ 계량화가 가능한 소규모 부·국 수준에만 적용 가능하다.

    ㉣ 구체적인 개별적 사업만 나타나 있어 전략적인 목표의식이 결여된다(장기적인 계획과 연계보다는 단위사업만을 중시).

❖ 도로건설사업의 경우 1km당 100만 원의 비용으로 100km의 도로를 건설하면, 총 1억 원의 예산액이 산정됨

4　계획예산제도(PPBS, Planning-Programming-Budgeting System) 17 전남, 20 부산, 20 경북보건연구사

장기적인 계획과 단기적인 예산편성을 프로그램을 통해 유기적으로 연결시킴으로써 합리적인 자원배분을 이룩하려는 제도이다. 목표를 분명히 정의하고, 이를 달성할 사업계획, 각종 대안을 체계적으로 검토해 수립하여, 다년간에 걸친 사업재정계획을 수립하는 장기적 시계를 갖고 있다.

(1) 특징

① 목표를 분명히 정의하고, 이를 달성할 사업계획, 각종 대안을 체계적으로 검토해 수립하며, 다년간에 걸친 사업재정계획을 쉽게 하는 장기적 시계를 갖고 있다.
② 계획지향성을 가지며, 기획·사업분석·예산기능을 단일의 의사결정으로 통합한다.
③ 체제분석·운영분석 등 계량적·경제학적 기법을 도입하고, 계획기능의 집권화(하향적), 예산기관의 정책 '결정' 역할을 강조한다(과학적 객관성 중시).
④ 부서별로 예산을 배정하는 것이 아니라 정책별로 예산을 배분한다.

(2) 예산편성의 절차

> 장기계획수립(Planning) → 사업계획수립(Programming) → 예산배정(budgeting)

① **장기계획**(Planning): 목표와 수단을 정의하고 선택
② **사업계획**(Programming): 사업(Project)의 실행계획을 의미, 사업계획 작성 시에는 체제분석 또는 비용-편익(효용) 분석기법 등을 사용하여 여러 대안을 체계적으로 분석 및 검토
③ **예산배정**: 목표성취와 사업수행의 소요경비(가격)를 결정, 연차별 예산배정

(3) PPBS의 장단점

① 장점
　㉠ 자원배분의 합리화
　㉡ 의사결정의 일원화
　㉢ 목표와 수단의 연계
　㉣ 부서 간 장벽 타파(개방체제적)
② 단점
　㉠ 의사결정의 집권화(하향적)
　㉡ 목표 정의가 어려움
　㉢ 계량화와 환산작업의 곤란

Tip

체제분석
의사결정자가 직면하는 복잡한 문제를 좀 더 정확하게 정의하고, 관련된 대안을 개발해, 그 비용과 효과를 추정하고, 대안을 비교·평가함으로써 의사결정자가 최선의 대안을 선택할 수 있도록 도움을 주는 접근법

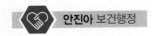

 ⓔ 공무원과 의회의 이해 부족
 ⓜ 경험 많은 관료의 영향력 감소와 반발
 ⓗ 정치적 이해관계 배제
 ⓢ 의회의 심의기능 약화 초래(통제지향적 예산이 아니며 정치적 이해관계가 배제되므로)
 ⓞ 과다한 문서와 정보량

5 영기준예산(ZBB, Zero-Base Budgeting)

18 충북, 20 충남, 21 경북 · 서울7급 · 경남보건연구사

모든 지출제안서에 대해 매년 '0'의 기준 상태에서 근본적인 재평가를 바탕으로 검토하여 우선순위에 의해 예산을 편성하는 총체적 · 상향적 예산결정 방식이다. 기존 프로그램의 계속적인 재평가에 관심을 갖고 계속사업과 신규사업을 함께 재평가하여 사업효과가 높은 순서로 예산을 배정한다. 계획과 대안 · 지출을 묶어 모든 활동을 평가하고 실체를 상세히 규명한다.

(1) 특징

① 조직의 모든 사업 활동에 대하여 영의 수준에서 재평가하여 효과성과 효율성 등을 체계적으로 분석하고 그에 따라 우선순위가 높은 사업활동을 결정하고 예산을 편성하는 예산제도이다.
② 영기준(Zero-Base)이란 예산안을 편성함에 있어서 전회계년도 예산을 기준으로 예산액을 점증 또는 점감적으로 편성하는 것이 일반적 현상이라는 점증주의적 방법을 극복하기 위하여 영의 수준에서 새로이 출발하여야 한다는 것이다.
③ 따라서 영기준예산제에서는 계속사업이라도 영의 수준에서 신규사업과 같이 새로이 분석하고 평가하여 사업의 우선순위를 정하고 그에 따라 예산을 편성하게 된다.
④ 국민들로부터 높은 율의 조세수입을 받아들이는 데 한계를 느끼기 때문에 재정낭비를 줄이고 작은 정부를 지향하고자 하는 정치적 이데올로기와 관련하여 발생했다.

(2) 예산편성 절차

의사결정단위 확인 → 의사결정 패키지 작성(사업대안 패키지, 증액대안 패키지) → 우선순위 결정 → 실행예산 편성
① 의사결정단위: 사업수행에 소요되는 비용을 산출하는 데 근거가 되는 예산단위라 할 수 있다. 결정단위는 전통적 예산절차에 있어서 예산단위(Budget Units) 또는 예산과목과 맞먹는 것이다.

② 의사결정 패키지 작성: 결정단위의 관리자가 업무를 수행하는 데 필요한 비용을 분석한 서류를 의미한다. 결정패키지의 작성과정은 영기준예산제의 가장 중요한 요소이며 창의성이 요구되는 핵심적 부문이며 이 제도의 성패를 좌우한다.

③ 우선순위 설정: 얼마를 어디에 지출할 것인가에 관한 문제를 해결함에 있어서 관리층에 한정된 자원을 배분하는 기술을 제공한다.

④ 실행예산 편성

(3) ZBB의 장단점

① 장점

    ㉠ 합리적 의사결정과 자원배분: 대안의 분석 및 평가와 대안의 우선순위 결정과정을 통해서 합리적 · 효율적 자원배분을 이룰 수 있으며, 예산 낭비와 예산 팽창을 억제할 수 있다.

    ㉡ 관리자의 참여 확대: 의사결정 패키지의 작성과 우선순위 결정과정에 조직구성원의 참여가 이루어진다.

    ㉢ 신속한 예산조정 등 변동 대응성, 유연성, 신축성 향상

    ㉣ 사업 우선순위를 토대로 상황에 따라 가치가 낮은 사업을 축소 · 폐지 시킬 수 있으므로 재정운영의 탄력성이 확보된다.

    ㉤ 관리자들의 의사결정능력을 향상시킨다.

    ㉥ 계획 기능의 분권화(분권화된 관리체계)

② 단점

    ㉠ 공공부문의 경직성 업무와 법령상 제약으로 사업축소 및 폐지가 곤란하다.

    ㉡ 계속적 사업의 분석에 치중하여 상대적으로 신규사업 창출이 어렵다.

    ㉢ 과다한 노력과 시간 소요

    ㉣ 업무부담의 가중으로 인해 관료의 저항적 형태가 발생하며, 정치적 힘이 약한 소규모 조직의 경우 우선순위가 낮게 책정될 수 있다.

    ㉤ 예산결정의 목표설정 기능, 계획기능의 위축

    ㉥ 방대한 우선순위 결정 시 시간제약과 최종적 우선순위의 판단 시 주관성(대안수준 설정의 임의성)이 개입된다.

    ㉦ ZBB는 PPBS에 비해 단기적이며, 현시점 위주의 분석으로 장기적 안목이 결여된다.

    ㉧ 의회와 관료의 지지를 얻지 못해 실패할 수 있다.

    ㉨ 점증주의로 귀결(실제로는 영기준이 아니라 90% 예산)

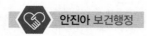
표 5-4 PPBS와 ZBB 비교

구분		계획예산(PPBS)	영기준예산(ZBB)
공통점		합리주의적 예산제도로서 효율적인 자원배분 중시	
차이점	예산의 중심	정책·계획의 수립이나 목표에 중점	목표달성과 사업평가에 중점
	참여범위	집권적	분권적
	결정의 흐름	하향적	상향적(소규모 조직의 희생)
	기간	장기적(대개 5년)	단기적(1년)
	대내외 개방성	개방적, 조직 간 장벽 타파	폐쇄적, 조직 내 결정
	점증·합리 주의	중간형	완전 합리주의
	B/C 분석의 적용	신규사업만 적용	신규 및 기존 사업에 적용
	관리적 측면	최고관리층의 관리도구	일선관리자의 관리도구
	정향	정책정향적(계획정향적)	사업정향적
	주요 관심대상	새로운 프로그램과 기존의 프로그램 간의 예산변동액	기존 프로그램의 계속적인 재평가

 보충   일몰법(Sunset Law) 14 인천

(1) 개념

영기준예산제도와 같은 원리를 받아들이는 입법으로, 입법기관이 따로 존속 결정을 하지 않는 한 정부의 사업 또는 조직은 기간이 지나면 폐지되도록 규정하는 것
① 특정의 행정기관이나 사업이 일정기간(3~7년)이 지나면 국회의 재보증을 얻지 못하는 한, 자동적으로 폐지되게 하는 법률이나 예산
② 일몰법 예산은 정책의 자동적 종결과 주기적인 재심사를 특징으로 하며, 영기준 예산의 연장적 사고로 볼 수 있다.
③ 일몰법은 현사업의 능률성과 효과성을 새로 검토하고 사업의 계속여부를 결정하기 위한 재심사라는 점, 기득권 의식을 없애고 자원의 합리적인 배분을 기할 수 있다는 점, 감축관리라는 점이 영기준 예산과 공통점이다.
④ 일몰법은 검토주기가 3~7년으로 비교적 장기라는 점이 1년마다 평가하는 영기준 예산과의 차이점이다.

(2) 영기준 예산제도와의 차이점

① 영기준 예산제도는 행정부의 예산편성 과정에서 주로 행해지나, 일몰법에 의한 심사는 입법부에서 수행
② 일몰법에 의한 심사는 법률에 의한 것으로 예산의 유효기간을 의미하는 회계연도와는 별도로 진행

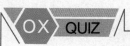

Check

01 예산은 입법부에 의한 재정통제기능을 갖는다.   O X

02 전통적 예산원칙에 따라 예산은 목적 외 사용이 금지되는 한정성의 원칙이 적용된다.   O X

03 보건복지부 소관 기금으로는 국민연금기금, 응급의료기금, 국민건강증진기금, 청소년육성기금이 있다.   O X

04 준예산은 국회의 사전의결이 필요한 예산이다.   O X

05 예산의 이용이란 예산이 정한 행정과목 간 상호 융통하는 것을 말한다.   O X

06 재무상태표는 회계연도 또는 일정기간 동안의 재정운영의 성과를 나타내는 표이다.   O X

07 의료기관은 투명성 확보를 목적으로 의료기관 회계기준규칙을 준수하여야 한다.   O X

08 계획예산제도와 영기준예산제도는 합리주의적인 예산제도로서 효율적인 자원배분을 중시한다.   O X

OX Answer

01 O   **02** O

03 X [보건복지부 소관 기금으로는 국민연금기금, 응급의료기금, 국민건강증진기금이 있다]

04 X [준예산은 국회의 사전의결이 필요하지 않은 예산이다.]

05 X [행정과목 → 입법과목]

06 X [재무상태표 → 손익계산서]   **07** O   **08** O

보건경제

제1절 보건경제학의 이해

1 보건경제학의 개념

(1) 정의

① 보건경제학은 보건의료분야에 경제학의 분석기법 및 모형을 응용하는 응용경제학의 한 분야이다.

② 경제학의 방법론을 기초로 하여 보건의료에 관한 제반사항을 분석하고 평가하며, 예측과 정책대안을 제시하는 학문이다.

(2) 보건경제의 중요성

① 국가경제에서 보건의료부문이 차지하는 비중과 그 중요성이 점차 커지고 있다.

② 보건의료부문의 소비자부담 가격은 일반 소비자물가보다 더 빠른 속도로 상승하고 있다.

③ 보건의료부문에 있어서의 시장실패로 인하여 인력, 시설, 기술과 같은 보건의료자원의 배분을 전적으로 시장기능에 일임시킬 수 없기 때문에 보건의료는 세계 어느 나라나 정부 공공정책의 주요한 정책대상이 되고 있다.

④ 보건의료서비스는 건강을 유지·증진시킴으로써 국민복지에 매우 중요한 역할을 담당한다. 즉 보건경제학은 의료전달체계, 지불보상방법, 보건의료서비스의 수요 및 공급에 대한 연구 및 분석을 통하여 국민복지에 중요한 몫을 담당하는 보건의료서비스의 효율적이고 형평적인 제공에 기여하게 된다.

2 의료에 대한 필요, 요구, 수요 42) 17서울, 20 충남

(1) 필요(Need) = 규범적 필요(normative need), 생물학적 필요(biological need), 의학적 필요(medically defined need)

① 건강을 보장하기 위하여 특정 기간에 사람들이 이용해야 한다고 보건의료 전문가가 판단하는 의료서비스의 양이다.

② 일반적으로 필요라고 말할 때는 전문가에 의해 판단된 필요를 의미한다.

③ 의료전문가가 판단하는 필요가 반드시 사회적 필요와 일치하는 것은 아니다.

④ 의학적 필요는 오로지 생물학적 기준에 의해서만 판정된다는 점에서 의료 이용의 형평성 여부를 판단하는 중요한 잣대가 된다.

⑤ 의료자원배분의 기준으로 의료필요가 중요하나 자원이 유한하므로 의료서 비스의 효과성과 효율성 역시 고려되어야 한다.

(2) 욕구(Want) = 인지된 필요(felt need, perceived need)

① 일반인이 느끼는 필요이다.

② 욕구와 의학적 필요 사이에 차이가 있는 근본적인 이유는 정보의 비대칭성 이다.

③ 욕구는 의학적 필요 이외에 개인이 건강에 부여하는 가치나 증상 민감도 등의 다양한 외부 요소에 영향을 받을 수 있다.

(3) 수요(Demand)

① 소비자들이 특정 가격 수준에서 구입하고자 하는 재화나 서비스의 양을 의 미한다.

② 보건의료서비스에서의 수요는 시장에서 소비자가 실제로 구입하는 서비스, 즉 의료서비스 이용량이라고 할 수 있다.

③ 수요는 필요나 요구에 비해 측정이 쉽기 때문에 널리 사용된다. 그러나 수 요는 의학적 이유 이외에 소득수준이나 의료서비스의 가격 등의 사회, 경 제적 요인에 의해 영향을 받으므로 수요를 의료자원의 배분 기준으로 삼 을 경우 의료이용의 형평성이 저해 받게 된다.

---

42) 퍼시픽 학술편찬국, 2022년 대비 PACIFIC KMLE 예방의학, 퍼시픽북스, 2021, p.487.

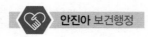

표 5-5 의료 이용과 의학적 필요

구분		의학적 필요			
		없음		있음	
		욕구(인지된 필요)		욕구(인지된 필요)	
		없음	있음	없음	있음
의료 이용	없음	[A] 건강한 상태로 의료 이용을 하지 않는 경우	[B] 건강염려증이 있지만 의료 이용을 하지 않는 경우	[C] 무증상의 질병 초기단계에 아직 의료 이용을 하지 않은 경우	[D] 경제적 사정에 의해 치료를 받지 못하는 유질환자의 경우
	있음	[E] 의사 유인수요	[F] 미용을 위해 자의로 성형외과시술을 받은 경우	[G] 무증상의 질병초기단계에 조기검진으로 질병 발견 후 가족의 권유에 못이겨 치료를 받은 경우	[H] 질병에 이환되어 본인의 요구에 의해 치료를 받는 경우

▶ [A]와 [H]: 의료 이용이 적절한 상태
▶ [C]와 [D]: 의학적 필요는 있으나 의료 이용은 하지 못하는 상태(미충족 필요)

3 의료 이용의 영향 요인과 경제학적 모형

(1) 인구학적 요인

① 연령: 가장 큰 영향을 미치는 요인으로, 연령에 따른 의료 이용은 U자형 관계로 나타난다.
② 성별: 여성의 의료이용률이 남성보다 높은 경향이 있다. 여성이 임신과 분만 등으로 인하여 보건의료서비스의 이용이 많은 것이 그 요인 중 하나이다.

(2) 사회·문화·경제학적 요인

① 교육수준과 경제상태: 교육수준이 높은 사람들은 사회·경제적 수준이 높기 때문에 보건의료서비스 이용이 많을 수 있고, 반대로 이들은 건강증진 활동을 많이 하여 건강하기 때문에 서비스의 이용률이 오히려 낮을 수도 있다.
② 문화적 요인: 건강에 대한 믿음이나 가치, 태도, 규범 등
　예 콘돔을 꺼리는 나라는 성병 전파가 더 빠를 수 있다.

③ 지역적 특성: 농어촌지역이 도시지역보다 보건의료서비스 이용에 어려움을 갖는다.

(3) 공급자 요인

의사 수가 증가하는 경우 소비자의 지식부족 등으로 공급자 유인의 의료 이용이 발생할 수 있다. 의료전달체계가 적절히 확립된 의료체계에서는 효율적인 보건의료서비스 이용이 가능하다.

4 의료서비스의 탄력성 43) 16 보건직7급, 17 교육청, 18 호남권, 19 서울 · 인천 · 제주

(1) 가격탄력성

① 가격탄력성이란 가격의 변화에 따른 수요량의 변화를 의미한다.

② 수요의 가격탄력성(price elasticity of demand)이란 가격의 변화에 따라 소비자가 매입하는 양이 어느 정도 변화하느냐를 표시하는 계수를 의미한다.

$$E = \frac{수요량의\ 변화율(\%)}{가격의\ 변화율(\%)} \times 100$$

- $|E| > 1$ 탄력적(elastic) 예 예방적 의료, 보철
- $|E| = 1$ 단위탄력적(unit elastic)
- $|E| < 1$ 비탄력적(inelastic) 예 급성 맹장수술

(2) 소득탄력성

① 소득탄력성이란 소득의 변화에 따른 수요량의 변화를 의미한다.

② 수요의 소득탄력성(incom elasticity of demand)은 소득이 변함에 따라 수요량이 얼마나 민감하게 변하는지를 아는 데 유용하다.

③ 이 탄력성의 지수가 0보다 크면 소득이 늘어남에 따라 수요량이 늘어나는 상품이므로 정상재(normal goods)라 하며, 0보다 작으면 역으로 소득이 늘어나면 수요량이 줄어드는 상품으로 열등재(inferior goods)라고 한다.

$$E = \frac{수요량의\ 변화율(\%)}{소득의\ 변화율(\%)} \times 100$$

---

43) 문재우 외, 보건행정학(제6판), 계축문화사, 2014, p.430~432.

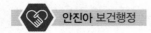

(3) 수요의 교차탄력성

① 만일 두 개의 재화가 서로 관련이 있다면 어떤 한 재화의 가격이 변할 때 다른 재화의 수요량이 영향을 받게 될 것이다.

② 수요의 교차탄력성(cross elasticity of demand)은 바로 연관된 두 개의 재화 중 한 개의 가격이 변할 때 다른 재화의 수요량이 얼마나 변동하는가를 나타내는 지표이다.

$$E = \frac{A재\ 수요량\ 변화율(\%)}{B재\ 가격\ 변화율(\%)} \times 100$$

③ 수요의 교차탄력성이 양(+)이라는 것은 B재의 가격이 오를 때 사람들은 B재 대신 A재의 소비를 늘린다는 이야기이므로 두 재화가 대체재(substitution goods)임을 의미한다.

④ 반대로 음(−)이라면 B재의 가격이 오를 때 오히려 B재뿐만 아니라 A재의 수요량이 감소함을 뜻하므로 두 재화가 보완재(complementary goods)임을 의미한다.

(4) 탄력성의 비교

① 의료수요의 가격탄력성은 작으나 질병의 위험한 상태를 지나면 비교적 크게 된다. 또한 의학적 치료보다는 치과적 진료와 재활에 의한 예방과 보건, 차액병실의 경우 탄력성은 크다.

② 의료는 대체성이 흔하지 않다.

③ 의료시장은 보험의 경우 일반적으로 일물일가가 성립된다고는 볼 수 있으나 그 외에는 자유의료가 시장의 경쟁원리의 지배로부터 벗어날 수 없다고 해도 일물일가가 성립된다고는 볼 수 없다.

④ 의료에 따른 가격인 의료수가는 개별적으로 의사와 환자 사이에서 결정되는 것이라고 볼 수 있어 이것은 마치 쌍방독점과 같이 보이나, 사실은 의사가 환자의 지불능력 등을 감안하여 결정하는 공급독점이라고 볼 수 있다.

⑤ 일반 재화와 서비스에 비하여 의료수요는 가격면에서 탄력성이 낮은 편이며, 교통사고 등 응급을 요할 때 이 탄력성계수는 거의 0에 가깝다.

⑥ 의료수요의 소득탄력성은 다른 생활필수품보다 작다. 소득탄력성이 작다는 것은 소득에서 차지하는 의료지출, 즉 의료소비성향이 고소득에 있어서는 낮고 저소득에 있어서는 높다는 것을 의미한다.

심화 의료수요 탄력성의 고려사항

(1) 첫째, 보건의료서비스는 다양하기 때문에 총괄적인 탄력성을 측정할 수 없다.

① 보건의료서비스에는 생명과 관계 깊은 급성 질환이 있는가 하면 객관적으로 전혀 문제가 없는 가상 질병도 있다. 전자의 경우 탄력성이 매우 낮은 반면 후자는 매우 높다.

② 따라서 의료의 탄력성은 총괄적으로 높다든가 낮다고는 정확히 구별하여 말할 수 없을 뿐만 아니라 의료의 수요량을 정확히 측정하기도 불가능하다.

(2) 둘째, 의료수요는 다른 상품이나 서비스와 달리 소비자가 혼자서 결정하는 것이 아니고 공급자와 더불어 공동으로 결정하고 있다.

① 전통 경제이론에 따르면 모든 재화나 서비스의 수요는 소비자가 단독으로 가격과 효용에 대한 판단에 의해 결정된다.

② 그러나 의료시장의 경우 질병의 진단과 치료를 의료공급자가 결정하며, 소비자는 단지 동의하는 수동적 역할만을 하는 것이 보통이다.

③ 물론 최초의 수요는 일반적으로 소비자가 결정하지만 그 이후의 모든 서비스의 구입 결정은 공급자의 영향권 내에 있다. 그러므로 의료수요의 연구는 소비자 측만 아니라 공급자 측면도 함께 고려해야 한다.

(3) 셋째, 건강보험 등 제3자가 시장에 개입하여 소비자가 지불하는 값과 의료공급자가 받는 값 간의 차이가 있다.

① 의료소비자가 지불한 가격은 의료비 전부가 아니기 때문에 실질 가격이라 할 수 없다.

② 경제학적으로 보면 이러한 허위 가격에 따라 수요량이 결정된다면 자유시장체제하에서 최적 자원배분을 달성하지 못한다는 것을 의미한다.

③ 소비자의 지불 가격과 실제 가격의 차이는 소비자의 의료수요 결정에 왜곡을 줄 뿐만 아니라 의료공급자의 서비스 공급 결정에도 왜곡을 초래한다.

5 의료이용행태

(1) 앤더슨(Anderson)모형

16 경기 · 강원, 18 울산, 20 서울, 21 서울7급 · 충북보건연구사 · 전남보건연구사, 22 대구보건연구사 · 경남보건연구사

앤더슨모형은 개인의 의료서비스 이용이 소인성 요인, 가능성 요인, 필요 요인에 의해 결정되는 것으로 설명하였다.

① 소인성 요인

㉠ 의료서비스 이용에 관련되는 개인적 특성들

㉡ 성, 연령, 결혼상태, 가족구조 등 인구학적인 변수

㉢ 직업, 교육수준, 인종 등 사회구조적 변수

㉣ 개인의 건강 및 의료에 대한 믿음

② 가능성 요인

㉠ 소득, 건강보험, 주치의의 유무 등 개인과 가족의 자원

㉡ 의료인력과 시설의 분포, 의료전달체계의 특성, 의료비 등 지역사회의 자원

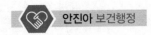

③ 필요 요인
  ㉠ 환자가 느끼는 필요(욕구)
  ㉡ 전문가가 판단한 의학적 필요
  ㉢ 의료 이용을 가장 직접적으로 결정하는 요인

(2) 잘못된 의료행태 18 대전

① **역선택**(Adverse Selection)
  ㉠ 정보의 비대칭성 혹은 불완전성으로 인하여 보험시장에 바람직하지 못한 결과가 초래되는 현상. 거래당사자 중에서 일방이 상대방의 특성에 대하여 잘 모르고 있는 상황에서 거래당사자들 사이에 정보수준의 차이가 있는 경우 발생함
  ㉡ 억제방안: 강제집행, 정보정책
② **도덕적 해이**(Moral Hazard)
  ㉠ 의료보험급여와 함께 발생하는 소비자의 소비행태를 의미한다. 보험에 들고 나서 사고에 대비한 주의를 덜하거나 의사가 의료보험금을 많이 타내기 위해 과잉진료를 하게 됨
  ㉡ 억제방안
    • 의료공급자: 적정성 평가, UR(이용도 검사), PRO(동료심사기구), PSRO(전문가표준검토기관), QA(질 보증), 임상진료 지침, 의료윤리 등 강화
    • 의료이용자: 본인부담금 강화

📄 보충 도덕적 해이 발생 기전

도덕적 해이가 발생하는 5가지 기전, 샌틀과 노은(Santerre & Neun, 1996)
① 보험적용 시 소비자의 의료수요는 전액 자기부담인 경우보다 크게 증가함으로써 도덕적 해이가 발생한다. 의료수요량이 증가하는 것은 소비자부담의 가격이 해당 재화의 한계생산비용보다 낮기 때문이다.
② 소비자가 의료서비스에 더욱 많이 의존하면서 금연이나 가벼운 운동 등 건강증진을 위한 자기 노력을 게을리 하면 장기적으로 도덕적 해이가 발생한다.
③ 도덕적 해이는 새로 도입되는 의료기술에 의해서도 유발된다. 즉, 의료보험으로 소비자가 고가의 새로운 의료기술을 선호하고, 더 많은 신기술이 의료보험급여에 포함되면서 가격은 비싸지만 편익이 크지 않은 의료이용이 증가하게 된다.
④ 의료보험으로 소비자가 가격에 둔감해지면서 의료공급자의 서비스 제공에 대해 견제하는 기능을 덜 갖게 된다. 즉, 의료공급자는 자의적으로 필요 이상의 검사, 수술, 혹은 투약을 하게 되며, 소비자는 그러한 공급자의 도덕적 해이에 대해 무관심하게 된다.
⑤ 의료보험의 적용은 소비자로 하여금 더 싼 가격의 의료서비스를 찾는 동기를 낮추게 한다.

1　국민의료비의 개념

(1) 정의

① 국내에 거주하는 개인 및 기관이 이용한 최종재로서의 보건의료재화 및 서비스에 대한 지출과 보건의료공급자들의 총 고정자본 형성의 합이다 (OECD).

② 일정 기간 중 국민이 건강의 회복·유지 및 증진을 위하여 국내에서 보건의료분야의 서비스 및 재화를 구입하는 데 지출한 직접비용과 미래의 의료서비스 공급능력 확대를 위한 투자지출의 합계이다.

③ 국민의료비 = 경상의료비 + 자본형성

　　㉠ 경상의료비 = 총 개인보건의료비 + 예방 및 공중보건 + 보건사업행정 및 건강보험

　　㉡ 자본형성: 요양기관 시설에 대한 공공부문 투자와 민간부문의 병원 신·증축 및 장비구입을 위한 투자 등

(2) 의의

① 국민의료의 규모를 나타내는 지표가 된다.

② 의료경영의 대세를 추측할 수 있는 기준이 된다.

③ 의료기관의 생산과 판매액의 측정이 가능하게 된다.

(3) 국민의료비의 내용

① 직접비용

　　㉠ 처방전, 약제비, 검사비, 처치, 수술비, 의료시설 수용비(입원비), 간호비, 이송비, 상병예비비(정기건강진단비), 정상분만비 등으로 구분함

　　㉡ 비용의 대부분이 병원, 의원, 진료소, 보건소 등의 보건의료기관과 의사, 치과의사, 한의사, 조산사, 간호사 등 상병의 진찰과 간호를 담당하는 의료인에게 직접 또는 간접적으로 제공됨

　　㉢ 정부와 지방자치단체 부담의 경비도 모두 포함됨

② 간접비용(국민의료비에 직접 포함이 안 됨)

　　㉠ 질병에 이환된 유효기간 중에 발생한 소득상의 손실

　　㉡ 이환과 사망에 뒤따르는 소득상 손실과 각종 사회적 비용

　　㉢ 질병에 이환됨으로써 근로자 휴업·휴직으로 발생하는 소득손실과 환자간병에 의한 가족구성원의 소득손실 등을 계산하는 데 어려움이 있음

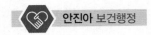

2 국민보건의료 재원

(1) 경상의료비(Current Health Expenditure) 17 서울, 19 서울7급 · 경북

① 보건의료서비스와 재화의 소비를 위한 국민 전체의 1년간의 지출 총액을 지칭한다.

② 경상의료비 = 개인의료비 + 집합보건의료비

③ 개인(personal)의료비: 개인에게 직접 주어지는 서비스 내지 재화에 대한 지출을 의미한다.

④ 집합(collective)의료비: 공중을 대상으로 하는 보건의료 관련 지출로, 크게 예방 및 공중 보건사업이나 보건행정관리비로 구분된다.

⑤ 경상의료비는 국제적 비교 가능성 및 시계열적 일관성의 관점에서 판단하여 적절한 대상을 형성해가는 작업으로, 국제적 비교를 위한 국가 간의 약속이다.

(2) 국민보건계정(National Health Accounts)

① 경상의료비의 재원 · 기능 · 공급자 별 흐름을 일목요연하게 보여주는 국가 단위 의료비 지출의 총합표이다.

② 보건계정은 기능별, 재원별, 공급자별의 세 가지 축을 기본으로 하고, 이를 기능별 · 공급자별, 공급자별 · 재원별, 재원별 · 기능별의 세 가지 2차원 매트릭스를 구성한 것을 기본 테이블로 한다.

    ⊙ 경상의료비(기능별 구성) = 개인의료비 + 집합보건의료비

    ⓒ 경상의료비(재원별 구성) = 정부 · 의무가입제도 + 민간재원

    ⓒ 경상의료비(공급자별 구성) = 병원 + 통합보건의료제공자 + 약국 + 기타

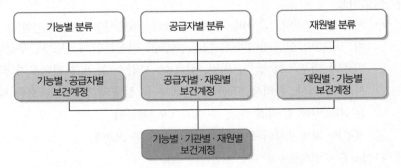

그림 5-4 국민보건계정의 기본테이블

3 국민의료비의 증가 원인과 관리

(1) 증가 요인 15 충북, 17 광주, 18 경남·충북, 21 서울

의료수요 측면	공급자 측면
① 인구고령화	① 첨단의료장비, 의료기술의 발달
② 소득의 증가	② 인건비, 생산에 투입되는 재료비 상승
③ 의료보장의 확대(건강보험 실시)	③ 진료보수지불방법(행위별수가제)
④ 인구증가 및 노령화로 인해 의료서비스 유형 증대	④ 정보의 비대칭성
⑤ 국민의 질적인 삶 추구하는 의식 변화	⑤ 전문화, 전문의 증가

(2) 증가 억제방안

17 울산·강원·부산·충북, 18 강원·호남권, 19 강원·대구·전북, 20 인천·대구, 21 전북보건연구사

① **수요 억제**
  ㉠ 본인일부부담제도
  ㉡ 1단계 의료이용 및 공공의료 이용 강화
  ㉢ 의료전달체계 강화

② **공급 억제**
  ㉠ 건강관리기구(HMO): 조직의 가입자에게 포괄적인 의료서비스 제공
  ㉡ 의료수가제 개편 및 통제: 인두제, 포괄수가제
  ㉢ 이용도 검사(UR)
  ㉣ 의사 수 규제

③ **국가의 통제**
  ㉠ 진료시설의 표준화
  ㉡ 의료인력의 통제
  ㉢ 의료장비 구입의 통제
  ㉣ CON(Certificate of Need): 시설의 중복투자를 막고 고가장비 도입의 확산을 방지하기 위해 병원의 자본투자에 대해서는 필요증명서(CON)를 발부받도록 하는 제도

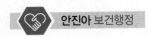

보충 의료비에 대한 국가의 제도적 통제정책 19 호남권

진료 과정에 대한 통제 (Process Control)	투입자원 통제 (Input Resource Control)
• 서비스의 양 통제(Control on Quantity of Service) • 의료의 질 관리(Quality Assurance) • 의료수가의 통제(Price Control)	• 진료시설의 표준화(Standardization of Health Facility) • 의료인력의 통제(Health Manpower Control) • 예산통제(Budget Control) • 의료장비 구입의 통제(CON; Certificate of Need)

보충 Abel-Smith의 의료비 상승 원인 7가지[44] 17 인천

(1) 건강보험 적용 인구의 확대와 보험급여 내용의 확대
(2) 인구구조의 변화에 의한 노인인구 비중의 증가
(3) 의료인의 상대적인 높은 수준의 보수
(4) 고가의료장비 등을 사용하는 의료기술의 변화
(5) 의료인력의 과잉에 기인하는 서비스의 과다제공
(6) 병상수의 증설이나 병원의 신규 건립에 따라 공급 측면의 한계요인의 제거
(7) 환자당 더 많은 의료자원을 제공해도 좋을 재정적인 이유

심화 의료비 증가 원인과 관리

1. 의료비 증가 원인

(1) 의료수요 증가 요인

① 소득이 증가할 때 의료에 대한 수요가 증가한다.
② 의료보험의 확대가 의료에 대한 수요를 증가시킨다.
③ 인구의 고령화로 의료에 대한 수요가 증가한다.
④ 의료공급자에 의한 수요 증가가 있다. 의료서비스에 대한 정보의 비대칭성 및 의료공급자에 대한 환자의 높은 의존성을 감안할 때 의료공급자는 환자의 수요에 많은 영향을 미칠 수 있다.

(2) 의료서비스 생산비용 상승 요인

① 의료서비스를 생산하는 비용은 재료비, 인건비, 시설 및 장비비 등을 포함하는 데 생산비용의 상승은 의료수가 상승에 반영되어 결국 의료비를 증가시키게 된다.
② 우리나라에는 MRI, CT 등 고가의료장비가 과도하게 도입되어 사용되고 있는데, 고가장비의 도입은 그 자체로 비용증가로 이어져 수가상승의 원인이 되며, 또한 고가장비가 필요 이상으로 이용될 경우 건강진료비가 증가하는 결과를 초래한다.

---

44) 문재우 외, 보건행정학(제8판), 계축문화사, 2021, p.149.

(3) 제도적 요인

① 진료비보상방식이 의료비 증가에 영향을 미친다. 진료비 보상방식은 봉급제, 인두제, 총액계약제와 같은 사전보상방식과 행위별수가제와 같은 사후보상방식으로 구분되는데 의료비 증가에 더 많은 영향을 미치는 것은 행위별수가제이다.

② 행위별 수가제에 의한 의료비 증가 경로

㉠ 정보의 비대칭성은 공급자에 의한 수요증가가 발생할 개연성을 제공한다. 공급자에 의한 수요증가는 진료비 보상방식에 따라 실제 발생하는 정도가 다르다. 공급자에 의한 수요증가가 사전보상방식 하에서는 거의 나타나지 않는 반면, 행위별수가제와 같은 사후보상방식 하에서는 쉽게 나타나 의료비의 증가로 이어지게 된다.

㉡ 행위별수가제 하에서는 최신 의료기술이나 고가의료장비의 도입이 신속하게 이루어지는 경향이 있는데, 이것은 의료서비스 생산비용의 상승을 가져오고 나아가 의료비를 증가시키게 된다.

2. 의료비 관리방안

(1) 수요측 관리방안

① 진료비에 대한 본인부담의 설정을 통해 의료보험하에서 나타나는 도덕적 해이를 줄일 수 있다.

② 본인부담수준이 과도하게 높을 경우 의료이용의 재정적 장벽을 낮추어 주는 의료보험의 보장성이 약화되므로 적정 수준의 본인부담 설정이 매우 중요하다.

(2) 공급측 관리방안

① 고가의료장비의 과도한 도입을 억제한다. 이를 위해 연령, 성별 등을 감안한 지역별 의료요구도를 근거로 고가장비의 균형 분포를 유도하는 것도 대안이 될 수 있다.

② 입원이나 치료의 적정성을 검토하는 등 진료 내용에 대한 실사를 강화하면 불필요한 의료제공을 감소시킬 수 있다.

③ 노인인구 증가에 대응하기 위해 적절한 서비스 제공체계를 갖출 필요가 있다. 노인요양홈이나 노인전문요양시설에서 노인전문 간호인력을 활용한 장기요양서비스를 제공하는 것은 노인의 요구에 부합되면서도 의료비를 절감할 수 있는 비용-효과적인 방법이다.

(3) 진료비 보상방식 개편

행위별 수가제는 공급자에 의한 수요 증가 혹은 의료서비스 생산비용 증가 등을 초래하는 경향이 있다. 그러므로 의료비 증가를 예방할 수 있는 진료비 보상방식의 도입이 필요하다.

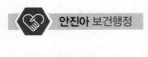

OX QUIZ

Check

01 의료이용에 대한 욕구(Want)는 소비자가 의료이용의 필요를 느끼는 상태이다.　　O　X

02 미충족 필요란 욕구가 있으나 의료이용을 하지 못하는 상태를 의미한다.　　O　X

03 수요의 가격탄력성이 1보다 크면 수요량의 변화율이 가격변화율보다 큰 경우로 이러한 재화는　　O　X
비탄력적이라고 할 수 있다.

04 앤더슨(Anderson)의 의료이용모형에서 개인 및 가족의 소득은 소인성 요인에 해당한다.　　O　X

05 의료공급자의 도덕적 해이를 억제하기 위한 방법으로 적정성 평가, 의료이용도 검사 등이 있다.　　O　X

06 개인의료비와 집합보건의료비 중 개인의료비의 총합을 경상의료비라 한다.　　O　X

07 국민의료비 억제를 위해 진료비 지불제도를 인두제나 포괄수가제와 같은 사전보상방식으로 개편　　O　X
한다.

OX Answer

01 ○

02 X [욕구가 있으나 → 의학적 필요가 있으나]

03 X [비탄력적 → 가격탄력적]

04 X [소인성 요인 → 가능성 요인]　　**05** ○

06 X [경상의료비는 개인의료비와 집합의료비의 총합이다.　　**07** ○

01

새로운 회계연도가 개시될 때까지 예산 의결이 이루어지지 않은 경우 전년도 예산에 준하는 경비를 지출할 수 있는 것으로, 우리나라에서 현재 채택하고 있는 제도는?   서울, 2020

① 본예산   ② 가예산

③ 준예산   ④ 추가경정예산

02

앤더슨 모형(Anderson model)에 따른 개인의 의료이용에 영향을 미치는 요인 중 의료인력과 시설의 분포, 건강보험과 같이 의료서비스를 이용할 수 있도록 하는 요인으로 가장 옳은 것은?   서울, 2020

① 소인성 요인(predisposing factor)

② 가능성 요인(enabling factor)

③ 강화 요인(reinforcing factor)

④ 필요 요인(need factor)

03

〈보기〉에서 설명하는 예산제도는?   경북보건연구사, 2020

〈보기〉
• 단기적인 예산과 장기적인 계획을 결합한 제도이다.
• 자원배분의 합리화를 추구한다.

① 품목별 예산제도(LIBS)

② 계획예산제도(PPBS)

③ 성과주의 예산제도(PBS)

④ 영기준 예산제도(ZBB)

04

예산이 회계연도 개시 전까지 국회에서 의결되지 못하여 예산이 성립되지 못할 때 활용하는 예산 종류에 해당하지 않는 것은?   서울, 2021

① 추가경정예산   ② 잠정예산

③ 가예산   ④ 준예산

05

의료비의 상승 원인 중 의료수요를 증가시키는 요인에 해당하지 않는 것은?   서울, 2021

① 사회간접시설의 확충

② 의료인력 임금의 상승

③ 인구의 노령화

④ 건강보험의 확대

06

다음 중 예산에 대한 설명으로 옳은 것은?   경기, 2021

① 수정예산은 우리나라에서 제출된 바가 없다.

② 기금도 일종의 예산으로 회계연도 내에 모두 지출된다.

③ 현재 우리나라는 예산이 국회를 통과하지 못한 때를 대비하여 가예산 제도를 취하고 있다.

④ 추가경정예산은 예산안이 국회를 통과하여 예산이 성립된 이후 예산에 변경을 가할 필요가 있을 때 수정 제출하고 국회 심의를 거쳐 성립된다.

07

다음 중 보건복지부 소관 기금에 해당하지 않는 것은?

경기, 2021

① 국민건강증진기금
② 국민연금기금
③ 산업재해예방기금
④ 응급의료기금

08

예산이 성립된 후 일어나는 사정변동에 적응하고 효율적으로 관리·집행하기 위한 신축성 확보방안에 해당하지 않는 것은?

경남, 2021

① 가예산
② 추가경정예산
③ 이용
④ 예비비

09

〈보기〉에서 설명하는 예산의 기능은?

전북, 2021

> 〈보기〉
> 예산편성의 책임을 맡고 있는 행정부는 여러 사회 집단의 이해를 조정하여 예산에 반영하고, 입법부는 예산심의를 통하여 행정부의 예산 결정을 재검토하여 국민의 요구를 반영한다. 이와 같은 예산의 과정을 통하여 정부자원의 배분이 이루어진다.

① 통제 기능
② 기획 기능
③ 경제적 기능
④ 정치적 기능

10

다음의 설명에 해당하는 예산은 무엇인가?

경기 7급, 2021

> 최근 우리나라에서 편성한 예산으로 코로나-19로 인해 유발된 경기침체와 대량실업 등 경제위기 상황에 대처하기 위한 예산이다.

① 잠정예산
② 수정예산
③ 긴급재난예산
④ 추가경정예산

11

예산이 국회에서 의결되기 전에 상황의 변화로 예산안의 내용을 변경하는 예산의 종류는 무엇인가?

경남 보건연구사, 2021

① 본예산
② 추가경정예산
③ 수정예산
④ 가예산

12

전년도 예산을 기준으로 하여 점진적인 예산편성에 따르는 문제점을 시정하기 위한 예산제도는 무엇인가?

경남 보건연구사, 2021

① 영기준예산제도
② 자본예산제도
③ 성과주의 예산제도
④ 목표관리 예산제도

13

예산집행 과정 중 중앙예산기관으로부터 배정된 예산을 각 중앙 부처의 장이 그 하부기관에게 나누어 주는 것은?

보건직. 2022

① 예산의 편성　　② 예산의 배정

③ 예산의 재배정　　④ 지출원인행위

14

다음에서 설명하는 예산제도는?　보건직. 2023

새 회계연도가 개시되었음에도 불구하고 국회에서 예산안이 의결되지 못한 경우 예산안이 의결될 때까지 정부가 일정한 범위 내에서 전년도 예산에 준하는 경비를 집행할 수 있다.

① 가예산　　② 준예산

③ 수정예산　　④ 추가경정예산

15

보건복지부 소관의 기금이 아닌 건은?

보건직. 2023

① 국민연금기금　　② 노인복지기금

③ 응급의료기금　　④ 국민건강증진기금

16

다음에서 설명하는 예산의 원칙은?　보건직. 2024

예산은 정확한 사전예측이 불가능하지만, 예산과 결산이 지나치게 불일치해서는 안 된다.

① 엄밀성의 원칙　　② 단일성의 원칙

③ 명료성의 원칙　　④ 통일성의 원칙

01

① 본예산: 정기국회에서 다음 회계연도 예산에 대해 의결·확정한 예산

② 가예산: 회계연도 개시 이전에 최초 1개월분의 예산을 국회의 의결로 집행할 수 있도록 하는 제도

③ 준예산: 정부가 국회에서 예산안이 의결될 때까지 전년도 예산에 준하는 경비를 지출할 수 있게 하는 제도

④ 추가경정예산: 예산이 성립된 이후 생긴 사유로 인해 이미 성립한 예산에 변경을 가할 필요가 있을 때 편성하여 국회에 제출하는 예산(예산 성립 후 변경)

02

앤더슨(Anderson)모형

(1) 소인성 요인
 ① 의료서비스 이용에 관련되는 개인적 특성들
 ② 성, 연령, 결혼상태, 가족구조 등 인구학적인 변수
 ③ 직업, 교육수준, 인종 등 사회구조적 변수
 ④ 개인의 건강 및 의료에 대한 믿음

(2) 가능성 요인
 ① 소득, 건강보험, 주치의 유무 등 개인과 가족의 자원
 ② 의료인력과 시설의 분포, 의료전달체계의 특성, 의료비 등 지역사회의 자원

(3) 필요 요인
 ① 환자가 느끼는 필요(욕구)
 ② 전문가가 판단한 의학적 필요
 ③ 의료 이용을 가장 직접적으로 결정하는 요인

03

① 품목별 예산제도(LIBS): 예산을 지출대상(품목)별로 분류해 편성하는 예산제도(인건비, 물건비, 자본지출비 등)로 지출대상별로 예산액을 명확히 배정함으로써 관료의 권한과 재량을 제한하는 투입지향적·통제지향적 예산제도이다.

② 계획예산제도(PPBS): 장기적인 계획과 단기적인 예산편성을 프로그램을 통해 유기적으로 연결시킴으로써 합리적인 자원배분을 이룩하려는 제도이다. 목표를 분명히 정의하고, 이를 달성할 사업계획, 각종 대안을 체계적으로 검토해 수립하여, 다년간에 걸친 사업계획을 수립하는 장기적 시계를 갖고 있다.

③ 성과주의 예산제도(PBS): 예산을 사업별·활동별로 분류해 편성하는 예산제도로 사업을 중심으로 편성함으로써 사업 또는 정책의 성과에 관심을 기울인 예산제도이다.

④ 영기준 예산제도(ZBB): 조직의 모든 사업 활동에 대하여 영의 수준에서 재평가하여 효과성과 효율성 등을 체계적으로 분석하고 그에 따라 우선순위가 높은 사업활동을 결정하고 예산을 편성하는 예산제도이다.

04

예산 불성립시의 종류

회계연도 개시 전까지 예산이 국회에서 의결되지 못할 경우가 있다.

(1) 잠정예산: 몇 개월분에 해당하는 일정 금액을 국고로부터 지출할 수 있도록 허가해 주는 제도

(2) 가예산: 회계연도 개시 이전에 최초 1개월분의 예산을 국회의 의결로 집행할 수 있도록 하는 제도

(3) 준예산: 정부가 국회에서 예산안이 의결될 때까지 전년도 예산에 준하는 경비를 지출할 수 있게 하는 제도

05

① 사회간접시설의 확충 - 도로망 확충 등 사회간접시설 및 사업의 발전으로 의료서비스의 이용이 수월해져서 의료수요 증가

② 의료인력 임금의 상승 - 공급비용의 증가

③ 인구의 노령화 - 수요의 증가

④ 건강보험의 확대 - 수요의 증가

06

① 수정예산은 정부가 국회에 예산안을 제출한 이후 예산이 아직 최종 의결되기 전에 국내외의 사회·경제적 여건의 변화로 예산안의 내용 중 일부를 변경할 필요성이 있을 때 편성하는 예산(예산 성립 전 변경)이다.

② 기금은 사업운영상 필요할 때 법률로써 정하는 경우에 한해 별도의 기금 설치 가능하다. 일반회계나 특별회계와 달리 예산 외로 운영 가능하다.

③ 현재 우리나라는 예산이 국회를 통과하지 못한 때를 대비하여 준예산 제도를 취하고 있다.

07
보건복지부의 소관 기금: 국민연금기금, 국민건강증진기금, 응급의료기금

08
예산집행의 신축성 확보방안
(1) 이용(利用): 입법과목(장―관―항) 간의 상호융통(국회의결 필요)
(2) 전용(轉用): 행정과목(세항―목) 간의 상호융통(국회의결 불필요)
(3) 이체: 정부조직 등에 관한 법령의 제정·개정·폐지로 직무와 권한의 변동 시 예산도 이에 따라 책임소관을 변경하여 사용하는 것
(4) 이월: 당해 회계연도 예산의 일정액을 다음 연도에 넘겨서 사용하는 것
(5) 예비비: 예산 외의 지출 및 초과지출에 충당하기 위해 세입세출예산에 계상한 금액
(6) 계속비: 완성에 수년을 요하는 공사나 제조 및 연구개발사업을 위하여 총액과 연부액을 정해 미리 국회의 의결을 얻어 수년에 걸쳐 지출하는 경비
(7) 국고채무부담행위: 법률, 세출예산, 계속비 범위 안의 것 외에 정부가 재원확보 없이 지출의 원인이 되는 계약 행위 등을 통해 채무를 부담하는 행위
(8) 수입대체경비: 용역 및 시설을 제공하여 발생하는 수입과 직접 관련된 경비
(9) 총액계상예산제도: 세부사업별 예산항목이 정해지지 않고, 총액규모만을 정하여 예산에 반영시키는 것
(10) 그 외 추가경정예산, 수입과 지출의 특례, 신축적 예산배정제도, 대통령의 재정·경제상의 긴급명령 등

09
예산의 기능
(1) 통제 기능: 입법부에 의한 재정통제기능을 한다.
　① 예산편성과정: 예산편성지침에 따라 예산편성, 예산요구서 서식 등을 준수한다.
　② 예산집행과정: 자금배정, 이용, 전용 등에 대한 통제와 보고절차이다.
　③ 회계검사: 그 자체가 통제절차이다.
(2) 정치적 기능: 예산과정을 통하여 정부자원의 배분이 이루어지는데 이러한 기능이 예산의 정치적 기능이다.
(3) 경제적 기능: 경제안정의 기능, 경제성장 촉진, 소득재분배 기능, 자원배분의 기능 등
(4) 관리적 기능: 중앙예산기관이 각 부처의 사업계획 검토·평가 및 사정·승인한다.
(5) 계획의 기능: 정부의 장기적 목표와 정책은 무엇이며, 그를 달성할 대안으로서의 사업계획은 무엇이고 예산의 지출결정과 어떻게 연계되는가를 밝히는 기능이다.

(6) 법적기능: 입법부는 예산이라는 형식을 통하여 행정부에 재정권을 부여해주며, 의회의 의결을 거친 예산은 법적 구속력을 가진다.

10
추가경정예산
(1) 예산이 성립된 이후 생긴 사유로 인해 이미 성립한 예산에 변경을 가할 필요가 있을 때 편성하여 국회에 제출하는 예산(예산 성립 후 변경)으로 본예산을 집행하는 과정에서 예산변경의 사유가 발생하였을 때 편성하고, 국회의 심의·의결을 받아야 한다.
(2) 일반적으로 예기치 못한 사유가 발생해 예산변경이 필요한 경우 예비비로 충당하거나 이용(移用)·전용(轉用)을 이용해야 하지만 이것으로 감당하기 어려운 재원은 추경 예산 편성의 사유가 된다.
(3) 「국가재정법」에서는 추가경정예산의 편성을 극히 제한적으로 허용한다.
　① 전쟁이나 대규모 자연재해가 발생한 경우
　② 경기침체·대량실업, 남북관계의 변화, 경제협력과 같은 대내외 여건에 중대한 변화가 발생하였거나 발생할 우려가 있는 경우
　③ 법령에 따라 국가가 지급하여야 하는 지출이 발생하거나 증가하는 경우 등

11
① 본예산: 정기국회에서 다음 회계연도 예산에 대해 의결·확정한 예산이다. 본예산은 회계연도 개시 120일(9월 31일) 전까지 국회에 제출하고 국회는 회계연도 개시(매년 1월 1일) 30일 전까지 이를 의결해야 한다. 원칙적으로 모든 예산집행은 본예산에 의하여 이루어져야 하나, 예산이 성립된 후에 불가피한 사유로 집행상 수정이 필요한 경우를 대비하여 생겨난 예산이 수정예산과 추가경정예산이다.
② 추가경정예산: 예산이 성립된 이후 생긴 사유로 인해 이미 성립한 예산에 변경을 가할 필요가 있을 때 편성하여 국회에 제출하는 예산(예산 성립 후 변경)이다. 본예산을 집행하는 과정에서 예산변경의 사유가 발생하였을 때 편성하고, 국회의 심의·의결을 받아야 한다.
③ 수정예산: 정부가 국회에 예산안을 제출한 이후 예산이 아직 최종 의결되기 전에 국내외의 사회·경제적 여건의 변화로 예산안의 내용 중 일부를 변경할 필요성이 있을 때 편성하는 예산이다.
④ 가예산: 회계연도 개시 전까지 예산이 국회에서 의결되지 못할 경우 사용하는 예산제도로 회계연도 개시 이전에 최초 1개월분의 예산을 국회의 의결로 집행할 수 있도록 하는 제도이다.

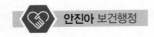

12

영기준예산

(1) 조직의 모든 사업 활동에 대하여 영의 수준에서 재평가하여 효과성과 효율성 등을 체계적으로 분석하고 그에 따라 우선순위가 높은 사업활동을 결정하고 예산을 편성하는 예산제도이다.

(2) 영기준(Zero-Base)이란 예산안을 편성함에 있어서 전회계년도 예산을 기준으로 예산액을 점증 또는 점감적으로 편성하는 것이 일반적 현상이라는 점증주의적 방법을 극복하기 위하여 영의 수준에서 새로이 출발하여야 한다는 것이다.

(3) 따라서 영기준예산제에서는 계속사업이라도 영의 수준에서 신규사업과 같이 새로이 분석하고 평가하여 사업의 우선순위를 정하고 그에 따라 예산을 편성하게 된다.

(4) 국민들로부터 높은 율의 조세수입을 받아들이는 데 한계를 느끼기 때문에 재정낭비를 줄이고 작은 정부를 지향하고자 하는 정치적 이데올로기와 관련하여 발생했다.

13

① 예산의 편성: 정부가 다음 회계연도에 수행할 정책·사업을 금액으로 표시한 계획을 작성하는 과정

② 예산의 배정: 기획재정부장관이 예산배정계획과 자금계획을 수립해 국무회의의 심의와 대통령의 승인을 얻은 후 예산 집행(기획재정부장관 → 각 중앙관서)

③ 예산의 재배정: 중앙관서에 대한 예산배정이 끝나면 이어서 중앙관서의 장은 예산배정의 범위 안에서 예산지출권한을 산하기관에 위임(각 중앙관서 → 산하기관)

④ 지출원인행위: 지출의 원인이 되는 계약 또는 기타의 행위로 지출원인행위는 예산의 금액 내에서 해야 하며, 보고와 내부통제 등이 예산집행과정에서 이루어짐

14

예산 불성립 시의 종류

회계연도 개시 전까지 예산이 국회에서 의결되지 못할 경우 사용하는 예산제도이다.

(1) 잠정예산: 몇 개월분에 해당하는 일정 금액을 국고로부터 지출할 수 있도록 허가해 주는 제도이다.

(2) 가예산: 회계연도 개시 이전에 최초 1개월분의 예산을 국회의 의결로 집행할 수 있도록 하는 제도이다.

(3) 준예산: 정부가 국회에서 예산안이 의결될 때까지 전년도 예산에 준하는 경비를 지출할 수 있게 하는 제도. 우리나라는 1960년 이래 채택하고 있으나 실제로 사용한 적은 없다.

15

기금은 사업운영상 필요할 때 법률로써 정하는 경우에 한해 별도의 기금 설치 가능한 예산으로 일반회계나 특별회계와 달리 예산 외로 운영 가능하다

<u>보건복지부의 소관 기금으로는 국민연금기금, 국민건강증진기금, 응급의료기금이 있다.</u>

16

전통적 예산원칙

(1) 공개성의 원칙(Publicity): 예산의 전 과정을 국민에게 공개하여야 한다는 원칙이다. 예외: 국방비, 정보비, 신임예산 등

(2) 완전성의 원칙(Comprehensiveness): 예산 총계주의 원칙 또는 예산 포괄성의 원칙이라고도 한다. 모든 세입과 세출은 예산에 계상되어야 한다. 예외: 순계예산(예산을 계상함에 있어 경비를 공제한 순세입 또는 순세출만을 계상하는 것), 기금

(3) 명료성의 원칙(Clarity): 예산은 모든 국민이 쉽게 이해할 수 있도록 수입과 지출의 추계가 명료해야 한다.

(4) 단일성의 원칙(Unity): 모든 재정활동을 포괄하는 단일예산으로 편성되어야 한다. 예산은 본예산의 일반회계 예산만으로 구성되어야 하며, 이 경우 예산을 이해하고 통제하는 것이 용이해진다. 예외: 추가경정예산, 특별회계, 기금

(5) 한정성의 원칙(Definition): 사용하는 목적, 범위 및 기간에 있어서 명확한 한계가 있어야 한다.
   (예외: 이용, 전용, 예비비, 이월, 계속비)

(6) 사전승인의 원칙(Prior Authorization): 예산이 집행되기 전에 입법부에 의하여 먼저 심의·의결되어야 한다. 예외: 사고이월, 준예산, 전용, 예비비 등

(7) 통일성의 원칙(Non-affection): 모든 수입은 한곳으로 합쳐지고 지출은 지출계획에 따라야 한다. 예외: 목적세, 특별회계예산, 기금

(8) 정확성(엄밀성)의 원칙(Accuracy): 정부는 국민들에게 필요 이상의 돈을 거두어서는 안 되며 계획대로 정확히 지출해야 한다. 예산은 사전예측이 불가능해 예산이 결산과 완전히 일치할 수는 없지만 예산과 결산이 지나치게 불일치해서는 안 된다.

01

예산의 원칙과 그에 대한 예외의 연결이 잘못된 것은?

① 한정성의 원칙 – 목적세, 특별회계예산, 기금
② 사전승인 원칙 – 예비비 지출, 준예산, 전용
③ 통일성의 원칙 – 특별회계, 목적세
④ 공개의 원칙 – 신임예산

02

품목별 예산제도에 대한 설명으로 옳지 않은 것은?

① 입법부의 행정부 통제를 위한 예산이다.
② 인건비, 물건비, 출장비 등의 투입요소가 지출대상이 된다.
③ 세부적인 지출의 대상에 초점을 두기 때문에 정부 사업을 쉽게 알 수 있다.
④ 가장 기본적인 예산제도이다.

03

국가의 사업을 기준으로 편성하는 예산제도로 단위원가와 업무량으로 예산액을 책정하는 제도는 무엇인가?

① LIBS   ② PBS
③ PPBS   ④ ZBB

04

성과주의 예산제도에 대한 설명으로 옳지 않은 것은?

① 사업을 중심으로 예산을 편성함으로써 사업 또는 정책의 성과에 관심을 기울인 예산제도이다.
② 사업 또는 활동별로 예산이 편성되므로 정부가 무슨 사업을 추진하는지 국민이 이해하기 어렵다.
③ 업무단위의 비용과 업무량 측정을 위해 정보의 계량화가 필요하다.
④ 구체적인 개별적 사업만 나타나 있기 때문에 장기적인 계획과 연계보다는 단위사업만을 중시한다.

05

단기적인 예산과 장기적인 계획을 결합하여 자원배분의 합리화를 추구하는 예산제도는 무엇인가?

① LIBS   ② PBS
③ PPBS   ④ ZBB

06

계획예산제도에 대한 설명으로 옳지 않은 것은?

① 계획 책정 후 프로그램 작성하고 예산을 편성하는 시스템이다.
② 합리적인 자원배분을 이룩하려는 제도이다.
③ 다년간에 걸친 사업재정계획을 수립하는 장기적 시계를 제공한다.
④ 부서별로 예산을 배정한다.

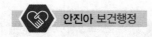

07

영기준예산에 대한 설명으로 옳지 않은 것은?

① 전년도 예산이나 정책·사업을 기준으로하지 않고 '0'의 수준에서 새로이 정책·사업을 편성하는 감축 중심의 예산제도이다.

② 우선순위에 의해 예산을 편성하는 총체적·상향적 예산결정 방식이다.

③ 합리적 의사결정과 재원배분을 통해 예산 낭비와 예산 팽창을 억제할 수 있다.

④ 수직적이고 상의하달식 의사결정을 통한 예산결정방식이다.

08

의료법인과 같이 비영리법인에서만 비용으로 계상하여 사용할 수 있는 계정과목은?

① 대손충당금

② 고유목적사업준비금

③ 감가상각충당금

④ 퇴직급여충당금

09

「의료법」 제69조에서 의료기관 회계기준을 준수하여야 하는 의료기관의 개설자는?

① 모든 의료기관 개설자

② 30병상 이상 병원 개설자

③ 100병상 이상 종합병원 개설자

④ 300병상 이상 상급종합병원 개설자

10

재무제표 중 일정 기간의 수익과 비용을 기입하여 일정 기간의 재무상태를 알 수 있는 것은?

① 재무상태표

② 손익계산서

③ 원가변동표

④ 원가계산서

11

의료의 미충족 필요에 대한 설명으로 옳은 것은?

① 필요가 있으나 의료 이용을 하지 못하는 경우

② 필요가 있어서 의료 이용을 한 경우

③ 필요가 없어서 의료 이용을 하지 않은 경우

④ 필요가 없으나 의료 이용을 한 경우

12

의료수요의 탄력성에 대한 설명으로 옳은 것은?

① 보건의료서비스 수요의 가격탄력성은 대부분 1보다 크다.

② 응급의료 수요의 가격탄력성은 0에 가깝다.

③ 성형수술, 피부시술과 관련된 의료의 수요 탄력성은 1보다 작다.

④ 대부분 의료수요는 가격의 변화에 따라 수요량의 변화가 민감하게 나타난다.

13

다음 중 앤더슨(Anderson)의 의료이용형태 중 소인성 요인에 해당하지 않는 것은?

① 성, 연령, 결혼상태 등의 인구학적 변수
② 직업, 교육정도, 인종 등의 사회구조적 변수
③ 질병과 보건의료에 대한 태도와 같은 개인의 건강에 대한 믿음
④ 가구의 소득 및 재산과 같은 경제학적 변수

14

국민의료비 중 경상의료비에 포함되지 않는 것은?

① 처방전, 약제비, 검사비, 수술비 등
② 의료인에게 직·간접적으로 제공하는 비용
③ 의료기관의 의료장비 구입비용 등
④ 지역사회 모자보건사업에 의한 비용 등

15

다음 중 국민의료비 증가요인에 해당하지 않는 것은?

① 첨단의료장비의 도입 ② 행위별수가제
③ 포괄수가제   ④ 정보의 비대칭

16

국민의료비의 상승을 억제하기 위한 대책으로 옳지 않은 것은?

① 1단계 의료이용보다는 2단계 의료이용을 강화한다.
② 의료수가제도의 개편하여 포괄수가제 도입을 확대한다.
③ 의료서비스 중 일부 항목에 대하여 보험급여를 제한한다.
④ 의료전달체계를 강화한다.

[Answer]

01 ①	02 ③	03 ②	04 ②	05 ③
06 ④	07 ④	08 ②	09 ③	10 ②
11 ①	12 ②	13 ④	14 ③	15 ③
16 ①				

01

① 한정성의 원칙: 시기, 목적에 있어 주어진 범위 내에서 사용해야 한다.
예외: 이용, 전용, 예비비, 이월, 계속비
② 사전승인의 원칙: 회계연도 개시 전에 결정
예외: 준예산, 전용, 사고이월, 예비비
③ 통일성의 원칙: 특정세입·특정세출을 연계해서는 안 된다는 원칙. 많아지면 독립회계가 난립하여 통일되어야 함
예외: 특별회계, 목적세, 기금
④ 공개성의 원칙: 모든 예산은 국민이 알기 쉽게 공개
예외: 신임예산(전시·안전보장 등의 이유로 행정부에서 부여하는 예산), 국방비, 정보비

02

품목별 예산제도는 세부적인 지출의 대상에 초점을 두어 정부가 무슨 사업을 하는지 알 수 없다.

03

PBS(성과주의 예산제도)는 예산을 사업별·활동별로 분류해 편성하는 예산제도로, 사업단위의 원가와 양을 계산하여 편성한다.

04

성과주의 예산제도는 사업 또는 활동별로 예산이 편성되므로 정부가 무슨 사업을 추진하는지 국민이 쉽게 이해할 수 있다.

05

PPBS(계획예산제도)는 장기적인 계획과 단기적인 예산편성을 프로그램을 통해 유기적으로 연결시킴으로써 합리적인 자원배분을 이룩하려는 제도이다.

06

계획예산제도는 부서별로 예산을 배정하는 것이 아니라 정책별로 예산을 배분한다.

07

영기준예산제도는 수평적·하의상달식 의사결정을 통한 예산결정방식이다.

08

고유목적사업준비금이란 비영리법인이 고유목적사업이나 지정 기부금에 지출하기 위해 일정한 한도 내에서 손금으로 계상한 준비금을 말한다.

09

「의료기관 회계기준 규칙」 제2조에 의하면 의료기관 회계기준 준수대상은 100병상 이상의 종합병원 개설자를 말한다.

10

손익계산서는 회계연도 또는 일정 기간 동안 재정운영의 성과(수익, 비용, 순이익)를 나타내는 재무제표이다.

11

의료 이용에서 미충족 필요란 의학적 필요는 있으나 의료 이용을 하지 못하는 상태를 의미한다.

12

- 의료의 수요탄력성 < 1
- 성형수술, 피부시술 탄력성 > 1(가격에 반비례)
- 대부분의 의료수요는 가격변화에 민감하지 않은 비탄력성이다.

13

- 소인성 요인
  - 성, 연령, 결혼상태 등 인구학적 변수
  - 직업, 교육정도 등 사회구조적 변수
  - 개인의 건강에 대한 믿음, 신념, 태도
- 가능성 요인
  - 가구소득, 재산 의료보험 등의 경제적 자원
  - 지역사회 자원(지리적 접근도)
- 필요 요인: 상병의 존재나 상병발생을 인지하는 것. 환자가 느끼는 필요, 의학적 필요

14

• 국민의료비 = 경상의료비 + 자본형성
• 경상의료비 = 개인의료비 + 집단의료비
• 자본형성 = 의료기관 시설장비 투자비용

15

포괄수가제는 의료비 절감을 유도한다.

16

국민의료비의 상승을 억제하기 위해서는 2단계 의료이용보다는 1단계 의료이용을 강화해야 한다.

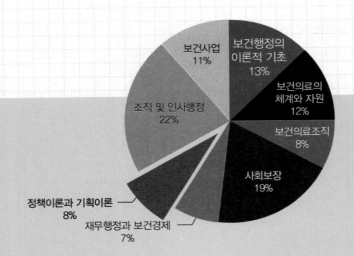

〈최근 10개년 영역별 평균출제빈도〉

구분	2015	2016	2017	2018	2019	2020	2021	2022	2023	2024	합계
보건행정의 이론적 기초	4	2	5	1	3	3	4	2	0	2	26
보건의료의 체계와 자원	3	1	2	5	1	2	1	3	3	4	25
보건의료조직	1	1	2	2	0	3	1	1	2	2	15
사회보장	3	5	3	4	2	3	4	5	4	5	38
재무행정과 보건경제	1	1	2	1	2	2	2	0	2	1	14
정책이론과 기획이론	2	2	2	0	2	3	2	0	3	0	16
조직 및 인사행정	3	4	3	6	6	4	4	5	5	4	44
보건사업	3	4	1	1	4	0	2	4	1	2	22
합계	20	20	20	20	20	20	20	20	20	20	200

〈최근 10개년 서울시 영역별 출제빈도분석(2015~2024)〉

정책이론과 기획이론

▌단원 길잡이

보건정책은 궁극적으로 양질의 보건의료서비스를 제공하여 국민의 건강증진을 이루고자 한다.
정책과 기획의 특성을 이해하고 정책과정 및 정책결정유형에 대해 학습한다.

▌핵심 키워드

정책유형 | 합리모형 | 만족모형 | 점증모형 | 혼합주사모형 | 최적모형 | 보건정책 |
기획의 특징 기획의 원칙 | 의사결정기법

Chapter 01 정책이론

제1절 정책의 기본개념

1 정책의 의의

(1) 정책의 정의

① 공공문제 해결과 공적 목표달성을 위해 정부에 의해 결정된 행동방침이다.
② 바람직한 사회를 이룩하려는 정책목표와 이를 달성하기 위해 필요한 정책수단에 대하여 권위 있는 정부기관이 공식적으로 결정한 기본방침이다.

(2) 정책의 특성 18 경기

① **정부 주체**: 공익을 우선시하며 공공기관이 주체가 된다.
② **목표지향성**: 실현하고자 하는 특정 목표가 있다.
③ **미래지향성**: 목표·가치를 실현하려는 미래의 행동대안이다.
④ **인본주의적 가치와 행동 추구**: 정책은 가치가 내포되어 있고 바람직스러운 가치를 창조하고 실현하는 과정이다.
⑤ **정치적 성격**: 자원의 배분과 관련되어 정치적 성격을 지닌다.
⑥ **문제해결 지향**: 바람직하지 않은 상태를 바람직한 상태로 변화시키는 변동대응적 성격을 지닌다.
⑦ **합리성 강조**: 바람직한 사회를 만들기 위한 수단 선택에서 합리성을 강조한다. 즉 여러 대안을 비교·검토하여 최적의 대안을 선택한다.

(3) 정책의 구성요소 17 경남

① **정책목표**: 정책을 통해서 달성하고자 하는 바람직한 상태를 말한다.
② **정책수단**: 정책목표를 달성하기 위한 행동방안으로 정책의 실질적 내용으로서 가장 중요한 정책의 구성요소이다.
③ **정책대상집단**: 정책집행으로 영향을 받는 집단을 말한다.

(4) 정책과정의 참여자 23 부산의료기술

① **공식적 참여자**: 국회, 대통령과 대통령실 보좌진, 행정기관과 관료, 사법부, 지방정부 등

② 비공식적 참여자: 정당, 이익집단, 시민단체, 언론매체, 정책전문가, 일반 시민과 여론 등

2 정책의 유형

15 경남, 16 보건직7급, 17 울산·충남·경북·충북·복지부7급·경기, 18 대구·인천, 19 서울·경기·강원·충남, 20 부산·서울7급·대구·울산, 21 경북·서울7급, 23 보건직

많은 학자들이 정책의 유형을 분류하였는데 그중 로위(Lowi)의 분류(분배정책, 규제정책, 재분배정책, 구성정책)가 가장 중요하고 많은 영향을 미쳤다.

(1) 분배정책(Distributive Policy, 배분정책)

① 국가가 국민에게 이익과 서비스를 분배해 주는 정책이다.

② 소요되는 자원은 원칙적으로 공공재원이며 불특정다수의 대상집단에게 혜택을 주는 것이므로 수혜자집단과 비용부담집단 간의 갈등이 발생하지 않는다.

③ 분배정책의 수혜자들이 서비스와 편익을 더 많이 배분받으려고 다투는 현상이 발생한다.

> 예 정부의 도로건설, 기업에 대한 수출보조금, 하천 및 항만사업, 지방단체 국고보조금, 무의촌에 대한 보건진료, 택지공급, 벤처기업 창업지원금, 농업장려금, 주택자금의 대출, 택지분양 등

(2) 규제정책(Regulatory Policy)

① 개인이나 일부집단에 대해 재산권행사나 행동의 자유를 구속·억제하여 반사적으로 많은 다른 사람들을 보호하려는 목적을 지닌 정책이다.

② 법률의 형태로 정책의 불응자에게 강제력을 행사하게 된다.

③ 정책결정 시 정책 수혜자와 피해자를 선택하게 됨으로써 관련 집단 간 갈등이 발생한다.

> 예 환경오염과 관련된 규제, 공공요금 규제, 기업활동 규제, 의료기관 과대광고 규제, 독점금지, 부동산투기억제책, 노점상 단속, 의사면허, 병원설립인허가 등

(3) 재분배정책(Redistributive Policy)

① 고소득층으로부터 저소득층으로의 소득이전을 목적으로 하는 정책이다.

② 특정 개인에게 이익이나 손실을 주기 위한 것이 아니고 사회적으로 상대적 불이익 계층이나 집단을 위해 고소득 계층에게 재산이나 권력의 손실을 감수할 것을 요구한다.

③ 계층과 집단 간 이해관계가 첨예하게 대립되고 갈등이 많다.

> 예 공공부조제도, 누진소득세 제도, 저소득층에 대한 세액 공제나 감면, 영세민 취로사업, 임대주택의 건설 등

Tip

포크배럴과 `로그롤링
분배정책은 정부가 가지고 있는 한정된 자원을 여러 대상들에게 배분하는 것이므로, 분배정책의 수혜자들은 서비스와 편익을 더 많이 배분 받으려고 다투게 되는 포그배럴(pork barrel)이나 로그롤링(log-rolling) 등의 현상이 발생한다.

(1) **포크배럴(pork barrel)**
'구유통 정치' 또는 '돼지고기통 정치'라고도 하며 이권 또는 정책 교부금을 얻으려고 모여드는 의원들이 마치 남부의 농장에서 농장주가 돼지고기통에서 한 조각의 고기를 던져 줄 때 모여드는 노예와 같다는 뜻에서 유래된 용어. 돼지구유식 갈라먹기

(2) **로그롤링(log-rolling)**
이권이 결부된 몇 개의 법안을 관련 의원들이 서로 '투표의 거래'나 '투표담합' 행위를 통해 통과시키는 행태를 '협력하여 통나무를 굴리는 현상'에 빗대어 설명하는 미국의 의회용어

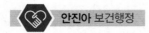

(4) 구성정책(Constitutional Policy)

① 사회전체를 위한 이익과 정부자체를 대상으로 하는 정책이다.

② 정부를 구조화하고 운영하는 일과 관련이 있을 뿐만 아니라 선거구의 조정과도 관련이 있기 때문에 모든 정당이 큰 관심을 가지고 영향력을 행사하려 한다.

> 예 정부기관의 설립이나 변경, 선거구 조정 등 정부기구의 구성 및 조정과 관련된 정책, 공직자의 보수 책정, 군인 퇴직연금에 관한 정책

(5) 추출정책(Extractive Policy)

국가의 정책적 목표에 의해 일반 국민들에게 인적·물적 자원을 부담시키는 정책이다.

> 예 조세, 징병, 공중보건의 제도, 강제저축, 방위성금, 물자수용, 강제적 토지수용, 노력동원 등

(6) 상징정책(Symbolic Policy)

정부가 정치체제에 대한 정당성과 신뢰성 및 국민통합성 증진을 위해 국내외 환경에 산출시키는 이미지나 상징과 관련된 정책이다.

> 예 애국지사 동상 건립, 경복궁 복원, 군대열병, 88서울올림픽, 대전 엑스포, 평창 동계올림픽 등

표 6-1 정책의 분류

학자	정책분류
Lowi	분배정책, 규제정책, 재분배정책, 구성정책
Almond & Powell	분배정책, 규제정책, 추출정책, 상징정책
Ripley & Franklin	분배정책, 경쟁적 규제정책, 보호적 규제정책, 재분배정책
Salisbury	분배정책, 규제정책, 재분배정책, 자율적 규제정책

 심화 규제정책 [45]

(1) 경쟁적 규제정책

① 분배정책과 보호적 규제정책의 혼합형이라 할 수 있다.

② 많은 이권이 걸려있는 서비스나 용역을 특정 개인이나 기업체, 단체에게 부여하면서 이들에게 특별한 규제장치를 부여하는 정책을 말한다.

③ 이권을 부여받게 되는 당사자는 독과점적인 이익을 얻게 되기 때문에 관련인들은 서로 이 이권을 차지하기 위하여 경쟁한다.

④ 이권을 부여하는 대신 정부는 이들 당사자들에게 적정 요금수준, 운항회수, 서비스의 질에 대한 기준의 설정 등에 의무를 부여하여 적절히 통제하게 된다.

---

45) 문재우 외, 보건행정학(제8판), 계축문화사, 2021, p.198~200.

⑤ 경쟁적 규제정책의 예: 항공기 산업, 텔레비전 주파수, 버스나 선박, 항공의 운항노선 할당, 이동통신 사업자 선정, 중화학 및 자동차 사업자 선정 등

(2) 보호적 규제정책

① 정부가 관련된 일부의 사람들을 규제함으로써 반사적으로 다수의 일반 국민을 보호하기 위한 정책이다.

② 규제로 인한 비용의 부담자와 수혜자가 뚜렷이 구분되기 때문에 이들간의 이해관계가 첨예하게 대립될 수 있다.

③ 규제정책의 대부분은 보호적 규제정책이다.

④ 보호적 규제정책의 예: 보험수가에 의한 의료비 규제, 최저임금제, 항공·철도요금 등의 책정, 독과점규제를 위한 공정거래법, 직업 및 작업장의 안전규제, 식품 및 의약품 안전규제, 소비자보호 정책, 환경규제정책 등

(3) 자율적 규제정책

① 자율적 규제정책은 규제대상이 되는 당사자에게 그 소속의 활동에 대해 스스로 규제 기준을 설정하고 그 집행까지도 위임하는 경우를 말한다.

② 의사와 변호사 등과 같은 전문직업의 면허제도 등이 자기규제정책의 좋은 예이다.

③ 이 유형의 정책은 명백한 상실집단이 존재하지 않으며 정책을 둘러싼 갈등도 심각하지 않다. 의료부문에서 시장진입을 특정 전문직에게만 허용하고 이들에게 광범위한 자율성을 제도적으로 보장하는 경우 의료서비스 시장의 의료인과 의료기관에게 유리하게 되는 방향을 나아갈 가능성을 배제할 수 없다.

제2절 정책과정

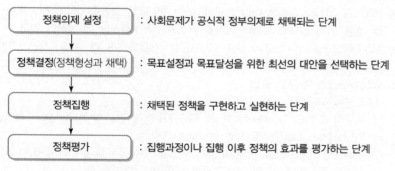

그림 6-1 정책의 과정 17 경기·인천, 18 호남권, 19 강원

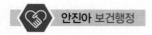

1 정책의제 설정

(1) 정책의제

정부가 공식적으로 다루기로 결정한 정책문제로서 '정치적 해결의 필요성을 가진 사회문제'를 의미한다.

(2) 일반적인 정책의제 형성과정

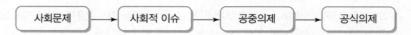

① **사회문제의 인지**: 어떠한 문제가 관련된 개인이나 집단에 의해 사회문제로 인식되는 것

② **문제의 사회적 쟁점화**(사회적 이슈): 인식된 사회문제에 대해서 부정적 견해를 가지거나 해결방법에 대해 다른 견해를 가진 다수의 집단이 나타나, 문제해결점에 합의점을 찾지 못하고 갈등이 야기되는 단계

③ **쟁점의 공중의제화**(공중의제, 체제의제): 공중의제는 일반대중의 주목을 받을 가치가 있으며 정부가 문제해결을 하는 것이 정당한 것으로 인정되는 사회문제

④ **쟁점의 정부의제화**(공식의제, 제도의제): 정부의 공식적인 의사결정에 의하여 그 해결을 심각하게 고려하기로 명백히 밝힌 문제들

> **참고** **무의사결정**(Non-decision Making)
>
> (1) 정책의제로의 채택에 실패하는 것으로, 지배집단의 가치나 이익에 대한 잠재적 도전 가능성이 있는 정책문제가 의제의 지위에 도달하기 이전에 좌절되는 것을 말한다.
>
> (2) 엘리트의 가치나 이익에 대한 잠재적이거나 현재적인 도전을 억압하거나 방해하는 결정, 기존 엘리트 세력의 이익을 옹호하거나 보호하는 데 목적이 있다.
>
> (3) 결정자(엘리트)의 무관심이나 무능력으로 인한 무결정이 아니라 결정자 자신의 이익과 상충되는 도전과 주장을 적극적으로 좌절시키는 의도적 무결정현상을 지칭한다.
>
> (4) 무의사결정의 수단과 방법
> ① 폭력을 이용하는 방법
> ② 적응적 흡수(Co-optation): 변화 주도자에 대해 현재 부여되어 있는 혜택을 박탈하거나, 새로운 이익으로 매수하는 방법
> ③ 지배적인 가치·신념·편견의 동원: 새로운 주장을 비애국적·비윤리적 또는 지배적 정치이념에 위반되는 것으로 낙인찍는 방법을 의미
> ④ 우리나라에서 1970년대까지 복지정책, 노동정책, 환경오염규제 정책 등이 경제발전 제일주의라는 정치이념에 억눌려서 정책 문제화되지 못한 것이 그 예이다.
> ⑤ 현존 규칙·절차의 재편성: 가장 간접적이며, 우회적인 방법으로 정치체계의 규범, 규칙, 절차 자체를 수정·보완하여 정책의 요구를 봉쇄하는 방법

❖ 사회문제
개인문제가 특정한 다수에게 장기간에 걸쳐 반복적으로 일어나는 문제

❖ 사회적 이슈가 체제의제로 전환될 조건
• 많은 사람들이 관심을 가지고 있거나 알고 있어야 하며,
• 어떤 방식이든 정부의 조치가 필요하다고 다수가 생각해야 하고,
• 문제가 정부의 개입이 필요한 영역 내의 것이라고 다수가 믿어야 한다.

(3) 주도집단에 의한 정책의제 설정과정: 콥과 로스(Cobb & Ross)

15 대구 · 경기, 19 충북

① **외부주도형**(Outside Initiative Model)

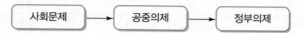

- ㉠ 정부 밖에 있는 집단이 압력을 가하여 사회문제를 해결해 줄 것을 요구하는 형태
- ㉡ 선진국처럼 다원화된 정치체계에서 나타나는 유형으로 언론기관과 정당의 역할이 매우 중요
  - **예** 낙동강 수질오염 개선, 금융실명제, 양성평등채용목표, 그린벨트지정 완화 등

② **동원형**(Mobilization Model)

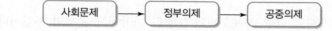

- ㉠ 정부 내의 정책결정자들이 주도하여 정부의제를 만드는 경우
- ㉡ 주로 정치지도자들의 지시에 의해 사회문제가 바로 정부의제로 채택
- ㉢ 일반대중이나 관련 집단들의 지지를 얻기 위해 정부의 PR활동을 통해 공중의제화 진행
- ㉣ 주로 정부의 힘이 강하고 민간부문의 힘이 취약한 후진국에서 나타남
  - **예** 새마을 운동, 의료보험제도 실시, 서울시 지하철 건설, 행정수도 이전 등

③ **내부접근형**(Inside Access Model, 내부주도형, 음모형)

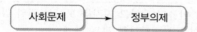

- ㉠ 정부기관 내의 관료집단이나 정책결정자에게 쉽게 접근할 수 있는 외부집단이 최고정책결정자에게 접근하여 정부의제화 하는 경우
- ㉡ 의제 형성과정에 일반국민이나 집단의 참여를 배제시킨 가운데 정책담당자들에 의해 바로 정책의제로 채택
- ㉢ 주로 국민이 사전에 알면 곤란한 문제를 다룰 때, 시간이 급박할 때, 의도적으로 국민을 무시하는 정부, 부와 권력이 집중된 국가에서 발생

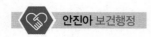

표 6-2 정책의제 설정유형 비교

	외부주도형	동원형	내부접근형
전개방향	외부 → 내부	내부 → 외부	내부 → 내부
공개성	높음	중간	낮음
참여도	높음	중간	낮음
사회·문화적 배경	• 평등사회 (다원사회)	• 정부의 힘이 강하고 민간부문의 힘이 취약한 후진국	• 불평등 사회(부와 권력이 편중된 사회) • 시간이 급박할 때 의도적으로 국민을 무시 • 국민이 사전에 알면 곤란한 문제를 다룰 때

2 정책결정 21 서울7급

정책의제가 설정되고 나면 정책문제의 본질을 파악해서 문제의 해결이나 완화를 위한 정책수단을 마련하는 활동에 들어가게 된다. 이와 같이 정책문제의 파악을 통한 목표의 설정과 수단을 마련하는 활동을 정책결정이라고 한다.

(1) 정책결정과 정책형성

공적 문제해결을 위해 미래의 합리적 정책대안을 탐색하고 평가·선택하는 일련의 동태적·역동적 과정이다.

정책형성	문제해결에 이바지할 수 있고 실현가능한 대안들을 발전시키는 단계로 여러 정책대안을 제시
정책결정 (정책채택)	최종안을 선택하고 지지를 모아서 권위 있는 기관이 의결하거나 합법성을 부여하도록 하는 단계

(2) 특징

① 정책결정의 주체는 정부기관이다.
② 정치적 영향을 받는다.
③ 장래의 일반적인 정부의 활동지침이다.
④ 정책결정의 수준은 주로 정치 및 행정체계의 발전수준에 따라 이루어진다.
⑤ 동태적인 과정이다.

	의사결정	정책결정
주체	개인, 사적조직, 정부조직 등	정부조직
대상	사적 문제해결	공적 문제해결(행정에서의 의사결정)
추구이익	사익	공익
결정의 구속력	강제성·법적 구속력 약함	강제성·법적 구속력 강함
성격	공공성·정치성 약함	공공성·정치성 강함
계량화	용이	곤란(질적 요인 및 불확실성 때문)
결정사항	모든 합리적 대안 선정	정부활동지침

(3) 정책결정 과정 17 부산, 20 서울·충북, 21 강원·서울7급

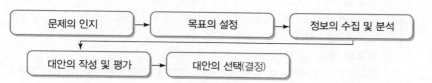

① **정책문제의 인지 및 정의**: 정책결정의 첫 번째 단계로 상황분석을 통해 정책문제가 무엇인지에 대한 정확한 인지가 필요하다.

② **정책목표의 설정**: 미래에 도달하고자 하는 바람직한 상태인 목표를 설정한다.

③ **정보의 수집 및 분석**: 문제의 해결을 위하여 관련 정보와 자료를 수집하고 분석하는 단계이다.

④ **대안의 작성 및 평가**: 문제해결을 위하여 다양한 과학적 관리기법을 활용하여 대안을 비교·분석한다. 정책대안의 비교·평가 시 효과성, 비용편익 분석, 파급효과, 실현 가능성 등이 고려된다.

⑤ **대안의 선택**: 작성·평가된 대안들 중에 최적의 대안을 선택한다.

보충 정책목표의 변동

목적(Goal)	• 궁극적으로 달성하고자 하는 것에 대한 일반적 기술 • 정신적, 철학적 내용을 담고 있는 경우가 많으며 장기적이다.
목표(Objectives)	• 목적을 달성하기 위해 필요한 변화에 대한 구체적 기술 • 구체적이며 단기적이다.

(1) 변동 요인

① **결정주체의 변경**: 선거나 쿠데타 등으로 인한 결정주체의 변화

② **관료조직 내 연합구조의 변동**: 이해관계자들 간의 연합구조의 변경

③ **정책목표 자체의 성격적 요인**: 목표가 추상적인 경우 실제 적용과정에서 변동 야기

Tip

• **정책문제의 인지**: 정부가 해결해야 하는 문제에 대한 인식
• **정책문제의 정의**: 문제의 구성요소, 원인·결과 등의 내용에 대한 규정

Tip

정책목표의 기능
• 정부의 미래상과 방향 제시
• 정부의 존재 이유와 활동 및 임무의 정당화
• 다양한 정책수단 중에서 최선의 정책대안을 선택하는 기준
• 정책집행 과정에서 일련의 결정들을 위한 지침으로서 역할
• 정책집행 후에 성과를 평가하는 정책평가의 기준

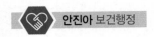

④ **기술적 조건의 변화**: 새로운 관리수단이나 새로운 과학기술의 발달
⑤ **기타 환경적 요인**: 새로운 정치제도나 이념의 추구, 경제적 여건의 변화 등

(2) **변동 형태**

① **목표의 비중 변동(전환, Distortion)**: 정책목표들 간의 중요성이나 우선순위가 변화하는 것
예 예산에서 방위비, 경제개발비, 사회복지비의 비중 변동

② **목표의 승계(Succession)**: 본래 목표를 달성하였거나 달성할 수 없다는 것이 확실해졌을 때, 조직이 폐지되는 것이 아니라, 새로운 목표를 설정하여 조직이 존속하는 것. 이를 통해 조직의 항구성을 야기함
예 올림픽조직위원회가 올림픽이 끝난 후 국민체육진흥공단으로 존속하는 것

③ **목표의 추가**: 기존의 목표에 새로운 목표를 첨가함으로써 목표의 다원화로 인도하는 것
예 적십자활동이 전시에서만 활동하다가 평화 시 활동이 추가되는 것

④ **목표의 확대**: 목표의 범위가 확장되거나 목표의 수준을 보다 더 높이는 것
예 농촌새마을운동에서 도시새마을운동으로 확대, 2002년 월드컵 16강 목표가 4강 목표로 확대 조정

⑤ **목표의 축소**: 목표의 수나 범위가 줄어드는 것
예 민주화의 진전으로 국정원이 국내 정치에 관여하지 않고, 국외 정보수집에 집중

⑥ **목표의 대치**: 조직이 추구하고자 하는 원래의 본질적 목표가 다른 목표로 뒤바뀌어 조직의 목표가 왜곡되는 현상으로 원래 설정한 1차적 목표(종국적 가치)를 고려하지 않고, 2차적 목표(수단적 가치)에 집착하는 것
예 법규만능주의적 태도: 교통단속관이 안전의 본질적 목적이 아닌 범법자 적발에만 관심

3 **정책결정의 제약요인** 46) 19 울산

(1) **인간적 요인**

① 정책결정자가 가지고 있는 감정·동기·가치관 그리고 과거의 경험이나 개인적 판단에 의해서 영향을 받는다.

② 인간은 근본적인 한계가 있다. 즉, 정책결정자는 근본적으로 전문지식과 시간의 부족, 인지능력의 한계 등으로 불확실한 장래에 나타난 결과를 정확하게 예상한다는 것은 불가능하다.(미래예측의 불확실성)

③ 정책결정자의 전근대적 가치관(가족주의, 운명주의, 연고주의, 권위주의)과 병리적 행태(무사안일, 선례답습주의, 무능, 보수주의) 등도 합리적 정책결정의 제약요인으로 작용한다.

Tip

정책결정의 제약요인
- 정경유착
- 미래예측의 불확실성
- 점증주의적 결정(선례답습주의)
- 그레샴의 법칙
- sunk cost 발생
- 의사결정자의 독단적·주관적 가치관의 적용

---

46) 문상식 외, 보건행정학(제8판), 보문각, 2021, p.274.

(2) 구조적 요인

① 정책결정기구의 지나친 집권화, 지나친 전문화로 인한 할거주의 현상은 정책결정요인의 제약요인이 된다.

② 의사전달체계가 왜곡되어 있거나 전문적인 정책결정 전담기구의 부족, 복잡한 정책결정절차로 인한 문서주의 등도 제약요인이 된다.

(3) 환경적 요인

① 조직활동의 대안으로 선택할 수 있는 목표나 문제가 다양하고 복잡한 경우, 이익집단이나 정치세력의 반대에 직면하는 경우, 사회관습과 규범의 요인에 의해서 영향을 받는다.

② 일반적으로 사회관습과 배치된 결정을 취한다는 것은 현실적으로 어렵다.

③ 매몰비용(sunk cost)의 문제도 제약요인으로 작용한다.

4 정책집행

(1) 정책집행

정책의 내용을 실현시키는 과정으로, 정책집행의 방법은 하향식과 상향식으로 나뉜다.

하향식 정책집행	최고정책결정자가 일선관료에게 상의하달식으로 전달
상향식 정책집행	현지 적응에 적합하도록 일선관료에게 재량권을 부여하는 방식

(2) 정책집행의 특징

① 정치적 성격을 가진 하나의 정책과정이다.

② 정책과 정책결과를 연결시키는 매개변수로서의 성격을 가지며 정책집행은 정책을 실천에 옮기는 과정이다.

③ 정책결정과정이 상호의존성을 가진다.

④ 정책집행은 목표를 수행하는 단일 방향적인 과정이 아니라 역동적, 복합적, 상호작용적인 순환과정이다.

(3) 정책집행의 순응과 불응 [47)]

① 순응이란 정책집행자나 정책대상집단이 정책결정자의 의도나 정책에 대해서 일치된 행위를 하는 것을 말하며 그렇지 않은 경우는 불응이라 한다.

---

47) 문상식 외, 보건행정학(제8판), 보문각, 2021, p.275~276.

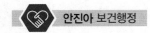

② 정책에서 정책집행자가 정책을 집행하지 않거나 정책대상집단이 정책내용이 요구하는 행태변화를 수반하지 않으면 정책은 실패로 돌아가기 때문에 순응은 성공적인 정책집행의 중요한 요소이다.

③ 정책집행의 순응의 원인

　㉠ 정책담당기관의 정통성과 신뢰성이 있고 정책이 정당한 절차에 따라 결정되었다는 신념을 갖게 되면 정책에 순응한다.

　㉡ 정책내용이 실현가능성이 있고 목표가 적합하며 정책수단이 효과적이고 능률적이면 정책에 순응한다.

　㉢ 개인이나 집단이 정책의 수용을 통해 직접이익을 얻을 수 있다고 생각하는 사람들은 정책에 순응한다.

　㉣ 정책에 불응하면 벌금이나 처벌 등이 수반되는 경우 정책에 순응한다.

　㉤ 정책에 대한 수용력은 시간의 경과에 따라 증가한다. 처음에 논란이 많은 정책도 사람들에게 친밀하게 되면 수용력이 높아진다.

④ 정책집행의 불응의 원인

　㉠ 정책목표를 달성할 수단이 결여되어 있을 때, 정책집행자들이 정책의 목표에 동의하지 않을 때 불응한다.

　㉡ 정책결정기관의 정통성이나 도덕성에 대한 믿음이 결여된 경우, 순응에 필요한 자원이 부족한 경우에는 불응이 일어난다.

　㉢ 정책담당자의 공정한 태도나 일관성이 결여된 경우, 정확한 정보를 획득하지 못하여 정책내용을 모르는 경우에는 불응이 일어난다.

⑤ 순응의 확보방안

　㉠ 교육과 설득을 통하여 순응을 확보한다. 정책집행기관은 교육과 설득을 통하여 정책이 합리적이고 필요하며 사회적으로 유익하다는 것을 이해시키고 동의를 구한다.

　㉡ 편의의 제공을 통하여 순응을 확보한다. 정책담당자는 정책에 순응하는 사람에게 경제적 이익과 같은 편익을 제공함으로써 대상집단의 자발적인 순응을 유도할 수 있다.

　㉢ 처벌과 강압과 같은 제재수단을 통하여 순응을 확보한다. 정책의 불응에 대한 벌금을 부과하거나 혜택을 박탈함으로써 순응을 확보한다. 그러나 이 방법은 개인의 인권과 재산권이 침해되며 감정적 적대심을 자극할 수도 있다.

　㉣ 정책목표를 명확히 하고 정책집행이 일관성 있고 공정하게 이루어질 경우 순응확보가 가능하다.

　㉤ 정책을 잘 모르는 집단에게 정보를 제공하여 정책에 협조하도록 한다.

심화 정책집행에 영향을 미치는 요인 48)

(1) 내부요인

① 정책목표가 명확하게 정의되어 있는지 없는지에 따라 정책집행에 영향을 미친다.

② 정책 자체의 성격, 즉 신규정책, 분권화된 정책, 논란이 많은 정책, 복잡한 정책, 위기정책 등에 의해 제약을 받는다.

③ 정책집행에 필요한 인적·물적 자원확보 정도와 정보, 권한 정도 등이 영향을 미친다.

④ 정책집행자의 성향, 즉 집행자의 심리적 태도나 가치관 등은 물론 행태적 특징도 정책의 집행에 영향을 미친다.

⑤ 집행기관의 조직구조이다. 집행기관은 비교적 권위적이고 집권적인 계층구조를 가지게 되는데 효율적인 정책집행을 위해서는 신속한 대응구조를 가져야 하며 민주적이고 분권적인 구조를 신축성 있게 활용하여야 한다.

⑥ 집행기관의 규칙이나 절차 및 커뮤니케이션 체계 등도 지대한 영향을 미친다.

(2) 외부요인

① 정치·경제·사회 등 환경적 여건의 변화는 정책집행에 큰 영향을 미친다.

② 정책집행시 해당정책과 연계된 관련단체들이 정책집행에 적극성을 보이고 자원을 지원하면 정책집행이 용이하다.

③ 정책결정기관의 지지이다. 대통령과 국회와 같은 정책결정기관은 정책집행에 필요한 자원의 배분권한이 있기 때문에 정책집행에 중대한 영향을 미친다.

④ 대중매체의 관심과 여론의 지지이다. 대중매체와 국민의 여론이 정책에 얼마만큼 지속적으로 관심을 표명하느냐가 중요하다.

보충 정책변동

(1) 의의

정책이나 프로그램의 내용이나 집행방법이 변하는 것을 의미

(2) 정책변동의 유형(Hogwood와 Peters의 유형)

① **정책혁신**: 완전히 새로운 정책을 채택하는 것을 의미함. 새로운 정책을 채택한다는 것은 새로운 정책내용을 형성할 뿐만 아니라 그에 관한 조직, 법률, 예산 등을 새로 만들어야 함을 의미[무(無) → 유(有)]

② **정책유지(정책의 적응적 유지)**: 정책의 기본골격은 유지하면서 구체적인 구성요소를 완만하게 대체·변경하는 것을 의미함. 원래의 정책목표에 충실할 수 있도록 정책산출을 조정하는 정책변동

> **예** 정책목표의 변동없이 정책의 혜택을 받는 집단의 범위나 혜택의 수준을 조정하는 경우

---

48) 문상식 외, 보건행정학(제8판), 보문각, 2021, p.276~277.

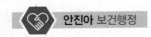
③ **정책승계**: 현존하는 정책의 기본적 성격을 바꾸는 것으로서 정책의 근본적인 수정을 필요로 하는 경우, 정책을 없애고 새로운 정책으로 완전히 대체하는 경우까지를 포함한다.
　정책목표는 변환되지 않지만 정책수단인 사업, 조직, 예산의 중대한 변화가 발생. 정책혁신이나 정책종결보다 정책승계의 빈도가 높다.
④ **정책종결**: 정책목표가 달성되어 문제가 소멸되었거나, 달성이 불가능한 경우 다른 정책에 의한 대체 없이 기존 정책을 완전히 소멸시키는 것을 의미한다. 새로운 정책 없이 기존정책이 사라짐[유(有) → 무(無)]

5 정책평가

(1) 정책평가 의의 및 목적 [49]

① 정책평가는 정책이나 사업계획의 집행결과가 의도된 정책목표를 실현하였는가, 당초 생각되었던 정책문제의 해결에 기여하였는가, 어떤 파급효과 내지 부차적 효과를 가져왔는지를 체계적으로 탐색·조사·분석하려는 활동을 의미한다.
② 정책평가의 목적은 정책이 국민의 요망에 어느 정도 대응하고 있는가, 합리적 정책결정에 도움이 되는 정보를 제공하며, 정보의 분석을 통해 정책의 수정·보완과 자원의 재분배를 가능케 하며, 정책·사업계획을 집행하는 행정인이 평가를 통하여 자기활동을 새로운 관점에서 파악할 수 있게 하는데 있다.

(2) 정책평가의 기준 [50] 15 서울·울산, 17 보건직7급, 18 경기·부산, 19 인천·서울7급, 20 경기·경북

① **효과성**(Effectiveness)
　㉠ 의도한 정책목표가 충실히 달성되었는지 여부(비용은 고려하지 않음)
　㉡ 의도했던 정책효과가 과연 그 정책 때문에 나왔는지의 여부 판단
② **능률성**(Efficiency)
　㉠ 적은 비용으로 산출의 극대화를 달성했는지의 여부
　㉡ 적은 투입으로 보다 많은 산출 달성
③ **대응성**(Responsiveness)
　㉠ 정책이 특정집단의 요구나 선호·가치를 만족시키는 정도
　㉡ 정책 수혜자들의 만족정도가 기준
　㉢ 정책실시 전의 여론조사와 정책실시 후의 여론조사의 일치성 여부

---

49) 문상식 외, 보건행정학(제8판), 보문각, 2021, p.276.
50) 위의 책, p.279~280.

④ **형평성**(Equity)

　㉠ 비용과 편익이 상이한 집단 간에 공정하게 배분되고 있는가에 대한 기준

　㉡ 정치적 합리성을 측정하는 중요한 기준

⑤ **적합성**(Appropriateness, 적절성)

　㉠ 정책문제해결을 위해 사용된 수단이나 방법들이 바람직한 수준에서 이루어졌는가를 평가하는 기준

　㉡ 목표와 채택된 대안과의 관계를 보고 판단

　　예 '비행을 저지른 청소년에 대해 체벌을 가하는 것이 적합한가 혹은 부적합한가?'라는 질문 → 목표는 '비행청소년을 선도하는 것'이고, 채택된 대안은 '체벌'이며, 적절성은 목표와 채택된 대안과의 관계를 보고 판단

⑥ **국민의 만족도**(Satisfaction)

　㉠ 정책에 대한 국민 혹은 주민(선거구민)의 지지를 얻는 것

　㉡ 정책을 입안할 때 국민들의 요구가 얼마나 잘 수렴되어 반영되었는지를 검토하는 것

(3) 평가시기에 따른 정책평가 유형 51) 21 울산·경남보건연구사

① **형성평가**(formative evaluation＝과정평가, 도중평가, 진행평가)

　㉠ 정책이 집행되는 도중, 사업계획을 형성·개발하는 과정에서 수행되는 평가로서 과정평가·도중평가·진행평가 등으로 불린다.

　㉡ 정책이 집행되는 과정이 적절한지를 확인하고 정책 수단에서 최종 목표까지 연계되는 인과관계가 적절한지 등 정책집행 과정에서 발생하는 문제점을 해결하려는 목적으로 수행되는 평가이다.

　㉢ 정책 프로그램에 대한 피드백을 위해 주로 내부 평가자와 외부 평가자의 자문에 의해 평가를 진행하며, 그 결과는 정책집행에 환류된다.

② **총괄적 평가**(summative evaluation＝사후평가)

　㉠ 정책이 집행된 후에 수행되는 평가이다.

　㉡ 주로 정책이 당초 의도했던 목적을 달성했는지의 여부를 판단하는 정책효과성 평가나 능률성 평가를 목적으로 수행된다. 평가결과는 정책 프로그램의 지속, 중단, 확대 등 정책적 판단 혹은 의사결정에 활용된다.

　㉢ 정책 프로그램의 최종적 성과를 확인하기 위해 주로 외부 평가자에 의해 수행된다.

---

51) 신용한, 2019 compass 행정학개론, 위메스, p.292.

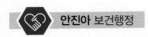

(4) 평가의 목적에 따른 정책평가 유형 52) 21 경남보건연구사

① **과정평가**(process evaluation): 과정평가는 평가의 대상이 집행과정인 평가로서 다시 평가의 내용과 목적에 따라 좁은 의미의 과정평가와 집행과정평가로 구분된다.

㉠ 협의의 과정평가: 정책효과를 결과로 하고 정책수단을 원인으로 하여 인과관계를 파악하되 도중에 개입되는 매개변수도 확인함으로써 인과관계의 경로를 검증·확인하려는 평가이다.

㉡ 집행과정평가(집행분석): 정책의 집행이나 사업의 운영이 원래의 집행계획(plan)이나 집행설계에 따라 이루어졌는지를 확인하여 이에 벗어난 부분을 파악하는 평가이다.

② **영향평가**(impact evaluation): 정책에 따른 변화(영향)가 평가의 대상이 된다.

㉠ 정책이나 사업이 의도한 방향으로 변화를 가져왔는지 여부를 평가한다. 즉 정책이 집행된 후 정책이 사회에 미친 영향을 평가한다.

㉡ 정책의 실현이 미친 직접·간접의 사회적 영향을 평가하는 것이다.

제3절 정책결정모형

1 개인적 차원의 정책결정모형

15 전북, 17 대구·부산·경북, 18 대구, 19 경남·인천, 20 서울·호남권·대구, 21 서울·부산, 22 보건직·충북보건연구사

(1) 합리모형(Rational Model) 16 보건직7급, 17 강원·인천, 18 경기, 19 강원·경북, 21 서울

① 개념

㉠ 의사결정자의 완전한 합리성을 가정하고, 목표나 가치가 명확하게 고정되어 있다는 가정하에 목표달성의 극대화를 위해 최선의 대안 선택을 추구하는 결정모형

㉡ 의사결정자들은 관련된 모든 대안을 탐색할 수 있고, 그 대안들에 대한 모든 정보를 고려하고 분석·예측하여 최선의 대안을 선택한다는 것을 전제로 한 이론모형

---

52) 신용한, 2019 compass 행정학개론, 위메스, p.293.

② 특징

    ⊙ 의사결정자의 전지전능성의 가정을 전제로 한다.

    ⓒ 각 대안으로부터 나타날 모든 결과가 계산되고 예측이 가능하여 최적의 대안을 선택한다.

    ⓒ 결정자는 목표나 가치를 극대화하는 대안을 선택한다.

    ⓔ 정치적 합리성은 고려하지 않고 경제적 합리성만을 추구한다.

    ⓜ 문제와 대안의 분석을 위해 관리과학의 제 기법 등을 활용하여 문제해결의 총체주의를 실현하려고 한다.

③ 효용

    ⊙ 대안들에 대한 체계적 분석을 통해 정책의 합리적 분석에 기여한다.

    ⓒ 각 대안들에 대한 객관적 평가가 가능하다.

    ⓒ 선례답습적 정책결정에서 탈피하여 쇄신적 정책결정을 가능하게 한다.

    ⓔ 환경변화에 대한 유연한 적응이 가능하다.

    ⓜ 소수 엘리트에 의한 국가발전을 도모하는 개발도상국의 정책결정을 설명하는 데 적합하다.

    ⓗ 합리모형의 예산제도인 계획예산(PPBS), 영기준예산(ZBB)의 기반이 된다.

④ 한계

    ⊙ 과학적 분석에만 주력하므로 인간의 주관적 가치판단을 무시한다(계량화할 수 있는 것에만 집중하여 적용범위가 제약됨. 질적 분석이 곤란).

    ⓒ 인간은 완벽한 미래예측능력이 없으며 지적능력에도 한계가 있다.

    ⓒ 완전한 대안의 선택·발견에는 많은 시간과 비용이 소요된다.

    ⓔ 정책목표가 유동성·변동성을 지닌다는 것을 간과한다.

    ⓜ 매몰비용(Sunk Cost)이 존재하는 경우 합리적 선택범위가 제한된다.

    ⓗ 인간에 대한 지나친 낙관주의와 이상주의에 입각하였다.

(2) 만족모형(Satisficing Model) 19 서울7급, 21 경남보건연구사

① 개념

    ⊙ 사이먼과 마치(Simon & March)의 행태론에서 주장된 이론으로 합리모형의 현실적 제약점을 극복하기 위해 제시된 모형

    ⓒ 인간이 완전한 합리성이 아닌 제한된 합리성을 가진 존재라는 것에 기초하여 현실적으로 만족할 만한 수준에서 결정된다는 이론

    ⓒ 현실 속의 정책담당자들은 '완전한 합리성'하에 '최적대안'의 추구가 아닌 '제한된 합리성'하의 '만족대안'에서 결정함을 설명하는 실증적·귀납적 접근법

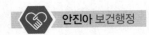

② 특징

    ㉠ 인간을 '경제인'이 아닌 '행정인'의 가정에 기초하여 현실에서의 여러 제약요인들(인지능력, 시간, 경비의 부족 등)을 고려할 때 인간은 제한된 합리성을 추구할 수밖에 없음

    ㉡ 결정자의 개인적·심리적 차원(만족)에 치중하여 정책을 설명하고자 하는 모형

    ㉢ 실제 의사결정자는 모든 대안의 탐색이 아닌, 무작위적이고 순차적으로 몇 개의 대안만을 탐색하여 만족할 만한 결과를 가져오는 대안이 나타나면 의사결정 종료

③ 효용

    ㉠ 실제 의사결정을 설명하고 기술하는 경험적·실증적 연구이다.

    ㉡ 의사결정에서 대안의 추가 탐색은 시간과 경비가 소요되는 작업임을 명백히 한다.

④ 한계

    ㉠ 지나치게 주관적이다. 현실적으로 정책결정자의 만족수준을 측정할 객관적 기준도 모호하고 정책결정자마다 만족수준이 다르므로 모형을 일반화하기 곤란하다.

    ㉡ 개인적 의사결정에 초점을 둠으로써 조직이나 집단의 의사결정에 적용하는 데 제약이 많다.

    ㉢ 현실에 만족할 만한 수준에서 대안의 탐색이 그치므로 쇄신적이고 창조적인 정책은 고려되지 않아 보수주의에 빠질 우려가 있다.

(3) 점증모형(Incremental Model) 18 충남, 19 인천, 21 경북

① 개념

    ㉠ 린드블룸(Lindblom), 윌더브스키(Wildavsky) 등에 의해 제시

    ㉡ 기존의 정책이나 결정을 일단 긍정적으로 검토하고, 그것보다 약간 향상된 대안(현존정책$\pm\alpha$)에 대해서만 부분적·순차적으로 탐색하여 의사결정하는 모형

② 특징

    ㉠ 정책결정자는 여러 대안을 포괄적으로 분석·평가하기보다는 현재의 수준보다 좀 더 향상된 수준에만 관심

    ㉡ 미래의 사회목표 증진보다는 현재의 사회문제에 대한 개선에 중점

    ㉢ 비교적 한정된 수의 중요한 특정 정책을 계속적으로 수정·보완

    ㉣ 시민과 정치인의 지지를 얻을 수 있는 정치적 합리성 중시

③ 효용
ㄱ 합리모형의 비현실성이나 분석의 복잡성을 덜어줄 수 있음
ㄴ 급격한 정책의 시행으로 인한 부작용을 최소화할 수 있음
ㄷ 복잡한 환경 속에서 불확실성을 극복할 수 있는 정책적 대안 전략
ㄹ 정치적 실현가능성 등을 고려할 때 현실적으로 가장 합리적인 모형
ㅁ 사회가 안정되고 다원화되어 있는 선진사회에 적용이 용이함
④ 한계
ㄱ 의사결정의 평가기준이 없고 계획성이 결여됨
ㄴ 타성에 젖기 쉽고 보수적인 결정을 조장
ㄷ 급격한 변동과 쇄신이 필요한 정책을 실현할 수 없음
ㄹ 단기정책에 관심이 집중되어 장기적인 정책을 수립할 수 없음
ㅁ 과감한 정책변동이 요구되고 경제 및 사회개발이 시급한 개발도상국에는 적용하기 어려움

(4) 혼합주사모형(Mixed-Scanning Model) 20 서울

① 개념
ㄱ 에치오니(Etzioni)가 합리모형과 점증모형을 절충하여 제시
ㄴ 근본적인 결정과 세부적인 결정으로 나누어 '근본적 결정(숲을 보는 결정)'의 경우 합리모형을, '세부결정(나무를 보는 결정)'의 경우 점증모형을 선별적으로 적용하는 모형
ㄷ 기본적인 방향의 설정 같은 것은 합리형을 택하나, 그것이 설정된 후의 특정문제결정은 점증형의 입장을 취해 깊은 검토를 하는 것이 보다 현실적이라는 모형

② 특징
ㄱ 합리모형의 한계인 비현실성과 점증모형의 한계인 보수성을 동시에 극복
ㄴ 근본적 결정에는 합리모형을 적용하고 세부적 결정에는 점증모형 적용
ㄷ 상황에 따라 융통성 있게 활용
ㄹ 정책결정자가 유능할 경우는 합리모형, 무능할 경우는 점증모형으로 접근하고, 상황이 안정적인 경우에는 점증모형, 불안정하고 급변하는 경우에는 합리모형으로 접근

③ 효용
규범적 접근방법과 현실적 접근방법을 절충시킨 이론모형으로 합리모형의 한계인 비현실성과 점증모형의 한계인 보수성을 동시에 극복할 수 있음

④ 한계
ㄱ 전혀 새롭거나 독창적인 모형이 아니라 기존 두 모형의 결합에 불과함
ㄴ 현실적으로 양 모형을 신축성 있게 전환시키면서 결정하는 것은 어려움

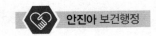

최적모형
최적모형은 상위 정책결정·
정책결정·후 정책결정과
18개의 하위단계로 구분되
며 이러한 모든 단계는 환류
를 통해 연결된다. 각 단계
별 중복적·중첩적 활동을
용인하는 구조로서 최적결
정의 가능성을 증대시킨다.

(5) 최적모형(Optimal Model)

15 서울·경북, 17 서울·전북·대전·인천·경기·보건직7급, 18 경남·울산, 19 경남

① 개념
  ㉠ 드로어(Dror)가 제시한 모형
  ㉡ 경제적 합리성과 직관력·판단력·창의력과 같은 요인을 중심으로 한 초합리성을 고려한 규범적 정책결정모형
  ㉢ 기존의 합리모형이 계량적 요인만을 대상으로 하여 질적 측면을 간과하고 있음을 비판하고, 점증모형의 타성적·선례답습적 행태를 비판하면서, 의사결정의 '최적화'를 실현하기 위한 규범적 모형을 제시함

② 특징
  ㉠ 합리적 요인과 초합리성 요인을 함께 고려(계량적 측면과 질적 측면 모두를 결합한 모형)
  ㉡ 대안의 탐색이나 선택에 있어서는 합리모형을 사용할 것을 강조(경제적 합리성을 중요시)
  ㉢ 현실여건이 합리성을 제약하므로 초합리성을 함께 중요시함. 경제적 합리성과 아울러 최고결정자에게 흔히 볼 수 있는 직관력·판단력·창의력과 같은 초합리적인 요인을 고려함(질적 모형의 성격 지님)
  ㉣ 환류기능의 강조: 지속적 환류를 통한 정책결정 능력의 계속적 고양을 시도함

③ 모형의 단계(정책결정의 과정)
  ㉠ 상위 정책결정 단계: 정책결정에 대한 정책결정 단계. 결정의 참여자, 시기, 결정을 위한 조직과 비용, 결정방식들을 결정하는 단계
  ㉡ 정책결정 단계: 실질적 문제해결에 관한 정책을 결정하는 통상적 의미의 정책결정 단계
  ㉢ 후 정책결정 단계: 정책을 집행하고, 그 결과를 평가하는 단계
  ㉣ 의사전달과 피드백: 의사전달과 피드백의 통로를 통해 모든 국면을 상호 연결

④ 효용
  ㉠ 초합리성의 개념을 도입함으로써 합리모형을 보다 체계적으로 발전시키는 데 공헌
  ㉡ 사회적 변동 상황에서 혁신적 의사결정이 거시적으로 정당화될 수 있는 이론적 근거제시

⑤ 한계
  ㉠ 초합리성의 구체적인 성격이 명확하지 못하고 너무 이상모형에 가까움
  ㉡ 기본적으로 경제적 합리성을 지향하므로 정책결정의 과정에 대한 고찰이 불충분

ⓒ 잘못하면 엘리트집단에 의한 비민주적인 정책결정을 초래할 우려

ⓔ 인간의 결정능력에는 한계가 있으므로 최적수준의 결정이란 사실상 어려움

2 집단적 차원의 정책결정모형

(1) 회사모형[Firm Model, 연합모형(Coalition Model)]

① 개념

ⓒ 마치와 사이어트(March & Cyert)가 개인적 차원의 만족모형을 기업조직 내부차원의 의사결정에 초점을 맞추어 발전시킨 모형

ⓒ 기업조직을 시장 중심의 경제학적 설명에서 벗어나 그 구조와 목표, 기대, 욕구, 선택 등의 측면에서 이해하려는 이론이다.

ⓒ 회사조직을 유기체가 아닌 서로 다른 목표를 지닌 하위조직들이 느슨하게 연결되어 있는 연합체로 가정

> 예 생산부 – 생산목표, 판매부 – 시장점유목표

ⓔ 현실의 기업은 최적화(완전한 합리성)가 아니라 만족화(제한된 합리성) 추구

② 특징

ⓒ 갈등의 준해결

회사모형에서는 조직을 여러 하위 부서들의 연합체로 가정한다. 연합체의 구성원은 서로 다른 목표를 갖고, 흥정을 통해 조직의 목표가 등장한다.

ⓒ 불확실성의 회피

조직을 둘러싼 외부환경은 매우 복잡하고, 가변적인 불확실한 환경이므로 회사모형에서는 조직이 환경에 대해 단기적으로 대응하거나 환경과 협상함으로써 환경을 관리 가능한 상황으로 만들어서 회피해버린다.

ⓒ 문제중심의 탐색

목표나 문제를 확인한 후에 대안탐색을 하는 것이 아니라, 문제가 발생하면 비로소 대안탐색을 시작한다.

ⓔ 조직의 학습

결정 작업이 반복되는 과정에서 결정자들은 점차 많은 경험을 쌓게 됨에 따라 결정은 좀 더 세련되고 목표달성도는 높아진다.

ⓜ 표준운영절차(SOP, Standard Operation Procedures)

경험이 축적되어 감에 따라 가장 효율적이라고 생각되는 결정 절차를 마련해 두고 이를 활용하여 결정한다.

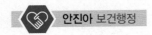

③ 한계 및 비판

   ㉠ 회사조직을 대상으로 하므로 공공부문의 적용에 한계가 있다.

   ㉡ SOP에 따르는 결정방식은 급격한 변동 상황에 부적합하며, 경직성을 초래한다.

   ㉢ 광범위한 권한위임 및 자율성이 강한 조직을 전제하고 있으므로 권위주의적 조직의 적용에 한계가 있다.

(2) 쓰레기통모형(Garbage Can Model) 18 제주

① 개념

   ㉠ 코헨(Cohen), 마치(March), 올젠(Olsen) 등이 주장한 모형

   ㉡ 조직의 구성단위나 구성원 사이의 응집성이 아주 약한 혼란상태(조직화된 혼란, 무정부 상태)에서 이루어지는 의사결정의 특징을 강조한 모형

   ㉢ 혼란상태에서는 불합리한 의사결정이 발생하는데 이 불합리성을 강조하기 위해 붙여진 이름

   ㉣ 조직화된 혼란상태에서는 의사결정에 필요한 네 가지 요소(문제, 해결책, 선택기회, 참여자)가 독자적으로 흘러 다니다가 어떤 계기로 교차하여 만나게 될 때 결정이 이루어짐

   ㉤ 극도로 불합리한 집단적 의사결정에 관한 대표적 모형

② 전제: 조직화된 혼란상태

   예 상하관계가 분명하지 않은 대학조직, 다당제하의 의회조직, 정책결정에 행정부 내의 여러 부처가 관련되는 경우

   ㉠ 문제성 있는 선호(불분명한 선호): 참여자가 무엇을 선호하는지 또는 무엇이 바람직한지를 알지 못하거나 참여자 간에 합의가 없는 상황

   ㉡ 유동적 참여자: 시간적 제약으로 참여자들이 유동적이어서 지속적 참여가 곤란함

   ㉢ 불분명한 인과관계: 목표와 수단 사이에 존재하는 인과관계에 관한 지식과 기술이 불분명함(최선의 수단을 모름)

③ 의사결정의 4요소: 문제, 해결책, 기회, 참여자(독자적으로 움직임)

   ㉠ (정책)문제의 흐름: 해결해야 하는 정책문제의 흐름

   ㉡ 해결책의 흐름: 문제를 해결하기 위한 정책대안의 흐름

   ㉢ 의사결정의 기회: 집단적 의사결정을 위한 회의 등의 흐름

   ㉣ 참여자의 흐름: 의사결정을 할 수 있는 지위에 있는 사람의 흐름

④ 의사결정 방식

    ㉠ 의사결정의 계기: 의사결정이 이루어지려면 독자적으로 흘러 다니는 네 가지 흐름이 합쳐져야 한다. 이 네 가지 요소는 점화 계기가 있을 때 결합하는데, 대표적으로 문제를 크게 부각시키는 극적 사건이나 정권변동과 같은 정치적 사건의 발생이 있다.

    ㉡ 의사결정 방식

      • 날치기 통과(간과): 관련된 다른 문제들이 제기되기 전에 재빨리 의사결정을 하는 것

      • 진빼기 결정(탈피): 해결이 필요한 주된 문제가 관련 문제로 인해 결정이 이루어지지 않을 때 걸림돌이 되는 관련 문제 주장자들이 주장을 되풀이하다가 힘이 빠져 다른 기회를 찾아 떠날 때까지 기다렸다가 의사결정을 하는 것

(3) 앨리슨(Allison)모형 17 부산, 20 경북

① 개념

    ㉠ 앨리슨은 집단적 의사결정을 유형화하여 정부의 정책결정과정을 세 가지 의사결정모형(합리모형, 조직과정모형, 정치모형)을 통해 분석했다.

    ㉡ 과거부터 논의되었던 집단적 의사결정에 관한 이론을 크게 합리모형(모형 Ⅰ), 조직과정모형(모형 Ⅱ)으로 양분하고, 비교적 소홀하게 취급되던 정치적 결정에 관한 모형(모형 Ⅲ)으로 보완했다.

    ㉢ 실제 정책결정에서는 어느 한 모형이 아니라 세 가지 모형이 모두 적용 가능하다.

② 세 가지 모형: 세 가지 모형을 구별하는 중요한 기준은 조직에 대한 기본적 가정과 정책결정에 참여하는 자들 사이의 응집성이다.

    ㉠ 합리모형(모형 Ⅰ): 개인적 차원에서의 합리모형을 집단적으로 결정되는 국가정책에 유추한 모형이다.

정책결정의 주체	국가 또는 정부는 잘 조정된 유기체로서 합리적이고 단일체적인 결정자이다. 일관된 선호, 일관된 목표, 일관된 평가기준을 가지고 정책을 결정한다.
합리적 결정	조직구성원 또는 참여자들은 주어진 목표를 극대화하는 합리적 결정을 한다. 정책의 일관성, 참여자들 간의 응집성, 목표에 대한 공감이 강하다.
조직 적용계층	조직 전반에 걸쳐 적용이 가능하다.

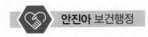

ⓛ 조직과정모형(모형Ⅱ): 사이먼(Simon), 마치(March), 사이어트(Cyert) 등의
조직모형과 회사모형의 논리와 개념들을 그대로 이용하여 모형을 구성
하였다.

정책결정의 주체	정부를 느슨하게 연결된 하위조직들의 연합체로 간주하고 기능적(전문적) 권위를 가진 하위조직들이 의사결정의 주체가 된다.
합리성의 제약	갈등의 준해결과 제한된 합리성을 추구한다. 정부가 준독립적인 하위조직들로 구성되어 있기 때문에 참여자들 간 응집성이 약하다.
표준운영절차	조직 전체의 의사결정은 하위조직들의 영향을 받으며, 하위조직들은 SOP에 의존하여 의사결정을 한다.
조직 적용계층	전문적 지식과 경험에 의한 기능적 권위와 SOP가 특징인 조직과정모형은 조직의 하위계층에 적용 가능성이 높다.

ⓒ 관료정치모형(모형Ⅲ): 정책결정이란 참여자들 간의 갈등과 타협·흥정
에 의해 이뤄지는 정치적 활동으로 설명하는 의사결정모형이다.

정책결정의 주체	정부를 독립적 개별행위자들의 집합체로 간주하고, 독립된 자유재량을 가진 참여자들 개개인이 의사결정의 주체가 된다.
정치적 결정	집단의 목표, 하위집단의 목표, 개인의 목표가 혼재되어 참여자들 간 응집성은 매우 약하며, 개개인은 자신이 지닌 정치적 자원을 이용하여 정치적 게임규칙에 따라 목표달성을 위해 노력한다.
조직 적용계층	조직의 상위계층에 적용가능성이 높다.

표 6-3 앨리슨모형 Ⅰ·Ⅱ·Ⅲ

구분	모형 Ⅰ(합리모형)	모형 Ⅱ(조직과정모형)	모형 Ⅲ(관료정치모형)
조직관	조정과 통제가 잘된 유기체	느슨하게 연결된 하위조직들의 연합체	독립적인 개별행위자들의 집합체
권력	조직의 두뇌와 같은 최고관리층에게 집중	준독립적인 하위조직들이 분산 소유	개별행위들의 정치적 자원에 의존
행위자의 목표	조직 전체의 목표	조직 전체의 목표 + 하위조직들의 목표	조직 전체의 목표 + 하위조직들의 목표 + 개별행위자들의 목표
목표 공유도	매우 강함	약함	매우 약함
정책결정	최고지도자의 명령·지시	표준운영절차(SOP)에 의한 정책결정	정치적 게임의 규칙에 따른 타협, 흥정, 지배
정책일관성	매우 강함	약함	매우 약함
적용계층	조직 전반	하위계층	상위계층

1 보건정책의 개요

(1) 정의

① 조직화된 노력을 통하여 국민의 건강회복과 유지·증진을 도모하려는 국가·사회의 목적달성에 귀결될 수 있도록 하는 데 허용되는 활동의 윤곽 (한국의학원, 2002)

② 인구집단의 건강상태를 증진하거나 유지하는 것을 목표로 하는 정부나 기타 단체들의 활동(한국보건정보교육학회, 2002)

(2) 보건정책의 목적

① 의료 이용의 적절성과 형평성 증진

② 의료서비스의 경제적 효율성 제고

③ 국민의료비 지출의 적정화

(3) 보건정책의 종류 [53]

① **보건의료정책**: 진단, 치료, 간호, 진료를 관리하는 것을 말한다. 폭넓게 말하면 이미 건강에 문제가 있는 사람들을 대상으로 하는 정책을 말한다.

② **예방정책**: 이미 진행 중에 있거나 나빠진 건강문제를 예방하기 위한 활동을 말한다. 이는 특정 질병의 예방을 위한 종합적인 활동(백신과 검진 프로그램), 건강을 증진하기 위한 활동(보건정보와 교육), 안전을 향상시키기 위한 활동(식수, 음식에 대한 규제를 통한 건강보호) 등을 포함한다.

③ **직제간 보건정책**: 공식적인 공중보건 업무의 범위를 벗어나지만 아직도 건강에 손상을 주는 것을 방지하는 건강관련 정책이다. 교통안전정책, 건축규제, 고용정책, 농업정책 등이 여기에 포함된다.

(4) 보건정책의 특성 [54] 15 경기·경북, 18 서울·경남, 19 인천

보건정책은 보건분야가 가지는 특성으로 인해 일반정책과 다른 차이점을 가지고 있다.

① 시장경제원리 적용에 한계가 있다.

보건분야는 일반정책과 달리 시장경제의 원리가 항상 적용되는 것이 아니다. 수요와 공급의 법칙에 의해 의료인력이 과다 공급되면 전체 국민의료

---

53) 문상식 외, 보건행정학(제8판), 보문각, 2021 p.253.
54) 위의 책, p.255~256.

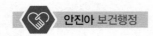

비가 절감되어야 하나 현실은 그렇지 못하다. 또한 보건의료인력이 과다 공급된다 하더라도 타 분야로의 전용으로 불가능하여 국가적인 낭비를 초래하며 공급 부족 시에도 단기간에 인력을 공급할 수 없는 한계를 가지고 있다.

② **국가경제력과 밀접한 관련성을 가지고 있다.**

국가정책에서 보건정책의 우선순위는 대체로 경제력과 비례한다. 경제개발단계에서 보건정책은 우선순위가 그다지 높지 않다. 보건정책은 경제정책의 부산물 정도로 간주하는 경향이 있다. 따라서 보건정책은 경제발전 후의 관제로 미루어진다.

③ **정책 파급효과가 광범위하다.**

보건의료서비스는 외부효과를 가지고 있기 때문에 보건정책은 국민 모두에게 지대한 영향을 준다. 보건정책의 대상은 국민 모두를 포함하고 있다고 해도 과언이 아니다. 보건정책은 효과의 범위가 광범위하고 파급기간도 장기간에 걸치기 때문에 국가의 적극적인 개입과 간섭이 정당화되고 있다.

④ **형평성을 강조한다.**

일반정책과는 달리 보건정책은 효율성에 제한을 받는다. 즉 보건정책은 인간생명을 다루어야 하는 위험의 절박성 때문에 효율성보다는 형평성이 강조된다. 보건정책의 수립 시에는 특유의 형평성 문제로 인해 정책수단의 활용에 제한을 받는다.

⑤ **보건의료서비스 욕구가 급속히 증가한다.**

소득과 의식수준이 향상되면 보건의료서비스에 대한 국민들의 요구는 급속히 증가한다. 또한 이러한 증가에 발맞추어 서비스 수준에 대한 요구도 급속히 변화한다. 국민들의 다양한 의료요구에 대한 정책 대처능력이 절실히 필요하다.

⑥ **구조적 다양성을 가진다.**

보건의료부문은 구조적 연결고리가 다양하다. 보건의료부문은 학교교육, 건강보험, 참여주체의 다양성이나 정책, 재원관계 등을 총체적으로 고려해 보면 우리나라 정책 또는 사회경제 부문에서 구조적으로 가장 복잡하고 해결하기 힘들게 서로 얽혀져 있다.

(5) 보건정책 수립 시 고려사항

보건정책은 한 국가의 근본적이고 필수적인 정책이다. 국민들이 사회학적 및 경제학적으로 생산적인 활동을 하기 위해서 국가는 국민보건향상을 위한 전략수립이 필요하다.

① 인구의 성장, 구성 및 동태
② 경제개발수준 및 단계

③ 지배적인 가치관

④ 보건의료제도

⑤ 국민의 건강상태(감염성 질환과 영양상태, 만성 퇴행성 질환, 사고, 환경오염, 스트레스, 정신질환, 노인건강 등)

⑥ 사회구조와 생활패턴

(6) 보건정책 평가 시 고려해야 할 보건의료서비스의 특징[55] 17 광주

① 소비자의 생산 과정 참여

    ㉠ 보건정책을 평가할 때도 무엇보다도 고려해야 할 사항은 소비자의 적극적인 참여에 따른 서비스의 질평가라고 할 수 있다.

    ㉡ 보건의료공급자의 일방적인 서비스 제공이 아닌 소비자의 적극적인 참여에 의한 공동생산의 개념이 도입되어야 한다.

② 생산과 소비의 동시성

    ㉠ 보건의료의 경우 생산과 소비가 동시에 발생한다 해도 서비스의 가치가 동시에 소멸되는 것은 아니다. 치료의 효과는 상당기간 후에 비로소 나타나는 경우가 더 많다.

    ㉡ 서비스의 생산과 소비의 동시성 때문에 서비스를 어떻게 제공하느냐가 중요하다. 시간과 장소의 효용을 높이는 일이 중요한 문제로 등장하고 있다.

③ 보건의료서비스 활동의 시간적 제약성: 시간적 제약성을 가지고 있는 보건의료서비스의 수요를 충족시키기 위해서는 탄력적인 운영체제가 적극적으로 개발되고 도입되어야 한다.

④ 소비자와 서비스 제공자와의 직접적인 접촉: 보건의료사업의 효율은 보건의료서비스에 종사하는 구성원들의 자질이나 능력이나 마음가짐에 따라 크게 좌우되므로 보건의료서비스 제공자에 대한 적극적인 관리방안이 모색되어야 한다.

⑤ 서비스 선택과 평가에 대한 소비자의 불리한 위치: 소비자는 보건의료서비스에 대한 충분한 정보를 가지고 있지 못하다. 정보의 부족은 합리적인 선택을 하는데 장애요인으로 작용하고 있다

⑥ 서비스 산출물의 무형성

    ㉠ 보건의료서비스는 노동집약적이고 기술집약적인 성격을 띠고 있다.

    ㉡ 서비스 산출의 무형성으로 인해 서비스의 원가계산이 곤란하며 적정수가를 설정하는 데 어려움이 있다.

---

55) 문재우 외, 보건행정학 제8판, 계축문화사, 2021, p.207~221.

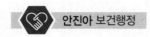

⑦ 비표준성

    ㉠ 보건의료서비스는 같은 서비스를 제공하는 경우에도 숙련도와 전문성에 따라 차이가 있다.

    ㉡ 또한 요구되는 상황에 따라 서비스가 다르기 때문에 서비스를 표준화하기가 무척 어렵다.

2 우리나라의 보건정책

(1) 보건의료정책의 현황 및 여건 변화

① 국민의 건강수준이 높아졌다.

② 보건의료체계가 민간우위, 치료중심이다.

③ 보건의료자원 분포가 심한 불균형 상태이다.

④ 보건산업의 경쟁력이 부족하다.

⑤ 건강보험 본인부담률이 높고 재정이 불안정하다.

⑥ 보건의료 여건변화에 따른 대응이 필요하다.

(2) 우리나라 보건정책의 문제점

① 정책수립을 위한 조직과 인력의 폐쇄성과 전문의식 부족

② 중앙집권적 의사결정

③ 정책형성과정의 폐쇄성

④ 정책평가기능의 취약성

⑤ 다른 정책분야보다 보건정책분야의 예산배정 우선순위 저하

⑥ 보건정책집행의 비탄력성

⑦ 보건정책집행결과의 환류성향 부족

⑧ 보건의료인 단체들에 의한 정책의 일관성 훼손

(3) 우리나라 보건정책의 개선과제

① 의료의 철의 삼각 해결 17 경북

    ㉠ 초기: 의료의 접근도 제고를 통한 접근

    ㉡ 중기: 비용절감

    ㉢ 성숙기: 접근도, 비용절감, 의료의 질 문제를 동시에 고려

② 이익집단의 영향 배제

③ 예방위주의 정책 실시

④ 정책의제 형성과정의 다양화·공개화

⑤ 정책집행 일관성

⑥ 정책평가 객관성·도구 확립

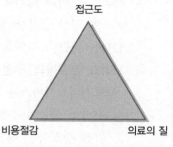

그림 6-2 의료의 철의 삼각

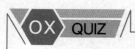

Check

01 정책결정과 집행의 주체는 정부이다.   O   X

02 정책목표를 달성하기 위한 행동방안으로 정책의 실질적 내용으로서 가장 중요한 구성요인은 정   O   X
책수단이다.

03 분배정책은 수혜자집단과 비용부담집단 간의 갈등이 빈번하게 발생한다.   O   X

04 외부주도형 정책의제설정 유형은 주로 정부의 힘이 강한 후진국에서 주로 나타난다.   O   X

05 합리적 정책결정모형은 정책결정에서 인간의 심리나 인간사회의 동태적 요소들을 고려한다.   O   X

06 점증모형은 시민과 정치인의 지지를 얻을 수 있는 정치적 합리성이 중시된다.   O   X

07 최적모형은 현실여건이 합리성을 제약하므로 초합리성을 함께 중요시한다.   O   X

08 회사모형은 조직을 유기체로 파악하여 조직 내 갈등의 완전한 해결을 중요시한다.   O   X

09 앨리슨(Allison)모형에서 정치모형은 권력이 최고지도자에게 집중된 것으로 본다.   O   X

10 정책평가의 기준으로 적합성이란 문제해결을 위해 사용된 수단이나 방법들이 바람직한 수준에서   O   X
이루어졌는지에 중점을 두고 평가하는 것이다.

 Answer

01 O   **02** O

03 X [분배정책은 수혜자집단과 비용부담집단 간의 갈등이 발생하지 않는다.]

04 X [외부주도형 정책의제설정 유형은 선진화되고 다원화된 정치체계에서 나타난다.]

05 X [고려한다 → 고려하지 않는다]   **06** O   **07** O

08 X [회사모형은 조직을 응집성이 약한 느슨한 형태로 파악하여 조직 내 갈등의 준해결만이 가능하다고 본다.]

09 X [정치모형의 권력은 개별 행위자들의 정치적 자원에 의존한다.]   **10** O

기획이론

학습 길라잡이
• 기획의 특성 및 필요성
• 의사결정기법
• 우선순위결정

❖ 용어정리
• **계획(Plan)**: 기획의 결과 얻어지는 산물로서 최종안
• **과업(Program)**: 계획, 진행, 순서 등의 사업계획
• **과제(Project)**: 과업의 구체적인 세부 사업계획

제1절 기획의 기본개념

1 기획의 의의

(1) 기획의 정의

① 기획(Planning)이란 특정한 목표를 달성하기 위하여 최상의 이용 가능한 미래의 방법·절차를 의식적으로 개발하는 과정이다.
② 특정목표란 기획의 경우 특정정책을 의미이다.
③ 장래의 변화를 합리적으로 기도하는 행정인의 시도라는 점에서 정책과 동일하지만 정책은 보다 일반성을 지니고 있으며 기획은 보다 특정성(Specific)·구체성을 지닌다.
④ 정책이 목표달성을 위한 방향·사업의 제시라면, 기획은 이러한 정책을 보다 효율적으로 구체화하기 위한 미래의 사업·절차를 사전에 결정하는 것이다.

(2) 기획의 특성 15 경북, 16 경기, 18 충북, 19 인천, 20 대구

① **목표지향성**: 기획은 설정된 목표를 구체화하는 과정
② **미래지향성**: 기획은 미래의 활동계획을 준비하는 예측과정
③ **합리적 과정**: 기획은 목표달성을 위한 최적의 수단을 추구하는 합리적 과정
④ **의사결정 과정**: 기획은 합리적 대안선택을 위한 의사결정 과정
⑤ **계속적 준비과정**: 기획은 조직이 집행할 결정을 계속적으로 준비하는 과정
⑥ **정치적 성격**: 기획은 현 상태의 변화를 추구하므로, 정치적 대립이 불가피
⑦ **변화·행동지향성**: 기획은 더 나은 방향으로의 변화를 지향
⑧ **국민의 동의·지지 획득 수단**: 기획은 통치의 전문성을 확보하는 수단
⑨ **통제성**: 획일과 구속으로 인한 비민주성 내포

(3) 기획의 필요성 17 보건직7급

① 각종 요구와 희소자원의 효과적인 배분
개인이나 지역사회의 각종 기대를 충족시키기 위해서는 부족한 자원을 사회·경제적 중요성에 따라 우선순위를 결정하여 요구와 자원의 배분을 상호 조정하여야 하기 때문에 기획이 필요하다.

Tip

보건기획의 일반적 특성
18 인천
(1) 의도적(purposeful)이다.
(2) 과정지향적(process oriented)이다.
(3) 계층적(hierarchical)이다.
(4) 미래지향적(future directed)이다.
(5) 다차원적(multi-dimensional)이다.

② 이해대립의 조정 및 결정

각 정책 간에는 목표달성을 위한 방법과 수단의 결정 과정에서 서로 상충되는 가치와 의견을 가질 수 있으므로 이러한 갈등을 사전에 해결하기 위하여 기획이 요구된다.

③ 새로운 지식과 기술개발

현대 정보사회와 같이 정보가 급속도로 발전하는 사회에서는 보건정책이나 기획에 필요한 새로운 지식과 기술을 필요로 한다. 따라서 사전에 검토나 조정 없이 새로운 지식과 기술만 도입한다면 지역사회발전에 장애가 될 수 있다.

④ 합리적 의사결정

보건정책과정과 희소자원의 효과적인 배분을 위한 합리적인 의사결정을 하기 위해서는 상황분석과 장래추이분석, 우선순위 및 목표설정 등을 통한 효율성의 원리가 기초가 되어야 한다.

2 기획의 유형

(1) 기간별 유형 20 경기·경북

① 장기기획: 10~20년
  ㉠ 중단기 기획의 전제로서 필요
  ㉡ 거의 모든 분야의 경우 국민들에게 장래에 대한 희망·의욕을 고취하는 데 공헌
    예 Health Plan 2030

② 중기기획: 5년 내외
  이미 설정된 목표와 목적을 달성하기 위하여 어떤 종류의 자원을 어디에 배정해야 할 것인지 수단과 방법에 관심
    예 지역보건법에 의한 지역보건의료계획 수립(4년마다), 보건의료기본법에 의한 보건의료발전계획 수립(5년마다)

③ 단기기획: 1년 내외
  ㉠ 1년 이내의 예산, 주요 업무기획으로 세분화된 구체적 기획
  ㉡ 현실과의 괴리가 적어 실현성이 높으며 여건에 따라 수정·변동 가능
    예 각 부처의 주요 업무계획

(2) 적용범위별 유형

① 정책기획(Policy Planning)
  ㉠ 기본적인 정치·경제·사회적 목표와 방침을 결정하는 정부의 가치판단적 기획

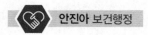

　　　 ⓛ 종합적 · 목표지향적 · 질적 · 이상적 기획
　　　 ⓒ 정부가 수립하고 국회가 의결하는 법률의 형태
　　　 ⓔ 기본적으로 가치의 변화를 시도
　② **전략기획**(Strategic Planning)
　　　 ⓐ 정책기획의 하위 기획으로 제약조건하에서 성취 가능한 목표를 설정하는 기획
　　　 ⓛ 조직의 전반적인 방향에 대한 일반적인 지침을 제공
　　　 ⓒ 조직 외부의 고객, 경쟁자 등 환경은 물론 내부 관리기능이나 부문들과의 연계와 참여가 필요
　③ **운영기획**(Operational Planning)
　　　 ⓐ 정책목표를 실행하는 기획
　　　 ⓛ 구체적 · 세부적 · 조작적 · 현실적 · 계량적 · 단기적 성격의 행정부 내부 기획
　　　 ⓒ 행정부 내부통제 · 예산편성 · 심사분석(업무평가)의 기준

(3) 관리계층별 유형

최고관리자	**전략기획**
	• 행정목표의 설정과 정책결정 • 자원의 동원 및 관리 • 행정의 통제 · 조정 • 조직의 일체성과 적응성 확보
중간관리자	**전술기획**
	• 확립된 정책 · 법령 · 규칙의 범위 내에서 일상적이고 구체적인 행정업무를 감독 · 지시하고 통제하는 기술적 기능 • 정책결정의 보조 및 집행기능 • 하급자에 대한 감독 및 통제기능 • 동료 간의 협조 · 조정의 수평적 기능
하위관리자	**운영기획**
	• 정형적 · 일상적 결정 • 업무적 · 반복적 의사결정 • 기술적 · 단기적 의사결정 • 대민접촉의 기능

1 기획수립 과정과 원칙

(1) 기획수립의 절차 21 경기7급

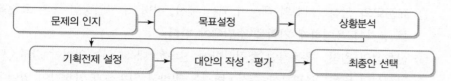

① **문제의 인지:** 기획의 문제를 정확하게 정의

② **목표설정:** 기획의 목표를 제시

③ **정보의 수집 · 분석**(상황분석): 다양한 정보의 수집 · 분석을 통해 현실상황에 대한 정확한 판단 필요

④ **기획전제의 설정:** 미래의 변동 상황에 대한 전망과 가정

⑤ **대안**(기획안)**의 탐색 · 결과예측 · 비교평가:** 가용자원의 충원 가능성, 기획안의 질적 요인, 기본 정책에의 부합 여부 등을 고려하면서 대안을 비교하고 평가한다. 여러 예측기법을 통하여 필요한 여러 가지 대안을 마련하고, 제약요건하에서 가능한 최적의 대안을 설정하는 과정이다. 18 복지부

보건학적 타당성	보건학적 문제점을 충분히 파악했는지, 그 문제점들을 해결하기 위한 수단은 기술적으로 가능하며 효과가 있는지 등을 검토
경제적 타당성	능률의 제고, 즉 자원 대 성과 비의 극대화 내지 적정화에 초점, 비용편익분석과 비용효과분석 이용
사회적 타당성	보건의료의 제공에 관여하는 개별이용자나 조직들 사이의 관계나 역할 및 발전에 계획된 사업이 미칠 영향과 이로 인한 변화가 계획의 집행과정 및 결과에 미치는 영향 검토
정치적 타당성	보건계획이 집행됨으로써 혜택을 입은 것은 누구이며, 손해를 보는 것은 누구인지, 집행과정에서 주도권은 누구에게 주어져야 하는지 검토
기술적 타당성	선택한 방법 및 수단이 기술적으로 가능하고 효과적인가 검토
교육적 타당성	대상자에게 얼마나 교육적이고 파급적인가, 간접적인 교육효과가 있는 가를 검토
법적 타당성	목적달성을 위한 행위가 법적으로 받아들여질 수 있는가 검토

⑥ **최종안의 선택:** 기획의 마지막 단계로서 최종대안의 선택

⑦ **계획의 집행**

⑧ **평가**

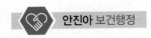

(2) 기획수립의 원칙 17 서울, 19 대구, 20 경기 · 경북 · 서울7급 · 강원 · 충북, 21 부산 · 대전보건연구사

① **목적성의 원칙**: 비능률과 낭비를 피하고 그 효과성을 높이기 위하여 명확하고 구체적인 목적이 제시되어야 한다.

② **단순성의 원칙**: 기획은 간결해야 하므로 난해하거나 전문적인 용어는 피해야 한다.

③ **표준화의 원칙**: 기획의 대상이 되는 예산, 서비스, 사업방법 등의 표준화를 통하여 용이하게 기획을 수립해야 한다.

④ **신축성의 원칙**: 유동적인 행정상황에 신속히 대응할 수 있어야 한다.

⑤ **안정성의 원칙**: 불필요한 수정 · 변경을 피하고 일관성과 안정감이 있어야 한다.

⑥ **경제성의 원칙**: 물적 · 인적 자원과 시간을 절약해야 한다.

⑦ **장래예측성의 원칙**: 미래를 가능한 한 정확히 예측할 수 있어야 한다.

⑧ **계속성의 원칙(계층성의 원칙)**: 조직의 계층에 따라 연결되고 계속되어야 함. 즉 상위 · 중위 · 하위기획은 연결되어야 한다.

2 기획의 제약요인 14) 15 경기, 17 울산, 18 대전, 21 서울

(1) 기획수립상의 제약요인 21 서울

① **기획목표 설정상의 갈등과 대립**: 기획목표의 설정에는 기획당사자와 이해당사자간의 이해대립, 정치적, 경제적 요인 등의 작용으로 명확한 목표설정이 어렵다.

② **미래예측의 곤란, 비용과 시간**: 인간능력의 한계로 미래에 대한 정확한 예측이 곤란하며, 예측자체가 불확실하다면 효과적이고 건전한 계획을 세울 수 없게 된다. 또한 모든 기획에는 비용이 뒷받침되어야 실효성을 거둘 수 있으며 많은 시간이 소요된다는 것이다.

③ **자료 · 정보의 부족과 부정확성**: 정보자료의 중요성에도 불구하고 계획의 수립과 분석은 한계가 있으며 정확한 자료의 입수가 어렵고, 개발도상국의 경우 정보가 왜곡되거나 변질되는 경우가 많다.

④ **개인적 창의력 위축**: 기획이 지나치게 포괄적이고 세부적인 경우와 기획의 과정이 집권적인 경우에는 일반직원이나 감독자의 창의력을 저해하게 된다.

⑤ **기획의 그레샴의 법칙**: 특별한 노력이 요구되지 않은 정형화된 기획에 주력하고 비정형적인 기획을 기피하는 경향이 있다.

Tip

그레샴(Gresham) 법칙
17 울산, 18 부산

"악화가 양화를 구축한다." 라는 그레샴 법칙이 여러 정책결정이나 기획에 적용 또는 반영되는 현상을 말한다. 불확실하거나 전례가 없는 상황에서 쇄신적이고 발전지향적인 비정형적 결정이 이루어져야 하나, 현실적으로는 특별한 노력이 요구되지 않은 정형화된 기획, 전례를 답습하는 기획이 우선적으로 행해지고 비정형적인 기획을 기피하는 현상을 말한다.

---

14) 문상식 외, 보건행정학(제8판), 보문각, 2021, p.305~307.

(2) 기획집행상의 제약요인 15 경기, 17 울산, 18 대전

① **기획의 경직성**: 일단 수립된 기획은 경직성으로 말미암아 새로운 사태가 발생하여도 관계당사자의 압력으로 인해 기획을 수정하는 것은 곤란하다. 경직성은 융통성 없는 행정을 초래할 수 있는 바, 변동하는 사회에 대한 적응력도 약하게 된다.

② **이해관계자의 저항**: 기획의 집행에 대해 일부 국민이나 관료로부터 이해관계로 인한 저항, 반발이 발생될 수 있다.

③ **즉흥적 · 권위적 결정에 의한 빈번한 수정**: 최고관리층이 전임자의 기획을 법적 구속력이 없다는 이유로 즉흥적 · 권위적 결정에 의해 빈번하게 수정하는 경우가 많다.

④ **자원배분의 비효율성**: 한정된 자원의 배분이 행정수요의 우선순위에 따라 이루어져야 하는데, 각 행정조직 단위간의 대립 · 갈등으로 왜곡되면 계획 집행에 차질이 생긴다.

(3) 정치적 · 행정적 제약요인

① **기획능력 부족**: 후진국의 경우 기획에 관련된 경험의 부족과 기술의 낙후성으로 기획요원의 능력이 부족한 경우가 많다.

② **번잡한 행정절차와 행정조직의 비효율성**: 신생국의 경우 red tape(문서주의, 관료적 형식주의), 비합리적인 사무처리 절차 등으로 기획을 저해하고 있다. 또한 효율적인 행정조직의 결여는 발전기획을 저해한다.

③ **조정의 결여**: 신생국의 경우 여러 행정기관의 발전기획이 상호조정 되지 않음으로써 합리적인 사업계획의 집행이 저해되고 있다. 특히 정부기관의 확산은 더욱 조정을 어렵게 하며, 빈번하고 무원칙적인 행정기구개혁은 오히려 기획의 집행을 저해하고 있다.

④ **기획과정의 참여 부족**: 신생국의 경우 기획과정 참여가 제대로 이루어지지 않아 대내외적으로 기획에 대한 동의 내지 적극적 협조를 받지 못하고 있다.

3 보건기획의 성공요인 [15]

① 기획은 변화지향적이고 목적지향적이며 의식적이어야 한다.

② 몇 개의 서로 연관된 기획은 기능적인 조화를 이루어야 한다. 기획 작업 이전에 기획의 과정과 목표, 방법에 대한 합의를 이루어야 한다. 그리고 장기기획은 단기기획과 통합되어야 한다.

---

15) 문상식 외, 보건행정학(제8판), 보문각, 2021, p.308.

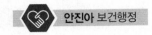

③ 기획의 목표와 목적이 명백하게 제시되어야 한다. 장래에 대한 전망이나 바람직한 목표를 설정하는 데는 여러 가지 의견 상충이 있을 수 있다. 서로의 의견을 수렴하고 이를 명확히 하는 데 많은 시간을 투자하여야 한다. 또한 기획수립은 누구라도 이해할 수 있도록 명확해야 한다.

④ 논리적으로 볼 때 기본기획은 전체적인 것이어야 하므로 이들 기본기획은 최고경영층에서 수립되어야 한다. 그리고 모든 상급관리자는 기획수립에 있어서의 장애를 제거해주고, 그의 부하들이 기획을 수립할 수 있는 분위기를 만들어 주어야 한다. 기획수립에는 조직전체가 기획의 과정에 참여하여야 한다. 특히 실제 사업수행자의 의견을 충분히 반영하여야 한다.

⑤ 기획의 범위(공간적, 시간적)를 정하여야 한다. 경험이 부족한 경우는 처음부터 포괄적이고 종합적인 기획을 하기 보다는 부분적 기획부터 단계적으로 접근하는 것이 바람직하다. 또 모든 사업을 대상으로 하기보다는 가장 필요가 크고, 사업효과가 큰 전략적 부분부터 시작하는 것이 좋다.

⑥ 기획수립을 뒷받침할 수 있도록 조직이 구조화되어야 한다. 즉 직무가 적절히 분할되고 권한이 명확히 이양되었을 때, 관리자들은 자신의 권한과 책임하에서 기획을 효율적으로 수립할 수 있을 것이다.

⑦ 기획은 간단하고 구체적이되 과학적인 근거에 기반하여야 한다. 과학적인 근거가 없는 사업이 단순히 기획가의 선호나 주민의 요구에 따라 실시되어서는 안 된다.

제 3 절 의사결정기법(기획 및 정책의 대안선택을 위한 기법)

1 브레인스토밍(Brainstorming) 16 서울

(1) 개념

오스본(A. F. Osborn)에 의해 창안된 집단토의기법으로서 직접적 · 대면적 접촉을 유지하되, 즉흥적이고 자유스러운 분위기에서 조직구성원 및 전문가의 창의적 의견이나 독창적인 사람들의 기발한 아이디어를 직접적인 대면접촉토의를 통하여 창안하는 주관적 · 질적 분석기법이다.

(2) 진행단계

① 아이디어 산출단계

    ㉠ 비판 금지: 타인들이 제시하는 아이디어를 절대로 평가 · 비판 · 간섭하지 않음으로서 자유로운 상상 허용

    ㉡ 자유분방: 지나치게 이상적이거나 급진적인 아이디어도 허용

    ㉢ 질보다 양: 좋은 아이디어보다 많은 아이디어를 내놓게 함

    ㉣ 대면적 토론: 면대면 토론을 원칙으로 하나 최근 전자메일을 통한 전자브레인스토밍도 활용

    ㉤ 결합 개선: 다른 사람의 아이디어를 결합 · 수정 · 모방해서 새로운 아이디어를 산출하는 방법 사용 가능

② 아이디어 평가단계: 유사한 아이디어 취합, 실현 불가능한 아이디어 제거 등을 통하여 몇 가지 대안 선정

2 델파이기법(Delphi Technique): 전통적 델파이기법

16 경기 · 보건직7급, 17 서울 · 경남 · 부산, 18 대구

(1) 개념

① 1948년 미국의 RAND 연구소에서 개발하였다.

② 관련분야의 전문지식을 가진 전문가들에게 토론 없이 서면으로, 완전한 익명으로 자문을 의뢰하고, 이를 반복 · 종합하여 예측결과를 도출하는 기법이다. 전문가의 직관에 의존하는 주관적 · 질적 미래예측기법으로 볼 수 있다.

③ 델파이기법은 전문가그룹의 활용에서 단점을 극복하고 장점을 취하는 방법으로, 이 경우에 설문지 응답은 몇몇 권위자의 영향력을 배제하거나, 다수의견에 따르는 것을 피하기 위해 비공개로 이루어진다.

④ 최종의사결정이 이루어질 때까지 많은 시간이 소비되기 때문에 빠른 의사결정에는 적용의 한계가 있다.

⑤ 일상적이고 단순한 의사결정문제보다는 기술혁신의 예측, 의료시장개방과 잠재시장 예측, 연구개발 경향, 미래의 보건의료시장 등 범위가 넓거나 장기적인 문제를 해결하는 데 유용하다.

(2) 델파이기법의 표준절차

① 문제해결방안에 대한 질문서를 만들어 응답자들에게 발송

② 응답자들은 각자가 따로 응답을 기록하여 반송

③ 응답을 요약하고 종합하여 보고서로 만들고 이를 응답자에게 다시 발송

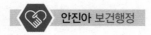

④ 응답자들은 응답을 종합 집계한 보고서를 평가하고, 그에 대한 질문에 응답(이때 각자의 본래 응답을 수정하기도 하고, 해결방안들의 서열을 결정하는 데 의견을 제시한다. 이러한 환류과정을 몇 차례 되풀이한다.)

⑤ 환류보고서 작성, 의뢰자인 조직의 책임자와 응답자에게 발송

(3) 특징

① **익명성**: 참여하는 전문가들의 익명성이 엄격히 보장
② **반복**: 개별적 판단은 집계 후 몇 회에 걸쳐 다시 알려주고, 수정 과정을 반복
③ **통제된 환류**: 응답을 종합하여 전문가들에게 요약수치로 전달
④ **응답의 통계처리**: 응답을 최빈수, 중위수, 평균 등 통계 처리된 형태로 정리
⑤ **전문가 합의**: 합의된(근접한) 의견의 도출이 최종목표

(4) 장점

① 외부적인 영향력으로 결론이 왜곡되는 것을 방지(응답자의 익명성 보장)
② 통제된 환류과정을 반복함으로써 주제에 대한 관심 제고
③ 응답의 결과가 통계적으로 처리됨으로써 비교적 객관적인 결론 도출
④ 전문가 집단을 동원하므로 예측분야와 관련되는 많은 변수를 고려함
⑤ 다루어질 정보의 양이 증가함
⑥ 집단적 상호작용을 통하여 더 많은 지식과 자극을 나눔
⑦ 미래예측에 있어 위험부담이 적음

(5) 단점

① 동원된 전문가들의 자질과 역량이 문제될 수 있음
② 델파이 과정에서 응답이 불성실하거나 조작될 가능성이 있음
③ 설문 여하에 따라 응답이 크게 달라질 수 있음
④ 예측된 사건들 사이의 잠재적인 관계가 무시될 가능성이 있음
⑤ 그릇된 정보를 더 많이 이용하기 쉬움
⑥ 소수의견이 묵살될 가능성이 있음
⑦ 전문가로서 체면을 세우기 위해 의견을 고집할 가능성이 있음
⑧ 이해관계가 작용하는 정치적 의사결정의 가능성이 있음

(1) 정책 델파이기법(Policy Delphi)

① **개념**: 반복과 통제된 환류라는 델파이의 원칙에 기반하되, 참여자의 범위, 통계처리의 방식 등에 새로운 원칙 추가

② **특징**

㉠ 식견 있는 다수의 창도자: 참가자들을 '전문성' 자체보다 이해관계와 식견에 바탕을 두고, 여러 상황을 대표하는 주창자들을 선정

㉡ 선택적 익명성: 예측의 초기단계만 익명으로 응답하고, 정책대안에 대한 주장들이 표면화된 이후에는 참가자들 간 공개적 토론 허용

㉢ 양극화된 통계처리: 개별적 판단 종합 시 의견의 중위값보다는 불일치와 갈등을 의도적으로 부각

㉣ 구성된 갈등(유도된 의견대립): 창의적 문제해결을 위해 갈등은 불가피한 것이라는 전제하에 의견대립을 활용(정책델파이의 결과는 제한이 없음. 합의를 이룰 수도 있고, 갈등이 계속될 수도 있음)

(2) 전통적 델파이기법과 비교

① **공통점**

㉠ 주관적 미래예측기법

㉡ 다수의 응답자가 참여

㉢ 반복적 설문조사

㉣ 의견의 통계처리

㉤ 처리결과의 환류

② **차이점**

구분	전통적 델파이기법	정책 델파이기법
적용	일반적 문제(기술적인 문제)에 대한 예측	정책문제(정책적인 문제)에 대한 예측
응답자	동일 영역의 일반전문가	전문가 이외의 이해관계자 등 식견있는 창도가
익명성	완전한 익명성: 직접 대면접촉의 상호토론 없음 익명으로 솔직한 의견 반영 기대	선택적 익명성: 초기단계에서만 익명성이 요구. 논쟁이 표면화되고 나면 참여자들은 공개적으로 토론
통계	일반적인 통계처리	의견 차이를 부각시키는 양극화된 통계처리
합의	합의 도출(의견일치 유도)	구조화된 갈등(유도된 의견대립)
토론	토론 없음	컴퓨터를 통한 회의 또는 대면토론

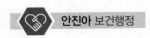

3 명목집단기법(NGT, Nominal Group Technique)

19 경북, 23 보건직

① 문제해결에 참여하는 개인들이 개별적으로 해결방안을 구상하고 제한된 집단토론만을 한 다음 해결방안에 대해 표결하는 기법으로, 토론이 방만하게 진행되는 것을 예방하고 좋은 의견이 고르게 개진되는 장점이 있다.
② 참석자들로 하여금 의사결정 과정 동안 토론이나 대화를 하지 못하도록 하기 때문에 명목집단이라 부른다. 일정한 시간을 주고 자신의 생각을 정리하여 제출하게 하고 전체 아이디어를 두고 투표 후 결정한다.

4 비용 – 편익분석(CBA, Cost Benefit Analysis)

17 서울 · 전남 · 교육청, 19 서울, 22 대전보건연구사

(1) 개념

① 하나 또는 둘 이상의 사업대안에 대해 가장 타당성이 있는 방법을 판단하는 데 이용하는 방법이다.
② 계획에 대한 비용과 편익을 각각 측정하여 사회적 · 경제적 관점에서 가장 많은 순편익이 되는 방안을 찾아내는 분석기법이다.
③ 경제적 타당성 검토기준으로 결과가 화폐가치로 표시된다.

(2) 사업대안의 비교 · 평가 [16]

① 할인율과 현재가치
   ㉠ 보건사업의 효과가 사업실시와 동시에 나타나지 않으므로 비용과 편익에는 시간차가 발생한다. 미래보다는 현재를 선호하는 경향이 있으므로 미래에 발생할 비용과 편익을 할인하여 동등한 현재의 가치로 환산하여 평가에 이용하여야 한다.
   ㉡ 할인율은 미래의 비용 및 편익을 현재의 가치로 환산하는데 사용되는 주로 이자율(interest rate), 인플레이션율(inflation rate), 노동생산성(labor productivity) 등을 고려하여 책정한다.
   ㉢ 위험률의 차이, 정부의 통화정책, 자본 시장의 불완전성 등에 의해 할인율이 다양하게 존재하며 할인율이 상승하면 현재가치는 하락한다.
② 순현재가치법(NPV, Net Present Value)
   ㉠ 대안들을 평가하기 위해 가장 자주 사용되는 방법으로 미래에 발생할 비용이나 편익을 현재가치로 할인함으로써 시간의 문제를 고려한다.

---

16) 문재우 외, 보건행정학(제8판), 계축문화사, 2021, p.250~252.
   양봉민 외, 보건경제학, 나남, 2015, p.377.

ⓛ 여러 시점의 투자비용과 발생편익에 이자율 등을 고려하여 환산한 현재가치의 총합을 평가하는 것이다.

ⓒ 순현재가치가 0보다 크면 그 사업은 비용보다는 편익이 많은 것이 되어 경제적으로 타당하다고 본다.

> 순현재가치(NPV) = 편익의 총현재가치(B) − 비용의 총현재가치(C)

③ 비용편익비(B/C Ratio)

ⓐ 편익비용비가 1보다 큰 경우 사업의 타당성이 있다고 보며, 편익비용비가 가장 큰 대안이 최선의 대안이 된다.

ⓛ 비용편익비를 계산할 때에는 비용과 편익을 현재가치로 환산하는 것이 전제되어야 한다.

$$\text{B/C Ratio} = \frac{\text{편익의 총현재가치(B)}}{\text{비용의 총현재가치(C)}} > 1$$

④ 내부수익률(IRR, Internal Rate of Return)

> NPV = 0, B/C ratio = 1이 되도록 하는 할인율

ⓐ 편익과 비용을 균등화시키는 할인율을 내부수익률이라 한다. 내부수익률은 B/C 비가 1 또는 순현재가치가 0이 되는 이자율을 의미한다.

ⓛ 어떤 사업의 내부수익률이 높을수록 그 사업은 선호된다.

ⓒ 정책대안을 결정하는 기준으로서의 내부수익률은 한 번의 투자로 일정한 기간에 걸쳐 편익이 나오는 사업에 가장 잘 이용된다.

ⓔ 그러나 사업의 할인율이 중간에 자주 바뀔 경우나 비용이 전기간에 걸쳐 나누어 분산되어 있는 경우, 혹은 예산이 몇 가지 방법으로 제한될 경우에는 내부수익률을 이용하는 것은 순현재가치를 이용하는 것보다 적절하지 못하다.

❖ 내부수익률
(1) 하나의 사업의 경우에 내부수익률이 은행금리보다 높은 경우에 그 사업의 시행은 타당성을 갖게 되며, 만일 은행금리가 높다면 그 사업의 시행은 보류됨이 타당하다.
(2) 예를 들어 어떤 사업의 내부수익률이 10%인데 반하여 은행대출금리가 12%라면 이 사업은 타당성이 없으며, 반대로 10%의 내부수익률의 사업을 위하여 빌린 은행대출에 8%의 금리를 지불해야 한다면 이 사업은 수익성을 갖는 타당한 사업대안이다.

5 비용 – 효과분석(CEA, Cost – Effect Analysis)

16 충북, 17 경기, 19 부산, 19 서울 · 부산, 20 경기, 21 충남 · 부산 · 경기보건연구사, 22 대전보건연구사

(1) 개념

① 주어진 목적달성을 위한 여러 가지 서로 다른 방법을 비교하여 그중 사업성과가 가장 큰 방법을 찾아내는 분석방법이다.

② 비용편익과 기본논리는 동일하지만 '비용'은 금전적 가치로, '효과'는 측정 가능한 '산출물 단위'로 산정하여 분석하는 방식이다(투입은 화폐, 산출은 질로 표현).

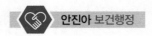

③ 비용단위당 최대의 효과를 갖거나 단위효과당 최소의 비용이 드는 대안을 선택한다.

(2) 비용 – 효과분석의 효용

① 효과의 화폐가치 계산이 힘들거나, 비용과 효과의 측정단위가 달라 화폐라는 동일한 기준으로 비교하기 힘들 때 이용되는 분석기법이다.
② 화폐단위로 측정하는 문제를 피하기 때문에 비용 – 편익분석보다 공공부문의 사업대안 분석에 적용가능성이 높다.

(3) 단점

① CEA의 결과는 어떤 목표를 달성하는 데 가장 적은 비용이 드는 방법을 제시할 뿐이다.
② 어떤 사업시행이 둘 이상의 산출을 내는 경우는 CEA 기법을 사용하기 어렵다.
③ 산출이 미래에 상당한 기간 계속 발생하는 경우 적용이 어렵다.

보충 비용 – 편익분석 vs 비용 – 효과분석

(1) 공통점
① 효율성을 중시함
② 계량적 분석기법임
③ 형평성의 가치를 고려하지 못함

(2) 차이점

구분	비용 – 편익분석	비용 – 효과분석
가치 산정방식	• 비용·편익 모두 금전적(화폐적)가치로 산정	• 비용은 금전적(화폐적) 가치로 산정 • 효과는 산출물 단위로 산정(시장가격에 대한 의존도가 낮음)
성격	• 양적 분석(공공부문 적용에 한계) • 형평성·주관적 가치문제를 다루지 못함	• 질적 분석(공공부문 적용에 적합) • 외부효과, 무형적·질적 가치 분석에 적합
중점	경제적 합리성 강조	기술적 합리성(정책대안의 효과성에 초점)을 강조
비용·효과 변동여부	비용과 편익이 함께 변동(가격비용, 가격편익)	어느 한 쪽이 고정되어야 함 • 비용고정 – 효과극대화 • 효과고정 – 비용최소화
예	수력발전, 교통, 인력개발, 도시개발 등의 영역	국방, 경찰, 운수, 보건 등의 영역

6 비용-효용분석(CUA, Cost-Utility Analysis)

15 서울, 16 충북, 18 충북·충남·호남권, 21 대전보건연구사, 22 보건직

(1) 개념

① 보건의료프로그램의 비용과 효용을 비교하는 분석방법이다.

② 주어진 자원으로부터 얻은 편익을 극대화하는 것이 일반적인 목적으로 CEA를 좀더 세련화한 것이다.

③ 산출물은 단수 혹은 복수이며, 종류 및 양이 사업대안 간에 동일할 필요가 없다.

④ 효용은 건강일수 혹은 질보정수명(QALY)으로 측정한다.

⑤ 전체적인 자원의 배분보다는 개별적인 프로그램에 초점을 둔다.

(2) 방법

건강일수 하루당 혹은 질병보정수명 1년당 최소의 비용이 소요되는 방안이나 비용 한 단위당 최대의 효용을 갖는 대안을 선택한다.

7 시계열분석(Time Series Analysis)

(1) 개념

과거의 변동 추세를 모아둔 시계열 데이터에 대한 분석결과를 토대로 이를 연장하여 미래를 추정하는 방법으로, 경험적·귀납적 미래예측기법이다.

(2) 전제

① **지속성**: 과거의 변화 방식이 미래에도 그대로 지속될 것이라는 가정

② **규칙성**: 과거의 변화 패턴이 미래에도 규칙적으로 반복되어 나타날 것이라는 가정

③ **신뢰성과 타당성**: 이용될 자료가 내적으로 일관성을 띠고 있어 신뢰할 수 있을 뿐만 아니라, 측정하고자 의도하는 것을 측정할 수 있다는 가정

(3) 특징

① **예측**: 시계열분석의 가장 중요한 목적은 예측

② **합리적인 경영 유도**: 병원의 경우 수요량을 어느 정도 정확히 예측할 수 있다면 의료물품 및 자금의 유통을 원활히 관리할 수 있으므로 합리적인 경영 유도

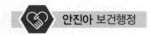

8 PERT / CPM 15 경기, 18 제주

(1) 개념

① 불확실한 프로젝트의 일정, 비용 등을 합리적으로 계획하고 관리하는 기법
② 방대한 보건사업의 효율적 시간관리를 위해 이용되는 계량적인 방법
③ 사업을 여러 세부작업으로 구분한 후에 각 작업의 소요시간을 결정
④ 세부작업 상호 간의 작업순서를 정하여 도표로 작성

(2) PERT(Program Evaluation and Review Technique, 과업평가검사기법)

① 불확실한 상태에서 기획과 통제를 하는 데 사용되는 모형으로, 집행계획을 일목요연하게 이행시키기 위한 계획방법이다.
② 먼저 프로젝트의 주요 활동을 확인하고 그 활동을 진행도표로서 순서대로 번호를 붙여 나열하고 각 활동의 소요시간을 정한다.
③ 집행기간이 불확실한 상황에 대하여 확률적인 접근을 통하여 평가하며, 비정형적인 의사결정방법에 효과적이고 유용한 방법이다.
④ PERT의 기본원칙
   ㉠ 공정원칙: 모든 행동이 반드시 완성되어야 함
   ㉡ 단계의 원칙: 선행단계 성립 후 다음 단계를 착수해야 함
   ㉢ 활동의 원칙: 모든 활동은 선행활동과 후속활동을 거침
   ㉣ 연결의 원칙: 앞 단계로 돌아갈 수 없는 일방통행의 원칙

(3) CPM(Critical Path Method, 주경로기법)

① PERT와 매우 유사하나 주로 정형적인 의사결정기법에 사용되며 프로젝트 완성을 위한 하나의 완성 시간만을 결정한다는 것이 다른 점이다.
② 복잡한 일을 단순화하거나 실제업무를 집행하는 데 유용한 방법이다.
③ 주경로가 제시간 내에 완성되지 않으면 다른 활동들을 시작할 수 없으므로 제시간 내에 끝날 수 있도록 관리자는 비용과 편익분석으로 프로젝트 진행을 효율적으로 운영해야 한다.
④ PERT와 CPM 모두 계획, 일정표 작성, 통제의 3가지 기능을 가지고 있다.

9 대기행렬이론[Queuing(Waiting) Theory, 줄서기모형]

하나의 서비스 체계에서 고객의 수가 시간마다 일정치 않을 때 대기시간과 대기행렬을 최소화하기 위해 적정한 시설규모, 서비스 절차 등을 발견하기 위한 분석기법이다. 고객의 대기시간이 사회적 비용이라는 인식하에 서비스 시설의 감축 시 발생하는 대기비용과 서비스시설 확장 시 발생할 수 있는 유휴비용을 고려하여 비용의 합을 최소화하는 시설규모에 대한 해답을 분석하는 기법이다.

10 선형계획(Linear Programming)

주요 변수 간의 상관관계를 선형 방정식으로 나타내고 주어진 제약조건에서 이윤극대화 또는 비용극소화를 위한 자원의 최적배분을 찾아내는 데 활용하는 수리적 분석기법이다. 확실한 상황에서 이루어지는 의사결정분석이다.

11 의사결정나무(Decision Tree Analysis)

(1) 개념

의사결정에서 나무의 가지를 가지고 목표와 상황과의 상호관련성을 나타내어 최종적인 의사결정을 하는 불확실한 상황하의 의사결정 분석방법이다.

(2) 분석방법

① 의사결정자의 통제 아래에 있는 결정노드와 의사결정자의 통제 밖에 있는 기회노드로 구성된 의사결정문제의 논리적 구조를 통해 의사결정나무를 만든다.

② 의사결정자는 각 기회노드에서 초래될 불확실한 상황들과 그것이 가져올 모든 가능한 결과에 대해 확률을 부여하는 방식으로 최적의 대안을 선택하게 된다.

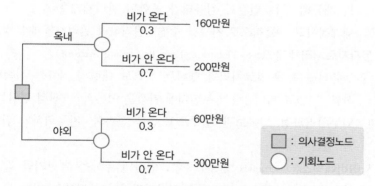

그림 6-3 합창대회개최 문제를 나타내는 의사결정나무

12 간트차트(Gantt Chart)

작업계획과 실제의 작업량을 작업일정이나 시간으로 견주어서 평행선으로 표시하여 계획과 통제기능을 동시에 수행할 수 있도록 설계된 막대도표로 '막대그래프차트'라고도 한다. 생산·재고·원가관리 등에 응용되는데, 작성이 쉽고 작업의 진척도를 그래프로 알기 쉽게 보여 줄 수 있지만 서로 다른 작업들 간의 관계나 상호의존성을 표시할 수는 없다.

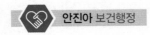

13 관리과학(OR, Operation Research, 운영연구)

(1) 개념

① 제2차 세계대전 당시 군사작전 문제를 해결하기 위해 고안된 기법으로 해당 환경에서 살아 있는 생물체와 같이 체계, 사업, 봉사, 집행, 운영 등을 조사 · 연구하는 관리기법
② 조직화된 군대 · 정부 · 상업 · 산업시스템의 정책운영 및 관리와 경영에 과학적 방법을 적용하는 방식
③ 컴퓨터 등 최적의 과학적 기법을 사용하여 의사결정을 수학적으로 하는 기법

(2) 특징

① 정책집행을 위한 관리(집행)결정의 계량적 분석기법
② 경제적 합리성 차원의 분석, 경제적이고 능률적인 집행계획 선택
③ 수단의 최적화, 계량화 추구

(3) 관리기법 종류

① **관리정보체계**(MIS, Management Information System)
  ㉠ 행정에 관련된 의사결정에 필요한 정보를 수집 · 가공하여 필요한 정보를 제공해 주는 인간과 컴퓨터가 종합된 관리체계
  ㉡ 체계적이고 능률적으로 자료를 수집 · 관리하여 관리자들에게 정보 제공
② **전자자료처리체계**(EDPS, Electronic Data Processing System)
  ㉠ 컴퓨터를 통해 자료처리를 행하는 것으로 대량의 자료를 신속하게 연산할 수 있고 기억용량이 무한대에 가까운 이론적 · 객관적 판단능력체계
  ㉡ 업무처리과정, 기록보관, 업무보고 등을 신속화 · 자동화하기 위해 설계한 전산체계
③ **사이버네틱스**(Cybernetics, 인공두뇌학): 인간의 두뇌를 계산기와 같은 정보와 환류의 제어장치로 보고 이를 의사결정과정에 적용한 것이다.
④ **기타**: PERT, 선형계획, 시계열분석, 회귀분석 등

14 체계분석(SA, System Analysis)

능률성 또는 실현가능성 차원의 분석으로, 능률적 정책대안 결정기법이다. 관리과학(OR)에 직관이나 통찰력에 의한 판단을 더하여 분석하는데, 그 기법으로는 비용편익분석, 비용효과분석 등이 있다.

1 보건기획의 이해 19 인천

(1) 보건기획의 정의

① 국민이 당면하고 있는 보건문제를 해결함으로써 보건복지를 증진시키고자 합리적인 보건정책의 수립과 보건자원의 동원을 효과적으로 하기 위한 제반 보건활동(유승흠 등, 1998)

② 보건상의 목표를 달성하기 위해 복수의 대안 중에 최선의 안을 선택하여 조직적으로, 의식적으로, 계속적으로 노력하는 것(WHO)

(2) 보건기획의 목적(미국공중보건협회)

① 보건사업을 위한 조직의 개선

② 새로운 필요사업의 발전 촉진과 기존 사업의 강화 및 그 활용의 추진

③ 보단 나은 협조로 보건사업의 질적 향상

④ 지역사회의 불필요한 사업계획 중지

⑤ 정부와 민간기관 간 사업의 중복 회피

⑥ 보건사업의 지역 간 배분 개선

⑦ 신규 사업계획의 우선순위결정과 보건사업기획의 균형 있는 발전, 그리고 지역사회 특수보건수요를 위한 서비스

⑧ 부족한 보건인력의 효율적인 이용과 훈련시설의 개발 육성

⑨ 보건요구와 문제의 파악, 해당지역의 특성에 맞는 변화를 위하여 현실적인 목표설정 지원

⑩ 새로운 보건지식의 신속한 적용

⑪ 보건사업의 연구와 훈련의 밀접한 관계 조성

⑫ 지역사회발전을 위한 경제적·물리적 계획과 보건 수요의 종합적 조정

(3) 보건기획의 대상과 범위

① 인적자원기획(Manpower Resource Planning)

각종 보건의료인력 양성 및 관리, 의료인력의 지역적 분포 및 활용목표에 대한 기획

② 물적자원기획(Physical Resource Planning)

각종 보건의료 시설과 의료장비 및 소모품의 생산, 분배 및 관리에 관한 기획

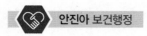

③ **행정기획**(Adminstrative Planning)

보건의료전달체계의 발전과 재원의 조달, 분배 및 보건사업정보체계의 개발 등에 관한 기획

④ **환경기획**(Environmental Planning)

쾌적한 생활환경의 확보에 관련되는 보건사업, 즉 기본환경관리, 공해관리 및 상하수도관리 등에 관한 기획

⑤ **보건교육기획**(Health Education Planning)

예방보건사업과 건강한 생활을 영위하기 위한 국민보건교육 및 홍보에 관한 기획

⑥ **조사 및 연구기획**(Survey and Research Planning)

국민보건실태를 분석하기 위한 제반활동과 보건과학 및 의학기술의 향상에 관련된 조사연구에 관한 기획

2 지역사회 보건사업기획

(1) 정의

복잡한 상황에서 발생하는 새로운 (국가나 지역사회의) 보건문제들을 해결함으로써 바람직한 (국가나 지역사회의) 건강보호 및 향상의 목표를 달성하기 위하여 최적의 전략을 개발하려는 의도적인 사회활동 또는 조직활동을 말한다.

(2) 기획의 구성요소

① 현재의 상태

② 미래의 원하는 방향(목적)

③ 원하는 방향으로 가기 위한 방법(전략과 세부사업)

  ㉠ 무엇을 해야 하는가?

  ㉡ 필요한 행동을 어떻게 지원할 것인가?

(3) 기획의 필요성

① **지휘의 수단**: 조직이 필수적인 전략적 요소에 주의를 집중하도록 유도함

② **효과적 통제의 수단**: 조직원들로 하여금 수행하여야 할 과제를 확인하고, 무엇을 할 것인지를 알게 해 줌

③ **가용 자원의 효율적 사용**: 비계획적이고 즉흥적인 행동을 지양하고, 전략적 과제에 대한 효과적인 해결방안 실행을 통해 자원의 효율성 제고

④ **업무수행능력 강화**: 성과 측정과 보상의 연계를 통해 업무능력 강화

⑤ **미래 대비**: 미래에 발생할 가능성이 높은 사태에 대하여 대처하는 전략 준비

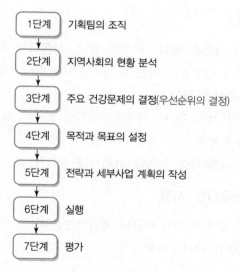

1단계	기획팀의 조직
2단계	지역사회의 현황 분석
3단계	주요 건강문제의 결정(우선순위의 결정)
4단계	목적과 목표의 설정
5단계	전략과 세부사업 계획의 작성
6단계	실행
7단계	평가

그림 6-4 지역보건사업 기획 과정 18 경남, 20 충북

3 지역사회 현황분석 17 보건직7급, 22 보건직

(1) 현황분석의 정의

현재의 상황과 바람직한 상황(목표)과의 차이를 규명하고, 목표달성을 위해 해결되어야 할 요인과 조직 또는 지역의 문제해결을 위한 능력과 한계를 분석하는 과정이다.

(2) 현황분석의 필요성

① 기획의 대상이 될 건강문제를 찾아내기 위해서이다.

② 건강문제를 해결할 능력이 지역사회나 보건의료기관에 있는가를 파악하기 위해서이다. 지역의 건강문제를 해결하기 위해서는 지역사회와 보건의료기관이 문제를 해결할 수 있는 역량을 갖추어야 한다. 만일 그렇지 못하면 문제를 찾기만 하고, 해결하지 못하는 바람직하지 못한 사태가 벌어질 것이다.

③ 보건사업의 평가를 위한 기초자료를 확보하기 위해서이다. 현황분석을 통해 확보된 자료는 핵심문제를 찾는 데 활용될 뿐만 아니라 사업의 평가를 위해서도 활용되게 된다.

④ 변화하는 환경이 보건사업에 어떤 영향을 미칠 것인지를 예측하기 위해서이다.

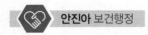

(3) 현황분석의 내용

① 지역사회의 건강수준 평가: 지역의 인구·사회학적 특성, 건강수준과 질병부담, 건강에 영향을 미치는 요인(건강결정요인), 건강 불평등 등
② 지역사회의 관심과 장점
③ 지역사회보건체계의 평가: 지역보건사업의 현황과 평가, 보건의료기관의 건강문제 해결 능력
④ 건강문제와 해결능력에 영향을 미치는 환경의 변화

(4) 현황분석에 사용되는 자료

담당자들이 직접 수집한 일차 자료나 국민건강영양조사, 지역사회건강조사 같은 기존의 보건통계자료를 이용한다.

4 우선순위 결정 17 경기, 20 서울, 21 부산

(1) 브라이언트(J. Bryant)의 우선순위 결정 기준 15 부산

브라이언트는 건강문제의 우선순위 결정기준을 처음으로 체계화하여 제시하였다. 그러나 아래 4가지 기준에 대한 측정방법이나 상대적 우선순위에 대해서는 언급하지 않았다.
① 문제의 크기(유병도)
② 문제의 심각성(심각도)
③ 사업의 기술적 해결 가능성(난이도)
④ 주민의 관심도(관심도)

(2) Hanlon과 Pickett의 우선순위 결정(BPRS)

17 경기·충북, 18 호남권, 20 서울, 21 부산, 22 경남보건연구사, 23 보건직

보건사업의 우선순위 결정에서 가장 널리 활용되고 있는 방법으로 다음의 공식을 통해 건강문제의 우선순위를 평가한다.
① 기본적 우선순위 결정 BPR(Basic Priority Rating) = (A + 2B)C / 3
　㉠ A: 문제의 크기 – 만성 질환은 유병률, 급성 질환은 발생률을 사용하여 0~10점까지 부여
　㉡ B: 문제의 심각도 – 문제의 긴급성, 중증도, 경제적 및 사회적 손실을 고려하여 0~10점까지 부여
　㉢ C: 사업의 효과 – 과학적 근거를 바탕으로 문제의 해결 가능성을 0~10점까지 부여

② 총괄적 우선순위 결정 OPR(Overall Priority Rating) = [(A + 2B)C / 3] × D

    ㉠ D: PEARL Factors − 사업의 적정성, 경제성, 수용성, 자원 확보 가능성, 적법성을 0 또는 1점($P \times E \times A \times R \times L$)

    ㉡ PEARL Factors: BPR 계산 후 사업의 실현 가능성 여부를 판단하기 위한 잣대로 장기계획이나 사업의 우선순위가 쉽게 안 드러나는 경우에 활용

        • Propriety: 업무 범위의 적절성

        • Economic Feasibility: 경제적 타당성

        • Acceptability: 수용성

        • Resources: 충분성

        • Legality: 적법성

(3) 황금 다이아몬드(Golden diamond) 방식 18 울산, 23 보건직

① 미국의 메릴랜드 주에서 보건지표 상대적 크기와 변화의 경향을 이용하여 우선순위를 결정한 방식이다.

② 우선순위를 결정할 주요 건강문제를 선정한 뒤 이들 건강문제의 이환율과 사망률 그리고 변화의 경향을 미국 전체와 비교하여 "주가 좋음", "같음", "주가 나쁨"으로 구분하고, 이를 "황금 다이아몬드" 상자에 표시한다.

③ 1순위 사업은 미국 전체에 비해 주의 지표가 좋지 않고, 변화 추세도 나쁜 경우이다.

④ 이 방법은 자치단체별 건강지표가 확보가능하고, 과거의 추세를 알 수만 있다면 쉽게 우선순위를 정할 수 있으며, 형평성을 추구하는 데 매우 적합한 방법이다.

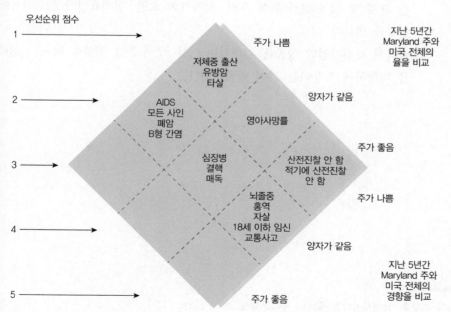

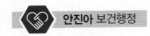

5 지역사회 보건사업의 목표와 전략

(1) 지역보건사업의 목표

① 목적과 목표

㉠ 목적(Goal): 보건사업이 궁극적으로 달성하고자 하는 것에 대한 일반적인 기술

㉡ 목표(Objectives): 사업의 목적을 달성하기 위해 필요한 변화에 대한 구체적인 기술

② 목표가 갖추어야 할 기준: SMART 20 대전, 21 경남보건연구사

㉠ Specific: 구체적인(명확하고 간결함)

㉡ Measurable: 측정 가능한(평가에 활용 가능함)

㉢ Appropriate(Achievable): 적절한(사업의 목적에 부합됨)

㉣ Reasonable(Relevant): 합리적인(실현 가능함)

㉤ Timed: 기한을 지닌(목표의 달성을 위한 일정 제공)

(2) 지역사회 보건사업 기획 전략: 사회생태학적 모형 [17] 20 울산, 22 대구보건연구사

① 인간의 행동에는 다차원적인 요인들이 영향을 미친다. 사회생태학은 인간과 환경 사이의 동적이고 적극적인 상호작용과 인간생활의 사회적, 역사적, 문화적, 제도적 맥락을 이해하고자 하는 학문이다.

② 따라서 개인과 환경, 건강사이의 상호관계를 이해하기 위해서는 사회생태학의 틀을 이용하는 것이 좋다.

③ 사회생태학적 모형에 의하면 개인 또는 집단의 행태는 개인적 요인, 개인간 관계 및 일차집단, 조직 요인, 지역사회 요인, 정책요인의 상호작용에 영향을 받는다.

④ 따라서 보건사업의 성공을 위해서는 이들 각 수준에 영향을 미치는 전략을 다양하게 사용하는 것이 바람직하다.

---

17) 배상수, 보건사업기획(제3판), 계축문화사, 2017, p.241.

⑤ 사회생태학적 모형에 따른 건강에 영향을 미치는 요인

단계	정의
개인적 요인	지식, 태도, 행동, 자아 인식, 기술과 같은 개인의 특성, 개인의 발달사를 포함한다.
개인간 관계 및 일차 집단	가족, 직장동료, 친구 등을 포함하는 공식적, 비공식적 사회적 관계망과지지 시스템
조직 요인	조직적 특성을 지닌 사회적 기관들, 공식적 비공식적 규칙과 규제
지역사회 요인	일정한 경계 안에서 이루어지는 조직, 기관, 비공식 네트워크 사이의 관계
정책 요인	각급 정부의 정책과 법

표 6-4 지역사회보건사업에서 활용되는 전략의 유형

단계		전략의 유형
개인적 수준		• 교육 • 행태개선 훈련 • 직접 서비스 제공(예방접종, 검진, 진료, 재활, 방문보건 등) • 유인 제공
개인 간 수준		• 기존 네트워크의 활용 • 새로운 네트워크의 개발 　- 후원자 활용 　- 동료 활용 　- 자조집단 형성 • 자생집단(비공식적) 지도자 활용
지역사회 수준	조직 요인	조직개발 이론과 조직관계이론의 적용
	지역사회 요인	• 이벤트 • 매체 홍보 • 사회마케팅 • 지역사회 역량 강화
	정책 요인	• 옹호 • 정책 개발

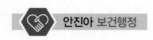

OX QUIZ

Check

01 기획은 특정 목표를 달성하기 위한 미래의 방법이나 절차를 개발하는 과정이다.　O　X

02 특정한 성격을 띤 것은 정책기획, 일반성을 띤 것은 운영기획이다.　O　X

03 기획수립의 경제성의 원칙에 따라 비능률과 낭비를 피하고 그 효과성을 높이기 위하여 명확하고　O　X
구체적인 목적이 제시되어야 한다.

04 기획에 있어서 정형적이고 전례를 답습하는 기획이 우선적으로 이루어지는 현상을 파킨슨　O　X
(Parkinson) 법칙이라 한다.

05 델파이기법은 선례가 없는 대안을 실행하기 위하여 의견을 수렴하여 판단한다.　O　X

06 비용 1단위 당 최대의 효과를 갖는 대안을 선택하는 방법은 비용-편익분석이다.　O　X

07 PERT는 불확실한 상태에서 기획과 통제를 하는 데 사용되는 모형이다.　O　X

08 브라이언트(John Bryant)의 우선순위 결정기준은 문제의 크기, 문제의 심각도, 사업의 효과이다.　O　X

OX Answer

01 O

02 X [특정한 성격을 띤 것은 운영기획, 일반성을 띤 것은 정책기획이다.]

03 X [경제성의 원칙 → 목적성의 원칙]

04 X [파킨슨(Parkinson) 법칙 → 그레샴(Gresham) 법칙]

05 O

06 X [비용-편익분석 → 비용-효과분석]　　**07** O

08 X [브라이언트의 우선순위 결정기준은 유병도, 심각도, 난이도, 주민의 관심도이다.]

01

다음에서 설명하는 정책의 유형은 무엇인가?

경기. 2020

- 국가가 국민에게 서비스를 분배해 주는 정책
- 포크배럴 현상이 발생
- 무의촌에 대한 보건진료

① 배분정책   ② 규제정책

③ 재분배정책   ④ 추출정책

02

보건정책결정 과정을 순서대로 바르게 나열한 것은?

서울. 2020

① 문제의 인지 → 정보의 수집 및 분석 → 대안의 작성 및 평가 → 대안의 선택 → 환류

② 대안의 선택 → 정보의 수집 및 분석 → 대안의 작성 및 평가 → 문제의 인지 → 환류

③ 정보의 수집 및 분석 → 문제의 인지 → 대안의 작성 및 평가 → 대안의 선택 → 환류

④ 대안의 작성 및 평가 → 정보의 수집 및 분석 → 문제의 인지 → 대안의 선택 → 환류

03

〈보기〉에서 설명하는 정책결정 이론 모형으로 가장 옳은 것은?

서울. 2020

〈보기〉

근본적인 방향의 설정은 관련된 모든 사안을 꼼꼼히 살펴보고 분석, 예측하여 최선의 대안을 선택하지만, 세부적인 문제의 결정은 기존의 정책을 바탕으로 약간 향상된 대안을 탐색하는 현실적인 모형

① 최적모형   ② 혼합모형

③ 합리모형   ④ 점증모형

04

다음 중 정책의 평가 기준에 대한 내용으로 옳은 것은?

경기. 2020

① 효과성 – 적은 비용으로 산출의 극대화를 달성했는지의 여부이다.

② 민주성 – 같은 상황에 있는 사람에게 유사한 수준의 대우를 하는 것이다.

③ 능률성 – 국민의 요구에 부응하는 정책을 수행하였는지 여부이다.

④ 정책의 최종적인 판단기준은 시민들의 만족도에 있다.

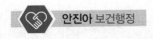

05

브라이언트(Bryant)의 건강문제 우선순위 결정기준에 해당하지 않는 것은?　서울, 2020

① 문제의 크기　② 문제의 심각도
③ 주민의 관심도　④ 지역사회의 역량

06

지역보건의료계획의 기획유형에 해당하는 것은?　경기, 2020

① 장기기획　② 중장기기획
③ 중기기획　④ 단기기획

07

다음 중 보건기획의 원칙에 해당하는 것은?　경기, 2020

㉠ 계속성	㉡ 신축성
㉢ 장래예측성	㉣ 단순성

① ㉠, ㉡, ㉢　② ㉠, ㉢
③ ㉡, ㉢　④ ㉠, ㉡, ㉢, ㉣

08

보건사업의 산출에 흡연율 감소 같이 화폐단위가 아닌 지표로 경제성을 평가하는 방법은?　경기, 2020

① 비용 – 편익 분석　② 비용 – 효과 분석
③ 비용 – 효용 분석　④ SWOT 분석

09

코로나바이러스감염증 – 19 대응지침에 대한 기획을 수립할 때의 원칙으로 가장 적절하지 않은 것은?　경북보건연구사, 2020

① 효과성을 높이기 위하여 목적이 포괄적으로 제시되어야 한다.
② 예산, 서비스, 사업방법 등의 표준화를 통하여 수립하여야 한다.
③ 유동적인 행정상황에 신속히 대응할 수 있어야 한다.
④ 미래를 가능한 한 정확히 예측할 수 있어야 한다.

10

정책결정의 합리모형(Rational Model)에 대한 설명으로 가장 옳지 않은 것은?　서울, 2021

① 현실적으로 완전한 합리성이란 존재하지 않으며 제한된 합리성을 추구한다.
② 의사결정자는 목표나 가치를 극대화하는 대안을 선택한다.
③ 경제적 합리성을 추구한다.
④ 각 대안으로부터 나타날 모든 결과가 계산되고 예측이 가능하여 최적의 대안을 선택한다.

11

보건기획수립상의 제약요인에 해당하지 않는 것은?　서울, 2021

① 미래 예측의 곤란성
② 개인적 창의력 위축
③ 기획의 경직화 경향
④ 자료·정보의 부족과 부정확성

12

다음 설명에 해당하는 정책결정모형은? 경기, 2021

> • 의사결정자는 전지전능하다는 전제이다.
> • 정치적 합리성은 고려하지 않고 경제적 합리성만 강조한다.
> • 의사결정자는 목표나 가치를 극대화 할 수 있는 대안을 선택한다.

① 최적모형
② 점증모형
③ 합리모형
④ 혼합모형

13

보건사업 기획 시 경제성 평가를 위한 지표에 대한 설명으로 옳은 것은? 전북, 2021

① 비용－편익분석은 산출물을 화폐단위로 나타낸다.
② 비용－효과분석은 서로 다른 척도의 산출물을 측정하고 비교하는 것이 가능하다.
③ 비용－효용분석은 사업수행의 결과로 재무제표를 이용한다.
④ 비용－편익분석은 공공부문의 사업대안 분석에 적용 가능성이 높다.

14

Lowi의 정책유형에 대한 설명으로 틀린 것은? 전북, 2021

① 배분정책은 국가가 국민에게 서비스를 분배하는 것으로 정부도로건설, 기업에 수출 보조금 지급이 해당된다.
② 규제정책은 재산권행사나 행동의 자유를 구속하는 것으로 공공요금 규제, 기업활동 규제가 해당된다.
③ 재분배정책은 고소득층으로부터 저소득층으로의 소득이전을 목적으로 한다.
④ 구성정책은 사회의 일부를 위한 이익과 기업을 대상으로 하는 정책으로 민간기구신설이 해당된다.

15

인간은 제한된 합리성을 가진 존재라는 전제로 의사결정자가 현실적으로 만족할 만한 수준의 대안이 생기면 의사결정을 종료하고 그 대안을 선택하는 정책결정모형은 무엇인가? 경남 보건연구사, 2021

① 만족모형
② 최적모형
③ 합리모형
④ 혼합모형

16

보건기획의 수립 단계 중 첫 번째 단계는? 경기 7급, 2021

① 목표를 설정한다.
② 정보를 수집하고 분석한다.
③ 현 상황을 인식한다.
④ 기획전제를 설정한다.

17

정책결정이론 모형에 대한 설명으로 옳은 것은? 보건직, 2022

① '합리모형'은 객관적인 사실판단을 할 때, 인간 능력의 한계로 부득이 제한된 합리성을 전제로 하고 있다.
② '만족모형'은 의사결정이 인간의 이성과 합리성에 근거하여 합리적으로 이루어진다고 가정하는 이론이다.
③ '혼합주사모형'은 개인적 차원의 의사결정에 초점을 두는 만족모형을 발전시켜 조직의 집단적 차원에 적용시킨 것이다.
④ '최적모형'은 질적으로 보다 나은 정책을 산출하기 위한 정책결정 체제 운영에 초점을 두고 있으며, 합리성뿐만 아니라 직관이나 판단력과 같은 초합리적 요인도 중요시한다.

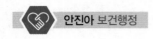

18

다음에서 설명하는 보건의료사업의 경제성 평가방법은?　　보건직. 2022

> A 도에서 시·군·구별로 심·뇌혈관 질환의 치료비용과 결과를 측정하여 비교하였다. 여기에서 결과는 질 보정 생존연수(Quality Adjusted Life Years, QALYs)로 측정하였다.

① 최소비용분석
② 비용－편익 분석
③ 비용－효과 분석
④ 비용－효용 분석

19

지역사회 보건사업을 시행하기에 앞서 지역사회진단을 실시하는 목적으로 옳지 않은 것은?　　보건직. 2022

① 지역사회의 보건문제와 보건요구도를 파악하여 사업의 우선순위를 결정하기 위해서 실시한다.
② 지역사회의 인구·사회학적 자료를 근거로 해당 지역의 보건상태를 구체적으로 파악하기 위해서 실시한다.
③ 건강과 질병에 영향을 미치는 가정, 지역사회의 제반 요소 및 가용자원 등에 대한 상황을 파악하기 위해서 실시한다.
④ 지역사회에 장기간 거주하고 있는 보건의료 취약계층만을 대상으로 경제 및 보건상태를 파악하기 위해서 실시한다.

20

보건사업의 우선순위 결정에 사용되는 BPRS(Basic Priority Rating System)의 구성요소에 해당하는 것만을 모두 고르면?　　보건직. 2023

> ㄱ. 건강문제의 심각도
> ㄴ. 건강문제의 크기
> ㄷ. 지역사회의 역량
> ㄹ. 보건사업의 개입 효과

① ㄱ, ㄴ　　　　② ㄷ, ㄹ
③ ㄱ, ㄴ, ㄹ　　④ ㄴ, ㄷ, ㄹ

21

로위(Lowi))의 정책 유형 분류 중 다음 사례에 해당하는 것은?　　보건직. 2023

> 질병관리본부가 질병관리청으로 승격되어 예산, 인사, 조직을 독자적으로 운영할 수 있는 실질적인 권한을 가지게 되었다.

① 재분배정책(redistributive policy)
② 규제정책(regulatory policy)
③ 배분정책(distributive policy)
④ 구성정책(constitutional policy)

22

보건의료사업의 우선순위 결정에 사용되는 황금다이아몬드 방법에 대한 설명으로 옳지 않은 것은?　　보건직. 2023

① 형평성보다 효율성을 추구하는 방법이다.
② 미국 메릴랜드주에서 사용한 방식이다.
③ 척도의 측정을 3점 척도로 한다.
④ 자치단체별 건강지표 확보가 가능하고 과거의 추세를 확인할 수 있을 때 적합하다.

23

서치만(Suchman)의 보건사업 평가 항목 중 다음 사례에 해당하는 것은? 보건직, 2023

> • 금연사업을 통한 흡연을 감소
> • 결핵관리사업을 통한 결핵 환자 발견 건수 증가

① 성과
② 과정
③ 노력
④ 효율성

24

의사결정과정에서 활용할 수 있는 명목집단기법 (Nominal Group Technique)에 대한 설명으로 옳은 것은? 보건직, 2023

① 전체 자료를 및 개의 소집단으로 분류하고 예측을 수행한다.
② 작업계획과 실제의 작업량을 작업 일정이나 시간으로 견주어 표현한다.
③ 종합된 결과를 전달·회수하여 의견의 일치를 볼 때까지 반복한다.
④ 관련자들이 대화 없이 개별적으로 해결방안을 제시하고 제한적 토의를 거쳐 표결한다.

25

지역사회 보건사업을 기획할 때 개인수준, 개인간 수준, 지역사회수준 등을 구분하여 각각에 적절한 전략을 수립하는 모형은 무엇인가? 경기 보건연구사, 2023

① 생태학적 모형
② 사회인지이론
③ PATCH
④ PRECEDE – PROCEED 모형

26

다음에서 설명하는 의사결정방법은? 보건직, 2024

> 익명의 동일한 전문가들에게 개별적으로 설문하고, 그 결과를 전달·회수하는 과정을 여러 차례 반복하여 최종 결론에 도달하는 방법이다.

① 델파이기법
② 명목집단기법
③ 브레인스토밍
④ 초점집단면접

01

분배정책

(1) 국가가 국민에게 이익과 서비스를 분배해 주는 정책이다.

(2) 소요되는 자원은 원칙적으로 공공재원이며 불특정다수의 대상집단에게 혜택을 주는 것이므로 수혜자집단과 비용부담집단 간의 갈등이 발생하지 않는다.

(3) 분배정책의 수혜자들이 서비스와 편익을 더 많이 배분받으려고 다투는 현상(포크배럴 현상)이 발생한다.

02

정책결정 과정

문제의 인지 → 목표설정 → 정보의 수집 및 분석 → 대안의 작성 및 평가 → 대안의 선택 → 정책집행 → 평가 및 환류

03

혼합모형

근본적인 결정과 세부적인 결정으로 나누어 근본적 결정의 경우 합리모형을, 세부결정의 경우 점증모형을 선별적으로 적용하는 모형이다.

04

① 효율성(능률성) – 적은 비용으로 산출의 극대화를 달성했는지의 여부이다.

② 형평성 – 같은 상황에 있는 사람에게 유사한 수준의 대우를 하는 것이다.

③ 대응성 – 국민의 요구에 부응하는 정책을 수행하였는지 여부이다.

05

브라이언트(Bryant)의 우선순위 결정기준

문제의 크기, 문제의 심각도, 주민의 관심도, 사업의 해결가능성(난이도)

06

① 장기기획: 10~20년단위의 기획. Health Plan 2030

② 중기기획: 5년 내외의 기획. 이미 설정된 목표와 목적을 달성하기 위하여 어떤 종류의 자원을 어디에 배정해야 할 것인지 수단과 방법에 관심을 둔다. 「지역보건법」에 의한 지역보건의료계획 수립(4년마다), 「보건의료기본법」에 의한 보건의료발전계획 수립(5년마다)

③ 단기기획: 1년 내외의 기획. 1년 이내의 예산, 주요 업무기획으로 세분화된 구체적 기획으로 현실과의 괴리가 적어 실현성이 높으며 여건에 따라 수정·변동 가능하다. 각 부처의 주요 업무계획

07

기획수립의 원칙

목적성의 원칙, 단순성의 원칙, 표준화의 원칙, 신축성의 원칙, 안정성의 원칙, 경제성의 원칙, 장래예측성의 원칙, 계속성의 원칙

08

비용-효과분석(CEA, Cost-Effect Analysis)

주어진 목적달성을 위한 여러 가지 서로 다른 방법을 비교하여 그중 사업성과가 가장 큰 방법을 찾아내는 분석방법이다. 비용편익과 기본논리는 동일하지만 '비용'은 금전적 가치로, '효과'는 측정 가능한 '산출물 단위'로 산정하여 분석하는 방식이다(투입은 화폐, 산출은 질로 표현).

09

① 효과성을 높이기 위하여 명확하고 구체적인 목적이 제시되어야 한다.

기획수립의 원칙

(1) 목적성의 원칙: 비능률과 낭비를 피하고 그 효과성을 높이기 위하여 명확하고 구체적인 목적이 제시되어야 한다.

(2) 단순성의 원칙: 기획은 간결해야 하므로 난해하거나 전문적인 용어는 피해야 한다.

(3) 표준화의 원칙: 기획의 대상이 되는 예산, 서비스, 사업방법 등의 표준화를 통하여 용이하게 기획을 수립해야 한다.

(4) 신축성의 원칙: 유동적인 행정상황에 신속히 대응할 수 있어야 한다.

(5) 안정성의 원칙: 불필요한 수정·변경을 피하고 일관성과 안정감이 있어야 한다.

(6) 경제성의 원칙: 물적·인적 자원과 시간을 절약해야 한다.

(7) 장래예측성의 원칙: 미래를 가능한 한 정확히 예측할 수 있어야 한다.

(8) 계속성의 원칙(계층성의 원칙): 조직의 계층에 따라 연결되고 계속되어야 함. 즉 상위 · 중위 · 하위기획은 연결되어야 한다.

10

① 현실적으로 완전한 합리성이란 존재하지 않으며 제한된 합리성을 추구한다. – 만족모형

합리모형은 의사결정자의 완전한 합리성을 가정하고, 목표나 가치가 명확하게 고정되어 있다는 가정하에 목표달성의 극대화를 위해 최선의 대안 선택을 추구하는 결정모형이다. 의사결정자들은 관련된 모든 대안을 탐색할 수 있고, 그 대안들에 대한 모든 정보를 고려하고 분석 · 예측하여 최선의 대안을 선택한다는 것을 전제로 한 이론모형이다.

11

기획의 제약요인

(1) 기획수립상의 제약요인
  ① 기획목표 설정상의 갈등과 대립
  ② 미래예측의 곤란, 비용과 시간
  ③ 자료 · 정보의 부족과 부정확성
  ④ 개인적 창의력 위축
  ⑤ 기획의 그레샴의 법칙
(2) 기획집행상의 제약요인
  ① 기획의 경직성
  ② 이해관계자의 저항
  ③ 즉흥적 · 권위적 결정에 의한 빈번한 수정
  ④ 자원배분의 비효율성
(3) 정치적 · 행정적 제약요인
  ① 기획능력 부족
  ② 번잡한 행정절차와 행정조직의 비효율성
  ③ 조정의 결여
  ④ 기획과정의 참여 부족

12

합리모형

(1) 의사결정자의 전지전능성의 가정을 전제로 한다.
(2) 각 대안으로부터 나타날 모든 결과가 계산되고 예측이 가능하여 최적의 대안을 선택한다.
(3) 결정자는 목표나 가치를 극대화하는 대안을 선택하다.
(4) 정치적 합리성은 고려하지 않고 경제적 합리성만을 추구한다.
(5) 문제와 대안의 분석을 위해 관리과학의 제 기법 등을 활용하여 문제해결의 총체주의를 실현하려고 한다.

13

경제성 평가 기법

(1) 비용 – 편익분석: 하나 또는 둘 이상의 사업대안에 대해 가장 타당성이 있는 방법을 판단하는 데 이용하는 방법이다. 계획에 대한 비용과 편익을 각각 측정하여 사회적 · 경제적 관점에서 가장 많은 순편익이 되는 방안을 찾아내는 분석기법이다. 경제적 타당성 검토기준으로 결과가 화폐가치로 표시된다.
(2) 비용 – 효과분석: 주어진 목적달성을 위한 여러 가지 서로 다른 방법을 비교하여 그중 사업성과가 가장 큰 방법을 찾아내는 분석방법이다. 비용편익과 기본논리는 동일하지만 '비용'은 금전적 가치로, '효과'는 측정 가능한 '산출물 단위'로 산정하여 분석하는 방식이다(투입은 화폐, 산출은 질로 표현). 비용단위당 최대의 효과를 갖거나 단위효과당 최소의 비용이 드는 대안을 선택한다. 화폐단위로 측정하는 문제를 피하기 때문에 비용 – 편익분석보다 공공부문의 사업대안 분석에 적용가능성이 높다.
(3) 비용 – 효용분석: 보건의료프로그램의 비용과 효용을 비교하는 분석방법이다. 산출물은 단수 혹은 복수이며, 종류 및 양이 사업대안 간에 동일할 필요가 없다. 효용은 건강 일수 혹은 질보정수명(QALY)으로 측정한다.

14

Lowi의 정책유형

(1) 분배정책(Distributive Policy, 배분정책): 국가가 국민에게 이익과 서비스를 분배해 주는 정책이다. 정부의 도로건설, 기업에 대한 수출보조금, 하천 및 항만사업, 지방단체 국고보조금, 무의촌에 대한 보건진료, 택지공급, 벤처기업 창업지원금, 농업장려금, 주택자금의 대출, 택지분양 등
(2) 규제정책(Regulatory Policy): 개인이나 일부집단에 대해 재산권행사나 행동의 자유를 구속 · 억제하여 반사적으로 많은 다른 사람들을 보호하려는 목적을 지닌 정책이다. 환경오염과 관련된 규제, 공공요금 규제, 기업활동 규제, 의료기관 과대광고 규제, 독점금지, 부동산투기억제책, 노점상 단속 등
(3) 재분배정책(Redistributive Policy): 고소득층으로부터 저소득층으로의 소득이전을 목적으로 하는 정책이다. 공공부조제도, 누진소득세 제도, 저소득층에 대한 세액 공제나 감면, 영세민 취로사업, 임대주택의 건설 등
(4) 구성정책(Constitutional Policy): 사회전체를 위한 이익과 정부자체를 대상으로 하는 정책이다. 정부기관의 설립이나 변경, 선거구 조정 등 정부기구의 구성 및 조정과 관련된 정책, 공직자의 보수 책정, 군인 퇴직연금에 관한 정책

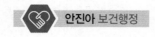

15

개인적 차원의 정책결정모형

(1) 합리모형: 의사결정자의 완전한 합리성을 가정하고, 목표나 가치가 명확하게 고정되어 있다는 가정하에 목표달성의 극대화를 위해 최선의 대안 선택을 추구하는 결정모형

(2) 만족모형: 인간이 완전한 합리성이 아닌 제한된 합리성을 가진 존재라는 것에 기초하여 현실적으로 만족할 만한 수준에서 결정된다는 이론

(3) 점증모형: 기존의 정책이나 결정을 일단 긍정적으로 검토하고, 그것보다 약간 향상된 대안(현존정책 ± α)에 대해서만 부분적·순차적으로 탐색하여 의사결정하는 모형

(4) 혼합주사모형: 합리모형과 점증모형을 절충하여 근본적인 결정과 세부적인 결정으로 나누어 '근본적 결정(숲을 보는 결정)'의 경우 합리모형을, '세부 결정(나무를 보는 결정)'의 경우 점증모형을 선별적으로 적용하는 모형

(5) 최적모형: 경제적 합리성과 직관력·판단력·창의력과 같은 요인을 중심으로 한 초합리성을 고려한 규범적 정책결정모형

16

기획수립의 단계

(1) 문제의 인지: 기획의 문제를 정확하게 정의

(2) 목표설정: 기획의 목표를 제시

(3) 정보의 수집·분석(상황분석): 다양한 정보의 수집·분석을 통해 현실상황에 대한 정확한 판단 필요

(4) 기획전제의 설정: 미래의 변동 상황에 대한 전망과 가정

(5) 대안(기획안)의 탐색·결과예측·비교평가: 가용자원의 충원 가능성, 기획안의 질적 요인, 기본 정책에의 부합 여부 등을 고려하면서 대안을 비교하고 평가한다. 여러 예측기법을 통하여 필요한 여러 가지 대안을 마련하고, 제약요건하에서 가능한 최적의 대안을 설정하는 과정이다.

17

① '합리모형'은 의사결정이 인간의 이성과 합리성에 근거하여 합리적으로 이루어진다고 가정하는 이론이다.

② '만족모형'은 의사결정을 할 때, 인간 능력의 한계로 부득이 제한된 합리성을 전제로 하고 있다.

③ '혼합주사모형'은 합리모형과 점증모형을 절충하여 근본적인 결정과 세부적인 결정으로 나누어 '근본적 결정(숲을 보는 결정)'의 경우 합리모형을, '세부 결정(나무를 보는 결정)'의 경우 점증모형을 선별적으로 적용하는 모형이다. 개인적 차원의 의사결정에 초점을 두는 만족모형을 발전시켜 조직의 집단적 차원에 적용시킨 것은 회사모형이다.

18

비용−효용 분석은 보건사업의 비용과 효용을 비교하는 방법으로 주어진 자원으로부터 얻은 편익을 극대화하는 것이며 효용은 건강일수 혹은 질보정수명(QALY)으로 측정한다. 비용−효용 분석은 건강일수 하루당 혹은 질병보정수명 1년당 최소의 비용이 소요되는 방안이나 비용 한 단위당 최대의 효용을 갖는 대안을 선택한다.

19

지역사회 현황분석(진단)

(1) 현재의 상황과 바람직한 상황(목표)과의 차이를 규명하고, 목표달성을 위해 해결되어야 할 요인과 조직 또는 지역의 문제해결을 위한 능력과 한계를 분석하는 과정이다.

(2) 현황분석의 필요성

① 기획의 대상이 될 건강문제를 찾아내기 위해서이다.

② 건강문제를 해결할 능력이 지역사회나 보건의료기관에 있는가를 파악하기 위해서이다. 지역의 건강문제를 해결하기 위해서는 지역사회와 보건의료기관이 문제를 해결할 수 있는 역량을 갖추어야 한다. 만일 그렇지 못하면 문제를 찾기만 하고, 해결하지 못하는 바람직하지 못한 사태가 벌어질 것이다.

③ 보건사업의 평가를 위한 기초자료를 확보하기 위해서이다. 현황분석을 통해 확보된 자료는 핵심문제를 찾는 데 활용될 뿐만 아니라 사업의 평가를 위해서도 활용되게 된다.

④ 변화하는 환경이 보건사업에 어떤 영향을 미칠 것인지를 예측하기 위해서이다.

20

우선순위 결정을 위한 BPRS(Basic Priority Rating System)

BPR(Basic Priority Rating) = (A + 2B)C / 3

(1) A: 문제의 크기 − 만성 질환은 유병률, 급성 질환은 발생률을 사용하여 0~10점까지 부여

(2) B: 문제의 심각도 − 문제의 긴급성, 중증도, 경제적 및 사회적 손실을 고려하여 0~10점까지 부여

(3) C: 사업의 효과 − 과학적 근거를 바탕으로 문제의 해결 가능성을 0~10점까지 부여

21

로위(Lowi)의 정책 유형 분류: 분배정책, 규제정책, 재분배정책, 구성정책

(1) 분배정책(Distributive Policy, 배분정책): 국가가 국민에게 이익과 서비스를 분배해 주는 정책. 정부의 도로건설, 기업에 대한 수출보조금, 하천 및 항만사업, 지방단체 국고보조금, 무의촌에 대한 보건진료 등

(2) 규제정책(Regulatory Policy): 개인이나 일부집단에 대해 재산권행사나 행동의 자유를 구속·억제하여 반사적으로 많은 다른 사람들을 보호하려는 목적을 지닌 정책. 환경오염과 관련된 규제, 공공요금 규제, 기업활동 규제, 의료기관 과대광고 규제 등

(3) 재분배정책(Redistributive Policy): 고소득층으로부터 저소득층으로의 소득이전을 목적으로 하는 정책. 공공부조제도, 누진소득세 제도, 저소득층에 대한 세액 공제나 감면 등

(4) 구성정책(Constitutional Policy): 사회전체를 위한 이익과 정부자체를 대상으로 하는 정책. 정부기관의 설립이나 변경, 선거구 조정 등 정부기구의 구성 및 조정과 관련된 정책

22

황금 다이아몬드(Golden diamond) 방식

(1) 미국의 메릴랜드 주에서 보건지표 상대적 크기와 변화의 경향을 이용하여 우선순위를 결정한 방식이다.

(2) 우선순위를 결정할 주요 건강문제를 선정한 뒤 이들 건강문제의 이환율과 사망률 그리고 변화의 경향을 미국 전체와 비교하여 "주가 좋음", "같음", "주가 나쁨"으로 구분하고, 이를 "황금 다이아몬드" 상자에 표시한다.

(3) 1순위 사업은 미국 전체에 비해 주의 지표가 좋지 않고, 변화 추세도 나쁜 경우이다.

(4) 이 방법은 자치단체별 건강지표가 확보가능하고, 과거의 추세를 알 수만 있다면 쉽게 우선순위를 정할 수 있으며, 형평성을 추구하는 데 매우 적합한 방법이다.

23

서치만(Suchman)의 평가기준

(1) 업무량/노력(Effort) 평가: 사업 활동량 및 질을 포함하는 투입에너지와 투입량을 의미하는 것이다.
- 예 결핵환자 발견사업에서 방사선 관찰을 몇 명 했는가?, 보건간호사가 가정방문을 몇 건 했는가?

(2) 성과(Prformance) 평가: 투입된 노력의 결과로 나타나는 측정된 효과를 의미한다.
- 예 예방접종 건수, 결핵환자 발견 건수

(3) 성과의 충족량(Adequacy of Performance) 평가: 효과 있는 사업 활동이 얼마나 수요를 충족했는가를 보는 것이다. 실제로 기대 또는 요구되는 목표량에 대한 실적량의 비율이 클수록 충족량은 높다고 평가한다.
- 예 결핵발견을 위한 관찰대상자 중 실제 관찰을 한 대상자의 비율은 지역사회의 결핵발생률을 감소시키기에 충분한가라는 시각에서 점검

(4) 효율성(Efficiency) 평가: 투입된 인력, 비용, 시간 등 여러 가지 측면에서 각 대안들을 비교·검토하는 방법이다. 이 평가는 투입된 노력이 과연 적절한 것이었던가를 측정하려는 데 있다. 즉 투입된 인력, 예산, 시간 등을 고려하여 단위당 얻은 결과가 최대일 때 효율성이 가장 높다고 할 수 있다.
- 예 한 사람의 결핵환자 발생을 예방하는 데 비용이 얼마나 들었으며 나아가 이만큼의 비용을 쓸 가치가 있는지를 가늠하는 것, 한 사람의 결핵발생 예방에 든 비용이 두 결핵환자를 완치하는 데 드는 비용보다 더 들었다면 이 결핵발견사업은 그만두어야 함.

(5) 업무진행과정(Process) 평가: 사업의 업무진행과정을 분석함으로써 그 사업의 성패요인을 파악하는 것이다.
- 예 결핵발견사업을 위한 관찰을 할 때 보건소에서만 수행하면 먼 거리에서 바빠서 못 오는 사람들이 많아 더 긴 시간이 걸리기 때문에 노력과 시간 그리고 비용이 더 들면서도 성과가 적어지므로 대상자가 있는 지역을 찾아가서 이른 아침이나 늦은 저녁을 이용하면 사업을 더 성공적으로 이끌어 나갈 수 있음.

24

명목집단기법(NGT, Norminal Group Technique)

(1) 문제해결에 참여하는 개인들이 개별적으로 해결방안을 구상하고 제한된 집단토론만을 한 다음 해결방안에 대해 표결하는 기법으로, 토론이 방만하게 진행되는 것을 예방하고 좋은 의견이 고르게 개진되는 장점이 있다.

(2) 참석자들로 하여금 의사결정 과정 동안 토론이나 대화를 하지 못하도록 하기 때문에 명목집단이라 부른다. 일정한 시간을 주고 자신의 생각을 정리하여 제출하게 하고 전체 아이디어를 두고 투표 후 결정한다.

25

지역사회 보건사업의 전략: 사회생태학적 모형

(1) 인간의 행동에는 다차원적인 요인들이 영향을 미친다. 사회생태학은 인간과 환경 사이의 동적이고 적극적인 상호작용과 인간생활의 사회적, 역사적, 문화적, 제도적 맥락을 이해하고자 하는 학문이다.

(2) 사회생태학적 모형에 의하면 개인 또는 집단의 행태는 개인적 요인, 개인간 관계 및 일차집단, 조직 요인, 지역사회 요인, 정책요인의 상호작용에 영향을 받는다. 따라서 보건사업의 성공을 위해서는 이들 각 수준에 영향을 미치는 전략을 다양하게 사용하는 것이 바람직하다.

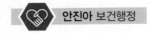

사회생태학적 모형에 따른 건강에 영향을 미치는 요인

단계	정의	전략 유형
개인적 수준	지식, 태도, 행동, 자아 인식, 기술과 같은 개인의 특성, 개인의 발달사를 포함	교육, 행태개선 훈련, 직접 서비스 제공(예방접종, 검진, 진료, 재활, 방문보건 등), 유인 제공
개인 간 수준	가족, 직장동료, 친구 등을 포함하는 공식적, 비공식적 사회적 관계망과 지지 시스템	기존 네트워크의 활용, 새로운 네트워크의 개발(후원자 및 동료 활용, 자조집단 형성), 자생집단(비공식적) 지도자 활용
조직 요인	조직적 특성을 지닌 사회적 기관들, 공식적 비공식적 규칙과 규제	조직개발 이론과 조직관계이론의 적용
지역사회 요인	일정한 경계 안에서 이루어지는 조직, 기관, 비공식 네트워크 사이의 관계	이벤트, 매체 홍보, 사회마케팅, 지역사회 역량 강화
정책 요인	각급 정부의 정책과 법	옹호, 정책 개발

※ 출처: 배상수, 보건사업기획(제3판), 계축문화사, 2017, p.241.

26

델파이기법(Delphi Technique)은 관련분야의 <u>전문지식을 가진 전문가들에게 토론 없이 서면으로, 완전한 익명으로 자문을 의뢰하고 이를 반복·종합하여 예측결과를 도출하는 기법이다.</u> 전문가의 직관에 의존하는 주관적·질적 미래예측기법으로 볼 수 있다. 전통적 델파이기법에서 회의나 세미나 같은 대면회의는 이루어지지 않는다.

01

다음 중 정책의 3요소에 해당하지 않는 것은?

① 정책목표
② 정책수단
③ 정책모형
④ 정책대상자

02

정책의 특성으로 옳지 않은 것은?

① 공익을 우선시하며 그 주체는 공공기관이나 민간조직이다.
② 목표지향적, 미래지향적 성격을 지니고 있다.
③ 문제해결 지향과 바람직하지 않은 사회상태를 바람직한 사회 상태로 변화시키는 변동대응적 성격을 지닌다.
④ 정치적 성격을 지니며 자원의 배분과 관련된다.

03

다음 중 정책과정의 공식적 참여자로 옳은 것은?

① 보건복지부, 정당
② 언론, 이익집단
③ 일반국민, 행정기관
④ 의회, 사법부

04

정책의 유형 중 정부가 개인의 자유나 권리에 대하여 규제하고 통제하는 정책은?

① 규제정책
② 분배정책
③ 추출정책
④ 재분배정책

05

다음 중 분배정책에 해당하는 것은?

① 누진세 적용
② 공공보건의료기관을 통한 보건의료서비스 제공
③ 기초생활보장법
④ 의료급여제도

06

다음 중 정책결정과정의 순서가 바르게 된 것은?

① 정보수집과 분석 → 목표의 설정 → 문제의 인지 → 대안의 비교·분석 → 대안의 선택
② 목표의 설정 → 문제의 인지 → 정보수집과 분석 → 대안의 비교·분석 → 대안의 선택
③ 문제의 인지 → 목표의 설정 → 대안의 비교·분석 → 정보수집과 분석 → 대안의 선택
④ 문제의 인지 → 목표의 설정 → 정보수집과 분석 → 대안의 비교·분석 → 대안의 선택

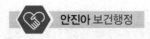

07

무의사결정에 대한 설명으로 옳지 않은 것은?

① 사회문제가 정책의제로 채택되지 못하는 현상이다.
② 정책의제가 사회특정집단의 이익이나 관료의 이익이 상충될 때 나타난다.
③ 최고결정권자의 신념에 의한 고의적 회피로 발생할 수 있다.
④ 후진국에서만 일어나는 현상이다.

08

합리적 정책결정의 제약요인에 해당하는 것은?

```
가. 정경유착
나. 미래예측 곤란성
다. 자료·정보의 불완전성
라. 점증주의 결정
마. 선례답습주의
바. Sunk Cost 발생
```

① 가, 나, 다
② 가, 다, 마, 바
③ 가, 나, 다, 마, 바
④ 가, 나, 다, 라, 마, 바

09

정책집행자나 정책의 대상집단이 정책결정자의 의료나 정책에 대하여 일치된 행위를 하는 것은?

① 정책형성
② 정책불응
③ 정책순응
④ 정책결정

10

보건정책의 평가기준 중 특정집단의 요구를 만족시키는 수준, 여론조사의 일관성 등과 관련되는 기준은?

① 민주성
② 대응성
③ 능률성
④ 형평성

11

정책평가기준에서 결과에 초점을 두고 목표의 명확성이 요구되는 기준이며, 측정단위는 정책이 산출한 서비스의 양과 관련이 되는 것은?

① 능률성
② 목표달성 정도
③ 주민의 만족도
④ 수익자 대응성

12

다음 정책과정의 단계와 그 내용이 옳지 않은 것은?

① 정책의제형성: 정신질환자에 의한 범죄의 사회문제화
② 정책의제형성: 언론의 정신질환자 수용실태 보도 이후 국회에서 문제제기
③ 정책형성: 정신질환자 실태조사 진행 결정
④ 정책결정: 정책 검토·수정 후 정신보건법 제정 결정

13

정책결정모형 중 합리모형에 대한 설명으로 옳지 않은 것은?

① 일종의 총체적 모형이라고 볼 수 있다.
② 완전한 합리성보다는 주관적으로 만족스러운 데에 특징이 있다.
③ 결정자는 대안의 모든 장점을 완전하게 파악하고 있다.
④ 매몰비용의 문제가 있다.

14

만족모형의 특성에 대한 설명으로 옳지 않은 것은?

① 개인적 차원의 의사결정 행태에 관하여 제시한 모형이다.
② 합리모형이 지닌 완전한 합리성에 대해 인간의 한계를 지적하고 현실성 있는 인간의 제한된 합리성을 전제로 한다.
③ 인간의 인지적·정서적 요소를 고려함으로써 보다 실제에 적합한 이론모형이라 볼 수 있다.
④ 미래의 사회목표 증진보다는 현재의 사회문제에 대한 개선에 중점을 둔다.

15

점증모형의 특징이 아닌 것은?

① 대안분석에 있어서 기존의 정책을 토대로 하여 대안을 선택한다.
② 한 사람의 정책결정자보다 정책관련자 다수의 합의에 이해 이루어진다.
③ 목표설정에서부터 최종선택에 이르는 분석·평가작업은 반복해서 연속적으로 행해진다.
④ 경제적 합리성에 기초한 계량적 모형의 성격을 가지고 있다.

16

혼합주사모형과 관련된 내용이 아닌 것은?

① 상황변동에 능동적이다.
② Etzioni가 주장한 모형으로 근본적인 결정은 합리적 결정에 따른다.
③ 합리모형과 점증모형이 결합된 모형이다.
④ 전체주의 사회체제와 같은 위기상황에서는 점증적 결정에 따른다.

17

드로어(Y. Dror)의 최적모형에 관한 설명으로 가장 옳지 않은 것은?

① 결정자의 직관적 판단은 철저히 배재해야 한다.
② 질적으로 보다 나은 정책 산출을 추구한다.
③ 정책결정을 상위정책결정단계, 정책결정단계, 정책결정 이후의 단계로 나누고 이러한 단계와 환류에 따라 정책을 결정한다.
④ 최적화는 정책체제의 산물인 정책결과가 투입보다 큰 상태를 말한다.

18

고도로 불확실한 조직상황과 조직구성원의 응집력이 아주 약한 상태에서 이루어지는 의사결정을 가장 잘 설명할 수 있는 모형은?

① 합리모형   ② 만족모형
③ 회사모형   ④ 쓰레기통모형

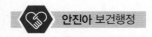

19

갈등의 준해결, 문제중심의 탐색, 불확실성의 회피, 조직의 학습과 표준운영절차 등의 개념으로 기업의 의사결정 행태를 설명하는 모형은?

① 합리모형
② 만족모형
③ 회사모형
④ 쓰레기통모형

20

앨리슨(Allison)모형에 대한 설명으로 옳지 않은 것은?

① 집단의 특성에 따라 의사결정의 모형이 달라져야 한다.
② 합리모형, 최적모형, 정치모형의 3가지 모형을 제시한다.
③ 합리모형은 조정과 통제가 잘 된 유기체에 적용된다.
④ 조직모형은 주로 하위계층에 적용되는 모형이다.

21

다음 중 보건정책의 특징이 아닌 것은?

① 수요와 공급의 법칙이 반드시 적용되지 않는다.
② 보건정책결정은 시장경제 원리를 전적으로 따른다.
③ 건강서비스에 대한 국민의 욕구에 대한 정책수립이 요구된다.
④ 효율성보다 형평성이 강조된다.

22

다음 중 기획의 특징으로 옳지 않은 것은?

① 목표지향성
② 미래지향성
③ 정치적 성격
④ 통제성 및 민주성

23

다음 중 기획의 특징에 대한 설명으로 옳지 않은 것은?

① 기획은 설정된 목표를 구체화하는 과정이다.
② 기획은 현재의 활동을 적극적으로 지지하는 과정이다.
③ 목표달성을 위한 최적 수단을 추구하는 합리적 과정이다.
④ 기획은 합리적 대안선택을 위한 의사결정 과정이다.

24

다음 중 보건기획의 필요성으로 옳지 않은 것은?

① 각종 기대를 충족시키기 위해서 부족한 보건의료자원을 사회경제적 중요성에 따라 우선순위를 결정하여 요구와 자원의 배분을 상호 조정하여야 하기 때문에 필요하다.
② 지역사회 및 집단마다 상호 상충되는 가치와 의견을 가질 수 있으므로 이러한 갈등을 사전에 해결하기 위하여 보건기획이 요구된다.
③ 보건의료서비스의 사회경제적 특성으로 인하여 의료사업에 대한 통제 및 의료기관의 수익창출을 위하여 기획이 필요하다.
④ 희소자원의 효과적인 배분을 위한 합리적인 의사결정을 하기 위해서는 상황분석과 장래추이분석, 우선순위 및 목표설정 등을 통한 보건기획이 기초되어야 한다.

25

구체적이고 세부적·사업적 성격을 띠며 행동지향의 수단을 목적으로 하는 기획은?

① 전략기획
② 장기기획
③ 정책기획
④ 운영기획

26

정책기획, 전략기획, 운영기획에 대한 설명으로 옳지 않은 것은?

① 전략기획은 조직 전체의 활동을 계획하는 반면, 운영기획은 하위조직단위의 활동계획을 한다.
② 정책기획은 기본적인 정치·경제·사회적 목표와 방침을 결정하는 정부의 가치판단적 기획이다.
③ 전략기획은 확실한 환경하에서 기획이 이루어지는 반면, 운영기획은 확실성이 낮은 환경에서 기획이 이루어진다.
④ 전략기획은 장기적인 조직의 목적과 관련된 반면, 운영기획은 정책목표를 실행하는 기획이다.

27

보건기획의 원칙을 설명한 것으로 잘못 풀이된 내용은?

① 목적성의 원칙 – 비능률과 낭비를 피하고 그 효과성을 높이기 위하여 명확하고 구체적인 목적이 제시되어야 한다.
② 경제성의 원칙 – 기획은 최소의 투입으로 최대의 목표를 달성할 수 있도록 작성되어야 한다.
③ 계속성의 원칙 – 기획은 조직 전체에서 하나의 흐름이고 과정이기 때문에 조직의 계층에 따라 연결이 계속되어야 한다.
④ 장래예측성의 원칙 – 유동적인 환경과 필요에 따라 수정될 수 있어야 한다.

28

집단문제 해결과정에서 창의성을 높이기 위한 의사결정기법으로 여러 명이 아이디어를 무작위로 제시하고 그중에서 최선의 대안을 찾아내는 의사결정기법은 무엇인가?

① Brainstorming
② CEA
③ CBA
④ PERT

29

델파이기법에 대한 설명으로 옳지 않은 것은?

① 델파이 과정에서 응답이 불성실하거나 조작될 가능성이 있다.
② 문제에 대한 의사결정을 위해 환류과정을 반복한다.
③ 결과를 통합하여 다시 돌려줌으로써 의견을 수정할 수 있게 한다.
④ 전문가의 의견을 통해 객관적 의사결정이 가능하다.

30

지역사회 보건계획 수립의 원칙으로 옳지 않은 것은?

① 과거의 사업을 검토하여 문제점이 개선되도록 한다.
② 지역사회주민의 행태적 요인에 대해 연구한다.
③ 계획은 대상자의 요구를 반영하여야 한다.
④ 지역사회의 다른 사업들과 별개로 진행되어야 한다.

31

지역사회 보건기획의 순서를 바르게 나열한 것은?

> 가. 건강문제의 우선순위 결정
> 나. 사업목표 설정
> 다. 사업실행
> 라. 사업전략 및 세부계획 수립
> 마. 사업평가
> 바. 지역사회 현황 분석

① 바 → 가 → 나 → 다 → 라 → 마
② 바 → 다 → 라 → 가 → 나 → 마
③ 바 → 라 → 다 → 나 → 가 → 마
④ 바 → 가 → 나 → 라 → 다 → 마

32

브라이언트(John Bryant)의 우선순위 결정을 위한 요인에 해당하지 않는 것은?

① 유병도   ② 심각도
③ 사업의 합법성   ④ 관리의 난이도

33

BPR에 의한 우선순위결정 공식에서 가장 크게 영향을 주는 요소는 무엇인가?

① 문제의 크기   ② 문제의 심각성
③ 개입의 효과   ④ 경제성

34

다음 중 목표 설정 시 고려해야 할 사항으로 옳지 않은 것은?

① 표방된 목표와 실제목표 사이에 괴리가 있어서는 안 된다.
② 사업목적과 관련성이 있어야 한다.
③ 목표설정 후 목표가 수정되어서는 안 된다.
④ 목표는 측정 가능해야 한다.

35

조직화된 군대나 정부, 상업, 산업시스템의 정책운영 및 관리와 경영에 과학적 방법을 적용하는 방식으로 해당 환경에서 살아 있는 생물체와 같이 체계, 사업, 봉사, 집행, 운영 등의 전부 또는 일부를 조사 · 연구하는 관리기법은?

① 간트차트   ② 운영연구
③ 시계열분석   ④ 체계분석

36

사업에 필요한 활동의 상호연관성과 소요시간을 보여줌으로써 사업수행을 조정하고 통제하는 방법의 계획기법은?

① PPBS   ② OR
③ PERT   ④ SA

37

하나의 서비스 체계에서 고객의 수가 시간마다 일정치 않을 때 대기시간과 대기행렬을 최소화하기 위해 적정한 시설규모, 서비스 절차 등을 발견하기 위한 분석기법은?

① 시계열분석
② 대기행렬이론
③ 선형계획
④ 회귀분석

38

비용－편익분석에서 대안선택을 위한 판단기준과 거리가 먼 것은?

① 순현재가치(NPV)
② 비용편익비(B/C Ratio)
③ 내부수익률(IRR)
④ 질보정수명(QALY)

39

다음 중 비용－편익분석에 대한 설명으로 옳지 않은 것은?

① 정책의 수행에 필요한 비용과 그 결과로 얻어질 편익을 비교하는 것으로 편익은 사업성과를 금전적 단위로 표시한다.
② 하나 또는 둘 이상의 대안에 대해 경제성을 평가하며 이질적인 다른 사업 간에도 사용 가능하다.
③ NPV는 총비용－편익으로 계산되며 그 값이 0보다 작을 때 사업을 채택한다.
④ 내부수익률(IRR)은 투자한 원금에 비하여 매년 몇 %의 이득을 되돌려 받느냐의 의미로 그 값이 클수록 경제적 타당성이 크다.

40

비용－효과분석에 대한 설명으로 옳지 않은 것은?

① 정책의 비용과 물량적으로 표시된 사업의 성과를 비교하기 위한 분석방법이다.
② 비용 한 단위당 최대의 효과를 갖거나 단위 효과당 최소의 비용이 드는 대안을 선택한다.
③ 동일한 목표달성을 위한 사업을 비교하여 최소 비용으로 목표달성 하고자 하는 데 사용하는 기법이다.
④ 사업의 외부효과나 무형적인 것을 분석하기에 적합하지 않다.

41

산출물로 건강일수 또는 질보정생존연수(QALY)를 사용함으로써 삶의 양의 증가와 삶의 질의 증가를 동시에 분석하여 이용하는 경제성 평가 방법은?

① 비용－효과분석
② 비용－효용분석
③ 비용－편익분석
④ 비용－효율분석

42

의사결정을 위해 체계적·능률적으로 자료를 수집·관리하여 정보를 제공하는 관리과학기법은 무엇인가?

① MIS
② EDPS
③ Cybernetics
④ Time Series Analysis

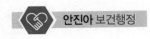

43

컴퓨터를 통해 자료를 처리하는 것으로 대량의 자료를 신속하게 연산할 수 있고 기억용량이 무한대에 가까운 이론적·객관적인 관리과학 기법은 무엇인가?

① MIS
② EDPS
③ Cybernetics
④ Time Series Analysis

44

과거 특정 시점에서 현재까지의 자료를 토대로 미래를 예측하는 기법으로 예측을 가장 중요한 목적으로 하는 분석기법은 무엇인가?

① MIS
② EDPS
③ Cybernetics
④ Time Series Analysis

[**A**nswer]

01 ③	02 ①	03 ④	04 ①	05 ②
06 ④	07 ④	08 ④	09 ③	10 ②
11 ②	12 ③	13 ②	14 ④	15 ④
16 ④	17 ①	18 ④	19 ③	20 ②
21 ②	22 ④	23 ②	24 ③	25 ④
26 ③	27 ④	28 ①	29 ④	30 ④
31 ④	32 ③	33 ③	34 ③	35 ②
36 ③	37 ②	38 ④	39 ③	40 ④
41 ②	42 ①	43 ②	44 ④	

01

정책의 3요소
정책목표, 정책수단, 정책대상

02

공익을 우선시하며 그 주체는 공공기관이며 정책은 주로 정부활동과 관련된다.

03

• 공식적 참여자: 국회, 대통령과 대통령실 보좌진, 행정기관과 관료, 사법부, 지방정부 등
• 비공식 참여자: 정당, 이익집단, 시민단체, 언론매체, 정책전문가 일반시민과 여론 등

04

개인이나 일부집단에 대해 재산권행사나 행동의 자유를 구속·억제하여 반사적으로 많은 다른 사람들을 보호하려는 목적을 지닌 정책으로 법률의 형태를 취하며, 정책의 불응자에게 강제력을 행사하게 된다.

05

• 분배정책: 정부가 적극적으로 국민들이 필요로 하는 재화나 공공서비스를 제공하는 것
• 재분배정책: 고소득층으로부터 저소득층으로의 소득이전을 목적으로 하는 정책, 소득 분배의 변경, 건강보험 차등부과, 누진세, 공공부조제도

06

정책결정 시, 대안을 비교·분석하기 전에 정보의 수집·분석이 선행된다.

07

모든 나라에서 발생 가능하지만 후진국에서 더 자주 발생한다.

08

선례답습주의, Sunk Cost 발생은 점증주의적 결정을 의미한다. 정경유착, 미래예측의 곤란성, 자료·정보의 불완전성, 점증주의적 결정은 합리적 정책결정의 제약요인이 된다.

09

정책집행자나 정책대상집단이 정책이나 법규에 근거한 지시와 요구사항에 일치된 행동을 보이는 것이다.

10

대응성은 정책대상 집단의 요구나 선호·가치를 만족시키는 정도로 평가 된다.

11

효과성(목표달성 정도): 본래 목표에 어느 정도 달성되었는가를 의미하며 목표의 명확성이 요구되고 결과에 초점을 둔다.

12

정책형성은 문제에 대한 대안을 형성하는 것으로 문제해결을 위한 제안의 단계이다.
예 국립정신병원의 증설, 정신요양원의 양성화, 정신보건법 제정 등의 대안 마련

13

주관적으로 만족스러운 결정을 하는 것은 만족모형이며 합리모형은 완전한 합리성을 전제로 한다.

14

현재의 사회문제 개선에 중점을 두는 모형은 점증모형이다.

15

경제적 합리성에 기초한 계량적 모형의 성격을 가지고 있는 것은 최적모형이다.

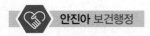

16

전체주의 사회체제와 같은 위기상황에서는 합리모형에 따르고 안정된 상황에서는 점증적 결정을 한다.

17

최적모형은 경제적 합리성뿐만 아니라 직관, 판단, 창의성 같은 초합리성도 고려하는 모형이다.

18

조직화된 혼란상태 또는 무정부상태에서 이루어지는 비합리적인 의사결정의 측면을 강조하는 모형이다.

19

회사조직의 의사결정 행태를 조직의 구조 및 목표의 변화, 기대의 형성과 욕구수준, 갈등의 준해결, 불확실성의 회피, 조직체의 학습 등 여러 측면에서 설명한다.

20

앨리슨모형은 합리모형, 조직모형, 정치모형의 세 가지 모형을 제시한다.

21

보건정책은 시장경제원리의 적용에 한계가 있다.

22

• 목표지향성: 기획은 설정된 목표를 구체화하는 과정
• 미래지향성: 기획은 미래의 활동계획을 준비하는 예측과정
• 합리적 과정: 기획은 목표달성을 위한 최적 수단을 추구하는 합리적 과정
• 의사결정 과정: 기획은 합리적 대안선택을 위한 의사결정 과정
• 계속적 준비과정: 기획은 조직이 집행할 결정을 계속적으로 준비하는 과정
• 정치적 성격: 기획은 현 상태의 변화를 추구하므로, 정치적 대립이 불가피
• 변화 · 행동지향성: 기획은 더 나은 방향으로의 변화를 지향
• 국민의 동의 · 지지 획득 수단: 기획은 통지의 전문성을 확보하는 수단
• **통제성**: 획일과 구속으로 인한 비민주성 내포

23

기획은 미래의 활동계획을 준비하는 예측과정으로 미래지향적 특성이 있다.

24

보건기획은 수익창출을 목적으로 하지 않는다. 보건기획의 필요성은 각종 요구와 희소자원의 효과적인 배분, 이해대립의 조정 및 결정, 새로운 지식과 기술개발, 합리적 의사결정에 있다.

25

운영기획은 정책목표를 실행하는 기획으로 구체적 · 세부적 · 조작적 · 현실적 · 계량적 · 단기적 성격의 기획이다.

26

전략기획은 조직의 최고관리자가 위험하고 불확실한 환경하에서 조직 전체의 활동계획을 장기적인 조직의 목적과 관련하여 세우는 장기계획이고, 운영기획은 조직의 하위관리자가 전략기획보다 덜 위험하고 낮은 확신성의 환경하에서 세우며 전략기획보다 단기계획이다.

27

유동적인 환경과 상태에 대하여 융통성과 탄력성을 가지고 필요에 따라 수정 가능하여야 한다는 것은 신축성의 원칙에 대한 설명에 해당한다.

28

오스본(A. F. Osborn)에 의해 창안된 집단토의 기법으로서 직접적 · 대면적 접촉을 유지하되, 즉흥적이고 자유스러운 분위기하에서 조직 구성원 및 전문가의 창의적 의견이나 독창적인 사람들의 기발한 아이디어를 직접적인 대면접촉 토의를 통하여 창안하는 주관적 · 질적 분석기법이다.

29

델파이기법(Delphi Technique)은 관련 분야의 전문지식을 가진 전문가들에게 토론 없이 서면으로 자문을 의뢰(완전한 익명성)하고 이를 반복 · 종합하여 예측결과를 도출하는 기법으로 전문가 직관에 의존하는 주관적 · 질적 미래예측기법이다.

30

보건계획은 지역사회의 다른 사업들과 함께 시행되어야 한다.

31

지역사회의 보건기획을 할 때 문제가 인지되어 있지 않다면 지역사회의 현황 분석을 통해 건강문제를 확인하고 가장 먼저 해결하여야 할 우선순위를 결정해야 한다. 그 뒤 해당 문제에 대한 목표설정, 사업전략 및 계획 수립, 실행, 평가를 진행한다.

32

브라이언트의 우선순위 결정요인: 유병도, 심각도, 사업의 해결
가능성(난이도), 주민의 관심도

33

BPR 기법의 우선순위 결정요인
- A: 문제의 크기
- B: 문제의 심각도
- C: 사업의 효과

$$BPR(Basic\ Priority\ Rating) = (A + 2B) \times C / 3$$

사업의 효과가 전체 값에 곱해지기 때문에 그 영향이 가장
크다.

34

목표가 설정되었어도 목표달성을 위한 수단의 검토결과에
비추어 수정될 수 있는 융통성이 있어야 한다.

35

컴퓨터 등 최적정보를 이용하여 의사결정을 수학적으로 하
는 기술적·계량적 분석기법이다. 경제적 합리성 차원의 분
석, 경제적으로 능률적 집행계획의 선택한다. 수단의 최적화,
계량화를 추구하며 PERT, 선형계획, 모의실험 등이 있다.

36

PERT(과업평가 검사기법)
비정형적인 신규사업이나 비반복적 대규모 프로젝트 사업의
성공적 완수를 위해 경로 또는 기간 공정을 계획적으로 관리
하는 기법으로, 최소의 시간과 비용으로 사업완수를 위해 설
계되는 CPM과 유사한 방식이다.

37

대기행렬이론
고객의 대기시간이 사회적 비용이라는 인식하에 서비스 시
설의 감축 시 발생하는 대기비용과 서비스 시설 확장 시 발
생할 수 있는 유휴비용을 고려하여 비용의 합을 최소화하는
시설규모에 대한 해답을 분석하는 기법이다.

38

질보정수명은 비용−효용분석의 효용 측정에 적용되는 개념
이다.

39

$$NPV = 편익(총\ 이득) - 총비용$$

NPV 값이 0보다 클 때 사업을 채택한다.

40

산출이 화폐단위로 표시되지 않기 때문에 외부효과나 무형
적인 것을 분석하기에 적합하다.

41

비용−효용분석은 비용−효과분석과 마찬가지로 주어진 자
원으로부터 얻는 편익을 극대화하는 것이 일반적인 목적으
로 건강일수 하루당 또는 질보정수명 1년당 최소의 비용이
소요되는 방안 또는 비용 한 단위당 최대의 효용을 갖는 대
안을 선택하는 방법이다.

42

MIS(Management Information System)
관리자들이 조직의 장래에 대해 계획하고 기타 관리에 관한
의사결정을 하는 데 필요한 체계로, 우리말로 관리정보체계
라고 한다.

43

EDPS(Electronic Data Processing System)
업무처리과정, 기록보관, 업무보고 등을 신속화·자동화하기
위해 설계한 전산체계로, 우리말로 전산자료처리체계라고 한다.

44

시계열분석(Time Series Analysis)
시계열이란 연속적으로 이어진 단위 시점마다 취한 어떤 계
량변수의 정돈된 관찰치의 집합을 의미한다. 보통 분기별,
월별, 주별 데이터를 이용한다.

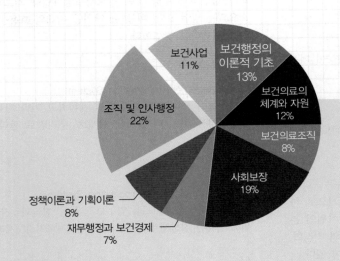

〈최근 10개년 영역별 평균출제빈도〉

보건사업 11%
보건행정의 이론적 기초 13%
보건의료의 체계와 자원 12%
보건의료조직 8%
사회보장 19%
조직 및 인사행정 22%
정책이론과 기획이론 8%
재무행정과 보건경제 7%

〈최근 10개년 서울시 영역별 출제빈도분석(2015~2024)〉

구분	2015	2016	2017	2018	2019	2020	2021	2022	2023	2024	합계
보건행정의 이론적 기초	4	2	5	1	3	3	4	2	0	2	26
보건의료의 체계와 자원	3	1	2	5	1	2	1	3	3	4	25
보건의료조직	1	1	2	2	0	3	1	1	2	2	15
사회보장	3	5	3	4	2	3	4	5	4	5	38
재무행정과 보건경제	1	1	2	1	2	2	2	0	2	1	14
정책이론과 기획이론	2	2	2	0	2	3	2	0	3	0	16
조직 및 인사행정	3	4	3	6	6	4	4	5	5	4	44
보건사업	3	4	1	1	4	0	2	4	1	2	22
합계	20	20	20	20	20	20	20	20	20	20	200

02

조직 및 인사행정

▌단원 길잡이

인간은 사회의 일원인 동시에 조직의 일원이다. 조직이론을 바탕으로 조직의 유형과 조직의 원칙을 학습하고 조직의 핵심인 인사행정의 세부내용에 대해 학습한다.

▌핵심 키워드

조직이론 | 조직의 원칙 | 조직유형 | 공식조직 | 비공식조직 | 리더십 갈등 |
동기부여이론 엽관주의 | 실적주의 | 직업공무원제 | 직위분류제

학습 길라잡이

• 조직의 원리
• 조직구조의 형태
• 동기부여이론

제1절 조직의 이해

1 조직의 개념

(1) 조직

조직이란 일정한 목표를 추구하기 위하여 의도적으로 구성한 인간들의 집합체이자 사회적 체제로, 일정한 경계를 갖고 체계화된 구조와 구성원들의 상호작용을 통해 외부환경에 적응해 나가는 것을 의미한다.

(2) 조직의 특성

① **공동의 목표**: 조직은 어떤 특정한 공동목표를 이룩하기 위한 수단적인 성격을 갖고 있다.

② **업무의 분업**: 공동의 목표를 달성하기 위해서는 각자 맡아서 해야 할 업무를 가지고 있다.

③ **구성원**: 조직은 어떤 특정 목적을 가진 사람들이며 조직은 사람(구성원)이 없으면 구성될 수 없다.

④ **권한체계**: 조직 안에서는 사람들에게 일을 부여·지시하고, 조정·통제하는 권한과 지휘체계가 존재한다.

⑤ **환경적응**: 조직은 하나의 체제로서 그가 놓여 있는 환경과 언제나 영향을 주고받는 상호작용을 한다.

2 조직구조의 변수

(1) 조직구조를 형성하는 기본변수

① **복잡성**(분화의 정도)
  ㉠ 단위 부서 사이의 횡적인 분화 정도를 나타내는 수평적 분화
  ㉡ 조직의 계층화 정도를 나타내는 수직적 분화로 구분할 수 있음
  ㉢ 과도한 복잡성은 조직 내 인간관계를 해치고 구성원들의 사기를 저하시킴

② **공식성**(표준화의 정도)
  ㉠ 조직 내의 직무가 표준화되어 있는 정도
  ㉡ 규칙, 절차, 지시 및 의사전달이 표준화된 정도

③ 집권성
　　㉠ 조직계층 상하 간의 권한 분배의 정도
　　㉡ 집권: 의사결정 권한을 중앙이나 상위기관에 유보
　　㉢ 분권: 의사결정 권한을 지방 또는 하급기관에 위임
　　㉣ 기계적 구조의 경우 집권성이 높으며, 유기적 구조는 집권성이 낮음

(2) 조직의 상황변수(기본변수에 영향)

① 규모(소규모 or 대규모)
　　조직의 크기(구성원의 수, 물적 수용능력, 재정 적자 등)
② 기술(일상적 기술 or 비일상적 기술)
　　조직의 여러 투입물을 조직이 목표하는 산출물로 변화시키는 데 이용되는
　　지식, 도구, 기법 등
③ 환경(안정 or 동태)
　　조직 경계 밖에 존재하면서 조직에 영향을 미칠 가능성이 있는 것

3 조직의 원리 15 경기, 17 인천, 18 대구, 20 충북

조직의 원리는 고전적 조직이론에서 중시하던 이론으로, 복잡하고 거대한 조직을 합리적으로 구성하고 이것을 능률적으로 관리하여 조직의 목표를 달성하기 위하여 적용할 일반적이고 보편적인 원칙을 의미한다.

(1) 전문화의 원리(분업의 원리)

15 경남, 17 보건직7급, 18 경남 · 충북 · 경기 · 서울 · 제주 · 부산, 19 부산, 20 인천, 21 서울7급

① 개념
　　㉠ 업무를 성질별로 구분하여 가급적 한 사람에게 한 가지 업무를 분담시
　　　키는 것을 의미하며 분업과 같은 의미로 사용할 수 있음
　　㉡ 분업은 가급적 세분화하고, 세분화된 직무는 가급적 동질적인 것들끼
　　　리 묶어서 조직단위를 형성해야 함
② 유형
　　㉠ 수평적 전문화: 일반적 의미의 분업화로 각 부처 간의 분업 또는 국
　　　별 · 과별 분업
　　㉡ 수직적 분업화: 중앙, 각 도 · 시 · 군 등의 분업
　　㉢ 일의 전문화: 업무를 세분하여 반복적이고 기계적인 업무로 단순화시
　　　키는 것
　　㉣ 사람의 전문화: 교육과 훈련을 통하여 업무에 대해 전문가가 되는 것

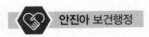

③ 장점
  ㉠ 조직전체의 성과를 올리는 가장 중요한 방법으로 능률적인 업무수행이
    가능해짐
  ㉡ 시간과 경비가 절약됨
④ 단점
  ㉠ 지나친 분업화는 직원의 업무를 너무 동질화시켜 직원의 능력발전에
    지장 초래
  ㉡ 직원을 기계화하여 일에 대한 흥미를 잃게 함
  ㉢ 개인 간, 부서 간 할거주의가 야기되어 조정·통합을 어렵게 함

(2) 조정의 원리(통합의 원리)

① 개념
  ㉠ 공동의 목표를 달성하기 위하여 하위체계 간의 노력의 통일을 기하기
    위한 과정
  ㉡ 할거주의 해소를 위한 방안으로 무니(J. D. Mooney)는 조정의 원리를 현
    대조직의 최고·제일의 원리라고 함
② 저해요인
  ㉠ 조직규모의 확대
  ㉡ 업무의 다양화, 이질화, 복잡화전문화 증대
  ㉢ 부처 할거주의
  ㉣ 권한책임의 불명확성 및 의사전달의 미흡
  ㉤ 정치적 영향력에 의한 파벌 형성
  ㉥ 관리자 혹은 조직구성원의 조정능력 부족
③ 조정의 방법
  ㉠ 명백한 조직의 목표 설정과 관리하여야 함
  ㉡ 계층제에 의한 방법: 상관의 명령과 중재, 계층제가 갖는 권위를 통해
    조정
  ㉢ 이해관계 조정을 위해 정책결정·기획에 참여시킴
  ㉣ 의사전달을 광범위하고 활발하게 할 수 있게끔 위원회·막료기관 이
    용을 권장함
  ㉤ 지나친 갈등을 예방하고 방지하기 위하여 가급적 각자의 권한과 책임
    의 한계 및 상호관계를 분명히 규정함

(3) 계층제의 원리 16 서울, 17 서울·경기, 19 서울

① 개념

권한과 책임의 정도에 따라 직무를 등급화시킨 피라미드 구조이며 상하계층 간에 직무상 지휘·감독관계에 서게 하는 것을 말한다.

② 성격

　㉠ 관료제의 전형이며 조직의 수직적 차원에서 적용됨

　㉡ 명령일원화의 체계이며 조직의 모든 권한과 책임은 형식상 최고관리자에게 귀속됨

　㉢ 조직규모의 증대, 전문화, 업무의 다양성, 구성원 수의 증가는 계층의 수를 증가시킴

　㉣ 통솔범위의 원리와 상반관계에 있어서, 통솔범위가 넓어지면 계층의 수는 적어지고 통솔범위가 좁아지면 계층의 수는 많아짐

　㉤ 계층이 낮을수록 정형적 업무나 구체적인 운영에 중점을 둠

③ 장점

　㉠ 업무분담 및 권한위임의 통로가 되며, 지휘·감독을 통한 질서와 통일성을 확보할 수 있음

　㉡ 조직의 통솔·통합·조정 및 갈등의 해결에 기여하며 내부통제를 확보하는 수단이 됨

　㉢ 의사소통의 통로, 승진의 통로가 됨

④ 단점

　㉠ 상하 간의 권력 불균형이 오히려 근무의욕을 저하시킬 수 있음

　㉡ 의사전달이 늦거나 제약 또는 왜곡되어 정책결정이나 목표설정에 지장을 초래함

　㉢ 조직구성원의 의견 수렴이 어려워지며 새로운 창의성 요구, 문제해결, 위험부담을 수반하는 일은 하기 어려워지며 항상 위의 최고책임자의 결정에만 의지하게 되어 합리적인 일을 하기 어려워짐

　㉣ 조직의 경직화가 일어나고 계층 간의 불신이 가중될 수 있음

(4) 통솔범위의 원리 17 인천, 20 서울, 21 서울7급

① 개념

　㉠ 한 사람의 상관이 몇 사람의 부하를 직접 적절하게 감독할 수 있는가를 의미

　㉡ 한 사람의 상관이 무제한적으로 통솔할 수 없으며 지나치게 소극적으로 감독할 경우 계층의 수가 많아지고 이로 인한 부작용이나 역기능을 초래할 수 있음

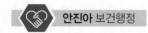

② 결정요인

통솔범위의 수는 기계적·획일적으로 어느 경우나 적용되는 것은 아니고 다음과 같은 사정에 따라 신축성 있게 고려되어야 한다.

㉠ 직무의 성질: 직무의 내용이 비교적 동질적이고 단순한 것은 많은 인원을 감독할 수 있음

㉡ 시간적 요인: 오래된 기관이 비교적 관례적인 일을 감독하게 되면 인원 수가 늘어날 것이고 계속 새로운 연구를 많이 요하는 사업이면 달라짐

㉢ 공간적 요인: 동일 장소에 피감독자가 있지 않은 경우 인원수 제약을 받으나, 최근 교통·통신의 발달로 어느 정도 극복하고 있음

㉣ 인적 요인: 감독자 자신의 능력과 성격, 피감독자의 전문직업화의 정도 가 고려되어야 함

③ 이러한 요인에 따른 경험적 조사에 의하면 대체로 하위생산직은 1 : 20 정 도이고, 복잡한 사무직의 경우는 1 : 5 정도로 감소해 가고 있음

(5) 명령통일의 원리 18 경남

① 개념

㉠ 한 사람의 업무담당자는 직속상관에게만 명령을 받아 복종하여야 한다 는 것을 말함

㉡ 혼란을 방지하고 책임을 분명히 하는 원리임

㉢ 관료제나 군대조직 등에서 엄격히 적용되는 원리이나 오늘날 조직의 분권화, 권한위임 등으로 인하여 중요성이 상대적으로 약화되는 경향 이 있음

② 장점

㉠ 조직구성원들은 누구에게 보고하고 누구로부터 보고를 받는가를 명시 해 줌으로써 지위상의 안정감을 제공함

㉡ 조직의 위계질서를 확립하여 조정기능을 촉진함으로써 갈등을 해소하 는데 도움을 줌

㉢ 부하로 하여금 한사람의 상관의 명령에 복종하게 함으로써 통제주체의 단일성과 명확성을 확보하기 쉬움

㉣ 판단이나 행동상의 잘못에 대한 책임을 명백히 함으로써 부하에 대한 통제를 가능하게 함

③ 단점

㉠ 긴급한 상황에서 상관이 부재 시 업무처리가 불가능하게 함

㉡ 명령통일을 지나치게 고집하면 조직의 경직화로 환경변화에 신속하고 융통성 있는 적응이 어렵게 됨

㉢ 명령권이 없는 막료들의 영향력이 약화됨

1 고전적 조직이론(과학적 관리론) 15 경남, 20 인천, 21 경북

(1) 개념

① 고전적 조직이론은 조직의 구조적 또는 기계적인 관점을 대표하는 초기의 행정이론으로, 외부환경보다는 조직 내부의 합리적·능률적 관리에 초점

② 최소의 비용과 노력으로 최대의 산출을 확보하는 능률성을 가장 중요한 가치기준으로 삼고, 공식구조 중심의 과학적 관리기술을 연구하는 관리이론

③ 경영합리화는 물론, 행정 분야의 능률화에 결정적 영향을 미침

④ 학파: 테일러(Taylor)가 개척자로 되어있는 과학적 관리론, 귤릭(Gülick) 등이 주도한 행정관리학파, 합리적·합법적 관료제 이념형을 제시한 웨버(Weber)의 관료제이론

(2) 등장배경

① 고용감축이나 임금인하 없이 기업능률을 향상시키려는 경영합리화 운동으로 시작

② 행정에서는 19세기 말부터 엽관주의의 폐단을 극복하기 위해 전개된 진보주의 운동

③ 정치로부터 행정의 분리와 행정에 민간 경영기법(과학적 관리론)의 도입이 본격화

(3) 특징

① 합리적 경제인 전제: 인간을 경제적 유인에 의해 동기가 유발되는 기계적·타산적 존재(X이론적 인간관)로 가정

② 기계적 능률성 중시: 투입 대비 산출로 표현되는 계량적 능률성 중시

③ 공식구조에 대한 과학적 분석 중시: 과학적 관리란 과학적 관찰과 분석을 통해 발견한 관리원칙을 지키는 것이라고 보고, 발견 가능한 유일최선의 방법을 찾는 데 주력

④ 명확한 목표와 반복적 훈련 강조: 명확한 목표를 세우고, 직무를 분석하여 각 직무마다 표준화된 작업방법 개발(작업의 표준화), 반복적 훈련 중시

⑤ 공동이익에 기여하는 생산성 향상: 과학적 방법에 의한 생산성 향상으로 근로자와 사용자의 공동이익 증진

⑥ 새로운 보수 체계의 도입: 노동자의 생산량을 기준으로 임금을 지불하는 새로운 보수체계 도입(과업 달성 시 고임금을, 과업 실패 시 저임금을 지급하는 성과급)

⑦ 폐쇄적 환경관: 조직의 외부환경을 고려하지 않는 폐쇄적 환경관

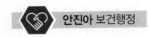

(4) 기여와 한계

기여	• 고전적 행정학의 기틀 마련: 행정을 정치권력적 현상이 아닌 관리현상으로 인식 • 행정개혁의 원동력: 행정개혁운동의 이론적 근거가 되어 엽관주의의 폐단을 극복하는 계기
한계	• 폐쇄적 환경관: 외부환경적 요인을 고려하지 않은 폐쇄적 행정이론 • 공식구조만 중시 • 편향된 인간관: 구성원을 경제적 욕구에 의해서만 지배되는 편향된 인간으로 전제 • 사회적 능률성 무시

2 신고전적 조직이론(인간관계론) 15 경기, 16 인천, 17 부산 · 복지부7급, 18 경기, 19 서울

(1) 개념

과학적 관리론과 달리 인간을 사회적 유인에 따라 움직이는 존재로 파악하고 조직 내에서 사회적 능률을 향상시킬 수 있는 관리방법을 탐구한 접근방법

(2) 등장 배경

① 과학적 관리법이 지나치게 인간을 기계시하고, 작업을 세분화함으로써 인간소외, 흥미상실, 인간성의 무시로 인해 작업의 능률저하를 초래한다는 비판에서 제기된 이론이다.

② 과학적 관리론의 문제점을 파악하고 개선책을 강구하기 위해 하버드대학의 메이요(Mayo) 교수를 중심으로 호손공장 실험(Hawthorne Studies, 1927~1932)을 진행하였다.

③ 호손공장 연구의 결론은 노동자의 생산력을 결정하는 요인은 물리적 · 경제적 · 육체적 조건보다는 인간관계의 사회심리적 요인이 더욱 중요하다는 것이다.

(3) 특징

① 사회적 인간관 전제: 인간은 사회적 요인으로 동기가 유발(Y이론적 인간관)

② 사회적 능률성 중시: 사회적 합목적성, 조직구성원의 만족도 등을 중시

③ 비공식적 구조에 대한 관심: 생산성을 좌우하는 것은 비공식의 사회적(집단적) 규범

④ 사회적 욕구의 충족 등 비경제적 보상 중시: 임금에 의한 보상이 아닌 일체감, 대인관계, 집단사기나 인간의 심리적 만족감이 생산성을 결정

⑤ 인간중심의 유연한 관리 강조: 구성원을 개체가 아닌 집단의 일원으로 인식하여, 인간중심적(민주적) 리더십, 집단적 유인구조, 비공식적 의사전달망 등을 중시

(4) 기여와 한계

기여	• 조직연구에서 인간적·사회적 요인을 부각: 인간에 대한 이해의 폭 확장, 행태과학의 이론적 발전에 기초 제공 • 인간중심적(민주적) 리더십 처방: 개인적 배려를 강조하는 민주적 리더십 처방
한계	• 폐쇄적 환경관: 경제적 환경이나 노동시장의 조건 등을 적절히 고려하지 못함 • 하향적 통제 방식의 유지: 민주적 리더십을 처방하였으나 하향적 통제를 추구하는 관리의 원칙은 포기하지 않았음 • 보다 세련된 착취방법에 불과: 만족한 젖소가 더 많은 우유를 생산해내듯 만족한 근로자들이 더 많은 생산을 한다는 식의 논리를 주장한다는 측면에서 비판 • 이원론적 인식의 한계: '공식 대 비공식', '이성 대 감성' 등 이원론적 인식으로 조직의 종합적 측면에 대한 인식이 부족하였고, 인간의 복잡한 측면을 보지 못함

표 7-1 과학적 관리론과 인간관계론의 비교

구분	과학적 관리론	인간관계론
인간관	경제적 인간관(X이론적 관리)	사회적 인간관(Y이론적 관리)
초점	공식구조의 설계 중시	비공식구조의 사회적 규범 관리
관리방식	명확한 목표, 반복적 훈련	일체감, 대인관계, 집단사기의 관리
동기부여	경제적 보상	사회적 욕구의 충족
학문적 기여	고전적 행정학의 기틀마련	신고전적 행정학의 형성
공통점	폐쇄적 환경관, 생산성 향상을 위한 관리기술	

3 현대조직이론

(1) 개념

① 고전적 조직이론과 신고전적 조직이론에서 설명하지 못하는 복잡하고 다양한 동태적 현대조직이론의 필요성에서 나온 이론

② 다양한 이론이 제시되고 있을 뿐 지배적 흐름은 찾기 어려워, 총칭해서 현대조직이론이라고 한다.

(2) 체제이론(System Theory) 17 강원, 19 강원, 20 강원

① 시스템이란 일정한 경계 안에서 복수의 구성요소가 상호의존적 관련성을 띠면서 질서와 통일성을 유지하고 환경과 끊임없이 상호작용을 주고받는 전체로서의 실체이다.

② 체제의 기능(AGIL): 체제는 생존을 위해 기본적인 기능을 수행하는데, 파슨스(T. Parsons)는 체제가 그 목적을 달성하기 위해 각기 다른 하위체제가 4가지 기능(AGIL)을 수행한다고 설명하였다.

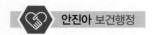

- 적응기능(Adaptation): 변화하는 환경에 적응하기 위하여 외부로부터 자원을 동원하고 체제의 정당성을 확보하는 기능
- 목표달성기능(Goal Attainment): 체제가 추구할 목표를 정하고, 목표달성을 위하여 유·무형의 가치를 창조하는 기능
- 통합기능(Integration): 체제 전체의 목표달성을 위해 하위체제의 활동을 통제·조정하는 기능
- 유형유지·체제유지기능(Latent Pattern Maintenance): 체제가 갖고 있는 가치체계를 보존하고 제도화된 체제를 유지하는 기능

③ 시스템의 4가지 속성 [18]

ㄱ 목표지향성: 어떤 시스템이든 그것이 시스템으로 기능하기 위해서는 목표지향성을 가져야 함

ㄴ 환경적응성: 시스템은 자신을 둘러싼 환경과 부단한 상호작용을 함

ㄷ 분화와 통합성: 시스템은 분화와 동시에 통합적인 성격을 가지고 있음. 하위 시스템은 자신을 포함하고 있는 전체시스템이 없을 경우에는 존재할 수 없고, 다른 하위시스템과의 밀접한 상호의존성을 토대로 전체시스템으로 통합되는 속성을 가지고 있음

ㄹ 투입-전환-산출과정: 시스템은 외부환경으로부터 투입물을 받아들여 내부변환과정을 거쳐 산출물을 만들어내는 일련의 과정을 거침

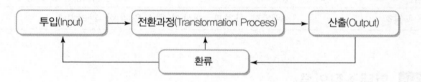

그림 7-1 체계이론의 기본모형 [19]

④ 체계모형

체제는 외부환경으로부터 투입물을 받아들여 내부변환 과정을 거쳐 산출물을 만들어내는 일련의 과정을 거친다.

예 병원조직은 보건의료인력·시설·장비 등의 투입물을 통해 환자진료와 치료라는 전환과정을 거쳐 의료서비스라는 산출물을 만들어 낸다. 그리고 외부로 배출된 산출물은 피드백 과정을 통해 체제의 다음 번 순환과정을 위한 투입물이 된다.

---

18) 문상식외, 보건행정학(제8판) 보문각, 2021, p.162~163
19) 위의 책, 같은 쪽

- **투입**(Input): 환경으로부터 체제에 전달되는 것. 국민의 요구나 지지활동의 형태로 나타남
- **전환**(Conversion): 투입물을 산출물로 변형시켜가는 행정의 내부과정. 정책의 결정과정
- **산출**(Output): 행정활동에 대한 결과인 정책을 집행함으로써 다른 체제나 국민들의 생활에 영향을 주는 과정
- **환류**(Feedback): 산출결과를 반영하여 다시 정치 체제에 대한 새로운 투입이 발생하는 과정

(3) 상황이론(Contingency Theory)

① 모든 상황에 맞는 보편적이고 최선의 조직관리전략은 없다는 전제

② 가장 훌륭한 조직화 전략은 결국 보편적 관리 원칙이 아닌 조직구조와 그것의 환경간의 적합여부에 달려있다는 이론

③ 상황에 따라 다양한 이론을 적용시킬 수 있으며 때로는 고전적 조직이론, 때로는 신고전적 조직이론을 적절히 활용해야 한다는 논리

(4) 전략적 선택이론(Strategic Choice Theory)

① 조직구조는 재량을 지닌 관리자들의 전략적 선택에 의해 결정된다는 이론적 관점

② 차일드(J. Child)는 구조적 상황이론에서 조직구조의 결정요인으로 간주하고 있는 환경·기술·규모 등은 지배집단의 전략적 선택을 제약하는 제약요인에 불과하며, 조직구조를 결정하는 요인은 지배집단들의 이해관계와 권력이라고 본다.

③ 동일한 상황의 조직이라도 관리자의 환경에 대한 가치관과 이지적 기초에 따라 상이한 선택을 할 수 있음을 중시

(5) 자원의존론(Resource-dependency Theory)

① 환경에 대한 임의론적 인식론에 입각한 전략적 선택이론의 일종

② 어떤 조직도 외부환경으로부터 모든 자원을 획득할 수 없음을 전제

③ 페퍼와 샐란식(J. Pfeffer & Salancik): 조직이 상황요인에 단순히 반응만 하는 것이 아니며, 상황적 제약조건들을 최고결정자의 전략적 조정을 통해 어느 정도까지는 완화할 수 있다.

④ 조직관리자의 핵심적 희소자원 확보를 위한 전략적 선택 강조

⑤ 조직은 스스로의 이익을 위해 적극적으로 환경에 대처

(6) 생태론(Ecological Theory)

조직의 변화가 외부환경의 선택에 따라 좌우된다고 주장하는 극단적 환경결정론적 관점

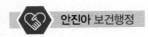

제 3 절 조직 유형

1 조직 유형 분류

(1) 에치오니(Amitai Etzioni)의 분류 14 인천, 19 경남·부산, 21 경남보건연구사

조직구성원들이 조직의 권위에 복종하는 형태를 기준으로 강제적 조직, 공리적 조직, 규범적 조직으로 분류하였다.

유형	정의	조직 사례
강제적 조직	조직의 통제수단이 강제적이고 구성원들이 고도의 소외의식을 가짐	군대, 교도소, 감금정신병원, 강제수용소
공리적 조직	조직이 구성원에 대하여 임금을 제공하고 구성원은 조직으로부터 지급되는 보상만큼 일한다는 입장	기업, 경제단체, 이익단체
규범적 조직	• 통제의 원천이 규범적 권한과 도덕적 복종이 부합되어 있는 조직 • 지도자의 개인적 영향력에 의존, 비공식적 제재가 강함	종교단체, 이념 정당, 병원, 가족, 대학

(2) 블라우와 스코트(Peter Blau & Richard Scott)의 분류

조직의 수혜자가 누구인가에 따라 4가지로 유형화하였다.

유형	정의	조직 사례
호혜적 조직	조직 구성원을 위한 상호이익이 가장 중요한 목표인 조직	정당, 노동조합, 이익단체
기업적 조직	• 소유주가 조직의 수혜자인 조직 • 능률성 강조	일반 민간기업, 은행, 보험회사
서비스조직 (봉사조직)	고객을 위한 조직으로 조직은 고객과 정기적·직접적으로 관계를 가짐	병원, 학교, 사회사업기관, 법률상담소
공익조직 (대중복리조직)	공익 추구 조직으로 일반대중이 수혜자가 되는 조직	행정기관, 소방서, 경찰서

(3) 파슨스(Talcott Parsons)의 분류 14 서울7급, 20 부산, 21 강원

조직이 어떠한 사회적 필요성을 충족시키는가에 따라 적응, 목표달성, 통합, 형상유지 등 4가지 기능을 주장하였다.

유형	정의	조직 사례
경제조직 (적응기능)	경제적 재화의 생산과 분배에 종사하는 조직	기업, 경제조직
정치조직 (목표달성기능)	사회체제의 목표를 수집·집행하는 기능과 관련된 조직	정당, 정부조직, 정치조직
통합조직 (통합기능)	사회구성원의 갈등을 조정하고 안정을 유지하는 조직	사회복지조직, 경찰, 사법기관
형상유지조직 (형상유지기능)	교육이나 문화활동을 통해 사회의 틀이 오랫동안 유지되도록 하는 조직	학교, 종교집단, 문화단체, 연구소

(4) 민츠버그(Henry Mintzberg)의 분류 15 서울, 18 대전, 19 강원, 23 보건직

조직의 규모와 복잡성의 정도에 따라서 5가지 유형으로 분류하였다.

유형	정의	조직 사례
단순구조조직	구조가 단순하고 소규모이면서 유동성이 강한 조직	자동차 딜러
기계적 관료조직	조직의 역사가 길며 대규모로서 표준화되어있는 안정적 조직	우체국, 항공사
전문적 관료조직	전문가집단이 일하는 대규모 조직으로 작업기술표준화에 의한 조정을 통해 과업을 조정하며 전문가들은 많은 자율권을 부여받는 조직	대학, 종합병원, 사회복지지관
대형지부조직 (사업부제조직)	고객의 다양성에 대처하기 위해 각 사업부서가 책임을 지고 자율적인 활동을 하는 조직	재벌기업, 대학
임시특별조직 (애드호크라시)	복잡한 형태이며 연구개발조직과 같은 성향의 조직	광고회사, 우주센터

(5) 리커트(R. Likert)의 분류(참여도 기준)

구분	조직 내의 여러 변수(지도과정, 동기부여, 의사전달 과정, 영향관계, 의사결정, 목표설정, 통제과정 등 기준)			
	권위형 체제(Authoritative System)		참여형 체제(Participative System)	
분류	체제1 착취형	체제2 온정적 권위형	체제3 협의형	체제4 참여집단형

① **체제1**(System1): 관리자는 부하직원을 신뢰하지 않고 관리층과 부하 간의 접촉이 단절되어 있으며, 두려움, 위협, 처벌 등의 관리수단 사용 → 부하 배제

② **체제2**(System2): 관리자는 부하직원에게 다소 온정적인 신뢰를 베풀고 관리층과 부하 간의 접촉은 제한되어 있으며, 관리수단으로 보상과 처벌 및 처벌의 위협이 사용 → 부하 제한적 허용

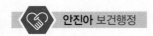

③ **체제3**(System3): 관리자는 부하직원을 상당히 신뢰하지만 완전히 신뢰하는 것은 아니며 관리층과 부하 간의 접촉이 비교적 원활하고, 관리수단으로 경제적 보상과 약간의 참여, 간헐적인 처방 사용 → 부하 허용

④ **체제4**(System4): 관리자는 부하를 완전히 신뢰하고 관리층과 부하 사이에 심리적 거리감이 없이 접촉이 원활하고 빈번하며, 관리수단으로 경제적 보상의 결정, 조직목표의 설정, 업무의 개선, 업적평가에 대한 구성원의 참여 조장 → 부하 광범위 적용

2 관료제 17 경기, 19 대전

(1) 관료제

① 관료제란 일정한 규칙의 지배를 받는 계층제적 형태를 가진 합법적이고 합리적인 복잡한 대규모 조직을 말한다.

② 계층적 형태를 띠고 합법적 지배가 제도화되어 있는 보편성을 지닌 안정적 조직

(2) 특징

① **법규에 의한 지배**: 모든 직위의 권한과 관할범위는 법규에 의하여 규정(결과에 대한 예측가능성과 신뢰성을 확보할 수 있음)

② **계서제적 구조**(계층서열적 구조): 권한의 계층이 뚜렷하게 구획되는 계서제 속에 모든 직위들이 배치(상명하복의 질서정연한 체제로서 하급자는 상급자의 엄격한 감독과 통제하에 임무를 수행함)

③ **문서화의 원리**: 모든 직위의 권한과 임무는 문서화된 법규에 의해 규정되고, 임무수행은 문서에 의함(업무처리의 객관성과 정확성, 책임성 제고)

④ **임무수행의 비개인화**: 관료들은 임무수행 시 개인적 이익이나 특별한 사정, 상대방의 지위 등에 구애되는 일 없이 공평무사함을 유지하도록 요구

⑤ **관료의 전문화와 전임화**: 채용의 기준은 전문적 능력(실적)이며, 관료로서의 직업은 전임화

⑥ **변동저항적**: 관료제가 성숙하면 파괴하기 어려운 실체가 됨

(3) 관료제의 기능

순기능	역기능
• 공식적으로 문서화된 업무 절차의 정립 • 지위에 따른 명확한 역할 구분 • 명령계통의 확립, 분명한 책임소재 • 능력원칙에 따른 지위분배원칙, 공정성	• 서면주의: 형식주의, 번문욕례, 형식적 측면만 지나치게 강조 • 수단과 목표의 대치: 동조과잉(지나친 규칙·절차의 엄수), 규칙의 내면화

• 진급 또는 재직보장에 필요한 수단 • 고정된 급료의 보장과 능력에 따른 진급 보장	• 전문화로 인한 무능: 전문성에 의한 제약 • 현상 유지적 보수주의: 변화에 대한 저항 • 할거주의 • 인격적 관계의 상실 • 무사안일: 책임회피, 상관에 의존 • 폐쇄적인 특권 집단화 • 갈등조정 수단의 부족

3 공식조직과 비공식조직

16 서울, 17 경기 · 강원 · 인천, 19 서울7급, 20 경북 · 부산 · 호남권 · 강원, 21 서울 · 경북

(1) 개념

① 공식조직
  ㉠ 법률·규칙이나 직제에 의하여 형성된 인위적·제도적 조직
  ㉡ 일정한 목표를 달성하기 위하여 인위적으로 만들어진 분업체계
  ㉢ 구성원 간의 역할과 권한에 관한 법령이 마련되어 있음
② 비공식조직
  ㉠ 구성원 상호 간의 인간적 관계나 친근성으로 인해 자생적으로 형성되는 소집단 성격의 조직
  ㉡ 공식적 조직의 비정서적 측면, 신축성 결여와 업무처리 지연, 일반적·포괄적 성격으로 인해 자연스럽게 비공식조직 발생

(2) 공식조직과 비공식조직의 비교

구분	공식적 조직	비공식적 조직
조직의 생성	외면적 · 가시적 · 인위적 · 제도적 · 합리적 조직	내면적 · 불가시적 · 비제도적 · 감정적 조직
목적	공적 목적 추구	사적 목적 추구
원리	능률의 원리가 지배	감정의 원리가 지배
질서	전체적 질서를 위해 활동(관료제 이론)	부분적 질서를 위해 활동(자생조직)
성문화 여부	합법적 절차에 따른 규범의 작성 (성문화)	구성원의 상호행위에 의한 규범의 형성(불문화)
관리기법	과학적 관리	인간관계론
생성의도	계층적 조직, 고전적 조직, 관료제 조직	자생적 조직
특징	영속성, 경직성, 명확성	비영속성, 동태성, 불명료성

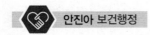

(3) 비공식조직의 기능

순기능	역기능
• 공식조직의 경직성 완화 • 공식적 리더십 보완 • 구성원의 심리적 안정감 형성 • 공식조직의 능률성 제고 • 공식적 의사소통의 결함 보완 • 쇄신적 분위기 조성	• 부분적 불만이 전체화될 수 있음 • 공식적 의사소통의 왜곡 가능성 • 정실개입의 통로 • 이익집단으로 작용 가능

4 라인조직(Line organization, 계선조직) 16 경북, 18 충북, 22 서울

(1) 개념

① 라인조직은 전통적 조직구조이다. 라인조직이란 군대식 조직으로서 업무의 결정과 실행을 담당하는 부서들만 있는 조직형태이다.

② 과업의 분화라든가 부문화가 진전되지 않은 매우 초보적인 조직행태로 계선조직이라고도 한다.

③ 라인조직의 목표는 비용절감과 같은 효율성의 제고 및 생산성 향상이다.

④ 명령통일의 원칙, 전문화의 원칙, 통솔범위의 원칙, 권한과 책임의 원칙 등 전통적인 조직원칙이 충실히 지켜지는 조직이다.

(2) 장점

① 신속한 기동성을 가지고 있으며 강력한 추진력을 가지고 있다.

② 의사결정을 빨리 내릴 수 있다.

③ 조직의 안정성을 확보할 수 있다.

④ 제반경비의 절약을 기할 수 있다.

⑤ 소규모의 조직에 적합하다.

⑥ 일사불란한 명령지휘가 가능하여 개별부서의 조정이 용이하다.

(3) 단점

① 외부환경변화를 탐지하는 능력에 한계가 있다.

② 혁신적인 태도를 촉진하는 데 한계가 있다.

③ 대규모 조직이 갖출 수 있는 시너지 효과를 기대하기 힘들다.

④ 관리자의 독선적 해이를 배제하기 어렵다.

⑤ 직무범위가 광범위하다.

⑥ 하급관리자의 의욕상실과 창의력이 결여되기 쉽다.

(4) 라인스태프조직(Line and Staff Organization) 18 서울·인천, 19 전북, 20 서울

① 개념

  ㉠ 라인(Line)은 수직조직을, 스태프(Staff, 막료, 참모)는 수평조직을 의미함

  ㉡ 조직의 규모가 커질수록 기존의 라인기능만으로는 모든 업무수행이 불가능하므로 라인업무를 지원할 수 있도록 스태프 기능이 분화되어 발달함

  ㉢ 라인스태프조직은 조직이 대규모화되는 초기상황, 경영환경이 안정적이고 확실성이 높은 상황에 효과적인 조직형태

② 장점

  ㉠ 업무수행이 능률적으로 이루어지고 의사결정을 신속하게 하며 강력한 통솔력과 안정성을 확보할 수 있음

  ㉡ 기관장의 통솔범위가 넓어지고 전문지식을 활용할 수 있으며 객관적·합리적 의사결정이 가능해짐

  ㉢ 라인은 스태프로부터 유익한 조언과 권고를 받을 수 있고 추진업무에 전념할 수 있음

③ 단점

  ㉠ 복잡한 조직에서는 업무량이 과중될 우려가 있고 책임자의 독단적 결정을 초래할 수 있으며, 유능한 인재를 잃으면 조직의 기능이 마비될 수 있음

  ㉡ 스태프 조직 내의 인사관계가 복잡해지고 권한과 책임을 둘러싼 라인과 스태프 간의 갈등과 알력이 커지면서 행정의 지연과 의사소통의 혼란이 초래될 수 있음

  ㉢ 효율성과 생산성을 증대시키기 위해 많은 부문과 계층이 생겨나면서 조직이 비대해지고 이른바 관료제가 촉진됨

(5) 위원회 조직 21 서울

복수의 자연인으로 구성된 합의제 형태를 지닌 막료조직형태이다. 상설적인 형태로서 소수의 인원으로 구성되어 있다.

순기능	역기능
• 신중한 문제해결에 유리 • 참여를 통한 민주성 확보 • 할거주의 방지 • 행정의 계속성·안정성·중립성 확보 • 창의적 의사결정 도모	• 시간 및 비용의 과다 소모 • 책임소재의 불분명 • 신속한 정책결정이 곤란 • 최선보다는 차선 선택의 문제발생 • 타협적인 결정

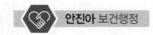

5 조직구조모형

(1) 기계적 구조와 유기적 구조

① 기계적 구조

엄격히 규정된 직무, 많은 규칙과 규정(높은 공식화), 집권적 권한, 분명한 명령체계, 좁은 통솔범위, 낮은 팀워크를 특징으로 하는 조직구조

예 관료제 모형

② 유기적 구조

적은 규칙과 규정(낮은 공식화), 분권적 권한, 광범위한 직무, 넓은 통솔범위, 높은 팀워크를 특징으로 하는 조직구조로 환경에 대한 뛰어난 적응성이 장점

예 학습조직

표 7-2 기계적 구조와 유기적 구조의 비교

분류	기계적 구조	유기적 구조
장점	예측가능성	적응성
조직 특성	• 계층제 • 좁은 직무 범위 • 표준운영절차 • 분명한 책임 관계 • 공식적·몰인간적 대면 관계	• 분화된 채널 • 넓은 직무 범위 • 적은 규칙과 절차 • 모호한 책임관계 • 비공식적·인간적 대면관계
상황 조건	• 명확한 조직목표와 과제 • 분업적 과제 • 단순한 과제 • 성과 측정 가능 • 금전적 동기부여 • 권위의 정당성 확보	• 모호한 조직목표와 과제 • 분업이 어려운 과제 • 복잡한 과제 • 성과 측정이 어려움 • 복합적 동기부여 • 도전받는 권위

(2) 조직구조의 일반적 모형[대프트(Daft)의 조직구조모형]

기계적 구조와 유기적 구조를 양 극단으로 하고, 조직구조의 유형을 5가지 모형으로 분류할 수 있다. 기능구조 → 사업구조 → 매트릭스구조 → 수평구조 → 네트워크 구조의 순으로 유기적 구조의 특징이 강하며, 기계적 구조는 수직성·안정성·능률성이 높고 유기적 구조는 수평성·학습성·능률성이 높은 조직구조이다.

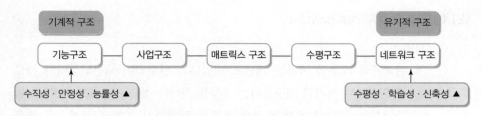

그림 7-2 대프트의 조직구조모형

6 신축적·동태적 조직

(1) 조직의 동태화

① 동태화란 환경변화에 조직을 유기체적·개방적으로 적응시키는 것을 의미한다. 즉 동태화란 환경변화에 신축성 있게 적응하여 기존 조직을 재편성하고 당면 문제를 창조적·쇄신적·기동성 있게 대처하는 것을 말한다.

② 행정관리조직의 문제점
　　㉠ 신축성과 기동성 결여
　　㉡ 할거주의적 지배
　　㉢ 비능률적 인적 자원 활용 및 능력개발의 결함 → 이러한 결함을 극복하기 위한 방법의 하나로 조직의 동태화가 요청되고 있음

③ 동태화의 필요성
　　㉠ 행정은 시간이 지나면 조직의 정태성으로 말미암아 고정화되고 경직화되기 쉬움. 또한 조직의 기계적·폐쇄적 성격으로 말미암아 안정성과 통일성을 자연히 중시하게 되고 여기에 조직 내의 부문주의와 파벌주의도 조직의 쇄신이나 창의성을 더욱 발휘하기 어렵게 함
　　㉡ 이러한 것을 시정하고 환경변화에 적응적 발전을 해 나가기 위해서는 조직이 반드시 동태화되어야 함

④ 동태화의 효과성
　　㉠ 비효율적이고 비합리적인 행정요소의 제거
　　㉡ 행정수요에 신속성과 전문성 부여
　　㉢ 행정의 환경적응능력 향상

⑤ 동태화의 문제점
　　㉠ 심리적 불안의식 조성
　　㉡ 전문가와 기존 행정가와 마찰
　　㉢ 안정적 조직의 동태화 거부반응

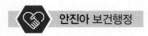

(2) 애드호크라시(Adhocracy)

① 개념
- ㉠ 관료제와 대조를 이루는 개념으로 임무가 완수되면 해산되었다가 새로운 임무가 주어지면 재구성되는 속성을 지니는 것을 애드호크라시라고 함
- ㉡ 불확실한 상황 속에서 특정한 목표를 달성하기 위해 신축적으로 적응하려는 전문가로 구성된 임시성을 지닌 기동성 있는 조직형태
- ㉢ 탈관료제 조직으로 조직의 기본 변수인 복잡성·공식성·집권성이 낮은 조직

② 특징
- ㉠ 비계서적 구조: 고정적인 계서제의 존재를 거부하고, 비계서적 저층구조설계를 처방
- ㉡ 조직의 잠정성: 조직 내의 구조적 배열뿐 아니라 조직자체도 필요에 따라 생성·변동·소멸되는 잠정적인 것이어야 함
- ㉢ 경계관념의 타파: 조직과 환경 사이의 높고, 경직된 경계관념을 바꿔야 함
- ㉣ 임무와 능력의 중시: 계서적인 권한중심이 아닌 임무와 능력중심
- ㉤ 상황적응성 강조: 조직의 구조 및 업무수행 등이 상황적 조건에 부응하도록 처방
- ㉥ 집단적 문제해결 강조: 자율적·참여적·협동적 관계를 통해 집단적 의사결정 및 문제해결을 강조
- ㉦ 의사전달의 공개주의: 협동적 체제를 구축하기 위해 의사전달의 공개 강조
- ㉧ 구성원의 직업적 유동성에 대한 전제

(3) 프로젝트 조직(project organization)

16 경기, 19 인천·충북, 20 대전, 21 강원·서울·경남보건연구사·전북보건연구사, 23 보건직

① 특정 사안을 해결하기 위하여 부서의 경계를 두지 않고 다양한 전문성을 가진 구성원을 팀으로 조직하여 그 사안이 해결될 때까지 운영하도록 하는 조직이다.
② 조직구성원은 수직적이라기보다는 수평적인 관계에서 운영된다.
③ 프로젝트 조직은 전통적인 라인스태프 조직의 보완조직이다.
④ 관련부서 직원들이 어떤 목적달성을 위해 파견되어 구성되는 임시조직으로 프로젝트 팀(project team), 태스크포스(TF, task force)로 불린다.
⑤ 프로젝트 조직은 해산을 전제로 하여 임시로 편성된 일시적 조직이며, 신규·혁신적·비일상적인 과제의 해결을 위하여 형성되는 동태적 조직이

Tip

태스크포스(Task Force) 조직
태스크포스는 원래 군대용어로서 기동부대를 의미하며 특수한 임무를 수행하기 위해 편성된 임시적인 전문가조직이다. 프로젝트팀과 유사하지만 보다 대규모의 공식조직이며 업무내용이 변경될 수 있고, 정규부서를 일시 이탈하는 점 등에 차이가 있다.

다. 당초 계획한 사업목적이 이루어지면 그 구성원들이 다시 본래 소속되어 있던 부서로 돌아가게 된다.

⑥ 장점

　㉠ 조직의 여러 계층 또는 여러 부서에서 파견된 숙련된 전문가들이 상호 작용과 집단문제 해결방식을 통하여 임무를 고도로 수행하여 사업목적과 자원을 집중함(여러 부서에서 파견된 숙련된 전문가들의 풍부한 상호작용, 집단문제 해결)

　㉡ 목표달성이나 임무수행을 위하여 수직적 명령계통, 기능적 분화, 통솔범위에 일반적으로 구애받지 않아 유연성을 가짐

⑦ 단점

　㉠ 한시적이라는 성격 때문에 추진업무의 일관성 유지가 어려움

　㉡ 다양한 기능관리자들을 통합하기 어려워 실패하는 경우도 많음

　㉢ 역할수행 후 해체되는 특성이 있으므로 프로젝트 조직에서 제안한 정책이 집행되지 않거나 변질될 가능성이 있음

(4) 복합구조[매트릭스(Matrix) 조직, 행렬조직]

16 지방7급, 17 서울·경기·대전·강원·인천·교육청, 18 경남·강원·경기·복지부7급, 19 서울7급·경북·경기·충남, 20 인천, 21 경기7급, 22 강원보건연구사

① 개념

　㉠ 전통적인 조직기능(수직적)과 프로젝트 조직(수평적)을 합한 것

　㉡ 조직의 기능에 따라 수직선으로 편성된 기능조직에 수평적·측면적인 프로젝트 조직의 모형을 부가시켜 조직의 효율성과 유연성을 동시에 높이고자 운영하는 조직모형

② 특징

　㉠ 계층적인 명령계통에서 이루어지는 수직적 통합과 프로젝트팀의 구성원 사이의 상호작용으로 이루어지는 수평적인 통합이 서로 보완되어 있음

　㉡ 명령통일 일원화의 원칙에 위배: 한 사람의 부하가 두 명의 상위자로부터 명령을 수령함

　㉢ 계선조직보다 계층 수가 적고 의사결정이 분권화되어, 공식적 절차와 규칙에 얽매이지 않음

③ 장점

　㉠ 민주적 의사결정이 조직의 동력으로 작용

　㉡ 전문성을 가진 조직구성원

　㉢ 조직의 기능적 효율성

　㉣ 조직구성원의 높은 만족 및 성과

　㉤ 조직의 유연성 제고

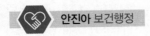
④ 단점

　　㉠ 구성원들의 역할과 관련된 갈등: 이중 지휘체계에 기인함

　　㉡ 구성원들 간의 시간배분의 문제

　　㉢ 성과평가담당자 결정의 어려움

　　㉣ 이해관계를 가진 많은 사람들이 얽혀 있어 의사결정이 복잡하고 거대해짐

　　㉤ 기능부서와 프로젝트 관리자들 간에 권력투쟁이 발생할 가능성

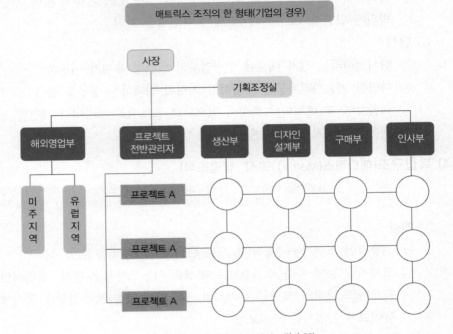

그림 7-3 매트릭스 조직의 예(1)[20]

---

20) 문상식 외, 보건행정학(제8판), 보문각, 2021, p.175.

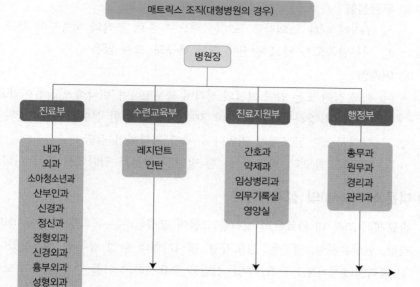

그림 7-4 매트릭스 조직의 예(2) [21]

제4절 조직의 인간관리

1 조직인의 성격유형 16 울산

(1) 프레서스(Presthus)의 성격유형론

대규모조직, 즉 관료제 조직에 반응하는 인간의 유형으로 상승형, 무관심형, 애매형을 제시하였다.

① 상승형

  ㉠ 조직에 적극 참여하는 성격유형으로 주로 조직 상부층에서 많이 발견됨

  ㉡ 승진에 대한 욕구가 강하며 권력지향적

  ㉢ 조직의 권위를 존중함

  ㉣ 조직의 정책과 목표, 방침을 적극적으로 수용함(조직과의 일체감이 높음)

21) 문상식 외, 보건행정학(제8판), 보문각, 2021, p.175.

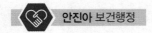

② 무관심형

　　㉠ 조직에 대해 소외감을 느끼는 형으로 주로 조직의 하층부에 분포

　　㉡ 직무만족도가 낮고 승진에 대한 욕구도 크지 않음

③ 애매형

　　㉠ 적극 참여 또는 참여 거절의 성격이 불분명하여 '비극적 인간형'이라고 함

　　㉡ 독립심이 강하고 내성적이며 자기는 독립된 한 분야의 전문가라는 자아의식으로 관료제적 권위나 규제에 저항성이 강함

　　㉢ 연구직, 참모직, 막료직 등 한 방면의 전문가 집단에서 주로 나타남

(2) 다운스(Downs)의 성격유형론

관료제적 조직 내 관료들의 성격을 그들이 달성하려는 목적의 유형에 따라 등격형, 현상유지형, 열중형, 창도가형, 경세가형의 다섯 종류로 분류하였다.

① 등격형(출세가형): 권력, 수입, 신망을 중요시하고 이를 얻기 위하여 노력한다. 승진에 대한 욕구가 강함

② 현상유지형: 현상유지에 만족함

③ 열중형: 특정분야의 정책과 사업에 충실하고 낙천적·정력적 성격의 소유자로 자기에게 주어진 업무에 최선을 다함

④ 창도가형: 조직의 목표달성에 충성을 다함

⑤ 경세가형: 사회전체적 가치에 충성하고 공공복리에 관심이 많음

(3) 라모스(Ramos)의 인간관 17 울산

① 작전인: 고전적 조직이론의 전통적 인간형, 타산적 인간형, X이론

② 반응인: 인간관계론의 영향, Y이론

③ 괄호인: 비판적 성향, 강한 자아의식, 환경에 대한 유연한 적응, 자기존중과 자율성을 기초로 한 이상 지향, 피동적 행동을 거부하여 무관심형이 될 수 없음. Z이론

(4) 샤인(Schein)의 인간관

① 경제적·합리적 인간: 과학적 관리론에서 강조

② 사회적 인간: 인간관계론에서 강조

③ 자아실현 인간

　　㉠ 인간은 자기의 능력과 소질을 최대한 발휘하려 함

　　㉡ 인간은 스스로(동기부여의 내재성) 동기를 부여할 수 있으며 자기규제가 가능함

④ 복잡한 인간
  ㉠ 현대 조직이론에서 중시
  ㉡ 현실적인 인간(상황적응론을 따름)
  ㉢ 여러 가지 상황변수에 영향을 받음

2 동기부여이론(내용이론) 16 서울, 17 광주·충북·경남, 20 서울

(1) 매슬로(Maslow)의 욕구계층이론 15 서울, 16 서울·전북, 17 인천, 18 충북, 19 충북, 21 경남

① 개념
  ㉠ 동기를 중요성에 따라 욕구를 5가지(생리, 안전, 소속감, 존중, 자아실현)
     계층으로 분류
  ㉡ 각 단계의 욕구가 순차적으로 유발됨을 설명
  ㉢ 인간의 행동을 작동시키는 동기를 이해하고 조직구성원들 개인의 문제
     를 해결하는 데 개념적 틀 제시

② 특징
  ㉠ 욕구의 계층성: 다섯 가지 욕구는 우선순위의 계층을 이루고 있음
  ㉡ 욕구의 순차성: 생리적 욕구가 어느 정도 충족되면, 그다음 단계의 욕
     구가 나타나는 것과 같이 순차적으로 다른 욕구가 발로됨(궁극적인 욕구
     는 자아실현의 욕구)
  ㉢ 욕구의 상대적 충족: 한 단계의 욕구가 완전히 충족되어야 다음 단계
     의 욕구가 발로되는 것이 아니라 하위계층의 욕구가 어느 정도 충족(상
     대적 충족)되면 다음 단계의 욕구가 발로됨
  ㉣ 욕구의 부분적 충족: 개개의 사람들은 욕구를 부분적으로만 충족하고
     있으므로 '인간은 항상 무엇인가를 원하는 동물'로 전제
  ㉤ 충족된 욕구의 약화: 어떤 욕구가 충족되면 그 욕구의 강도는 약해지
     며 충족된 욕구는 동기유발 요인으로서의 의미 상실

③ 욕구의 5단계

계층	욕구의 내용 및 특징	욕구의 일반적 예시	욕구충족과 관련된 조직요소
생리적 욕구 (Physiological)	욕구의 강도가 가장 높고, 생존을 위해 반드시 충족시켜야 할 욕구	의식주	보수(기본급), 근무환경
안전의 욕구 (Safety)	위험과 사고로부터 자신을 방어, 보호하고자 하는 욕구	안전, 방어	후생복지(연금), 신분 (청년)
사회적 욕구 (Belongness & Love)	소속감을 느끼는 상호관계를 유지하고자 하는 욕구	우정, 친교	결속력이 강한 근무 집단

Tip ✏️
내용이론과 과정이론
• **내용이론**: '인간의 동기를 유발하는 내용'을 설명하는 이론으로 인간의 욕구와 욕구에서 비롯되는 충동, 욕구의 배열, 유인 또는 달성하려는 목표 등을 분석
• **과정이론**: '인간의 행동이 어떤 과정을 통해 동기유발이 되는가'를 설명하는 이론으로 사람들이 어떠한 방법을 통해 욕구를 충족시키고, 욕구충족을 위한 여러 가지 행동대안 중 어떤 방법으로 행동선택을 하는가에 중점

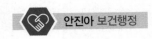

존중의 욕구 (Esteem)	자신에 대한 긍지를 가지려 하고, 자신이 높게 평가받 고, 다른 사람으로부터 존경 받기를 원하는 욕구	명예, 지위, 인정	사회적 인정, 타인이 인정해 주는 직무
자아실현욕구 (Self – Actualization)	가장 추상적·고차원적 욕 구, 자기완성에 대한 갈망 을 의미하며, 자신의 잠재 적 역량을 최대한 실현하 려는 욕구, 조직과 개인 간 의 갈등이 심화될 가능성 이 높음	성취, 능력발전	도전적 직무, 창의력 을 발휘할 수 있는 기 회, 자신이 정한 목표 달성

④ 한계
  ㉠ 개인차를 고려하지 못한 획일적 욕구 설정
  ㉡ 욕구의 중복현상(두 가지 이상의 욕구가 한 가지 행동의 동기로 작동)을 설명하지 못함
  ㉢ 욕구의 후진적·퇴행적 진행을 고려하지 못함

(2) 앨더퍼(Alderfer)의 ERG이론 18 강원, 19 부산

① 개념
  욕구충족을 위한 행동이 얼마나 추상적인가를 기준으로 존재(E: Existence), 관계(R: Relatedness), 성장(G: Growth)의 3단계로 분류한다.

② EGR이론과 욕구계층이론과의 관계
  욕구를 계층화하고, 순차적으로 욕구의 발로가 이루어진다는 점에서는 공통적이지만, ERG이론은 매슬로의 욕구계층이론이 가지고 있는 한계점을 보완한다.

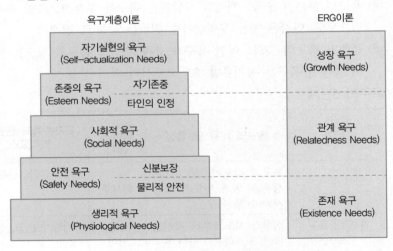

그림 7-5 욕구계층이론과 ERG이론 비교

③ EGR이론과 욕구계층이론의 차이점
  ㉠ 욕구의 중복현상 설명: 매슬로는 다섯 가지 욕구 중 가장 우세한 하나의 욕구에 의해 하나의 행동이 유발된다고 보았지만 앨더퍼는 두 가지 이상의 욕구가 한 가지 행동을 유발함을 설명
  ㉡ 욕구의 후진적·퇴행적 진행을 제시: 매슬로는 욕구 충족 시 욕구가 최하급의 생리적 욕구에서부터 자아실현의 욕구까지 진행과정만을 제시한 반면 앨더퍼는 욕구좌절로 인한 후진적·하향적 퇴행을 제시(좌절-퇴행모형의 제시)

(3) 맥그리거(McGregor)의 X·Y이론 16 경북, 17 충남, 18 경남·서울·대구, 19 충북, 22 보건직

① 개념
  ㉠ 매슬로의 욕구단계이론을 바탕으로 인간관을 X·Y 두 가지로 대별하고 각각의 인간관에 따른 관리전략 제시
  ㉡ X이론적 인간관에 입각한 관리전략은 현대인에게 적합하지 않으며, Y이론적 인간관에 따른 관리를 주장

② X·Y 인간관의 기본적 가정 및 관리전략

구분	X이론	Y이론
	전통적 관리체제의 정당화	새로운 관리체제 뒷받침
인간관	• 본질적으로 일을 싫어하며 가능하면 일을 하지 않으려고 한다. • 야망이 없고 책임지기를 싫어하고 외재적인 지도를 받으려 한다. • 안전을 원하고 변동에 저항한다. • 자기중심적이며, 조직의 문제를 해결하는 데 창의력을 발휘하지 못한다. • 생리적 욕구 또는 안전의 욕구(하급 욕구)에 자극을 주는 금전적 보상이나 제재 등 외재적 유인에 반응한다.	• 본질적으로 일을 싫어하는 것이 아니다. • 자기 행동의 방향을 스스로 정하고 자율적으로 자기규제를 할 수 있는 존재이다. • 조직의 문제를 해결할 때 비교적 높은 수준의 창의력과 상상력을 발휘할 수 있다. • 적절한 조건만 갖추어지면 책임지기를 원하며 책임 있는 행동을 수행하고자 한다. • 이기적으로만 행동하는 것이 아니라 같은 사회 내의 타인을 위해 행동하기도 한다. • 존중의 욕구, 자기실현욕구(고급 욕구)가 직무동기이다.
관리전략	• '유연한 접근'과 '강경한 접근'을 교환적으로 활용 • 경제적 보상체계의 강화 • 권위주의적 리더십의 확립 • 엄격한 감독과 통제제도의 확립 • 상부책임제도의 강화 • 고층적 조직구조	• 조직목표와 개인목표의 통합 추진 • 민주적 리더십의 확립 • 분권화와 권한의 위임 • 목표에 의한 관리 • 직무확장 • 비공식적 조직의 활용 • 자체평가제도의 활성화 • 평면적 조직구조

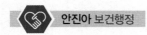

③ 한계

㉠ 욕구체계와 관리체계를 무리하게 단순화·양극화시킴

㉡ 직관에 의한 규범적 철학에 불과함

(4) 아지리스(Argyris)의 미성숙 – 성숙이론 17 인천

① 개념

인간이 미성숙에서 성숙의 단계로 발전하며, 공식조직에 초점을 맞춘 고전적 관리전략은 인간을 미성숙 상태로 조장한다고 비판

② 미성숙인과 성숙인

미성숙인	성숙인
• 수동적 활동	• 능동적 활동
• 의존적 행동	• 독립적 행동
• 한정된 행동능력	• 다양한 행동능력
• 변덕스럽고 피상적인 관심	• 강하고 집중된 관심
• 단기적 안목	• 장기적 안목
• 종속적 지위에 만족	• 대등·우월적 지위
• 자아의식의 결여	• 자아의 의식과 통제

③ 관리전략의 특징

㉠ 인간을 미성숙 상태로 고정시키거나 조장하는 고전적 관리전략을 대체할 관리전략으로 모든 구성원들이 스스로 욕구를 충족시키고 성장·성숙의 기회를 얻을 수 있는 분위기를 조장해야 함을 강조

㉡ 맥그리거(McGregor)의 Y이론에 대한 지지가 함축되어 있음

(5) 허츠버그(Herzberg)의 2요인 이론(욕구충족이론)

15 경기·서울. 16 서울, 17 경기·복지부7급·강원, 18 제주·대구, 19 강원·서울·경기·충북

① 개념

㉠ 조직 구성원에게 불만을 주는 요인(위생요인)과 만족을 주는 요인(동기요인)은 상호독립되어 있음을 제시(동기 – 위생이론)

㉡ 만족의 반대는 불만족이 아닌 만족이 없는 상태이며, 불만족의 반대는 만족이 아닌 불만족이 없는 상태

② 특징

㉠ 욕구의 이원적 구조: 인간의 기본적 욕구는 불유쾌한 것을 피하려는 욕구(위생욕구)와 개인적 성장을 추구하는 욕구(동기욕구)가 두 개의 평행선과 같이 이원화

ⓛ 동기요인과 위생요인의 구별

구분	위생요인(불만요인)	동기요인(만족요인)
성격	직무 외적 또는 근무환경적 요인	직무자체와 관련되어 있고 개인에게 성취감을 줄 수 있는 요인
예시	• 조직의 정책과 관리(방침과 관행) • 감독 • 보수 • 대인관계 • 작업조건	• 직무상의 성취(승진 등) • 직무에 대한 타인으로부터의 인정 • 보람 있는 직무 • 직무상의 책임 • 성장 및 발전(자아계발)
매슬로의 욕구계층	생리적 욕구, 안전의 욕구, 사회적 욕구	존중의 욕구, 자아실현의 욕구

③ 두 요인 충족의 상이한 효과

위생요인의 충족(또는 불만요인의 제거)은 불만을 줄여 주는 소극적 효과이며 직무행태에는 단기적 영향에 불과하지만, 동기요인(만족요인)의 증대는 인간의 자기실현 욕구에 자극을 주고 직무수행의 동기를 유발한다.

④ 한계

ⓐ 개인차에 대한 고려가 없음(위생요인이나 동기요인이 개인에게 미치는 영향은 개인의 연령이나 직위에 따라 상이)

ⓑ 전문직에 종사하는 사람을 연구대상으로 하였기 때문에 일반화가 곤란함

ⓒ 연구자료가 중요사건기록법을 근거로 수집되어 동기요인이 과대평가됨

ⓓ 직무요소와 동기 및 성과 간의 관계가 충분히 분석되어 있지 않고, 개인의 만족도와 동기수준의 관계에 대해서도 제대로 설명하지 못함

(6) 맥클리랜드(McClelland)의 성취동기이론 19 경남 · 인천

① 개념

ⓐ 모든 사람이 비슷한 욕구와 계층을 가지고 있다는 매슬로(Maslow)의 욕구계층이론을 비판

ⓑ 개인의 동기는 사회문화와 상호 작용하는 과정에서 취득되고 학습되는 것으로 개인마다 욕구의 계층에 차이가 있음

② 특징

학습된 욕구들을 성취욕구, 권력욕구, 친교욕구로 분류하고 조직 내 성취욕구의 중요성에 중점을 둔 성취동기이론을 제시하였다.

③ 욕구의 유형

ⓐ 권력 욕구: 타인의 행동에 영향력을 미치거나 통제하려는 욕구

ⓑ 친교 욕구: 타인과 따뜻하고 친근한 관계를 유지하려는 욕구

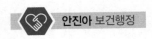

ⓒ 성취 욕구: 어려운 일을 성취하려는 욕구, 장애를 극복하고 높은 수준을 유지하려는 욕구, 성공적 기업가가 되게 하는 요인

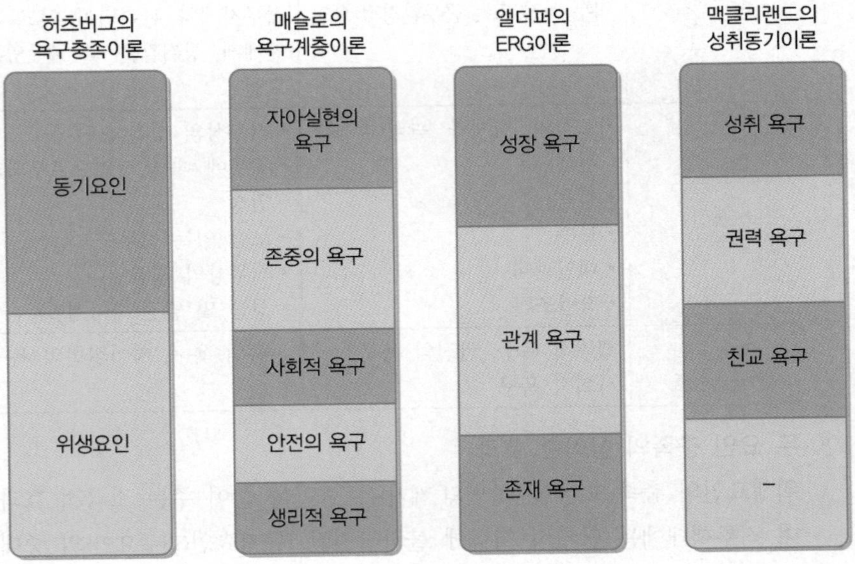

허츠버그의 욕구충족이론	매슬로의 욕구계층이론	앨더퍼의 ERG이론	맥클리랜드의 성취동기이론
동기요인	자아실현의 욕구	성장 욕구	성취 욕구
	존중의 욕구		권력 욕구
	사회적 욕구	관계 욕구	친교 욕구
위생요인	안전의 욕구		-
	생리적 욕구	존재 욕구	

그림 7-6 욕구이론의 상호관계

보충 학자별 인간관 비교

McGregor	X이론		Y이론		
Maslow	생리적 욕구	안전욕구	사회적 욕구	존경욕구	자아실현 욕구
Alderfer	생존의 욕구		관계의 욕구	성장의 욕구	
Herzberg	위생요인		동기요인		
Argyris	미성숙인		성숙인		
Schein	합리적·경제적 인간관		사회적인간관	자아실현적 인간관	복잡 인관
Likert	체제1 (수탈적 권위체계)	체제2 (온정적 권위체계)	체제3 (협의체제)	체제4 (참여집단체제)	
Ramos	작전인		반응인		괄호인

3 **동기부여이론(과정이론)** 15 경북, 18 대전, 20 경북, 21 경기

(1) 아담스(Adams)의 형평성이론 [22]

① 노력과 직무만족은 업무상황의 지각된 공정성(perceived fairness)에 의해서 결정된다고 보는 이론이다.

② 개인은 자신의 노력과 그 결과로 얻어지는 보상과의 관계를 다른 사람과 비교하여 자신이 느끼는 공정성에 따라서 행동동기에 영향을 받는다.

③ 공정성 이론은 개인의 행동에 있어서 동기를 자극하는 욕구나 유인 등의 중요한 요인들이 단순히 절대적인 가치에 의하여 그 강도가 작용하는 것이 아니라 산출과 투입의 상대적 비율, 그리고 다른 사람과의 상대적인 관계에서 동기요인들이 작용한다.

④ 본인이 생각하는 적절한 보상을 회사로부터 받았다고 생각하는 사람이라도 동등한 노력을 했는데도 다른 사람과 비교해 상대적으로 대우를 받지 못해 불공평하다고 느끼게 되면 공정함을 느낄 수 있을 정도까지 자신의 노동과 노력을 줄인다. 이처럼 불공정성을 줄이기 위해 여러 방법을 찾는 과정에서 조직 내 갈등과 대립이 생기게 된다.

(2) 브룸(Vroom)의 VIE기대이론 16 서울, 17 서울·인천, 18 강원, 19 충북, 20 호남권·충북, 21 서울7급

① 개념

동기의 강도는 자신의 노력이 성과(1차적 결과)로 이어진다는 기대와 성과가 보상(2차적 결과)을 가져올 것이라는 믿음, 예상되는 보상에 대한 자신의 선호도(유의성)에 달려있다고 주장하였다.

② 주요 변수의 개념

　㉠ 기대감(Expectancy): 자신의 노력이 일정한 성과를 달성한다는 기대

　㉡ 수단성(Instrumentality): 성과가 보상을 가져올 것이라는 믿음

　㉢ 유의성(Valence): 보상에 대한 주관적 선호의 강도

③ VIE기대이론의 작동메커니즘

동기부여는 기대, 수단성, 유인가의 함수가 되므로 세 가지 변수가 모두 높을 때 동기부여의 수준이 가장 높아지며, 반대로 세 가지 변수 가운데 한 가지의 값만 낮아도 동기부여의 수준이 낮아진다.

---

22) 문재우 외, 보건행정학 제8판, 계축문화사, 2021, p.304.

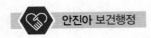
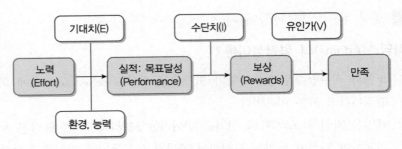

그림 7-7 기대이론모형

(3) 포터와 로울러(Porter & Lawler)의 업적 – 만족이론

① 개념

전통적인 기대이론을 수정·발전시킨 이론으로 '만족 → 성과(직무성취수준)'의 관점이 아닌 '성과 → 만족'의 관점이다.

② 특징

㉠ 업적은 만족의 원인이 될 수 있으나 이들의 관계는 공평한 것이라고 지각되는 내적·외적 보상에 의해 연결

• 외적 보상: 승진, 승급, 보수인상 등

• 내적 보상: 직무자체에 대해 느끼는 성취감

㉡ 외적보상보다 내적보상을 더 강조

보충 Z이론 [23]

(1) 고전적인 인간관은 인간의 욕구 체계를 이분법적으로 양극화시키고 그 중 어느 하나가 반드시 훌륭하다는 가정에 입각하고 있다.

(2) 그러나 현대 행정의 내·외적 환경의 복잡화와 인간 행동의 변이성이 고조되면서 기존의 이론을 가지고 관리할 수 없는 문제들이 발생하였다.

(3) 따라서 맥그리거의 X·Y이론의 한계성을 지적하면서 현대인의 복잡한 심리상태를 묘사하기 위한 제3의 다양한 모형들이 제시되었는데, 이를 Z이론이라 한다.

(4) 해당이론: 런드스테트(Lundstedt)의 Z이론(자유방임형 조직), 롤리스(D. Lawless)의 Z이론(상황적응적 관리), 오우치(Ouchi)의 Z이론

---

23) 문재우 외, 보건행정학(제7판), 계축문화사, 2017, p.314~316.

OX QUIZ

	Check
01 조직구조를 형성하는 기본 변수는 조직의 복잡성, 공식성, 집권성이다.	O X
02 계층제의 원리는 직원들로 하여금 일에 대한 흥미를 잃게 하며, 개인 간, 부서 간 할거주의를 야기하여 조정과 통합을 어렵게 할 수 있다.	O X
03 계층의 수와 통솔범위는 비례관계에 있다.	O X
04 고전적 조직이론은 능률성과 형평성을 지향한다.	O X
05 인간관계론은 작업조명과 작업능률과의 관계규명에서 출발했다.	O X
06 조직을 경제조직, 정치조직, 통합조직, 형상유지조직으로 분류한 학자는 민츠버그(H. Mintzberg)이다.	O X
07 비공식 조직은 구성원 사이에 직무에 관한 지식과 경험을 나누는 통로가 된다.	O X
08 대규모의 병원조직은 전형적인 매트릭스 조직구조 형태이다.	O X
09 허츠버그(Herzberg)는 불만족과 만족을 서로 별개의 차원으로 설명하였다.	O X
10 앨더퍼(Alderfer)는 ERG이론에서 한 가지 이상의 욕구가 동시에 작용할 수 없다고 주장하였다.	O X

OX Answer

01 O   **02** X [계층제의 원리 → 전문화의 원리]   **03** X [비례관계 → 반비례 관계]

04 X [형평성 → 합리성]   **05** O   **06** X [민츠버그(H. Mintzberg) → 파슨스(T. Parsons)]

07 O   **08** O   **09** O

10 X [한 가지 이상의 욕구가 동시에 작용할 수 있다고 주장하였다.]

조직의 관리

제1절 리더십

1 리더십의 개념

(1) 리더십

① 조직목표의 달성을 위하여 구성원이 자발적으로 적극적 행동을 하도록 동기를 부여하고 영향력을 미치며, 개인과 집단의 조정을 통하여 협동적 행동을 유도하는 능력·기술을 의미한다.

② 조직목표를 달성하기 위하여 개인 또는 집단에 대하여 의도적으로 영향력을 행사하는 과정이다.

③ 개인과 집단의 효율성을 높이고 조직을 합목적적인 유기체로 움직여 나가도록 하기 위해서는 효과적인 리더십이 요구된다.

(2) 특징

① **부하와의 상호관계**
리더십은 지도자가 일방적으로 발휘할 수 있는 것이 아니며 부하와의 관계에서만 존재할 수 있고, 부하는 상관의 영향력에 변동을 초래할 수 있다.

② **영향력을 미치는 과정**
조직구성원으로 하여금 바람직한 조직목적에 자발적으로 협조하도록 하는 기술 및 영향력을 미치는 과정이다.

③ **목표지향성**
리더십은 목표를 설정하여 목표달성을 지향하는 과정이다.

④ **상호의존성**
지도자·부하·상황 등과 관련되는 변수가 상호의존성을 가지면서 작용하는 과정이며, 상황에 따라 가변적이고 동태적·신축적 성격을 띠고 있다.

⑤ **직무 또는 인간 중심적 행태**
리더십은 직무수행과 목표달성에 보다 중점을 두거나 또는 조직구성원의 만족이나 인간관계에 보다 중점을 둘 수 있다.

(3) 기능

① 조직목표를 설정하고 부하의 임무·역할을 명확히 한다.

② 목표달성을 위하여 인적·물적 자원, 정보 등 자원을 효율적으로 동원한다.

③ 리더십은 조직의 일체성·통일성을 유지하고 내부갈등을 관리하여 환경에 대한 조직의 적응성을 확보한다.

④ 조직활동을 전체적으로 통합·조정하고 통제함으로써 조직 내의 협조관계를 확립하고, 효과적인 목표달성에 기여하도록 한다.

(4) 보건행정조직에서 리더십이 중요한 이유 [24] 19 서울

① 보건행정조직에는 다양한 전문가가 고용되어 있어 전문가로서의 자율성과 조직의 통제욕구 사이에 부단한 긴장이 존재하고 있고, 이와 같은 긴장으로 인해 구성원들을 조직의 규칙과 과정을 준수하게끔 유도하는 리더십이 필요하다.

② 보건의료서비스 분야는 끊임없이 변화하는 외부환경에 적응하기 위한 압력이 증가하고 있다. 외부욕구에 적절히 대응하고 생존하기 위해서는 이에 걸맞는 리더십이 필요하다.

③ 보건의료서비스 분야에 있어서 새로운 기술 또는 새로운 구조의 도입과 같은 중요한 내부적 변화는 이와 같은 변화가 조직에 통합될 수 있도록 리더십을 필요로 한다.

④ 보건행정조직에서 구성원들의 전문적 목표는 조직의 목표와 완전히 일치하지 않을 수 있다. 구성원의 조직목표와 조직의 목표사이에 가능한 많은 일치를 가져올 수 있도록 노력하는 데 리더십이 요구된다.

(5) 리더십의 이론적 발달과정 15 경북, 17 부산, 18 호남권

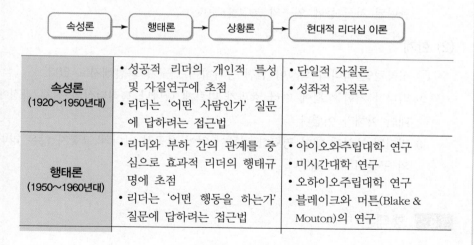

속성론 (1920~1950년대)	• 성공적 리더의 개인적 특성 및 자질연구에 초점 • 리더는 '어떤 사람인가' 질문에 답하려는 접근법	• 단일적 자질론 • 성좌적 자질론
행태론 (1950~1960년대)	• 리더와 부하 간의 관계를 중심으로 효과적 리더의 행태규명에 초점 • 리더는 '어떤 행동을 하는가' 질문에 답하려는 접근법	• 아이오와주립대학 연구 • 미시간대학 연구 • 오하이오주립대학 연구 • 블레이크와 머튼(Blake & Mouton)의 연구

24) 문상식 외, 보건행정학(제8판), 보문각, 2021, p.208~209.

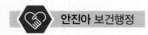
| 상황론
(1970년대) | • 리더의 행태 외 효율성을 좌우하는 상황적 요건에 관심
• 상황에 대한 '리더의 대응'을 탐구 | • 피들러(Fiedler)의 상황적합적 리더십
• 하우스와 에반스(House & Evans)의 경로 – 목표모형
• 허쉬와 블랜차드(Hersey & Blanchard)의 리더십상황이론
• 커와 제미르(Kerr & Jemier)의 리더십 대체물 접근법
• 유클(Yukl)의 다중연결모형 |
| 신속성론 · 통합적 접근
(1980~1990년대) | • 속성론에 대한 관심의 부활, 기존 연구의 통합과 보완
• 조직사회의 현실을 배경으로 처방적 이론들이 관심 | • 변혁적 리더십
• 발전적 리더십
• 카리스마 리더십 |

2 속성론(특성론) 16 경기

(1) 개념

① 위인들에 관한 연구에서 출발하였으며, 주로 리더 개인의 속성 · 자질에 기초를 두고 파악하는 이론이다.

② 성공적인 리더는 그들만의 공통적인 특성이나 자질을 가지고 있다는 전제 하에서 신체적 특성, 사회적 특성, 사회적 배경, 지적 능력, 성격, 과업과 관련된 지식 등에 연구의 초점을 둔다.

(2) 한계

① 성공적인 리더의 특성이 점점 증가하여 연구가 복잡해지고 있다.

② 리더가 처한 상황에 따라 효과가 다르게 나타나고 리더십의 전체 과정에 대한 이해가 어렵다.

③ 리더의 특성에 대한 명확한 결론이 없어 성공적 리더와 그렇지 않은 리더의 구분이 모호해진다.

3 행태론 17 인천

1950~1960년대 행태론적 연구의 결과로서 리더의 자질이 아닌 리더의 행태적 특성이 조직성과에 직접적인 영향을 미친다고 가정한 이론이다. 아이오와주립대학, 미시간대학, 오하이오주립대학, 블레이크와 머튼(Blake & Mouton)의 연구가 대표적이다.

(1) 아이오와주립대학 연구

권위형, 민주형, 방임형으로 분류한다.

권위형	㉠ 모든 권위와 책임을 리더가 독점 ㉡ 업무와 책임을 부하에게 분명하게 배분 ㉢ 상의하달식 의사전달 ㉣ 장점: 신속, 질서, 통제 ㉤ 단점: 경직, 수동
민주형	㉠ 권위를 위임하되 최종 책임을 짐 ㉡ 부하가 의사결정에 참여 ㉢ 쌍방향 의사전달 ㉣ 장점: 참여, 자발적 헌신 ㉤ 단점: 지연
방임형	㉠ 집단에게 완전한 자유를 주고 사실상 리더십의 행사가 없는 형 ㉡ 구성원의 전문성이 뛰어나거나 의욕적일 때만 효과적 ㉢ 장점: 무간섭, 자발 ㉣ 단점: 혼란, 방향감각 상실

(2) 미시간대학 연구 20인천

① 리커트(Likert)의 주도하에 수행되었으며, 연구의 주된 목적은 집단성과를 높이는 리더의 유형을 밝히기 위한 것이다.

② **연구결과**: 두 가지 유형의 리더십 행동 유형을 발견하였다.

  ㉠ 직무중심적 리더십 유형(Job-Centered Leadership Style): 세밀한 감독과 합법적이고 강제적인 권력을 활용하며, 업무계획표에 따라 실천하고 성과를 평가하는 데 중점을 둠

  ㉡ 직원중심적 리더십 유형(Employee-Centered Leadership Style): 직원중심적 리더십은 보다 인간지향적이며 권한과 책임의 위임과 구성원의 복지와 욕구, 승진, 개인적인 성장에 관심을 둠

③ **미시간대 연구의 특징**: 직무중심형과 직원중심형을 동일 차원의 양극단으로 보고 있다. 즉 어떤 리더가 직무중심 스타일을 갖고 있으면 그가 동시에 직원중심의 스타일을 보여줄 수 없다는 관점이다.

④ **연구결과**: 직원중심적 리더십이 보다 높은 생산성과 직무만족도를 보여준 반면, 직무중심적 리더십은 상대적으로 낮은 집단생산성과 낮은 직무만족도를 보여주었다.

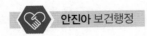
(3) 오하이오주립대학 연구 16 경기

① 리더십의 유형을 임무중심적 행태인 '구조주도' 중심과 인간관계 중심적 행태인 '배려' 중심의 두 가지를 기준으로 네 유형으로 분류하였다.

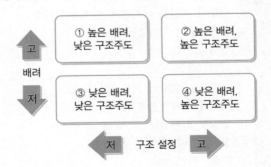

그림 7-8 리더십의 유형

② 리더십 행태인 구조주도와 배려는 독자적 국면이며, 구조주도와 배려의 수준이 다 같이 높을 때 생산성이 가장 높다.

(4) 블레이크와 머튼(Blake & Mouton)의 관리그리드 18 제주

① 생산에 대한 관심과 인간에 대한 관심을 기준으로 리더십 유형을 다섯 가지로 분류하였다.

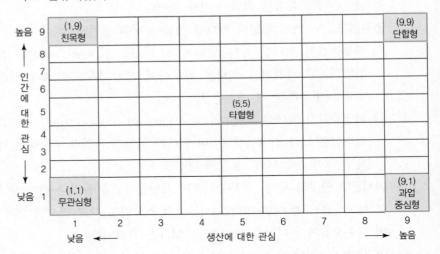

ㄱ 무관심형(1.1): 리더 자신의 직분을 유지하는 데 필요한 최소의 노력을 투입

ㄴ 친목형(1.9): 구성원의 만족한 관계와 친밀한 분위기를 조성하는 데 주력

ㄷ 과업중심형(9.1): 인간적인 요소보다는 과업의 달성을 최고로 중요시하는 유형

ㄹ 중간형[타협형(5.5)]: 생산과 관계의 유지에 중간 정도의 관심을 기울이는 리더

ⓜ 팀형[단합형(9.9)]: 직원의 자아실현 욕구를 만족시켜주고 신뢰와 지원의 분위기를 이루며 한편으로는 과업달성을 강조하는 가장 이상적인 리더 유형

② 인간에 대한 관심과 생산에 대한 관심이 함께 높은 단합형이 가장 이상적인 리더십임을 설명하였다.

4   상황론 16 경기, 19 강원

행태론적 접근이 상황적 조건에 따라 효과적 리더의 행동이 달라질 수 있음을 간과하고 있다는 비판에 직면함에 따라 상황에 따른 효과적인 리더의 특성, 행동 등을 파악하는 것이 연구의 초점이 되는 상황론적 접근법이 대두되었다.

(1) 피들러(Fidler)의 상황적응적 모형 15 전북, 16 경기

① 리더의 효과성은 상황에 의해 결정된다고 보고, 리더의 스타일을 LPC(the Least Perferred Coworker) 점수를 사용하여 두 가지 리더십 유형으로 분류하였다.
  ㉠ 과업지향적 리더
  ㉡ 관계지향적 리더

② 상황변수
  ㉠ 리더와 부하의 관계: 리더와 부하들이 서로 좋아하고 신뢰하는 정도. 신뢰도가 높을수록 리더십에 유리
  ㉡ 과업구조: 과업을 수행하는 절차나 규정 등 객관적 기준. 명확할수록 리더십에 유리
  ㉢ 직위권력: 리더의 직위에 부여된 공식적 권력. 직위권력이 클수록 리더십에 유리

③ 상황이 유리하거나 불리할 때는 과업지향형, 중간 정도의 상황에서는 관계지향형이 적합하다.

(2) 하우스와 에반스(House & Evans)의 경로 – 목표모형 19 인천·경남

① 부하가 업무목표와 개인목표의 연계성을 지각하는 데 미치는 리더의 영향을 중요시하고 그 상황 적응성을 설명하는 이론이다.

② 상황변수
  ㉠ 부하의 특성: 능력, 성격, 동기 등
  ㉡ 근무환경의 특성: 과업의 구조화 정도, 직업집단의 특성, 조직 내의 규칙 및 절차

③ 상황에 따른 효과적 리더십의 유형

리더십의 유형	특징	효과적 상황
지시적 리더십	부하들의 활동을 계획, 조정, 통제하는 유형	부하들의 역할 모호성이 높은 상황
지원적 리더십	작업환경의 부정적 측면을 최소화함으로써 부하가 더욱 원활하게 작업을 수행할 수 있도록 해주는 유형	부하가 단조롭고 지루한 업무를 수행하는 상황 부하들이 자신감이 결여되어 있거나 실패에 대한 공포가 높은 상황
참여적 리더십	• 의사결정 미참여, 부적절한 보상, 모호한 업무 상황에서 참여를 통해 업무 재설계 • 부하가 의사결정에 참여함으로써 과업과 역할기대를 학습하도록 하는 유형	부하들이 구조화되지 않은 과업을 수행 시 필요한 리더십 유형
성취지향적 리더십	추종자들의 도적적인 목표를 설정하는 데 몰두하며, 부하들의 성과에 대한 확신을 나타내는 유형	

④ 연구결과: 리더는 추종자들이 바라는 보상(목표)을 받게 해 줄 수 있는 행동(통로)을 명확하게 해주어야 부하의 성과를 높일 수 있다고 설명한다.

(3) 허쉬와 블랜차드(Hersey & Blanchard)의 리더십상황이론(생애주기론)

16 경기

① 리더십을 '관계지향적인 행동'과 '과업지향적인 행동'을 기준으로 규정한 다음, 상황변수로서 '부하의 성숙도'라는 하나의 차원을 추가한 3차원적 모형이다.

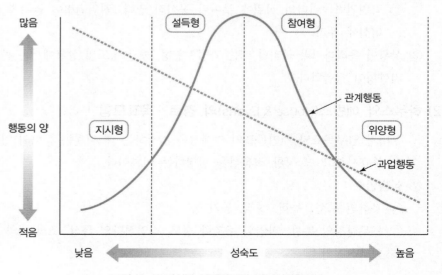

그림 7-9 허쉬와 블랜차드의 리더십상황이론

② 리더십 유형

　㉠ M1 - 지시적: 부하에게 기준을 제시하고 가까이서 지도, 일방적인 의사소통과 리더 중심의 의사결정

　㉡ M2 - 설득적: 결정사항을 부하에게 설명, 부하가 의견을 제시할 기회 제공, 쌍방적 의사소통과 집단적 의사결정

　㉢ M3 - 참여적: 아이디어를 부하와 함께 공유, 의사결정과정 촉진, 부하들과 인간관계를 중시, 부하들을 의사결정에 참여시킴

　㉣ M4 - 위임적: 의사결정과 과업수행에 대한 책임을 부하에게 위임, 부하의 자율적 행동과 과업수행에 대한 책임수행

③ 과업행동은 부하의 성숙도가 높아질수록 줄여야 하고, 관계행동은 중간수준에서 많아져야 한다.

　㉠ 부하의 성숙도가 낮을 때: 리더의 지시적인 과업행동이 효과적(M1)

　㉡ 부하의 성숙도가 중간일 때: 리더가 부하에게 관심을 갖고 의사결정에 참여시키는 관계성 행동이 효과적(M3)

　㉢ 부하의 성숙도가 높을 때: 부하에게 권한을 대폭 위임해 주는 것이 효과적(M4)

5 현대적 리더십

(1) 변혁적 리더십 20 대구 · 충남 · 경북보건연구사, 21 서울 · 부산

① 조직합병을 주도하고, 신규부서를 만들며, 조직문화를 새로 창출해 내는 등 조직에서 중요한 변화를 주도하고 관리하는 리더십이다.

② 최고관리층의 변화추구적 · 개혁적 리더십

③ 변혁적 리더는 부하들이 자신에 대해 갖고 있는 생각을 탈바꿈시켜 높은 수준의 동기가 유발되고 보다 성취지향적인 행동이 유도되어 목표를 적극적으로 추진하게 된다. 결국 부하들은 자신감이 크게 높아지며 자신을 보다 가치있는 사람으로 인식하게 되어 스스로를 존중할 수 있게 된다.

④ 구성요소

　㉠ 카리스마적 리더십: 리더가 난관을 극복하고 현 상태에 대한 각성을 표명함으로써 부하들에게 자긍심과 신념을 부여

　㉡ 영감적 리더십: 부하가 도전적 목표와 임무, 미래에 대한 비전을 열정적으로 받아들이고 계속 추구하도록 격려

　㉢ 개별적 배려: 부하에 대한 특별한 관심과 특정한 요구를 이해함으로써 개인적 존중감을 전달

　㉣ 지적 자극: 부하들에게 변혁적이고 새로운 시도를 도전하도록 고무하며, 스스로 문제해결책을 찾도록 격려하고 자극

⑤ **변혁적 리더의 자질** [25]

  ㉠ 개인 차이를 존중

  ㉡ 다른 사람의 공헌을 존중

  ㉢ 비판과 피드백을 장려

  ㉣ 타인에 대한 긍정적인 기대

  ㉤ 미래에 대한 낙관 그리고 자신과 목표 사이의 장벽 극복

  ㉥ 높은 수준의 자각

  ㉦ 충격과 영향력을 행사하기 위해 스타일과 행태를 조정할 수 있는 사회적 기술과 능력

  ㉧ 적당한 자부심

(2) 거래적 리더십 [26] 19 경기, 20 충남

① 일상적인 과업수행 과정에서 리더에 대한 복종의 대가로 부하들에게 어떤 보상을 지급하는 일종의 거래관계로 리더십을 설명한다.

② 거래적 리더십은 부하에게 과업목표를 알려주고 그 목표를 달성했을 경우에 어떤 보상(또는 벌)을 지급받게 되는 지를 명확히 해준다.

③ 과업수행과정에는 특별한 경우를 제외하고는 개입하지 않는다. 즉 리더가 원하는 과업목표와 부하들이 원하는 보상이 교환되는 과정에서 리더십이 발휘되는 것이다.

표 7-3 거래적 리더십 VS 변혁적리더십

구분	거래적 리더십	변혁적 리더십
변화관	• 안정지향, 폐쇄체계적 • 현상을 유지하기 위해 노력함	• 변화 지향, 개방체계적 • 현상을 변화시키고자 노력함
목표지향성	현상과 너무 괴리되지 않은 목표 지향	현상보다 매우 높은 이상적인 목표 지향
시간	단기적 전망, 기본적으로 가시적인 보상으로 동기부여	장기적인 전망, 부하들에게 장기적 목표를 위해 노력하게 동기부여
관리전략	리더와 부하 간의 교환관계나 통제	영감과 비전 제시·공유에 의한 동기유발
동기부여 전략	부하들에게 즉각적이고도 가시적인 보상으로 동기부여	부하들에게 자아실현과 같은 높은 수준의 개인적 목표를 동경하게 동기부여
보상체계	외적, 조직적	내적, 개인적
의사결정	집단적, 하향적	분산적, 상향적
관련 조직	기계적 구조, 관료제, 합리적 구조	유기적 구조, 탈관료제

---

25) 문재우 외, 보건행정학(제8판), 계축문화사, 2021, p.312.
26) 문상식 외, 보건행정학(제8판), 보문각, 2021, p.216.

(3) 카리스마적 리더십

① 하우스(Robert House)가 제시한 현대적 리더의 자질론으로, 구성원들이 리더를 지원하고 수용하도록 만드는 대인적 매력을 소유하고 있는 리더십이다.

② 구성요소
- ㉠ 부하는 리더의 신념이 옳다고 믿음
- ㉡ 부하의 신념은 리더의 신념과 유사함
- ㉢ 부하들은 리더에게 애정을 느낌
- ㉣ 부하들은 자진하여 리더에게 복종함

(4) 임파워먼트 리더십(Empowerment Leadership)

16 대구, 17 충남 · 복지부7급 · 인천, 19 대구, 20 충남, 23 보건직

① 조직구성원에게 업무와 관련된 자율권 보장의 잠재력을 극대화시키는 리더십으로 관리자들이 지니고 있는 권한을 실무자에게 이양하여 그들의 책임범위를 확대함으로써 직원들이 보유하고 있는 잠재능력 및 창의력을 최대한 발휘하도록 하는 방법이다.

② 특징
- ㉠ 인간본성에 대한 Y이론적 인간관을 기초로 한다.
- ㉡ 임파워먼트는 협동, 나눔 등으로 권력을 발전시킨다.
- ㉢ 임파워먼트는 권력의 분산화를 꾀한다.
- ㉣ 임파워먼트는 개인, 집단 및 조직의 세 수준이 상호작용하는 변혁과정이다.

③ 임파워먼트 개발 및 실천전략
- ㉠ 명확한 비전과 원칙 제시
- ㉡ 정보공개
- ㉢ 참여유도와 실패에 대한 격려
- ㉣ 혁신활동 지원과 인적 자산을 중시하는 기업문화 구축
- ㉤ 책임 부여
- ㉥ 내적 보상 및 공정한 보상 제공
- ㉦ 개인적 관심 증대
- ㉧ 역할 재정립의 마인드 개발
- ㉨ 능력과 리더십의 조화

④ 임파워먼트의 효과
- ㉠ 관료제의 병폐를 제거한다.
- ㉡ 참여관리, 신뢰관리를 촉진하고 창의적 업무수행을 촉진한다.
- ㉢ 관리의 진행을 권한중심주의에서 임무중심주의로 전환시킨다.

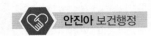

ㄹ 조직은 조정, 통제에 필요한 인력과 비용을 절감할 수 있다.
ㅁ 권력을 버림으로써 관리자들의 권력은 오히려 늘어나게 된다.

(5) 전략적 리더십(Strategic Leadership) 27)

① 조직목표를 창도하고 신념의 추진력을 가지고 장기적 생존을 위해 요구되는 리더십이다.
② 현대조직은 조직 내부의 효율적 관리에만 의존해서는 더 이상 생존하기 힘든 상황에 놓여 있기 때문에 리더들은 조직의 생존과 번영을 위해 사회, 경제, 정치, 문화 등 일반환경 조건들뿐만 아니라 경쟁자, 공급자, 소비자, 정부 정책 등 과업환경의 변화를 면밀하게 검토하고 창조적으로 대응하여야 한다.
③ 전략적 리더십의 주요요소: 전략의 수립(formulation)과 실천(implementaton)

(6) 서번트 리더십(봉사적 리더십, Servant Leadership) 28)

18 교육청, 20 충남, 21 서울7급

① 봉사적 리더십은 섬기는 자세를 가진 봉사자로서의 역할을 강조하는 리더십이다.
② 봉사적 리더는 부하들의 욕구를 충족시키기 위해 섬기는 자세로 봉사한다.
③ 부하들의 욕구가 무엇이며 어떤 방법으로 충족시킬 것인가에 관심을 갖는다.
④ 부하들의 창조성을 최대한 개발하고 완전한 헌신과 학습을 자연적으로 유도하기 때문에 학습조직에 유용하다.

6 리더십의 유형 29)

(1) 권위형 17 보건직7급

① 지도자가 주요한 결정을 홀로 내리고 부하로 하여금 이에 따르도록 하는 계층제적인 행정기관에서 많이 볼 수 있는 유형으로서 명령과 복종을 강조한다.
② 지도자는 독선적이며 조직체 성원들을 보상과 처벌의 연속선에서 통제하고 관리한다.
③ 시간적인 여유가 없거나 부하들의 능력이 극히 보잘 것 없거나 또는 참여에 대한 기대가 적을 때는 불가피하게 필요한 경우가 있다.
④ 하지만 권위형은 사람들을 통제하기 때문에 사기를 저하시키고 조직원의 적대감과 소외감, 그리고 경직성을 초래할 수 있어 조직의 성과를 극히 저하시킬 수 우려가 있다.

---

27) 문재우 외, 보건행정학(제8판), 계축문화사, 2021, p.313.
28) 문상식 외, 보건행정학(제8판), 보문각, 2021, p.217.
29) 위의 책, p.217~220.

(2) 민주형

① 권위형과 자유방임형의 중간형태인 민주형은 결정을 함에 있어 부하직원들에게 의견을 묻고 이들을 결정과정에 참여시킨다.

② 부하직원들의 일에 대한 동기와 사명감이 증진될 수 있고 의사소통의 경로가 개방됨으로써 새로운 정보의 교환이 활발하게 이루어질 수 있다.

③ 민주형의 장점은 동기유발적이며 개인의 지식과 기술을 잘 활용한다. 또한 개인의 중요성을 강조함으로 인간의 가치관과 신뢰 및 개방성을 형성하고, 개방적 의사소통으로 보다 많은 정보를 얻고 참여를 통해 개인의 기술을 발전시킬 수 있다는 것이다.

④ 단점은 참여에 시간이 걸리고 긴급한 결정을 할 경우에는 어렵다는 것이다. 또한 책임이 구성원 간에 서로 분산되어 활동성이 떨어지고 구성원 모두가 비슷한 지식과 지위가 있을 경우에라야 잘 이루어진다는 것이다.

(3) 자유방임형 18 경남

① 대부분의 의사결정권을 부하직원들에게 위임하는 형태로서 위임적 리더십이라고 한다.

② 부하스스로 프로그램의 목표를 세우고 그에 따르는 계획을 수립하게 된다. 따라서 특정 과업해결을 위한 전문가 중심 조직에 적합할 수 있다.

③ 이러한 유형은 구성원의 능력이 골고루 우수하고 업무의 내용이 고도로 전문직업적인 성격을 가져 자율성이 있는 경우 이점을 발휘할 수 있지만 그렇지 못한 경우 규율이 서지 못하고 일의 진전이 늦어져 성과가 저하되기 쉽다.

(4) 수정론

① 과거 특히, 전후 정치이념으로서 민주주의가 최선의 것으로서 거의 절대시되던 시대에는 민주형이 최선의 것으로 당연시 되었으나, 어떠한 상황에서나 절대로 최선의 것이란 없다. 리더십을 3개 유형으로 구분하기 보다는 연속적인 것으로 보는 것이 옳다는 견해가 있다.

② 어떤 리더십이 유효한지는 세 가지 상황요소, 즉 ❶ 리더에게 작용하는 힘(리더의 확신, 부하에게 거는 신뢰감), ❷ 부하에게 작용하는 힘(자율욕구, 책임의식, 목표이대도 등), ❸ 상황에 관련된 힘(조직형태, 전통, 조직규모 등)등의 요소가 복합적인 상황을 만들기 때문에 독재적인 리더십에서 민주적인 리더십까지의 연속선상에 있는 여러 가지 유형 중에서 가장 적합한 유형을 선택하는 것이 효율적이다.

③ 구체적으로 보면 ❶ 위기시와 같이 시간적인 여유가 많지 않을 때, ❷ 권위주의적이며 전체주의적 문화의 전통이 강하므로 아직 사람들이 다른 사

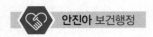

람의 지배만 받았지 자주·자결·자율의 경험이 적거나 의사 결정에의 참여를 높이 기대하지도 않는 경우, ❸ 업무의 성격이 군대와 같을 경우에 언제나 민주형에만 따른다고 하는 것도 문제가 많다는 것이다.

7 리더십의 수준 30) 18 인천

(1) 최고관리층 리더십

보건행정조직을 이끌어 나갈 전반적인 책임을 지고 있는 계층으로 보건행정의 경우 장·차관을 대상으로 생각할 수 있다.

① 기능

    ㉠ 조직의 목표 및 정책의 설정: 다분히 비정형적인 것, 즉 선례가 없는 창의력을 요하는 것이 많아지며, 종래의 물질·금전·인재관리보다 정보관리나 정치적 지지획득에 더 시간과 정력을 소모하게 된다.

    ㉡ 자원의 동원: 인적 및 물적 자원, 상징적인 것이 포함되는데 장·차관의 경우 무엇보다도 정치적 지원을 획득하는 것이다.

    ㉢ 통제·조정·통합

② 자질

    ㉠ 정책구상능력과 결정능력: 최고관리층은 기술자나 전문가일 필요는 없고 새로운 정책을 구상하고 결정할 수 있는 능력을 갖추어야 한다. 즉 실무보다 직관력, 창의력, 판단력, 장래투시력, 정치적 감각 등이 높아야 한다.

    ㉡ 리더십: 직원을 움직이고 자원을 동원하고 통합하는 능력이 요구된다.

(2) 중간관리층 리더십

① 기능: 보건행정에서 정책의 1차 책임이 장·차관에게 있다면 중간관리자인 국·과(팀)장이 할 일은 한정된 범위 내에서 스스로 결정하는 것과 전문가로서 장·차관에게 조언을 하고 새로운 정보, 새로운 아이디어를 제공하는 데 있다.

② 자질

    ㉠ 전문성: 일반 보건행정에 대한 전문성과 각자가 맡고 있는 기능·사업에 관한 전문성이 있다.

    ㉡ 성실성: 거짓이 없는 것뿐만 아니라 충성심도 넓은 의미에서 포함된다. 상관의 생각이 자기의 생각으로는 잘못된 것이라고 생각되면 의견을 개진할 용기까지 포함한다.

---

30) 문상식 외, 보건행정학(제8판), 보문각, 2021, p.220~223.

(3) 하위관리층 리더십

① 일선 직원들과 매일 매일 정상적으로 접촉하는 관리자를 포함한다. 보건행정의 경우 보건복지부의 계장급인 사무관(5급), 담당인 주무관(6급, 7급) 등을 들 수 있다.

② 사업을 감독하고 일선 직원들에게 업무를 위임 또는 분담시키고 서비스가 제대로 제공되고 있는가를 검토한다.

③ 하위관리층의 리더십은 두 가지 종류의 기술을 필요로 한다. 하나는 기술적 지식이고 둘째는 형평에 대한 관심이다.

    ㉠ 기술적 지식은 관리자가 직원과 자원을 효율적이고 효과적으로 활용하는 데 도움이 된다.

    ㉡ 보건행정분야는 보상과 제재의 분배가 공정해야 한다.

제2절 권한과 권력

1 권력

(1) 개념

① 다른 사람들이 그 영향력에 저항하려 할지라도 그들에게 영향을 줄 수 있는 역량이다.

② 개인이나 집단이 다른 개인이나 집단의 의사결정과 자원통제에 영향을 미치는 잠재력과 능력을 말한다.

③ 권력의 속성

    ㉠ 두 사람 이상의 상호 간의 관계에서만 존재

    ㉡ 상대방의 저항을 극복하고 그들로 하여금 권력의 작용이 없었다면 하지 않을 일을 권력을 행사하는 사람의 의지대로 할 수 있는 힘

    ㉢ 권력관계는 동태적이며 가변적

    ㉣ 권력은 상황 특징적

(2) 권한과 권력 비교

① 권한

    ㉠ 한 개인이 조직 내에서 차지하고 있는 위치로 인하여 갖게 되는 공식적인 힘

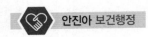

ⓛ 권력과 달리 조직의 규범에 의해 합법적으로 인정받고 있으며 그러한 권력의 행사를 정당한 것으로 집단이 받아들일 때 성립
② 권력
ㄱ 한 개인이나 집단이 다른 개인이나 집단에 대하여 지배력을 확보하는 것으로 합법성을 꼭 가져야 하는 것은 아님
ⓛ 권력의 핵에 가까울수록 의사결정에 영향을 줄 수 있는 힘이 증대

(3) 프렌치와 레이븐(French & Raven)의 5가지 권력

① 보상적 권력: 원하는 보상을 해 줄 수 있는 자원과 능력을 갖고 있을 때 발생하는 권력
② 강제적 권력: 요청이나 요구들에 따르지 않는 사람들을 위협하고 처벌할 수 있는 개인의 역량에 기반을 둔 권력
③ 합법적 권력: 권력소지자가 집단 성원의 순종을 요구하고 명령할 수 있는 합법적인 권리를 지니고 있을 때 생기는 권력
④ 준거적 권력: 집단 성원들이 권력소지자와 자신을 동일시하거나, 또는 그에게 호감을 느끼거나 존경하는 것을 기반으로 생기는 권력
⑤ 전문적 권력: 권력소지자가 탁월한 기술과 능력을 지녔다고 집단 성원들이 믿기 때문에 생기는 권력

2 권한위임(Empowerment)

(1) 개념

① 상관이나 상급기관이 가지고 있는 권한 중의 일부를 부하나 하급기관에게 위임하는 행위이다.
② 부하의 참여를 통하여 사기를 제고하고 조직의 민주성을 확보하기 위함이다(Y이론).

(2) 특성

① 권한위임은 대폭적일수록 바람직하다(민주성 확보).
② 권한이 위임되면 책임도 수반되어야 한다.
③ 권한이 위임되면 보고·감독의 기능이 있어야 한다.
④ 권한의 재위임이 가능하다.

(3) 권한위임이 이루어져야 하는 이유

① 조직의 최고관리자가 모든 업무를 일일이 지시·감독할 수 없으므로, 위임을 통해 조직을 능률적으로 운영하기 위한 목적

② 관리자는 자신의 능력과 경험에 합당한 업무에만 전념

③ 부하직원이 해도 되는 업무는 과감히 권한을 부여하여 더 중요한 문제해결을 위한 관리자의 시간적 여유 증진

(4) 권한위임의 장단점

① 장점

 ㉠ 관리자는 중요한 문제를 해결할 수 있는 시간적 여유를 가질 수 있다.

 ㉡ 하급자의 능력을 개발할 수 있다.

 ㉢ 업무수행을 효과적·효율적으로 할 수 있다.

 ㉣ 권한을 위임받은 부하직원의 사기와 인간관계를 증진시킨다.

 ㉤ 융통성 있고 신속한 의사결정으로 급변하는 환경에 적절히 대응할 수 있다.

② 단점

 ㉠ 조직 전체라는 의식보다 부서 우선 의식이 팽배해질 수 있다.

 ㉡ 분산화로 인해 많은 관리자가 필요하며 중앙부서와 일선부서의 기능이 중복될 수 있다.

제 3 절   갈등관리

1   갈등의 개념

(1) 갈등

① 사람이나 집단 또는 조직과 같은 사회적 주체 간에 이해관계가 충돌하여 서로 적대시하거나 대립하는 과정이다.

② 갈등은 사람들이 그것을 어떻게 다루느냐에 따라 파괴적이 될 수도 있고 생산적이 될 수도 있다.

③ 갈등과 조직의 생산성 간의 관계는 역자형의 U곡선 형태이다. 갈등이 없거나 지나치게 낮아도 조직의 생산성이 저하되고 또한 갈등이 지나치게 높아도 생산성이 떨어지며, 적정한 수준의 갈등이 조직에 있을 때 생산성이 가장 높다.

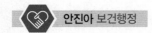

(2) 갈등의 유형

① 갈등의 주체에 따른 분류

㉠ 관료제적 갈등: 계층제의 상하 간 갈등

㉡ 체제적 갈등: 동일수준의 기관이나 개인 간 갈등

㉢ 협상적 갈등: 노사 등 이해관계 당사자 간 갈등

② 갈등의 진행이나 과정에 따른 분류

㉠ 잠재적 갈등: 아직 행동으로 표출되지 않은 갈등

㉡ 현재적 갈등: 이미 표출되고 발생된 갈등

③ 갈등의 결과나 영향에 따른 분류

㉠ 전략적 갈등: 갈등의 결과 조직구조상의 변화가 뒤따르는 갈등

㉡ 마찰적 갈등: 갈등의 결과 조직구조상의 변화가 동반되지 않는 갈등

(3) 갈등의 기능 17 울산

① 순기능

㉠ 건설적 갈등은 조직의 발전과 쇄신을 유도한다.

㉡ 갈등 후 조직의 내적 응집성과 조직구성원들의 충성심 향상을 가져올 수 있다.

㉢ 건설적인 조직변동이 가능하며, 조직의 침체로부터 벗어나 생동력 있는 조직이 된다.

㉣ 조직의 안정성을 공고히 한다.

㉤ 갈등이 잘 관리되면 조직의 생산성을 향상시킨다.

② 역기능

㉠ 직원의 사기를 저하시킨다.

㉡ 조직의 위계질서를 문란시키고 조직의 안정성을 파괴한다.

㉢ 관리통제를 어렵게 한다.

㉣ 직원의 편협성을 조장한다.

㉤ 변화와 쇄신에 저항하기도 한다.

2 갈등의 원인

(1) 개인 간 갈등의 원인

① 개인적 요인들

㉠ 상반된 가치관

㉡ 지나친 기대감

㉢ 미해결(억압된) 갈등

㉣ 다른 사람의 마음을 상하게 하는 말이나 행동

② 업무상의 요인들

  ㉠ 불명확하거나 중복되는 업무

  ㉡ 공동책임의 업무

  ㉢ 무리한 업무마감, 또는 시간적 압박

③ 조직상의 요인들

  ㉠ 제한된 자원

  ㉡ 의사소통 결핍

  ㉢ 조직계층의 복잡성

  ㉣ 정책 · 원칙 · 규범의 부재

  ㉤ 산만한 의사결정

  ㉥ 만장일치의 요구

(2) 집단 간 갈등의 원인

① **이해의 차이**: 조직 내 하위집단들은 각기 다른 이해관계를 갖게 된다. 조직의 자원은 제한되어 있고 집단은 각기 자기 측의 이해를 먼저 실현시키고 싶어 하므로 갈등이 발생한다.

② **인식의 차이**: 조직 내 집단들의 목표의 차이, 시간인식의 차이, 지위의 차이, 부정확한 지각 등이 원인이 된다.

3 갈등의 해결

(1) 개인 간 갈등의 해결 16 서울, 17 전북 · 충북 · 교육청, 18 제주, 20 서울7급

레이힘(M. A. Rahim)은 자신에 대한 관심의 정도와 타인에 대한 관심의 정도에 따라 개인 간 갈등관리의 유형을 다섯 가지로 구분하였다.

① **강요형**(Forcing, 지배형, 강압형)

  ㉠ 공식적인 권위를 사용하여 복종을 유도하기 때문에 받아들이기 싫은 해결책이 제시될 때 주로 쓰인다.

  ㉡ 장점은 신속성이며 단점은 상대방의 분노와 원망을 초래할 수 있다는 것이다.

  ㉢ 공개적이고 참여적인 분위기에서는 부적합하다.

② **수용형**(Accommodating)

  ㉠ 타인의 관심부분을 충족시켜 주기 위해서 자신의 관심부분을 양보 또는 포기한다.

❖ 갈등의 원인 [31]
갈등의 원인은 수없이 많지만 가장 대표적인 것이 다음과 같다.

① 목표의 비양립성

② 한정된 자원경쟁

③ 상호의존성

31) 문재우 외, 보건행정학(제8판), 계축문화사, 2021, p.317~318.

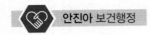

ⓛ 수용을 해 준 후 무엇인가를 보답 받을 수 있을 때에는 매우 적절하지만 문제가 복잡하거나 더욱 악화된 경우에는 부적절하다.

ⓒ 장점은 협동을 가능하게 해준다는 점이며, 단점은 중요한 문제를 소홀히 다룰 가능성이 있기 때문에 일시적 대안이라고 할 수 있다.

③ **회피형**(Avoiding)

㉠ 직면한 문제를 피하고자 하는 것이다.

ⓛ 문제가 사소한 것이나 피하는 것이 오히려 이익이 될 경우에 적합한 대안이다.

④ **협조형**(Collaborating)

㉠ 갈등을 겪고 있는 당사자들의 관심사를 모두 만족시키는 해결방식이다.

ⓛ 협조를 통한 갈등해결은 오히려 갈등해결을 통해 양 당사자는 모두 이득을 볼 수 있으며 장기적으로 더 좋은 관계를 맺는다고 가정함으로써 이루어진다.

ⓒ 협조를 통한 갈등해결은 갈등이 격화되지 않고, 갈등 당사자들이 상대방에 대해 충분히 정보를 갖고 있을 때 가장 효과적이다.

⑤ **타협형**(Compromising)

㉠ 갈등 상태에 있는 당사자가 상호교환과 희생을 통해 부분적 만족을 취하는 해결방식이다.

ⓛ 자신의 관심사와 상대방의 관심사 모두를 동시에 부분적으로 만족시켜주려는 해결방식이다.

> **보충** 토마스와 킬만(Thomas & Kilmann)의 개인적 갈등해결방법
>
> 단정과 협조라는 2차원적 요소에 의하여 자신의 주장을 충족시키려는 욕구가 단정적인지, 아닌지, 그리고 상대방의 주장을 만족시키려는 욕구가 협조적인지, 아닌지에 따라 5가지 전략을 제시하였다.
> (1) **회피**(Avoidance): 갈등상황으로부터 벗어나 버리는 것으로 사소한 문제이거나, 자신의 욕구충족의 기회가 없을 때 나타난다.
> (2) **수용**(Accommodating): 상대방의 주장을 받아들이는 것이다. 자신의 결정이 잘못되었거나 상대방과 화합하고 조직의 안정과 사회적 신뢰를 중요시할 때 나타난다.
> (3) **타협**(Compromise): 단정과 협력의 중간수준으로서 극단적인 전략을 피하는 것이다. 당사자들이 동등한 권력을 보유하고 시간적 여유가 없을 때 나타난다.
> (4) **경쟁**(Competing), **강제**(Forcing): 자신의 욕구만 충족시키고 상대방의 주장을 일축하는 것이다. 위기상황이나 한쪽의 권한이 우위일 때 나타난다.
> (5) **협력**(Collaborating): 당사자 모두의 만족을 극대화하려는 전략(Win-Win전략)이다. 갈등을 긍정적인 현상으로 받아들이며 조직의 목표가 학습에 있고, 상대에 대하여 신뢰와 정직을 나타낼 경우에 다양한 관점과 정보를 바탕으로 한 통합적인 해결전략이 필요할 때 나타난다.

(2) 집단 간 갈등의 해결 17 인천, 18 복지부, 19 울산, 20 제주

① **대면**: 집단 간의 대면을 통해 서로 관련된 정보를 교환하고 모든 문제를 터놓고 논의함으로써 의견 차이를 줄여서 해결책을 찾도록 한다.

② **상위목표의 제시**: 개별적 목표를 초월하여 공동으로 추구해야 할 상위목표를 제시함으로써 갈등을 완화시킨다.

③ **자원의 확충**: 많은 경우 갈등은 자원의 제한성 때문에 발생되는데 자원자체의 규모를 늘림으로써 갈등을 해결할 수 있다.

④ **제도화**: 직무분석에 의한 합리적 업무분담과 상, 벌, 승진, 보상에 대한 구체적인 규칙을 만들어 놓고 따르도록 한다면 그만큼 갈등을 줄일 수 있다.

⑤ **의사소통의 활성화**: 무엇보다도 집단 간의 의사소통이 잘 이루어진다면 이미 발생한 갈등을 상호협상과 타협으로 해결할 수 있다.

⑥ **조직구조의 혁신**: 일의 흐름에 따라 업무순서를 바꾸거나, 상급조정자를 두거나, 상설 조정기구를 설치할 수도 있다.

⑦ **문제해결**: 당사자 간에 직접 접촉하여 공동의 노력에 의해 정보를 수집하고, 탐색활동을 통하여 새로운 대안을 제시하고, 평가를 통하여 당사자 모두를 만족시킬 수 있는 문제해결안을 모색한다.

⑧ **설득**
  ㉠ 비록 개별목표의 차이가 있기는 하지만 어느 수준(상위수준)에선가 공동목표에 대한 합의가 이루어질 수 있으며 이를 위해 설득이 필요하다.
  ㉡ 설득이란 자신의 입장은 전혀 변경(양보)하지 않은 채 자신의 입장을 다른 사람에게 확신시켜 다른 사람들을 자기의 입장으로 끌어 들이는 노력이라고 볼 수 있다. 설득을 하는 방법도 매우 다양하겠으나, Lindblom은 특히 분석(analysis)의 중요성을 강조하고 있다. 분석은 자신의 입장을 분명히 하는 데 특히 도움이 되기 때문이다.

⑨ **협상**
  ㉠ 협상이란 어떤 공통된 문제에 대하여, 서로간의 합의를 형성함으로써 서로 상충되는 이익을 조정해 나가는 과정이라고 볼 수 있다. 협상은 '주고 받는' 하나의 교환관계로서 서로 간에 수용가능한 행동대안을 형성하기 위하여 상호간의 입장을 조정하는 과정을 거치게 된다.
  ㉡ 토론을 통한 타협으로 협상에 의해서 얻어지는 결정은 어느 당사자에게도 최적의 결정이 될 수 없다. 따라서 협상은 갈등의 원인을 제거하지 못하고 갈등을 일시적으로 모면하게 하는 것이므로 잠정적인 갈등 해소법이다.

⑩ **정치적 타결**: 각 갈등 당사자가 정부나 여론, 대중 등과 같은 제3자의 지지를 얻어 협상하려는 것이다. 협상과 마찬가지로 갈등의 원인을 제거하지 못하고 표출된 갈등만을 해소시키는 방법이다.

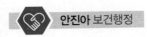

⑪ 위협
　ⓐ 긍정적 위협: 새로운 불이익을 부과하는 형태
　ⓑ 박탈적 위협: 이미 약속하거나 제공을 보상하는 이익을 유보 또는 철회하는 형식

⑫ 중재자의 개입
　ⓐ 이해관계가 맞서있는 갈등 당사자들의 직접적인 접촉에서 올 수 있는 갈등증폭현상을 완화하기 위하여 제3자와 같은 조정자의 개입이 필요할 때가 있다.
　ⓑ 제3자로서의 조정자는 갈등 당사자들의 직접적인 접촉에서 오는 충격을 흡수 완화하는 완충역할을 함으로써 갈등해결에 있어 촉매의 역할을 할 수 있다. 조정자가 이러한 역할을 수행할 수 있는 이유는 중재자는 비교적 객관적 입장에서 보다 공평하고 합리적인 대안제시가 가능하기 때문이다.

제4절 의사소통 [32]

1 의사소통의 개념

(1) 의미: 의사소통이란 조직 내부에 있어 상관·부하·동료 간의 의사교환을 의미한다.

(2) 중요성

① 의사소통은 여러 경영행정기능의 핵심이 되고 기본이 될 뿐만 아니라 계획화(planning)로부터 시작되는 여러 기능(활동, 과정)은 의사소통을 통해서만 실현된다.
② 조직구성원들은 많은 시간을 의사소통에 바치고 있다.
③ 집단의 유지를 가능케 하고 성공적이게 하는 것은 중추신경으로서의 의사소통이다. 의사소통은 집단의 유지와 성공에 결정적으로 중요한 활동이 된다.
④ 의사소통이 효과적이면 업적과 직무만족을 높여줄 수 있다.

---

32) 문재우 외, 보건행정학(제8판), 계축문화사, 2021, p.320~326.

2 의사소통의 구성요소와 과정

(1) 구성요소

① 전달자
② 메시지(내용)
③ 통로
④ 수신자
⑤ 효과

(2) 의사소통 과정

① 의사소통의 과정을 아주 단순화시킨다면 전달자 → 메시지 → 수신자로 나타낼 수 있다.
② 실제의 과정은 매우 동태적이고 복잡하다.

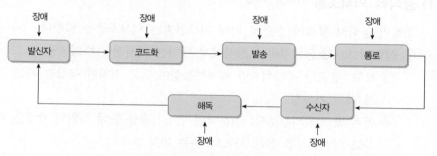

그림 7−10 의사전달의 과정

(3) 의사소통의 원칙 14 충북

① **명료성의 원칙:** 수신자(피전달자)가 전달 내용을 정확하게 이해할 수 있도록 명확한 용어와 평이하고 간결한 언어나 문장을 사용하여야 한다.
② **일관성의 원칙:** 전달 내용에 모순이 없어야 한다. 전달 내용에 모순이 있어 일치하지 않으면 피전달자는 어느 것을 취해야 할지 어리둥절하게 되어 올바른 행동을 하지 못하게 된다.
③ **적정성(적량성)의 원칙:** 전달량이 과소, 과다하지 않은 적정량이 제공되어야 한다. 전달 내용이 너무 많으면 시간적 낭비를 초래하게 되고 너무 적으면 충분한 의사전달이 되지 못한다.
④ **적시성의 원칙:** 시기적절하게 적시에 정보가 제공되어야 효과가 있다.
⑤ **분포성의 원칙:** 정보는 조직 전체에 적절하게 분포되어야 하며, 전달받아야 할 피전달자가 누구인가를 확정하여 정확하게 전달되어야 한다. 전달내용이 중요한 비밀사항이 아닌 이상 관련된 모든 조직인들에게 전달되어야 한다.

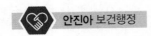

⑥ **적응성의 원칙:** 의사전달이 너무 경직되어 있어서는 안 되고 구체적인 상황에 따라 적절히 융통적·신축적으로 반응할 수 있어야 한다. 정보의 전달이 너무 공식적인 통로에만 의존하게 되면 급격한 상황변화에 능동적으로 대처하지 못하는 경우가 흔하다.

⑦ **통일성의 원칙:** 의사전달이 전체로서 통일된 의사의 표현이 되게 하여야 한다.

⑧ **관심과 수용의 원칙:** 의사전달은 궁극적으로 피전달자의 관심과 수용이 있어야 한다. 의사전달에 대한 피전달자의 관심과 수용적 태도가 갖추어져 적극적 반응을 보여야 효과적인 의사전달이 이루어진다.

3 의사소통의 유형

(1) 공식적 의사소통 17 서울, 22 서울

조직의 공식적 통로와 수단에 의해 이루어지는 의사소통을 말한다.

① **상향식 의사소통:** 부하가 상사에게 행하는 의사전달(하의상달)

ㄱ 보고: 중요한 수단이지만 왜곡가능성이 있고 절차가 복잡할 때는 목표의 대치 가능성

ㄴ 면접 및 직원의견조사: 전문적인 면접기술을 통해 직원의 감정을 파악하고 의견조사를 통해 사기의 수준 파악

ㄷ 제안제도, 고충처리, 품의제, 상담 등

② **하향식 의사소통:** 상사가 부하에게 행하는 의사전달(상의하달)

ㄱ 명령: 지시, 훈령, 규정, 고시

ㄴ 일반정보: 조직운영의 전반적인 사항에 관한 정보를 전 구성원에게 알리는 것

ㄷ 편람, 기관지, 게시판, 강연회 등

③ **수평적 의사소통:** 동료들 간, 또는 업무상 협조를 필요로 하는 사람들 및 부서 간에 이뤄지는 의사소통

ㄱ 사전심사제도: 의사결정 이전에 관계부문의 의견수렴을 통하여 그들의 의사를 반영함

ㄴ 사후통보, 회람: 결정이 있은 후 통지하고 주지시키는 것

ㄷ 회의, 위원회 제도, 협조전, 조회 등

(2) 비공식 의사소통

비공식조직 내에서 비공식 통로를 통해 비공식적으로 행해지는 의사소통을 말한다.

① 그레이프바인(Grapevine) 네트워크

조직 내에 퍼져 있는 비공식적 의사전달망으로, 마치 포도덩굴처럼 복잡하게 얽혀 있기 때문에 생겨난 용어이다.

예 소문, 풍문, 직접적인 접촉, 메모 등

② 배회관리(Management by Walking around)

관리자가 조직의 이곳저곳을 돌아다님을 뜻하며, 구성원이나 고객, 기타 조직과 관련된 사람들과 이야기를 나눔으로써 필요한 정보나 의사를 주고받는 의사소통이다.

표 7-4 공식적 의사소통과 비공식 의사소통

구분	공식적 의사소통	비공식 의사소통
개념	• 계층제적 경로와 과정을 거친 공식적 의사전달 • 고전적 조직론	• 조직구성원 간의 상호신뢰와 현실적 인간관계 • 포도넝쿨형 의사전달
수단	공문서(명령, 지시, 보고, 품의)	소문, 풍문, 메모
장점	• 의사전달이 객관적 • 책임소재가 명확 • 상관의 권위를 유지 • 정책결정에 활용 용이	• 신속하고 적응성이 강함 • 배후사정을 정확히 전달(변명 따위) • 긴장·소외감 극복과 개인적 욕구를 충족 • 공식적 전달을 보완 • 관리자에 대한 조언 역할
단점	• 신축성이 없고 형식화 • 배후사정을 전달하기 곤란 • 변동에 신속 적응이 곤란 • 복잡하고 다양한 측면에 적용 곤란	• 책임소재 불분명 • 개인적 목적으로 이용되기도 함 • 공식적 의사전달 마비 • 수직적 계층에서 상관의 권위를 손상시킬 우려 • 조정·통제 곤란, 내용 왜곡

(3) 의사전달망의 유형

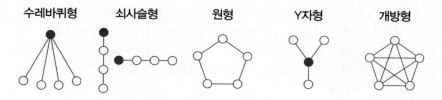

그림 7-11 의사전달망의 유형

① **수레바퀴형**(윤형): 집단 내 중심적 리더가 존재하는 형으로, 구성원 간의 의사전달이 중심에 있는 리더에게 집중되는 형태. 가장 신속하고 능률적인 모형(고전적, 기계적)

② **쇠사슬형**(연쇄형, 직선형): 상사와 부하 간에 의사전달이 이루어지는 수직적인 전달형태로 비능률적인 모형

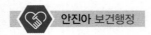

③ **원형:** 집단구성원 간에 서열이나 지위가 불분명하여 동등한 입장에서 의사전달이 이루어지는 형태

④ **Y자형**(자유경로형): 집단 내에서 중심적 위치를 차지하고 있는 리더가 존재하지 않지만 비교적 다수의 집단구성원을 대표할 수 있는 경우에 이루어지는 형태

⑤ **개방형**(완전연결형): 집단 내의 모든 구성원들이 자유롭게 정보를 교환하는 형태(현대적, 동태적)

4 의사전달의 장애요인과 극복방안

	장애요인	촉진방안
전달자와 피전달자 (인적요인)	① 가치관 · 사고방식의 차이(준거기준 차이) ② 지위상의 차이(발신자와 수신자간의 권력관계) ③ 전달자의 의식적 제한: 보안상 비밀 유지 ④ 전달자의 자기방어: 전달자가 자기에게 불리한 사실은 은폐, 고의적 왜곡 ⑤ 피전달자의 전달자에 대한 불신이나 편견, 수용거부, 잘못된 해석 ⑥ 원만하지 못한 인간관계 ⑦ 환류의 봉쇄: 정확성이 손상될 위험	① 상호접촉 촉진: 회의 · 공동교육훈련, 인사교류 등 ② 대인관계 개선, 조직 내 개방적 분위기 조성 ③ 하의상달의 권장과 활성화: 권위주의적 행정행태의 개선 ④ 의사전달 조정집단의 활용: 상향적 의사전달의 누락, 왜곡 등 방지와 정보처리의 우선순위 결정 ⑤ 민주적 · 쇄신적 리더십의 확립
전달수단 및 매개체	① 정보 과다: 내용파악 곤란 ② 정보의 유실과 불충분한 보존 ③ 매체의 불완전성: 적절치 못한 언어 · 문자 사용 ④ 다른 업무의 압박(업무의 과다 · 폭주) ⑤ 지리적 거리	① 매체의 정밀성 제고: 언어 · 문자의 정확한 사용 ② 효율적인 관리정보체계(MIS)의 확립과 시설의 개선 ③ 의사전달의 반복과 환류 · 확인메커니즘 확립
조직 구조	① 집권적 계층구조: 수직적인 의사전달 제한, 유동성 저하 ② 할거주의, 전문화: 수평적 의사전달 저해 ③ 비공식적 의사전달의 역기능: 소문 · 풍문 등에 의한 정보의 왜곡 ④ 정보전달채널의 부족	① 정보채널의 다원화 ② 계층제의 완화와 분권화 ③ 정보의 분산

1 조직혁신

(1) 개념

① 조직을 어떤 상태에서 보다 나은 바람직한 상태로 전환시키는 것을 말한다.
② 혁신은 조직구성원의 만족도보다는 조직 자체의 생산성 향상에 더 큰 비중을 두게 되어 조직의 발전과 대치되기도 한다.

(2) 특징

① 계획적·의도적이며 목표지향적 성격을 띠고 있다.
② 현상을 타파하고 변동을 인위적으로 유도하는 동태적 과정이며, 저항이 수반된다.
③ 조직의 구조적·기술적·행태적 측면의 개혁·쇄신에 중점을 두며, 구성원의 행태·가치관의 변화를 모색하는 조직발전이 주요한 전략이 된다.

2 조직발전(OD, Organization Development)

15 경북, 16 충북, 17 충북

(1) 개념

① 조직발전은 '조직구성원의 행태변화를 통한 조직의 생산성과 환경적응능력 향상'을 목표로 변동 담당자에 의해 조직전반에 걸쳐 진행되는 관리전략이다(조직문화의 변화를 포함).
② 조직발전은 조직의 효과성·건전성을 높이기 위하여 행태과학적 지식과 기술을 활용하여 조직구성원의 가치관·신념·태도와 조직구조를 변화시켜 조직개혁을 성취하려는 과정을 의미한다.

(2) 특징

① 행태과학적 지식의 이용
② 맥그리거(McGregor)의 Y이론적 인간관에 입각
③ 외부 변동 담당자의 개입과 하향적 변화 기법
④ 지속적이고 전반적인 변화를 추구
⑤ 조직은 환경과 상호작용하는 개방체제적 유기체로 강조

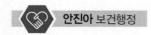

(3) 주요 기법

① 감수성 훈련(Sensitivity Training, 실험실 훈련)

구성원의 가치관 변화를 위한 기법으로, 행태과학의 지식을 이용하여 자신·타인·집단에 대한 태도·행동을 변화시킴으로써 조직에 있어서의 개인의 역할이나 조직목표를 잘 인식시켜 조직개선에 기여한다.

㉠ 방법: 외부환경과 격리된 계획된 장소에서 훈련집단을 형성하고 구성원 간 비정형적인 체험을 통해서 자기에 대한 인식과 타인에 대한 이해의 기회를 갖게 하는 훈련

㉡ 목표: 조직의 갈등해소능력, 대인관계능력, 상황대처능력 향상

② 팀빌딩(Team Building) 기법

맥그리거(McGregor)에 의해 개발된 기법으로 작업집단의 구성원들이 협조적인 관계를 형성하여 임무수행의 효율화를 도모할 수 있게 하려는 작업집단 개선기법

㉠ 방법: 10~15명으로 구성된 팀이 목표와 작업과정을 명확하게 할 때 상호작용을 관찰하고, 이에 대한 환류와 논평을 함

㉡ 목표: 공통의 문제해결을 위한 집단능력 향상, 팀워크 개선

③ 관리망 훈련

감수성 훈련을 발전·확대시킨 포괄적 접근방법으로서, 블레이크와 머튼(Blake & Mouton)이 개발한 기법이다. 생산에 대한 관심과 인간에 대한 관심의 이원적 변수에 입각한 관리망을 기초로 하여 개인-집단 간의 관계와 전체조직의 효율화를 추구하는 방법이다.

㉠ 방법: 세미나를 통해 스스로의 관리방식을 평가하고 학습하면서 개인과 집단 간의 관계와 조직 전체의 효율화를 추구하는 방식

• 다섯 가지(1-1, 1-9, 5-5, 9-1, 9-9)의 관리행동유형 설정

㉡ 목표: 생산과 인간의 최대 관련성을 표시하는 9·9의 관리유형으로 유도

㉢ 특징: 종합적이고 장기적 과정으로 운영(3~5년 소요)

④ 태도 조사 환류

㉠ 방법: 조직구성원들의 태도를 체계적으로 조사하고, 그 결과를 구성원들에게 환류시켜 조직변화를 위한 기초자료로서 활용하는 개입기법

㉡ 전통적 조사와의 차이: 전 직원의 태도를 조사하고, 모든 구성원에게 자료를 환류

⑤ 과정상담

아지리스(Argyris)가 개발한 기법으로 조직이 자신의 문제를 스스로 발견하여 해결하도록 자기진단과 자기신의를 통해서 조직 속에서 일어나는 과정을 외부 전문상담자가 상담·면접하는 기법이다.

(4) 조직발전의 성공요인

① 개혁적 분위기 조성
② 최고관리층의 지지 및 지원
③ 조직구성원과의 긴밀한 협조관계
④ 계속적인 평가와 적절한 보상제도
⑤ 최고관리층부터 하위계층까지 실시
⑥ 보수문제를 다루는 인사담당자 담당
⑦ 조직발전의 효용성 과시
⑧ 조직발전에 대한 비밀주의 배척

(5) 조직발전의 한계

① 일반적 한계
　㉠ 심리적 요인에 치중한 나머지 구조적·기술적 문제 경시 우려
　㉡ 과다한 비용부담과 시간 소요
　㉢ 추진과정에서 문화적 갈등 발생
　㉣ 효과의 지속성에 대한 의문
② 공공부문 도입 시의 한계
　㉠ 최고관리층의 빈번한 교체로 일관성 저해
　㉡ 참여자의 지나친 다양성과 이질성

3 목표관리(MBO, Management By Objective)

15 대구, 17 서울·충북, 19 제주, 21 부산

(1) 개념

참여과정을 통해 조직단위와 구성원들이 실천해야 할 생산활동의 단기적 목표를 설정하고 그에 따라 생산활동을 수행하고 그 결과를 평가·환류하는 관리체제이다.

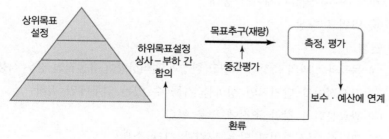

그림 7-12 목표관리 과정

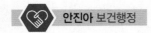

(2) 운영요소

① 참여적 관리
　㉠ 조직구성원들은 목표성취를 위해 자발적으로 협조하고 합리적으로 행동함을 가정(Y이론적 인간관)
　㉡ 목표설정에서부터 환류과정에 이르기까지 모든 조직구성원이 상하계층에 관계없이 공동으로 참여(분권적 관리)

② 구체적 목표설정
　㉠ 계량적 단기목표 중시
　㉡ 추상성을 띤 목표가 아니라 단기적이고 측정 가능한 생산목표(가시적·계량적·단기적·1차적 산출) 설정

③ 운영상 상호의존성
　㉠ 팀워크 및 협동적 노력의 중시
　㉡ 조직단위 또는 개인의 활동에 이르기까지 조직의 하부층과 상부층이 다 같이 참여하여 공동으로 목표를 결정하고 그 업적을 측정·평가하는 방법으로서 하나의 목표성취를 위해 조직의 구성요소들이 상호의존적인 입장에서 팀워크를 이루면서 활동

④ 평가 및 환류 강조
　㉠ 결과지향적 관리
　㉡ 최종결과의 평가는 목표와 대비시키는 환류의 과정을 강조(결과지향적 관리, 목표의 효과성 제고)

(3) MBO의 장단점

① 장점
　㉠ 직무만족도와 생산성의 동시적 향상
　㉡ 역할의 모호성과 갈등 감소
　㉢ 객관적 업무평가기준 제공
　㉣ 조직 민주화, 구성원의 책임성·자율성 제고
　㉤ 조직 내 커뮤니케이션 증대
　㉥ 팀워크 향상

② 단점
　㉠ 목표와 성과의 측정이 어렵고 환경과 관리상황이 유동적인 경우 적용 곤란
　㉡ 가시적이고 단기적인 성과를 거둘 수 있는 업무에만 집착
　㉢ 관료문화가 강한 조직에 적용 곤란
　㉣ 과다한 문서작업과 많은 노력과 시간 소요

참고 MBO와 OD 비교

(1) 유사점

① Y이론적 인간관 내지 자아실현관에 입각한 민주적 관리전략 강조

② 평가와 환류 중시

③ 인간 발전 중시

④ 개인의 목표와 조직 목표의 조화·통합 중시

⑤ 조직 전체의 유기적인 협조체제 강조

⑥ 실행에 있어서 최고관리층의 이해와 지원 요구

(2) 차이점

구분	MBO(목표관리)	OD(조직발전)
성향	단순성(환경에의 적응능력에 무관심)	다각적 성향(환경에의 적응능력이 중요)
관리의 주요 내용	상식적 관리기법	전반적 발전을 통한 실적과 효율성의 제고(가치관·태도 변화에 관심이 큼)
목적	단기적 목표성취와 관리기법의 변화(가치관·태도 변화 등에 무관심)	인간의 행태 변화(감수성 훈련)가 목적
추진 중	상향적(상부에 지휘본부가 없음)	하향적(최고층의 의지에 의해 추진되고, 지휘본부가 있음)
추진자	계선기관, 실무자	외부 전문가의 유입
계량화	계량화	계량화 무관, 행태 변화에 관심

4 총체적 품질관리(TQM, Total Quality Management) 21 경북

(1) 개념

고객에 대한 서비스 품질향상을 목표로 조직 내 모든 사람이 참여하여 지속적으로 업무수행방식을 개선하고자 하는 관리방식으로, 산출물과 서비스의 질을 개선하기 위한 포괄적인 고객중심 관리 기법이다.

(2) 특징

① 고객의 요구 존중

  ㉠ 고객의 요구에 부응하는 품질 달성이 최우선적인 목표

  ㉡ 품질을 소수 전문가나 관리자가 아닌 고객이 평가

② 예방적 통제·장기적 시간관: 예방적·사전적 통제, 장기적 시간관에 의한 관리

③ 총체적 적용·집단적 노력 강조

  ㉠ 조직 내 모든 사람의 모든 업무에 적용하고, 조직 내 여러 기능의 연대적 관리 강조

  ㉡ 업무수행의 초점이 개인에서 집단적 노력으로 이동

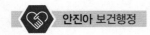
④ **지속적 개선**(무결점주의): 결점이 없어질 때까지 개선활동 반복

⑤ **과학적 방법 사용**(과학주의): 사실자료에 기초한 과학적 품질관리기법 적용

⑥ **신뢰관리**(인간주의): 모든 계층의 구성원들 사이에 개방적이고 신뢰하는 관계 설정

⑦ **분권적 조직구조**: 조직이 산출하는 재화의 부가가치를 극대화하는 데 유리한 분권적 조직구조 선호

(3) TQM의 원칙

① **고객지향**: 품질이란 기관이 설정해 놓은 기준이 아니라 상품이나 서비스 등 산출물을 취하는 고객의 요구와 기대에 따르는 것으로 정의

② **체제적 사고**: 체제적인 관점에서 품질향상을 위한 작업과정을 다루며 체제는 기능에 있어서 상호 관련된 여러 개의 하위체제들로 구성

③ **지속적 개선**: 상품이나 서비스의 생산에 있어서 실수가 없을 때까지 작업 과정들을 개선시키는 데 초점

④ **조직구성원의 참여 강화**

표 7-5 MBO와 TQM 비교

구분	MBO	TQM
안목	단기적 · 미시적 · 양적	장기적 · 거시적 · 질적
지향	효과지향(대내지향)	고객지향(대외지향)
성격	• 관리전략 • 평가 및 환류중시(사후적 관리)	• 관리철학 • 사전적 관리(예방적 통제)
계량화	계량화 중시	중시하지 않음
초점	결과	과정 · 절차 · 문화
보상	개인별 보상	총체적 헌신(집단중심)

 보충 　　조직진단 7S(7S Model) - Pascal & Peters(1981), 맥킨지(Mckinsey & Company)

(1) 개념

조직의 현상을 이해하는 데 있어, 조직의 핵심적 구성요소를 파악하고 이를 중심으로 조직을 진단하는 것은 조직의 문제해결을 위한 유용한 접근방법이다. 7S 모형은 세계적 전략컨설팅 기업인 맥킨지 등에 의해 글로벌 기업의 조직진단 및 조직관리 분야의 연구에서 다양하게 활용되었다.

(2) 모형의 구성 - 진단변수 및 분석요소

① **공유가치**(Shared Value): 조직구성원이 함께하는 가치관으로서 다른 조직의 구성요소에 영향을 주는 핵심요소

② **전략**(Strategy): 조직의 장기적인 계획과 이를 달성하기 위한 자원배분 과정을 포함하며, 조직의 장기적 방향과 기본적 성격을 결정하고 조직운영 방식의 혁신에 영향을 미친다.

③ **조직구조(Structure):** 조직의 전략수행에 필요한 틀로서 조직구조와 직무설계 그리고 권한관계와 방침 등 구성원들의 역할과 그들 간의 상호관계를 지배하는 공식요소들을 포함한다.

④ **제도(System):** 조직운영을 위한 일련의 의사결정과 일상운영의 틀이 되는 보상제도와 인센티브, 경영정보와 의사결정 시스템, 경영계획과 목표설정 시스템, 결과측정과 조정·통제 등 경영 각 분야의 관리제도와 절차 등을 포함한다.

⑤ **구성원(Staff):** 구성원은 조직의 인력구성과 구성원들의 능력, 전문성, 신념, 욕구와 동기, 지각과 태도, 행태 등을 포함한다.

⑥ **관리기술(Skill):** 관리기술은 조직의 각종 물리적 하드웨어기술과 이를 작동시키는 소프트웨어기술, 그리고 기관운영에 활용되는 관리기법 등을 포함한다.

⑦ **리더십 스타일(Style):** 리더십 스타일은 조직구성원을 이끌어 나가는 관리자의 관리 스타일로서 조직구성원들에 대한 동기부여와 상호작용, 그리고 조직분위기와 나아가서 조직문화에 직접적인 영향을 준다.

5 조직의 환경변화에 대한 전략

(1) SWOT분석(SWOT Analysis) 17 충북, 18 충남, 19 제주, 20 호남권, 21 경북, 22 서울·보건직

① 조직의 환경분석을 통해 강점과 약점, 기회와 위협 요인을 규정하고 이를 토대로 마케팅 전략을 수립하는 기법이다.

② 어떤 조직의 내부환경을 분석하여 강점과 약점을 발견하고, 외부환경을 분석하여 기회와 위협을 찾아내어 이를 토대로 강점은 살리고 약점은 죽이고, 기회는 활용하고 위협은 억제하는 마케팅을 수립하는 전략이다.

③ SWOT 분석을 통한 전략의 도출

	강점(내부, 긍정적)	약점(내부, 부정적)
기회 (외부, 긍정적)	강점-기회전략(SO) Maxi-Maxi 조직의 어떤 강점이 기회를 극대화하기 위해 사용될 수 있는가? 공격적 전략: 사업구조, 영역, 시장의 확대	약점-기회 전략(WO) Mini-Maxi 조직의 약점을 최소화하기 위해 확인된 기회를 활용하여 어떤 행동을 취할 수 있는가? 국면전환 전략: 구조조정, 혁신운동
위협 (외부, 부정적)	강점-위협 전략(ST) Maxi-Mini 확인된 위협을 최소화하기 위해 조직의 강점을 어떻게 사용할 것인가? 다각화 전략: 새로운 사업 진출, 새로운 시장, 새로운 기술, 새로운 고객	약점-위협 전략(WT) Mini-Mini 위협을 회피하기 위해 조직의 약점을 어떻게 최소화할 것인가? 방어적 전략: 사업의 축소나 폐기

※ 출처: 배상수, 보건사업기획(제3판), 계축문화사, 2017, p.102.

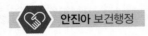

④ 보건의료분야 SWOT의 예 [33]

강점(Strength)	약점(Weakness)
• 최첨단 의료시설과 장비 • 최고의 의료진 • 지리적 접근의 용이성 • 병원의 명성	• 복리 · 후생 · 임금상승으로 생산성의 악화 • 의료진과 직원들의 높은 이직률 • 직원들의 불친절 • 직원들 간의 갈등 • 경쟁적 지위의 쇠퇴

기회(Opportunities)	위협(Threat)
• 국민소득의 증가 • 의료수요의 증가 • 의료수요의 고급화 • 평균수명의 증가 • 대단위 주거단지의 조성 • 경기회복에 따른 소비심리 회복 • 민간건강보험의 도입	• 국민의식수준 향상에 따른 불만 및 관심의 증가 • 낮은 보험수가 • 정부의 통제 및 규제 • 의료시장 개방 • 병원 노사분규 확산 • 의료기관의 개설(새로운 경쟁자의 등장) • 경기침체

(2) 마이클 포터(Micheal Porter)의 틈새전략(Niche Strategy)

산업평균이상의 수익성을 성취할 수 있도록 경쟁우위를 창조 · 유지하는 전략이다.

① 원가우위 전략: 가격에 의한 경쟁우위 확보
② 차별화 전략: 독특한 제품(서비스) 인정 도모
③ 집중 전략: 좁은 시장에서 경쟁우위 확보

전략유형	성공에 필요한 특성	
원가우위 전략	• 엄격한 비용통제 • 저렴한 유통시스템 • 지속적 자본투자	• 효율적 설비규모 • 프로세스 엔지니어링 기능
차별화 전략	• 고급품질과 기술 • 기술주도권 • 창조적 재능 • 기초조사 능력	• 브랜드 이미지 • 고객서비스 • 강력한 마케팅 능력
집중 전략	• 틈새시장 식별 • 틈새시장 고객수요 검토	• 전문성 발휘

---

33) 문재우 외, 보건행정학(제8판), 계축문화사, 2021, p.280.

(3) 벤치마킹(Benchmarking) 16 경북

① 자신보다 탁월한 상대를 목표로 그 성과를 비교·분석하고 그러한 성과 차이를 가져온 운영방식을 체득하여 조직의 혁신을 도모하는 경영혁신 기법이다.

② 1980년대 미국의 제록스사가 일본 캐논사에 밀려 30% 선까지 하락한 시장 점유율을 만회하기 위해 경영혁신 차원에서 최초로 도입·실시하였다.

③ 벤치마킹의 일반적 절차

    ㉠ 계획단계: 대상 기능을 선정

    ㉡ 분석단계: 선진 수준과의 격차에 대한 종합적인 분석

    ㉢ 실행단계: 분석 결과를 공유, 벤치마킹을 모든 계층의 정규 프로세스로서 정착시킴

(4) 리스트럭처링(Re-structuring) 18 경기

① 급변하는 환경에 대응하고 생산성과 경쟁력을 확보하기 위해 조직 구조를 혁신적으로 재구축하는 것을 말한다.

② 재구축이라는 말은 일반적인 사회간접자본 외에 투자역량 강화, 교육환경 개선과 인적·지적 자본형성, 과학기술의 수준 제고와 학습역량 극대화, 시민참여를 통한 사회통합역량 강화 등이 포함되는 포괄적인 개념이다.

③ 기구 및 조직의 통폐합, 불필요한 자산정리, 업종전문화를 통한 체질강화, 적극적인 사업구조조정, 적극적인 자동화 도입, 조직계층의 단순화 등

(5) 리엔지니어링(Re-engineering) 18 경기

① 리스트럭처링의 하위 개념으로, 프로세스 리엔지니어링을 의미한다. 기존의 제도에 질 좋은 행정서비스를 제공할 수 있도록 재공정하자는 개념이다.

② 비용, 품질, 서비스 속도와 같은 핵심적인 성과에서 극적인 향상을 이루기 위해 기업이나 행정의 업무프로세스를 근본적으로 재설계하는 것을 말한다.

③ 급변하는 환경 속에서는 기존의 조직과 과거의 운영규칙만으로는 환경변화에 살아남기 힘들다. 따라서 과거의 관행과 업무처리방식에서 벗어나 업무수행의 새로운 규칙과 원리를 만드는 것을 비즈니스 리엔지니어링이라고 할 수 있다.

(6) 다운사이징(Downsizing)

정부 비대화에 따른 비효율에 대한 대응으로, 정부 인력과 기구 및 기능을 감축하는 개념이다.

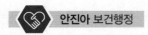

(7) ERP(Enterprise Resource Planning, 전사적 자원관리)

① 조직활동을 위해 쓰이는 조직 내의 모든 인적·물적 자원을 효율적으로 관리하여 궁극적으로 조직의 경쟁력을 강화시켜 주는 역할을 하는 통합정보시스템이다.

② 조직은 경영활동의 수행을 위해 생산, 판매, 인사, 회계, 자금, 원가, 고정자산 등과 같은 많은 운영시스템을 갖고 있는데 ERP는 이처럼 전 부문에 걸쳐있는 경영자원을 하나의 체제로 통합적 시스템을 재구축함으로써 생산성을 극대화하려는 대표적인 기업 리엔지니어링 기법이다.

(8) 아웃소싱(Out-sourcing)

① 기업 업무의 일부 프로세스를 경영효과 및 효율의 극대화를 위한 방안으로 제3자(공급업체)에게 위탁해 처리하는 것을 말한다.

② 장단점

장점	• 외부의 첨단기술 이용 및 학습 • 조직의 핵심역량에 집중 • 개발비용과 시간 예측 • 유능한 외부전문가 활용
단점	• 외부로의 정보유출 가능성 • 발주사로 온 공급업체 직원의 전직 • 공급업체와 발주사 간의 마찰 • 공급업체의 미숙한 관리와 구성원의 직무 혼동

심화 조직변화 단계(과정) [34] 18 서울

(1) 베커 & 휘슬러(S. W. Becker & T. L. Whisler)의 4단계

① 자극: 조직내부 소수 구성원이나 외부 전문가에 의해 새로운 아이디어, 기술 등에 대한 인식을 하게 된다. 조직이 위기에 직면하게 될 때 조직혁신의 필요성은 개인적인 차원에서부터 자극을 받게 된다.

② 착상: 조직이 추구해야 할 행동계획을 인식하게 되고 새로운 생각을 착상함으로써 조직혁신의 물에 개인적으로 발을 담그게 된다.

③ 제안: 착상된 계획을 공식적으로 제안하고, 조직 내 사람들로부터 동의와 승인을 받는다.

④ 적용: 제안된 혁신내용을 실제 조직변화에 적용하고, 적용 후 변화상태에서 조직구성원과 조직에 도래할 영향력까지 예측한다.

(2) 레빈(Lewin)의 과정 [35]

① 해빙단계(unfreezing): 혁신발상자가 나타남. 변화에 대한 압력 발생
  ㉠ 해빙단계는 개인들이 변화욕구를 의식하는 과정으로, 변화하고자 하는 힘이 반대되는 힘보다 더 강할 때 생겨난다.
  ㉡ 해빙은 반대되는 힘을 감소시키고 변화력을 증가시키고자 하는 힘에 의해 생길 수 있다.

② 변화단계(changing): 저항과 갈등의 단계. 변화에 대한 지지 등이 발생
  ㉠ 변화단계는 기존의 상태에서 새로운 변화의 결과로 생겨나는 단계이다.
  ㉡ 새로운 기계의 도입이나 새로운 제도의 도입 등이 그 예이다.

③ 재결빙단계(재동결단계, refreezing): 변화가 정착. 일상화되는 단계
  ㉠ 재동결단계는 변화의 추진력과 저항력 사이에 새로운 균형이 이루어져 변화가 바람직한 방향으로 나아가고 정착됨을 말한다.
  ㉡ 변화 후에 유지하기 위한 활동이 필요하다.

(3) 카이덴(Caiden)의 과정

① 인지단계: 변화의 필요성에 대한 인지
② 입안단계: 계획의 수립단계
③ 시행단계: 개혁안을 실천에 옮기는 단계
④ 평가단계: 문제점을 평가·환류하는 단계

---

34) 문재우 외, 보건행정학(제8판), 계축문화사, 2021, p.294.
35) 정면숙 외, 알기쉽고 현장감있는 간호관리학, 현문사, 2014, p.101.

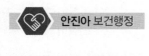

OX QUIZ

		Check
01 리더십 자질론에 대한 대표적인 연구로 미시간대학과 오하이오주립대학의 연구가 있다.		O X
02 블레이크와 머튼(Blake & Mouton)의 관리격자이론에서 단합형은 생산에서의 능률과 인간적 요소를 절충한 모형이다.		O X
03 상황론적 리더십이론은 조직에서 조직구성원의 개인적 특성에 대한 관심을 높이는 데 기여하였다.		O X
04 항상 새로운 비전을 제시하고 구성원의 노력을 이끌어내어 변화를 창조하는 리더십은 임파워먼트 리더십이다.		O X
05 불명확하거나 중복되는 업무는 조직 내 갈등을 야기하는 구조적 요인에 해당한다.		O X
06 타협형 갈등처리 유형은 갈등상태의 당사자들 간 상호교환과 희생을 통해 부분적 만족을 취하는 것이다.		O X
07 조직발전(OD)은 조직구성원의 가치관·신념·태도와 조직구조를 변화시키기 위해 행태과학적 지식과 기술을 활용하는 관리전략이다.		O X
08 목표관리(MBO)는 조직구성원들을 참여시켜 조직의 장기적 목표를 설정하고 달성하도록 하는 관리기법이다.		O X

OX Answer

01 X [리더십 자질론 → 리더십 행태론]　　**02** X [단합형 → 타협형]　　**03** O

04 X [임파워먼트 리더십 → 변혁적 리더십]　　**05** X [구조적 요인 → 업무상 요인]

06 O　　**07** O　　**08** X [장기적 목표 → 단기적 목표]

Chapter 03

인사행정

제1절 인사행정제도

학습 길라잡이
• 인사행정의 형태
• 직위분류제
• 교육훈련 방법 및 평정

1 인사행정의 개념

(1) 인사행정

정부활동의 수행에 필요한 인적 자원의 효율적인 관리활동을 의미한다. 인적 자원을 충원·유지하고, 근무의욕을 고취하고 통제하는 일련의 활동을 말한다.

(2) 인사행정의 4요소

① 임용(채용, 모집)
② 능력발전
③ 사기제고(동기부여)
④ 규율

❖ 인사행정의 3대 변수
임용, 능력발전, 사기제고

2 엽관주의 17 강원, 18 부산, 19 호남권·인천, 20 대구, 21 경기

(1) 개념

정당에의 충성도와 공헌도를 관직의 임용기준으로 삼는 인사행정제도로, 선거라는 전쟁에서 승리한 정당이 전리품에 해당하는 공직을 차지하는 권한을 가진다.

(2) 발전 배경

① 민주정치의 발전: 19세기 초 공직의 특권화 방지를 위해 선거에서 지지해 준 대중에게 공직을 개방하는 것이 행정의 민주화를 위해 필요하다는 믿음으로 시행
② 정당정치의 발달: 지도자에게 정당의 유지와 당원의 통솔 등 충성심을 확보하고 활용하기 위함
③ 정부행정의 단순성: 19세기 초반에는 행정업무가 단순하였으므로 정당에 의한 임용이 가능

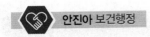

(3) 장단점

① 장점

ㄱ 민주정치 발전과 행정의 민주화에 기여(공직개방)

ㄴ 민주정치의 기초가 되는 정당제도 발달과 유지에 기여(정당의 충성도)

ㄷ 국민요구에 대한 관료적 대응성 향상(선거/다수당)

ㄹ 선출된 정치지도자의 국정지도력 강화(공약/정책)

② 단점

ㄱ 정치적·행정적 부패를 초래

ㄴ 공직의 사유화·상품화로 정치·행정적 부패 만연

ㄷ 행정 전문성과 능률성 요구에 부응하지 못함

ㄹ 빈번한 교체로 행정 안정성, 일관성 저해

ㅁ 불필요한 관직증설로 국가재정 낭비

ㅂ 행정의 공정성 문제(상사에 대한 충성심)

ㅅ 복잡·다원화로 정당의 국민대표성 문제

> **참고** 엽관주의와 정실주의 비교
>
> | 엽관주의 | 정실주의 |
> |---|---|
> | • 미국에서 발달
• 정치적 충성도, 당파성 기준
• 신분 미보장
• 정당에 충성
• 1883년 펜들턴법(Pendleton Law)에 의해 실적주의 확립(공개경쟁시험, 정치적 중립, 인사위원회 설치) | • 영국에서 발달
• 혈연·학연·지연·금권 기준
• 종신고용제
• 정치인 개인의 충성
• 1853년 추밀원령 제정에 의해 실적주의 확립(공개경쟁시험, 계급분류) |

3 실적주의 16 대구, 18 경기·복지부, 20 서울·인천

(1) 개념

공직임용의 기준을 당파성이나 정실, 혈연, 학별, 지연 등이 아닌 개인의 능력, 자격, 실적에 두는 제도를 의미한다. 실적은 능력, 자격, 기술, 지식, 업적, 성과 등으로 정의한다.

(2) 발전 배경

① 행정국가의 대두

자본주의와 산업화의 발달에 따른 행정의 양적 확대와 질적 분화현상이 나타나면서 전문적·기술적 능력을 갖춘 인력을 확보할 수 있는 실적주의가 필요해졌다.

② 엽관주의의 폐해에 대한 개혁운동

엽관주의의 부작용으로 공직의 거래와 행정의 비전문성·비능률성 등이 발생했고, 이에 대한 개혁운동이 실적주의의 수립요인으로 작용했다.

③ 행정능률화에 대한 요청

산업화 이후 사회·경제적 환경의 규모가 확대되고 복잡해짐에 따라 안정적이며 능률적인 관료제의 필요성이 제기되었다.

(3) 실적주의 4대 속성

① 능력주의, 자격주의

공무원 임용 등의 인사관리는 능력, 자격, 실적을 기준으로 하며 정실이나 당파성은 배제된다.

② 공직임용상의 기회균등과 공개경쟁시험

공직은 모든 국민에게 개방되어야 하고, 성별, 신앙, 사회신분, 출신지역, 학벌 등에 의한 차별을 받지 않는다. 이러한 의미에서 공개경쟁시험은 필수이다.

③ 정치적 중립

공무원은 어떤 정당이 집권하든지 당파성을 떠나 전문적 지식과 경험에 의해 공평하게 봉사하고 특수이익이 공익을 추구해야 한다.

④ 공무원의 신분보장

공무원은 법령에 저촉되지 않는 한, 부당한 정치적 영향력으로부터 신분위협을 받지 않는다.

(4) 실적주의의 장단점

① 장점

㉠ 공개경쟁시험제도를 통하여 공직취임의 기회균등이라는 민주적 요청 충족

㉡ 실적을 기준으로 공무원을 임용하므로 행정능률의 향상에 기여

㉢ 공무원의 정치적 중립을 통해 행정의 공공성 확립

㉣ 공무원의 신분보호를 통해 행정의 안정과 계속성 유지

㉤ 직업공무원제도 수립에 도움

㉥ 엽관주의에서의 공직의 상품화 근절, 행정적 부패 감소

② 단점

㉠ 인사행정의 소극성·경직성·비능률성

㉡ 채용시험의 내용과 직무수행 능력과의 직접적인 연계성 부족

㉢ 정치적 중립의 요구로 국민의 요구에 둔감한 폐쇄집단이 될 우려(대응성과 책임성 저해)

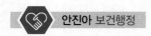

ⓔ 강력한 신분보장으로 정치지도자의 공무원에 대한 통제력 확보 곤란
ⓜ 공무원의 정치적 자유에 대한 지나친 제약

4 직업공무원제도 18 강원, 20 강원·부산, 21 경북

(1) 개념

젊은 인재들을 공직에 유치해 그들이 공직에 근무하는 것을 명예롭게 생각하면서 일생 동안 공무원으로 근무하도록 운영하는 제도이다. 우리나라의 공직구조는 직업공무원제도를 근간으로 하며, 직업공무원제도를 헌법상의 제도보장으로 선언하고 있다.

(2) 특징

① 정치적 중립을 통한 행정의 안정성과 계속성
② 계급제를 기반으로 폐쇄형 인력보충을 채택하고 있는 계급제의 국가에서 발달
③ 공무원의 신분보장이 확실
④ 직업의식과 사명감 강조
⑤ 장기적인 발전가능성과 잠재력 강조

(3) 직업공무원제의 수립 조건

① 실적주의의 확립
   직업공무원제는 실적주의(공직에의 기회균등, 정치적 중립, 신분보장 등)의 확립을 전제로 한다.
② 장기적 시각의 인력계획
   장기적인 인력수급계획이 수립되어 유능한 사람을 적시에 공급하고 무능한 자는 퇴직시키는 인력의 수요·공급을 위한 정원관리 방안 등이 강구되어야 한다.
③ 공직에 대한 높은 사회적 평가
   공직이 국민에 대한 봉사자로서 명예롭고 긍지를 지닐 수 있는 직업이어야 한다.
④ 젊은 사람의 채용
   우수한 젊은 인재들이 공직에 많은 관심을 갖도록 유인하고, 공무원으로 채용되어 실적에 따라 높은 상위 직책까지 일생을 근무하면서 승진할 수 있도록 하는 절차가 마련되어야 한다.
⑤ 능력발전 기회 부여
   교육훈련 등의 발전 기회가 지속적으로 제공되어야 한다.

⑥ 적절한 보수 및 연금제도 확립

보수는 민간부문과 대비할 때 적절한 균형이 이루어져야 하며, 적절한 연금제도가 확립되어 재직 중 안심하고 공직에 종사할 수 있도록 해야 한다.

⑦ 승진·전보·훈련 등의 공정성

승진이나 배치전환 등의 내부임용이 체계적이면서도 공정하게 이루어져야 한다.

(4) 직업공무원제의 장단점

① 장점

　ㄱ 공무원의 장기근속을 장려하여 행정의 안전성, 계속성을 유지해 준다.

　ㄴ 행정의 중립성·안정성·계속성을 확보하여 국가의 통일성을 기할 수 있다.

　ㄷ 유능한 인재를 공직에 유치하는 데 도움을 준다.

　ㄹ 공무원의 성장과 발전의 동기부여가 촉진되며, 더 나아가 성공감의 충족과 사기 및 능률의 제고에 도움을 준다.

　ㅁ 직업공무원은 뚜렷한 전문직업의식을 가지므로 단체정신, 충성심이 강화되고 공복으로서의 사명감, 봉사정신이 강하며 사기가 높다.

② 단점

　ㄱ 외부의 전문가 양성 및 확보가 곤란하다.

　ㄴ 공직사회의 침체를 가져올 수 있다(동태적 환경에 적응력이 약하고 변동·발전에 대하여 무관심하여 저항하는 경향이 있음).

　ㄷ 자격요건의 엄격한 제한은 공직임용에의 기획균등을 저해하여 민주주의적 평등원칙에 위배된다.

　ㄹ 공직자에 대한 민주적 통제를 어렵게 하여 특권집단화, 관료주의화를 초래할 우려가 있다.

　ㅁ 공무원은 정부에서만 필요한 인력으로 육성되므로 직업을 전환하기가 어렵다.

표 7-6 직업공무원제와 실적주의 비교 20 울산

분류	직업공무원제	실적주의
국가	영국, 독일, 프랑스, 일본	미국, 캐나다, 필리핀
사회배경	농업사회	산업사회
공직분류	계급제	직위분류제
중점	인간중심	직무중심
승진	폐쇄형	개방형(외부인재의 유입)
급여	생활급	직무급

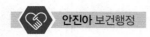
인사배치	인사배치의 신축성	인사배치의 비용통성 (인사행정의 소극성)
행정인	경력중시(일반행정가)	경력무시(전문행정가)
모집방법	계급의 최하위 모집	모든 직급별 모집
공통점	정치적 중립, 자격이나 능력에 의한 인사행정 운영, 신분보장, 공개경쟁시험(공직취임에의 기회균등)	

5 적극적 인사행정

(1) 개념

실적주의 및 과학적 인사관리만을 고집하지 않고 경우에 따라서 엽관주의를 신축성 있게 받아들이며, 인사관리에 있어 인간관계적 요소를 적용하는 인사관리 방안이다. 소극적인 실적주의 인사행정에 대한 반성으로 대두된 적극적 · 분권적 · 신축적 인사행정이다.

(2) 특징

① 적극적 모집

임용기준의 완화, 다양한 모집방법, 적극적 홍보를 통해 공직의 사회적 평가를 제고하고, 이를 통해 유능한 인재 확보를 시도한다.

② 공무원의 능력발전

교육훈련, 승진, 전직, 근무성적평정제도 등을 합리적으로 활용한다.

③ 인사권의 분권화

정부부처나 지방자치단체에 인사권을 위임한다.

④ 인간관계 중시

공무원의 인간적 욕구 및 가치를 존중함으로써 사기제고 및 인간관계 개선을 강조한다.

⑤ 정치적 임용의 부분적 허용

실적주의를 근간으로 하되, 상위직의 엽관주의적 요소를 도입하여 민주성과 책임성을 제고한다.

⑥ 실적주의의 비용통성 보완

특별채용을 확대하고 개방형 임용제를 도입한다.

⑦ 공무원단체의 인정

공무원의 권익보호와 근로조건을 개선한다.

6 대표관료제

① 인종, 성별, 직업, 신분, 계층, 지역 등 여러 기준에 의하여 분리되는 모든 사회집단들이 한 나라의 전체 인구에서 차지하는 수적비율에 맞게 적용되는 관료제로, 비례할당제라고도 한다.
② **장점**: 사회적 형평성, 기본권리
③ **단점**: 질적 저하, 역차별 문제

표 7-7 인사행정의 유형

구분	엽관제	실적제	직업공무원제	대표관료제
지향	민주성(대응성, 책임성)	능률성·전문성 강화	능률성, 안정성	민주성(대표성, 책임성)
임용	정당에 대한 충성도	개인의 실적	생애직 (전문직업관료)	공직 구성의 비례성
특징	• 공직개방, 특권화 방지 • [대응성]교체임용주의 통치수단 확보 • 아마추어리즘	• 공직에의 기회균등 (공채) • 정치중립 ← 신분보장 중앙인사기관 • 시보, 제대군인 특혜	• 공직에의 기회 균등 • 신분보장 • 정치적 중립	• 실질적·적극적 평등 • [대표성]소극적(비례성)적극적(능동적) • 임용할당제
장점	통치수단, 정당정치 발전	행정의 계속성·안정성	능률성, 안정성	대표성, 민중통제
단점	부패, 비능률	소극성, 집권화	특권화, 폐쇄성	실적제 저해, 역차별

제2절 공직의 분류

1 계급제와 직위분류제

공직구조를 형성하는 방식으로 대표적인 것은 계급을 중심(사람 중심)으로 공직의 계층적 구조를 형성하는 계급제와 직무를 중심(일 중심)으로 공직을 구조화하는 직위분류제가 있다. 계급제와 직위분류제는 상호대립되는 것처럼 보이지만 사실은 상호보완적으로 활용된다. 우리나라는 계급제를 기본으로 하면서 직위분류제적 요소를 가미하여 운영한다.

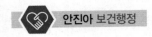

2 계급제 17 보건직7급, 19 경기

인간중심적으로 공직을 분류하는 것으로, 공무원 개개인의 자격과 능력을 기준으로 계급을 분류하고, 분류된 계급에 따라 직무를 부여하는 제도이다.

(1) 특징

① 폐쇄형 임용구조와 엄격한 통제
② **일반행정가의 육성**: 공직에 채용된 뒤 다양한 경험과 지식을 축적시켜 조직 전체 혹은 국가 전반의 시각에서 업무를 파악하고 처리할 수 있는 일반행정가를 지향한다.
③ **강력한 신분보장과 직업공무원제**: 폐쇄체계로 운영되므로 장기간 근무하게 되고 내부승진을 통해 장기근속이 보장되므로 공문원의 신분보장과 직업공무원제를 확립하는 데 용이하다.
④ **탄력적 인사운용**: 일반행정가의 중시로 계급만 동일하면 보수의 변동 없이 전직과 진보가 탄력으로 이루어질 수 있다.

(2) 계급제의 장단점

장점	① 일반적 교양과 능력있는 자의 채용 ② 유능한 일반 행정가의 양성 ③ 종합적 능력발전 및 직업공무원제의 발전 촉진 ④ 장기간의 근무로 공무원의 능력발전 및 환경대응능력 향상으로 충성심 고양 ⑤ 커뮤니케이션·협조·조정의 원활화 ⑥ 사람중심의 분류이므로 공무원 신분보장이 강화 ⑦ 계급만 동일하면 전직·전보가 가능하여 인사배치의 신축성과 융통성 도모 ⑧ 장기적인 행정계획수립의 용이
단점	① 행정의 전문화 및 전문행정가의 양성이 어려움 ② 직무가 명확하지 않아 갈등의 소지가 있고 직무를 다른 사람에게 전가할 가능성 ③ 인사관리의 객관적 합리화 및 객관적 기준 설정이 어려움 ④ 인력수급계획의 곤란 ⑤ 신분보장과 폐쇄적 인사관리로 관료주의화 초래 ⑥ 강한 서열의식으로 상하 간 의사소통의 장애 초래

3 직위분류제(과학적이고 능률적인 인사행정 → 전문성 확보)

16 경기, 17 경북, 18 강원 · 대구, 19 경기, 20 강원 · 경북, 21 경북

공직을 '일 중심', 즉 직무의 종류와 곤란성 및 책임성의 정도를 기준으로 공직을
분류하는 제도이다. 행정의 전문성과 합리성 강화를 목적으로 과학적 관리론의 영
향을 받아 도입되었다. 엽관주의의 폐해를 극복하고 실적주의가 강조되는 상황에
서 과학적 관리론의 영향으로 합리적인 보수제도의 확립을 위한 직무분석, 직무평
가가 촉진됨으로써 발전하였다.

(1) 특징

① 개인의 업무수행능력과 지식 · 기술을 중시한 채용
② 개방형 인사제도
③ 전문행정가의 중시
④ 동일직무 · 동일보수로 보상의 공정성
⑤ 미약한 신분보장
⑥ 직무의 정확한 평가를 통해 적합한 인물을 임용 → 인사행정의 능률성과
　합리화

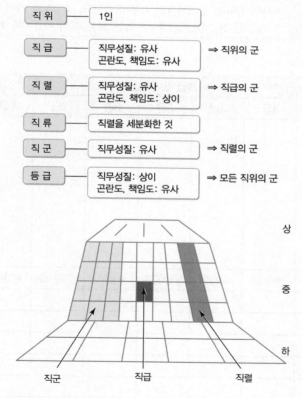

▶ 직급 · 등급은 수평적 단위, 직군 · 직렬 · 직류는 수직적 단위

그림 7-13 이상적인 일반공무원의 직위분류제

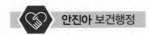

(2) 직위분류제의 구성요소 17 복지부7급, 18 교육청, 19 경남, 20 충북, 22 서울

직위 (Position)	1명의 공무원에게 부여할 수 있는 직무와 책임 일반적으로 직위의 수와 공무원의 수 일치 직위분류제가 시작되는 가장 최소한의 기초가 되는 단위 예 인사계장, 건강증진팀장
직렬 (Series)	직무의 종류가 유사하나 그 곤란도, 책임의 정도가 상이한 직급의 군 예 보건직렬, 의무직렬, 의료기술직렬 등
직류 (Sub-series)	동일한 직렬 내에서의 담당분야가 유사한 직위의 군 임용시험의 내용을 결정하고 보직관리를 하는 데 기준을 제시함 예 행정직렬 내의 일반행정직류, 법무행정직류, 재경직류 등
직군 (Group)	직무의 성질이 유사한 직렬의 군(집단) 직위분류제의 가장 큰 단위 예 기술직군 = 농업직렬 + 보건직렬 + 보건의료기술직렬… 등
직급 (Class)	직위가 가지는 직무의 종류, 곤란성과 책임도가 상당히 유사한 직위의 군 직급의 수는 직위의 수보다 적음 동일한 직급에 속하는 직위에 대해서는 인사행정상 채용·보수 등을 동일하게 대우 예 보건사무관, 행정주사
등급 (Grade)	직무의 종류는 상이하지만 직무의 곤란도, 책임도와 자격요건이 유사하여 동일한 보수를 지급할 수 있는 모든 직위(계급제의 1~9급에 해당)

표 7-8 직위분류표

직군	직렬	직류	계급 및 직급								
			1급	2급	3급	4급	5급	6급	7급	8급	9급
보건 의무	보건	보건									
	간호	간호									
	의료기술	의료기술									
	약무	약무									
	식품위생	식품위생									
	의무	의무									
	치무	치무									
행정	행정	일반행정	관리관	이사관	부이사관	서기관	행정사무관	행정주사	행정주사보	행정서기	행정서기보
		법무행정									
		재경									
		국제통상									
	세무	세무									
	관세	관세									
	운수	운수									

▶ 직위분류제의 최소단위에서 최대단위까지 구성은 직위 → 직급 → 직렬 → 직군 순이다.

(3) 직위분류제의 장단점

장점	① 보수체계의 합리화(동일직무에 동일보수를 따르는 직무급 실현가능. 그러나 보수체계의 세분화로 보수관리는 복잡) ② 직위가 요구하는 직무의 성질이나 내용에 맞는 인사배치의 객관적 기준마련 ③ 동일직무의 장기근무로 행정의 전문화, 분업화 가능 ④ 교육훈련수요 파악에 용이(전문행정가 육성) ⑤ 직책의 내용파악으로 근무성적평정의 자료제공(직무기술서 작성) ⑥ 상하간 수평적인 권한·한계의 명확화로 행정 능률 향상 ⑦ 행정의 민주화(← 공직의 모든 직무가 분석·평가·명세화되어 국민의 공직에 대한 통제가 용이) ⑧ 정원관리의 효율화와 인력수급계획 수립 용이 ⑨ 예산관리의 능률화(중복업무의 억제)
단점	① 유능한 일반 행정가의 확보, 양성곤란 ② 동일직렬에 따라 전보·승진이 이루어지므로 인사 배치의 신축성 결여 ③ 신분 불안(← 직위가 없어지면 자신의 신분도 없어지므로) ④ 직업공무원제 확립곤란(신분보장이 잘 되지 않고, 결원 충원 시 개방형을 특징으로 하기 때문) ⑤ 장기적·다방면적 능력발전 곤란(→ 지나친 전문성과 인사이동의 곤란성) ⑥ 조정의 곤란(지나친 세분류로 할거주의 유발) ⑦ 조직구성원의 관계가 사무중심으로 이루어져 사무적 인간관계를 지님

4 직위분류제의 수립절차 21 부산

(1) 기초단계: 직위분류작업 이전의 단계

① 필요한 법적 근거 마련
② 분류담당 기관의 선정
③ 분류대상 직위의 범위 결정
④ 직위분류제에 대한 공보활동 등이 필요

(2) 직무조사: 직무기술서(Job Description) 작성 17 인천

① 개념: 직위분류에 필요한 구체적인 자료, 즉 직위에 배정된 직무의 내용, 책임과 권한, 자격요건 등에 관한 것을 수집하여 직무기술서를 작성하는 단계이다.

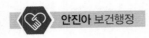

② 직무조사 방법

질문지법 (Questionnaire Method)	특정 직무에 관한 정보를 단답식 문항으로 작성하여 이에 대한 답을 그 직무를 담당하고 있는 사람들로 하여금 기입토록 하는 방법
면접법 (Interview Method)	작업장 또는 면접사무실에서 직원들의 업무와 책임에 관하여 질문하는 방법
관찰법 (Observation Method)	직원이 직무를 수행하는 장소에서 직무를 관찰하는 방법. 관찰자가 질문지 또는 면접지에서 볼 수 있는 문항들과 유사한 항목으로 구성된 직무관찰지에 관찰한 내용을 기록하는 방법

(3) 직무분석

① 개념: 직무기술서를 토대로 직무를 그 종류(보건·공안·행정·공업·농림·외무 등)에 따라 직류·직렬·직군으로 분류하는 것을 의미하는 바, 이것은 종적인 수직적 분류를 말하는 것으로서 먼저 유사한 직무를 수행하는 직위를 모아 직렬을 만들고, 다시 유사한 직렬들을 모아 직군을 형성한다.

② 직무분석의 판단기준

직군 간·직렬 간 구분의 명확화	직군·직렬·직류를 분류할 때에는 직무의 유사성·상이성에 따라 상호 간의 구분이 명확하게 나타나도록 하여야 함
직렬의 폭의 적정화	직렬의 폭을 좁게 하고 많은 수로 세분화하면 인사관리가 복잡해지는 반면 직렬의 폭을 넓게 하고 수를 적게 하면 직위분류제의 목적에 부합되지 않음. 따라서 각 직렬에 포함될 직위의 분포, 직위의 전문성 등을 고려하여 직렬의 폭을 적정화하여야 함
혼합직의 적절한 처리	종류가 다른 직무를 두 가지 이상 포함하는 직위의 경우에는 복수 직무 중에서 가장 중요시되는 직무에 해당되는 직렬에 배치

(4) 직무평가 16 경북, 19 서울7급, 20 경기, 21서울, 23 보건직

① 개념: 같거나 유사한 직위의 직무라도 직무수행의 곤란성, 책임성, 복잡성 그리고 직무를 수행하는 데 필요한 자격요건 등에 차이가 있을 수 있다. 이러한 차이를 기초로 하여 각 직위의 상대적 수준과 등급을 구분하는 작업이 직무평가이다.

② 직무평가 방법

구분		특징
비계량적인 방법	서열법	• 직무와 직무를 비교하여 평가하는 비계량적 방법 • 직무 전체의 중요도와 난이도를 바탕으로 상대적 가치를 비교하여 직무의 우열을 정하는 방법(상대평가)
	분류법	• 직무와 등급기준표를 비교하여 판단하는 것으로 비계량적 방법(절대평가) • 등급별로 책임도, 곤란성, 필요한 지식과 기술 등에 관한 기준을 고려하여 직무를 해당되는 등급에 배치하는 방법 • 서열법보다 다소 세련된 방안으로 정부기관에서 많이 사용
계량적인 방법	점수법	• 직무평가기준표에 따라 평가대상직무의 구성요소별로 점수를 매기고 총합을 구하는 방식(절대평가) • 체계적이고 과학적인 방법에 의하여 작성된 직무평가기준표를 사용하므로 평가결과에 타당성과 신뢰성이 인정됨
	요소 비교법	• 직무와 기준직무의 평가요소를 상호비교하여 분석하는 방식(상대평가) • 직무를 평가요소별로 계량적으로 평가하고 관찰가능한 직무와 직무를 비교함으로써 점수부여의 임의성을 극복한 방식

표 7-9 직무분석과 직무평가

구분	직무분석	직무평가
분류구조	수직적·종적 분류	수평적·횡적 분류
결정내용	직군·직렬	등급·직급
기초자료	직무기술서	직무분석의 자료에 기초
선·후	선	후
목적	직무중심의 객관화·과학화·합리화	특히 보수의 공정성·합리화

(5) 직급명세서(Class Specification) 작성

① 직무분석과 직무평가를 통하여 직위를 수직적이고 수평적으로 분류하게 직급명세서를 작성

② 직급명세서는 각 직급별 특성을 설명한 것으로 직급 명칭, 직무 개요, 직무 수행의 예시, 자격요건 등을 명시

③ 채용·승진·보수 등 인사행정의 기준으로 사용

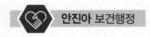

(6) 정급

지금까지의 자료와 추가정보를 수집하여 각 직위를 해당 직급에 배치하는 것

(7) 사후평가 / 유지관리

① 직위분류제가 수립된 후 사후평가를 통해 제반의 문제점을 발견하여 시정·보완하고 유지·관리한다.

② 사후평가 방법

점수법	각 직위의 직무를 정신적인 능력, 육체적인 능력, 근무환경, 책임, 기술 등의 구성요소로 구분하고, 이들 각 요소에 대한 비중에 따라 가치를 점수로 배정한 다음 요소별 평점을 합하거나 평균한 것을 등급결정의 지표로 하는 방법
요소비교법	많은 사람들이 가장 타당하다고 인정하는 대표적인 기준직위를 선정하여 기준직위의 평가요소에 부여된 수치에 평가하려는 직위의 각 요소를 대비시켜 평정을 함으로써 그 직위의 상대적 가치를 결정하는 방법

5 개방형과 폐쇄형(충원방식 여부)

(1) 개방형 임용

① 신규채용이 공직의 모든 직급이나 직위 불문하고 공직 내·외 모두에게 허용되는 인사제도이다.

② 산업사회의 전통이 강하고 직위분류제를 채택하고 있는 미국·캐나다에서 발달한 제도로서 공직침체방지 및 공직 전문성 향상을 도모하는 제도이다.

(2) 폐쇄형 임용

① 신규채용이 최하위 계층에서만 허용되며 내부승진을 통해 그들이 상위 계층까지 올라갈 수 있는 인사제도이다.

② 공직 내의 안정성·일관성 유지, 일반행정가 양성 및 공무원의 사기앙양에 유리하다.

③ 농업사회 전통이 강하고 계급제를 채택하거나 직업공무원제가 일찍부터 발전한 영국·프랑스·독일·일본 등에서 발달하였다.

표 7-10 개방형 임용과 폐쇄형 임용

구분	개방형 임용	폐쇄형 임용
신규임용	전 등급에서 허용	최하위직에만 허용
임용자격	전문능력	일반능력
승진기준	최적격자(내·외부)	상위적격자(연공 고려 내부 임용)
공직분류	직위분류제(직무 중심)	계급제(사람 중심)
신분보장	신분 불안정(임용권자가 좌우)	신분 보장(법적 보장)

(3) 우리나라의 인사체계

① 우리나라 인사제도는 폐쇄성이 강했으나 개방형 직위제도의 도입으로 혼합형의 인사체제를 운영하고 있다.

② 고도의 전문성이 요구되거나, 효율적인 정책수립이 필요할 경우 공직 내·외부에서 적격자를 임용할 필요가 있는 직위에 대해 개방형 직위를 지정 운영한다.

제3절 능력발전

1 교육훈련

(1) 개념

공개채용에 의해 신규 채용된 공무원은 물론, 각 계층의 공무원을 과학적·합리적 방법으로 직무를 수행하는 데 필요한 지식이나 기술을 습득케 하고 새로운 가치관을 형성시키는 인사제도이다.

(2) 목적

① 직무수행능력 향상을 통한 예산의 절감 및 생산성 향상

② 가치관·행태 변화를 통한 인간관계 개선(자아개방적 인간, Y이론, 감수성 훈련)

③ 다양한 지식·기술 습득

④ 사기제고

⑤ 감독이나 통제의 필요성 감소

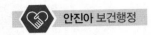

2 교육훈련 방법

(1) 현장훈련(OJT, On the Job Training) 19 서울, 21 서울7급

① 직장훈련 또는 견습이라고도 불리는 것으로 피훈련자가 실제 직무를 수행하면서 감독자 또는 선임자로부터 직무수행에 관한 지식과 기술을 배우는 것을 말한다.

② 현장훈련의 방법 중 지도(coaching)가 훈련의 핵심이며 훈련의 성과는 감독자의 지도와 기술여하에 많이 의존한다.

③ 직책의 성격이 고도의 기술·전문성·정밀성을 요구하는 경우의 훈련에 적합하다.

④ 실무적 훈련에 유리하나 많은 시간에 적은 수의 인원을 훈련할 수밖에 없다는 단점이 있다.

(2) 강의 17 서울

① 피훈련자를 일정한 장소에 모아 놓고 강사가 일방적으로 강의를 하고 피훈련자가 듣는 방식이다.

② 강의가 효과를 거두기 위해서는 적합한 교재선택, 시청각교육 병용, 질의 및 응답, 유능한 강사 섭외 등이 뒤따라야 한다.

③ 최근에는 사이버 강좌가 교육훈련으로 많이 활용되고 있다.

(3) 토론식 교육 18 경남·경기

① 적은 시간에 비교적 많은 사람사이에 자유로우며 공개적인 토론이 가능하다.

② 어떤 문제의 모색이나 정보·의견의 교환에 유용하고 정해진 시간 내에 의견·생각의 개진·발전이 가능하다. 또한 협조정신과 지도력을 향상시킬 수 있다.

③ 하지만 논쟁의 가능성, 충분한 지식을 가지고 임해야 하며, 결론이 나지 않을 수도 있다.

④ 패널토의
  ㉠ 토의주제에 관하여 풍부한 지식 또는 대표적인 견해를 가진 복수(3~6명)의 선정된 패널들이 훈련생들 앞에서 의견을 발표하고 토론하는 방식
  ㉡ 훈련생들은 토론내용을 청취함으로써 논의주제에 관한 이해를 높임

⑤ 심포지엄
  ㉠ 특정 주제에 관하여 선정된 전문가들이 각각 서로 다른 측면에서 전문적 의견을 발표
  ㉡ 훈련생들의 질문을 중심으로 질의응답식 토론을 하는 방식

⑥ 포럼: 청중의 적극적인 참여에 의하여 진행되는 공개토론회

(4) 사례연구(Case Study)

① 실제 일어난 여러 가지 사례나 판례를 피훈련자로 하여금 사전에 조사·분석·연구하게 하여 그 내용을 토의하는 것이다.

② 장점

    ㉠ 피훈련자의 능동적 참여

    ㉡ 주입식 교육 탈피

    ㉢ 독립적·분석적 사고능력과 문제해결능력 발전

③ 단점

    ㉠ 작은 집단 내에서만 가능

    ㉡ 많은 시간 소요

    ㉢ 적합한 사례 구하기 어려움

(5) 역할연기(role playing)

① 어떤 사례 또는 사건(주로 인간관계, 상하관계)을 피훈련자들이 여러 사람 앞에서 실제의 행동으로 연기한다.

② 사회자가 청중(연기에 참여하지 않은 피훈련자)들에게 그 연기내용을 비평·토론하도록 한 후 결론적인 설명을 하는 교육방법이다.

(6) 감수성 훈련(Sensitivity Training, 실험실 훈련, T 집단훈련) [36]

18 호남권·제주·대구, 20 경북·부산

① 사전에 과제나 사회자를 정해주지 않고 전적으로 10명 내외의 이질적인 피훈련자들끼리 자유로이 솔직한 토론을 하여 거기서 어떤 문제의 해결방안이나 건의를 도출해내는 방법이다.

② 감수성훈련은 외부환경으로부터 차단된 상황에서 피훈련자 간에 비공식적인 접촉·토론·상호작용이 이루어지는 과정을 통하여, 집단 내에서 자기의 입장과 대인관계를 이해하게 됨으로서 인간관계의 개선과 태도변화를 이룩하려는 훈련방법이다.

③ 장점

    ㉠ 집단 내에서의 자기와 타인의 성격·행동을 이해하는 것을 도움

    ㉡ 인간관계의 긴요한 태도·행동의 변경에 도움을 줌

④ 단점

    ㉠ 한 번에 다수의 인원이 참여할 수 없음

    ㉡ 개인보다 집단의 가치를 지나치게 중요시함

---

36) 문상식 외, 보건행정학(제8판), 보문각, 2021, p.345.

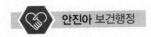

(7) 모의실험(Simulation)

① 실제와 유사한 가상적 상황을 꾸며놓고 피훈련자가 거기에 대처하도록 하는 훈련방법이다.

② 넓은 의미로 보면 사례연구, 역할연기, 감수성 훈련 등도 모의실험의 범위에 포함시킬 수 있다.

③ 공무원 훈련에서는 복잡하게 얽힌 업무상황을 실생활에서와 같이 꾸며놓고 피훈련자가 관리상의 여러 가지 결정을 내려 보게 하는 방법을 이용한다.

(8) 분임연구(Syndicate, 신디케이트) 20 부산, 22 보건직

① 이 방법은 집단연구 활동에 중점을 두는 방법이다.

② 피훈련자를 몇 개의 분반으로 나누고 분반별로 각각 주어진 과제를 연구 토의하며 그 결과를 전원에게 보고하고 비판이나 토의를 가하는 방식이다.

(9) 액션러닝(Action Learning)

① 이론과 지식전달 위주의 강의식·집합식 교육의 한계를 극복하고 참여와 성과중심의 교육훈련을 지향하는 대표적인 방법이다.

② 정책현안에 대한 현장방문, 사례조사와 성찰 미팅을 통해 문제해결능력을 함양하는 것으로, 교육생들이 실제 현장에 부딪히는 현안문제를 가지고 자율적으로 학습, 전문가의 지원 등을 받으며 구체적인 문제해결방안을 모색하는 방법이다.

③ 미국이나 영국의 경우 고위공무원단 후보자과정에, 캐나다는 고위공무원을 대상으로 한 과정 등에서 핵심적인 교육과정으로 활용되고 있다. 현재 우리나라에서도 도입되어 시행되고 있다.

3 근무성적평정

(1) 개념

상관이 평상시 부하의 근무실적, 근무수행능력, 근무수행태도 등을 관찰하여 합리적인 사고방식을 가지고 체계적으로 부하에 대해 평정하는 기법이다.

(2) 특성 및 용도

① 인사행정의 기준

상벌의 목적으로 이용됨으로써 인사행정의 기준을 제공하여 준다. 즉 근무성적평정의 결과는 승진·승급·면직·감원 등의 결정기준이 된다.

② 채용시험의 타당도 측정

신규채용 시의 시험성적을 임용 후의 근무성적과 비교해 상관관계를 밝혀 보면 채용시험의 타당도를 측정할 수 있다.

③ 적정한 인사배치의 자료

근무성적평정을 통하여 공무원의 능력 및 특질에 맞는 직책을 부여할 수 있다.

④ 훈련의 필요성

근무성적평정을 통하여 공무원의 능력이 파악되면 그가 담당하는 직책이 요구하는 능력과 비교하여 훈련의 수요를 파악할 수 있다.

⑤ 근무능률의 향상

공무원 개개인이 그의 감독자로부터 자신의 장단점을 기술적으로 지적받을 경우 사기앙양과 아울러 근무능률의 향상을 가져올 수 있다.

⑥ 공무원의 능력발전

공무원 스스로 파악하기 힘든 자신의 장단점을 평정자가 지적하여 줌으로써 능력발전의 계기가 된다.

4 근무성적평정 방법

(1) 도표식 평정척도법(Graphic Rating Scale) 17 호남권 · 충북, 19 대구

직무수행실적 · 직무수행능력 · 직무형태 등에 관한 평정요소를 나열하고 각각에 대한 우열의 등급을 표시하는 평정척도를 그린 평정표를 통한 평정방법으로 가장 널리 사용하는 방법이다.

① 대상: 우리나라 5급 이하의 공무원 및 기능직의 평정에 이용된다.

② 장점

　㉠ 평정서 작성이 간단하고, 평정이 용이

　㉡ 평정결과의 계량화와 통계적 조정 가능

　㉢ 상벌의 목적으로 이용하는 데 효과적

③ 단점

　㉠ 평정요소의 합리적 선정 곤란

　㉡ 평가요소에 대한 등급의 비교기준이 불명확하여 평정이 임의적일 가능성 존재

　㉢ 연쇄화 · 집중화 · 관대화의 오차 발생 가능성

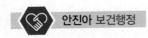

표 7-11 도표식 평정척도법

평가요소	정의	평가등급				
기획력	• 창의적인 시각을 가지고 문제를 예측하고 실행가능한 계획을 만든다. • 효과적인 설명이 가능하도록 일목요연한 계획을 만든다.	매우 우수	우수	보통	미흡	매우 미흡

(2) 사실기록법

근무성적을 객관적인 사실에 기초를 두고 평가하는 방법으로, 객관적이기는 하나 작업량을 측정하기 어려운 업무에 대하여 적용할 수 없다는 결점이 있다. 무엇을 평가기준으로 하는가에 따라 산출기록법, 주기검사법, 근태기록법, 중요사건기록법으로 나누어 볼 수 있다.

① 산출기록법: 산출량을 기록하여 비교평가하는 방법. 업무의 성질이 일상적·반복적이어서 그 단위측정이 가능한 직위에 적용

② 주기검사법: 대상자가 달성한 일의 양 또는 일정한 일의 완성함에 소요되는 시간을 주기적으로 검사하여 평정하는 방법

③ 근무태만기록법: 대상자의 근무태만을 기록하여 이를 평정의 주요 요소로 하는 방법

④ 중요사건기록법: 대상자의 근무성적에 영향을 크게 주는 중요사건을 객관적으로 기록하여 평정하는 방법

표 7-12 중요사건기록법의 예

일자, 장소	중요사건
( )	일하면서 불쾌감을 표시하거나 화를 낸다.
( )	동료직원 돕기를 거부한다.
( )	작업방법의 개선을 제안한다.
( )	훈련받는 것을 거부한다.
( )	동료직원이 상부의 지시를 받아들이도록 설득한다.

(3) 체크리스트평정법(Checklist) 17인천

프로브스트(J. B. Probst)가 고안한 평정방법으로, 평가에 적절하다고 판단되는 표준행동목록을 미리 작성해 두고 이 목록에 단순히 가부를 표시하게 하는 방법이다.

① 장점: 평가요소가 명확하게 제시되어 있고 평정자가 피평정자에 대한 질문항목마다 유무 또는 가부만을 판단하기 때문에 비교적 쉽다.

② 단점: 평정요소에 관한 평정항목을 만들기 힘들며 항목이 많을 경우 평정자가 곤란하다.

표 7-13 가중 체크리스트평정법의 예

행태	체크란	가중치
근무시간을 잘 지킨다.		4.5
업무가 많을 때는 기꺼이 야근을 한다.		5.4
책상 위의 문서는 항상 깨끗이 정돈되어 있다.		3.8
동료의 조언을 경청하기는 하나 따르지는 않는다.		1.7

(4) 강제선택법 19 대구

① 비슷한 가치가 있다고 생각하기 쉬운 기술항목 가운데서 피평정자의 특성에 가까운 것을 골라 표시하도록 강제하는 방법이다. 반드시 하나의 지문을 선택해야 한다.

② 평정자가 어떤 항목이 피평정자에게 유리한지를 모르고 평정하도록 하기 때문에 평정자의 편견이나 정실을 배제할 수 있고, 연쇄효과를 방지할 수 있다.

③ 평정기술 항목들을 만들기 어렵고 작성하는 데 비용이 많이 든다. 피평정자와 관계여부와 상관없이 반드시 하나를 선택해야 하는 문제가 있다.

(5) 직무기준법

직무분석을 통해 각 직위의 직무수행기준을 설정하고 피평정자의 직무수행을 이 기준과 비교함으로써 평정하는 방법이다.

① 장점
  ㉠ 실적을 기준으로 하고 있기 때문에 주관성의 개입을 감소시킬 수 있다.
  ㉡ 평정결과를 피평정자에게 쉽게 이해시킬 수 있다.
  ㉢ 부하의 실적이 직무기준에 미치지 못할 경우 그 원인이 어디에 있는지를 알 수 있다.

② 단점: 각 직위별로 평정표를 따로 만들어야 하기 때문에 시간이 많이 걸리고 일이 많다.

(6) 강제배분법(Forced Distribution) 18 대전, 19 대구, 20 부산

도표식 평정척도법에서 나타나는 오차를 방지하기 위하여 성적분포비율을 미리 정해 놓고 성적에 따라 강제로 배분함으로써 종(鐘)형의 정상분포곡선이 되도록 하는 방법이다.

① 장점: 상대평가로서 집중화·관대화의 오차를 방지한다.

② 단점: 우수집단과 비우수집단 간의 평정 시 우수집단이 상대적으로 불이익을 받고 비우수집단은 불로이득이 발생한다.

Tip

강제선택법 예
"상관의 지시에 따른다."
① 무조건 따른다.
② 옳다고 생각하는 지시만 따른다.
③ 그릇된 지시라고 생각하면 자기 의견을 말하고 따른다.

7

조직 및 인사행정

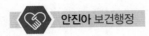

(7) 다면평가제(360도 평가제) 17 대구

상관, 동료, 하급자, 민원인 등이 평가하는 것으로 공정하고 객관적인 평가가 가능하다.

① 장점
  ㉠ 다양한 이해관계 및 측면을 반영하는 종합적 평가의 가능성
  ㉡ 평가의 정확성 및 내적 타당성 향상(공정성, 객관성, 타당성)
  ㉢ 조직 내 커뮤니케이션의 증진
  ㉣ 조직원의 자기역량 강화의 기회 촉진

② 단점
  ㉠ 도입비용, 학습비용, 훈련비용 등 물리적 비용의 증대
  ㉡ 인기투표로 전락할 가능성(업무목표 성취보다 원만한 대인관계 중시)
  ㉢ 부하들 눈치로 인하여 관리자의 조직 장악력 및 정책 추진력 감소
  ㉣ 평가자의 한계로 인한 부정확성(신뢰성 확보의 어려움)

(8) 행태기준 평정척도법(BARS, Behavioral Anchored Rating Scale, 도표식＋중요사건기록법) 17 서울 · 대구, 20 경북

① 도표식 평정척도법의 주관성을 배제하고, 중요사건기록법의 상황비교의 곤란성을 극복하고, 평정의 타당성을 높이기 위하여 두 개의 방식을 통합한 방법이다.
② 직무분석에 기초하여 주요 과업분야를 선정하고 이 과업분야별로 바람직한 또는 바람직하지 않은 행태의 유형 및 등급을 구분·제시한 뒤, 각 등급마다 중요 행태를 명확하게 기술하여 점수를 부여한다.
③ 이때 중요한 행태는 중요사건서술법에서 아이디어를 얻을 수 있다.
④ 관리자와 직무수행자가 공동으로 주요 업무를 정하고 업무마다 기준행동을 서술하며 척도의 계량수치도 배정한다.
⑤ 장점: 직무수행자가 함께 주요업무 선정 및 기준을 설정하여 신뢰와 참여를 얻을 수 있다.
⑥ 단점: 동일직무이더라도 과업마다 별도의 행태기준을 작성해야 하는 등 시간과 비용이 많이 들고 어느 하나의 행태만을 선택하라는 것은 인간행동의 다양성을 인정하지 않고 상호배타성을 전제로 하기 때문에 설득력이 약하다.

참고 　**행태기준 평정척도법의 예**

평정대상자의 행태를 가장 대표할 수 있는 난에 체크 표시하여 주십시오.
평정요소: 문제해결을 위한 협조성

등급	행태유형
6	스스로 해결할 수 없는 문제는 상관에게 자문을 구하여 해결책을 모색한다.
5	스스로 해결하려는 노력은 하나 가끔 잘못된 문제를 초래한다.
4	일시적인 해결책으로 대응하여 문제가 계속 발생한다.
3	부하직원의 의사를 고려하지 않고 독단적으로 결정을 내린다.
2	문제해결에 있어 개인적인 감정을 앞세운다.
1	어떤 결정을 내려야 할 상황인데 결정을 회피하거나 계속 미룬다.

(9) 기타

① **서열법**: 피평정자 간의 근무성적을 서로 비교하여 서열을 정하는 방법이다. 장점은 관대화·집중화 오차를 예방할 수 있고 간단하고 실시가 용이하며 비용이 저렴하다. 단점은 피평가자의 수가 너무 많으면 서열결정이 어렵다.

② **서술법**: 평정자가 피평정자에 대하여 자유롭게 서술하는 방식(주관성)으로 자유서술법과 제한서술법이 있다.

③ **목표관리제**(MBO): 평가요소 가운데 결과를 중시하는 방법. 상·하급자 간 협의를 통해 목표를 정하고, 집행상의 자율을 부여하여 목표달성도에 따라 평가하고 환류하는 방식

④ **역산제**: 미리 일정 배분을 정하고 평정하는 방식

⑤ **평가센터법**(Assessment Centers): 평가전문기관을 만들고 여기에서 다양한 자료를 활용하여 고과하는 방법으로, 특히 하부관리자 평가에 유용한 방법이다. 피평가자들을 10~15명의 소집단 단위로 구성하여 2~3일 간에 걸쳐 평가센터에서 집중평가하여 그 잠재력을 평가하는 방법이다(비교적 고비용, 장기간 소요).

5　근무성적평정의 오류 17 울산·충북

(1) 연쇄효과(Halo Effect, 후광효과) 17 인천, 22 서울

① 한 평정요소에 대한 평정자의 판단이 연쇄적으로 다른 요소의 평정에도 영향을 주는 오류이다.

② 피평정자가 성실한 경우, 그런 인상이 창의성·지도력 등 전혀 성격이 다른 요소의 측정에도 영향을 미쳐 좋은 점수를 부여하게 되는 현상이다.

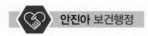

(2) 분포상의 착오

① 집중화 경향(Tendency of Central)
  ㉠ 피평정자들에게 대부분 중간 수준의 점수를 주는 심리적 경향
  ㉡ 평정상 의문이 있거나 피평정자에 관해 잘 모르는 경우, 모험을 피하려는 방편으로 모든 것이 평균이라는 평정을 하게 됨
② 관대화 경향(Tendency of Leniency)
  ㉠ 피평정자를 실제 수준보다 관대하게 평가하는 경향
  ㉡ 평정결과의 분포가 우수한 쪽에 집중되는 경향
  ㉢ 평정자들이 부하들과의 비공식 집단적 유대 때문에 우수한 평점을 주게 됨
③ 엄격화 경향(Tendency of Strictness)
  ㉠ 피평정자를 실제 수준보다 낮게 평가하는 경향
  ㉡ 평정결과의 분포가 열등한 쪽에 집중되는 경향

(3) 규칙적(체계적) 오류(Systematic Error)

① 어떤 평정자가 다른 평정자들보다 언제나 좋은 점수 또는 나쁜 점수를 줌으로써 나타나는 오류이다.
② 평정자가 항상 관대화나 엄격화 경향을 보이는 것으로 평정기준이 높거나 낮은 데서 오는 규칙적·일관적 착오이다.

(4) 총계적 오류(Total Error)

① 평정자의 평정기준이 일정치 않아 관대화 및 엄격화 경향이 불규칙하게 나타나는 오류
② 규칙적 오류와 달리 총계적 오류발생 시 점수의 사후적 조정이 불가능함

(5) 시간적 오류(Recency Effect, 근접효과)

전체 기간의 근무성적을 평가하기보다는 최근의 실적이나 능력을 중심으로 평가

(6) 상동적 오차(Similarity Error, 유형화 착오) 17인천

① 유형화(정형화·집단화)의 착오로 편견이나 선입견 또는 고정관념에 의한 오차
② 피평정자가 속한 사회적 집단의 유형에 대한 지각이나 어떤 인식을 오랫동안 같은 상태로 일관되게 유지하려는 심리상태에서 기인

(7) 논리적 오차(Logical Error)

① 평정요소 간 존재하는 논리적 상관관계에 의하여 생기는 오류

② 어떤 평정요소가 특별히 좋거나 혹은 아주 낮은 점수를 받은 경우에 일반적인 상관관계에 있는 다른 요소도 높게 혹은 낮게 평정하는 경향

(8) 대비오차(Contrast Error)

평정대상자를 바로 다른 피평정자와 비교하여 평정함으로써 나타나는 오차

제4절 채용 및 보수

1 모집

(1) 개념

자격 있는 지원자를 공석 중의 지위에 유치하는 과정이다.

(2) 목적

전문적이고 유능하며 고객 및 다른 직원들과 원만한 대인관계를 맺을 수 있는 능력을 지닌 직원을 고용하려는 데 있다.

(3) 종류

① 소극적 모집: 공직에서 단지 부적격자를 가려내는 활동

② 적극적 모집: 유능한 인재를 사기업에 빼앗기지 않으려고 유인하는 활동

2 선발

(1) 개념

해당직에 지원한 사람 중에서 조직이 원하는 최적의 인력을 선택하는 과정이다.

(2) 방법

① 형식 기준 분류: 서류심사, 필기시험, 면접 등

② 목적 기준 분류: 적성검사, 지능검사, 업적능력 검사, 성격검사, 체력검사

Tip

적극적 모집의 방법
- 여성채용목표제, 대표적 관료제, 지역임용할당제 도입
- 여성고용할당제 도입
- 공직설명회 개최
- 정기적인 모집
- 홍보활동의 다양화(수시접수 기능)

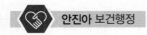

(3) 시험 측정기준 ^{21 부산}

시험은 효용성을 가져야 하는데 얼마나 제대로 된 잣대인가를 확인하는 것이다. 이러한 효용도에는 신뢰도, 타당도, 난이도, 객관도, 실용도 등이 있으며 신뢰도와 타당도가 가장 중요하다.

구분	내용	측정방법
타당도	측정하고자 하는 내용의 정확한 측정 여부	근무성적과 시험성적의 비교
신뢰도	시험시기·장소 등 여건에 따라 점수가 영향을 받지 않는 정도(일관성, 일치도)	동일한 내용의 시험을 반복 시행할 때 그 결과가 비슷해야 한다.
객관도	채점의 공정성	
난이도	쉬운 문제와 어려운 문제의 조화	득점차 분포의 광범위 여부
실용도	시험의 경제성, 채점의 용이성, 이용가치	

(4) 측정대상에 따른 시험의 종류

① **신체적성검사**: 의학적 검사, 체력검사, 기능검사
② **업적검사**: 교육이나 경험에 의한 지식과 기술 검사(가장 일반적인 시험)
③ **지능검사**: 추리력, 언어이해력, 수리능력, 기억력 등
④ **적성검사**: 직무를 수행할 소질 검사
⑤ **성격검사**: 사교성, 협조성, 활동성 조사

3 임용

(1) 개념

선발된 인원 중에서 조직이 필요한 사람을 고용하겠다는 공식적 계약과정을 의미한다.

(2) 임용의 단계

① **채용후보자 명부에 기재**: 시험합격자가 결정되면 합격자들을 직급별로 시험성적순에 의하여 임용후보자 명부에 등재
② **임용추천**: 각 기관의 결원 및 결원예상 인원을 감안하여 채용후보자 명부에 등재된 채용후보자를 기관에 추천
③ **시보임용**: 공직을 담당할 수 있는 적격성 및 직무수행능력을 알아보고 평가하는 기간(수습)
④ **배치**: 시보기간이 끝나고 정규공무원이 되며 특정 직위에 배치

(3) 내부 임용 16 울산

통상적으로 인사이동이라는 표현을 사용하며, 승진·전직·전보·겸임·직무대리·파견 등을 통해 이루어지는 폐쇄형 모집의 주 임용방식이다.

① **승진**: 하위계급 혹은 하위직급에서 상위계급 혹은 상위직급으로 상향적으로 이동

② **전직**: 동일한 직급으로 다른 직렬에 옮겨가는 횡적·수평적 인사이동. 직렬이 달라 업무의 성격이 다르기 때문에 전직시험을 별도로 치러야 함

③ **전보**: 동일한 직급으로 동일한 직류·직렬 내에서 직위만 바꾸어 옮겨가는 횡적·수평적 인사이동

④ **겸임**: 한 사람의 공무원이 직무내용이 유사한 둘 또는 그 이상의 직위를 부여하는 것

⑤ **직무대리**: 공무원의 직급배정을 변경하지 않고 직급의 업무를 수행하게 하는 것으로, 상위직급에 결원이 있는 경우나 유고 시 하급자로 하여금 상급자의 직무를 대행하게 하는 방법으로 활용

⑥ **파견**: 공무원을 다른 기관으로 일정 기간 이동시켜 근무하게 하는 것으로, 원래의 소속을 바꾸지 않고 보수도 원래의 소속부서에서 받으면서 임시로 다른 기관에서 일하는 것

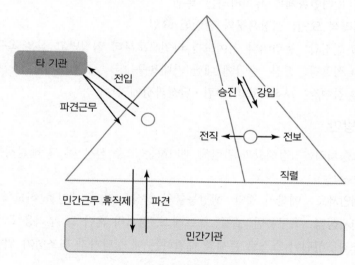

그림 7-14 임용의 유형

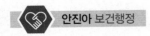

4 사기

(1) 개념

사기란 선비의 기개, 군사의 기세에서 따온 말로 근무의욕(일에 대한 동기)의 한 표현이다.

(2) 특징

① 직무를 수행하는 동기
② 1930년대 인간관계론에서 강조(심리적 요인 강조, Y이론)
③ 조직의 직무수행과 관계되므로 개인적 현상뿐만 아니라 집단적인 현상
④ 사기 수준은 상황의존적이고 가변적이다.

(3) 결정요인

① **경제적 요인**: 생존욕구와 관련된 요인으로 보수, 안전, 연금, 근무여건 등으로 가장 일차적이자 물리적인 욕구(허즈버그의 불만요인, 맥그리거의 X이론과 관련)
② **사회적 요인**: 관계욕구와 관련된 요인으로 귀속감(동료의식에 의한 친밀감)이나 대인관계를 유지하려는 욕구
③ **심리적 요인**: 성장욕구와 관련된 요인
　㉠ 인정감: 능력이나 기여도를 타인으로부터 인정받고 싶은 욕구
　㉡ 성공감: 승진·승급에 대한 기대욕구
　㉢ 참여감: 조직목표의 수립·달성과정에 참여

(4) 앙양방안

① **고충처리**: 직장생활과 관련해 제기하는 고충 심사 및 그 해결책을 강구하는 활동
② **제안제도**: 예산의 절약, 행정능률의 향상을 위한 제안을 하도록 하는 것
③ **인사상담**: 욕구불만, 갈등, 스트레스, 정서적 혼란 등 부적응 문제를 가진 조직구성원이 스스로 문제를 해결하는 데 상담자가 협조하기 위한 면접의 절차
④ **사회적 평가**: 공직에 대한 사회적 평가 제고
⑤ **후생복지 향상**: 적정한 보수, 연금제도, 신분보장, 포상제도, 휴가 등 후생복지 향상
⑥ **근무생활의 질 개선**
⑦ **직무확충**: 직무확대와 직무충실

(5) 직무확충 유형 18 서울, 19 대구

① **직무확대**: 직무의 책임도에 차이가 없는 수평적 관계의 직무를 추가·확대하는 것으로 직무분담의 폭을 넓혀주는 수평적 강화(수평적 재설계)에 해당한다. 직무세분화에 초점을 둔 전통적 직무설계를 보완하려는 것이다.

② **직무충실**: 직무의 완결도와 직무담당자의 책임성·자율성을 높이는 수직적 강화(수직적 재설계)의 일종이다. 기존 업무에 관리적 요소를 더해 업무의 자율성과 책임성을 제고함으로써 구성원의 직무만족도를 높인다.

③ **직무순환**: 직무내용의 변화가 없이 일정기간이 지나면 다른 직무로 순환시키는 방법이다. 직무순환을 통하여 직원은 조직의 목표를 이해하고 능력개발의 기회를 가지게 되며, 넓은 시야를 가질 수 있다. 그러나 직무순환은 생산성이 저하되고 새로운 직무로의 훈련기간과 비용이 발생한다.

5 보수 17 충남·인천, 18 충북, 20 대전, 21 서울7급

(1) 개념

보수란 공무원의 근무에 대해 정부가 금전으로 지급하는 재정적 보상이다.

(2) 특성

국민에 대한 봉사자라는 측면과 공무원의 최저생계비를 보장한다는 양면성이 있다. 공무원 보수는 경직성을 갖는다.

(3) 보수체계 17 충남·인천, 18 충북, 20 대전, 21 서울7급

> 보수 = 기본급(봉급) + 부가급(수당)

① **생활급**

생계비를 결정기준으로 하는 보수이다. 공무원과 그 가족의 생활을 보장하기 위한 것으로서 연령과 가족상황이 기준이 된다.

② **연공급**

연령, 근속기간, 학력, 성별 등 인적 요소를 중심으로 보수 수준을 결정한다. 근속연수가 증가할수록 임금이 증가하는 체계이다.

③ **직무급**

동일한 직무에는 동일한 보수를 지불하는 원칙을 기본으로 하고 직무의 중요도·난이도·기여도에 따라 직무의 질과 양에 대한 상대적 가치를 평가하여 보수를 결정한다. 직무급 적용을 위해서는 직무에 대한 과학적 분석이 선행되어야 한다.

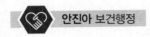

④ 직능급

직무수행능력을 중심으로 하고 인적 요소를 반영하는 보수체계로, 능력에 따라 승급하면서 연공에 따라 호봉이 상승하는 체계이다.

⑤ 연봉제

개별직원의 능력, 실적 및 공헌도에 따라 임금보상을 선별적으로 하는 업적승급과 인센티브를 적용하는 임금체계로 1년을 단위로 매년 개인의 업무성과에 따라 임금을 차별화하여 계약하는 능력주의형 임금제도이다.

⑥ 성과급

근로자의 작업에 대한 노력 및 능률의 정도를 고려하여 높은 능률의 근로자에게는 높은 임금을 지급함으로써 그들의 생활을 보장하는 동시에 노동생산성을 향상시키고자 하는 임금체계이다.

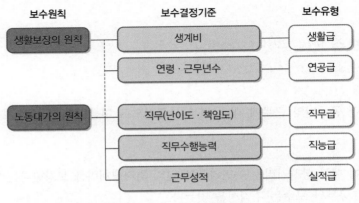

그림 7-15 보수체계의 구성

「공무원보수규정」 제4조(정의)

1. "보수"란 봉급과 그 밖의 각종 수당을 합산한 금액을 말한다. 다만, 연봉제 적용대상 공무원은 연봉과 그 밖의 각종 수당을 합산한 금액을 말한다.
2. "봉급"이란 직무의 곤란성과 책임의 정도에 따라 직책별로 지급되는 기본급여 또는 직무의 곤란성과 책임의 정도 및 재직기간 등에 따라 계급(직무등급이나 직위를 포함한다. 이하 같다)별, 호봉별로 지급되는 기본급여를 말한다.
3. "수당"이란 직무여건 및 생활여건 등에 따라 지급되는 부가급여를 말한다.

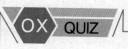

Check

01 엽관주의는 민주정치의 발달과 행정의 민주화에 공헌하였다.   O   X

02 실적주의는 공무원의 정치적 중립을 요구하기 때문에 행정의 공정성을 보장한다.   O   X

03 실적주의가 확립되기 위해서는 직업공무원제가 우선 확립되어 있어야 한다.   O   X

04 직위분류제는 폐쇄형 임용, 계급제는 개방형 임용을 기본으로 한다.   O   X

05 행태기준 평정척도법은 평정요소를 나열하고 각각에 대한 우열을 등급으로 표시하는 평정방법이다.   O   X

06 근무성적평정 오류에서 연쇄효과는 한 평정요소에 대한 판단이 다른 평정요소의 평정에 영향을 주는 현상이다.   O   X

07 전직은 동일한 직급으로 동일한 직류·직렬 내에서 직위만 바꾸어 옮겨가는 횡적·수평적 인사이동이다.   O   X

 Answer

01 ○   **02** ○

03 X [직업공무원제가 확립되기 위해서는 실적주의가 우선 확립되어 있어야 한다.]

04 X [직위분류제는 개방형 임용, 계급제는 폐쇄형 임용을 기본으로 한다.]

05 X [행태기준 평정척도법 → 도표식 평정척도법]   **06** ○   **07** X [전직 → 전보]

01

〈보기〉에서 설명하는 조직의 원리로 가장 옳은 것은?
〈서울, 2020〉

〈보기〉
• 한 사람의 상관이 몇 사람의 부하를 직접 적절하게 감독할 수 있는가의 문제이다.
• 직무의 성질, 시간적·공간적 요인, 인적요인을 고려한다.

① 통솔범위의 원리　　② 조정의 원리
③ 명령통일의 원리　　④ 전문화의 원리

02

라인-스태프 조직에 대한 설명으로 가장 옳지 않은 것은?
〈서울, 2020〉

① 스태프 조직은 실질적인 집행권이나 명령권을 가진다.
② 조직이 대규모화 되면서 업무 조언을 위한 기능이 설치된 조직이다.
③ 스태프는 라인의 합리적인 의사결정을 도울 수 있다.
④ 라인과 스태프 간의 권한과 책임의 소재가 불분명할 수 있다.

03

보건조직에 대한 설명으로 옳은 것은?
〈경기, 2020〉

① 에치오니는 병원을 규범적 조직으로 분류하였다.
② 보건조직은 노동집약적인 반면 자본비중은 낮다.
③ 응급 등 위기관리 특수상황으로 통제와 조정이 잘 된다.
④ 블라우와 스코트는 행정기관을 호혜조직으로 분류하였다.

04

동기부여 이론 중 내용이론이 아닌 것으로 가장 옳은 것은?
〈서울, 2020〉

① 매슬로(Maslow)의 욕구단계이론
② 아지리스(Argyris)의 미성숙-성숙이론
③ 브룸(Vroom)의 기대이론
④ 허츠버그(Herzberg)의 2요인이론

05

공무원의 임용방식 중 실적주의의 특성으로 가장 옳지 않은 것은?
〈서울, 2020〉

① 기회의 균등　　　② 정치적 중립
③ 공무원 신분의 보장　④ 정실주의, 자격주의

06

직무수행의 곤란성, 책임성 등에 따른 상대적 수준과 등급을 횡적으로 분류하는 직위분류제 수립절차는?

경기, 2020

① 직무조사
② 직무분석
③ 직무평가
④ 직급명세

07

다음 중 조직의 원리에 해당하지 않는 것은?

경북보건연구사, 2020

① 명령통일의 원리
② 조정의 원리
③ 통제의 원리
④ 계층제의 원리

08

대표적인 현대적 리더십인 변혁적 리더십에 대한 설명으로 옳지 않은 것은?

경북보건연구사, 2020

① 최고관리층의 변화추구적·개혁적 리더십이다.
② 부하가 도전적 목표와 임무, 미래에 대한 비전을 받아들이고 추구하도록 격려한다.
③ 조직합병을 주도하고, 조직문화를 새로 창출하는 등 중요한 변화를 주도하고 관리하는 리더십이다.
④ 부하에게 과업목표를 알려주고 그 목표를 달성했을 경우에 어떤 보상을 지급받게 되는 지를 명확히 해준다.

09

고전적 조직이론에 대한 설명으로 옳지 않은 것은?

경북보건연구사, 2020

① 조직의 기계적인 관점을 대표하는 행정이론이다.
② 외부환경보다는 조직 내부의 합리적 관리에 초점을 두었다.
③ 조직내에서 사회적 능률을 향상시킬 수 있는 관리방법을 탐구하였다.
④ 행정을 정치권력적 현상이 아닌 관리현상으로 인식하였다.

10

〈보기〉의 내용에 해당하는 직무평가 방법으로 가장 옳은 것은?

서울, 2021

〈보기〉
- 직무에 등급을 매기는 방법
- 간편하고 이용도가 높다는 장점이 있다.
- 많은 직무 중 직군을 등급으로 매겨서 비교적 유사 혹은 동질적인 직무를 한 등급으로 평가한다.
- 이 방법은 강제적으로 배정하는 특성이 있으므로 정부기관에서 널리 사용되는 경향이 있다.

① 서열법(ranking method)
② 직무분류법(job classification method)
③ 점수법(point rating method)
④ 요소비교법(factor comparisons method)

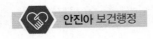
11

비공식조직의 특성에 대한 설명으로 가장 옳은 것은?

서울, 2021

① 감정의 원리가 지배한다.
② 과학적 관리기법을 중시한다.
③ 능률의 원리가 지배한다.
④ 공적 목적을 추구하고, 인위적이며 제도적이다.

12

변혁적 리더십(Transformational Leadership)의 구성요인에 해당하지 않는 것은?

서울, 2021

① 카리스마   ② 개별적 배려
③ 조건적 보상   ④ 지적인 자극

13

최근 다문화가족의 이혼이 증가함에 따라 해당 문제에 대처하기 위해 보건복지부, 법무부, 여성가족부 등을 포함하여 한시적으로 '다문화가족정책위원회'를 운영하기로 했다. 이 조직구조의 장점에 해당하지 않는 것은?

서울, 2021

① 인력 구성의 탄력성을 보인다.
② 목적 달성을 위해 자원을 집중할 수 있다.
③ 환경변화에 적응성이 높은 편이다.
④ 최고 관리자가 지속적으로 장기계획에 집중할 수 있다.

14

조직 구성원의 동기부여 이론 중 과정이론에 해당하는 것은?

경기, 2021

① 맥그리거의 X, Y이론
② 브룸의 기대이론
③ 허츠버그의 2요인 이론
④ 아지리스의 미성숙 성숙이론

15

인사행정제도 중 엽관주의에 대한 설명으로 옳지 않은 것은?

경기, 2021

① 국민의 요구를 적극적으로 행정에 반영한다.
② 정당에 대한 공헌도를 임용기준으로 한다.
③ 행정에 대한 민주통제가 강화된다.
④ 행정의 중립성, 안정성, 계속성을 확보할 수 있다.

16

Maslow가 제시한 욕구의 단계로 옳은 것은?

경남, 2021

① 생리적 욕구 – 사회적 욕구 – 안전의 욕구 – 자아실현의 욕구 – 존중의 욕구
② 생리적 욕구 – 안전의 욕구 – 사회적 욕구 – 자아실현의 욕구 – 존중의 욕구
③ 생리적 욕구 – 안전의 욕구 – 사회적 욕구 – 존중의 욕구 – 자아실현의 욕구
④ 생리적 욕구 – 사회적 욕구 – 안전의 욕구 – 존중의 욕구 – 자아실현의 욕구

17

조직의 기능에 따라 수직선으로 편성된 기능조직에 수평적·측면적인 프로젝트 조직의 모형을 부가시켜 조직의 효율성과 유연성을 동시에 높이고자 운영하는 조직모형은?

경기 7급. 2021

① 매트릭스 조직　　② 프로젝트 조직
③ 시스템 조직　　　④ 테스크포스팀

18

라인조직에서 서로 다른 부서에 소속된 팀원을 차출하여 건강증진사업팀을 구성하여 한시적으로 운영하는 경우에 해당하는 조직유형은 무엇인가?

경남 보건연구사. 2021

① 라인 조직　　　② 라인스탭 조직
③ 프로젝트 조직　④ 매트릭스 조직

19

에치오니(Amitai Etzioni)의 분류에 따른 조직유형 중 학교와 병원, 가족 등의 조직에 해당하는 것은?

경남 보건연구사. 2021

① 공리 조직　　　② 규범 조직
③ 공공 조직　　　④ 강제 조직

20

〈보기〉의 보건의료분야 SWOT 분석에 따른 대응전략으로 가장 옳은 것은?

서울 2022

〈보기〉
- 최첨단 의료시설과 장비, 최고의 의료진
- 정부의 통제와 규제, 새로운 경쟁자의 등장

① SO전략　　　② WO전략
③ ST전략　　　④ WT전략

21

한 평정요소에 대한 평정자의 판단이 연쇄적으로 다른 요소의 평정에도 영향을 주는 오류 현상은?

서울 2022

① 후광효과　　　② 대비오차
③ 규칙적 오차　　④ 상동적 오차

22

공식적 의사소통 중 하의상달 방법을 옳게 짝지은 것은?

서울 2022

① 편람, 회람　　② 품의, 제안
③ 회람, 보고　　④ 회의, 결재제도

23

직무의 종류는 유사하나 그 곤란도, 책임의 정도가 상이한 직급의 군은?

서울 2022

① 직렬　　　② 직류
③ 직군　　　④ 직위

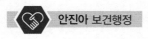

24

〈보기〉에서 명령통일의 원리가 가장 잘 적용된 조직은?　서울 2022

〈보기〉
ㄱ. 참모조직　　ㄴ. 계선조직
ㄷ. 막료조직　　ㄹ. 비공식조직

① ㄱ　　　　　② ㄴ
③ ㄷ　　　　　④ ㄹ

25

동기부여 이론 중 X이론에 근거하여 관리자가 구성원을 대하는 좋은 방법은?　보건직 2022

① 경제적 보상과 제재
② 권한의 위임
③ 자율성 존중
④ 민주적 리더십

26

다음에서 설명하는 교육훈련방법으로 옳은 것은?　보건직 2022

피훈련자를 몇 개의 반으로 나누고 분반별로 주어진 과제에 대해서 연구나 토의를 하며, 그 결과를 전원에게 보고하고 비판이나 토의하는 방식이다.

① 토론회의(discussion)
② 사례연구(case study)
③ 신디케이트(syndicate)
④ 감수성훈련(sensitivity training)

27

다음은 초등학교의 건강증진사업을 위해 해당 학교 대상의 SWOT 분석을 한 내용이다. 옳은 것만을 모두 고르면?　보건직 2022

ㄱ. 강점 – 사회적 분위기가 점차 건강을 우선시하고 있다.
ㄴ. 기회 – 소속 초등학교 교원들의 능력이 우수한 편이다.
ㄷ. 약점 – 교내 건강증진활동을 수행할 공간이 부족한 편이다.
ㄹ. 위협 – 시골이어서 주변에 연계할 수 있는 관련 기관이 부족하다.

① ㄱ, ㄴ　　　　② ㄴ, ㄷ
③ ㄷ, ㄹ　　　　④ ㄴ, ㄷ, ㄹ

28

다음 사례에 해당하는 조직구조는?　보건직 2023

보건소의 각 부서에서 인원을 차출하여 가칭 '건강증진도시팀'을 일정기간 운영하였다.

① 라인 조직(line organization)
② 프로젝트 조직(project organization)
③ 매트릭스 조직(matrix organization)
④ 라인스텝 조직(line staff organization)

29

임파워먼트 리더십(empowerment leadership)의 주요 개념에 해당하는 것만을 모두 고르면?
보건직 2023

ㄱ. 업적에 따른 보상
ㄴ. 핵심적 권한의 공유
ㄷ. 섬김과 솔선수범

① ㄱ
② ㄴ
③ ㄱ, ㄴ
④ ㄴ, ㄷ

30

민츠버그(Mintzberg)의 조직 유형 중 상급종합병원에 적합한 것은?
보건직 2023

① 애드호크라시(Adhocracy)
② 단순 조직
③ 기계적 관료제 조직
④ 전문적 관료제 조직

31

다음에서 설명하는 직무평가 방법은?
보건직 2023

• 비계량적 방법으로 직무와 직무를 비교한다.
• 직무를 종합적으로 평가하여 상대적 중요도를 결정한다.

① 서열법(ranking method)
② 점수법(point rating method)
③ 요소비교법(factor comparisons method)
④ 직무분류법(job classification method)

32

공식조직과 비교하여 비공식조직의 특성으로 옳은 것은?
보건직 2024

① 능률의 논리에 입각한 조직이다.
② 조직자체의 경직성을 야기할 수 있다.
③ 구성원의 심리적 안정감을 형성한다.
④ 직제 등에 의해 형성된 인위적이고 제도화된 조직이다.

33

인사평가자가 피평가자의 능력이나 성과를 실제보다 높게 평가하는 근무성적평정상의 오류는?
보건직 2024

① 시간적 오류(recency error)
② 중심화 경향(central tendency)
③ 상동적 오류(stereotyping error)
④ 관대화 경향(leniency tendency)

34

다음에서 설명하는 보건교육방법은? 보건직 2024

교육대상자가 많을 때 대상자들을 소집단으로 나누어 토의하고, 그 결과를 다시 전체회의에서 통합한다.

① 세미나(seminar)
② 워크숍(workshop)
③ 심포지엄(symposium)
④ 버즈세션(buzz session)

01

통솔범위의 원리

한 사람의 상관이 몇 사람의 부하를 직접 적절하게 감독할 수 있는가를 의미하는 원리이다. 한 사람의 상관이 무제한적으로 통솔할 수 없으며 지나치게 소극적으로 감독할 경우 계층의 수가 많아지고 이로 인한 부작용이나 역기능을 초래할 수 있다. 통솔범위의 수는 기계적·획일적으로 어느 경우나 적용되는 것은 아니고 직무의 성질, 시간적 요인, 공간적 요인, 인적요인 등에 따라 신축성 있게 고려되어야 한다.

02

스태프조직은 라인조직(수직조직)이 목표달성을 위하여 원활하게 기능하도록 지원, 조성, 촉진하는 역할을 하는 조직으로 실질적인 집행권이나 명령권은 가지고 있지 않다.

03

② 보건조직은 자본집약적이며 노동집약적인 조직이다.
③ 응급 등 위기관리 특수상황으로 통제와 조정이 어렵다.
④ 블라우와 스코트는 행정기관을 공익조직으로 분류하였다.

04

브룸(Voorm)의 기대이론은 과정이론에 해당한다.

05

공직임용의 기준을 당파성이나 정실, 혈연, 학벌, 지연 등이 아닌 개인의 능력, 자격, 실적에 두는 제도를 의미한다. 실적은 능력, 자격, 기술, 지식, 업적, 성과 등으로 정의한다. 자격주의는 실적주의의 속성이지만 정실주의는 실적주의에서 나타나는 특성이 아니다.
정실주의는 엽관주의에서 나타날 수 있다.

06

같거나 유사한 직위의 직무라도 직무수행의 곤란성, 책임성, 복잡성 그리고 직무를 수행하는 데 필요한 자격요건 등에 차이가 있을 수 있다. 이러한 차이를 기초로 하여 각 직위의 상대적 수준과 등급을 구분하는 작업이 직무평가이다.

07

조직의 원리: 계층제의 원리, 조정의 원리(통합의 원리), 전문화의 원리(분업의 원리), 통솔범위의 원리, 명령통일의 원리

08

④ 부하에게 과업목표를 알려주고 그 목표를 달성했을 경우에 어떤 보상을 지급받게 되는 지를 명확히 해준다.
　– 거래적 리더십

변혁적 리더십

(1) 조직합병을 주도하고, 신규부서를 만들며, 조직문화를 새로 창출해 내는 등 조직에서 중요한 변화를 주도하고 관리하는 리더십으로 최고관리층의 변화추구적·개혁적 리더십이다.

(2) 구성요소
　① 카리스마적 리더십: 리더가 난관을 극복하고 현 상태에 대한 각성을 표명함으로써 부하들에게 자긍심과 신념을 부여
　② 영감적 리더십: 부하가 도전적 목표와 임무, 미래에 대한 비전을 열정적으로 받아들이고 계속 추구하도록 격려
　③ 개별적 배려: 부하에 대한 특별한 관심과 특정한 요구를 이해함으로써 개인적 존중감을 전달
　④ 지적 자극: 부하들에게 변혁적이고 새로운 시도를 도전하도록 고무하며, 스스로 문제해결책을 찾도록 격려하고 자극

09

③ 조직내에서 사회적 능률을 향상시킬 수 있는 관리방법을 탐구한 이론은 신고전적 조직이론이다.

고전적 조직이론

(1) 고전적 조직이론은 조직의 구조적 또는 기계적인 관점을 대표하는 초기의 행정이론으로, 외부환경보다는 조직 내부의 합리적·능률적 관리에 초점을 두었다.

(2) 최소의 비용과 노력으로 최대의 산출을 확보하는 능률성을 가장 중요한 가치기준으로 삼고, 공식구조 중심의 과학적 관리기술을 연구하는 관리이론으로 경영합리화는 물론, 행정 분야의 능률화에 결정적 영향을 미쳤다.

(3) 고전적 조직이론은 행정을 정치권력적 현상이 아닌 관리 현상으로 인식하여 고전적 행정학의 기틀을 마련하였다.

(4) 학파: 테일러(Taylor)가 개척자로 되어있는 과학적 관리론, 귤릭(Gülick)등이 주도한 행정관리학파, 합리적·합법적 관료제 이념형을 제시한 웨버(Weber)의 관료제이론

10

분류법

(1) 직무와 등급기준표를 비교하여 판단하는 것으로 비계량적 방법(절대평가)

(2) 등급별로 책임도, 곤란성, 필요한 지식과 기술 등에 관한 기준을 고려하여 직무를 해당되는 등급에 배치하는 방법

(3) 서열법보다 다소 세련된 방안으로 정부기관에서 많이 사용

(4) 장점: 절차가 비교적 간단하고, 직무내용이 표준화되어 있지 않은 경우 다른 방법보다 적용이 용이함

(5) 단점: 등급기준표 작성이 어려우며, 서열법과 같이 직위가 복잡하고 수가 많으면 적용이 어려움.

11

구분	공식적 조직	비공식적 조직
조직의 생성	외면적·가시적·인위적 ·제도적·합리적 조직	내면적·불가시적·비제도적·감정적 조직
목적	공적 목적 추구	사적 목적 추구
원리	능률의 원리가 지배	감정의 원리가 지배
질서	전체적 질서를 위해 활동(관료제이론)	부분적 질서를 위해 활동(자생조직)
성문화 여부	합법적 절차에 따른 규범의 작성(성문화)	구성원의 상호행위에 의한 규범의 형성(불문화)
관리기법	과학적 관리	인간관계론
생성의도	계층적 조직, 고전적 조직, 관료제 조직	자생적 조직
특징	영속성, 경직성, 명확성	비영속성, 동태성, 불명료성

12

변혁적 리더십

(1) 조직합병을 주도하고, 신규부서를 만들며, 조직문화를 새로 창출해 내는 등 조직에서 중요한 변화를 주도하고 관리하는 리더십이다.

(2) 변혁적 리더는 부하들이 자신에 대해 갖고 있는 생각을 탈바꿈시켜 높은 수준의 동기가 유발되고 보다 성취지향적인 행동이 유도되어 목표를 적극적으로 추진하게 된다. 결국 부하들은 자신감이 크게 높아지며 자신을 보다 가치있는 사람으로 인식하게 되어 스스로를 존중할 수 있게 된다.

(3) **구성요소**

① 카리스마적 리더십: 리더가 난관을 극복하고 현 상태에 대한 각성을 표명함으로써 부하들에게 자긍심과 신념을 부여

② 영감적 리더십: 부하가 도전적 목표와 임무, 미래에 대한 비전을 열정적으로 받아들이고 계속 추구하도록 격려

③ 개별적 배려: 부하에 대한 특별한 관심과 특정한 요구를 이해함으로써 개인적 존중감을 전달

④ 지적 자극: 부하들에게 변혁적이고 새로운 시도를 도전하도록 고무하며, 스스로 문제해결책을 찾도록 격려하고 자극

13

여러 부서의 인원이 모여 한시적으로 운영되는 '다문화 가족 정책위원회'는 프로젝트 조직의 유형으로 볼 수 있다. 프로젝트조직은 임시조직으로 목표달성 후 해산을 전제로 하기 때문에 지속적으로 장기계획에 집중하기 어렵다.

14

① 맥그리거의 X, Y이론 – 내용이론

② 브룸의 기대이론 – 과정이론

③ 허츠버그의 2요인 이론 – 내용이론

④ 아지리스의 미성숙 성숙이론 – 내용이론

15

엽관주의는 정당에의 충성도와 공헌도를 관직의 임용기준으로 삼는 인사행정제도로, 선거라는 전쟁에서 승리한 정당이 전리품에 해당하는 공직을 차지하는 권한을 가진다. 엽관주의는 민주정치 발전과 행정의 민주화에 기여(공직개방)하였고 민주정치의 기초가 되는 정당제도 발달과 유지에 기여(정당의 충성도)하였다. 하지만 빈번한 교체로 행정의 안정성 일관성이 저해되고 공직의 사유화, 상품화로 정치 행정의 부패를 초래하는 단점이 있다.

행정의 중립성, 안정성, 계속성을 확보할 수 있는 제도는 실적주의와 직업공무원 제도이다.

16

매슬로(Maslow)는 동기를 중요성에 따라 욕구를 5가지(생리, 안전, 소속감, 존중, 자아실현) 계층으로 분류하고 각 단계의 욕구가 순차적으로 유발됨을 설명하였다.

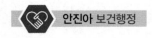

17

매트릭스 조직은 전통적인 조직기능(수직적)과 프로젝트 조직(수평적)을 합한 것으로 조직의 기능에 따라 수직선으로 편성된 기능조직에 수평적·측면적인 프로젝트 조직의 모형을 부가시켜 조직의 효율성과 유연성을 동시에 높이고자 운영하는 조직모형이다.

18

여러 부서의 팀원을 차출하여 하나의 사업팀을 구성하였으며 "한시적"으로 운영하는 조직이므로 프로젝트조직에 해당한다.

① 라인 조직: 전통적 조직구조이다. 라인조직이란 군대식 조직으로서 업무의 결정과 실행을 담당하는 부서들만 있는 조직형태이다. 과업의 분화라든가 부문화가 진전되지 않은 매우 초보적인 조직형태로 계선조직이라고도 한다. 라인조직의 목표는 비용절감과 같은 효율성의 제고 및 생산성 향상이다. 명령통일의 원칙, 전문화의 원칙, 통솔범위의 원칙, 권한과 책임의 원칙 등 전통적인 조직원칙이 충실히 지켜지는 조직이다.

② 라인스탭 조직: 라인(Line)은 수직조직을, 스태프(Staff, 막료, 참모)는 수평조직을 의미한다. 조직의 규모가 커질수록 기존의 라인기능만으로는 모든 업무수행이 불가능하므로 라인업무를 지원할 수 있도록 스태프 기능이 분화되어 발달한다. 라인스태프조직은 조직이 대규모화되는 초기상황, 경영환경이 안정적이고 확실성이 높은 상황에 효과적인 조직형태이다.

③ 프로젝트 조직: 목적달성을 위해 관련부서의 직원들이 파견되어 구성되는 임시조직으로 프로젝트 팀(Project Team), 태스크포스(Task Force, TF)로 불린다. 프로젝트 조직은 해산을 전제로 하여 임시로 편성된 일시적 조직이며, 신규·혁신적·비일상적인 과제의 해결을 위하여 형성되는 동태적 조직이다.

④ 매트릭스 조직: 조직의 기능에 따라 수직선으로 편성된 기능조직에 수평적·측면적인 프로젝트 조직의 모형을 부가시켜 조직의 효율성과 유연성을 동시에 높이고자 운영하는 조직모형으로 조직의 유연성을 높이는 장점이 있으나 명령통일의 원칙에 위배되어 이중 지휘체계에 의한 구성원들의 역할과 관련된 갈등이 야기되는 단점이 있다.

19

에치오니(Amitai Etzioni)의 분류

조직구성원들이 조직의 권위에 복종하는 형태를 기준으로 강제적 조직, 공리적 조직, 규범적 조직으로 분류하였다.

유형	정의	조직 사례
강제적 조직	조직의 통제수단이 강제적이고 구성원들이 고도의 소외의식을 가짐	군대, 교도소, 감금정신병원, 강제수용소
공리적 조직	조직이 구성원에 대하여 임금을 제공하고 구성원은 조직으로부터 지급되는 보상만큼 일한다는 입장	기업, 경제단체, 이익단체
규범적 조직	• 통제의 원천이 규범적 권한과 도덕적 복종이 부합되어 있는 조직 • 지도자의 개인적 영향력에 의존, 비공식적 제재가 강함	종교단체, 이념 정당, 병원, 가족, 대학

20

SWOT분석(SWOT Analysis)은 조직의 환경분석을 통해 강점과 약점, 기회와 위협 요인을 규정하고 이를 토대로 마케팅 전략을 수립하는 기법이다. 어떤 조직의 내부환경을 분석하여 강점과 약점을 발견하고, 외부환경을 분석하여 기회와 위협을 찾아내어 이를 토대로 강점은 살리고 약점은 죽이며, 기회는 활용하고 위협은 억제하는 마케팅을 수립하는 전략이다.

• 최첨단 의료시설과 장비, 최고의 의료진 – 강점(S)
• 정부의 통제와 규제, 새로운 경쟁자의 등장 – 위협(T)

21

① 후광효과(Halo Effect, 연쇄효과)는 한 평정요소에 대한 평정자의 판단이 연쇄적으로 다른 요소의 평정에도 영향을 주는 오류이다. 피평정자가 성실한 경우, 그런 인상이 창의성·지도력 등 전혀 성격이 다른 요소의 측정에도 영향을 미쳐 좋은 점수를 부여하게 되는 현상이다.

② 대비오차는 평정대상자를 바로 다른 피평정자와 비교하여 평정함으로써 나타나는 오차이다.

③ 규칙적 오차(Systematic Error)는 어떤 평정자가 다른 평정자들보다 언제나 좋은 점수 또는 나쁜 점수를 줌으로써 나타나는 오류이다. 평정자가 항상 관대화나 엄격화 경향을 보이는 것으로 평정기준이 높거나 낮은 데서 오는 규칙적·일관적 착오이다.

④ 상동적 오차(Similarity Error, 유형화 착오)는 유형화(정형화·집단화)의 착오로 편견이나 선입견 또는 고정관념에 의한 오차이다. 피평정자가 속한 사회적 집단의 유형에 대한 지각이나 어떤 인식을 오랫동안 같은 상태로 일관되게 유지하려는 심리상태에서 기인한다.

22

공식적 의사소통

(1) 상향식 의사소통(하의상달): 보고, 면접 및 직원 의견조사, 제안제도, 고충처리, 품의제, 상담 등

(2) 하향식의사소통(상의하달): 명령, 일반정보, 편람, 기관지, 게시판, 강연회 등

(3) 수평적의사소통: 사전심사제도, 사후통보, 회람, 회의, 위원회제도, 협조전, 조회 등

23

직위분류제의 구성요소

(1) 직위: 1명의 공무원에게 부여할 수 있는 직무와 책임으로 일반적으로 직위의 수와 공무원의 수는 일치한다.

(2) 직렬: 직무의 종류가 유사하나 그 곤란도, 책임의 정도가 상이한 직급의 군이다.

(3) 직류: 동일한 직렬 내에서의 담당분야가 유사한 직위의 군이다.

(4) 직군: 직무의 성질이 유사한 직렬의 군(집단)이다.

(5) 직급: 직위가 가지는 직무의 종류, 곤란성과 책임도가 상당히 유사한 직위의 군이다.

(6) 등급: 직무의 종류는 상이하지만 직무의 곤란도, 책임도와 자격요건이 유사하여 동일한 보수를 지급할 수 있는 모든 직위이다.

24

계선 조직(Line organization, 라인 조직)

(1) 라인 조직은 전통적 조직구조이다. 라인 조직이란 군대식 조직으로서 업무의 결정과 실행을 담당하는 부서들만 있는 조직형태이다.

(2) 과업의 분화라든가 부문화가 진전되지 않은 매우 초보적인 조직행태로 계선조직이라고도 한다.

(3) 라인 조직의 목표는 비용절감과 같은 효율성의 제고 및 생산성 향상이다.

(4) 명령통일의 원칙, 전문화의 원칙, 통솔범위의 원칙, 권한과 책임의 원칙 등 전통적인 조직원칙이 충실히 지켜지는 조직이다.

25

맥그리거(McGregor)의 X · Y이론

(1) 맥그리거는 매슬로우의 욕구단계이론을 바탕으로 인간관을 X · Y 두 가지로 대별하고 각각의 인간관에 따른 관리전략을 제시하였다. X이론적 인간관에 입각한 관리전략은 현대인에게 적합하지 않으며, Y이론적 인간관에 따른 관리를 주장하였다.

(2) X이론적 인간

① 특징: 본질적으로 일을 싫어하며 가능하면 일을 하지 않으려고 하고, 야망이 없고 책임지기를 싫어하고 외재적인 지도를 받으려 한다.

② 관리전략: 경제적 보상체계의 강화, 권위주의적 리더십의 확립, 엄격한 감독과 통제제도의 확립, 상부책임제도의 강화, 고층적 조직구조

(3) Y이론적 인간

① 특징: 자기 행동의 방향을 스스로 정하고 자율적으로 자기규제를 할 수 있는 존재이다. 조직의 문제를 해결할 때 비교적 높은 수준의 창의력과 상상력을 발휘할 수 있고 적절한 조건만 갖추어지면 책임지기를 원하며 책임 있는 행동을 수행하고자 한다.

② 관리전략: 조직목표와 개인목표의 통합 추진, 민주적 리더십의 확립, 분권화와 권한의 위임, 목표에 의한 관리, 직무확장, 비공식적 조직의 활용, 자체평가제도의 활성화, 평면적 조직구조

26

분임연구(Syndicate, 신디케이트)

(1) 이 방법은 집단연구 활동에 중점을 두는 방법이다.

(2) 피훈련자를 몇 개의 분반으로 나누고 분반별로 각각 주어진 과제를 연구토의하며 그 결과를 전원에게 보고하고 비판이나 토의를 가하는 방식이다.

27

SWOT분석(SWOT Analysis)은 조직의 환경분석을 통해 강점과 약점, 기회와 위협 요인을 규정하고 이를 토대로 마케팅 전략을 수립하는 기법이다. 어떤 조직의 내부환경을 분석하여 강점과 약점을 발견하고, 외부환경을 분석하여 기회와 위협을 찾아내어 이를 토대로 강점은 살리고 약점은 죽이며, 기회는 활용하고 위협은 억제하는 마케팅을 수립하는 전략이다.

ㄱ. 강점 - 소속 초등학교 교원들의 능력이 우수한 편이다.

ㄴ. 기회 - 사회적 분위기가 점차 건강을 우선시하고 있다.

28

프로젝트 팀은 목적달성을 위해 관련부서의 직원들이 파견되어 구성되는 임시조직으로 프로젝트 팀(Project Team), 태스크포스(Task Force, TF)로 불린다. 프로젝트 조직은 해산을 전제로 하여 임시로 편성된 일시적 조직이며, 신규·혁신적·비일상적인 과제의 해결을 위하여 형성되는 동태적 조직이다.

29

임파워먼트 리더십(Empowerment Leadership)은 조직구성원에게 업무와 관련된 자율권 보장의 잠재력을 극대화시키는 리더십으로 관리자들이 지니고 있는 권한을 실무자에게 이양하여 그들의 책임범위를 확대함으로써 직원들이 보유하고 있는 잠재능력 및 창의력을 최대한 발휘하도록 하는 방법이다.

[오답해설]
ㄱ. 업적에 따른 보상 – 거래적 리더십
ㄷ. 섬김과 솔선수범 – 서번트 리더십

30

민츠버그는 조직을 규모와 복잡성의 정도에 따라서 5가지 유형으로 분류하였다.
- 단순구조 조직: 구조가 단순하고 소규모이면서 유동성이 강한 조직 ❹ 자동차 딜러
- 기계적 관료제 조직: 조직의 역사가 길며 대규모로서 표준화되어 있는 안정적 조직 ❹ 우체국, 항공사
- 전문적 관료 조직: 전문가집단이 일하는 대규모 조직으로 작업기술표준화에 의한 조정을 통해 과업을 조정하며 전문가들은 많은 자율권을 부여받는 조직 ❹ 대학, 종합병원, 사회복지관
- 대형지부 조직: 고객의 다양성에 대처하기 위해 각 사업부서가 책임을 지고 자율적인 활동을 하는 조직 ❹ 재벌기업, 대학
- 임시특별 조직: 복잡한 형태이며 연구개발조직과 같은 성향의 조직 ❹ 광고회사, 우주센터

31

비계량적인 방법

구분	특징
서열법	• 직무와 직무를 비교하여 평가하는 비계량적 방법 • 직무 전체의 중요도와 난이도를 바탕으로 상대적 가치를 비교하여 직무의 우열을 정하는 방법(상대평가)
분류법	• 직무와 등급기준표를 비교하여 판단하는 것으로 비계량적 방법(절대평가) • 등급별로 책임도, 곤란성, 필요한 지식과 기술 등에 관한 기준을 고려하여 직무를 해당되는 등급에 배치하는 방법 • 서열법보다 다소 세련된 방안으로 정부기관에서 많이 사용

계량적인 방법

구분	특징
점수법	• 직무평가기준표에 따라 평가대상직무의 구성요소별로 점수를 매기고 총합을 구하는 방식(절대평가) • 체계적이고 과학적인 방법에 의하여 작성된 직무평가 기준표를 사용하므로 평가결과에 타당성과 신뢰성이 인정됨
요소 비교법	• 직무와 기준직무의 평가요소를 상호비교하여 분석하는 방식(상대평가) • 직무를 평가요소별로 계량적으로 평가하고 관찰가능한 직무와 직무를 비교함으로써 점수부여의 임의성을 극복한 방식

32

구분	공식적 조직	비공식적 조직
조직의 생성	외면적·가시적·인위적·제도적·합리적 조직	내면적·불가시적·비제도적·감정적 조직
목적	공적 목적 추구	사적 목적 추구
원리	능률의 원리가 지배	감정의 원리가 지배
질서	전체적 질서를 위해 활동 (관료제이론)	부분적 질서를 위해 활동 (자생조직)
성문화 여부	합법적 절차에 따른 규범의 작성(성문화)	구성원의 상호행위에 의한 규범의 형성(불문화)
관리 기법	과학적 관리	인간관계론
생성 의도	계층적 조직, 고전적 조직, 관료제 조직	자생적 조직
특징	영속성, 경직성, 명확성	비영속성, 동태성, 불명료성

33

① 시간적 오류(recency error): 전체 기간의 근무성적을 평가하기보다는 최근의 실적이나 능력을 중심으로 평가

② 중심화 경향(central tendency): 피평정자들에게 대부분 중간 수준의 점수를 주는 심리적 경향

③ 상동적 오류(stereotyping error): 유형화(정형화·집단화)의 착오로 편견이나 선입견 또는 고정관념에 의한 오차로 피평정자가 속한 사회적 집단의 유형에 대한 지각이나 어떤 인식을 오랫동안 같은 상태로 일관되게 유지하려는 심리상태에서 기인

④ 관대화 경향(leniency tendency): 피평정자를 실제 수준보다 관대하게 평가하는 경향

34

① 세미나(seminar): 참가자들이 주제에 관해 전문적인 지식을 가지고 있고, 세미나를 주도해 갈 주제 발표자의 공식적인 발표에 대해 사전에 준비된 의견을 개진하거나 질의하는 형태로 진행된다.

② 워크숍(workshop): '협의회'나 '공개교육', '상호교육'을 뜻하는 교육용어로 사용된다. 집단사고나 집단 작업을 통하여 성장을 꾀하고 문제를 해결하려는 두 가지 목적을 동시에 달성할 수 있다.

③ 심포지엄(symposium): 특정 주제에 관하여 선정된 전문가들이 각각 서로 다른 측면에서 전문적 의견을 발표하고 청중과의 질의응답을 진행한다.

④ 버즈세션(buzz session): 전체 훈련생을 4~6명의 소그룹으로 나누고 각각의 그룹에서 토의를 하고 그룹의 결론을 전원에게 발표하는 방식이다.

01
고전적 인간관에 대한 설명으로 옳지 않은 것은?

① 인간을 기계의 부품으로 본다.
② 과학적 원리를 강조한다.
③ 합리적 · 경제적 인간관이다.
④ 민주성의 확립에 기여한다.

02
신고전적 조직이론에 대한 설명으로 옳지 않은 것은?

① 심리적 · 감정적 요인과 같은 비합리성을 자극하여 생산성과 능률성을 극대화한다.
② 과학적 관리론의 한계점을 보완하고자 대두되었다.
③ 기계적 능률성을 중시한다.
④ Hawthorne Study와 관련 있는 이론이다.

03
공식화에 대한 설명으로 옳지 않은 것은?

① 조직 내의 직무 정형화 및 표준화의 정도이다.
② 쉬운 업무일수록 공식성이 높다.
③ 조직의 규모가 작을수록 공식성이 높다.
④ 직무가 공식화되면 담당자의 재량 및 자율성이 낮아진다.

04
조직구조의 변수에 대한 설명으로 옳지 않은 것은?

① 조직의 복잡성은 조직의 분화정도를 의미한다.
② 집권성이 높으면 의사결정권이 상부로 집중된다.
③ 집권화란 조직 내 권력배분의 형태를 의미한다.
④ 규모가 큰 조직일수록 복잡성, 공식성, 집권성이 높아진다.

05
보건조직에 있어 직무를 책임과 난이도에 따라 등급화하고 상하계층 간에 명령, 복종 관계를 적용하는 조직원리는?

① 계층제의 원리 　② 전문화의 원리
③ 명령통일의 원리 　④ 통솔범위의 원리

06
조직이 거대화됨에 따라 나타나게 되는 관료제의 병리적 현상이 아닌 것은?

① 문서주의 　② Red-tape 조장
③ 할거주의 　④ 의사결정의 집권화

07

공식조직에 대한 설명으로 옳지 않은 것은?

① 과학적 관리론의 한계로 등장하였다.
② 감정요소 배제하고 합리적인 업무체계를 중시한다.
③ 가시적이고 현실적인 조직이다.
④ 이성적인 인간을 강조한다.

08

비공식조직에 대한 설명으로 옳지 않은 것은?

① 인간관계론과 관련된 조직이다.
② 파벌, 정실개입을 초래할 수 있다.
③ 내면적이고 부분적인 질서를 가진 조직이다.
④ 심리적 불안감을 야기시키는 역기능이 있다.

09

조직은 성립과정이 인위적인지 여부에 따라 공식적 조직과 비공식적 조직으로 분류할 수 있다. 비공식적 조직에 대한 설명으로 옳지 않은 것은?

① 비공식적 조직은 구성원의 사회적 욕구를 충족시키고 사기와 생산성을 높여줄 수 있다.
② 비공식적 조직은 구성원 간에 강력한 연대의식과 일체감을 조성하기도 한다.
③ 인간은 선천적으로 자기와 유사한 것을 추구하는 경향이 있으며 이런 심리가 비공식적 조직을 탄생시킨다.
④ 비공식적 조직은 신분체계와 지위체계가 존재하지 않는 평등관계를 확립한다.

10

다음 중 계선조직과 막료조직에 관한 설명으로 옳은 것은?

① 막료조직은 조직목표의 수행에 직접 책임을 지는 것으로 수직적·계층적 구조를 형성하면서 직접적인 업무수행을 담당한다.
② 계선조직과 막료조직은 담당하는 업무내용에 의해 구별되는 것이며 권한관계에 의해 구별되는 것은 아니다.
③ 막료조직은 대부분 권한을 갖지 않으나 실제로는 계선조직에서 직능적 권한을 행사하기도 한다.
④ 계선조직은 막료조직을 도와서 조직목표의 달성에 간접적으로 공헌하는 권한관계이다.

11

동태적이고 유기적인 조직이 가지고 있는 특성으로 옳지 않은 것은?

① 수평적이며 분권적인 조직이다.
② 민주성이론과 Y이론을 중시한다.
③ 공식성과 집권성이 낮은 조직이다.
④ 신축성과 전문성이 낮은 조직이다.

12

다양한 전문기술을 가진 비교적 이질적인 전문가들이 프로젝트를 중심으로 집단을 구성하여 문제를 해결하는, 변화가 빠르고 적응적이며 일시적인 체제의 조직은?

① 기계적 조직
② 관료적 조직
③ 전문적 조직
④ 애드호크라시 조직

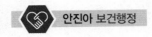

13

다음 중 애드호크라시 조직의 특성으로 옳지 않은 것은?

① 권력의 분권화가 높은 조직이다.
② 집권성과 복잡성, 공식성이 낮은 조직이다.
③ 융통성과 혁신성이 낮은 조직이다.
④ 매트릭스조직, 위원회 조직, 태스크포스 조직 등이 애드호크라시 조직에 속한다.

14

태스크포스 조직에 대한 설명으로 옳지 않은 것은?

① 군사용어로 특정임무를 수행하기 위하여 편성된 조직으로 기동타격부대에서 유래된 전문가 조직이다.
② 정규부서에 소속되어 있으면서 특수조직의 일원으로 근무한다.
③ 필요시 생겨나는 임시조직이다.
④ 특정 목표달성을 위해 생겨나는 동태적 조직의 하나이다.

15

프레서스(R. Presthus)가 제시한 성격형 중에서 조직에 대하여 일체감을 강하게 느끼는 유형은?

① 상승형 ② 애매형
③ 무관심형 ④ 등격형

16

다음 중 동기부여이론에 대한 설명으로 옳지 않은 것은?

① 인간의 일에 대한 동기가 발생하는 유형을 연구하는 이론이다.
② 동기부여이론에는 크게 내용이론과 기대이론, 과정이론의 3종류로 구분한다.
③ 내용이론은 욕구의 내용 하나하나를 확인하는 이론으로 동기는 선험적이고 객관적인 기준에서 나타난다는 이론이다.
④ 과정이론은 욕구가 유발되는 과정을 분석한 것으로 동기는 주관적이고 어떤 보상이나 기대에 의해 나타난다는 이론이다.

17

다음 중 허츠버그(Herzberg)의 2요인이론에 대한 설명으로 옳지 않은 것은?

① 인간의 욕구를 불만요인과 만족요인으로 구분하고 있다.
② 위생요인의 충족은 동기부여를 가져온다.
③ 위생요인은 업무가 수행되는 환경과 관련된 요인으로 환경이 개선되면 불만이 감소하거나 불만을 방지할 수 있다.
④ 동기요인은 직무의 속성과 관련된 요인으로 충족이 되면 근무의욕이 향상되고 자기실현이 달성되어 장기적으로 업무효과가 높아진다.

18

인간의 본성에 대한 기본적인 가정을 조직의 경영과 관련시켜 설명한 McGregor의 X·Y이론에서 X이론의 인간에 대한 관점으로 옳지 않은 것은?

① 인간은 본래 일하기 싫어하고 책임의식이 부족하다.
② 경제적·합리적 인간을 중시하게 된다.
③ 인간관계론, 신고전적 조직이론에서 중시하는 인간관이다.
④ 인간은 이기적이고 자기중심적이다.

19

인간의 Personality가 미성숙단계에서 성숙단계로 발전하고 미성숙상태에서 정체되는 것을 방지하기 위한 방안으로 직무확대, 참여적 리더십, 현실중심적 리더십을 강조한 학자는?

① McGregor
② Argyris
③ Alderfer
④ Vroom

20

ERG이론에 대한 설명으로 옳지 않은 것은?

① Alderfer에 의해 주장된 욕구단계이론이다.
② 상위욕구가 행위에 영향을 미치기 전에 하위욕구가 먼저 충족되어야 한다.
③ Maslow의 욕구단계설의 문제점을 극복하고자 제시되었다.
④ 인간의 욕구를 존재욕구, 관계욕구, 성장욕구로 나누었다.

21

욕구충족과 동기유발 사이에 직접적인 인과관계가 없고 주관적인 지각과정을 통해 동기 또는 근무의욕이 결정된다는 이론은?

① Vroom의 기대이론
② Porter & Rawler의 업적－만족이론
③ Adams의 공평성이론
④ McClelland의 3욕구이론

22

다음 중 '성과가 바람직한 보상을 가져다 줄 것이라고 믿는 정도'에 해당하는 것은?

① 기대감
② 수단성
③ 유의성
④ 자율성

23

리더십이론 중에서 과업구조, 리더와 부하의 관계, 리더의 지위권력 등의 3가지 상황변수를 토대로 효과적인 리더십 행동을 개념화한 이론은 무엇인가?

① 피들러(F. E. Fiedler)의 상황적합성이론
② 버나드(C. I. Barnard)의 자질이론
③ 하우스(R. J. House)의 경로－목표이론
④ 블랜차드(Blanchard)의 3차원리더십유형

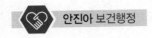

24

변혁적 리더십에 대한 설명으로 옳지 않은 것은?

① 조직변동의 추구에 초점을 둔다.
② 구성원의 능력발휘를 위한 지적 자극을 통해 동기적 반응을 유도한다.
③ 주로 하위관리자에게 필요한 유형이다.
④ 조직구성원들의 높은 실적과 관여를 유인하는 장치를 강조한다.

25

다음 중 권한위임에 대한 설명으로 옳지 않은 것은?

① 하부관리자의 자질을 인정하고 신뢰할수록 위임이 커진다.
② 조직의 규모가 커질수록 권한위임이 줄어든다.
③ 권한위임은 대폭적일수록 바람직하다.
④ 권한이 위임되면 책임이 수반되고 보고·감독기능이 있어야 한다.

26

집단 간의 갈등을 해결하기 위한 방안으로 옳은 것은?

> 가. 갈등을 겪고 있는 집단 간의 공동목표를 설정해 준다.
> 나. 조직 내부의 의사소통을 활성화한다.
> 다. 직무분석에 의한 합리적 업무분담과 구체적인 규정과 절차를 만든다.
> 라. 갈등을 겪고 있는 집단들을 직접적으로 대면시키면 갈등문제가 더욱 증가되므로 집단 간의 직접적인 대면의 기회를 줄인다.

① 가, 나, 다 　　　② 가, 다
③ 나, 라 　　　　④ 가, 나, 다, 라

27

다음 내용과 관련이 깊은 레이힘(M. A. Rahim)의 갈등처리 유형은?

> • 갈등상태의 당사자 간 상호교환과 희생을 통해 부분적 만족을 취함
> • 자신의 관심사와 상대방의 관심사 모두를 동시에 부분적으로 만족시켜 주려함
> • 문제해결의 창조적인 방안 도출에 방해가 되기도 함

① 회피 　　　　② 수용
③ 타협 　　　　④ 협조

28

효과적인 의사전달을 위한 기본원칙들에 대한 설명이 옳지 않은 것은?

① 적시성 – 의사전달의 전후 메시지가 모순되지 않아야 한다.
② 관심과 수용 – 수신자가 관심을 갖고 수용적인 태도를 보일 때 효과적이다.
③ 일관성 – 명령 간 혼선이 생기지 않도록 조직의 목표와 부합되는 목표지향적인 것이어야 한다.
④ 적량성 – 전달된 정보의 양이 너무 많거나 적어 수신자의 이해를 어렵게 하면 안 된다.

29

그레이프바인(Grapevine)에 대한 설명으로 옳지 않은 것은?

① 공식적 커뮤니케이션과 그레이프바인은 상호보완적이다.

② 의사전달망의 유형 중에서 특히 사슬형을 그레이프바인이라고 하기도 한다.

③ 조직구성원들을 포함한 모든 사람들이 불안하거나 변화에 직면했을 때 사용된다.

④ 비공식 의사소통의 경로는 직선적인 것이 아니라 포도넝쿨과 같이 얽혀 있다는 의미에서 '그레이프바인(Grapevine)'이라고 한다.

30

다음 중 의사전달에 대한 조직구조적 제약 요인에 해당하지 않는 것은?

① 집권화된 조직구조 ② 의사전달의 채널 부족

③ 할거주의 ④ 정보의 과다

31

우수기업이나 우수조직들이 성공을 거둔 합리적인 경영방식 등을 도입하여 조직의 경쟁력을 높이고 혁신을 추구하는 기법은?

① Re-structuring

② Benchmarking

③ Total Quality Management

④ Out-sourcing

32

다음 중 총체적 품질관리(TQM)에 대한 설명으로 옳지 않은 것은?

① 원래 민간부문에서 품질을 개선하기 위해 등장한 새로운 관리원칙이다.

② 품질을 통한 경쟁우위의 확보에 중점을 두고 고객만족, 인간성 존중, 사회에의 공헌을 중시한다.

③ 고객중심, 지속적 개선, 구성원의 참여를 중요한 원칙으로 강조한다.

④ 과정 및 절차보다는 결과에 초점을 두고 목표의 계량화를 중시한다.

33

A노인전문병원은 평균수명의 증가로 노인인구가 증가함에 따라 병원 내에 노인전문스포츠센터를 확장하였다. SWOT전략 중 어디에 해당하는가?

① SO ② ST

③ WO ④ WT

34

다음 중 조직의 외부환경에 대한 생존전략 중 마이클 포터의 틈새전략에 해당하지 않는 것은?

① 차별화 전략 ② 집중화 전략

③ 원가우위 전략 ④ 세분화 전략

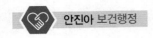

35

훈련의 참가자들이 그들의 태도와 행동을 성찰하고 자신의 행동이 타인에게 미치는 영향을 검토하도록 함으로써 개인의 태도와 행동의 변화를 유도하는 개인적 차원의 조직발전 기법은?

① 관리망 훈련　　② 감수성 훈련
③ 과정상담　　　　④ 태도조사환류

36

목표관리에 대한 설명으로 옳지 않은 것은?

① Y이론적 인간관에 입각한 관리 기법으로 조직구성원들은 목표성취를 위해 자발적으로 협조하고 합리적으로 행동함을 가정하고 있다.
② 목표관리제는 가시적·단기적 목표보다 거시적·장기적 목표에 대한 조직구성원들의 관심을 유도하는 데 도움을 준다.
③ 폐쇄적 내부관리모형으로 급격한 변화나 복잡한 환경 속에서 효용이 제약되는 한계점을 가지고 있다.
④ 조직 내에서 추구하는 목표들이 상호 계층을 갖도록 유도하므로 목표들 간 일관성이 유지되고, 조직의 전체적 목표를 효율적으로 달성할 수 있다.

37

직업공무원제도의 특성 및 수립요건이 아닌 것은?

① 실적주의의 확립
② 신분보장, 개방형 계급제
③ 장기적인 발전가능성과 잠재력 강조
④ 직급별 인력수급 계획의 수립

38

엽관주의의 폐단에 관한 내용과 가장 거리가 먼 것은?

① 행정의 낭비를 초래한다.
② 행정의 능률성을 저해한다.
③ 행정의 안정성을 저해한다.
④ 민주주의 이념을 저해한다.

39

다음 중 실적주의 인사행정의 내용이 아닌 것은?

① 시험을 통한 유능한 인재선발
② 강력한 정책수행 가능
③ 정치적 중립성
④ 행정의 계속성과 안전성

40

다음 중 직위분류제에 대한 설명으로 옳지 않은 것은?

① 직위분류제란 일을 중심으로 한 분류, 즉 직무를 중심으로 한 공직분류방법이다.
② 직위분류제는 직무의 종류·곤란성·책임도에 따라 분류하는 제도이다.
③ 인간관계론의 영향으로 발전하였다.
④ 직위분류제는 객관적인 직무중심의 공직분류방법이다.

41

직무분석 및 직무기술서, 직급명세서에 대한 설명 중 옳지 않은 것은?

① 직무기술서(Job Description)는 직무의 특성에 대한 설명서로 직무명, 근무 위치, 직무 개요, 직무 내용, 근무조건 등의 내용을 포함한다.

② 직무분석(Job Analysis)은 직무기술서를 토대로 직무의 종류와 같거나 유사한 직위들을 묶어 직렬을 형성하고, 다시 동일하거나 유사한 직렬을 묶어 직군을 형성하는 작업이다.

③ 직급명세서(Class Specification)는 직급과 등급을 결정하는 작업으로 직무평가의 기초자료로 제공된다.

④ 직무평가(Job Evaluation)는 직무분석자료를 토대로 직무의 곤란성과 책임의 정도에 따라 직위를 수평적으로 분류하여 등급과 직급을 결정하는 것이다.

42

몇 사람이 반을 편성하여 문제를 연구하고 전원에게 보고하며 비판을 가하는 방법으로 우리나라 고위직 공무원 훈련이나 분임토의와 유사한 교육훈련 방법은?

① Syndicate ② OJT
③ 감수성 훈련 ④ 사례연구

43

직장 내 교육훈련(OJT)에 관한 설명으로 옳지 않은 것은?

① 직장 내에서 근무를 수행하면서 직속상관으로부터 업무에 필요한 지식·기술을 습득하는 기법이다.

② 상사나 동료 간의 이해와 협동정신을 강화·촉진시킨다.

③ 교육훈련의 내용과 수준을 통일시키기 곤란하다.

④ 업무수행과는 관계없이 예정된 계획에 따라 실시할 수 있다.

44

직무수행 중에 주요 과업을 책임·범주화하여 척도별로 기준행동을 정해 평가하고 평정의 임의성과 주관성을 배제할 수 있는 장점이 있는 것은?

① 강제배분법 ② 도표식 평정법
③ 행태기준척도법 ④ 중요사건기술법

45

인사고과자가 피고과자의 한 가지 단점 때문에 모든 것을 나쁘게 평가하는 오류를 무엇이라 하는가?

① 상동적 오류 ② 혼효과
③ 논리적 오류 ④ 집중화 경향

[**A**nswer]

01 ④	02 ③	03 ③	04 ④	05 ①
06 ④	07 ①	08 ④	09 ④	10 ③
11 ④	12 ④	13 ③	14 ②	15 ①
16 ②	17 ②	18 ③	19 ②	20 ②
21 ①	22 ②	23 ①	24 ③	25 ②
26 ①	27 ③	28 ①	29 ②	30 ④
31 ②	32 ④	33 ①	34 ④	35 ②
36 ②	37 ②	38 ④	39 ②	40 ③
41 ③	42 ①	43 ④	44 ③	45 ②

01

고전적 조직이론은 조직의 구조적 또는 기계적인 관점을 대표하는 초기의 행정이론으로, 외부환경보다는 조직 내부의 합리적·능률적 관리에 초점을 둔다. 민주성 확립에 기여하지는 않았다.

02

신고전적 조직이론은 과학적 관리론과 달리 인간을 사회적 유인에 따라 움직이는 존재로 파악하고 조직 내에서 사회적 능률을 향상시킬 수 있는 관리방법을 탐구한 접근방법이다. 기계적 능률성을 중시한 것은 고전적 조직이론이다.

03

조직의 규모가 클수록 공식성이 높아진다.

04

조직의 규모가 클수록 복잡성, 공식성은 높아지고 집권성이 낮아지며 분권화된다.

05

권한과 책임의 정도에 따라 직무를 등급화시킨 피라미드 구조이며 상하계층 간에 직무상 지휘·감독관계에 서게 하는 조직의 원리는 계층제의 원리이다.

06

관료제의 병리적 현상으로 서면주의, 할거주의 등이 발생한다(서면주의 = 문서주의 = Red-tape 조장).

07

과학적 관리론과 유사한 조직으로, 과학적 관리론의 한계로 등장한 조직은 비공식조직이다.

08

심리적 불안감을 방지하는 순기능이 있다.

09

비공식적 조직에도 공식적 계층관계는 아니지만 나름대로의 신분과 지위체계가 존재한다.

10

- 계선조직: 전통적 조직구조로 업무의 결정과 실행을 담당하는 부서들이 있는 조직형태로 직무에 대한 권한과 책임을 가진다.
- 막료조직: 수직조직이 목표달성을 위하여 원활하게 기능하도록 지원, 조성, 촉진하는 역할을 하는 조직으로 권한과 책임이 없지만 실제로는 직능적 권한을 행사하기도 한다.

11

동태적이고 유기적인 조직은 신축성과 전문성이 높다.

12

관료제와 대조를 이루는 개념으로 임무가 완수되면 해산되었다가 새로운 임무가 주어지면 재구성되는 속성을 지니는 것을 애드호크라시(Adhocracy)라고 한다. 불확실한 상황 속에서 특정한 목표를 달성하기 위해 신축적으로 적응하려는 전문가로 구성된 임시성을 지닌 기동성 있는 조직형태이다.

13

애드호크라시 조직은 융통성과 혁신성이 높다.

14

태스크포스 조직에서는 정규부서에 소속되지 않고 새로운 조직에서 정규직으로 근무한다.

15

- 프레서스의 성격유형: 상승형, 애매형, 무관심형
- 다운스(Downs)의 성격유형: 등격형, 보존형, 열중형, 창도형, 경세가형

16

동기부여이론

- 내용이론: '인간의 동기를 유발하는 내용'을 설명하는 이론으로 인간의 욕구와 욕구에서 비롯되는 충동, 욕구의 배열, 유인 또는 달성하려는 목표 등을 분석
- 과정이론: '인간의 행동이 어떤 과정을 통해 동기유발이 되는가'를 설명하는 이론으로 사람들이 어떠한 방법을 통해 욕구를 충족시키고, 욕구충족을 위한 여러 가지 행동대안 중 어떤 방법으로 행동선택을 하는가에 중점

17

위생요인은 불만요인으로, 충족되었을 때 불만이 없는 상태이다. 충족 시 동기부여를 가져오는 것은 만족요인인 동기요인이다.

18

X이론이란 인간은 본래 일하기 싫어하고 책임의식이 부족하다는 이론으로, 주로 과학적 관리론, 고전적 조직론에서 중시하는 인간관이다.

19

질문은 아지리스의 미성숙-성숙이론에 관한 설명이다.

20

ERG이론은 매슬로(Maslow)의 욕구단계와 다르게 하위욕구가 먼저 충족되지 않아도 상위욕구가 발생한다고 본다.

21

Vroom의 VIE 기대이론에서 동기의 강도는 자신의 노력이 성과(1차적 결과)로 이어진다는 기대(Expectancy)와 성과가 보상(2차적 결과)을 가져올 것이라는 믿음(Instrumentality), 예상되는 보상에 대한 자신의 선호도(Valence, 유의성)에 달려 있다.

22

- 기대감: 노력이나 능력을 투입하면 성과가 있을 것이라는 주관적 기대감
- 수단성: 성과가 바람직한 보상을 가져다 줄 것이라고 믿는 정도
- 유의성: 보상의 결과에 대해 가지는 주관적인 선호의 강도 (선호도)

23

피들러의 상황이론은 과업구조, 리더와 부하의 관계, 리더의 지위권력 3가지 상황변수를 토대로 리더십을 개념화하였다.

24

조직합병을 주도하고 신규부서를 만들며 조직문화를 새로 창출해 내는 등 조직에서 중요한 변화를 주도하고 관리하는 리더십으로 주로 최고관리자에게 필요한 유형이다.

25

조직의 규모가 클수록 권한 위임이 늘어난다.

권한위임 영향요인: 비용, 사안의 중요성, 조직의 지역적 분산 정도, 조직문화 및 관리자의 태도, 하급자의 능력, 통제기술 발달상태, 조직환경

26

집단갈등 해결방안

- 대면, 공동목표 설정, 자원 확충, 제도화, 커뮤니케이션 활성화, 조직구성 혁신 등

27

- 레이힘의 갈등관리 유형: 강압형, 수용형, 회피형, 협조형, 타협형
- 토마스와 킬맨(Thomas & Kilmann)의 대인적 갈등해결 방법: 회피, 수용, 타협, 강제, 협력

28

적시성: 의사소통은 적당한 시기에 행해져야 한다.

29

그레이프바인은 의사전달망 유형 중 전체경로형에 해당한다.

30

의사소통의 제약요인

(1) 인적 요인(전달자와 피전달자): 가치관·행태·의식상의 차이, 전달자의 의식적인 자기방어, 전달자에 대한 불신·편견, 계층상의 차이(가장 큰 요인)

(2) 방법·수단적 요인(전달수단 및 매개체): 언어·문자의 불명료성(방언, 속어, 은어), 잘못된 해석, 타 업무에 대한 압박, 정보의 유실·과다

(3) 구조적 요인(조직구조): 집권화된 조직구조(의사전달 왜곡), 의사전달 통로의 단일화, 할거주의, 막료(참모)

31

질문은 벤치마킹에 대한 설명이다.

32

결과보다 과정, 절차, 문화를 중시하며 계량화는 총체적 품질관리에서 중요하지 않다.

33

• ST: 내부강점과 외부위협
• SO: 내부강점과 외부기회
• WO: 내부약점과 외부기회
• WT: 내부약점과 외부위협

병원 내 노인전문스포츠센터의 확장은 내부강점(S), 노인인구 증가는 외부기회(O)로 볼 수 있다.

34

원가우위 전략, 차별화 전략, 집중 전략이 틈새전략에 해당한다.

35

감수성 훈련은 구성원의 가치관변화를 위한 기법으로, 행태과학의 지식을 이용하여 자신·타인·집단에 대한 태도와 행동을 변화시킴으로써, 조직에 있어서의 개인의 역할이나 조직목표를 잘 인식시켜 조직개선에 기여하려는 것이다.

36

목표관리는 가시적·단기적 목표를 설정한다.

37

직업공무원제도는 신분을 보장하는 폐쇄형 계급제이다.

38

엽관제는 선거를 통하여 국민에 대한 책임성 확보가 이루어지므로 정치적 민주주의나 행정의 민주성에 기여한다.

39

실적주의의 문제점
• 지나치게 소극적, 경직성, 집권성 초래
• 인간성 상실, 소외 초래
• 기술성 중시(인간존중 무시)
• 강력한 정책수행 곤란

40

직위분류제는 과학적 관리법의 영향으로 발전하였다.

41

• 직무평가를 통해 등급, 직급 결정되면 이를 통해 직급명세서 작성(직군, 직렬/등급, 직급이 결정되면 직급별 직급명세서 작성)
• 직무조사(직무기술서 작성) – 직무분석 – 직무평가 – 직급명세서

42

분임토의(신디케이트)는 피훈련자를 몇 개의 분반으로 나누고 분반별로 각각 주어진 과제를 연구토의하며, 그 결과를 전원에게 보고하고 비판이나 토의를 가하는 방식으로 주로 최고관리자 과정에 적합하다.

43

Off-JT는 현장의 업무수행과는 관계없이 예정된 계획에 따라 실시할 수 있다.

44

도표식 평정척도법에 중요사건기록법을 결합한 방식이다.

45

• 혼효과(Horn Effect): 한 가지 나쁜 점으로 인해 대상 전부를 부정적으로 인식
• 논리적 오차: 평정요소 간 존재하는 논리적 상관관계에 의하여 생기는 오류(후광효과에서 발생)
• 집중화 경향: 척도상 중심점에 집중하여 점수를 주는 것

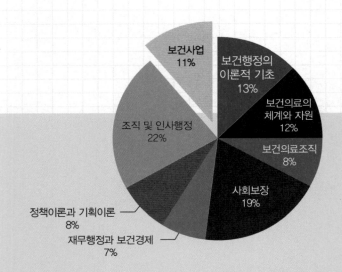

〈최근 10개년 영역별 평균출제빈도〉

보건사업
11%

보건행정의
이론적 기초
13%

보건의료의
체계와 자원
12%

조직 및 인사행정
22%

보건의료조직
8%

정책이론과 기획이론
8%

사회보장
19%

재무행정과 보건경제
7%

〈최근 10개년 서울시 영역별 출제빈도분석(2015~2024)〉

구분	2015	2016	2017	2018	2019	2020	2021	2022	2023	2024	합계
보건행정의 이론적 기초	4	2	5	1	3	3	4	2	0	2	26
보건의료의 체계와 자원	3	1	2	5	1	2	1	3	3	4	25
보건의료조직	1	1	2	2	0	3	1	1	2	2	15
사회보장	3	5	3	4	2	3	4	5	4	5	38
재무행정과 보건경제	1	1	2	1	2	2	2	0	2	1	14
정책이론과 기획이론	2	2	2	0	2	3	2	0	3	0	16
조직 및 인사행정	3	4	3	6	6	4	4	5	5	4	44
보건사업	3	4	1	1	4	0	2	4	1	2	22
합계	20	20	20	20	20	20	20	20	20	20	200

PART

08

보건사업

단원 길잡이

보건사업의 유형 및 평가에 대해 이해한다. 주요 보건지표를 학습하고 그 의미를 이해한다. 건강
증진의 개념과 국제적인 건강증진 활동내용, 우리나라의 건강증진사업에 대해 학습한다.

핵심 키워드

보건사업 | 보건사업 평가 | 보건지표 | 건강증진 | 오타와헌장 | 건강신념모형 |
국민건강증진종합계획

보건사업과 보건지표

학습 길라잡이

• 보건사업의 유형 및 평가
• 주요 보건지표

제1절 보건사업

1 보건사업의 개념 20 경기·울산

(1) 정의

지역주민 전체의 건강문제를 해결하기 위해서 체계적으로 지역의 보건문제를 진단하고, 자원을 우선적으로 투입해야 할 영역을 선정하고 이를 해결하기 위한 활동을 기획하여 실행에 옮기는 일련의 활동이다.

(2) 보건사업의 주체

① 중앙정부의 책임하에 수행하는 이유
  ㉠ 감염병관리와 같이 지역단위로만 목적달성을 할 수 없거나 효율성 없는 사업 존재
  ㉡ 정부 각 부처 간의 조직이나 기술, 인력 협력 없이는 수행하기 어려운 보건사업 존재
  ㉢ 보건사업의 일관성을 유지하여 업무의 중복회피의 가능성 존재
  ㉣ 법적 규제만으로는 사업수행이 어렵고 정부의 예산지원 등이 필요한 사업 존재
② 지방정부의 책임하에 수행하는 이유
  ㉠ 지역사회주민의 수요 반영
  ㉡ 지역사회의 특성 고려
  ㉢ 지역사회 개발사업과 연계
  ㉣ 비교적 장기적이고 상향적인 의사결정사업

2 보건사업의 유형

보건사업은 지역주민 전체를 대상으로 하는 통합보건사업과 특수분야의 문제를 관리하는 특수보건사업으로 구분할 수 있다.

구분	통합보건사업	특수보건사업
사업의 초점	가족의 건강관리	특수한 건강문제(모자보건, 결핵) 관리
특징	가족을 단위로 하여 가족건강에 대한 책임의식을 가지고 사업을 제공	특수 건강문제에 대한 깊이 있는 전문적 지식을 가지고 그 사업만 제공
사업의 목적	다목적: 포괄적으로 가족이 가진 여러 가지 건강문제	단일목적: 특수목적의 한 가지 건강문제
경제성	경제적	비경제적(각 분야별 전문의료인 필요)
적용	지역주민 전체 대상으로 적합	특수분야의 문제가 많은 지역에 적합
장점	• 효율적이고 단순하다. • 가족의 문제 및 요구를 동시에 정확하게 파악한다. • 여러 사업을 동시에 진행하면서 사업의 중복을 피한다. • 가족의 신임을 얻어 문제해결에 이점을 준다. • 지역사회의 문제점을 포괄적으로 파악할 수 있다. • 시간이 절약되고 경제적으로 사업을 수행할 수 있다. • 담당자는 다양한 영역의 지식을 습득할 수 있다.	• 특수분야의 문제가 많은 지역에 적합하다. • 사업에 대해서 전문적인 지식을 소유할 수 있다. • 깊이 있는 사업이 가능하다. • 특수 인구집단과의 깊은 신뢰를 형성할 수 있다.
단점	• 사업수행자는 각 사업영역에 대한 전문성 획득에 제한을 받을 수 있다.	• 지역사회의 문제점을 포괄적으로 파악하기 어렵다. • 지역사회 전체에게 신임을 얻는 데 제한이 있다. • 다양한 문제를 가진 대상자의 경우 여러 명의 전문인으로부터 중복되는 서비스를 받을 가능성이 있다.

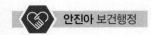

3 보건사업평가

(1) 정의

① 보건사업

개인이나 인구집단의 건강유지 및 증진을 목적으로 특정의 목표사업에 필요한 일단의 활동을 조직화한 체계이다.

② 보건사업평가

보건사업에 관한 의사결정을 지원하기 위해 체계적으로 정보를 수집·분석·보고하는 과정이다. 평가는 궁극적으로 '의사결정의 지원'을 목적으로 하는 것이며, '체계적'으로 이루어져야 한다.

③ 지역보건사업의 평가

국가보건발전을 위한 관리과정의 한 부분으로 국민의 건강수준을 향상시키는 입장에서 각종 보건사업활동의 효율성, 효과성, 파급효과를 사정하고 보건정책, 전략 및 활동계획의 실행 상태를 모니터링하는 과정

(2) 평가의 목적

① 사업목표의 달성 정도의 파악 및 수행여부 판단

② 사업의 효율성 제고, 사업추진력 확보 및 계속사업의 관리·개선

③ 사업운영과정에 대한 모니터링 체계 구축 및 신규사업 시행의 판단

④ 보건사업 담당자의 업무능력 배양

⑤ 법적 또는 규정상의 책임 이행

(3) 평가의 기본원칙 18 인천

① 명확한 목적 아래 시행되어야 한다.

② 계획에 관련된 사람, 사업에 참여한 사람, 평가에 영향을 받게 될 사람에 의하여 행해져야 한다.

③ 보건사업의 전 과정에 걸쳐 지속적으로 행해져야 한다.

④ 측정 기준이 명확하고, 객관적이어야 한다.

⑤ 사업의 기획단계부터 최종결과까지를 포괄하여야 한다.

⑥ 장점과 단점이 지적되어야 한다.

⑦ 미래지향적이며, 활동중심적으로 시행되어야 한다.

⑧ 목표를 달성하는 데 발생하는 문제점을 기술하고, 이 문제점을 해결하기 위한 방안이 마련되어야 한다.

⑨ 그 결과가 사업의 향상과 성장을 위하여 환류되어야 한다.

⑩ 의사결정을 돕는 데 핵심적인 역할을 하여야 한다.

⑪ 습득의 경험 자료로 사용되어야 한다.

⑫ 방법과 결과보고서는 누구든지 알 수 있게, 쉽게 사용되도록 마련되어야 한다.

4 보건사업평가의 기준 및 유형

(1) 평가의 내용

① 보건사업을 통하여 무엇을 수행하였는지 평가한다. 주로 사업의 산출물을 평가하여 사업이 계획대로 진행되었는지를 평가하기 위함이다.
② 사업의 결과, 즉 사업이 최종목표를 달성하였는지를 평가한다.
③ 사업의 성공과 실패에 대한 이유를 분석한다.
④ 서비스 노력과 성취도의 비율을 평가한다(효율성 평가).

(2) 평가기준 16 서울, 17 대전, 18 제주, 19 대구, 20 인천, 23 보건직

① 서치만(Suchman)의 평가기준

㉠ 업무량/노력(Effort) 평가: 사업 활동량 및 질을 포함하는 투입에너지와 투입량을 의미하는 것이다.

예 결핵환자 발견사업에서 방사선 관찰을 몇 명 했는가?, 보건간호사가 가정방문을 몇 건 했는가?

㉡ 성과(Prformance) 평가: 투입된 노력의 결과로 나타나는 측정된 효과를 의미한다.

예 예방접종 건수, 결핵환자 발견 건수

㉢ 성과의 충족량(Adequacy of Performance) 평가: 효과 있는 사업 활동이 얼마나 수요를 충족했는가를 보는 것이다. 실제로 기대 또는 요구되는 목표량에 대한 실적량의 비율이 클수록 충족량은 높다고 평가한다.

예 결핵발견을 위한 관찰대상자 중 실제 관찰을 한 대상자의 비율은 지역사회의 결핵발생률을 감소시키기에 충분한가라는 시각에서 점검

㉣ 효율성(Efficiency) 평가: 투입된 인력, 비용, 시간 등 여러 가지 측면에서 각 대안들을 비교·검토하는 방법이다. 이 평가는 투입된 노력이 과연 적절한 것이었던가를 측정하려는 데 있다. 즉 투입된 인력, 예산, 시간 등을 고려하여 단위당 얻은 결과가 최대일 때 효율성이 가장 높다고 할 수 있다.

예 한 사람의 결핵환자 발생을 예방하는 데 비용이 얼마나 들었으며 나아가 이만큼의 비용을 쓸 가치가 있는지를 가늠하는 것, 한 사람의 결핵발생 예방에 든 비용이 두 결핵환자를 완치하는 데 드는 비용보다 더 들었다면 이 결핵발견사업은 그만두어야 함.

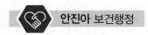

　　　　ⓜ 업무진행과정(Process) 평가: 사업의 업무진행과정을 분석함으로써 그 사업의 성패요인을 파악하는 것이다.

　　　　　예 결핵발견사업을 위한 관찰을 할 때 보건소에서만 수행하면 먼 거리에서 바빠서 못 오는 사람들이 많아 더 긴 시간이 걸리기 때문에 노력과 시간 그리고 비용이 더 들면서도 성과가 적어지므로 대상자가 있는 지역을 찾아가서 이른 아침이나 늦은 저녁을 이용하면 사업을 더 성공적으로 이끌어 나갈 수 있음.

　　② 미국공중보건협회 평가항목

　　　　㉠ 사업의 적합성(Program Appropriateness): 수많은 보건문제 중에서 특정 사업을 선정한 정당성을 따지는 것으로 가치의 타당성을 우선순위 결정에 비추어 본 것이다.

　　　　㉡ 사업량의 충족량(Program Adequacy): 전체 보건문제의 크기 중 얼마만큼을 해결할 수 있는 사업을 투입했는가를, 즉 보건문제는 100만큼인데 이 중 80만큼을 해결할 수 있는 사업이 투입되었는지 또는 20만큼만 투입되었는지를 보는 것이다.

　　　　㉢ 사업의 효과성(Program Effectiveness): 설정된 목표를 얼마나 달성했는지를 보는 것이다.

　　　　㉣ 사업의 효율성(Program Efficiency): 목표달성에 쓰인 비용은 합리적이고 낭비 없이 가장 효과적인 방법으로 수행되었는지를 따져보는 것이다.

　　　　㉤ 사업에 의한 부수적 효과(Program Side-effects): 사업의 계획 당시에는 전혀 예견하지 못했던 부수적 효과, 즉 바람직한 효과 또는 바람직하지 못한 부작용 모두를 점검하는 것이다.

(3) 평가유형 16 경기 · 보건직7급, 17 복지부7급 · 보건직7급, 21 강원 · 경북 · 울산, 22 서울 · 보건직

　보건사업은 투입 - 전환 - 산출의 시스템적 과정을 따른다. 보건사업도 이러한 과정을 준용하여 구분할 수 있는데, 투입부문에 해당하는 구조평가, 전환과정에 해당하는 과정평가, 산출에 해당하는 결과평가로 구분할 수 있다.

　① **구조평가**

　　　㉠ 투입되는 자원의 적절성 평가

　　　㉡ 사업인력, 시설 및 장비의 적절성에 대한 평가

　② **과정평가**

　　　㉠ 사업을 실행하는 과정 중 평가

　　　㉡ 사업계획과 진행정도를 비교함으로써 목표달성이 가능하도록 사업 조정

　　　㉢ 목표달성을 저해하는 요인을 조기에 발견하여 시정하는 한편 목표달성을 촉진하는 요인은 강화

　③ **결과평가**: 사업의 종료 시 사업효과를 측정함으로써 사업의 지속이나 확대여부를 판단하기 위하여 실시한다.

(1) 과정평가의 내용

① 목표대비 사업의 진행정도가 원래 의도한대로 실행되고 있는가?

② 자원(인력, 시설, 장비, 정보 등)과 예산은 제대로 지원되고 있으며 이를 효율적으로 사용하고 있는가?

③ 사업에 참여하는 자와 이용하는 자의 태도 및 특성은 어떠한가?

④ 제공되고 있는 서비스의 질과 대상자의 만족도는 어떠한가?

⑤ 사업을 더 효율적·효과적으로 만들기 위해 변화시키거나 사업목표의 수정 필요성이 없는가?

(2) 결과평가의 내용

① 사업이 목적과 목표를 달성하였는가?

② 사업에 의해 야기된 의도하지 않은 결과는 없는가?

③ 사업이 사회적 형평성의 달성에 기여하고 있는가?

④ 조직과 지역사회의 문제해결역량이 강화되었는가?

⑤ 사업의 전략이 얼마나 효과적인가?

⑥ 사업의 가능한 대안은 무엇인가? 다른 대안과 비교할 때 사업이 얼마나 효과적인가?

⑦ 다른 상황하에서는 사업이 얼마나 효과적일 것인가?

⑧ 사업을 지속하거나 확대할 필요가 있는가?

제2절　보건지표

1　보건지표 개념 17 서울

(1) 보건지표와 건강지표

① 보건지표

인간의 건강상태뿐만 아니라 이와 관련된 제반사항, 즉 보건정책, 보건의료제도, 보건의료자원, 자연환경, 인구규모와 구조, 국민의 보건에 대한 의식과 가치관 등에 대한 전반적인 수준이나 특성을 나타내는 척도이다.

② 건강지표

인간의 건강수준이나 특성을 나타내는 수량적인 척도로 보건지표보다는 훨씬 축소된 개념이다.

③ 보건지표의 조건

㉠ 복잡한 조사기법을 사용하지 않고서도 자료획득이 가능하여야 한다.

㉡ 대상으로 하는 인구집단의 자료로부터 산출될 수 있어야 한다.

❖
- **보건지표**: 집단의 건강상태 검사
- **건강지표 - 임상검사**: 개인의 건강상태 검사

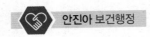
ⓒ 자료를 수집하는 시간과 장소에 따라 지표의 내용이 변화해서는 안 된다.

ⓔ 건강의 수준에 영향을 미치거나 결정하는 요인들을 반영하는 것이어야 한다.

ⓜ 지표의 산출이 용이하고 비용이 적게 들어야 한다.

ⓗ 지표가 폭넓게 받아들여져야 하며 지표를 해석하는 방법에 의문이 제기되어서는 안 된다.

ⓢ 국가 간, 지역 간 비교가 가능하도록 산출하는 방법이 동일한 것이어야 한다.

(2) WHO의 보건지표 분류

1978년 알마아타선언에서 '2000년까지 모든 인류의 건강 달성'을 목표로 보건의료사업의 계획, 행정 및 평가의 한 부분으로 제안한 지표로 총 4가지로 분류하였다.

① 보건정책지표

ⓐ 건강에 대한 정치적인 공약 및 정책

ⓑ 보건자원의 배분 및 공평의 정도

ⓒ 보건사업에 대한 지역사회의 참여도

② 보건에 관련된 사회·경제 지표: 인구, 국민소득, 경제활동, 교육정도 등을 나타낸다.

③ 보건의료관리 지표: 의료의 효용성, 의료에 대한 물리적 접근성, 의료에 대한 경제적 접근성, 의료의 활용성 등을 나타낸다.

④ 건강상태지표: 영아사망률, 평균수명, 모성사망비, 사인별 사망률, 질병발생률 등을 나타낸다.

2 주요 지표

(1) WHO 3대 보건지표(건강지표) 18 경남, 21 경기

평균수명, 비례사망지수, 조사망률이 있다.

① 평균수명: 0세의 평균여명

② 비례사망지수(PMI)

$$\frac{50세\ 이상\ 사망자\ 수}{총\ 사망자\ 수} \times 100$$

ⓐ PMI▲ → 보건수준▲

ⓑ PMI▼ → 보건수준▼ / 평균수명▼

③ 조사망률(보통사망률)

$$\frac{\text{연간 사망자 수}}{\text{중앙인구}} \times 1,000$$

(2) 국가 간(지역 간) 3대 보건지표 17 서울

영아사망률, 비례사망지수, 평균수명이 있다.

① 영아사망률

⊙ 국가나 지역사회의 보건수준을 나타내는 대표적 지표

ⓒ 모성사망률과 함께 WHO의 아동건강과 모성건강의 척도

ⓒ 조사망률보다 보건학적으로 중요한 의미를 가짐

- 12개월 일정 연령군으로 통계학적 의미 증대
- 환경위생, 모자보건, 질병관리에 민감 지표

$$\text{영아사망률} = \frac{\text{연간 영아사망자 수}}{\text{연간 출생아 수}} \times 1,000$$

② 비례사망지수

③ 평균수명

(3) 모자보건지표

① 영아사망률

② 모성사망비(모성사망률)

⊙ 임신, 분만, 산욕과 관계된 모성의 사망, 출생아 100,000명당 모성사망 수

ⓒ 임신 중 일반적인 사고나 전염병 사망 제외

$$\text{모성사망비(모성사망률)} = \frac{\text{연간 모성사망 수}}{\text{연간 출생아 수}} \times 100,000$$

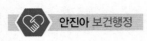
OX QUIZ

Check

01 통합보건사업은 건강문제에 대한 깊이 있는 사업이 가능하다. O X

02 보건사업의 평가는 보건사업에 관한 의사결정을 지원하는 것이 목적이다. O X

03 서치만(Suchman)의 평가기준에서 효율성은 기대 또는 요구되는 목표량에 대한 실적량의 비율이 O X
크수록 높다고 평가한다.

04 보건지표는 복잡한 조사기법을 사용해서 자료획득이 가능하여야 한다. O X

05 지역 간 보건수준을 비교하기 위한 대표적인 지표에는 영아사망률, 비례사망지수, 평균수명이 있다. O X

06 영아사망률은 출생아 100,000명당 1년 미만 사망자 수이다. O X

OX Answer

01 X [통합보건사업 → 특수보건사업] **02** O

03 X [효율성 → 성과의 충족량]

04 X [보건지표는 복잡한 조사기법을 사용하지 않고도 자료획득이 가능하여야 한다.]

05 O **06** X [100,000명 → 1,000명]

제1절 건강증진의 이해

1 건강증진의 개념

건강증진의 개념은 20세기 후반에 건강결정요인(Health Determinants)에 대한 새로운 시각과 이에 따른 건강문제해결 및 건강수준향상을 위한 새로운 접근전략의 필요성이 제기되면서 대두되고 발전하였다.

관계법규
• 국민건강증진법(1995)

학습 길라잡이
• 건강증진의 개념
• 보건교육방법과 건강행태이론
• 건강증진을 위한 국제수준의 노력
• 국민건강증진종합계획 Health Plan 2030
• 건강증진사업모형

(1) 정의

① WHO 오타와헌장(1986) 19 서울

   ㉠ "건강증진은 사람들이 스스로 자신들의 건강을 관리 또는 통제할 수 있어서, 결과적으로 건강수준을 향상시키는 것이 가능하도록 하는 과정이다."

   ㉡ 개인 및 지역사회 등 대상 집단이 사업의 주체로서 적극적으로 참여하고 건강증진활동이 가능하도록 하는, 즉 사람들의 건강문제 해결능력 함양이 가장 중요함을 강조

② 그린(Green L. W.) 등

   ㉠ "건강증진은 건강에 이로운 행태와 생활여건 및 주위환경 조성을 위해서 건강교육 등 교육적 접근뿐만 아니라, 사회적 · 경제적 · 조직적 접근 등 다차원적인 접근을 같이하며 다소 강제성을 띠는 정책적, 법적 및 규제적 접근도 포함한다."

   ㉡ 생활습관 등 건강관련 행태의 바람직한 변화를 위해서는 대상 집단뿐만 아니라 주위환경과 생활여건에 대한 다차원 · 다수준의 생태학적 접근이 같이 이루어져야 함을 제시

(2) 등장 배경

① 건강결정요인에 대한 새로운 시각: 생활습관 등 건강행태가 건강에 미치는 영향

   ㉠ 질병양상 변화로 인한 보건의료의 사회 · 경제적 부담 증가

   ㉡ 건강의 장(Health Field) 개념 18 경남

   • 1974년 「캐나다 국민건강에 관한 새로운 시각(A New Perspective on the Health of Canadians)」(Lalonde)

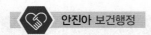

- 건강결정요인: 보건의료체계, 생물학적 요인, 환경, 생활습관의 네 범주로 제시
- 생활습관에 대한 중요성 강조: 생활습관이 건강에 미치는 영향이 가장 큰 반면 개인 및 가족과 지역사회 수준에서의 접근과 노력을 통해 어느 정도 관리 및 통제가 가능
② 생활습관 등 건강행태 변화를 위한 새로운 접근 전략의 필요성: 다수준·다차원의 생태학적 접근 및 지역사회의 참여
  ㉠ 교육적·사회적·경제적·규제적 접근 등 다양한 차원의 노력 필요
  ㉡ 지역사회의 능동적 참여 및 타 분야와의 통합적 노력 필요
  ㉢ 중앙 및 지방정부와 보건의료관련 기관뿐만 아니라, 지역사회 내 개인, 가족, 학교, 직장, 비정부 민간조직 및 자원봉사단체 등 지역사회의 다양한 구성원들이 능동적으로 참여하고 일상생활의 여건조성과 관련 타 분야의 협력이 통합적으로 이루어질 때, 생활습관 및 주위 환경의 실제적 변화가 가능하고 지속될 수 있다.

(3) 건강증진 기본 접근전략(WHO)

① 옹호(Advocate)
② 가능화(Enable) / 역량강화(Empowerment)
③ 조정(Mediate) / 연합(Alliance)

2 ▌1978년 알마아타선언(Health For All 2000) [37]

세계 인류는 사회·경제적으로 생산적인 삶을 영위할 수 있는 건강수준을 달성하여야 한다고 선포하였다. 이를 위한 다섯 가지 주요 원칙을 제시하였다.
① 건강증진은 특정 질환에 위험이 있는 인구집단에 중점을 두기보다는 전체 인구집단을 포함한다.
② 건강증진은 건강의 결정요인이 개인 차원을 넘어선 전체적인 환경을 보장하는 것에 초점을 두어야 한다.
③ 건강증진은 의사소통, 교육, 입법, 재정, 조직변화 및 지역사회의 자발적 활동과 같은 다양한 방법론으로 구성된다.
④ 건강증진은 자조운동의 원칙을 지지하고 지역사회주민 스스로가 지역사회의 건강을 관리하는 방법을 찾도록 격려하는 효과적인 대중 참여를 목표로 한다.

---

37) 문상식 외, 보건행정학(제8판), 보문각, 2021, p.545.

⑤ 건강증진은 건강과 사회분야에서의 기본적인 활동이다. 의료서비스가 아닌 보건전문가들은 건강증진을 양성하고 가능하게 하는 중요한 역할을 담당하고 있다.

3 건강증진을 위한 국제수준의 노력

(1) 제1차 건강증진을 위한 국제회의: 1986년 11월 캐나다의 오타와 20 경북

① **삶의 자원으로서의 건강**(Health as a Resource for Everyday Life)

건강이 갖는 가치 또는 의미는 삶의 목표로서가 아니라 사람들의 일상생활의 자원으로써 매우 중요하다. 건강은 단지 신체적인 능력뿐만 아니라 개인과 사회의 중요한 자원이므로 건강증진은 보건의료뿐만 아니라 사회 여러 분야에서 책임을 나누어야 하며, 건강한 생활 실천을 넘어서 삶의 질 차원의 안녕(Well-being) 수준까지 달성해야 한다.

② **건강을 위한 필수조건**(Prerequisites for Health)

건강을 위한 기본 여건은 주거시설, 교통, 식품관리, 농산물 생산, 교육 및 근로환경과 일정한 가계 수입의 보장, 고용 등이며, 건강수준향상을 위해서는 이런 여건들이 확실하게 마련되어야 한다.

③ **건강증진 기본 접근전략** 17 서울, 20 강원

㉠ **옹호**(Advocate): 건강은 개인 및 사회, 경제 개발의 중요한 자원이며 행태 요인 및 신체적 요인과 사회, 경제 문화 및 기타 환경적 요인들이 건강에 긍정적 혹은 부정적 영향을 미치므로, 건강의 중요성을 널리 알리고 옹호 또는 지지함으로써 건강에 영향을 주는 생활여건들을 건강 지향적으로 만들어간다.

㉡ **가능화**(Enable): 건강증진은 모든 사람들이 자신의 최대 건강 잠재력을 달성할 수 있도록 현재의 건강수준의 차이를 줄이도록 노력하고 동등한 기회와 자원을 제공한다. 즉 지원적 환경조성, 정보 접근성 제고 및 건강한 선택을 위한 삶의 기술습득 기회 제공 등을 통해서 가능하게 한다.

㉢ **조정**(Mediate): 건강수준향상을 위해서는 그 활동이 여러 수준 및 여러 분야 간에 통합되고 조정되어야 하므로, 보건의료인력 및 관련 전문 집단은 사회 내 서로 다른 집단 간의 이해를 조정할 중요한 책임을 가진다. 또한 서로 다른 사회, 문화 및 생태계 환경을 고려해서 건강증진 프로그램이나 접근전략은 각 지역사회 및 나라, 지역의 요구에 적합하게 조절한다.

❖ 오타와헌장(WHO, 1986)
건강증진의 정의, 주요 접근 전략, 활동영역과 방안 등 건강증진에 관한 기본 개념 제시

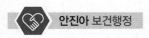

> **보충** WHO 주최 개발도상국가 건강증진을 위한 실무회의 [38]
>
> 1989년 10월, WHO 주최로 개발도상국가에 있어서의 건강증진 문제를 토의하기 위한 실무회의가 Geneva에서 열렸으며, 건강증진을 위한 사회변화를 가져오기 위하여 다음과 같은 구체적인 운동방향을 제시하였다.
>
> (1) Advocacy(옹호): 건강에 대한 대중의 관심을 불러일으키고 보건의료의 수요를 충족시킬 수 있는 건전한 보건정책을 수행해야 한다는 강력한 촉구가 필요하다.
> (2) Empowerment(역량강화): 본인과 가족의 건강을 유지하는 것을 그들의 권리로서 인정하며, 이를 위해 보건관리에 적극 참여하여야 한다는 책임을 느끼도록 한다.
> (3) Alliance(연합): 모든 사람의 건강을 위한 발전이 계속되도록 보건의료에 영향을 미치는 경제계 · 언론계 · 교육계 등을 포함한 모든 분야의 전문가들이 연합하고 협력하는 것이 필요하다.

④ 건강증진의 주요 활동영역 19 서울

건강증진의 주요 활동영역을 개인, 지역사회, 사회 환경, 국가수준 정책 및 보건의료서비스 분야 등 여러 수준으로 나누어 제시하였고 다수준적 접근의 중요성을 강조하였다.

ㄱ 건강지향적인 공공정책 수립(Build Healthy Public Policy)
ㄴ 지원적인 환경 조성(Create Supportive Environment)
ㄷ 지역사회활동 강화(Strengthen Community Action)
ㄹ 개인의 건강기술 개발(Develop Personal Skill): 학교, 가정, 직장 및 지역사회 등 생활터 중심
ㅁ 보건의료서비스 방향 재설정(Reorient Health Services)

(2) 제2차 건강증진을 위한 국제회의: 1988년 4월 호주의 애들레이드

① 주요 의제

건강한 공공정책 수립이 건강증진의 수단으로서 매우 강조되었고 특정한 우선순위를 갖는 정책이 윤곽 지어졌다.

② 우선순위정책

ㄱ 여성보건을 지원하는 정책
ㄴ 영양정책
ㄷ 알콜 · 금연 정책
ㄹ 환경과 관련된 정책

---

38) 남철현 외, 공중보건학(제8판), 계축문화사, 2021, p.388~389.

③ 정부정책에서 고려하여야 할 점

 ㉠ 정부정책을 통해서 건강보장을 위한 국가자원의 공평한 배분이 되어야 하며

 ㉡ 국민 모두의 건강을 위하여 쾌적한 생활과 작업환경의 조성이 필요하며

 ㉢ 정책수립에 있어서 평화, 기본인권, 사회정의, 자연생태 보전, 지속적 발전이 보장되어야 하며,

 ㉣ 보건은 정치형태에 관계없이 모두의 책임으로 국민보건향상을 위하여 서로 협력이 요구되며

 ㉤ 보건정책수립에 있어서 의료기술의 발달과정에서 국민의료의 균등한 혜택이 저해되지 않고, 오히려 증진되도록 도움이 되어야 함을 강조하였다.

(3) 제3차 건강증진을 위한 국제회의: 1991년 6월 스웨덴의 선즈볼

① 주요 의제: "보건 지원 환경 구축"

② 오타와와 애들레이드에서의 합의사항을 재확인함과 동시에 그 실현을 위하여 보건 지원 환경 구축의 중요성 강조하였다.

③ 이를 위하여 국가는 보다 적극적으로 행동할 것을 촉구하였다.

 ㉠ 건강의식의 고취를 위하여 여성을 포함하는 모든 지역사회를 통한 범국민적 계몽교육의 필요하다.

 ㉡ 개인과 지역사회는 그들의 건강을 지키고, 건강한 환경을 조성할 수 있는 능력을 구비할 수 있도록 교육되고 활성화되어야 한다.

 ㉢ 건강과 환경개선을 위한 사회적 운동이 일어나야 하며, 이를 효과적으로 이끌어가기 위하여 모든 관련기관 간의 협력체제가 이루어져야 한다.

 ㉣ 보건지원 환경구축을 위한 범사회적 운동을 전개함에 있어서 혹시 야기될 수 있는 기관간, 단체간 혹은 계층간의 상반된 이해로 인한 협력관계 훼손을 예방할 수 있는 조정기능 필요하다.

④ 건강과 물리적인 환경간의 필수적인 관계를 조명하였으며 6개 분야에 초점을 맞추었는데 교육, 식품과 영양, 가정과 이웃, 업무, 운송, 사회적 지지와 돌봄이었다.

⑤ 건강증진 촉진을 위하여 해야 할 일

 ㉠ 보건지향적인 국가정책의 수립

 ㉡ 보건지원을 위한 물리적·사회적 환경조성

 ㉢ 보건을 위한 지역사회 조직활동의 강화

 ㉣ 건강의 유지향상을 위한 교육

 ㉤ 의료체제의 새로운 방향 정립

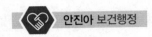

(4) 제4차 건강증진을 위한 국제회의: 1997년 인도네시아의 자카르타 ^{22 서울}

① 주요 의제: "건강증진은 가치 있는 투자"

② 건강을 위한 사회·경제발전의 중요성을 강조하였다.

③ 회의 내용

　㉠ 건강에 관한 사회적 책임을 지고 보건발전에 대한 투자 증대

　㉡ 민관에 걸친 보건사업 동반관계 구축 및 확대

　㉢ 지역사회의 능력증대 및 개인역량의 강화, 건강증진을 위한 하부구조 확충

　㉣ 건강증진의 전략이 생활양식과 사회·경제·환경 조건을 발전·변화시킬 수 있음

　㉤ 보건교육과 보건정보에 대한 접근성 강조

(5) 제5차 건강증진을 위한 국제회의: 2000년 6월 멕시코의 멕시코시티 ^{21 경기}

① 주요 의제: "건강증진의 형평성 제고를 위한 계층 간 격차해소"

　㉠ 건강에 관한 사회적 형평성 제고

　㉡ 건강증진을 위한 과학적 근거의 확보

　㉢ 건강증진을 위한 파트너십 구축

② 회의 내용

　㉠ 건강을 위한 사회적 책임의 증진

　㉡ 건강증진 및 개방을 위한 투자의 증대

　㉢ 지역사회의 역량과 개인의 능력 향상

　㉣ 건강증진을 위한 과학적 근거의 강화

　㉤ 보건조직과 보건서비스의 재구성

(6) 제6차 건강증진을 위한 국제회의: 2005년 8월 태국의 방콕

① 주요 의제: "세계화 시대의 건강증진"

② 방콕헌장(WHO, 2005)

　㉠ 급속하게 변화하는 사회 환경 속에서 새롭게 출현하고 변화하는 건강 결정 요인에 적절하게 대처하기 위한 건강증진 활동 전략 및 서약 등을 세계적 합의로서 제시하면서 WHO 회원 국가 및 관련 분야에서 적극적으로 실행할 것을 촉구하였다.

　㉡ 특히 여러 수준에서의 일관된 정책과 민간 부문, 시민사회를 포함한 다양한 사회구성원 간 및 국제 수준의 파트너십을 강조하였다.

③ 글로벌 시대의 건강증진을 위한 전략

　㉠ 인권에 기초한 건강에 대한지지(건강의 중요성 및 형평성)

　㉡ 건강 결정요소에 지속적으로 대처하기 위한 정책, 조치, 기간산업에 대한 투자(건강 위한 투자)

ⓒ 정책개발, 리더십, 건강증진 실천, 지식의 전이 및 연구, 그리고 건강에 대한 인식 고양 등을 위한 능력 신장(건강증진을 위한 역량 함양)

ⓓ 위험으로부터 최상의 보호를 보장하고, 모든 사람들에게 건강과 안녕에 대한 동등한 기회를 제공하는 규제와 정책 입안(규제 및 법규 제정)

ⓔ 지속 가능한 활동을 위한 공적기관, 사적기관, 비정부기관(NGO) 그리고 시민사회와의 파트너십 및 연대형성(건강을 위한 파트너십 및 연대 구축)

(7) 제7차 건강증진을 위한 국제회의: 2009년 10월 케냐의 나이로비 22 서울

① **주요 의제**: "수행역량 격차해소를 통한 건강증진의 개발"

② **회의 내용**

ⓐ 지역사회 권능부여: 지역사회 관여, 참여 또는 개입 그 이상을 말하며, 보다 높은 통제력을 갖기 위해 재협상 능력을 기르는 과정이다.

ⓑ 건강지식 및 건강행동: 보건교육은 개인의 생활방식 결정뿐 아니라 건강결정요인 인지도 제고와 이러한 결정요인을 바꿀 건강행동의 장려를 목적으로 한다.

ⓒ 보건시스템 강화: 건강증진은 잘 갖추어진 보건시스템을 필요로 하며, 잘 갖추어진 보건시스템이란 적절한 인력, 지역사회 참여의 메커니즘을 갖고 있으며 재정지원이 안정적이고 리더십이 있어야 한다.

ⓓ 파트너십 및 부문 간 활동: 보건부문이 건강을 증진시킬 수 있는 정책을 수립하기 위해, 다른 부처와 협력하는 것에 대해 상호이익을 널리 알려 협력체계를 구축하는 것이 중요하다.

ⓔ 건강증진 역량구축: 건강증진이 재정 및 인적자원계획, 지식관리, 파트너십 구축, 효과적 수행역량 등의 부분에 통합되어야 함을 의미한다.

(8) 제8차 건강증진을 위한 국제회의: 2013년 6월 핀란드의 헬싱키 21 경기7급

① **주요 의제**: "모든 정책에서 보건(HiAP, Health in All Policies)"

② **헬싱키 성명서**

ⓐ 건강과 건강형평성 및 사회경제개발의 목표달성을 위한 HiAP 접근의 중요성과 정부의 책임

ⓑ 각 국가정부 및 WHO에 대한 HiAP의 구체적 활동방안 제시 및 촉구

③ **회의 내용**

ⓐ 건강과 건강형평성을 향상시키기 위하여 모든 공공정책에서 정책결정자들의 책무성을 높이고 관련 결정들이 건강에 미칠 수 있는 영향을 체계적으로 고려하고, 상승작용을 위한 협력방안을 찾으며 건강에 해로운 영향을 피하고자 하는 접근을 말한다.

ⓑ 보건의료체계와 건강 및 안녕의 결정요인들에 미칠 수 있는 공공정책의 영향을 강조하는 것을 포함한다.

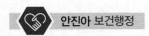
(9) 제9차 건강증진을 위한 국제회의: 2016년 11월 중국의 상하이 22 서울보건연구사

① 주요 의제

ㄱ "지속가능한 개발목표(SDGs, Sustainable Development Goals) 달성을 위한 보건영역의 역할: 모든 사람에게 건강을, 모든 것은 건강을 위해(Health for All and All for Health)"

ㄴ "Health Promotion in the SDGs: Health for All and All for Health"

② 지속가능 개발 목표(SDGs, Sustainable Development Goals)

ㄱ 2000년부터 2015년까지 시행된 밀레니엄개발목표(MDGs)를 종료하고 2016년부터 2030년까지 새로 시행되는 유엔과 국제사회의 최대 공동목표다.

ㄴ 인류의 보편적 문제(빈곤, 질병, 교육, 여성, 아동, 난민, 분쟁 등)와 지구 환경문제 (기후변화, 에너지, 환경오염, 물, 생물다양성 등), 경제 사회문제(기술, 주거, 노사, 고용, 생산 소비, 사회구조, 법, 대내외 경제)를 2030년까지 17가지 주목표와 169개 세부목표로 해결하고자 이행하는 국제사회 최대 공동목표다.

③ 건강도시 관련 시장회의: '건강과 웰빙을 위해 일하는 도시가 지속가능한 도시'라고 정의. 건강을 위한 거버넌스를 구축하고 건강도시 프로그램을 실현한다고 결의

④ 건강도시 실현의 10가지 우선순위

ㄱ 교육, 주거, 고용, 안전 등 주민에게 기본적인 욕구를 충족하는 것

ㄴ 대기, 수질, 토양오염을 저감하고 기후변화에 대응하는 것

ㄷ 어린이에게 투자하는 것

ㄹ 여성과 청소년 여학생에게 안전한 환경을 조성하는 것

ㅁ 도시의 가난한 사람, 이민자, 체류자 등의 건강과 삶의 질 높이는 것

ㅂ 여러 가지 형태의 차별을 없애는 것

ㅅ 감염병으로부터 안전한 도시를 만드는 것

ㅇ 도시의 지속가능한 이동을 위해 디자인하는 것

ㅈ 안전한 식품과 건강식품을 제공하는 것

ㅊ 금연 환경을 조성하는 것

(10) 제10차 건강증진을 위한 국제회의(2021년 12월 스위스 제네바)

① 주요 의제: 웰빙사회(well-being societies)

② 지구의 건강을 파괴하지 않으면서 현재와 미래 세대를 위한 평등한 건강과 사회적 결과를 달성하기 위한 글로벌 약속의 필요성을 강조하였다.

③ 제네바 헌장 주요 조치
   ㉠ 인간 개발에 기여하는 평등한 경제를 설계
   ㉡ 공익을 위한 공공정책 수립
   ㉢ 보편적 건강 보장 달성
   ㉣ 피해 및 권한 박탈에 대응하고 이익을 강화하기 위한 디지털 혁신 처리
   ㉤ 지구를 소중히 여기고 보존할 것

4 건강도시(Health City) 15 서울

(1) 정의

도시의 물리적·사회적·환경적 여건을 창의적이고 지속적으로 개발해 나아가는 가운데, 개인의 잠재능력을 최대한 발휘하며 지역사회의 참여 주체들이 상호협력하며 시민의 건강과 삶의 질을 향상하기 위하여 지속적으로 노력해 나가는 도시를 말한다(WHO, 2004).

(2) 목적

도시의 건강과 환경을 개선하여 도시 주민의 건강을 향상시키기 위함이고, 이는 지방자치단체와 지역사회의 창의성을 발휘하여 '모든 인류에게 건강을(Health for All)'을 달성하려는 데 있다.

(3) 건강도시의 역사

① 건강도시의 개념은 "모든 사람들에게 건강을(Health For All)"이라는 WHO의 선언(알마아타, 1978)과 이후 1980년대에 등장한 신공중보건 운동의 시작을 기점으로 대두되었다. 그 후 1986년 캐나다 오타와에서 개최된 제1차 국제 건강증진회의에서 오타와 헌장이 선언되었다.

② 건강도시 사업은 1986년 세계보건기구 유럽 및 북미 지역사무국에서 시작하였으며, 서태평양지역은 1980년대 말 일본, 호주, 뉴질랜드에서 시작하였다.

③ 1991년 세계보건기구 총회에서 선진국, 개발도상국 모두에서 도시의 건강 문제를 해결하는 수단으로 건강도시 사업을 지목하였으며, 세계 지역별로 네트워크를 형성하여 정보교환, 경험공유, 상호간 지지체계 확립, 새로운 전략개발, 아이디어 공유, 파트너십 형성 등을 위하여 1,000여 개 도시에서 공동으로 노력하고 있다.

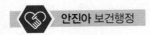

(4) 건강도시의 조건

① 깨끗하고 안전하며, 질 높은 도시의 물리적 환경
② 안정되고, 장기적으로 지속 가능한 생태계
③ 계층 간, 부문 간 강한 상호지원체계와 착취하지 않는 지역사회
④ 개개인의 삶, 건강 및 복지에 영향을 미치는 문제에 대한 시민의 높은 참여와 통제
⑤ 모든 시민을 위한 기본적 요구(음식, 물, 주거, 소득, 안전, 직장) 등의 충족
⑥ 시민들 간의 다양한 만남, 상호작용 및 의사소통을 가능하게 하는 기회와 자원에 대한 접근성
⑦ 다양하고 활기가 넘치며, 혁신적인 도시 경제
⑧ 역사, 문화 및 생물학적 유산 또는 지역사회 내 모임들과 개인과의 연계 도모
⑨ 모든 시민에 대한 적절한 공중보건 및 치료서비스의 최적화
⑩ 높은 수준의 건강과 낮은 수준의 질병발생
⑪ 이상의 요건들이 서로 양립할 뿐만 아니라 더불어 이 요소들을 증진시키는 도시 행태

(5) 건강도시계획의 핵심요소

① 고도의 정치적 공약
② 부문간 협조
③ 지역사회 참여
④ 기본적인 환경에서의 활동의 통합
⑤ 도시건강의 윤곽과 지역활동계획의 개발
⑥ 주기적 감시와 평가
⑦ 참여적 연구와 분석
⑧ 정보공유
⑨ 대중매체의 참여
⑩ 지역사회 내 모든 집단의 의견의 통합
⑪ 건강도시계획의 지속을 위한 기제
⑫ 지역사회의 발전과 개개인의 발전의 연계

(1) PRECEDE – PROCEED모형 15 부산, 16 경기·보건직7급, 18 복지부7급, 19 경남, 20 서울7급

그린(Green L. W.) 등이 개발한 대표적인 건강증진기획모형으로, 처음 PRECEDE 모형에서 출발하여 후에 PROCEED에 해당하는 구성 개념을 추가하여 PRECEDE – PROCEED모형으로 발전하였으며 지속적인 수정 및 보완을 통해 현재의 모형으로 제시되었다. 건강행태 및 환경 변화에 대한 생태학적 접근을 체계적이고 포괄적으로 잘 제시하고 있어서 세계적으로 다양한 건강증진사업에서 건강증진정책 및 프로그램의 기획과 평가 등에 널리 활용되고 있다.

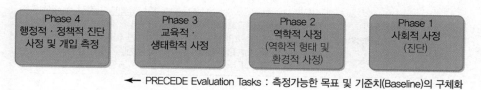

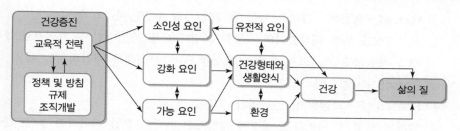

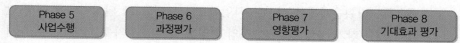

그림 8-1 PRECEDE – PROCEED모형

기본 구성은 크게 건강증진사업의 기획과 개입프로그램 개발단계, 수행, 평가 단계로 이루어지며 모두 8단계로 되어 있다.

① Phase1 – 사회적 사정단계

건강수준향상의 궁극적 목적인 삶의 질 차원에 대한 사정(진단)단계

② Phase2 – 역학적 사정단계

주요 건강문제와 결정요인인 건강행태와 환경요인들을 파악하고 이들의 바람직한 변화정도를 사업목표(장기·중기)로 설정

③ Phase3 – 교육적·생태학적 사정단계

역학적 사정단계에서 파악한 건강행태와 환경요인들의 바람직한 변화를 위한 결정요인들을 소인성 요인, 가능성 요인 및 강화 요인 등으로 범주화해서 우선순위에 따라 중요 요인을 선정하고 이들의 바람직한 변화정도를 사업의 구체적 개입목표(단기 사업목표)로 설정

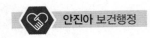

> **보충** | 건강행태 및 환경변화의 결정요인 범주

소인성 요인 (Predisposing Factors)	건강행태 변화의 동기 형성에 영향을 주는 요인으로서 주로 개인 수준에서의 건강행태 결정요인 중, 태도, 가치, 지식, 믿음, 의견, 행동 의지, 주관적으로 느끼는 요구(Perceived Need), 두려움, 주관적으로 판단하는 자신의 기술습득 정도, 행위실천능력에 관한 자아효능감 및 관리·통제능력에 대한 주관적인 믿음 등
가능성 요인 (Enabling Factors)	건강행태 및 환경변화에 대한 실천을 가능하게 하거나 방해가 되는 요인으로서 건강행태 변화에 필요한 새로운 기술습득 및 의료보험혜택 가능성, 보건의료기관이나 건강관련 프로그램 등 보건의료자원과 지역사회자원의 접근성 및 이용가능성과 지역사회 정부의 법규, 건강지향적인 정책방향 및 방침 등
강화 요인 (Reinforcing Factors)	건강행태 및 환경변화를 시도한 후 다른 사람들로부터 받게 되는 피드백(Feedback) 또는 보상으로 변화의 지속에 긍정적·부정적 영향을 주는 요인으로서, 사회적 지지, 친구나 동료의 반응 및 영향, 의료제공자의 조언이나 반응 등 사회적인 이득과 스스로 느끼는 신체적·정신적 편안함 등의 이득 및 경제적 이득, 존경하거나 동경하는 사람들과 비슷한 그룹에 속한다는 느낌과 처벌 등

④ Phase4 – 행정적·정책적 사정 및 개입계획 수립단계

목표달성을 위한 대상중심의 구체적 개입내용 및 개입방법 등 개입프로그램을 개발하고 프로그램 수행관련 상황 등을 사정해서 개입계획을 세움

⑤ Phase5 – 사업수행

⑥ Phase6~8 – 과정평가, 영향평가, 기대효과 평가

단계별 사정 및 사업목표 설정과 개입계획 개발을 통한 기획과정 후 프로그램 수행단계를 거치면서 사업에 관한 과정평가를 실시하고, 시간의 흐름에 따라 기획단계에서 설정한 사업목표를 토대로 그 달성여부에 대해 단기·중기·장기 사업 성과 즉 사업의 영향 및 결과평가를 체계적으로 실시

(2) 사회적 마케팅이론(Social Marketing Theory)

코틀러와 잘트먼(Kotler & Zaltman, 1971)이 처음으로 사회문제나 건강문제에 마케팅의 개념을 적용한 것이다. 사회적 마케팅은 개인은 물론 정책 입안자 또는 이익단체 등 관련 집단에게도 영향을 줄 수 있어야 하며, 사회적 마케터들은 대중매체, 조직, 정책 및 규정 입안자 등을 대상으로 활동할 수 있어야 한다.

① 일반 마케팅과의 차이

사회적 마케팅은 일반 마케팅의 원리가 작용되지만 매우 제한된 자원에서 경제적·사회적·정치적 특성에 따라 인간의 행위가 결정됨을 고려할 때 일반 마케팅보다 더욱 복잡하고 어렵다.

② 사회적 마케팅의 3요소

㉠ 대상자(소비자) 중심: 단순판매와 구분되는 가장 중요한 요소

㉡ 교환 – 물품: 금전교환, 교육 – 교육비, 예방접종 – 질병예방

㉢ 장기적 전망: 일회성 캠페인보다 장기적으로 지속되는 프로그램에 근거

③ 사회적 마케팅 과정(4P)
  ㉠ Product(적절한 물품)
  ㉡ Promotion(적절한 판촉)
  ㉢ Price(적절한 가격)
  ㉣ Place(장소)

(3) 지역사회보건 다단계접근(MATCH, Multilevel Approach To Community Health)

질병과 사고의 예방을 위한 행동 및 환경적인 요인이 알려져 있고 우선순위가 정해졌을 때 적용하는 기법으로, 주로 정부나 보건관련 정책기관들이 포괄적인 건강증진프로그램을 시행할 때 많이 사용한다. 개인의 행동과 환경에 영향을 주는 요인들을 개인부터 조직, 지역사회, 정부, 공공정책 등의 여러 가지 수준으로 나누어 프로그램 기획한다. MATCH의 기획단계는 5단계로 나뉜다.

① 목적 설정(Goal Selection)
  ㉠ 건강상태 목표
  ㉡ 우선순위 목표
  ㉢ 건강행위 목표
  ㉣ 환경요소 목표
② 중재 계획(Intervention Planning)
  ㉠ 사업대상 설정
  ㉡ 사업목적 설정
  ㉢ 사업달성을 위한 조정자 설정
  ㉣ 수행방법 설정
③ 프로그램 개발(Program Development)
  ㉠ 사업구상
  ㉡ 사업목표 개발
  ㉢ 일련의 수행계획 개발
  ㉣ 사업전달 전담조직, 장비 및 예산 마련
④ 실행 준비(Implementation Preparation)
  ㉠ 적절한 사업 전략 채택, 실행 및 관리
  ㉡ 사업 담당 인력 확보 및 교육
⑤ 평가(Evaluation)
  ㉠ 구조평가
  ㉡ 과정평가
  ㉢ 결과평가

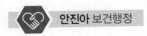

(4) PATCH(Planned Approach to Community Health) 19 전북

① 내용
- ㉠ PATCH란 "지역사회에서 건강증진 및 질병예방 사업을 기획, 수행, 평가하는 하나의 과정"을 지칭하는 지역사회 보건기획모형
- ㉡ 1980년대 중반 미국의 질병관리예방본부(CDC)가 주와 지역사회 보건소 및 지역단체들과의 협력으로 개발한 건강증진사업 기획모형
- ㉢ PATCH 과정은 보건당국이 지역사회 건강증진 팀을 구축하고 자료를 수집·활용하며, 보건문제의 우선순위를 설정하고 정책을 시행하는 과정 전반을 기획·평가하도록 과정 전반에 대한 상세한 방법과 자료를 제공하는 방식으로 진행

② 목적: 지역사회가 우선순위의 건강문제 해결을 목표로 포괄적인 지역사회 건강증진 프로그램을 기획하고, 수행하며, 평가하는 능력을 향상하도록 하는 것

③ PATCH 과정(5단계)

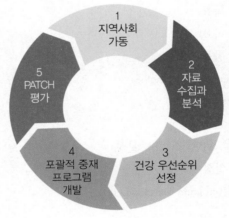

그림 8-2 PATCH

- ㉠ 1단계: 지역사회 자원 가동(Mobilizing the Community)
  - 사업의 대상이 되는 지역사회를 규정
  - 해당 지역사회에서 사업 참여자 모집 및 인구학적 특성 분석
  - 지역사회 단체, 운영단체, 활동단체 등을 조직
- ㉡ 2단계: 자료 수집과 분석(Collecting and Organizing Data)
  사망률, 유병률, 건강관련 행동, 지역사회의 다양한 의견들에 대한 자료 수집 및 분석 → 지역사회의 주요 건강문제를 파악
- ㉢ 3단계: 건강우선순위 선정(Choosing Health Priorities)

② 4단계: 포괄적인 중재 프로그램 개발(중재 프로그램 선정, 설계, 수행)
　　　⑩ 5단계: PATCH 평가(Evaluating PATCH)

(5) MAPP모형(Mobilizing for Action through Planning & Partnerships)

　① 내용
　　　㉠ 전략기획과 공공－민간 협력을 통한 건강증진 전략(MAPP)이다.
　　　㉡ 미국의 NACCHO와 CDC가 공동 개발한 지역사회 보건사업의 기획 지침서
　　　㉢ 보건소 중심의 공공－민간 협력이 아닌 지역사회 중심의 공공－민간 협력방식을 도입한 지역사회 중심의 접근법으로 지역사회의 요구, 역량을 중요시하여 지역사회 역량 강화 길을 제시한 모형이다.

　② MAPP의 주요 특징
　　　㉠ 지역사회 중심의 접근법 사용: 지역사회가 주인의식을 갖도록
　　　㉡ 전략적 기획 개념 활용: 자원확보, 요구와 자원의 매칭, 장기적 접근법 수립 등에 효과적
　　　㉢ 지역사회 공공보건체계의 형성, 창의성 및 강화에 초점
　　　㉣ 공공보건 행정의 지도력 증진
　　　㉤ 지역사회 전략기획 방안 개발을 위한 4가지 평가 도구 사용

　③ 지역현황 평가의 4가지 평가 도구
　　　㉠ 지역사회 특성 및 강점 파악: 지역사회 역량, 주민의식, 지역사회에 대한 관심 등
　　　㉡ 지역사회 공공보건체계 파악: 지역 공공보건체계의 역량 파악
　　　㉢ 지역건강수준 파악: 삶의 질 수준, 건강수준, 지역사회의 건강문제 등
　　　㉣ 변화 가능성 파악: 지역사회나 공공보건체계에 영향을 미칠 수 있는 역량에 대한 파악 도구

　④ MAPP 공공－민간 협력의 기획 과정
　　　㉠ 1단계: 조직화와 협력체계 개발
　　　㉡ 2단계: 비전의 확립
　　　㉢ 3단계: 지역현황 평가(4 MAPP)
　　　　• 지역의 건강수준 평가
　　　　• 지역보건체계 평가
　　　　• 지역사회 관심과 장점
　　　　• 건강문제와 해결 능력에 영향을 미치는 환경의 변화 평가
　　　㉣ 4단계: 전략적 과제의 확립
　　　㉤ 5단계: 목표와 전략의 개발
　　　㉥ 6단계: 실행

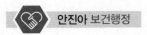

제2절 보건교육과 건강행태이론

1 보건교육의 개념

(1) 정의

새로운 지식 또는 이미 알고 있는 지식을 통해 새로운 태도를 개발하거나 기존에 가지고 있는 태도를 강화 또는 수정하고 이를 기반으로 새로운 건강행위를 하도록 노력하며, 또 이미 활용하는 습성이나 행위를 수정하여 올바른 건강행위를 실천하게 하는 것을 의미한다.

(2) 행위와 건강행위

① 행위: 유기체의 활동 특히 내적 또는 외적 자극으로부터 일어나는 관찰 가능한 활동
② 행위에 영향을 미치는 요인
  ㉠ 개인의 지식, 신념, 태도
  ㉡ 중요하게 생각하는 사람
  ㉢ 활용 가능한 자원
  ㉣ 지역사회의 문화
③ 건강행위: 건강행위, 건강 위해행위로 구분
  ㉠ 건강행위: 개인, 집단이 건강을 유지·증진하기 위해 수행하는 바람직한 행위
  ㉡ 건강 위해행위: 개인, 집단이 건강을 유지·증진하기 위해 수행하는 바람직하지 못한 행위

(3) 보건교육 학습과정

① 인지단계: 첫 단계로서 건강관련 사물에 대해 정확히 이해하도록 한다.
② 흥미단계: 지식과 경험으로 건강에 대한 중요성을 알고 나면 흥미가 생긴다.
③ 심리적 평가단계: 새로운 지식과 경험이 자신과 가족에게 얼마나 이익과 불이익이 있는지 평가한다. 지식 중심으로 인지한 내용에 대한 심리적 평가가 행동변화의 계기가 된다.
④ 실험단계: 이익이 있다면 자신이 직접 참여하여 실천한다.
⑤ 수용단계: 최종단계로 경험한 결과로서 행태의 변화가 효과로 나타난다.

(4) WHO 보건교육전문위원회 규정 보건교육의 목적

① 자기 스스로 해야 할 일을 수행할 수 있는 능력을 돕는 데 있다.
② 건강한 생활은 지역사회의 가장 귀중한 재산임을 인식시켜 보건사업의 발전을 이룩하도록 하며 이를 활용하도록 하는 데 있다.

③ 개인·집단·지역사회주민 스스로가 자기들의 보건문제를 인식하고 자발적 행동을 통하여 문제점을 해결함으로써 그들의 건강을 증진시킬 수 있도록 하는 데 있다.

2 보건교육의 방법

(1) 의사소통 방법

① 일방식 교육방법: 많은 대중에게 교육(강연, 영화, 포스터, 라디오) 가능
② 왕래식 교육방법: 일방식보다 효과적(토론, 위원회, 인터뷰)

(2) 교육대상자의 규모 19 호남권, 20 부산

① 개별 접촉: 건강상담, 위생지도(가정방문, 저소득층과 노인에 효과)
② 집단 접촉: 강의, 실습, 회의, 토론, 강습회, 어머니회, 부녀회, 청년회, 각종 집회
③ 대중 접촉: 전단, 신문기사, 회람, 방송, 전시, 포스터

(3) 보건교육의 효과

① 개별 접촉: 저소득층과 노인에게 가장 효과적인 방법
② 대중 접촉: 일방적인 교육으로 가장 경제적인 방법
③ TV, 라디오: 전염병 유행 시 효과적인 방법
④ 시범: 시청각 교육 중 가장 효과적인 방법

3 건강 관련 행태와 의료이용모형

(1) 캐슬과 콥(Kasl & Cobb)의 건강 관련 행태 19 서울

① 건강행태(Health Behaviour)
  ㉠ 아무런 증상이 없을 때, 질병을 예방하고 찾아내기 위한 행위
  ㉡ 건강행태와 생활양식은 중복되기도 하고 불건강 현상의 원인 또는 위해 요소로도 작용
② 질병행태(Illness Behaviour): 증상이 있을 때, 진단을 받고 적절한 치료책을 찾기 위한 행위
③ 환자역할 행태(Sick Role Behaviour): 이미 진단 내려진 질병이 있을 때, 건강을 되찾고 질병의 진행을 중지시키기 위해 치료받는 행위

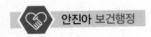

(2) 서치만(Suchman)모형

① 증상경험(Symptom Experience)
- ㉠ 신체적 이상을 감지하는 단계
- ㉡ 민속요법이나 자가투약을 하는 단계
- ㉢ 증상의 부정, 더 분명해질 때까지 결정 유보 혹은 건강장애로 수용할지 여부 결정

② 환자역할 담당
- ㉠ 환자의 증세와 대처과정에 조언을 해 주는 비전문가적 의뢰
- ㉡ 정상적 역할수행이 어렵다는 점을 인정받는 단계

③ 의료인과의 접촉
- ㉠ 환자역할의 정당성을 부여받고 치료과정에 대한 협상 시도
- ㉡ 의사에 의한 확인 또는 부정
- ㉢ 치료자 고르기 현상 발생의 가능성

④ 의존적 환자역할: 본격적인 의료전문가의 치료를 받음

⑤ 회복 또는 재활: 치료를 마치고 회복하여 정상적인 역할을 다시 수행하는 단계

(3) 앤더슨(Anderson)의 의료이용 예측모형 20 서울, 21 서울7급

앤더슨모형은 개인의 의료서비스 이용이 소인성 요인, 가능성 요인, 필요 요인에 의해 결정되는 것으로 설명하였다.

① 소인성 요인
- ㉠ 의료서비스 이용에 관련되는 개인적 특성들
- ㉡ 인구학적인 변수: 성, 연령, 결혼상태, 가족구조 등
- ㉢ 사회구조적 변수: 직업, 교육수준, 인종 등
- ㉣ 개인의 건강 및 의료에 대한 믿음

② 가능성 요인
- ㉠ 개인과 가족의 자원: 소득, 건강보험, 주치의 유무 등
- ㉡ 지역사회 자원: 의료인력과 시설의 분포, 의료전달체계의 특성, 의료비 등

③ 필요 요인
- ㉠ 환자가 느끼는 필요(욕구)
- ㉡ 전문가가 판단한 의학적 필요
- ㉢ 의료 이용을 가장 직접적으로 결정하는 요인

4 건강행태이론

(1) 지식, 태도 및 실천 모형(KAP모형, 인지조화론) 17 강원, 18 강원

① 교육학의 학습이론에서 도입된 것으로 어떤 올바른 지식의 축적이 태도의 변화를 가져오고, 이를 통하여 바람직한 건강행태가 일어날 수 있음을 설명한다.

② 모형에서 제시하는 기본 전제는 지식, 태도, 실천이 순서대로 인과관계를 가지고 있는 것으로 본다. 즉 건강행태에 대한 지식은 태도의 변화를 유도하고 행태에 대한 긍정적 태도는 실천으로 연결된다는 전제이다.

③ 제한점: 행동의 변화에 있어서 지식의 제공이 중요하지만 지식의 제공만으로 태도가 형성되어 건전한 건강습관을 선택하게 하는 것은 불충분하며 지식과 실천의 중간단계에 있어서 건강습관을 선택하게 할 수 있도록 태도를 변화시킬 수 있는 별도의 방법이 제공되어야 한다.

④ 활용

㉠ 고전적인 지식·태도·실천 모형의 제한점을 보완하기 위해 믿음을 넣어 KABP 모형이라고 하기도 한다. 태도의 변화가 믿음의 변화를 가져와서 이 믿음이 실천으로 이어지도록 관계를 추가하였고 이 각각의 단계에 다른 여러 가지 요인들이 함께 영향력을 미치는 것을 감안한 모형이 제시되고 있다.

㉡ 연령, 교육 수준, 소득 수준, 건강에 대한 가치관, 관심도 등의 여러 요인들이 지식·태도·믿음·실천모형에 영향요인으로 함께 작용하는 것으로 제시되었다.

(2) 건강신념모형(HBM, Health Belief Model) 39) 17 충북, 18 제주·교육청, 21 서울

① 이론의 이해

㉠ 1950년대 사회심리학자들에 의해 개발되었다.

㉡ 초기에는 예방 및 검진 프로그램에 참여하지 않는 사람들의 행태를 설명하기 위한 건강행태의 예측모형으로 시작되었으나 1974년 베커 (Becker MH, 1940~1995) 등에 의해 질병행태 및 치료 충실도를 예측하는 치료적 상황에서도 광범위하게 널리 이용되었다.

㉢ 이 모형은 질병을 예방하고 건강을 얻고자 하는 행위에 대하여 얼마만큼의 가치(value)를 두느냐 하는 것과, 실천하고자 하는 특정 건강행동의 결과를 기대하는(expectancy) 수준에 따라 실천 유무를 예측할 수 있다는 개념이다.

---

39) 대한예방의학회, 예방의학과 공중보건학(제4판), 계축문화사, 2021, p.982~983.

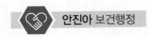

② 주요 개념

    ㉠ 인지된 감수성(perceived susceptibility, 지각된 민감성): 사람들은 자신이 어떤 질병에 걸릴 가능성(suscepteibility)이 어느 정도 있느냐를 인지한다.

    ㉡ 인지된 심각성(perceived severity, 지각된 심각성): 건강을 위한 행위를 하지 않았을 때 나타날 수 있는 질병의 심각성이 어느 정도인가를 주관적으로 판단한다. 가능성과 심각성을 고려하여 질병의 위협을 인지한다.

    ㉢ 인지된 이익(perceivde benegits, 지각된 유익성): 개인은 특정 건강행동을 통하여 얻을 수 있는 가능한 효과들 즉 이익을 인지한다.

    ㉣ 재정적 및 기타 비용(barriers, 지각된 장애요인): 개인은 특정 건강행동을 하기 위하여 필요한 물리적, 재정적 및 기타비용(장애요인)을 비교한다.

    ㉤ 행동의 계기(cues to action): 자신의 인식 속에 적절한 신념을 불러일으킴으로써 건강행위에 관한 의사결정 시 도움을 준다. 행동할 준비가 되어있는데도 불구하고 다른 구체적이고 환경적인 사건 같은 계기가 있어야 행동이 가능해진다는 것이다.

③ 그 결과, 특정 건강행동이 자신에게 이익이 된다고 판단되면 그 행위를 한다. 이러한 특성으로 보아 건강믿음모형은 일종의 심리적인 비용-편익 비교 모형이라 할 수 있다.

④ 이 모형에서는 위의 과정에 작용하는 수정변수(modifying factor)를 제시하고 있는데 이는 의사결정 과정에 일정한 영향을 주어 행동 변화를 줄 수 있는 요인들로 다음과 같다.

    ㉠ 인구학적 변수, 사회심리학적 변수, 사회경제학적 변수 및 지식수준 등 개인이 가진 특성에 따라 건강믿음의 양상이 달라진다.

    ㉡ 행위 실천을 위해서는 어떤 계기가 필요하다. 이러한 방아쇠 역할은 보건교육, 본인의 증상(기침, 발열), 가족이나 친구의 발병 경험(친구의 폐암 진단), 매스컴의 캠페인 등이 해당된다.

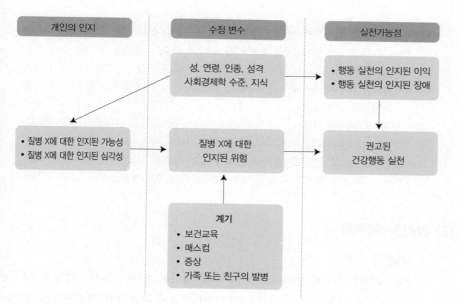

그림 8-3 건강믿음모형의 구성요소

* 출처: Becker MH, Drachman RH, Kirscht JP.: A new approach to explaining sick-role behavior in low-income populations. Am J Public Health 64:205-216, 1974.

⑤ 보건교육에의 적용

건강신념모형을 대상자의 요구 사정과 보건교육 계획에 활용할 수 있다.

㉠ 심각성과 민감성을 높인다. 대상자가 심각성을 느끼도록, 즉 자신도 병에 걸릴 수 있다고 느끼도록 정보를 주거나 질병에 대하여 지역사회에 이슈화한다.

㉡ 장애는 적고, 이익이 크다고 느끼도록 한다. 예방적·치료적 건강행위를 하는 데 장애가 되는 요인을 감소시키고(시간, 비용, 근접성, 수용성) 행위결과가 이익이 크다(질병예방, 질병예방으로 인한 이득)는 것을 느낄 수 있도록 중재를 한다.

㉢ 자기효능감을 높인다. 보건교육을 하기 위하여 대상자들의 요구를 사정하고, 교육프로그램을 계획할 때 그들의 자기효능감을 높일 수 있는 계획을 포함시킨다.

> **보충** 건강신념모형에서 건강 관련 행동의 예
>
> (1) 인지된 감수성: 수빈이 엄마는 수빈이 사촌언니가 독감에 걸린 것을 보고 수빈이도 걸릴 가능성이 크다고 생각하여 독감예방주사를 맞혔다. 그러나 은지 엄마는 유치원을 안 보내면 걸리지 않을 것이라 생각하여 예방접종을 하지 않았다. 이때 두 엄마가 '독감에 걸릴 수 있다' 또는 '걸리지 않을 것이다'라고 생각한 것은 독감이라는 질환에 대한 감수성, 즉 독감에 대한 취약성을 의미한다.

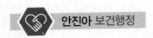

(2) 인지된 심각성: 보건교육자는 은지 엄마에게 "독감예방주사를 맞는 것은 독감예방을 위해서이지 감기예방을 위해서가 아니며, 독감은 생명을 위협할 수도 있는 심각한 질환입니다."라고 설명하였다. 이는 생명을 위협할 수 있는 심각한 질환의 위협이 있다는 지식을 알려준 것이며, 그 결과 은지 엄마의 '인지된 심각성' 수준이 높아졌을 것이다.

(3) 인지된 장애요인: 이에 대해 은지 엄마가 "새로운 사실을 알게 되어 예방접종을 시키고 싶지만, 예방접종의 부작용이 있다는 이야기를 들은 적이 있어서 겁이 나네요."라고 답했다면, 예방접종을 통해 지각된 위협을 피하고는 싶으나, '부작용'이라는 지각된 장애요인 즉 비용이 예방접종이라는 행동을 가로막고 있는 것이다.

(3) 합리적 행위론

① 이론의 이해
- ㉠ 1967년 피쉬바인(Fishbein)에 의해 제시된 이론으로서, 인간의 행동은 의지로 조절할 수 있으며, 합리적인 이유에 근거하여 결정된다는 것이다.
- ㉡ 행동이란 그 행동을 수행하려는 의도에 영향을 받게 되며, 이 행위 의도는 자신이 지닌 행위에 대한 태도와 주위의 의미 있는 사람들이 그 행위를 어떻게 여길 것인지를 검토하여 결정된다고 보았다.

② 주요 개념
- ㉠ 의도(Intention, 의향)
  - 어떤 사람이 특정 행동을 수행할 준비가 되어 있음 또는 동기부여가 되어 있음을 말하며, 이는 행동 직전에 놓여 있는 것으로서, 행동을 결정하는 가장 가깝고 직접적인 요인으로 간주된다.
  - 개인의 의도는 그 행동에 대한 태도와, 그 행동과 관련된 주관적 규범에 의해 결정된다.
- ㉡ 행동에 대한 태도(Attitude toward the Behavior)
  - 그 행동을 수행하는 데 얼마나 긍정적이거나 부정적인가를 말하며, 신념에 따라 달라진다.
  - 긍정적인 결과를 가져올 것으로 믿는 행동에 대해서는 긍정적인 태도를 가지게 되고, 부정적인 결과를 가져올 것으로 믿는 행동에 대해서는 부정적인 태도가 형성된다.

    예 어떤 사람이 금연이 폐질환 예방에 도움이 된다고 굳게 믿고 있다면, 그는 금연에 대해 긍정적인 태도를 가지고 있는 것이고, 폐질환을 예방할 수 있다는 믿음이 약하다면, 그는 금연에 대해 부정적인 태도를 가지고 있을 것이다.

© 주관적 규범(Subjective Norm)
- 가족, 친구, 동료 등 개인에게 중요한 주변 사람들이 행사하는 사회적 압력, 그 행동을 시행하라는 인지도나 압력을 말한다.
- 주관적 규범은 이러한 중요한 주변 사람들이 해당 행동에 대해 기대하는 바에 대한 개인의 판단과 그러한 기대에 부응하려는 동기에 의해 형성된다.
  > 예 어떤 중학생이 부모와 학교 선생님들은 자신이 야채를 충분히 먹어야 한다고 생각한다고 믿고 있으며, 또한 부모와 선생님의 기대에 부응하려는 동기를 가지고 있다면, 이 학생은 야채 섭취에 대해 긍정적인 주관적 규범을 가지고 있을 것이다.

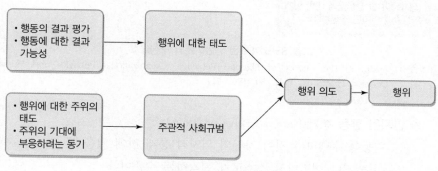

그림 8-4 합리적 행위론

③ 한계

개인이 스스로 선택하는 의지적 행동에는 적합하지만, 의지로 선택하는 행동이 아닌 경우에는 적절하지 않다는 단점이 있다.
> 예 금연을 원하지만 실패하는 경우, 금연을 하고 싶은 의향은 매우 높으나 동기부여가 되어 있다고 해서 금연에 쉽게 성공할 수 있는 것은 아니다. 그 외에도 금단증상 대처 기술이나 동료들이 같이 피우자고 할 때 거절하는 사회적 기술, 그리고 보조제나 치료제 등이 부족한 경우에도 금연에 성공하지 못할 수 있다.

(4) 계획된 행위론 18 울산, 19 울산

① 이론의 이해

㉠ 합리적 행위론의 연장선상에 있으면서 의지적이지 않은 행동까지도 설명할 수 있는 이론이다.

㉡ 행동통제를 포함시켜 인간의 다양한 사회적 행동을 설명하고자 계획된 행동이론이다.

㉢ 사회적 행동을 이해하고 예측하는 데 관심을 두고 행위에 영향을 주고 바람직한 방향으로 변화시키고자 하는 목적을 가지고 있다.

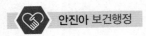

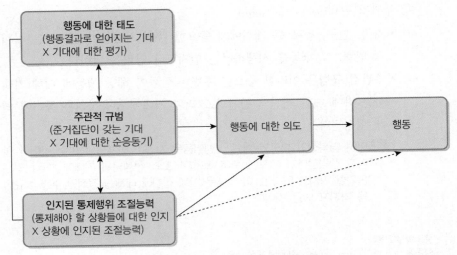

그림 8-5 계획된 행동이론의 구성요소

*출처: Ajzen, I. The Theory of Planned Behavior. Organizational Behavior and Human Decision Processes, 1991, 50, 179-211.

② **인지된 행동 통제**(Perceived Behavior Control) [40]

    ㉠ 행동을 수행하는 것이 자신의 의지적 통제 하에 있을 때 행동의 수행이 쉽거나 어렵다고 스스로가 지각하는 수준이다.

    ㉡ 다시 말해서 인간이 어떤 행동을 하는데 부딪치는 어려움이나 용이함에 대한 것으로, 어떤 행위를 하는데 필요한 자원이나 기회를 자신이 얼마나 갖고 있다고 인식하는가, 그리고 이들이 얼마다 중요하다고 생각하는가의 상호 작용에 의한 것으로 설명한다.

    ㉢ 어떻게 하면 행동실천을 용이하게 할 수 있는지에 대해 개인이 인식하는 것을 의미한다. 개인은 주어진 행동을 성공적으로 수행하기 위해 필요한 자원이나 기회가 주어질 것으로 믿고 그 믿음에 따라 행동을 하게 된다고 아벤(Ajzen)은 설명하고 있다.

      예 직장인들이 금연을 하겠다는 의향을 가지고 있다고 하더라도, 금연 후 금단증상이 나타날 때나 흡연에 대한 유혹이 있을 때 어떻게 대처해야 하는지를 알고 있으며 잘 대처할 수 있다는 '인지된 행동 통제감'이 있어야만 비로소 금연 실천과 성공으로 이우러질 수 있다.

③ **결론**: 태도가 호의적일수록, 주관적 규범이 존중받고 있을수록, 인지된 행동의 통제감이 클수록 그 행동을 시행할 의도가 강해지며 의도에 의해 결정되는 건강행동이 실천될 가능성도 높아진다.

---

40) 김명 외, 보건교육·건강증진 이론, 계축문화사, 2014, p.34.

합리적 행위론을 콘돔 사용을 위한 보건교육 개입에 활용한 사례

(1) **콘돔 사용 의도**: 미국 시애틀에서 703명의 성병 클리닉 남녀 환자들을 조사한 결과, 지속적인 파트너가 있는 환자들의 콘돔 사용에 대한 사회적 규범과 태도는 콘돔 사용의 의도와 유의한 관련성이 있었다.

(2) **태도**: 지속적 파트너보다 불안정한 파트너를 가진 환자들이 콘돔 사용에 대해 더 긍정적인 태도를 가지고 있었다.

(3) **주관적 규범**: 여성들 중 파트너에게 콘돔을 사용하도록 요청하는 환자들은 사회적 규범에 의해 보다 큰 영향을 받고 있었다.

(4) **인지된 행동통제**: 남녀 모두에서 이전에 콘돔을 사용해 본 경우 콘돔 사용 의향이 유의하게 높았다. 이는 콘돔 사용 경험에 의한 학습으로 콘돔 사용 기술을 익혀 인지된 행동 통제감과 자신감이 커졌기 때문으로 보인다.

(5) 범이론적 모형(Trans-theoretical Model, 통합이론, 행동변화단계이론)

① 이론의 이해

　㉠ 행동변화 과정과 행동변화 단계를 핵심으로 행동변화를 설명하는 개념이다.

　㉡ 특정 건강행위는 다양한 변화단계와 변화과정을 통한 역동적 과정을 거치면서 그 행위로 인한 효과와 손실을 통한 의사결정균형과 어떤 특정행동을 지속할 수 있다는 자신감인 자기효능을 통하여 형성·유지·지속된다고 본다.

② 주요 개념

　㉠ 변화단계: 건강행동은 단기간 내에 일어나기 어렵고, 갑자기 행동으로 나타날 것으로 예상하기 어려우며, 장기간에 걸쳐 중간단계를 하나씩 거쳐 나타난다.

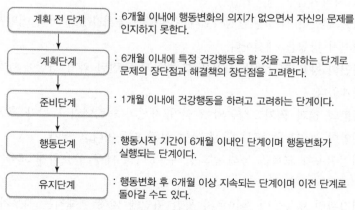

계획 전 단계	: 6개월 이내에 행동변화의 의지가 없으면서 자신의 문제를 인지하지 못한다.
계획단계	: 6개월 이내에 특정 건강행동을 할 것을 고려하는 단계로 문제의 장단점과 해결책의 장단점을 고려한다.
준비단계	: 1개월 이내에 건강행동을 하려고 고려하는 단계이다.
행동단계	: 행동시작 기간이 6개월 이내인 단계이며 행동변화가 실행되는 단계이다.
유지단계	: 행동변화 후 6개월 이상 지속되는 단계이며 이전 단계로 돌아갈 수도 있다.

그림 8-6 통합이론에서 변화단계

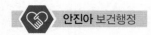

ⓛ 변화과정: 변화단계를 계속 유지하기 위하여 사람들이 사용하는 암묵적이거나 명백한 활동들로 크게 정서적 과정과 행동적 과정으로 나눌 수 있다.
- 정서적 과정: 정서적 각성(Consciousness Raising), 극적 전환(Dramatic Relief), 환경 재평가(Environmental Re-evaluation), 사회적 해방(Social Liberation), 자기 재평가(Self-reevaluation)
- 행동적 과정: 자극통제(Stimuli Control), 조력관계(Helping Relationship), 대체행동형성(Counter Conditioning), 강화관리(Reinforcement Management), 자기해방(Self-reevaluation)

ⓒ 자기효능감
- 구체적 상황에서 목표달성을 위해 수행에 필요한 행동을 조직하고 수행하는 것에 대한 개인능력의 판단 또는 기대
- 개인이 긍정적인 행위를 지속시키고자 하거나 또는 문제행위에서 벗어나고자 하는 것에 대한 신념에 영향을 미친다.

ⓔ 의사결정 균형: 어떤 행위를 변화시킬 때 자신과 중요한 타인에게 생기는 이득 및 손실에 대한 균형과 자신과 다른 사람으로부터 인정을 받게 되는지 유무에 대해서 비교평가하게 되는 것이다.

③ 결론

범이론적 모형을 이용한 많은 연구에서 행동변화를 위해 적절한 보건교육을 제공하고, 자기효능감과 의사결정 균형을 통해 변화된 행동을 지속·유지한다는 것이 나타났다.

(6) 귀인이론

① 사람들이 자신 또는 타인의 행동의 원인을 설명하는 방식에 대한 이론으로 외적귀인과 내적귀인이 있다.
② 어떤 원인이 사건을 발생시켰다는 믿음은 동기를 유발하여 어떻게 행동할 것인지 방향을 제시한다.
③ 개인의 향후 건강행동 실천은 그 행동과 관련된 과거 경험에 대한 평가와 관계있다.
④ 행동의 결과 평가: 성공의 원인이 자신의 능력이라고 평가 혹은 실패의 원인이 능력부족 또는 통제 불능 상황 때문이라고 평가
⑤ 원인귀속이 교육을 통해 변화될 수 있다면 매우 유용하게 교육에 적용할 수 있다.
⑥ 건강관련 행동들이 올바르지 못한 귀인에 의해 행해지는 경우가 많다.
예 금연시도 실패 후 원인을 성격, 상황, 운 등으로 돌리는 것

(7) 사회인지이론(SCT, Social Cognitive Theory) 41) 16 서울, 19 대구

① 개념

ㄱ 반두라(Bandura)에 의해 제시된 이론이다.

ㄴ 개인의 특성, 행동, 행동이 일어나는 환경 간의 지속적이고 역동적인 상호작용을 설명한다.

ㄷ 행동을 개인의 결과로 보거나 환경을 행동들의 결과로만 보기보다는 세 가지 구성 요소들이 끊임없이 서로 상호작용하며 영향을 주는 역동적 관계를 강조한다.

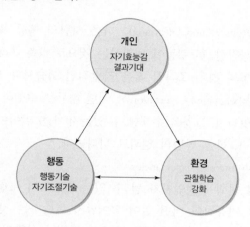

그림 8-7 사회인지론에서 개인-환경-행동의 관계와 상호결정론

② 구성요소

ㄱ 상호결정론(Reciprocal Causation)

• 사람의 건강행태는 개인적 특성, 행동, 환경 간의 지속적인 반응의 결과로 나타난다는 이론이다.

• 행동은 단순히 환경과 사람에 의한 결과가 아니고, 환경 역시 단순히 사람이나 행동의 결과가 아니며 세 요소가 지속적으로 역동적인 작용을 한다는 것이다.

• 이것은 사회인지이론의 가설 혹은 기본원리가 된다.

ㄴ 환경(environment)과 상황(situation)

• 환경은 사람의 외부에 물리적으로 존재하여 행동에 영향을 줄 수 있는 사회적 환경이나 물리적 요소를 말한다.

• 상황은 행동에 영향을 줄 수 있는 환경에 대한 인식 혹은 정신적 해석(실제 그대로, 왜곡, 상상 등)을 말하는 것으로서 환경에 대한 지각은 장소, 시간, 물리적 특성, 활동, 참여자, 자신의 역할 등에 따라 달라진다.

---

41) 대한예방의학회, 예방의학과 공중보건학(제4판), 계축문화사, 2021, p.935~937.

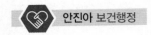

   ⓒ 강화(reinforcement)
- 강화는 바람직한 행동을 유지 혹은 더욱 잘 하도록 하는 것이다.
- 적극적 강화(보상)는 행동이 반복될 가능성을 증가시킬 수 있는 조건(예, 칭찬)을 추가하는 것을 말하고, 부정적 강화는 바람직한 행동을 할 때 원래의 불이익을 제거함으로써 행동의 가능성을 높이는 것을 말한다(예, 목표 기간 내에 체중감량에 성공할 경우 헬스장 사용료 감면).
- 처벌은 항상 어떠한 행동을 하지 못하도록 하기 위한 것이고, 처벌이 예상되는 특정 상황에서만 효과가 있다는 측면에서 강화와 구분이 된다.

   ⓔ 관찰학습(observational learning): 다른 사람의 행동 및 그 사람이 받는 강화를 관찰한 후 행동이 변화하는 것으로서(즉 대리보상, 대리경험) 복잡한 행동의 경우 조작적 혹은 자발적인 학습보다 효과적일 수 있다.

   ⓜ 행동역량(behavioral expectations): 어떤 행동을 수행하기 위해서는 그 행동이 무엇인지, 그것을 수행할 수 있는지(기술) 알아야 한다. 이는 훈련, 지적 능력, 학습 방법의 결과로 나타난다.

   ⓗ 결과예상(outcome expectancies)
- 행동의 선행 결정인자가 될 수 있는 것으로서 특정 상황에서 자기의 행동에 반응하여 어떤 일이 일어날지 학습하는 것을 말한다.
- 습관적인 행동이 아닌 경우 행동을 수행할 상황의 여러 가지 측면을 예상하고, 그 상황을 다루기 위한 전략을 개발하고 테스트하며, 그 상황에서 자신의 행동 결과로서 어떤 일이 발생할지 예상할 수 있다.

   ⓢ 결과기대(outcome expectancies)
- 행동의 동기가 되는 것으로서 특정한 결과에 부여하는 가치관에 의해 결정된다.
- 모든 조건이 같은 상황이라면 긍정적인 결과가 최대한 혹은 부정적인 결과가 최소화되는 행동을 수행하는 것을 선택하게 된다.
- 이 경우 장기적인 이익(손실)보다는 단기적인 이익(손실)을 강조하는 것이 더욱 효과적이다.

   ⓞ 자기효능감(self-efficacy)
- 행동 수행의 장애물 극복을 포함하여 특정 행동을 수행할 수 있음에 대한 확신감을 말하는 것이다.
- 자신의 노력을 투자하는데 따른 목표 성취의 가능성에 대한 믿음에 영향을 주므로 행동변화의 중요한 전제 조건이 될 수 있다.
- 자기효능감을 향상시키는 방법으로서 같은 행동의 반복, 작은 단계로 나누어 각 단계별로 연습하는 것 등을 들 수 있다.

ⓩ 수행의 자기통제(self-control of performance)

- 보건교육의 중요한 목표 중의 하나는 건강행동의 수행을 자기 스스로의 통제 하에 성취하도록 하는 것이다.
- 이를 위해 자신이 행동을 스스로 모니터하고 그러한 행동의 요인과 영향을 생각하도록 하며, 행동과 그 결과를 자신이 세운 목표치와 비교를 하도록 하며, 자신에 대한 스스로의 보상을 찾도록 하는 것 등을 시도할 수 있다.

ⓒ 정서적 자극의 관리(managing emotional arousal): 행동변화를 시도하는 과정에서 두려움, 불안, 스트레스 등의 정서적 자극이 장애요인이 될 수 있다. 이를 해결하기 위해 교육과정에 스트레스 관리 기법, 문제해결 기법 등이 내용을 포함할 필요가 있다.

📋 보충 개인적 · 개인 간 · 집단 및 지역사회의 건강행태모형

(1) **개인적 차원의 이론과 모형:** 개인의 심리사회적 과정을 이해하고 이에 대한 교육과 행태 개선에 초점을 둔다.
예) 인지조화론, 건강믿음모형(HBM), 합리적 행위론, 계획된 행위론, 범이론적 모형, 귀인이론, 예방채택과정모형 등

(2) **개인 간 차원의 이론과 모형:** 행태변화를 개인과 개인을 포함하는 주변 환경, 사회적 인식, 의사 – 환자 간의 관계개선으로 이해하고 접근하는 데 초점을 둔다.
예 사회인지이론, 자기효능이론, 사회적 관계망과 사회적 지지이론, 정보처리와 설득적 커뮤니케이션, 동기화 면담

- 동기화 면담: 환자 스스로가 자발적으로 행동변화의 중요성과 자신감을 가질 수 있도록 유도함으로써 행태변화를 촉진하고 변화에 대한 이중감정을 해결하는 데 기여하는 환자중심의 상담기법이다.

(3) **집단 및 지역사회 차원의 이론과 모형:** 지역사회 확산을 통한 개선에 초점을 둔다.
예 MATCH, PRECEDE–PROCEED모형, 의사소통이론, 혁신의 확산모형, 조직변화이론, 지역사회조직화모형 등

- 의사소통이론: 기호와 상징을 사용하여 정보와 의미를 생산하고 교환하는 과정으로 건강분야의 의사소통 시 주체와 대상, 기대효과를 고려하여 메시지 내용과 전달경로를 선택하는 것이 필요하다.
- 혁신의 확산: 새롭다고 인식되는 아이디어 산물과 행동을 사회 구성원들 사이에서 최대한 알리고 프로그램의 범위를 확대하기 위한 목적에서 의사소통하는 과정이다.

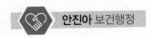

제3절 우리나라의 건강증진사업

1 발전과정

(1) 1995년 「국민건강증진법」 제정 15 충북

「국민건강증진법」을 통해 국민건강증진사업을 위한 법적 근거와 사업의 기본
내용 및 방향을 제시하였다. 개인 및 가족 건강증진의 책임을 모든 국민이 국
가 및 지방자치단체와 함께 가지며 타인에 대한 건강 위해행위 금지 또한 책
임인 것을 명시, 재정 확보를 위한 국민건강증진기금 조성의 근거를 마련하였다.

(2) 건강증진사업 전개

2002년	국민건강증진종합계획 2010(Health Plan 2010) 수립
2005년	중간평가 실시
2006년	새국민건강증진종합계획 발표
2011년	제3차 국민건강증진종합계획 2020(Health Plan 2020) 수립
2015년	중간평가 실시
2016년	제4차 국민건강증진종합계획 2020(Health Plan 2020) 발표

2 제5차 국민건강증진 종합계획(Health Plan 2030) 22 보건직

비전

모든 사람이 평생 건강을 누리는 사회

총괄목표

건강수명 연장과 건강형평성 제고

기본원칙

① 국가와 지역사회의 모든 정책 수립에 건강을 우선적으로 반영한다.
② 보편적인 건강수준의 향상과 건강형평성 제고를 함께 추진한다.
③ 모든 생애과정과 생활터에 적용한다.
④ 건강친화적인 환경을 구축한다.
⑤ 누구나 참여하여 함께 만들고 누릴 수 있도록 한다.
⑥ 관련된 모든 부문이 연계하고 협력한다.

사업분야

건강생활실천	정신건강 관리	비감염성 질환 예방관리	감염 및 기후변화성 질환 예방관리	인구집단별 건강관리	건강친화적 환경 구축
금연 절주 영양 신체활동 구강건강	자살예방 치매 중독 지역사회 정신건강	암 심뇌혈관질환 비만 손상	감염병 예방 및 관리 감염병 위기 대비·대응 기후변화성 질환	영유아 아동·청소년 여성/노인 장애인/근로자 군인	건강친화적 법제도 개선 건강정보 이해력 제고 혁신적 정보기술의 적용 재원마련 및 운용 지역사회 자원 확충 및 거버넌스 구축

(1) 비전: 모든 사람이 평생건강을 누리는 사회

① 모든 사람: 성, 계층. 지역 간 건강형평성을 확보, 적용 대상을 모든 사람으로 확대

② 평생 건강을 누리는 사회: 출생부터 노년까지 전 생애주기에 걸친 건강권 보장, 정부를 포함한 사회 전체를 포괄

(2) 목표: 건강 수명 연장, 건강 형평성 제고

① 건강수명: '30년까지 건강수명 73.3세 달성('18. 70.4세 → '30 추계치 73.3세)

② 건강형평성: 건강수명의 소득 간, 지역 간 형평성 확보

ⓐ 소득: 소득수준 상위 20%의 건강수명과 소득수준 하위 20%의 건강수명 격차를 7.6세 이하로 낮춘다.

ⓑ 지역: 건강수명 상위 20% 해당 지자체의 건강수명과 하위 20% 해당 지자체의 건강수명의 격차를 2.9세 이하로 낮춘다.

(3) 기본원칙 21 경남 · 경북, 22 보건직

① 국가와 지역사회의 모든 정책 수립에 건강을 우선적으로 반영한다.

② 보편적인 건강수준의 향상과 건강형평성 제고를 함께 추진한다.

③ 모든 생애과정과 생활터에 적용한다.

④ 건강친화적인 환경을 구축한다.

⑤ 누구나 참여하여 함께 만들고 누릴 수 있도록 한다.

⑥ 관련된 모든 부문이 연계하고 협력한다.

(4) 분과 및 중점과제: 6개 분과, 28개 과제

① 분과: 최종목표를 달성하기 위하여 건강결정요인별로 우선적으로 달성해야 하는 정책목표를 분과로 선정

② 중점과제: 각 분과 내에서 우선적으로 추진해야 하는 과제 선정

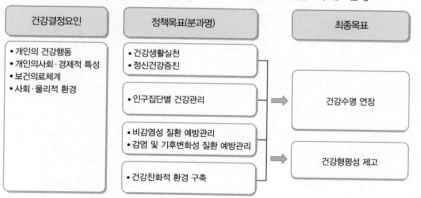

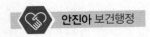

(5) 중점과제 15 인천, 17 대구 · 대전 · 인천, 18 부산, 20 서울7급 · 대전, 21 경남

① **건강생활 실천:** 금연, 절주, 영양, 신체활동, 구강건강

② **정신건강 관리:** 자살예방, 치매, 중독, 지역사회 정신건강

③ **비감염성 질환 예방관리:** 암, 심뇌혈관질환(심혈관질환, 선행질환), 비만, 손상

④ **감염 및 기후변화성 질환 예방관리:** 감염병예방 및 관리(결핵, 에이즈, 의료관련감염, 항생제 내성, 예방행태개선), 감염병위기대비대응(검역/감시, 예방접종), 기후변화성질환

⑤ **인구집단별 건강관리:** 영유아, 청소년, 여성, 노인, 장애인, 근로자, 군인

⑥ **건강친화적 환경 구축:** 건강친화적법제도 개선, 건강정보이해력제고, 혁신적정보기술의 적용, 재원마련 및 운용, 지역사회지원(인력, 시설) 확충 및 거버넌스 구축

(6) 지표

① **성과지표:** 28개 중점 과제별 성과지표는 총 400개 선정하였으며 성과지표 중 성, 소득, 지역별 분리되어 있거나, 그 격차를 모니터링 할 수 있는 형평성 지표는 176개 선정

② **대표지표:** 24개 중점과제별 대표지표 64개 선정하였으며 대표지표에 대한 성, 소득, 지역 격차를 모니터링할 수 있는 형평성 지표는 49개 선정

중점 과제	대표지표			형평성 지표		
	지표명	'18	'30	지표명	'18	'30
금 연	성인남성 현재흡연율 (연령표준화)	36.7%	25.0%	소득 1-5분위 성인남성 현재 흡연율 격차(연령표준화)	9.1%p	8.0%p
	성인여성 현재흡연율 (연령표준화)	7.5%	4.0%	소득 1-5분위 성인여성 현재 흡연율 격차(연령표준화)	7.5%p	5.0%p
절 주	성인남성 고위험음주율 (연령표준화)	20.8%	17.8%	소득 1-5분위 성인남성 고위험음주율 격차(연령표준화)	1.8%p	0.7%p
	성인여성 고위험음주율 (연령표준화)	8.4%	7.3%	소득 1-5분위 성인여성 고위험음주율 격차(연령표준화)	2.3%p	1.2%p
영 양	식품 안정성 확보 가구분율	96.9%	97.0%	소득 1-5분위 식품안정성 확보 가구율 격차	11.4%p	7.0%p
신체활동	성인남성 유산소 신체활동 실천율(연령표준화)	51.0%	56.5%	소득 1-5분위 성인남성 유산소 신체활동 실천율 격차(연령표준화)	9.2%p	7.0%p
	성인여성 유산소 신체활동 실천율(연령표준화)	44.0%	49.3%	소득 1-5분위 성인여성 유산소 신체활동 실천율 격차(연령표준화)	5.9%p	3.7%p
구강건강	영구치(12세) 우식 경험률(연령표준화)	56.4%	45.0%			
자살예방	자살사망률 (인구 10만명당)	26.6명	17.0명	지역 상-하위 20%의 남성 자살사망률 격차 (인구 10만명당)	19.1명	12.2명
	남성 자살사망률 (인구 10만명당)	38.5명	27.5명	지역 상-하위 20%의 여성 자살사망률 격차 (인구 10만명당)	8.9명	5.7명
	여성 자살사망률 (인구 10만명당)	14.8명	12.8명			
치 매	치매안심센터의 치매환자 등록·관리율(전국 평균)	51.5% ('19)	82.0%	지역 상-하위 20% 치매안심센터의 치매환자 등록·관리율 격차	52.2%p ('19)	35.0%p
중 독	알코올 사용장애 정신건강 서비스 이용률	12.1% ('16)	25.0%	-		
지역사회 정신건강	정신건강 서비스이용률	22.2% ('16)	35.0%	-		
암	성인남성(20-74세) 암 발생률(인구 10만명당, 연령표준화)	338.0명 ('17)	313.9명	지역 상-하위 20%의 성인남성 암 발생률 격차 (인구 10만명당, 연령표준화)	78.3명 ('17)	62.6명
	성인여성(20-74세) 암 발생률(인구 10만명당, 연령표준화)	358.5명 ('17)	330.0명	지역 상-하위 20%의 성인여성 암 발생률 격차 (인구 10만명당, 연령표준화)	97.3명 ('17)	70.4명
심뇌혈관 질환	성인남성 고혈압 유병률 (연령표준화)	33.2%	32.2%	소득 1-5분위 성인남성 고혈압 유병률 격차 (연령표준화)	5.4%p	4.4%p
	성인여성 고혈압 유병률 (연령표준화)	23.1%	22.1%	소득 1-5분위 성인여성 고혈압 유병률 격차 (연령표준화)	8.5%p	7.5%p
	성인남성 당뇨병 유병률 (연령표준화)	12.9%	11.9%	소득 1-5분위 성인남성 당뇨병 유병률 격차 (연령표준화)	4.4%p	3.4%p
	성인여성 당뇨병 유병률 (연령표준화)	7.9%	6.9%	소득 1-5분위 성인여성 당뇨병 유병률 격차 (연령표준화)	5.4%p	4.4%p
	급성 심근경색증 환자의 발병 후 3시간 미만 응급실 도착 비율	45.2%	50.4%	급성심근경색증 환자의 발병후 3시간 미만 응급실 도착비율의 최고-최저 시도간 격차	23.0%p	17.5%p

8

보건사업

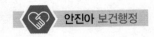

3 국민건강증진법

(1) 목적(법 제1조) 19 호남권

이 법은 국민에게 건강에 대한 가치와 책임의식을 함양하도록 건강에 관한 바른 지식을 보급하고 스스로 건강생활을 실천할 수 있는 여건을 조성함으로써 국민의 건강을 증진함을 목적으로 한다.

(2) 정의(법 제2조)

① "국민건강증진사업"이라 함은 보건교육, 질병예방, 영양개선, 신체활동장려, 건강관리 및 건강생활의 실천등을 통하여 국민의 건강을 증진시키는 사업을 말한다.

② "보건교육"이라 함은 개인 또는 집단으로 하여금 건강에 유익한 행위를 자발적으로 수행하도록 하는 교육을 말한다.

③ "영양개선"이라 함은 개인 또는 집단이 균형된 식생활을 통하여 건강을 개선시키는 것을 말한다.

④ "신체활동장려"란 개인 또는 집단이 일상생활 중 신체의 근육을 활용하여 에너지를 소비하는 모든 활동을 자발적으로 적극 수행하도록 장려하는 것을 말한다.

⑤ "건강관리"란 개인 또는 집단이 건강에 유익한 행위를 지속적으로 수행함으로써 건강한 상태를 유지하는 것을 말한다.

⑥ "건강친화제도"란 근로자의 건강증진을 위하여 직장 내 문화 및 환경을 건강친화적으로 조성하고, 근로자가 자신의 건강관리를 적극적으로 수행할 수 있도록 교육, 상담 프로그램 등을 지원하는 것을 말한다.

(3) 국민건강증진종합계획의 수립(법 제4조) 18 경북, 22 서울

① 보건복지부장관은 제5조의 규정에 따른 국민건강증진정책심의위원회의 심의를 거쳐 국민건강증진종합계획을 5년마다 수립하여야 한다.

② 계획에 포함되어야 할 사항

 ㉠ 국민건강증진의 기본목표 및 추진방향

 ㉡ 국민건강증진을 위한 주요 추진과제 및 추진방법

 ㉢ 국민건강증진에 관한 인력의 관리 및 소요재원의 조달방안

 ㉣ 제22조의 규정에 따른 국민건강증진기금의 운용방안

 ㉤ 아동·여성·노인·장애인 등 건강취약 집단이나 계층에 대한 건강증진 지원방안

 ㉥ 국민건강증진 관련 통계 및 정보의 관리 방안

 ㉦ 그 밖에 국민건강증진을 위하여 필요한 사항

(4) 건강증진사업(법 제19조) 15 경북, 17 부산, 20 인천, 21 서울 · 서울7급

① 국가 및 지방자치단체는 국민건강증진사업에 필요한 요원 및 시설을 확보하고, 그 시설의 이용에 필요한 시책을 강구하여야 한다.

② 시장·군수·구청장은 지역주민의 건강증진을 위하여 보건복지부령이 정하는 바에 의하여 보건소장으로 하여금 다음 각 호의 사업을 하게 할 수 있다.

    ㉠ 보건교육 및 건강상담

    ㉡ 영양관리

    ㉢ 신체활동장려

    ㉣ 구강건강의 관리

    ㉤ 질병의 조기발견을 위한 검진 및 처방

    ㉥ 지역사회의 보건문제에 관한 조사·연구

    ㉦ 기타 건강교실의 운영 등 건강증진사업에 관한 사항

(5) 기금의 설치 20 서울7급

① 보건복지부장관은 국민건강증진사업의 원활한 추진에 필요한 재원을 확보하기 위하여 국민건강증진기금을 설치한다.

② 기금은 다음의 재원으로 조성한다.

    ㉠ 제23조제1항의 규정(담배의 세금)에 의한 부담금

    ㉡ 기금의 운용 수익금

(6) 기금의 사용(법 제25조)

15 경남, 16 보건직7급, 17 충북, 18 부산, 19 경기 · 경북, 20 대구, 21 울산, 22 보건직

① 금연교육 및 광고, 흡연피해 예방 및 흡연피해자 지원 등 국민건강관리사업

② 건강생활의 지원사업

③ 보건교육 및 그 자료의 개발

④ 보건통계의 작성·보급과 보건의료관련 조사·연구 및 개발에 관한 사업

⑤ 질병의 예방·검진·관리 및 암의 치료를 위한 사업

⑥ 국민영양관리사업

⑦ 신체활동 장려사업

⑧ 구강건강관리사업

⑨ 시·도지사 및 시장·군수·구청장이 행하는 건강증진사업

⑩ 공공보건의료 및 건강증진을 위한 시설·장비의 확충

⑪ 기금의 관리·운용에 필요한 경비

⑫ 그 밖에 국민건강증진사업에 소요되는 경비로서 대통령령이 정하는 사업

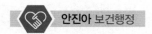

> **대통령령으로 정하는 사업(법 시행령 30조)**
> 1. 만성퇴행성질환의 관리사업
> 2. 법 제27조의 규정에 의한 지도·훈련사업
> 3. 건강증진을 위한 체육활동 지원사업
> 4. 금연지도원 제도 운영 등 지역사회 금연 환경 조성 사업
> 5. 건강친화인증기업 지원 사업
> 6. 절주문화 조성 사업

(7) 보건교육(법 제12조 및 법 시행령 제17조) 21 경북

① 국가 및 지방자치단체는 모든 국민이 올바른 보건의료의 이용과 건강한 생활습관을 실천할 수 있도록 그 대상이 되는 개인 또는 집단의 특성·건강상태·건강의식 수준등에 따라 적절한 보건교육을 실시한다.

② 국가 또는 지방자치단체는 국민건강증진사업관련 법인 또는 단체등이 보건교육을 실시할 경우 이에 필요한 지원을 할 수 있다.

③ 보건복지부장관, 시·도지사 및 시장·군수·구청장은 제2항의 규정에 의하여 보건교육을 실시하는 국민건강증진사업관련 법인 또는 단체 등에 대하여 보건교육의 계획 및 그 결과에 관한 자료를 요청할 수 있다.

④ 제1항의 규정에 의한 보건교육의 내용은 대통령령으로 정한다.

⑤ 법 제12조에 따른 보건교육에는 다음 각 호의 사항이 포함되어야 한다.

   1. 금연·절주등 건강생활의 실천에 관한 사항

   2. 만성퇴행성질환등 질병의 예방에 관한 사항

   3. 영양 및 식생활에 관한 사항

   4. 구강건강에 관한 사항

   5. 공중위생에 관한 사항

   6. 건강증진을 위한 체육활동에 관한 사항

   7. 그 밖에 건강증진사업에 관한 사항

	Check
01 건강증진을 위해서는 교육적 · 사회적 · 경제적 · 규제적 접근 등 다양한 차원의 노력이 필요하다.	O X
02 1986년 알마아타 선언을 통해 건강증진의 정의 및 주요 접근전략, 우선순위 활동영역이 제시되었다.	O X
03 제9차 건강증진을 위한 국제회의는 중국 상하이에서 개최되었으며 주요 의제는 "모든 정책에서 보건"이었다.	O X
04 PRECEDE–PROCEED모형에서 지역사회의 삶의 질 차원에 대한 사정 후에는 교육적 · 생태학적 사정이 진행되어야 한다.	O X
05 사회인지이론에서는 사람이 학습한다는 것을 환경의 영향을 수동적으로 받아들이는 것으로 이해한다.	O X
06 제5차 국민건강증진종합계획의 비전은 '온 국민이 함께 만들고 누리는 건강세상'이다.	O X
07 Health Plan 2030의 사업분야에서 건강생활실천의 주요 내용은 금연, 절주, 영양, 신체활동, 구강건강이다.	O X

OX Answer

01 O **02** X [알마아타 선언 → 오타와 헌장]

03 X ["모든 정책에서 보건" → "모든 사람에게 건강을, 모든 것은 건강을 위해"]

04 X [교육적 · 생태학적 사정 → 역학적 사정]

05 X [사회인지이론에서는 사람이 학습한다는 것을 행동, 개인, 환경이 서로 영향을 주고받으며 상호적으로 결정된다고 설명한다.]

06 X [제5차 국민건강증진종합계획의 비전은 '모든 사람이 평생 건강을 누리는 사회'이다.] **07** O

01

보건사업에 대한 설명으로 옳은 것은? 경기. 2020

① 주민참여는 보건사업의 매우 중요한 운영전략이다.

② 보편적 건강문제가 대상이므로 전 국민에게 동일한 내용의 서비스를 제공해야 한다.

③ 지역중심의 밀접서비스를 제공해야 하기 때문에 지방정부만 보건사업의 주체가 되어야 한다.

④ 특수한 건강문제 관리를 위해 통합보건사업 유형이 적합하다.

02

우리나라의 보건의료사업에 대한 설명으로 옳은 것은?
경기. 2020

> ㉠ 국민의 건강권에 대한 인식이 증대되고 있다.
> ㉡ 국가의 다양한 예방 및 관리 사업 추진 덕분에 현대 의료비 지출은 감소추세이다.
> ㉢ 현대 보건의료분야의 실정은 지역 간·계층 간 불평등을 해소하는 방향으로 이루어지고 있다.
> ㉣ 건강권 보장을 위하여 국가의 소비자에 대한 간섭도 가능하다.
> ㉤ 의료기술의 발달과 보건의료자원의 다양화 등은 보건의료의 접근성을 늘리고 있다.

① ㉠, ㉡, ㉢ 　　② ㉠, ㉢, ㉣

③ ㉠, ㉢, ㉤ 　　④ ㉠, ㉣, ㉤

03

건강행태 모형 중 건강믿음모형(Health Belief Model)에 대한 설명으로 가장 옳지 않은 것은? 서울. 2021

① 사람들은 어떤 질병에 걸릴 감수성을 생각한다.

② 일종의 심리적인 비용-편익 비교 모형이다.

③ 어떤 질병에 걸렸을 때 나타날 수 있는 질병의 심각성을 주관적으로 판단한다.

④ 올바른 지식의 축적을 통해 태도의 변화를 가져올 수 있으며, 이를 통해 바람직한 건강행태가 일어날 수 있다.

04

「국민건강증진법」에서 제시하고 있는 건강증진사업 내용으로 가장 옳지 않은 것은? 서울. 2021

① 보건교육 및 건강상담

② 지역사회의 보건문제에 관한 조사

③ 영양관리

④ 질병의 조기치료를 위한 조치

05

세계보건기구의 건강증진 국제회의 중 제5차회의의 주체국가와 회의주제로 옳은 것은? 경기. 2021

① 태국 - 건강형평성 및 파트너십

② 멕시코 - 계층간, 지역사회 건강불균형의 해소

③ 중국 - 건강증진과 수행역량 격차 해소

④ 핀란드 - 모든정책에 건강시스템 활용

06

우리나라의 감염병병원체 확인기관에 해당하지 않는 것은?

경기, 2021

① 보건진료소
② 국립결핵원
③ 보건환경연구원
④ 의료기관중 진단검사의학과 전문의가 상근하는 기관

07

WHO 3대 보건지표로 옳은 것은?

경기, 2021

① 영아사망률, 비례사망지수, 조사망률
② 영아사망률, 비례사망지수, 기대수명
③ 기대수명, 비례사망지수, 조사망률
④ 모성사망률, 비례사망지수, 기대수명

08

제5차 국민건강증진종합계획의 기본원칙에 해당하지 않는 것은?

경남, 2021

① 모든 사람이 평생건강을 누리는 사회를 만든다.
② 보편적인 건강수준의 향상과 건강형평성 제고를 함께 추진한다.
③ 모든 생애과정과 생활터에 적용한다.
④ 건강친화적인 환경을 구축한다.

09

WHO 건강증진 발전과정에 대한 설명 중 옳지 않은 것은?

전북, 2021

① 1978년 알마아타선언에서 세계 인류는 사회경제적으로 생산적인 삶을 영위할 수 있는 건강수준을 달성해야한다고 선포하였다.
② 1986년 캐나다 오타와에서 제3차 건강증진 국제회의가 개최되었다.
③ 2009년 케냐 나이로비에서 개최된 건강증진회의의 슬로건은 "수행역량 격차해소"였다.
④ 2016년 상하이에서 개최된 제9차회의에서는 "모든사람에게 건강을, 모든 것은 건강을 위해"를 주제로 논의가 이루어졌다.

10

WHO 제8차 건강증진 국제회의의 개최국가와 주요 의제 연결이 옳은 것은?

경기 7급, 2021

① 스웨덴 – 건강지원 환경 구축
② 핀란드 – 모든 정책에서 보건을
③ 인도네시아 – 건강증진은 가치있는 투자
④ 중국 – 건강한 공공정책의 구축

11

「국민건강증진법」에 따른 국민건강증진사업의 내용으로 옳지 않은 것은?

경남 보건연구사, 2021

① 신체활동
② 영양관리
③ 질병예방
④ 지역사회 조사 및 연구

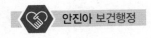

12

보건사업의 목표설정 시 고려사항인 SMART 원칙에 포함되지 않는 것은?   경남 보건연구사, 2021

① 적정성   ② 수용성
③ 측정 가능성   ④ 구체성

13

「국민건강증진법」상 국민건강증진종합계획을 수립하여야 하는 자는?   서울, 2022

① 보건복지부장관
② 질병관리청장
③ 시 · 도지사
④ 관할보건소장

14

'건강증진과 개발 – 수행역량 격차해소'라는 슬로건 아래 〈보기〉와 같은 내용을 논의한 건강증진 국제회의는?   서울, 2022

〈보기〉
• 지역사회 권능부여
• 건강지식 및 건강행동
• 보건시스템 강화
• 파트너십 및 부문 간 활동
• 건강증진 역량 구축

① 제1차 회의, 캐나다 오타와
② 제2차 회의, 호주 애들레이드
③ 제4차 회의, 인도네시아 자카르타
④ 제7차 회의, 케냐 나이로비

15

보건사업에 투입된 자원, 즉 인력, 시설, 장비, 재정 등이 적합한지를 판정하는 보건사업 평가의 유형은?   서울, 2022

① 구조평가   ② 과정평가
③ 산출평가   ④ 영향평가

16

다음에서 설명하는 보건사업 내용을 아래의 평가 유형에서 모두 고르면?   보건직, 2022

• 사업의 목적과 목표를 달성하였는가?
• 사업 진행상 의도치 않은 결과는 없는가?
• 사업의 진행정도가 목표대비 의도한 대로 실행되고 있는가?

ㄱ. 구조평가   ㄴ. 과정평가
ㄷ. 결과평가

① ㄱ   ② ㄴ
③ ㄱ, ㄴ   ④ ㄴ, ㄷ

17

「국민건강증진법」상 명시된 국민건강증진기금의 사용범위에 해당하지 않는 것은?   보건직, 2022

① 건강생활지원사업
② 국민영양관리사업
③ 구강건강관리사업
④ 사업장건강검진사업

18

제5차 국민건강증진종합계획(Health Plan 2030)의 기본원칙으로 옳지 않은 것은? 보건직, 2022

① 모든 생애과정과 생활터에 적용한다.

② 미래의 성장 동력으로 바이오헬스 산업을 육성한다.

③ 보편적인 건강수준의 향상과 건강형평성 제고를 함께 추진한다.

④ 국가와 지역사회의 모든 정책 수립에 건강을 우선적으로 반영한다.

19

제5차 국민건강증진종합계획의 목표인 건강형평성 제고의 대상으로 옳은 것은? 경기 보건연구사, 2023

① 남녀 간 기대수명 차이 해소

② 지역 간 고령인구 비율 격차 해소

③ 교육수준 상위 20%와 하위 20%의 건강수명 격차 해소

④ 소득수준 상위 20%와 하위 20%의 건강수명 격차 해소

20

제5차 국민건강증진종합계획(HP 2030)의 6개 분야 중 '건강친화적 환경 구축'의 중점과제에 해당하는 것은? 보건직, 2024

① 기후변화성 질환

② 건강정보이해력 제고

③ 지역사회 정신건강 관리

④ 감염병 위기 대비·대응

21

다음에서 설명하는 PRECEDE – PROCEED 모형의 단계는? 보건직, 2024

> 건강 행동에 영향을 줄 수 있는 요인을 소인성 요인, 강화 요인, 가능 요인으로 나누어 파악한다.

① 1단계 사회적 진단

② 2단계 역학적 진단

③ 3단계 교육적 및 생태학적 진단

④ 4단계 행정적 및 정책적 진단

01

② 보편적 건강문제가 대상이므로 전 국민에게 동일한 내용의 서비스를 제공해야 한다.→ 보건사업은 각 지역사회 집단의 건강문제에 맞춰서 적절한 내용의 서비스가 제공되어야 한다.

③ 지역중심의 밀접서비스를 제공해야 하기 때문에 지방정부만 보건사업의 주체가 되어야 한다.→ 보건사업은 특성에 따라 중앙정부가 주도하는 경우도 있고 지방정부가 주도하는 경우도 있다.

④ 특수한 건강문제 관리를 위해 특수보건사업 유형이 적합하다.

02

ⓒ 국가의 다양한 예방 및 관리 사업 추진 덕분에 현대 의료비 지출은 감소추세이다. → 의료비지출은 증가추세이다.

ⓒ 현대 보건의료분야의 실정은 지역 간·계층 간 불평등을 해소하는 방향으로 이루어지고 있다. → 우리나라의 보건의료자원은 도시지역에 편중되어있으며 불평등문제를 해소하기 대안이 마련되어있지 않다.

03

건강신념모형(HBM, Health Belief Model)

(1) 질병을 예방하고 건강을 얻고자 하는 행위에 대하여 얼마만큼의 가치(value)를 두느냐 하는 것과, 실천하고자 하는 특정 건강행동의 결과를 기대하는(expectancy) 수준에 따라 실천 유무를 예측할 수 있다는 개념이다.

(2) 주요 개념

① 인지된 감수성(perceived susceptibility, 지각된 민감성): 사람들은 자신이 어떤 질병에 걸릴 가능성(suscepteibility)이 어느 정도 있느냐를 인지한다.

② 인지된 심각성(perceived severity, 지각된 심각성): 건강을 위한 행위를 하지 않았을 때 나타날 수 있는 질병의 심각성이 어느 정도인가를 주관적으로 판단한다. 가능성과 심각성을 고려하여 질병의 위협을 인지한다.

③ 인지된 이익(perceivde benegits, 지각된 유익성): 개인은 특정 건강행동을 통하여 얻을 수 있는 가능한 효과들 즉 이익을 인지한다.

④ 재정적 및 기타 비용(barriers, 지각된 장애요인): 개인은 특정 건강행동을 하기 위하여 필요한 물리적, 재정적 및 기타비용(장애요인)을 비교한다.

(3) 특정 건강행동이 자신에게 이익이 된다고 판단되면 그 행위를 한다. 이러한 특성으로 보아 건강민음모형은 일종의 심리적인 비용-편익 비교 모형이라 할 수 있다.

(4) 이 모형에서는 위의 과정에 작용하는 수정변수(modifying factor)를 제시하고 있는데 이는 의사결정 과정에 일정한 영향을 주어 행동 변화를 줄 수 있는 요인들로 다음과 같다.

① 인구학적 변수, 사회심리학적 변수, 사회경제학적 변수 및 지식수준 등 개인이 가진 특성에 따라 건강민음의 양상이 달라진다.

② 행위 실천을 위해서는 어떤 계기가 필요하다. 이러한 방아쇠 역할은 보건교육, 본인의 증상(기침, 발열), 가족이나 친구의 발병 경험(예: 친구의 폐암 진단), 매스컴의 캠페인 등이 해당된다.

04

건강증진사업(법 제19조)

(1) 국가 및 지방자치단체는 국민건강증진사업에 필요한 요원 및 시설을 확보하고, 그 시설의 이용에 필요한 시책을 강구하여야 한다.

(2) 시장·군수·구청장은 지역주민의 건강증진을 위하여 보건복지부령이 정하는 바에 의하여 보건소장으로 하여금 다음 각 호의 사업을 하게 할 수 있다.

① 보건교육 및 건강상담

② 영양관리

③ 신체활동장려

④ 구강건강의 관리

⑤ 질병의 조기발견을 위한 검진 및 처방

⑥ 지역사회의 보건문제에 관한 조사·연구

⑦ 기타 건강교실의 운영 등 건강증진사업에 관한 사항

05

제5차 건강증진을 위한 국제회의

• 2000년 6월 멕시코의 멕시코시티

• 주요 의제: "건강증진의 형평성 제고를 위한 계층 간 격차 해소"

① 태국(방콕) – 6차회의, 세계화 시대의 건강증진
③ 중국(상하이) – 9차회의, "지속가능한 개발목표(SDGs; Sustainable Development Goals) 달성을 위한 보건영역의 역할: 모든 사람에게 건강을, 모든 것은 건강을 위해 (Health for All and All for Health)"
④ 핀란드(헬싱키) – 8차회의, 모든정책에 건강시스템 활용 ("모든 정책에서 보건(HiAP; Health in All Policies)")

06

「감염병예방법」 제16조의2(감염병병원체 확인기관)

> 다음 각 호의 기관(이하 "감염병병원체 확인기관"이라 한다)은 실험실 검사 등을 통하여 감염병병원체를 확인할 수 있다.
> 1. 질병관리청
> 2. 국립검역소
> 3. 「보건환경연구원법」 제2조에 따른 보건환경연구원
> 4. 「지역보건법」 제10조에 따른 보건소
> 5. 「의료법」 제3조에 따른 의료기관 중 진단검사의학과 전문의가 상근(常勤)하는 기관
> 6. 「고등교육법」 제4조에 따라 설립된 의과대학 중 진단검사의학과가 개설된 의과대학
> 7. 「결핵예방법」 제21조에 따라 설립된 대한결핵협회 (결핵환자의 병원체를 확인하는 경우만 해당한다)
> 8. 「민법」 제32조에 따라 한센병환자 등의 치료·재활을 지원할 목적으로 설립된 기관(한센병환자의 병원체를 확인하는 경우만 해당한다)
> 9. 인체에서 채취한 검사물에 대한 검사를 국가, 지방자치단체, 의료기관 등으로부터 위탁받아 처리하는 기관 중 진단검사의학과 전문의가 상근하는 기관

07

WHO 3대 보건지표: 조사망률, 비례사망지수, 평균수명(기대수명)

08

제5차 국민건강증진종합계획(Health Plan 2030)
(1) 비전: 모든 사람이 평생건강을 누리는 사회
(2) 기본원칙
　① 국가와 지역사회의 모든 정책 수립에 건강을 우선적으로 반영한다.
　② 보편적인 건강수준의 향상과 건강형평성 제고를 함께 추진한다.
　③ 모든 생애과정과 생활터에 적용한다.
　④ 건강친화적인 환경을 구축한다.

　⑤ 누구나 참여하여 함께 만들고 누릴 수 있도록 한다.
　⑥ 관련된 모든 부문이 연계하고 협력한다.

09

② 1986년 캐나다 오타와에서 제1차 건강증진 국제회의가 개최되었다.
1978년 알마아타선언에서는 세계 인류는 사회·경제적으로 생산적인 삶을 영위할 수 있는 건강수준을 달성하여야 한다고 선포하였다. 이를 위한 다섯 가지 주요 원칙을 제시하였다.
(1) 건강증진은 특정 질환에 위험이 있는 인구집단에 중점을 두기보다는 전체 인구집단을 포함한다.
(2) 건강증진은 건강의 결정요인이 개인 차원을 넘어선 전체적인 환경을 보장하는 것에 초점을 두어야 한다.
(3) 건강증진은 의사소통, 교육, 입법, 재정, 조직변화 및 지역사회의 자발적 활동과 같은 다양한 방법론으로 구성된다.
(4) 건강증진은 자조운동의 원칙을 지지하고 지역사회주민 스스로가 지역사회의 건강을 관리하는 방법을 찾도록 격려하는 효과적인 대중 참여를 목표로 한다.
(5) 건강증진은 건강과 사회분야에서의 기본적인 활동이다. 의료서비스가 아닌 보건전문가들은 건강증진을 양성하고 가능하게 하는 중요한 역할을 담당하고 있다.

10

WHO 건강증진 국제회의
(1) 1차회의 – 캐나다, 오타와(1986): 건강증진 정의, 건강증진 접근전략, 건강증진활동영역 우선순위 제시
(2) 2차회의 – 호주, 애들레이드(1988): "건전한 공공정책 수립"
(3) 3차회의 – 스웨덴, 썬즈볼(1991): "보건지원 환경 구축 중요성 강조"
(4) 4차회의 – 인도네시아, 자카르타(1997): "건강증진은 가치 있는 투자" 건강을 위한 사회·경제발전의 중요성 강조
(5) 5차회의 – 멕시코, 멕시코시티(2000): "건강에 관한 사회적 형평성 제고"
(6) 6차회의 – 태국, 방콕(2005): "세계화 시대의 건강증진"
(7) 7차회의 – 케냐, 나이로비(2009): "수행역량 격차 해소를 통한 건강증진의 개발"
(8) 8차회의 – 핀란드, 헬싱키(2013): "모든 정책에서 보건 (HiAP, Health in All Policies)"
(9) 9차회의 – 중국, 상하이(2019): "지속가능한 개발목표(SDGs) 달성을 위한 보건영역의 역할: 모든 사람에게 건강을, 모든 것은 건강을 위해" "Health Promotion in the SDGs: Health for All and All for Health"

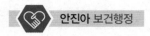

11

「국민건강증진법」제2조 정의

"국민건강증진사업"이라 함은 보건교육, 질병예방, 영양개선, 신체활동장려, 건강관리 및 건강생활의 실천등을 통하여 국민의 건강을 증진시키는 사업을 말한다.

12

목표가 갖추어야 할 조건 SMART

• Specific: 구체적인(명확하고 간결함)
• Measurable: 측정 가능한(평가에 활용 가능함)
• Appropriate: 적절한(사업의 목적에 부합됨)
• Reasonable: 합리적인(실현 가능함)
• Timed: 기한을 지닌(목표의 달성을 위한 일정을 제공)

13

국민건강증진종합계획의 수립(국민건강증진법 제4조)

(1) 보건복지부장관은 제5조의 규정에 따른 국민건강증진정책심의위원회의 심의를 거쳐 국민건강증진종합계획을 5년마다 수립하여야 한다.
(2) 계획에 포함되어야 할 사항
　① 국민건강증진의 기본목표 및 추진방향
　② 국민건강증진을 위한 주요 추진과제 및 추진방법
　③ 국민건강증진에 관한 인력의 관리 및 소요재원의 조달방안
　④ 제22조의 규정에 따른 국민건강증진기금의 운용방안
　⑤ 아동·여성·노인·장애인 등 건강취약 집단이나 계층에 대한 건강증진 지원방안
　⑥ 국민건강증진 관련 통계 및 정보의 관리 방안
　⑦ 그 밖에 국민건강증진을 위하여 필요한 사항

14

제7차 건강증진을 위한 국제회의: 2009년 10월 케냐의 나이로비

(1) 주요 의제: "수행역량 격차해소를 통한 건강증진의 개발"
(2) 회의 내용
　① 지역사회 권능부여: 지역사회 관여, 참여 또는 개입 그 이상을 말하며, 보다 높은 통제력을 갖기 위해 재협상 능력을 기르는 과정이다.
　② 건강지식 및 건강행동: 보건교육은 개인의 생활방식 결정뿐 아니라 건강결정요인 인지도 제고와 이러한 결정요인을 바꿀 건강행동의 장려를 목적으로 한다.
　③ 보건시스템 강화: 건강증진은 잘 갖추어진 보건시스템을 필요로 하며, 잘 갖추어진 보건시스템이란 적절한 인력, 지역사회 참여의 메커니즘을 갖고 있으며 재정지원이 안정적이고 리더십이 있어야 한다.

　④ 파트너십 및 부문 간 활동: 보건부문이 건강을 증진시킬 수 있는 정책을 수립하기 위해, 다른 부처와 협력하는 것에 대해 상호이익을 널리 알려 협력체계를 구축하는 것이 중요하다.
　⑤ 건강증진 역량구축: 건강증진이 재정 및 인적자원계획, 지식관리, 파트너십 구축, 효과적 수행역량 등의 부분에 통합되어야 함을 의미한다.

15

보건사업 평가유형

보건사업은 투입–전환–산출의시스템적 과정을 따른다. 보건사업도 이러한 과정을 준용하여 구분할 수 있는데, 투입부문에 해당하는 구조평가, 전환과정에 해당하는 과정평가, 산출에 해당하는 결과평가로 구분할 수 있다.

(1) 구조평가: 투입되는 자원의 적절성 평가. 사업인력, 시설 및 장비의 적절성에 대한 평가
(2) 과정평가: 사업을 실행하는 과정 중 평가. 사업계획과 진행정도를 비교함으로써 목표달성이 가능하도록 사업 조정
(3) 결과평가: 사업의 종료 시 사업효과를 측정함으로써 사업의 지속이나 확대여부를 판단하기 위하여 실시한다.

16

보건사업의 평가

보건사업은 투입–전환–산출의 시스템적 과정을 따른다. 보건사업도 이러한 과정을 준용하여 구분할 수 있는데, 투입부문에 해당하는 구조평가, 전환과정에 해당하는 과정평가, 산출에 해당하는 결과평가로 구분할 수 있다.

(1) 구조평가: 투입되는 자원의 적절성 평가로 사업인력, 시설 및 장비의 적절성에 대한 평가이다.
(2) 과정평가: 사업을 실행하는 과정 중 평가로 사업계획과 진행정도를 비교함으로써 목표달성이 가능하도록 사업 조정하고, 목표달성을 저해하는 요인을 조기에 발견하여 시정하는 한편 목표달성을 촉진하는 요인은 강화하기 위해 실시한다.
　① 목표대비 사업의 진행정도가 원래 의도한대로 실행되고 있는가?
　② 자원(인력, 시설, 장비, 정보 등)과 예산은 제대로 지원되고 있으며 이를 효율적으로 사용하고 있는가?
　③ 사업에 참여하는 자와 이용하는 자의 태도 및 특성은 어떠한가?
　④ 제공되고 있는 서비스의 질과 대상자의 만족도는 어떠한가?
　⑤ 사업을 더 효율적·효과적으로 만들기 위해 변화시키거나 사업목표의 수정 필요성이 없는가?

(3) 결과평가: 사업의 종료 시 사업효과를 측정함으로써 사업의 지속이나 확대여부를 판단하기 위하여 실시한다.
① 사업이 목적과 목표를 달성하였는가?
② 사업에 의해 야기된 의도하지 않은 결과는 없는가?
③ 사업이 사회적 형평성의 달성에 기여하고 있는가?
④ 조직과 지역사회의 문제해결역량이 강화되었는가?
⑤ 사업의 전략이 얼마나 효과적인가?
⑥ 사업의 가능한 대안은 무엇인가? 다른 대안과 비교할 때 사업이 얼마나 효과적인가?
⑦ 다른 상황하에서는 사업이 얼마나 효과적일 것인가?
⑧ 사업을 지속하거나 확대할 필요가 있는가?

17
국민건강증진기금의 사용(국민건강증진법 제25조)

1. 금연교육 및 광고, 흡연피해 예방 및 흡연피해자 지원 등 국민건강관리사업
2. 건강생활의 지원사업
3. 보건교육 및 그 자료의 개발
4. 보건통계의 작성·보급과 보건의료관련 조사·연구 및 개발에 관한 사업
5. 질병의 예방·검진·관리 및 암의 치료를 위한 사업
6. 국민영양관리사업
7. 신체활동 장려사업
8. 구강건강관리사업
9. 시·도지사 및 시장·군수·구청장이 행하는 건강증진사업
10. 공공보건의료 및 건강증진을 위한 시설·장비의 확충
11. 기금의 관리·운용에 필요한 경비
12. 그 밖에 국민건강증진사업에 소요되는 경비로서 대통령령이 정하는 사업

18
제5차 국민건강증진종합계획(Health Plan 2030)
(1) 비전: 모든 사람이 평생건강을 누리는 사회
(2) 기본원칙
① 국가와 지역사회의 모든 정책 수립에 건강을 우선적으로 반영한다.
② 보편적인 건강수준의 향상과 건강형평성 제고를 함께 추진한다.
③ 모든 생애과정과 생활터에 적용한다.
④ 건강친화적인 환경을 구축한다.
⑤ 누구나 참여하여 함께 만들고 누릴 수 있도록 한다.
⑥ 관련된 모든 부문이 연계하고 협력한다.

19
제5차 국민건강증진종합계획 목표: 건강 수명 연장, 건강 형평성 제고
(1) 건강수명: '30년까지 건강수명 73.3세 달성('18. 70.4세 → '30 추계치 73.3세)
(2) 건강형평성: 건강수명의 소득 간, 지역 간 형평성 확보
① 소득: 소득수준 상위 20%의 건강수명과 소득수준 하위 20%의 건강수명 격차를 7.6세 이하로 낮춘다.
② 지역: 건강수명 상위 20% 해당 지자체의 건강수명과 하위 20% 해당 지자체의 건강수명의 격차를 2.9세 이하로 낮춘다.

20
제5차 국민건강증진종합계획(Health Plan 2030) 중점과제
(1) 건강생활 실천: 금연, 절주, 영양, 신체활동, 구강건강
(2) 정신건강 관리: 자살예방, 치매, 중독, 지역사회 정신건강
(3) 비감염성 질환 예방관리: 암, 심뇌혈관질환(심혈관질환, 선행질환), 비만, 손상
(4) 감염 및 기후변화성질환 예방관리: 감염병예방 및 관리(결핵, 에이즈, 의료관련감염, 항생제 내성, 예방행태개선), 감염병위기 대비대응(검역/감시, 예방접종), 기후변화성 질환
(5) 인구집단별 건강관리: 영유아, 청소년, 여성, 노인, 장애인, 근로자, 군인
(6) 건강친화적 환경 구축: 건강친화적법제도 개선, 건강정보 이해력 제고, 혁신적 정보기술의 적용, 재원마련 및 운용, 지역사회지원(인력, 시설) 확충 및 거버넌스 구축

21
PRECEDE – PROCEED모형의 단계
(1) Phase1 – 사회적 사정단계
건강수준향상의 궁극적 목적인 삶의 질 차원에 대한 사정(진단)단계
(2) Phase2 – 역학적 사정단계
주요 건강문제와 결정요인인 건강행태와 환경요인들을 파악하고 이들의 바람직한 변화정도를 사업목표(장기·중기)로 설정
(3) Phase3 – 교육적·생태학적 사정단계
역학적 사정단계에서 파악한 건강행태와 환경요인들의 바람직한 변화를 위한 결정요인들을 소인성 요인, 가능성 요인 및 강화 요인 등으로 범주화해서 우선순위에 따라 중요 요인을 선정하고 이들의 바람직한 변화정도를 사업의 구체적 개입목표(단기 사업목표)로 설정
(4) Phase4 – 행정적·정책적 사정 및 개입계획 수립단계
목표달성을 위한 대상중심의 구체적 개입내용 및 개입방법 등 개입프로그램을 개발하고 프로그램 수행관련 상황 등을 사정해서 개입계획을 세움

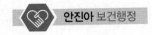

(5) Phase5 – 사업수행

(6) Phase6~8 – 과정평가, 영향평가, 기대효과 평가

단계별 사정 및 사업목표 설정과 개입계획 개발을 통한 기획과정 후 프로그램 수행단계를 거치면서 사업에 관한 과정평가를 실시하고, 시간의 흐름에 따라 기획단계에서 설정한 사업목표를 토대로 그 달성여부에 대해 단기 · 중기 · 장기 사업 성과 즉 사업의 영향 및 결과평가를 체계적으로 실시

01

중앙정부 책임하에 수행하는 보건사업에 해당하지 않는 것은?

① 지역사회의 활동만으로 수행할 수 없는 보건사업
② 정부 부처 간의 협력이 반드시 필요한 보건사업
③ 광범위한 조직과 인력이 필요한 보건사업
④ 지역사회주민의 수요가 반영되는 보건사업

02

보건평가에 대한 설명으로 옳지 않은 것은?

① 측정기준은 명확하고 객관적이어야 한다.
② 보건평가자의 주관적 의견은 배제되어야 한다.
③ 보건사업 진행이 완료된 후 평가를 진행하여야 한다.
④ 평가의 결과는 환류되어야 한다.

03

다음 중 보건사업의 형성평가에 대한 설명으로 옳은 것은?

① 사업 선택 전 지역사회 및 사업 대상의 진단을 위해 진행하는 평가이다.
② 사업을 계속할지, 종결할 것인지를 결정하기 위한 평가이다.
③ 총괄평가의 하나로 사업의 효과성 여부에 대한 평가이다.
④ 과정평가의 하나로 사업운영의 향상을 목적으로 일상의 업무를 계속 평가하는 것이다.

04

다음 중 금연실천관련 보건사업의 평가대상을 구조, 과정, 결과평가로 구분할 때 구조평가에 해당하는 것은?

① 금연교육 참석률
② 금연교육 후 금연 실천율
③ 금연교육 내용의 난이도
④ 금연교육 장소

05

서치만(Suchman)의 평가기준에 해당하는 것은?

| 가. 업무량 평가 | 나. 성과평가 |
| 다. 성과의 충족성 | 라. 효율성 평가 |

① 가, 나, 다
② 가, 다
③ 나, 라
④ 가, 나, 다, 라

06

서치만(Suchman)의 건강모형의 요소에 해당하는 것은?

가. 증상경험	나. 환자역할
다. 질병행태	라. 의료인 접촉
마. 의존적 환자역할	바. 회복 또는 재활

① 가, 나, 다, 라
② 가, 나, 다, 마
③ 가, 나, 다, 마, 바
④ 가, 나, 라, 마, 바

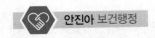

07

건강증진에 대한 설명으로 옳지 않은 것은?

① 생활양식을 건강의 관점에서 바람직하게 변화시키는 것
② 자신의 건강에 대한 관리 능력을 높이는 행위
③ 건강취약집단이 최우선순위의 대상
④ 예방중심의 보건의료활동

08

다음 중 「국민건강증진법」에 따른 국민건강증진사업의 내용으로 적절하지 않은 것은?

① 보건교육   ② 질병치료
③ 영양개선   ④ 건강생활실천

09

1986년 1차 국제건강증진회의 오타와헌장에서 제시한 건강증진의 활동영역이 아닌 것은?

① 개인 건강기술의 개발
② 지역사회활동의 강화
③ 건강 지원적 환경의 구축
④ 의료연구의 개발

10

건강증진회의에서 최초로 여성보건이 제시된 회의는?

① 애들레이드 회의   ② 선즈볼 회의
③ 멕시코시티 회의   ④ 자카르타 회의

11

'건강증진과 개발: 수행역량 격차해소'라는 슬로건하에 지역사회 권한부여, 건강지식 및 건강행동, 보건시스템 강화 등이 논의된 건강증진 국제회의는?

① 케냐 – 나이로비 회의
② 인도네시아 – 자카르타 회의
③ 캐나다 – 오타와 회의
④ 멕시코 – 멕시코시티 회의

12

건강증진회의에서 '모든 정책에서의 건강'을 목적으로 제시한 회의는?

① 애들레이드 회의   ② 선즈볼 회의
③ 멕시코시티 회의   ④ 헬싱키 회의

13

인간의 행위가 주로 특정한 목표에 대하여 개인이 생각하는 가치와 주어진 행위로 그 목표를 달성할 가능성에 대한 개인의 생각에 달려 있다고 가정하는 심리학이론과 행위이론에서 착안되었으며, 지각된 민감성, 심각성, 유익성, 장애성과 행동의 계기를 주요 개념으로 하고 있는 건강행위이론은?

① KAP Study
② Health Belief Model
③ Health Promotion Model
④ PRECEDE–PROCEED Model

14

건강행태를 설명하는 보편적인 설명 틀인 건강믿음 모형에서 한 개인이 예방적 행위를 취하는 데 직·간접적으로 영향을 미치는 요소가 아닌 것은?

① 어떤 질병에 걸릴 가능성
② 그 병에 걸렸을 때 나타날 결과의 심각성
③ 성, 연령 등의 인구학적 특성
④ 의료인력 및 시설의 이용 가능성

15

교육적·생태학적 접근으로서 보건교육의 계획부터 수행평가 과정의 연속적인 단계를 제공하여 포괄적인 건강증진계획이 가능한 모형으로 보건교육사업의 우선순위결정 및 목적설정을 보여주는 진단단계와 정책수립 및 보건교육사업 수행과 사업평가에서 대상 및 기준을 제시해 주는 건강증진계획 개발을 위한 모형은?

① KAP Study
② Health Belief Model
③ Health Promotion Model
④ PRECEDE－PROCEED Model

16

질병과 사고의 예방을 위한 행동 및 환경적인 요인이 알려져 있고, 우선순위가 정해져 있을 때 적용되며 개인의 행동과 환경에 영향을 주는 요인들을 개인부터 조직, 지역사회, 정부, 공공정책 등 여러 수준으로 나누어 기획하는 보건사업개발 모형은?

① MATCH   ② PATCH
③ MAPP   ④ KAP

17

다음 중 「국민건강증진법」에 따라 시장·군수·구청장이 지역주민의 건강증진을 위하여 보건소장으로 하여금 수행하게 할 수 있는 사업은?

> 가. 보건교육
> 나. 건강상담
> 다. 영양관리
> 라. 구강건강 관리
> 마. 질병 조기발견을 위한 검진 및 처방
> 바. 지역사회 보건문제 관한 조사·연구

① 가, 나, 다   ② 가, 다, 라, 마
③ 가, 나, 다, 라, 마   ④ 가, 나, 다, 라, 마, 바

18

다음 중 「국민건강증진법」에 의해 국가 및 지방자치단체가 국민에게 실시하여야 할 보건교육의 내용에 해당하는 것은?

> 가. 금연·절주 등 건강생활의 실천에 관한 사항
> 나. 만성 퇴행성 질환 등 질병의 예방에 관한 사항
> 다. 영양 및 식생활에 관한 사항
> 라. 환경보건에 관한 사항

① 가, 나, 다   ② 가, 다
③ 나, 라   ④ 가, 나, 다, 라

[**A**nswer]

01 ④	02 ③	03 ④	04 ④	05 ④
06 ④	07 ③	08 ②	09 ④	10 ①
11 ①	12 ④	13 ②	14 ④	15 ④
16 ①	17 ④	18 ①		

01

지역사회주민의 수요가 반영되는 보건사업은 지방정부 책임 하에 수행하는 보건사업의 내용이다.

02

보건평가는 보건사업이 진행되기 전, 진행되는 중, 진행이 완료된 후까지 지속적으로 진행되어야 한다.

03

① 사전평가
② 총괄평가
③ 효과평가

04

구조평가는 사업에 투입된 자원, 시설, 인력, 재원 등에 대한 평가로 교육장소가 해당된다. 금연교육 참석률, 금연교육의 난이도는 과정평가이고, 금연교육 후 금연 실천률은 결과평가이다.

05

서치만의 평가기준
업무량 평가, 성과 평가, 성과의 충족량 평가, 효율성 평가, 사업 수행과정 평가

06

서치만의 건강모형
• 증상경험: 무언가 잘못되었다는 인지. 약을 먹거나 민속요법 시행. 저절로 해결 혹은 지연으로 악화
• 환자역할의 시작: 아프다는 것 인정. 가족, 친지, 이웃 등 비전문가적 의뢰
• 의료인과의 접촉: 의료전문가를 찾아 환자-의사 관계 구성. 치료자 고르기
• 의존적 환자 역할: 의존적 환자-의사 관계 구성
• 회복 또는 재활: 정상적인 사회생활로 돌아감

캐슬과 콥(Kasl & Cobb)의 의료이용형태
• 건강행태(증상 ⊖, 진단 ⊖)
• 질병행태(증상 ⊕, 질병진단 ⊖)
• 환자역할 행태(증상 ⊕, 진단 ⊕)

07

건강증진의 최우선순위의 대상은 건강한 사람이다.

08

「국민건강증진법」 제2조
1. '국민건강증진사업'이라 함은 보건교육, 질병예방, 영양개선, 신체활동장려, 건강관리 및 건강생활의 실천 등을 통하여 국민의 건강을 증진시키는 사업을 말한다.
2. '보건교육'이라 함은 개인 또는 집단으로 하여금 건강에 유익한 행위를 자발적으로 수행하도록 하는 교육을 말한다.
3. '영양개선'이라 함은 개인 또는 집단이 균형된 식생활을 통하여 건강을 개선시키는 것을 말한다.

09

제1차 건강증진을 위한 국제회의 오타와(캐나다, 1986): 건강증진 활동영역 우선순위
• 건강에 관한 공공정책 수립
• 지원적 환경의 조성
• 지역사회활동의 강화
• 개인 기술의 개발(자기건강 돌보기 육성)
• 보건의료의 방향 재설정(보건서비스 개혁)

10

제2차 건강증진 국제회의에서(애들레이드 회의) 제시된 우선순위의 정책
• 여성보건을 지원하는 정책
• 영양정책
• 알콜·금연정책
• 환경과 관련된 정책

11

제7차 건강증진을 위한 국제회의(2009년 케냐 나이로비): 수행역량 격차해소를 통한 건강증진과 개발

12

2013년 제8차 건강증진을 위한 국제회의는 핀란드 헬싱키에서 개최되었으며, '모든 정책에서의 건강'을 목적으로 제시하였다.

13

질문은 건강신념모형을 설명하고 있다.

14

건강신념모형은 개인이 예방적 행위를 취하는 데 개인이 가지고 있는 신념, 믿음이 영향을 미친다는 모형으로 의료인력 및 시설 등의 환경요인이 배제되었다.

15

• PERCEDE − 진단단계
• PROCEED − 평가단계

16

다단계적 접근으로 지역사회의 건강문제가 이미 알려져 있고, 우선순위가 정해져 있을 때 기획하는 보건사업개발모형이다.

17

「국민건강증진법」 제19조(건강증진사업등)

① 국가 및 지방자치단체는 국민건강증진사업에 필요한 요원 및 시설을 확보하고, 그 시설의 이용에 필요한 시책을 강구하여야 한다.
② 시장 · 군수 · 구청장은 지역주민의 건강증진을 위하여 보건복지부령이 정하는 바에 의하여 보건소장으로 하여금 다음 각 호의 사업을 하게 할 수 있다.
　1. 보건교육 및 건강상담
　2. 영양관리
　3. 신체활동장려
　4. 구강건강의 관리
　5. 질병의 조기발견을 위한 검진 및 처방
　6. 지역사회의 보건문제에 관한 조사 · 연구
　7. 기타 건강교실의 운영등 건강증진사업에 관한 사항
③ 보건소장이 제2항의 규정에 의하여 제2항 제1호 내지 제5호의 업무를 행한 때에는 이용자의 개인별 건강상태를 기록하여 유지 · 관리하여야 한다.

18

「국민건강증진법」 제12조(보건교육의 실시등)

① 국가 및 지방자치단체는 모든 국민이 건강생활을 실천할 수 있도록 그 대상이 되는 개인 또는 집단의 특성 · 건강상태 · 건강의식 수준 등에 따라 적절한 보건교육을 실시한다.
② 국가 또는 지방자치단체는 국민건강증진사업관련 법인 또는 단체 등이 보건교육을 실시할 경우 이에 필요한 지원을 할 수 있다.
④ 제1항의 규정에 의한 보건교육의 내용은 대통령령으로 정한다.

「국민건강증진법 시행령」 제17조(보건교육의 내용)

법 제12조의 규정에 의한 보건교육에는 다음 각 호의 사항이 포함되어야 한다.
　1. 금연 · 절주 등 건강생활의 실천에 관한 사항
　2. 만성 퇴행성 질환 등 질병의 예방에 관한 사항
　3. 영양 및 식생활에 관한 사항
　4. 구강건강에 관한 사항
　5. 공중위생에 관한 사항
　6. 건강증진을 위한 체육활동에 관한 사항
　7. 기타 건강증진사업에 관한 사항

기출문제

2024 보건직 기출문제

정답 및 해설 p. 672

01 제5차 국민건강증진종합계획(HP 2030)의 6개 분야 중 '건강친화적 환경 구축'의 중점과제에 해당하는 것은?

① 기후변화성 질환
② 건강정보이해력 제고
③ 지역사회 정신건강 관리
④ 감염병 위기 대비 · 대응

02 사회보험방식(NHI)과 국가보건서비스방식(NHS)의 특성을 바르게 연결한 것은?

	구분	NHI	NHS
(가)	재원조달	보험료	조세
(나)	관리기구	정부기관	보험자
(다)	주 진료보수 방법	인두제	행위별수가제
(라)	적용국	영국, 이탈리아	한국, 프랑스

① (가)
② (나)
③ (다)
④ (라)

03 「의료법」상 의사와 한의사 모두가 개설할 수 있는 의료기관은?

① 병원
② 요양병원
③ 종합병원
④ 한방병원

04 시대별 서민의 전염병 구료를 담당했던 기관을 바르게 연결한 것은?

	고려 시대	조선 시대
①	상약국	약전
②	전의감	태의감
③	혜민서	혜민국
④	동서대비원	활인서

05 클레츠코프스키(Kleczkowski)의 국가 보건의료체계 모형에서 '보건의료자원'에 해당하는 것은?

① 의사결정과 규제
② 보건의료시설과 장비
③ 공공재원과 외국원조
④ 건강보험조직과 비정부기관

06 다음에서 설명하는 PRECEDE − PROCEED 모형의 단계는?

> 건강 행동에 영향을 줄 수 있는 요인을 소인성 요인, 강화 요인, 가능 요인으로 나누어 파악한다.

① 1단계 사회적 진단
② 2단계 역학적 진단
③ 3단계 교육적 및 생태학적 진단
④ 4단계 행정적 및 정책적 진단

07 공식조직과 비교하여 비공식조직의 특성으로 옳은 것은?

① 능률의 논리에 입각한 조직이다.
② 조직자체의 경직성을 야기할 수 있다.
③ 구성원의 심리적 안정감을 형성한다.
④ 직제 등에 의해 형성된 인위적이고 제도화된 조직이다.

08 다음에서 설명하는 「지역보건법」상 지역보건의료기관은?

- 지역주민의 만성질환 예방 및 건강한 생활습관 형성을 지원하는 기관이다.
- 보건소가 설치되지 않은 읍·면·동에 설치할 수 있다.

① 보건지소
② 보건의료원
③ 보건진료소
④ 건강생활지원센터

09 인사평가자가 피평가자의 능력이나 성과를 실제보다 높게 평가하는 근무성적평정상의 오류는?

① 시간적 오류(recency error)
② 중심화 경향(central tendency)
③ 상동적 오류(stereotyping error)
④ 관대화 경향(leniency tendency)

10 다음에서 설명하는 보건교육방법은?

교육대상자가 많을 때 대상자들을 소집단으로 나누어 토의하고, 그 결과를 다시 전체회의에서 통합한다.

① 세미나(seminar)
② 워크숍(workshop)
③ 심포지엄(symposium)
④ 버즈세션(buzz session)

11 다음에서 설명하는 보건의료자원의 평가요소는?

제공된 보건의료자원이 이용자의 요구에 부합하는 보건의료 서비스를 생산할 수 있는가를 평가한다.

① 적합성(relevance)
② 계획성(planning)
③ 양적 공급(quantity)
④ 질적 수준(quality)

12 다음에 해당하는 보건의료서비스의 사회경제적 특성은?

의료공급자가 수요자의 선한 대리인의 역할을 하지 않아서 나타나는 현상

① 공급의 독점
② 의사의 유인수요
③ 치료의 불확실성
④ 소비재와 투자재의 혼재

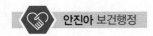

13 질병관리청장 소속기관으로 옳은 것은?

① 국립재활원
② 국립보건연구원
③ 국립정신건강센터
④ 오송생명과학단지지원센터

14 우리나라의 의료급여제도에 대한 설명으로 옳은 것은?

① 의료급여 비용을 부담하는 주체는 국민건강보험공단이다.
② 보건소·보건의료원 및 보건지소는 1차 의료급여기관이다.
③ 본인부담금은 1종과 2종 의료급여수급권자에게 동일하게 적용된다.
④ 응급환자는 1차 의료급여기관을 거쳐야 2차 의료급여기관에서 진료를 받을 수 있다.

15 다음 빈칸에 들어갈 값은?

> 장기요양보험가입자가 재가급여를 받을 때 본인부담금은 장기요양급여비용의 100분의 (   )이다.

① 5
② 10
③ 15
④ 20

16 다음에 해당하는 마이어스(Myers)의 양질의 보건의료 요소는?

> • 전인적 의료 수행
> • 의료기관들의 유기적이고 협동적인 의료서비스 제공

① 질적 적정성(quality)
② 효율성(efficiency)
③ 지속성(continuity)
④ 접근용이성(accessibility)

17 다음에서 설명하는 「사회보장기본법」상 사회보장제도는?

> 생애주기에 걸쳐 보편적으로 충족되어야 하는 기본욕구와 특정한 사회위험에 의하여 발생하는 특수욕구를 동시에 고려하여 소득·서비스를 보장하는 맞춤형 사회보장제도이다.

① 사회보험
② 공공부조
③ 사회서비스
④ 평생사회안전망

18 다음에서 설명하는 의사결정방법은?

> 익명의 동일한 전문가들에게 개별적으로 설문하고, 그 결과를 전달·회수하는 과정을 여러 차례 반복하여 최종 결론에 도달하는 방법이다.

① 델파이기법
② 명목집단기법
③ 브레인스토밍
④ 초점집단면접

19 다음에서 설명하는 예산의 원칙은?

> 예산은 정확한 사전예측이 불가능하지만, 예산과 결산이 지나치게 불일치해서는 안 된다.

① 엄밀성의 원칙
② 단일성의 원칙
③ 명료성의 원칙
④ 통일성의 원칙

20 의료보장을 위한 재원조달 방법 중 '공공재원 및 준공공재원'이 아닌 것은?

① 기부금
② 국가부채
③ 사회보험료
④ 소비세수입

2023 보건직 기출문제

정답 및 해설 p. 677

01 사회보장제도 중 소득보장이 아닌 것은?

① 의료급여
② 국민연금
③ 고용보험
④ 국민기초생활보장

02 비급여와 선별급여 등을 제외한 연간 본인부담금의 총액이 소득에 따른 일정 기준금액을 초과하는 경우, 그 차액을 국민건강보험공단이 부담하는 제도는?

① 급여상한제
② 정액수혜제
③ 본인일부부담제
④ 본인부담상한제

03 포괄수가제(Diagnosis Related Groups)에 해당하는 질병군만을 모두 고르면?

> ㄱ. 수정체 수술
> ㄴ. 갑상샘 수술
> ㄷ. 편도 및 아데노이드 절제술
> ㄹ. 서혜 및 대퇴부 탈장 수술

① ㄱ, ㄴ
② ㄷ, ㄹ
③ ㄱ, ㄷ, ㄹ
④ ㄴ, ㄷ, ㄹ

04 보건사업의 우선순위 결정에 사용되는 BPRS (Basic Priority Rating System)의 구성요소에 해당하는 것만을 모두 고르면?

> ㄱ. 건강문제의 심각도
> ㄴ. 건강문제의 크기
> ㄷ. 지역사회의 역량
> ㄹ. 보건사업의 개입 효과

① ㄱ, ㄴ
② ㄷ, ㄹ
③ ㄱ, ㄴ, ㄹ
④ ㄴ, ㄷ, ㄹ

05 보건복지부 산하 공공기관이 아닌 것은?

① 한국장애인개발원
② 한국노인인력개발원
③ 한국사회보장정보원
④ 한국보건사회연구원

06 로위(Lowi)의 정책 유형 분류 중 다음 사례에 해당하는 것은?

> 질병관리본부가 질병관리청으로 승격되어 예산, 인사, 조직을 독자적으로 운영할 수 있는 실질적인 권한을 가지게 되었다.

① 재분배정책(redistributive policy)
② 규제정책(regulatory policy)
③ 배분정책(distributive policy)
④ 구성정책(constitutional policy)

07 다음 사례에 해당하는 조직구조는?

> 보건소의 각 부서에서 인원을 차출하여 가칭 '건강증진도시팀'을 일정기간 운영하였다.

① 라인 조직(line organization)
② 프로젝트 조직(project organization)
③ 매트릭스 조직(matrix organization)
④ 라인스텝 조직(line staff organization)

08 「의료법」상 의료기관 인증제도에 대한 설명으로 옳은 건은?

① 의료기관의 인증신청은 의무적이다.
② 의료기관인증위원회의 위원장은 보건복지부차관이다.
③ 인증의 유효기간은 3년이며, 조건부인증의 유효기간은 1년이다.
④ 의료기관 인증 평가 결과에 대한 이의신청은 평가 결과를 통보받은 날부터 90일 이내에 하여야 한다.

09 다음에서 설명하는 예산제도는?

> 새 회계연도가 개시되었음에도 불구하고 국회에서 예산안이 의결되지 못한 경우 예산안이 의결될 때까지 정부가 일정한 범위 내에서 전년도 예산에 준하는 경비를 집행할 수 있다.

① 가예산   ② 준예산
③ 수정예산   ④ 추가경정예산

10 「노인장기요양보험」상 노인장기요양보험사업의 보험자는?

① 국민연금공단
② 근로복지공단
③ 국민건강보험공단
④ 건강보험심사평가원

11 보건복지부 소관의 기금이 아닌 건은?

① 국민연금기금
② 노인복지기금
③ 응급의료기금
④ 국민건강증진기금

12 의료전달체계의 목적이 아닌 것은?

① 건강보험의 재정 안정 도모
② 의료자원의 효율적 이용
③ 고급화된 의료서비스 제공 촉진
④ 지역 및 의료기관 간의 균형적인 발전 도모

13 농어촌 등 보건의료를 위한 특별조치법령상 보건진료 전담공무원에 대한 설명으로 옳지 않은 것은?

① 보수교육기간은 매년 21시간 이상으로 한다.
② 특별자치시장·특별자치도지사·시장·군수 또는 구청장이 근무지역을 지정하여 임용한다.
③ 간호사·조산사 면허를 가진 사람으로서 보건복지부장관이 실시하는 16주 이상의 직무교육을 받은 사람이어야 한다.
④ 근무지역으로 지정받은 의료 취약지역에서 질병·부상의 악화방지를 위한 처치 등의 경미한 의료행위를 할 수 있다.

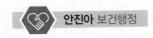

14 보건의료사업의 우선순위 결정에 사용되는 황금다이아몬드 방법에 대한 설명으로 옳지 않은 것은?

① 형평성보다 효율성을 추구하는 방법이다.
② 미국 메릴랜드 주에서 사용한 방식이다.
③ 척도의 측정을 3점 척도로 한다.
④ 자치단체별 건강지표 확보가 가능하고 과거의 추세를 확인할 수 있을 때 적합하다.

15 임파워먼트 리더십(empowerment leadership)의 주요 개념에 해당하는 것만을 모두 고르면?

> ㄱ. 업적에 따른 보상
> ㄴ. 핵심적 권한의 공유
> ㄷ. 섬김과 솔선수범

① ㄱ   ② ㄴ
③ ㄱ, ㄴ   ④ ㄴ, ㄷ

16 민츠버그(Mintzberg)의 조직 유형 중 상급종합병원에 적합한 것은?

① 애드호크라시(Adhocracy)
② 단순 조직
③ 기계적 관료제 조직
④ 전문적 관료제 조직

17 도나베디안(Donabedian)의 보건의료서비스 질 평가 중 구조적 접근은?

① 면허제도
② 고객만족도
③ 임상진료지침
④ 의료이용도조사

18 다음에서 설명하는 직무평가 방법은?

> • 비계량적 방법으로 직무와 직무를 비교한다.
> • 직무를 종합적으로 평가하여 상대적 중요도를 결정한다.

① 서열법(ranking method)
② 점수법(point rating method)
③ 요소비교법(factor comparisons method)
④ 직무분류법(job classification method)

19 서치만(Suchman)의 보건사업 평가 항목 중 다음 사례에 해당하는 것은?

> • 금연사업을 통한 흡연을 감소
> • 결핵관리사업을 통한 결핵 환자 발견 건수 증가

① 성과   ② 과정
③ 노력   ④ 효율성

20 의사결정과정에서 활용할 수 있는 명목집단기법 (Nominal Group Technique)에 대한 설명으로 옳은 것은?

① 전체 자료를 몇 개의 소집단으로 분류하고 예측을 수행한다.
② 작업계획과 실제의 작업량을 작업 일정이나 시간으로 견주어 표현한다.
③ 종합된 결과를 전달·회수하여 의견의 일치를 볼 때까지 반복한다.
④ 관련자들이 대화 없이 개별적으로 해결방안을 제시하고 제한적 토의를 거쳐 표결한다.

2022 보건직 기출문제

정답 및 해설 p. 681

01 「의료기사 등에 관한 법률」상 의료기사에 해당하지 않는 것은?

① 작업치료사
② 치과기공사
③ 안경사
④ 치과위생사

02 동기부여 이론 중 X이론에 근거하여 관리자가 구성원을 대하는 좋은 방법은?

① 경제적 보상과 제재
② 권한의 위임
③ 자율성 존중
④ 민주적 리더십

03 다음 내용을 모두 포함하는 진료비 지불방법은?

- 과다한 행정관리비용 초래
- 과잉진료의 우려
- 의료기술 발전 유도

① 인두제
② 봉급제
③ 총액계약제
④ 행위별수가제

04 「국민건강보험 요양급여의 기준에 관한 규칙」상 상급종합병원에서 1단계 요양급여를 제공받을 수 있는 경우는?

① 혈우병 환자가 요양급여를 받는 경우
② 해당 상급종합병원 직원의 직계존·비속이 요양급여를 받는 경우
③ 정신건강의학과에서 요양급여를 받는 경우
④ 산전 진찰을 목적으로 요양급여를 받는 경우

05 다음에서 설명하는 보건사업 내용을 아래의 평가유형에서 모두 고르면?

- 사업의 목적과 목표를 달성하였는가?
- 사업 진행상 의도치 않은 결과는 없는가?
- 사업의 진행정도가 목표대비 의도한 대로 실행되고 있는가?

ㄱ. 구조평가   ㄴ. 과정평가
ㄷ. 결과평가

① ㄱ
② ㄴ
③ ㄱ, ㄴ
④ ㄴ, ㄷ

06 로머(M. Roemer)의 국가보건의료체계 분류에 따를 때, 북한이 속하는 유형은?

① 복지지향형
② 시장지향형
③ 중앙계획형
④ 개발도상국형

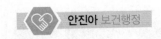

07 진료비 지불방법 중 포괄수가제의 특징만을 모두 고르면?

> ㄱ. 진료의 지속성 유도
> ㄴ. 진료의 표준화 유도
> ㄷ. 진료비 산정의 간소화
> ㄹ. 첨단의학기술의 발전 유도

① ㄱ, ㄷ   ② ㄱ, ㄹ
③ ㄴ, ㄷ   ④ ㄴ, ㄹ

08 다음에서 설명하는 교육훈련방법으로 옳은 것은?

> 피훈련자를 몇 개의 반으로 나누고 분반별로 주어진 과제에 대해서 연구나 토의를 하며, 그 결과를 전원에게 보고하고 비판이나 토의하는 방식이다.

① 토론회의(discussion)
② 사례연구(case study)
③ 신디케이트(syndicate)
④ 감수성훈련(sensitivity training)

09 건강보험재원 구성에 대한 설명으로 옳은 것은?

① 건강보험재원 중 가장 큰 비중을 차지하는 수입원은 국고지원이다.
② 매년 국민건강증진기금에서 당해연도 보험료 예상 수입액의 6%에 상당하는 금액을 국민건강보험공단에 지원한다.
③ 매년 보험료 예상 수입액의 20%에 상당하는 금액을 국고로 지원하여 건강보험의 재정건전성을 확보하고 있다.
④ 건강보험재정의 대부분은 지역가입자가 내는 보험료이다.

10 다음은 초등학교의 건강증진사업을 위해 해당 학교 대상의 SWOT 분석을 한 내용이다. 옳은 것만을 모두 고르면?

> ㄱ. 강점 – 사회적 분위기가 점차 건강을 우선시하고 있다.
> ㄴ. 기회 – 소속 초등학교 교원들의 능력이 우수한 편이다.
> ㄷ. 약점 – 교내 건강증진활동을 수행할 공간이 부족한 편이다.
> ㄹ. 위협 – 시골이어서 주변에 연계할 수 있는 관련 기관이 부족하다.

① ㄱ, ㄴ   ② ㄴ, ㄷ
③ ㄷ, ㄹ   ④ ㄴ, ㄷ, ㄹ

11 다음에서 설명하는 보건의료자원에 대한 평가요소는?

> 2019년 우리나라 병상수는 인구 1,000명당 12.4 병상으로 OECD 회원국 평균 4.4병상에 비해 약 2.8배 많았다.

① 효율성(efficiency)
② 통합성(integration)
③ 양적 공급(quantity)
④ 분포(distribution coverage)

12 예산집행 과정 중 중앙예산기관으로부터 배정된 예산을 각 중앙 부처의 장이 그 하부기관에게 나누어 주는 것은?

① 예산의 편성
② 예산의 배정
③ 예산의 재배정
④ 지출원인행위

13 「국민건강증진법」상 명시된 국민건강증진기금의 사용범위에 해당하지 않는 것은?

① 건강생활지원사업
② 국민영양관리사업
③ 구강건강관리사업
④ 사업장건강검진사업

14 「암관리법 시행령」상 암의 종류별 검진주기와 연령기준에 대한설명으로 옳지 않은 것은?

① 유방암은 40세 이상의 여성이 대상이며 검진 주기는 2년이다.
② 위암은 40세 이상의 남·여가 대상이며 검진 주기는 2년이다.
③ 자궁경부암은 20세 이상의 여성이 대상이며 검진주기는 2년이다.
④ 대장암은 50세 이상의 남·여가 대상이며 검진주기는 2년이다.

15 정책결정이론 모형에 대한 설명으로 옳은 것은?

① '합리모형'은 객관적인 사실판단을 할 때, 인간 능력의 한계로 부득이 제한된 합리성을 전제로 하고 있다.
② '만족모형'은 의사결정이 인간의 이성과 합리성에 근거하여 합리적으로 이루어진다고 가정하는 이론이다.
③ '혼합주사모형'은 개인적 차원의 의사결정에 초점을 두는 만족모형을 발전시켜 조직의 집단적 차원에 적용시킨 것이다.
④ '최적모형'은 질적으로 보다 나은 정책을 산출하기 위한 정책결정 체제 운영에 초점을 두고 있으며, 합리성뿐만 아니라 직관이나 판단력과 같은 초합리적 요인도 중요시한다.

16 다음에서 설명하는 보건의료사업의 경제성 평가 방법은?

> A 도에서 시·군·구별로 심·뇌혈관 질환의 치료비용과 결과를 측정하여 비교하였다. 여기에서 결과는 질보정 생존연수(Quality Adjusted Life Years, QALYs)로 측정하였다.

① 최소비용분석
② 비용 – 편익 분석
③ 비용 – 효과 분석
④ 비용 – 효용 분석

17 팀제 조직의 특성에 대한 설명으로 옳지 않은 것은?

① 상급자에게 직무 권한이 대부분 집중되어 있다.
② 팀장 및 팀원 간의 유기적인 관계로 시너지 효과를 기대할 수 있다.
③ 빠른 의사결정으로 다양한 욕구에 능동적으로 대처할 수 있다.
④ 팀원의 능력과 팀의 실적 등을 기초로 보수체계가 구성되어 있다.

18 제5차 국민건강증진종합계획(Health Plan 2030)의 기본원칙으로 옳지 않은 것은?

① 모든 생애과정과 생활터에 적용한다.
② 미래의 성장 동력으로 바이오헬스 산업을 육성한다.
③ 보편적인 건강수준의 향상과 건강형평성 제고를 함께 추진한다.
④ 국가와 지역사회의 모든 정책 수립에 건강을 우선적으로 반영한다.

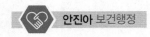

19 세계보건기구(WHO)가 제시한 보건행정의 범위에 해당하는 것으로만 바르게 묶은 것은?

① 보건관련 기록의 보존, 급·만성감염병 관리, 보건기획 및 평가
② 감염병 관리, 모자보건, 보건간호
③ 의료서비스 제공, 보건시설의 운영, 보건간호
④ 의료서비스 제공, 보건기록의 보존, 영·유아 보건

20 지역사회 보건사업을 시행하기에 앞서 지역사회 진단을 실시하는 목적으로 옳지 않은 것은?

① 지역사회의 보건문제와 보건요구도를 파악하여 사업의 우선순위를 결정하기 위해서 실시한다.
② 지역사회의 인구·사회학적 자료를 근거로 해당 지역의 보건상태를 구체적으로 파악하기 위해서 실시한다.
③ 건강과 질병에 영향을 미치는 가정, 지역사회의 제반 요소 및 가용자원 등에 대한 상황을 파악하기 위해서 실시한다.
④ 지역사회에 장기간 거주하고 있는 보건의료 취약계층만을 대상으로 경제 및 보건상태를 파악하기 위해서 실시한다.

01 〈보기〉의 요인이 질병발생에 영향을 미친다는 건강 접근 모형은?

> **보기**
> • 숙주요인 • 외부환경요인
> • 개인행태요인

① 전인적 모형
② 생태학적 모형
③ 생의학적 모형
④ 사회생태학적 모형

02 고려시대 보건행정 기관과 그 역할을 옳게 짝지은 것은?

① 혜민서 – 서민의 구료사업을 담당
② 활인서 – 감염병 환자의 치료 및 구호를 담당
③ 제위보 – 서민의 구료사업을 담당
④ 약전 – 의료행정을 담당

03 중동 호흡기 증후군(MERS)이 유행하는 지역을 여행한 갑(甲)이 귀국하였다. 현재 증상은 없으나 검역법령에 따라 갑(甲)의 거주지역 지방자치단체장에게 이 사람의 건강상태를 감시하도록 요청할 때 최대 감시기간은?

① 5일　　　　　② 6일
③ 10일　　　　④ 14일

04 「보건의료인력지원법」에서 규정한 보건의료인력에 해당하지 않는 것은?

① 「의료법」에 따른 의료인 및 간호조무사
② 「국민건강증진법」에 따른 보건교육사
③ 「응급의료에 관한 법률」에 따른 응급구조사
④ 「의료기사 등에 관한 법률」에 따른 의료기사. 보건의료정보관리사 및 안경사

05 「국민건강보험법」에서 규정하고 있는 요양급여에 해당하지 않는 것은?

① 이송　　　　② 예방·재활
③ 진찰·검사　④ 간병·간호

06 「의료법」상 의료기관 인증기준 및 방법에 대한 설명으로 가장 옳지 않은 것은?

① 인증기준에 환자의 권리와 안전, 환자 만족도 등을 포함한다.
② 인증등급은 인증. 조건부인증 및 불인증으로 구분한다.
③ 인증의 유효기간은 5년이며, 조건부인증의 유효기간은 1년이다.
④ 조건부인증은 유효기간 내에 보건복지부령에 따라 재인증을 받아야 한다.

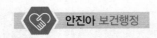

07 COVID – 19와 같은 신종 및 해외 유입 감염병에 대한 선제적 대응, 효율적 만성질환 관리, 보건의료 R&D 및 연구 인프라 강화가 주된 업무인 보건행정 조직은?

① 국립재활원　　② 질병관리청
③ 국립검역소　　④ 한국보건산업진흥원

08 국가보건서비스(NHS) 방식의 단점으로 가장 옳지 않은 것은?

① 정부의 과다한 복지비용 부담
② 장기간 진료대기문제
③ 단일 보험료 부과기준 적용의 어려움
④ 의료수요자 측의 비용의식 부족

09 이용자에게 의료비용의 일부를 부담하게 함으로써 의료소비자에게 비용을 인식시켜 수진 남용을 방지하고, 의료비 상승을 억제하여 건강보험재정의 안정성을 도모하기 위한 것은?

① 준비금　　② 상환금
③ 대지급금　　④ 본인일부부담금

10 우리나라 건강보험제도의 특징으로 가장 옳은 것은?

① 제한된 영역의 현물급여를 제외하면 대부분 현금급여이다.
② 일정한 조건을 갖추면 국민이 판단하여 가입할 수 있는 임의가입 방식이다.
③ 소득수준이나 재산의 정도 등 부담능력에 따라 보험료가 책정된다.
④ 건강보험심사평가원은 가입자 및 피부양자의 자격관리, 보험료의 부과 · 징수 업무를 담당하고 있다.

11 베버리지 (Beveridge) 가 정의한 사회보장에 대한 설명으로 가장 옳지 않은 것은?

① 노령으로 인한 퇴직, 타인의 사망으로 인한 부양상실에 대비해야 한다.
② 실업이나 질병, 부상으로 소득이 중단되었을 때를 대처해야 한다.
③ 출생, 사망, 결혼 등과 관련된 특별한 지출을 감당하기 위한 소득보장이다.
④ 모든 국민이 다양한 사회적 위험에서 벗어나 행복하고 인간다운 생활을 할 수 있도록 자립을 지원한다.

12 세계보건기구 모델 (Kleczkowski 등, 1984)에서 국가보건의료체계의 하부구조를 형성하는 주요 구성 요소에 해당하지 않는 것은?

① 자원의 조직적 배치
② 의료 이용자 행태
③ 보건의료자원 개발
④ 보건의료서비스의 제공

13 〈보기〉의 보건의료분야 SWOT 분석에 따른 대응전략으로 가장 옳은 것은?

> **보기**
> • 최첨단 의료시설과 장비, 최고의 의료진
> • 정부의 통제와 규제, 새로운 경쟁자의 등장

① SO전략　　② WO전략
③ ST전략　　④ WT전략

14 한 평정요소에 대한 평정자의 판단이 연쇄적으로 다른 요소의 평정에도 영향을 주는 오류 현상은?

① 후광효과
② 대비오차
③ 규칙적 오차
④ 상동적 오차

15 공식적 의사소통 중 하의상달 방법을 옳게 짝지은 것은?

① 편람, 회람
② 품의, 제안
③ 회람, 보고
④ 회의, 결재제도

16 직무의 종류는 유사하나 그 곤란도, 책임의 정도가 상이한 직급의 군은?

① 직렬
② 직류
③ 직군
④ 직위

17 〈보기〉에서 명령통일의 원리가 가장 잘 적용된 조직은?

> **보기**
>
> ㄱ. 참모 조직   ㄴ. 계선 조직
> ㄷ. 막료 조직   ㄹ. 비공식 조직

① ㄱ
② ㄴ
③ ㄷ
④ ㄹ

18 「국민건강증진법」상 국민건강증진종합계획을 수립하여야 하는 자는?

① 보건복지부장관
② 질병관리청장
③ 시·도지사
④ 관할보건소장

19 건강증진과 개발—수행역량 격차해소'라는 슬로건 아래 〈보기〉와 같은 내용을 논의한 건강증진 국제회의는?

> **보기**
>
> • 지역사회 권능부여
> • 건강지식 및 건강행동
> • 보건시스템 강화
> • 파트너십 및 부문 간 활동
> • 건강증진 역량 구축

① 제1차 회의, 캐나다 오타와
② 제2차 회의, 호주 애들레이드
③ 제4차 회의, 인도네시아 자카르타
④ 제7차 회의, 케냐 나이로비

20 보건사업에 투입된 자원, 즉 인력, 시설, 장비, 재정 등이 적합한지를 판정하는 보건사업 평가의 유형은?

① 구조평가
② 과정평가
③ 산출평가
④ 영향평가

정답 및 해설 p. 689

01 보건행정을 '공중보건의 목적을 달성하기 위해 행정조직을 통하여 행하는 일련의 과정'이라고 정의할 때 내포된 특징으로 가장 옳지 않은 것은?

① 보건행정은 지역사회 주민의 건강증진에 중점을 둔다.
② 지역사회 주민의 욕구와 수요를 반영하여야 한다.
③ 지역사회 주민이 주도적으로 업무를 관장해야 한다.
④ 보건사업의 기획, 집행 및 통제를 통해 공중보건의 목적을 달성하기 위한 업무를 수행한다.

02 〈보기〉의 내용에 해당하는 직무평가 방법으로 가장 옳은 것은?

> **보기**
> - 직무에 등급을 매기는 방법
> - 간편하고 이용도가 높다는 장점이 있다.
> - 많은 직무 중 직군을 등급으로 매겨서 비교적 유사 혹은 동질적인 직무를 한 등급으로 평가한다.
> - 이 방법은 강제적으로 배정하는 특성이 있으므로 정부기관에서 널리 사용되는 경향이 있다.

① 서열법(ranking method)
② 직무분류법(job classification method)
③ 점수법(point rating method)
④ 요소비교법(factor comparisons method)

03 건강행태 모형 중 건강믿음모형(Health Belief Model)에 대한 설명으로 가장 옳지 않은 것은?

① 사람들은 어떤 질병에 걸릴 감수성을 생각한다.
② 일종의 심리적인 비용-편익 비교 모형이다.
③ 어떤 질병에 걸렸을 때 나타날 수 있는 질병의 심각성을 주관적으로 판단한다.
④ 올바른 지식의 축적을 통해 태도의 변화를 가져올 수 있으며, 이를 통해 바람직한 건강행태가 일어날 수 있다.

04 정책결정의 합리모형(Rational Model)에 대한 설명으로 가장 옳지 않은 것은?

① 현실적으로 완전한 합리성이란 존재하지 않으며 제한된 합리성을 추구한다.
② 의사결정자는 목표나 가치를 극대화하는 대안을 선택한다.
③ 경제적 합리성을 추구한다.
④ 각 대안으로부터 나타날 모든 결과가 계산되고 예측이 가능하여 최적의 대안을 선택한다.

05 앤더슨(Anderson)의 공중보건사업 수행의 3대 수단에 해당하지 않는 것은?

① 봉사행정
② 보건교육
③ 예방의료
④ 법규에 의한 통제행정

06 비공식조직의 특성에 대한 설명으로 가장 옳은 것은?

① 감정의 원리가 지배한다.
② 과학적 관리기법을 중시한다.
③ 능률의 원리가 지배한다.
④ 공적 목적을 추구하고, 인위적이며 제도적이다.

07 〈보기〉의 특징에 해당하는 진료비 지불제는?

> **보기**
>
> • 지불단위가 가장 크다.
> • 보험자와 의사단체 간 계약 체결에 어려움이 있다.
> • 의료비 통제의 기능이 있으며, 과소진료의 가능성이 있다.

① 행위별 수가제
② 포괄수가제
③ 인두제
④ 총액계약제

08 예산이 회계연도 개시 전까지 국회에서 의결되지 못하여 예산이 성립되지 못할 때 활용하는 예산 종류에 해당하지 않는 것은?

① 추가경정예산
② 잠정예산
③ 가예산
④ 준예산

09 「국민건강보험법」상 우리나라의 건강보험에 대한 설명으로 가장 옳지 않은 것은?

① 본인부담액의 연간 총액이 개인별 상한액을 넘는 경우 건강보험심사평가원에서 초과액을 환급하며, 이를 '본인부담금환급금금제도'라고 한다.
② 공단은 임신·출산 진료비 등 부가급여를 실시할 수 있으며, 해당 비용을 결제할 수 있는 이용권을 발급할 수 있다.
③ 경제성 또는 치료효과성이 불확실하여 추가적인 근거가 필요하거나 경제성이 낮아도 가입자와 피부양자의 건강회복에 잠재적 이득이 있는 경우, 선별급여로 지정하여 실시할 수 있다.
④ 「의료법」 제35조에 따라 개설된 부속의료기관은 요양기관에서 제외할 수 있다.

10 변혁적 리더십(Transformational Leadership)의 구성요인에 해당하지 않는 것은?

① 카리스마
② 개별적 배려
③ 조건적 보상
④ 지적인 자극

11 〈보기〉에서 설명하는 보건의료의 사회경제적 특성으로 가장 옳은 것은?

> **보기**
>
> 국가는 모든 국민들에게 지불 용의와 능력에 관계없이 기본적인 보건의료를 제공함으로써 국민들의 건강권을 보장해야 한다.

① 정보의 비대칭성
② 외부효과
③ 공급의 독점성
④ 가치재

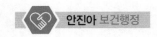

12 관리 과정을 기획, 조직, 지휘, 통제로 분류하였을 때 〈보기〉의 특징에 해당하는 단계는?

> **보기**
>
> • 목표를 설정하고 이를 달성하기 위한 과정을 결정한다.
> • 관련 자료를 수집 및 분석하여 문제점을 파악한다.
> • 실현가능성, 형평성, 효과성 등을 고려하여 대안을 평가하며, 경제적 합리성, 정치적 합리성 등을 고려하여 최종 대안을 선택한다.

① 기획   ② 조직
③ 지휘   ④ 통제

13 우리나라 사회보장체계에서 사회보험에 해당하는 것은?

① 복지서비스
② 국민연금제도
③ 국민기초생활보장제도
④ 의료급여제도

14 최근 다문화가족의 이혼이 증가함에 따라 해당 문제에 대처하기 위해 보건복지부, 법무부, 여성가족부 등을 포함하여 한시적으로 '다문화가족정책위원회'를 운영하기로 했다. 이 조직구조의 장점에 해당하지 않는 것은?

① 인력 구성의 탄력성을 보인다.
② 목적 달성을 위해 자원을 집중할 수 있다.
③ 환경변화에 적응성이 높은 편이다.
④ 최고 관리자가 지속적으로 장기계획에 집중할 수 있다.

15 귤릭(Gulick)의 7단계 관리과정(POSDCoRB)에 해당하지 않는 것은?

① 인사(Staffing)
② 지휘(Directing)
③ 통제(Controlling)
④ 예산(Budgeting)

16 「지역보건법」에서 제시된 보건소의 기능 및 업무에 해당하지 않는 것은?

① 난임의 예방 및 관리
② 감염병의 예방 및 관리
③ 지역보건의료정책의 기획, 조사·연구 및 평가
④ 보건의료 수요의 측정

17 보건기획수립상의 제약요인에 해당하지 않는 것은?

① 미래 예측의 곤란성
② 개인적 창의력 위축
③ 기획의 경직화 경향
④ 자료·정보의 부족과 부정확성

18 의료비의 상승 원인 중 의료수요를 증가시키는 요인에 해당하지 않는 것은?

① 사회간접시설의 확충
② 의료인력 임금의 상승
③ 인구의 노령화
④ 건강보험의 확대

19 「국민건강증진법」에서 제시하고 있는 건강증진사업 내용으로 가장 옳지 않은 것은?

① 보건교육 및 건강상담

② 지역사회의 보건문제에 관한 조사

③ 영양관리

④ 질병의 조기치료를 위한 조치

20 우리나라의 공공부조 재원에 해당하는 것은?

① 보험료

② 일반조세

③ 기여금

④ 재정보조금

2020 서울시 기출문제

정답 및 해설 p. 694

01 공중보건의 의미에 대한 설명으로 가장 옳은 것은?

① 질병을 치료하고 장애의 중증도를 낮추는 것에 중점을 둔다.
② 개인적인 노력이 가장 중요하다.
③ 위생적인 환경을 구축하여 건강행동을 실천한다.
④ 단일 조직의 전문적인 활동이 강조된다.

02 〈보기〉에서 의료비 상승 억제 효과가 있는 진료비 지불제도를 모두 고른 것은?

보기

ㄱ. 인두제   ㄴ. 포괄수가제
ㄷ. 총액계약제   ㄹ. 행위별 수가제

① ㄱ, ㄴ   ② ㄴ, ㄷ
③ ㄱ, ㄴ, ㄷ   ④ ㄱ, ㄴ, ㄷ, ㄹ

03 왕실의 내용(內用) 및 사여(賜與) 의약을 담당하며 의학교육과 의과취재 등의 일반 의료행정을 수행한 조선시대 중앙의료기관은?

① 내의원   ② 전의감
③ 활인서   ④ 혜민서

04 공무원의 임용방식 중 실적주의의 특성으로 가장 옳지 않은 것은?

① 기회의 균등
② 정치적 중립
③ 공무원 신분의 보장
④ 정실주의, 자격주의

05 「농어촌 등 보건의료를 위한 특별조치법」 및 동법 시행규칙상 보건진료소에 대한 설명으로 가장 옳은 것은?

① 보건진료소 설치·운영은 시·도지사만이 할 수 있다.
② 보건진료 전담공무원은 24주 이상의 직무교육을 받은 사람이어야 한다.
③ 보건진료 전담공무원은 의사 면허를 가진 자만이 할 수 있다.
④ 보건진료소는 의료취약지역을 인구 100명 이상 3천명 미만을 기준으로 구분한 하나 또는 여러 개의 리·동을 관할구역으로 하여 주민이 편리하게 이용할 수 있는 장소에 설치한다.

06 〈보기〉에서 설명하는 보건의료체계로 가장 옳은 것은?

> **보기**
> • 건강권의 개념이 보편화되어 있는 국가에서 채택하고 있는 유형이다.
> • 보건의료서비스 수혜자는 전체 국민이다.
> • 모든 보건의료서비스는 무료이며 재원은 조세에서 조달된다.

① 공적부조형
② 복지국가형
③ 의료보험형
④ 국민보건서비스형

07 보건정책결정 과정을 순서대로 바르게 나열한 것은?

① 문제의 인지 → 정보의 수집 및 분석 → 대안의 작성 및 평가 → 대안의 선택 → 환류
② 대안의 선택 → 정보의 수집 및 분석 → 대안의 작성 및 평가 → 문제의 인지 → 환류
③ 정보의 수집 및 분석 → 문제의 인지 → 대안의 작성 및 평가 → 대안의 선택 → 환류
④ 대안의 작성 및 평가→정보의 수집 및 분석→ 문제의 인지 → 대안의 선택 → 환류

08 일차보건의료의 4A에 대한 설명으로 가장 옳지 않은 것은?

① Accessible: 소외된 지역 없이 보건의료활동이 전달되어야 한다.
② Available: 과학적인 방법으로 접근해 건강문제를 해결해야 한다.
③ Acceptable: 지역사회가 쉽게 받아들일 수 있는 방법으로 제공되어야 한다.
④ Affordable: 재정적으로 부담 가능한 방법으로 이루어져야 한다.

09 앤더슨 모형(Anderson model)에 따른 개인의 의료이용에 영향을 미치는 요인 중 의료인력과 시설의 분포, 건강보험과 같이 의료서비스를 이용할 수 있도록 하는 요인으로 가장 옳은 것은?

① 소인성 요인(predisposing factor)
② 가능성 요인(enabling factor)
③ 강화 요인(reinforcing factor)
④ 필요 요인(need factor)

10 브라이언트(Bryant)의 건강문제 우선순위 결정기준에 해당하지 않는 것은?

① 문제의 크기
② 문제의 심각도
③ 주민의 관심도
④ 지역사회의 역량

11 〈보기〉에서 설명하는 조직의 원리로 가장 옳은 것은?

> **보기**
> • 한 사람의 상관이 몇 사람의 부하를 직접 적절하게 감독할 수 있는가의 문제이다.
> • 직무의 성질, 시간적·공간적 요인, 인적요인을 고려한다.

① 통솔범위의 원리
② 조정의 원리
③ 명령통일의 원리
④ 전문화의 원리

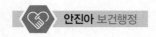

12 〈보기〉 중 보건복지부의 소속기관을 모두 고른 것은?

> **보기**
>
> ㄱ. 국립재활원
> ㄴ. 국립암센터
> ㄷ. 국립중앙의료원
> ㄹ. 건강보험분쟁조정위원회 사무국

① ㄱ, ㄷ   ② ㄱ, ㄹ
③ ㄴ, ㄷ   ④ ㄴ, ㄹ

13 예방접종과 관계가 깊은 보건의료서비스의 사회경제적 특성으로 가장 옳은 것은?

① 외부효과
② 정보의 비대칭성
③ 수요의 불확실성
④ 공급의 법적 독점

14 「의료법」상 우리나라 보건의료기관 시설과 인력 기준에 대한 설명으로 가장 옳은 것은?

① 상급종합병원은 9개 이상의 진료과목이 개설되어야 한다.
② 치과병원과 요양병원은 30병상 이상의 입원시설이 필요하다.
③ 100병상을 초과하는 종합병원에는 반드시 치과가 포함되어야 한다.
④ 종합병원에 설치되는 필수진료과목에는 전속하는 전문의가 있어야 한다.

15 동기부여 이론 중 내용이론이 아닌 것으로 가장 옳은 것은?

① 매슬로우(Maslow)의 욕구단계이론
② 아지리스(Argyris)의 미성숙-성숙이론
③ 브룸(Vroom)의 기대이론
④ 허츠버그(Herzberg)의 2요인이론

16 새로운 회계연도가 개시될 때까지 예산 의결이 이루어지지 않은 경우 전년도 예산에 준하는 경비를 지출할 수 있는 것으로, 우리나라에서 현재 채택하고 있는 제도는?

① 본예산
② 가예산
③ 준예산
④ 추가경정예산

17 〈보기〉에서 설명하는 정책결정 이론 모형으로 가장 옳은 것은?

> **보기**
>
> 근본적인 방향의 설정은 관련된 모든 사안을 꼼꼼히 살펴보고 분석, 예측하여 최선의 대안을 선택하지만, 세부적인 문제의 결정은 기존의 정책을 바탕으로 약간 향상된 대안을 탐색하는 현실적인 모형

① 최적모형
② 혼합모형
③ 합리모형
④ 점증모형

18 베버리지(Beveridge)의 원칙에 대한 설명으로 가장 옳지 않은 것은?

① 베버리지의 원칙에는 정액급여의 원칙, 정액기여의 원칙, 행정책임 분리의 원칙, 급여 적절성의 원칙 등이 있다.

② 포괄성의 원칙은 사회보험 적용 대상이 신분과 수입에 상관없이 전국민이 되어야 한다는 것이다.

③ 대상분류의 원칙은 지역사회의 다양한 삶의 형태를 고려하여 사회보험을 적용해야 한다는 것이다.

④ 급여 적절성의 원칙은 최저생계를 보장해야 한다는 것이다.

19 보건의료자원에 해당하지 않는 것으로 가장 옳은 것은?

① 보건의료인력

② 보건의료시설

③ 보건의료지식

④ 건강보험재정

20 라인-스태프 조직에 대한 설명으로 가장 옳지 않은 것은?

① 스태프 조직은 실질적인 집행권이나 명령권을 가진다.

② 조직이 대규모화 되면서 업무 조언을 위한 기능이 설치된 조직이다.

③ 스태프는 라인의 합리적인 의사결정을 도울 수 있다.

④ 라인과 스태프 간의 권한과 책임의 소재가 불분명할 수 있다.

[Answer]

01 ②	02 ①	03 ②	04 ④	05 ②
06 ③	07 ③	08 ④	09 ④	10 ④
11 ①	12 ②	13 ②	14 ②	15 ③
16 ③	17 ④	18 ①	19 ①	20 ①

01

제5차 국민건강증진종합계획(Health Plan 2030) 중점과제

(1) 건강생활 실천: 금연, 절주, 영양, 신체활동, 구강건강

(2) 정신건강 관리: 자살예방, 치매, 중독, 지역사회 정신건강

(3) 비감염성 질환 예방관리: 암, 심뇌혈관질환(심혈관질환, 선행질환), 비만, 손상

(4) 감염 및 기후변화성 질환 예방관리: 감염병예방 및 관리(결핵, 에이즈, 의료관련감염, 항생제 내성, 예방행태개선), 감염병 위기대비대응(검역/감시, 예방접종), 기후변화성 질환

(5) 인구집단별 건강관리: 영유아, 청소년, 여성, 노인, 장애인, 근로자, 군인

(6) 건강친화적 환경 구축: 건강친화적법제도 개선, 건강정보이해력 제고, 혁신적 정보기술의 적용, 재원마련 및 운용, 지역사회지원(인력, 시설) 확충 및 거버넌스 구축

02

	구분	NHI	NHS
(가)	재원조달	보험료	조세
(나)	관리기구	보험자	정부기관
(다)	주 진료보수 방법	행위별수가제	인두제
(라)	적용국	한국, 프랑스	영국, 이탈리아

03

의료법 제33조(개설 등)

① 의료인은 이 법에 따른 의료기관을 개설하지 아니하고는 의료업을 할 수 없으며, 다음 각 호의 어느 하나에 해당하는 경우 외에는 그 의료기관 내에서 의료업을 하여야 한다.

  1. 「응급의료에 관한 법률」 제2조제1호에 따른 응급환자를 진료하는 경우

  2. 환자나 환자 보호자의 요청에 따라 진료하는 경우

  3. 국가나 지방자치단체의 장이 공익상 필요하다고 인정하여 요청하는 경우

  4. 보건복지부령으로 정하는 바에 따라 가정간호를 하는 경우

  5. 그 밖에 이 법 또는 다른 법령으로 특별히 정한 경우나 환자가 있는 현장에서 진료를 하여야 하는 부득이한 사유가 있는 경우

② 다음 각 호의 어느 하나에 해당하는 자가 아니면 의료기관을 개설할 수 없다. 이 경우 <u>의사는 종합병원·병원·요양병원·정신병원 또는 의원을</u>, 치과의사는 치과병원 또는 치과의원을, 한의사는 한방병원·요양병원 또는 한의원을, 조산사는 조산원만을 개설할 수 있다.

  1. 의사, 치과의사, 한의사 또는 조산사

  2. 국가나 지방자치단체

  3. 의료업을 목적으로 설립된 법인(이하 "의료법인"이라 한다)

  4. 「민법」이나 특별법에 따라 설립된 비영리법인

  5. 「공공기관의 운영에 관한 법률」에 따른 준정부기관, 「지방의료원의 설립 및 운영에 관한 법률」에 따른 지방의료원, 「한국보훈복지의료공단법」에 따른 한국보훈복지의료공단

04

구분	고려시대	조선시대
의료행정	태의감	전의감
왕실의료	상의국, 상약국	내의원
서민의료	혜민국	혜민서
빈민구호	제위보	제생원
전염병 환자	동서대비원	동서활인서

05

보건의료체계의 하부구성요소

(1) 보건의료자원: 시설, 인력, 장비 및 물자, 지식 및 기술. 안경은 보건의료 장비 및 물자에 해당한다.

(2) 보건의료조직: 중앙정부, 의료보험조직, 기타정부기관, 자발적 민간단체(NGO), 민간부문. 국방부와 고용노동부는 기타정부기관으로서 국방부는 군인의 건강관리, 고용노동부는 근로자의 건강관리를 담당하고 있다.

(3) 보건의료서비스 제공: 1차, 2차, 3차 의료서비스 제공. 기술은 보건의료 자원에 해당한다.

(4) 보건의료재정: 공공재원, 지역사회 기여, 조직화된 민간기관, 지역사회 기여, 외국의 원조, 개인지출

(5) 보건의료관리: 리더십, 의사결정, 규제. 독재적 지도력은 민주적 리더십, 참여적 리더십과 함께 지도력의 유형 중 하나이다.

06

PRECEDE – PROCEED모형의 단계

(1) Phase1 – 사회적 사정단계
    건강수준향상의 궁극적 목적인 삶의 질 차원에 대한 사정
    (진단)단계
(2) Phase2 – 역학적 사정단계
    주요 건강문제와 결정요인인 건강행태와 환경요인들을 파
    악하고 이들의 바람직한 변화정도를 사업목표(장기 · 중기)
    로 설정
(3) Phase3 – 교육적 · 생태학적 사정단계
    역학적 사정단계에서 파악한 건강행태와 환경요인들의 바
    람직한 변화를 위한 결정요인들을 소인성 요인, 가능성 요
    인 및 강화 요인 등으로 범주화해서 우선순위에 따라 중요
    요인을 선정하고 이들의 바람직한 변화정도를 사업의 구체
    적 개입목표(단기 사업목표)로 설정
(4) Phase4 – 행정적 · 정책적 사정 및 개입계획 수립단계
    목표달성을 위한 대상중심의 구체적 개입내용 및 개입방법
    등 개입프로그램을 개발하고 프로그램 수행관련 상황 등을
    사정해서 개입계획을 세움
(5) Phase5 – 사업수행
(6) Phase6~8 – 과정평가, 영향평가, 기대효과 평가
    단계별 사정 및 사업목표 설정과 개입계획 개발을 통한 기
    획과정 후 프로그램 수행단계를 거치면서 사업에 관한 과
    정평가를 실시하고, 시간의 흐름에 따라 기획단계에서 설
    정한 사업목표를 토대로 그 달성여부에 대해 단기 · 중기 ·
    장기 사업 성과 즉 사업의 영향 및 결과평가를 체계적으로
    실시

07

구분	공식적 조직	비공식적 조직
조직의 생성	외면적 · 가시적 · 인위적 · 제도적 · 합리적 조직	내면적 · 불가시적 · 비제도적 · 감정적 조직
목적	공적 목적 추구	사적 목적 추구
원리	능률의 원리가 지배	감정의 원리가 지배
질서	전체적 질서를 위해 활동 (관료제이론)	부분적 질서를 위해 활동 (자생조직)
성문화 여부	합법적 절차에 따른 규범의 작성(서문화)	구성원의 상호행위에 의한 규범의 형성(불문화)
관리기법	과학적 관리	인간관계론
생성의도	계층적 조직, 고전적 조직, 관료제 조직	자생적 조직
특징	영속성, 경직성, 명확성	비영속성, 동태성, 불명료성

08

건강생활지원센터의 설치

(1) 지방자치단체는 보건소의 업무 중에서 특별히 지역주민의
    만성질환 예방 및 건강한 생활습관 형성을 지원하는 건강생
    활지원센터를 대통령령으로 정하는 기준에 따라 해당 지방
    자치단체의 조례로 설치할 수 있다.(「지역보건법」 제14조)
(2) 건강생활지원센터는 읍 · 면 · 동(보건소가 설치된 읍 · 면 ·
    동은 제외한다)마다 1개씩 설치할 수 있다.(「지역보건법 시
    행령」 제11조)

09

① 시간적 오류(recency error): 전체 기간의 근무성적을 평가하
    기보다는 최근의 실적이나 능력을 중심으로 평가
② 중심화 경향(central tendency): 피평정자들에게 대부분 중간
    수준의 점수를 주는 심리적 경향
③ 상동적 오류(stereotyping error): 유형화(정형화 · 집단화)의
    착오로 편견이나 선입견 또는 고정관념에 의한 오차로 피
    평정자가 속한 사회적 집단의 유형에 대한 지각이나 어떤
    인식을 오랫동안 같은 상태로 일관되게 유지하려는 심리상
    태에서 기인
④ 관대화 경향(leniency tendency): 피평정자를 실제 수준보다
    관대하게 평가하는 경향

10

① 세미나(seminar): 참가자들이 주제에 관해 전문적인 지식을
    가지고 있고, 세미나를 주도해 갈 주제 발표자의 공식적인
    발표에 대해 사전에 준비된 의견을 개진하거나 질의하는
    형태로 진행된다.
② 워크숍(workshop): '협의회'나 '공개교육', '상호교육'을 뜻하
    는 교육용어로 사용된다. 집단사고나 집단 작업을 통하여
    성장을 꾀하고 문제를 해결하려는 두 가지 목적을 동시에
    달성할 수 있다.
③ 심포지엄(symposium): 특정 주제에 관하여 선정된 전문가들
    이 각각 서로 다른 측면에서 전문적 의견을 발표하고 청중
    과의 질의응답을 진행한다.
④ 버즈세션(buzz session): 전체 훈련생을 4~6명의 소그룹으
    로 나누고 각각의 그룹에서 토의를 하고 그룹의 결론을 전
    원에게 발표하는 방식이다.

11

보건의료자원 개발의 평가요소

(1) 양적 공급: 필요한 의료서비스제공에 요구되는 의료자원의
    양적 공급에 관한 과제로서 흔히 인구당 자원의 양으로 표
    시한다.
(2) 질적 수준: 의료인력의 주요 기능 수행능력과 기술 및 지식
    수준, 시설의 규모와 적정 시설 구비 정도를 뜻한다. 최근
    에는 건강수준이나 삶의 질, 부작용 등의 결과를 질적 수준
    의 지표로 삼는 경향이 있다.

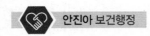

(3) 분포: 인력자원의 지리적·직종 간·전문과목별 분포나 시설자원의 지리적·기능별·규모별 분포가 주민의 의료필요에 상응하게 분포되어 있는가에 대한 과제이다.

(4) 효율성: 개발된 의료자원으로 의료서비스를 얼마나 산출해 낼 수 있는가 또는 일정한 의료서비스를 생산하기 위하여 얼마나 많은 자원이 필요한가에 대한 과제이다. 때로는 의료자원을 개발하는 데 다른 자원이 얼마나 필요한가를 의미하기도 한다.

(5) 적합성: 여러 의료자원의 복합적 집합체로서 공급된 의료서비스의 역량이 대상주민의 의료필요에 얼마나 적합한가에 관한 과제이다.

(6) 계획: 장래에 필요한 보건의료자원의 종류와 양을 얼마나 체계적이고 정확하게 예측하고 계획하는가 하는 문제이다.

(7) 통합성: 보건의료자원의 개발에 있어서 중요 요소인 계획, 실행, 관리 등이 보건의료서비스의 개발과 얼마나 통합적으로 이루어지는가 하는 문제이다.

12

보건의료서비스는 정보의 비대칭성으로 인해 소비자의 무지가 존재하고 의료인은 소비자의 대리인 역할을 하게 된다. 의료공급자가 의료수요자의 완전한 대리인 역할을 하는 선의의 공급자가 되어 환자의 건강상태를 모두 고려한 최적의 의료를 반드시 공급하지 않는다. 즉 현실에서 불완전한 대리인 또는 나쁜 대리인이 얼마든지 존재할 수 있다. 이 경우 의사에 의한 유인수요가 발생하게 된다.

13

질병관리청 조직

(1) 질병관리청 직무: 질병관리청은 방역·검역 등 감염병에 관한 사무 및 각종 질병에 관한 조사·시험·연구에 관한 사무를 관장한다.

(2) 소속기관
  ① 질병관리청장의 관장 사무를 지원하기 위하여 질병관리청장 소속으로 국립보건연구원 및 질병대응센터를 둔다.
  ② 질병관리청장의 관장 사무를 지원하기 위하여 질병관리청장 소속의 책임운영기관으로 국립마산병원 및 국립목포병원을 둔다.

(3) 하부조직
  ① 질병관리청에 운영지원과·감염병정책국·감염병위기대응국·감염병진단분석국·의료안전예방국 및 만성질환관리국을 둔다.
  ② 청장 밑에 대변인, 종합상황실장 및 위기대응분석관 각 1명을 두고, 차장 밑에 기획조정관 및 감사담당관 각 1명을 둔다.

(4) 국립검역소: 감염병의 국내외 전파 방지를 위한 검역·방역에 관한 사무를 분장하기 위하여 질병대응센터 소속으로 국립검역소를 둔다.

(5) 국립결핵병원: 국립마산병원 및 국립목포병원은 결핵환자의 진료·연구, 결핵전문가 양성 및 결핵관리요원의 교육·훈련에 관한 업무를 관장한다.

14

의료급여기관별 진료범위(「의료급여법」 제9조)

(1) 제1차 의료급여기관
  ① 「의료법」에 따라 시장·군수·구청장에게 개설신고를 한 의료기관
  ② 「지역보건법」에 따라 설치된 보건소·보건의료원 및 보건지소
  ③ 「농어촌 등 보건의료를 위한 특별조치법」에 따라 설치된 보건진료소
  ④ 「약사법」에 따라 개설·등록된 약국 및 같은 법 제91조에 따라 설립된 한국희귀·필수의약품센터

(2) 제2차 의료급여기관: 「의료법」에 따라 시·도지사가 개설허가를 한 의료기관

(3) 제3차 의료급여기관: 제2차 의료급여기관 중에서 보건복지부장관이 지정하는 의료기관(제3차 의료급여기관은 「의료법」 제3조의4에 따라 지정된 상급종합병원으로 한다.)

[오답해설]
① 의료급여 비용을 부담하는 주체는 시·군·구이다.
③ 본인부담금은 1종과 2종 의료급여수급권자에게 다르게 적용된다.
④ 응급환자는 1차 의료급여기관을 거치지 않고 2차 혹은 3차 의료급여기관을 이용할 수 있다.

의료급여의 절차(「의료급여법 시행규칙」 제3조)

> ① 수급권자가 의료급여를 받으려는 경우에는 법 제9조제2항제1호에 따른 제1차의료급여기관(이하 "제1차의료급여기관"이라 한다)에 의료급여를 신청해야 한다. 다만, 다음 각 호 중 제1호부터 제8호까지의 어느 하나에 해당하는 경우에는 같은 항 제2호 또는 제3호에 따른 제2차의료급여기관(이하 "제2차의료급여기관"이라 한다) 또는 제3차의료급여기관(이하 "제3차의료급여기관"이라 한다)에 의료급여를 신청할 수 있고, 제9호부터 제14호까지의 어느 하나에 해당하는 경우에는 제2차의료급여기관에 의료급여를 신청할 수 있다.
> 1. 「응급의료에 관한 법률」 제2조제1호에 해당하는 응급환자인 경우
> 2. 분만의 경우
> 3. 영 제3조제2항제1호라목에 따라 보건복지부장관이 정하여 고시하는 결핵질환, 희귀난치성질환 또는 중증질환을 가진 사람이 의료급여를 받으려는 경우
> 4. 제2차의료급여기관 또는 제3차의료급여기관에서 근무하는 수급권자가 그 근무하는 의료급여기관에서 의료급여를 받으려는 경우

5. 「장애인복지법」제32조에 따라 등록한 장애인이 「장애인·노인 등을 위한 보조기기 지원 및 활용촉진에 관한 법률」제3조제2호에 따른 보조기기를 지급받으려는 경우

6. 「장애인복지법」제32조에 따라 등록한 장애인이 「구강보건법」제15조의2에 따른 장애인구강진료센터에서 의료급여를 받으려는 경우

7. 감염병의 확산 등 긴급한 사유가 있어 보건복지부장관이 정하여 고시하는 기준에 따라 의료급여를 받으려는 경우

8. 「건강검진기본법」에 따른 국가건강검진을 받은 사람이 보건복지부장관이 정하여 고시하는 결핵질환의 확진검사에 대하여 의료급여를 받으려는 경우

9. 단순물리치료가 아닌 작업치료·운동치료 등의 재활치료가 필요하다고 인정되는 사람이 재활의학과에서 의료급여를 받으려는 경우

10. 한센병환자가 의료급여를 받으려는 경우

11. 「장애인복지법」제32조에 따라 등록한 장애인이 의료급여를 받으려는 경우(제6호의 경우는 제외한다)

12. 「국민건강보험법 시행령」제45조제1호(섬·벽지)에 해당하는 지역의 의료급여수급권자가 의료급여를 받으려는 경우

13. 「국가유공자 등 예우 및 지원에 관한 법률 시행령」제14조 또는 「보훈보상대상자 지원에 관한 법률 시행령」제8조에 따른 상이등급(부상정도를 등급으로 구분한 것)을 받은 사람이 의료급여를 받으려는 경우

14. 15세 이하의 아동이 의료급여를 받으려는 경우

15

본인부담금(「노인장기요양보험법」제40조 및 법 시행령 제15조의8)
장기요양급여(특별현금급여는 제외)를 받는 자는 대통령령으로 정하는 바에 따라 비용의 일부를 본인이 부담한다. 이 경우 장기요양급여를 받는 수급자의 장기요양등급, 이용하는 장기요양급여의 종류 및 수준 등에 따라 본인부담의 수준을 달리 정할 수 있다.

• 재가급여: 해당 장기요양급여비용의 100분의 15
• 시설급여: 해당 장기요양급여비용의 100분의 20
• 국민기초생활 보장법에 의한 수급자는 전액 면제된다.
• 의료급여 수급권자, 소득·재산 등 보건복지부장관이 정하여 고시하는 일정 금액 이하인 자는 본인일부부담금을 60% 범위에서 보건복지부장관이 정하는 바에 따라 차등하여 경감할 수 있다.

16

마이어스의 양질의 보건의료 요건 중 지속성(Continuity, 연속성, 계속성)
(1) 의료이용자에게 공급되는 보건의료서비스의 제공이 예방, 진단 및 치료, 재활에 이르기까지 포괄적으로 이루어지는 것을 말한다.
(2) 개인적 차원에서는 건강문제를 종합적으로 다룸으로써 육체적인 치료와 더불어 정신적인 안도감을 갖게 하는 전인적 의료(Person-Centered Care)가 지속적으로 이루어져야 한다.
(3) 지역사회 수준에서는 의료기관들이 유기적인 관계를 가지고 협동하여 보건의료서비스의 기능을 수행해야 한다.
(4) 환자의 입장에서 보건의료서비스의 지속성은 의사나 의료기관 간의 긴밀한 협조로 일관된 서비스를 환자에게 제공하는 것이다(한 병원에서 진료를 받다가 다른 상급병원으로 이송될 경우 중복된 서비스를 배제하고 신속히 다음 단계의 서비스가 진행될 수 있도록 함).

17

우리나라의 사회보장(「사회보장기본법」제3조)
(1) '사회보장'이란 출산, 양육, 실업, 노령, 장애, 질병, 빈곤 및 사망 등의 사회적 위험으로부터 모든 국민을 보호하고 국민 삶의 질을 향상시키는 데 필요한 소득·서비스를 보장하는 사회보험, 공공부조, 사회서비스를 말한다.
(2) '사회보험'이란 국민에게 발생하는 사회적 위험을 보험의 방식으로 대처함으로써 국민의 건강과 소득을 보장하는 제도를 말한다.
(3) '공공부조'(公共扶助)란 국가와 지방자치단체의 책임하에 생활유지 능력이 없거나 생활이 어려운 국민의 최저생활을 보장하고 자립을 지원하는 제도를 말한다.
(4) '사회서비스'란 국가·지방자치단체 및 민간부문의 도움이 필요한 모든 국민에게 복지, 보건의료, 교육, 고용, 주거, 문화, 환경 등의 분야에서 인간다운 생활을 보장하고 상담, 재활, 돌봄, 정보의 제공, 관련 시설의 이용, 역량 개발, 사회참여 지원 등을 통하여 국민의 삶의 질이 향상되도록 지원하는 제도를 말한다.
(5) '평생사회안전망'이란 생애주기에 걸쳐 보편적으로 충족되어야 하는 기본욕구와 특정한 사회위험에 의하여 발생하는 특수욕구를 동시에 고려하여 소득·서비스를 보장하는 맞춤형 사회보장제도를 말한다.

18

델파이기법(Delphi Technique)은 관련분야의 전문지식을 가진 전문가들에게 토론 없이 서면으로, 완전한 익명으로 자문을 의뢰하고 이를 반복·종합하여 예측결과를 도출하는 기법이다. 전문가의 직관에 의존하는 주관적·질적 미래예측기법으로 볼 수 있다. 전통적 델파이기법에서 회의나 세미나 같은 대면회의는 이루어지지 않는다.

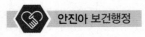

19

전통적 예산원칙

(1) 공개성의 원칙(Publicity): 예산의 전 과정을 국민에게 공개하여야 한다는 원칙이다. 예외: 국방비, 정보비, 신임예산 등

(2) 완전성의 원칙(Comprehensiveness): 예산 총계주의 원칙 또는 예산 포괄성의 원칙이라고도 한다. 모든 세입과 세출은 예산에 계상되어야 한다. 예외: 순계예산(예산을 계상함에 있어 경비를 공제한 순세입 또는 순세출만을 계상하는 것), 기금

(3) 명료성의 원칙(Clarity): 예산은 모든 국민이 쉽게 이해할 수 있도록 수입과 지출의 추계가 명료해야 한다.

(4) 단일성의 원칙(Unity): 모든 재정활동을 포괄하는 단일예산으로 편성되어야 한다. 예산은 본예산의 일반회계 예산만으로 구성되어야 하며, 이 경우 예산을 이해하고 통제하는 것이 용이해진다. 예외: 추가경정예산, 특별회계, 기금

(5) 한정성의 원칙(Definition): 사용하는 목적, 범위 및 기간에 있어서 명확한 한계가 있어야 한다. 예외: 이용, 전용, 예비비, 이월, 계속비

(6) 사전승인의 원칙(Prior Authorization): 예산이 집행되기 전에 입법부에 의하여 먼저 심의·의결되어야 한다. 예외: 사고이월, 준예산, 전용, 예비비 등

(7) 통일성의 원칙(Non-affection): 모든 수입은 한곳으로 합쳐지고 지출은 지출계획에 따라야 한다. 예외: 목적세, 특별회계예산, 기금

(8) 정확성(엄밀성)의 원칙(Accuracy): 정부는 국민들에게 필요 이상의 돈을 거두어서는 안 되며 계획대로 정확히 지출해야 한다. 예산은 사전예측이 불가능해 예산이 결산과 완전히 일치할 수는 없지만 예산과 결산이 지나치게 불일치해서는 안 된다.

20

재원조달방법

(1) 공공재원 및 준공공재원: 일반 조세수입, 부채, 소비세수입, 사회보험, 복권

(2) 민간재원: 고용주 부담, 민간건강보험, 기부금, 진료비 본인부담

01

	건강보장	소득보장
사회보험	국민건강보험 노인장기요양보험 산재보험	국민연금 고용보험 산재보험
공공부조	의료급여	국민기초생활보장제도

02

본인부담상한제는 과다한 의료비로 인한 가계부담을 덜어주기 위해서 시행하고 있는 제도로 환자가 부담하는 본인부담금 연간 총액이 가입자 소득수준에 따른 본인부담 상한액을 초과하는 경우 그 초과금액을 전액 환자에게 돌려주는 제도이다. 소득기준에 따라 특히 저소득층의 상한액을 낮게 책정하여 저소득층의 의료비 부담을 줄이고 있다.

03

우리나라 건강보험에서는 4개 진료과 7개 질병군을 대상으로 포괄수가제를 적용하고 있다.

(1) 안과: 백내장수술(수정체 수술)
(2) 이비인후과: 편도수술 및 아데노이드 수술
(3) 외과: 항문수술(치질 등), 탈장수술(서혜 및 대퇴부), 맹장수술(충수절제술)
(4) 산부인과: 제왕절개분만, 자궁 및 자궁부속기(난소, 난관 등) 수술(악성종양 제외)

04

우선순위 결정을 위한 BPRS(Basic Priority Rating System)

BPR(Basic Priority Rating) = (A + 2B)C / 3

(1) A: 문제의 크기 – 만성 질환은 유병률, 급성 질환은 발생률을 사용하여 0~10점까지 부여
(2) B: 문제의 심각도 – 문제의 긴급성, 중증도, 경제적 및 사회적 손실을 고려하여 0~10점까지 부여
(3) C: 사업의 효과 – 과학적 근거를 바탕으로 문제의 해결 가능성을 0~10점까지 부여

05

한국보건사회연구원은 국민 보건의료·국민연금·건강보험·사회복지 및 사회정책과 관련된 제 부문의 정책과제를 현실적이고 체계적으로 연구·분석하고 주요 정책과제에 대한 국민의 의견수렴과 이해증진을 위한 활동을 수행함으로써 국가의 장·단기 보건의료·사회복지 정책 수립에 이바지함을 목적으로 1971년 7월 설립된 국무총리(국무조정실) 산하 경제인문사회연구회의 기타공공기관이다.

소속 기관	• 국립정신건강센터, 국립나주병원, 국립부곡병원, 국립춘천병원, 국립공주병원, 국립소록도병원, 국립재활원 • 국립장기조직혈액관리원, 오송생명과학단지지원센터, 국립망향의동산관리원, 건강보험분쟁조정위원회사무국, 첨단재생의료 및 첨단바이오의약품심의위원회
산하 공공 기관	국민건강보험공단, 국민연금공단, 건강보험심사평가원, 한국보건산업진흥원, <u>한국노인인력개발원</u>, 한국사회보장정보원, 한국보건복지인재원, 국립암센터, 대한적십자사, 한국보건의료인국가시험원, <u>한국장애인개발원</u>, 한국국제보건의료재단, 한국사회복지협의회, 국립중앙의료원, 한국보육진흥원, 한국건강증진개발원, 한국의료분쟁조정중재원, 한국보건의료연구원, 오송첨단의료산업진흥재단, 대구경북첨단의료산업진흥재단, 한국장기조직기증원, 한국한의약진흥원, 의료기관평가인증원, 국가생명윤리정책원, 한국공공조직은행, 아동권리보장원, 한국자활복지개발원, (재)한국보건의료정보원

06

로위(Lowi)의 정책 유형 분류: 분배정책, 규제정책, 재분배정책, 구성정책

(1) 분배정책(Distributive Policy, 배분정책): 국가가 국민에게 이익과 서비스를 분배해 주는 정책. 정부의 도로건설, 기업에 대한 수출보조금, 하천 및 항만사업, 지방단체 국고보조금, 무의촌에 대한 보건진료 등
(2) 규제정책(Regulatory Policy): 개인이나 일부집단에 대해 재산권행사나 행동의 자유를 구속·억제하여 반사적으로 많은 다른 사람들을 보호하려는 목적을 지닌 정책. 환경오염과 관련된 규제, 공공요금 규제, 기업활동 규제, 의료기관 과대광고 규제 등
(3) 재분배정책(Redistributive Policy): 고소득층으로부터 저소득층으로의 소득이전을 목적으로 하는 정책. 공공부조제도, 누진소득세 제도, 저소득층에 대한 세액 공제나 감면 등
(4) 구성정책(Constitutional Policy): 사회전체를 위한 이익과 정부자체를 대상으로 하는 정책. 정부기관의 설립이나 변경, 선거구 조정 등 정부기구의 구성 및 조정과 관련된 정책

07

프로젝트 팀은 목적달성을 위해 관련부서의 직원들이 파견되어 구성되는 임시조직으로 프로젝트 팀(Project Team), 태스크포스(Task Force, TF)로 불린다. 프로젝트 조직은 해산을 전제로 하여 임시로 편성된 일시적 조직이며, 신규·혁신적·비일상적인 과제의 해결을 위하여 형성되는 동태적 조직이다.

08

의료기관 인증제도

(1) 보건복지부 주관으로 의료기관평가인증원에서 인증제의 개발 및 시행, 조사위원 교육, 결과의 분석·종합 및 평가결과의 공표 등을 수행한다.

(2) 절차: <u>의료기관의 자율신청에 의해 조사일정을 수립하여</u>서면 및 현지 조사를 실시한 후, 조사결과 및 인증등급에 관한 이의신청절차를 거쳐 최종적으로 인증등급을 공표하고 인증서를 교부한다.

(3) 「의료법」 제58조3(의료기관 인증기준 및 방법 등)
① 환자의 권리와 안전
② 의료기관의 의료서비스 질 향상 활동
③ 의료서비스의 제공과정 및 성과
④ 의료기관의 조직인력의 관리 및 운영
⑤ 환자의 만족도

(4) 인증등급: 의료기관에 대한 조사 및 평가 결과에 따라 인증, 조건부 인증, 불인증의 3개 등급으로 분류된다.
① 인증: 해당 의료기관이 모든 의료서비스제공 과정에서 환자의 안전보장과 적정수준의 질을 달성하였음을 의미(인증유효기간: 4년) – 필수항목에서 '하'가 없음.
② 조건부인증: 질 향상을 위해 노력하였으나 일부 영역에서 인증수준에는 다소 못 미치는 기관으로서, 향후 부분적 노력을 통해 인증을 받을 수 있는 가능성이 있음을 의미(유효기간: 1년)
③ 불인증: 기준 충족률이 60% 미만인('하') 영역이 1개 이상 있는 경우 – 필수항목에서 '하' 1개 이상

(5) 인증등급에 <u>의의가 있는</u> 의료기관은 이를 통보받은 날로부터 <u>30일 이내에 인증등급 이의신청을 할 수 있다.</u>

(6) 의료기관인증위원회(의료법 제58조의2)
① 보건복지부장관은 의료기관 인증에 관한 주요 정책을 심의하기 위하여 보건복지부장관 소속으로 의료기관인증위원회를 둔다.
② 위원회는 위원장 1명을 포함한 15인 이내의 위원으로 구성한다.
③ 위원회의 위원장은 보건복지부차관으로 하고, 위원회의 위원은 다음의 사람 중에서 보건복지부장관이 임명 또는 위촉한다.
  ㉠ 제28조에 따른 의료인 단체 및 제52조에 따른 의료기관단체에서 추천하는 자

  ㉡ 노동계, 시민단체(「비영리민간단체지원법」 제2조에 따른 비영리민간단체를 말한다), 소비자단체(「소비자기본법」 제29조에 따른 소비자단체를 말한다)에서 추천하는 자
  ㉢ 보건의료에 관한 학식과 경험이 풍부한 자
  ㉣ 시설물 안전진단에 관한 학식과 경험이 풍부한 자
  ㉤ 보건복지부 소속 3급 이상 공무원 또는 고위공무원단에 속하는 공무원
④ 위원회는 다음의 사항을 심의한다.
  ㉠ 인증기준 및 인증의 공표를 포함한 의료기관 인증과 관련된 주요 정책에 관한 사항
  ㉡ 제58조제3항에 따른 의료기관 대상 평가제도 통합에 관한 사항
  ㉢ 제58조의7제2항에 따른 의료기관 인증 활용에 관한 사항
  ㉣ 그 밖에 위원장이 심의에 부치는 사항
⑤ 위원회의 구성 및 운영, 그 밖에 필요한 사항은 대통령령으로 정한다.

09

예산 불성립 시의 종류: 회계연도 개시 전까지 예산이 국회에서 의결되지 못할 경우 사용하는 예산제도이다.

(1) 잠정예산: 몇 개월분에 해당하는 일정 금액을 국고로부터 지출할 수 있도록 허가해 주는 제도이다.

(2) 가예산: 회계연도 개시 이전에 최초 1개월분의 예산을 국회의 의결로 집행할 수 있도록 하는 제도이다.

(3) 준예산: 정부가 국회에서 예산안이 의결될 때까지 전년도 예산에 준하는 경비를 지출할 수 있게 하는 제도. 우리나라는 1960년 이래 채택하고 있으나 실제로 사용한 적은 없다.

10

노인장기요양보험제도는 이를 관리·운영할 기관을 별도로 설치하지 않고 「국민건강보험법」에 의하여 설립된 기존의 국민건강보험공단을 관리운영기관으로 하고 있다. 이는 도입과 정착을 원활하게 하기 위하여 건강보험과 독립적인 형태로 설계하되, 그 운영에 있어서는 효율성 제고를 위하여 별도로 관리운영기관을 설치하지 않고 국민건강보험공단이 이를 함께 수행하도록 한 것이다.

11

기금은 사업운영상 필요할 때 법률로써 정하는 경우에 한해 별도의 기금 설치 가능한 예산으로 일반회계나 특별회계와 달리 예산 외로 운영 가능하다
보건복지부의 소관 기금으로는 국민연금기금, 국민건강증진기금, 응급의료기금이 있다.

12

보건의료전달체계의 목적
(1) 의료자원의 효율성 도모
(2) 지역 간 의료기관의 균형적인 발전
(3) 국민의료비 억제
(4) 보험재정의 안정 도모

13

보건진료 전담공무원의 교육과 임용
(1) 자격: 간호사 · 조산사 면허를 가진 자로서 보건복지부장관이 실시하는 24주 이상의 직무교육을 받은 자
(2) 임용
　① 지방공무원으로 하며, 특별자치시장 · 특별자치도지사 · 시장 · 군수 또는 구청장이 근무지역을 지정하여 임용한다.
　② 특별자치시장 · 특별자치도지사 · 시장 · 군수 또는 구청장은 보건진료 전담공무원이 다음의 어느 하나에 해당하는 경우에는 그 보건진료 전담공무원을 징계할 수 있다.
　　㉠ 정당한 이유 없이 지정받은 근무지역 밖에서 의료행위를 한 경우
　　㉡ 제19조(보건진료 전담공무원의 의료행위의 범위)에 따른 범위를 넘어 의료행위를 한 경우
　　㉢ 제20조에 따른 관할구역 이탈금지 명령을 위반하여 허가 없이 연속하여 7일 이상 관할구역을 이탈한 경우
(3) 보수교육
　① 보건진료 전담공무원의 보수교육기간은 매년 21시간 이상으로 하고, 보수교육의 내용은 보건진료 전담공무원의 업무에 관한 사항으로 한다.
　② 보수교육은 시 · 도지사가 실시하되, 관련 기관 또는 단체에 위탁할 수 있다.
　③ 시 · 도지사는 보건진료 전담공무원의 보수교육을 하였을 때에는 지체 없이 그 결과를 보건복지부장관에게 보고하여야 한다.

14

황금 다이아몬드(Golden diamond) 방식
(1) 미국의 메릴랜드 주에서 보건지표 상대적 크기와 변화의 경향을 이용하여 우선순위를 결정한 방식이다.
(2) 우선순위를 결정할 주요 건강문제를 선정한 뒤 이들 건강문제의 이환율과 사망률 그리고 변화의 경향을 미국 전체와 비교하여 "주가 좋음", "같음", "주가 나쁨"으로 구분하고, 이를 "황금 다이아몬드" 상자에 표시한다.
(3) 1순위 사업은 미국 전체에 비해 주의 지표가 좋지 않고, 변화 추세도 나쁜 경우이다.
(4) 이 방법은 자치단체별 건강지표가 확보가능하고, 과거의 추세를 알 수만 있다면 쉽게 우선순위를 정할 수 있으며, 형평성을 추구하는 데 매우 적합한 방법이다.

15

임파워먼트 리더십(Empowerment Leadership)은 조직구성원에게 업무와 관련된 자율권 보장의 잠재력을 극대화시키는 리더십으로 관리자들이 지니고 있는 권한을 실무자에게 이양하여 그들의 책임범위를 확대함으로써 직원들이 보유하고 있는 잠재능력 및 창의력을 최대한 발휘하도록 하는 방법이다.

[오답해설]
ㄱ. 업적에 따른 보상 - 거래적 리더십
ㄷ. 섬김과 솔선수범 - 서번트 리더십

16

민츠버그는 조직을 규모와 복잡성의 정도에 따라서 5가지 유형으로 분류하였다.
• 단순구조 조직: 구조가 단순하고 소규모이면서 유동성이 강한 조직 ⑩ 자동차 딜러
• 기계적 관료제 조직: 조직의 역사가 길며 대규모로서 표준화되어 있는 안정적 조직 ⑩ 우체국, 항공사
• 전문적 관료 조직: 전문가집단이 일하는 대규모 조직으로 작업 기술표준화에 의한 조정을 통해 과업을 조정하며 전문가들은 많은 자율권을 부여받는 조직 ⑩ 대학, 종합병원, 사회복지관
• 대형지부 조직: 고객의 다양성에 대처하기 위해 각 사업부서가 책임을 지고 자율적인 활동을 하는 조직 ⑩ 재벌기업, 대학
• 임시특별 조직: 복잡한 형태이며 연구개발조직과 같은 성향의 조직 ⑩ 광고회사, 우주센터

17

도나베디안의 의료의 질 평가
(1) 구조평가: 면허 · 자격부여제도, 신임평가, 병원표준화심사, 인증평가제도
(2) 과정평가: 의료이용도 조사, 의료전문인들의 상호감시, 임상진료지침, 의료감사, 보수교육, PSRO
(3) 결과평가: 고객만족도 조사, 의료서비스 평가, 진료결과 평가, 이환율, 사망률, 합병증 등의 지표

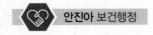

18

(1) 비계량적인 방법

서열법	• 직무와 직무를 비교하여 평가하는 비계량적 방법 • 직무 전체의 중요도와 난이도를 바탕으로 상대적 가치를 비교하여 직무의 우열을 정하는 방법(상대평가)
분류법	• 직무와 등급기준표를 비교하여 판단하는 것으로 비계량적 방법(절대평가) • 등급별로 책임도, 곤란성, 필요한 지식과 기술 등에 관한 기준을 고려하여 직무를 해당되는 등급에 배치하는 방법 • 서열법보다 다소 세련된 방안으로 정부기관에서 많이 사용

(2) 계량적인 방법

점수법	• 직무평가기준표에 따라 평가대상직무의 구성요소별로 점수를 매기고 총합을 구하는 방식(절대평가) • 체계적이고 과학적인 방법에 의하여 작성된 직무평가 기준표를 사용하므로 평가결과에 타당성과 신뢰성이 인정됨
요소 비교법	• 직무와 기준직무의 평가요소를 상호비교하여 분석하는 방식(상대평가) • 직무를 평가요소별로 계량적으로 평가하고 관찰가능한 직무와 직무를 비교함으로써 점수부여의 임의성을 극복한 방식

19

서치만(Suchman)의 평가기준

(1) 업무량/노력(Effort) 평가: 사업 활동량 및 질을 포함하는 투입에너지와 투입량을 의미하는 것이다.
    예 결핵환자 발견사업에서 방사선 관찰을 몇 명 했는가?, 보건간호사가 가정방문을 몇 건 했는가?

(2) 성과(Prformance) 평가: 투입된 노력의 결과로 나타나는 측정된 효과를 의미한다.
    예 예방접종 건수, 결핵환자 발견 건수

(3) 성과의 충족량(Adequacy of Performance) 평가: 효과 있는 사업 활동이 얼마나 수요를 충족했는가를 보는 것이다. 실제로 기대 또는 요구되는 목표량에 대한 실적량의 비율이 클수록 충족량은 높다고 평가한다.
    예 결핵발견을 위한 관찰대상자 중 실제 관찰을 한 대상자의 비율은 지역사회의 결핵발생률을 감소시키기에 충분한가라는 시각에서 점검

(4) 효율성(Efficiency) 평가: 투입된 인력, 비용, 시간 등 여러 가지 측면에서 각 대안들을 비교·검토하는 방법이다. 이 평가는 투입된 노력이 과연 적절한 것이었던가를 측정하려는데 있다. 즉 투입된 인력, 예산, 시간 등을 고려하여 단위당 얻은 결과가 최대일 때 효율성이 가장 높다고 할 수 있다.
    예 한 사람의 결핵환자 발생을 예방하는 데 비용이 얼마나 들었으며 나아가 이만큼의 비용을 쓸 가치가 있는지를 가늠하는 것, 한 사람의 결핵발생 예방에 든 비용이 두 결핵환자를 완치하는 데 드는 비용보다 더 들었다면 이 결핵발견사업은 그만두어야 함.

(5) 업무진행과정(Process) 평가: 사업의 업무진행과정을 분석함으로써 그 사업의 성패요인을 파악하는 것이다.
    예 결핵발견사업을 위한 관찰을 할 때 보건소에서만 수행하면 먼 거리에서 바빠서 못 오는 사람들이 많아 더 긴 시간이 걸리기 때문에 노력과 시간 그리고 비용이 더 들면서도 성과가 적어지므로 대상자가 있는 지역을 찾아가서 이른 아침이나 늦은 저녁을 이용하면 사업을 더 성공적으로 이끌어 나갈 수 있음.

20

명목집단기법(NGT, Norminal Group Technique)

(1) 문제해결에 참여하는 개인들이 개별적으로 해결방안을 구상하고 제한된 집단토론만을 한 다음 해결방안에 대해 표결하는 기법으로, 토론이 방만하게 진행되는 것을 예방하고 좋은 의견이 고르게 개진되는 장점이 있다.

(2) 참석자들로 하여금 의사결정 과정 동안 토론이나 대화를 하지 못하도록 하기 때문에 명목집단이라 부른다. 일정한 시간을 주고 자신의 생각을 정리하여 제출하게 하고 전체 아이디어를 두고 투표 후 결정한다.

01

안경사는 「의료기사 등에 관한 법률」에 따른 보건의료인력이지만 의료기사에 해당하지는 않는다.

보건의료인력의 분류(「보건의료인력지원법」)

(1) 「의료법」에 의한 의료인: 의사, 치과의사, 한의사, 간호사, 조산사
(2) 「의료기사 등에 관한 법률」에 의한 의료기사: 임상병리사, 방사선사, 물리치료사, 작업치료사, 치과기공사, 치과위생사
(3) 「의료기사 등에 관한 법률」: 보건의료정보관리사, 안경사
(4) 「약사법」: 약사 및 한약사
(5) 「응급의료에 관한 법률」: 응급구조사
(6) 「의료법」: 간호조무사
(7) 「국민영양관리법」: 영양사
(8) 「공중위생관리법」: 위생사
(9) 「국민건강증진법」: 보건교육사

02

맥그리거(McGregor)의 X·Y이론

(1) 맥그리거는 매슬로우의 욕구단계이론을 바탕으로 인간관을 X·Y 두 가지로 대별하고 각각의 인간관에 따른 관리전략을 제시하였다. X이론적 인간관에 입각한 관리전략은 현대인에게 적합하지 않으며, Y이론적 인간관에 따른 관리를 주장하였다.
(2) X이론적 인간
　① 특징: 본질적으로 일을 싫어하며 가능하면 일을 하지 않으려고 하고, 야망이 없고 책임지기를 싫어하고 외재적인 지도를 받으려 한다.
　② 관리전략: 경제적 보상체계의 강화, 권위주의적 리더십의 확립, 엄격한 감독과 통제제도의 확립, 상부책임제도의 강화, 고층적 조직구조
(3) Y이론적 인간
　① 특징: 자기 행동의 방향을 스스로 정하고 자율적으로 자기규제를 할 수 있는 존재이다. 조직의 문제를 해결할 때 비교적 높은 수준의 창의력과 상상력을 발휘할 수 있고 적절한 조건만 갖추어지면 책임지기를 원하며 책임 있는 행동을 수행하고자 한다.

　② 관리전략: 조직목표와 개인목표의 통합 추진, 민주적 리더십의 확립, 분권화와 권한의 위임, 목표에 의한 관리, 직무확장, 비공식적 조직의 활용, 자체평가제도의 활성화, 평면적 조직구조

03

행위별수가제(FFS; Fee For Service): 한국, 일본, 미국 등

(1) 진료에 소요된 약제 또는 재료비를 별도로 산정하고 의료인이 제공한 진료행위의 하나하나에 일정한 값을 정하여 의료비를 지급토록 하는 제도로 의료인이 제공한 시술내용에 따라 값을 정하여 의료비를 지급하는 것으로서 전문의의 치료방식에 적합하다.
(2) 장점
　① 의료서비스의 양과 질이 극대화
　② 의료인의 재량권이 최대, 환자에 대한 진료책임 극대화
　③ 첨단 의과학 기술의 발달 유도
　④ 전문적인 의료의 수가결정에 적합
(3) 단점
　① 국민의료비 상승의 소지
　② 과잉진료 우려
　③ 진료비 청구·심사·지불의 복잡성(간접비용의 증가)
　④ 의료기술 지상주의적 사고의 팽배 유도
　⑤ 의료인과 보험자의 마찰 요인
　⑥ 예방사업 소홀

04

상급종합병원에서 1단계 요양급여를 받을 수 있는 경우

(1) 「응급의료에 관한 법률」 제2조 제1호에 해당하는 응급환자인 경우
(2) 분만의 경우
(3) 치과에서 요양급여를 받는 경우
(4) 「장애인복지법」 제32조에 따른 등록 장애인 또는 단순 물리치료가 아닌 작업치료·운동치료 등의 재활치료가 필요하다고 인정되는 자가 재활의학과에서 요양급여를 받는 경우
(5) 가정의학과에서 요양급여를 받는 경우
(6) 당해 요양기관에서 근무하는 가입자가 요양급여를 받는 경우
(7) 혈우병환자가 요양급여를 받는 경우

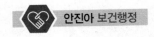

05

보건사업의 평가

보건사업은 투입-전환-산출의 시스템적 과정을 따른다. 보건사업도 이러한 과정을 준용하여 구분할 수 있는데, 투입부문에 해당하는 구조평가, 전환과정에 해당하는 과정평가, 산출에 해당하는 결과평가로 구분할 수 있다.

(1) 구조평가: 투입되는 자원의 적절성 평가로 사업인력, 시설 및 장비의 적절성에 대한 평가이다.

(2) 과정평가: 사업을 실행하는 과정 중 평가로 사업계획과 진행정도를 비교함으로써 목표달성이 가능하도록 사업 조정하고, 목표달성을 저해하는 요인을 조기에 발견하여 시정하는 한편 목표달성을 촉진하는 요인은 강화하기 위해 실시한다.
　① 목표대비 사업의 진행정도가 원래 의도한대로 실행되고 있는가?
　② 자원(인력, 시설, 장비, 정보 등)과 예산은 제대로 지원되고 있으며 이를 효율적으로 사용하고 있는가?
　③ 사업에 참여하는 자와 이용하는 자의 태도 및 특성은 어떠한가?
　④ 제공되고 있는 서비스의 질과 대상자의 만족도는 어떠한가?
　⑤ 사업을 더 효율적·효과적으로 만들기 위해 변화시키거나 사업목표의 수정 필요성이 없는가?

(3) 결과평가: 사업의 종료 시 사업효과를 측정함으로써 사업의 지속이나 확대여부를 판단하기 위하여 실시한다.
　① 사업이 목적과 목표를 달성하였는가?
　② 사업에 의해 야기된 의도하지 않은 결과는 없는가?
　③ 사업이 사회적 형평성의 달성에 기여하고 있는가?
　④ 조직과 지역사회의 문제해결역량이 강화되었는가?
　⑤ 사업의 전략이 얼마나 효과적인가?
　⑥ 사업의 가능한 대안은 무엇인가? 다른 대안과 비교할 때 사업이 얼마나 효과적인가?
　⑦ 다른 상황하에서는 사업이 얼마나 효과적일 것인가?
　⑧ 사업을 지속하거나 확대할 필요가 있는가?

06

로머(M. Roemer)의 국가보건의료체계 분류(1991년)

경제수준* (국민 1인당 GNP)	정치적 요소(보건의료체계 정책, 시장개입정도)		정치적 요소(보건의료체계 정책, 시장개입정도)	
	시장지향형 (Entrepreneurial & Permissive)	복지지향형 (Welfare Oriented)	전 국민 포괄형 (Comprehensive)	중앙계획형 (Socialist & Centrally Planned)
선진국 (산업화 된 부국)	미국	독일, 캐나다, 일본, 노르웨이	영국, 뉴질랜드	구소련, 구동구권
개발 도상국	태국, 필리핀, 남아프리카 공화국	브라질, 이집트, 말레이시아	이스라엘, 니카라과	쿠바, 북한
극빈국	가나, 방글라데시, 네팔	인도, 미얀마	스리랑카, 탄자니아	중국(개혁·개방 전), 베트남
자원이 풍부한 나라		리비아, 가봉	쿠웨이트, 사우디아라비아	

로머의 국가보건의료체계 유형 매트릭스상 북한은 정치적 요소로 분류할 땐 중앙계획형에 해당하고 경제수준으로는 개발도상국에 해당한다.

1976년 로머의 보건의료체계 분류에서는 자유기업형, 복지국가형, 저개발구형, 개발도상국형, 사회주의국가형으로 분류하였으며 북한은 사회주의국가형에 포함된다.

07

포괄수가제는 환자가 입원해서 퇴원할 때까지 발생하는 진료에 대하여 질병마다 미리 정해진 금액을 내는 제도이다.

(1) 장점
　① 진료비 산정의 간소화로 행정비용 절감
　② 의료자원의 활용에 의료인의 관심 증대(경제적 진료 유도)
　③ 부분적으로도 적용 가능(병용)
　④ 진료의 표준화 유도

(2) 단점
　① 과소진료 우려, 서비스의 최소화 경향
　② 의료행위에 대한 자율성 감소, 행정직의 진료직에 대한 간섭요인 증가
　③ 합병증 발생 시 적용 곤란
　④ 신규 의학기술에 적용 곤란
　⑤ 진료일수를 늘리거나 진단명 조작 가능

08

분임연구(Syndicate, 신디케이트)

(1) 이 방법은 집단연구 활동에 중점을 두는 방법이다.

(2) 피훈련자를 몇 개의 분반으로 나누고 분반별로 각각 주어진 과제를 연구토의하며 그 결과를 전원에게 보고하고 비판이나 토의를 가하는 방식이다.

09

① 건강보험재원 중 가장 큰 비중을 차지하는 <u>가입자가 납부하는 보험료</u>이다.
③ 매년 보험료 예상 수입액의 <u>14%</u>에 상당하는 금액을 국고로 지원하여 건강보험의 재정건전성을 확보하고 있다.
④ 건강보험재정의 대부분은 <u>지역가입자와 직장가입자가 내는 보험료</u>이다.

10

SWOT분석(SWOT Analysis)은 조직의 환경분석을 통해 강점과 약점, 기회와 위협 요인을 규정하고 이를 토대로 마케팅 전략을 수립하는 기법이다. 어떤 조직의 내부환경을 분석하여 강점과 약점을 발견하고, 외부환경을 분석하여 기회와 위협을 찾아내어 이를 토대로 강점은 살리고 약점은 죽이며, 기회는 활용하고 위협은 억제하는 마케팅을 수립하는 전략이다.
ㄱ. 강점 – 소속 초등학교 교원들의 능력이 우수한 편이다.
ㄴ. 기회 – 사회적 분위기가 점차 건강을 우선시하고 있다.

11

보건의료자원 개발의 평가요소
(1) 양적 공급: 필요한 의료서비스제공에 요구되는 의료자원의 양적 공급에 관한 과제로서 흔히 인구당 자원의 양으로 표시한다.
(2) 질적 수준: 의료인력의 주요 기능 수행능력과 기술 및 지식수준, 시설의 규모와 적정 시설 구비 정도를 뜻한다. 최근에는 건강수준이나 삶의 질, 부작용 등의 결과를 질적 수준의 지표로 삼는 경향이 있다.
(3) 분포: 인력자원의 지리적·직종 간·전문과목별 분포나 시설자원의 지리적·기능별·규모별 분포가 주민의 의료필요에 상응하게 분포되어 있는가에 대한 과제이다.
(4) 효율성: 개발된 의료자원으로 의료서비스를 얼마나 산출해 낼 수 있는가 또는 일정한 의료서비스를 생산하기 위하여 얼마나 많은 자원이 필요한가에 대한 과제이다. 때로는 의료자원을 개발하는 데 다른 자원이 얼마나 필요한가를 의미하기도 한다.
(5) 적합성: 여러 의료자원의 복합적 집합체로서 공급된 의료서비스의 역량이 대상주민의 의료필요에 얼마나 적합한가에 관한 과제이다.
(6) 계획: 장래에 필요한 보건의료자원의 종류와 양을 얼마나 체계적이고 정확하게 예측하고 계획하는가 하는 문제이다.
(7) 통합성: 보건의료자원의 개발에 있어서 중요 요소인 계획, 실행, 관리 등이 보건의료서비스의 개발과 얼마나 통합적으로 이루어지는가 하는 문제이다.

12

① 예산의 편성: 정부가 다음 회계연도에 수행할 정책·사업을 금액으로 표시한 계획을 작성하는 과정
② 예산의 배정: 기획재정부장관이 예산배정계획과 자금계획을 수립해 국무회의의 심의와 대통령의 승인을 얻은 후 예산집행(기획재정부장관 → 각 중앙관서)
③ 예산의 재배정: 중앙관서에 대한 예산배정이 끝나면 이어서 중앙관서의 장은 예산배정의 범위 안에서 예산지출권한을 산하기관에 위임(각 중앙관서 → 산하기관)
④ 지출원인행위: 지출의 원인이 되는 계약 또는 기타의 행위로 지출원인행위는 예산의 금액 내에서 해야 하며, 보고와 내부통제 등이 예산집행과정에서 이루어짐

13

국민건강증진기금의 사용(국민건강증진법 제25조)

1. 금연교육 및 광고, 흡연피해 예방 및 흡연피해자 지원 등 국민건강관리사업
2. 건강생활의 지원사업
3. 보건교육 및 그 자료의 개발
4. 보건통계의 작성·보급과 보건의료관련 조사·연구 및 개발에 관한 사업
5. 질병의 예방·검진·관리 및 암의 치료를 위한 사업
6. 국민영양관리사업
7. 신체활동 장려사업
8. 구강건강관리사업
9. 시·도지사 및 시장·군수·구청장이 행하는 건강증진사업
10. 공공보건의료 및 건강증진을 위한 시설·장비의 확충
11. 기금의 관리·운용에 필요한 경비
12. 그 밖에 국민건강증진사업에 소요되는 경비로서 대통령령이 정하는 사업

14

암의 종류별 검진주기와 연령 기준 등(암관리법 시행령 별표1)

암종	검진대상	검진주기
위암	40세 이상 남·여	2년 주기
대장암	50세 이상 남·여	1년 주기
간암	40세 이상 남·여 중 간암 발생 고위험군 해당자	6개월 주기
유방암	40세 이상 여성	2년 주기
자궁경부암	20세 이상 여성	2년 주기
폐암	54세 이상 74세 이하의 남·여 중 폐암 발생 고위험군	2년 주기

15

① '합리모형'은 의사결정이 인간의 이성과 합리성에 근거하여 합리적으로 이루어진다고 가정하는 이론이다.

② '만족모형'은 의사결정을 할 때, 인간 능력의 한계로 부득이 제한된 합리성을 전제로 하고 있다.

③ '혼합주사모형'은 합리모형과 점증모형을 절충하여 근본적인 결정과 세부적인 결정으로 나누어 '근본적 결정(숲을 보는 결정)'의 경우 합리모형을, '세부 결정(나무를 보는 결정)'의 경우 점증모형을 선별적으로 적용하는 모형이다.

④ 개인적 차원의 의사결정에 초점을 두는 만족모형을 발전시켜 조직의 집단적 차원에 적용시킨 것은 회사모형이다.

16

비용-효용 분석은 보건사업의 비용과 효용을 비교하는 방법으로 주어진 자원으로부터 얻은 편익을 극대화하는 것이며 효용은 건강일수 혹은 질보정수명(QALY)으로 측정한다. 비용-효용 분석은 건강일수 하루당 혹은 질병보정수명 1년당 최소의 비용이 소요되는 방안이나 비용 한 단위당 최대의 효용을 갖는 대안을 선택한다.

17

팀제조직

(1) 팀제란 환경변화에 능동적으로 대응하여, 소수 정예의 전문인들로 구성된 소규모 형태의 조직이다.

(2) 특징

① 팀원의 전원참가 형식에 의한 의사결정방식

② 상승효과 제고로 인한 잉여생산능력의 확보

③ 잉여창출에 의한 잉여분을 분배하는 보상체계 확립

(3) 필요성

① 환경변화에 적극적으로 대응하기 위해서 고객중심의 서비스를 제공하기 위해 필요한 조직이다.

② 고객중심의 서비스를 제공하려면 시장중심의 수평조직 형태로 변화하고 협력적이고 참여적인 경영문화를 구축하여 유연성을 갖추어야 한다.

※ 출처: 문재우 외, 보건행정학(제8판), 계축문화사, 2021. p.286.

18

제5차 국민건강증진종합계획(Health Plan 2030)

(1) 비전: 모든 사람이 평생건강을 누리는 사회

(2) 기본원칙

① 국가와 지역사회의 모든 정책 수립에 건강을 우선적으로 반영한다.

② 보편적인 건강수준의 향상과 건강형평성 제고를 함께 추진한다.

③ 모든 생애과정과 생활터에 적용한다.

④ 건강친화적인 환경을 구축한다.

⑤ 누구나 참여하여 함께 만들고 누릴 수 있도록 한다.

⑥ 관련된 모든 부문이 연계하고 협력한다.

19

WHO 보건행정의 범위

• 보건관련 기록 보존

• 보건교육

• 환경위생

• 전염병 관리

• 모자보건

• 의료

• 보건간호

20

지역사회 현황분석(진단)

(1) 현재의 상황과 바람직한 상황(목표)과의 차이를 규명하고, 목표달성을 위해 해결되어야 할 요인과 조직 또는 지역의 문제해결을 위한 능력과 한계를 분석하는 과정이다.

(2) 현황분석의 필요성

① 기획의 대상이 될 건강문제를 찾아내기 위해서이다.

② 건강문제를 해결할 능력이 지역사회나 보건의료기관에 있는가를 파악하기 위해서이다. 지역의 건강문제를 해결하기 위해서는 지역사회와 보건의료기관이 문제를 해결할 수 있는 역량을 갖추어야 한다. 만일 그렇지 못하면 문제를 찾기만 하고, 해결하지 못하는 바람직하지 못한 사태가 벌어질 것이다.

③ 보건사업의 평가를 위한 기초자료를 확보하기 위해서이다. 현황분석을 통해 확보된 자료는 핵심문제를 찾는 데 활용될 뿐만 아니라 사업의 평가를 위해서도 활용되게 된다.

④ 변화하는 환경이 보건사업에 어떤 영향을 미칠 것인지를 예측하기 위해서이다.

01

사회생태학적 모형은 개인의 사회적, 심리학적, 행태적 요인을 중시하는 모형으로 숙주 요인, 외부환경 요인, 개인행태 요인의 세 가지 요인으로 구성되어 있다. 특히 다른 모형에 비해 이 모형의 가장 큰 특징은 개인의 행태적 측면을 강조하고 있는 점이며, 질병 발생을 예방하고 건강을 증진시키기 위해서는 건강한 생활습관을 형성하는 것이 무엇보다 중요하다고 본다.

02

① 혜민서 – 조선시대 서민의 구료사업을 담당
② 활인서 – 조선시대 감염병 환자의 치료 및 구호를 담당
③ 제위보 – 고려시대 구료기관으로 무의학 환자 및 빈민 구호와 치료를 통해 서민을 위한 구료사업을 담당
④ 약전 – 통일신라시대 의료행정 담당

03

검역감염병(「검역법」 제2조 정의)

가. 콜레라 – 5일
나. 페스트 – 6일
다. 황열 – 6일
라. 중증 급성호흡기 증후군(SARS) – 10일
마. 동물인플루엔자 인체감염증 – 10일
바. 신종인플루엔자 – 최대잠복기
사. 중동 호흡기 증후군(MERS) – 14일
아. 에볼라바이러스병 – 21일
자. 가목에서 아목까지의 것 외의 감염병으로서 외국에서 발생하여 국내로 들어올 우려가 있거나 우리나라에서 발생하여 외국으로 번질 우려가 있어 질병관리청장이 긴급 검역조치가 필요하다고 인정하여 고시하는 감염병 – 최대잠복기

04

「보건의료인력지원법」에 따른 보건의료인력 정의(법 제2조)

1. "보건의료서비스"란 국민의 건강을 보호·증진하기 위하여 보건의료인이 행하는 모든 활동을 말한다.
2. "보건의료기관"이란 다음 각 목의 기관이나 시설을 말한다.
   가. 「의료법」에 따른 의료기관
   나. 「약사법」에 따른 약국
   다. 「지역보건법」에 따른 보건소·보건의료원 및 보건지소
   라. 「농어촌 등 보건의료를 위한 특별조치법」에 따른 보건진료소
   마. 그 밖에 보건의료인이 공중 또는 특정 다수인을 위하여 보건의료서비스를 행하는 시설이나 기관으로서 대통령령으로 정하는 시설이나 기관
3. "보건의료인력"이란 다음 각 목의 면허·자격 등을 취득한 사람을 말한다.
   가. 「의료법」에 따른 의료인 및 간호조무사
   나. 「약사법」에 따른 약사 및 한약사
   다. 「의료기사 등에 관한 법률」에 따른 의료기사, 보건의료정보관리사 및 안경사
   라. 「응급의료에 관한 법률」에 따른 응급구조사
   마. 「국민영양관리법」에 따른 영양사 등 보건의료 관계 법령에서 정하는 바에 따라 면허·자격 등을 취득한 사람으로서 대통령령으로 정하는 사람

> 보건의료인력(법 시행령 제2조) 「보건의료인력지원법」 제2조제3호마목에서 "대통령령으로 정하는 사람"이란 다음 각 호의 면허 또는 자격을 취득한 사람을 말한다.
> 1. 「국민영양관리법」에 따른 영양사
> 2. 「공중위생관리법」에 따른 위생사
> 3. 「국민건강증진법」에 따른 보건교육사

4. "보건의료기관 종사자"란 제3호의 보건의료인력 외의 사람으로서 보건의료기관에서 보건의료서비스 외의 업무에 종사하는 사람을 말한다.

※ 시험당시 가답안은 "② 보건교육사"였으나 법 시행령에 보건교육사가 명시되어 있으며 이에 대한 이의제기가 받아들여져서 최종정답은 "없음"으로 처리되었다.

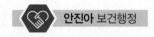

05

「국민건강보험법」 제41조(요양급여)

> ① 가입자와 피부양자의 질병, 부상, 출산 등에 대하여 다음 각 호의 요양급여를 실시한다.
> 1. 진찰·검사
> 2. 약제(藥劑)·치료재료의 지급
> 3. 처치·수술 및 그 밖의 치료
> 4. 예방·재활
> 5. 입원
> 6. 간호
> 7. 이송(移送)

06

의료기관 인증제도

(1) 보건복지부 주관으로 의료기관평가인증원에서 인증제의 개발 및 시행, 조사위원 교육, 결과의 분석·종합 및 평가결과의 공표 등을 수행한다.

(2) 「의료법」 제58조3(의료기관 인증기준 및 방법 등)
   ① 환자의 권리와 안전
   ② 의료기관의 의료서비스 질 향상 활동
   ③ 의료서비스의 제공과정 및 성과
   ④ 의료기관의 조직인력의 관리 및 운영
   ⑤ 환자의 만족도

(3) 인증등급: 의료기관에 대한 조사 및 평가 결과에 따라 인증, 조건부 인증, 불인증의 3개 등급으로 분류된다.
   ① 인증: 해당 의료기관이 모든 의료서비스제공 과정에서 환자의 안전보장과 적정수준의 질을 달성하였음을 의미(인증유효기간: 4년) – 필수항목에서 '하'가 없음.
   ② 조건부인증: 질 향상을 위해 노력하였으나 일부 영역에서 인증수준에는 다소 못 미치는 기관으로서, 향후 부분적 노력을 통해 인증을 받을 수 있는 가능성이 있음을 의미(유효기간: 1년) – 필수항목에서 '하'가 없으면서, 조사항목 평균점수가 인증과 불인증에 해당하지 않는 모든 경우
   ③ 불인증: 기준 충족률이 60% 미만인('하') 영역이 1개 이상 있는 경우 – 필수항목에서 '하' 1개 이상

07

질병관리청은 국민보건위생향상 등을 위한 감염병, 만성 질환, 희귀 난치성 질환 및 손상(損傷) 질환에 관한 방역·조사·검역·시험·연구업무 및 장기이식관리에 관한 업무를 관장하는 대한민국 보건복지부의 외청이다.

질병관리청 핵심사업

(1) 감염병으로부터 국민보호 및 안전사회 구현
   ① 신종 및 해외 유입 감염병에 대한 선제적 위기 대응 체계 강화
   ② 결핵, 인플루엔자, 매개체 감염병 등 철저한 감염병 관리 예방
   ③ 국가예방접종 지원 확대 및 이상 반응 감시 등 안전 관리
   ④ 고위험병원체 안전 관리를 통한 생물 안전 보장
   ⑤ 의료감염 관리 및 항생제 내성 예방

(2) 효율적 만성질환 관리로 국민 질병부담 감소
   ① 만성질환 예방과 건강행태 개선을 위한 건강통계 생산 및 근거 정보 지원
   ② 고혈압, 당뇨병 등 심뇌혈관질환, 알레르기질환 등 만성질환 예방관리
   ③ 국가 금연정책 지원을 위한 조사 및 흡연 폐해 연구
   ④ 국가관리 대상 희귀질환 지정 지원
   ⑤ 장기기증자 등 예우 지원 강화와 생명 나눔 인식 제고
   ⑥ 미세먼지 건강 영향 감시, 취약계층 보호 대책 마련
   ⑦ 기후변화(폭염, 한파 등) 건강 피해 예방

(3) 보건 의료 R&D 및 연구 인프라 강화로 질병 극복
   ① 감염병 R&D를 선도하는 컨트롤 타워
   ② 건강수명연장을 위한 만성질환 연구 강화
   ③ 보건 의료 연구 자원 공유·개방
   ④ 4차 산업혁명 대비 첨단 의료 연구 강화

08

국가보건서비스방식(NHS; National Health Services)은 국민의 의료문제는 국가가 책임져야 한다는 관점에서 정부가 일반조세로 재원을 마련하여 모든 국민에게 무상으로 의료를 제공하는 방식으로 재원의 대부분이 국세 및 지방세로 조달되고 의료공급체계도 국가의 책임하에 조직화되어 있다.

제원 대부분이 세금으로 조달되기 때문에 정부의 과다한 복지 비용 부담이 있을 수 있으며 수요자는 비용지불 없이 무상으로 의료를 이용하기 때문에 비용의식이 부족해진다.

NHS 제도에서 1차의료의 진료비지불제도는 인두제를 채택하고 있으며 인두제로 인해 후송의뢰가 증가하고 2차, 3차병원에서는 진료대기의 문제가 발생할 수 있다.

[오답해설]
③ 단일 보험료 부과기준 적용의 어려움 – 사회보험방식(NHI)에서 보험료를 부과할 때 소득의 유형이 다른 집단에게 동일한 부과기준을 적용하기 어렵다. 우리나라의 경우 직장가입자와 지역가입자의 보험료 부과기준을 이원화 하여 적용하고 있다.

09

본인일부부담금은 보험가입자가 의료이용 시 일정액을 부담하는 금액으로 도덕적 해이를 방지하여 의료남용을 줄이고 의료비 상승을 억제할 수 있다. 본인일부부담제도의 유형으로는 정률부담제, 일정금액공제제, 급여상한제, 정액부담제, 정액수혜제가 있다.

10

① 제한된 영역의 현물급여를 제외하면 대부분 현금급여이다.
→ 우리나라의 건강보험제도는 요양급여가 가장 기본이 되는 급여이며 요양급여는 현물급여이다. 일부 영역에서만 현금급여(요양비, 장애인보조기기급여비 등)를 적용하고 있다.

② 일정한 조건을 갖추면 국민이 판단하여 가입할 수 있는 임의가입 방식이다. → 건강보험제도는 강제가입방식이다.

④ 건강보험심사평가원은 가입자 및 피부양자의 자격관리, 보험료의 부과·징수 업무를 담당하고 있다. → 국민건강보험공단에서 가입자 및 피부양자의 자격관리, 보험료의 부과·징수 업무를 담당하고 있다.

11

베버리지(W. Beveridge)의 사회보장 정의

실업, 질병 또는 부상으로 인하여 수입이 중단된 경우나 노령에 의한 퇴직이나 부양책임자의 사망으로 인한 부양의 상실에 대비하고 나아가서는 출생, 사망 및 결혼 등에 관련된 특별한 지출을 감당하기 위한 소득보장이다.

12

보건의료체계의 하부구성요소

(1) 보건의료자원(자원의 개발): 시설, 인력, 장비 및 물자, 지식 및 기술. 안경은 보건의료 장비 및 물자에 해당한다.

(2) 보건의료조직(자원의 조직적 배치): 중앙정부, 의료보험조직, 기타정부기관, 자발적 민간단체(NGO), 민간부문. 국방부와 고용노동부는 기타정부기관으로서 국방부는 군인의 건강관리, 고용노동부는 근로자의 건강관리를 담당하고 있다.

(3) 보건의료서비스 제공: 1차, 2차, 3차 의료서비스 제공. 기술은 보건의료 자원에 해당한다.

(4) 보건의료재정: 공공재원, 지역사회 기여, 조직화된 민간기관, 지역사회 기여, 외국의 원조, 개인지출

(5) 보건의료관리: 리더십, 의사결정, 규제. 독재적 지도력은 민주적 리더십, 참여적 리더십과 함께 지도력의 유형 중 하나이다.

13

SWOT분석(SWOT Analysis)은 조직의 환경분석을 통해 강점과 약점, 기회와 위협 요인을 규정하고 이를 토대로 마케팅 전략을 수립하는 기법이다. 어떤 조직의 내부환경을 분석하여 강점과 약점을 발견하고, 외부환경을 분석하여 기회와 위협을 찾아내어 이를 토대로 강점은 살리고 약점은 죽이며, 기회는 활용하고 위협은 억제하는 마케팅을 수립하는 전략이다.
• 최첨단 의료시설과 장비, 최고의 의료진 – 강점(S)
• 정부의 통제와 규제, 새로운 경쟁자의 등장 – 위협(T)

14

① 후광효과(Halo Effect, 연쇄효과)는 한 평정요소에 대한 평정자의 판단이 연쇄적으로 다른 요소의 평정에도 영향을 주는 오류이다. 피평정자가 성실한 경우, 그런 인상이 창의성·지도력 등 전혀 성격이 다른 요소의 측정에도 영향을 미쳐 좋은 점수를 부여하게 되는 현상이다.

② 대비오차는 평정대상자를 바로 다른 피평정자와 비교하여 평정함으로써 나타나는 오차이다.

③ 규칙적 오차(Systematic Error)는 어떤 평정자가 다른 평정자들보다 언제나 좋은 점수 또는 나쁜 점수를 줌으로써 나타나는 오류이다. 평정자가 항상 관대화나 엄격화 경향을 보이는 것으로 평정기준이 높거나 낮은 데서 오는 규칙적·일관적 착오이다.

④ 상동적 오차(Similarity Error, 유형화 착오)는 유형화(정형화·집단화)의 착오로 편견이나 선입견 또는 고정관념에 의한 오차이다. 피평정자가 속한 사회적 집단의 유형에 대한 지각이나 어떤 인식을 오랫동안 같은 상태로 일관되게 유지하려는 심리상태에서 기인한다.

15

공식적 의사소통

① 상향식 의사소통: 보고, 면접 및 직원 의견조사, 제안제도, 고충처리, 품의제, 상담 등

② 하향식 의사소통: 명령, 일반정보, 편람, 기관지, 게시판, 강연회 등

③ 수평적 의사소통: 사전심사제도, 사후통보, 회람, 회의, 위원회제도, 협조전, 조회 등

16

직위분류제의 구성요소

(1) 직위: 1명의 공무원에게 부여할 수 있는 직무와 책임으로 일반적으로 직위의 수와 공무원의 수는 일치한다.

(2) 직렬: 직무의 종류가 유사하나 그 곤란도, 책임의 정도가 상이한 직급의 군이다.

(3) 직류: 동일한 직렬 내에서의 담당분야가 유사한 직위의 군이다.

(4) 직군: 직무의 성질이 유사한 직렬의 군(집단)이다.

(5) 직급: 직위가 가지는 직무의 종류, 곤란성과 책임도가 상당히 유사한 직위의 군이다.

(6) 등급: 직무의 종류는 상이하지만 직무의 곤란도, 책임도와 자격요건이 유사하여 동일한 보수를 지급할 수 있는 모든 직위이다.

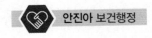

17

계선 조직(Line organization, 라인 조직)

(1) 라인 조직은 전통적 조직구조이다. 라인 조직이란 군대식 조직으로서 업무의 결정과 실행을 담당하는 부서들만 있는 조직형태이다.

(2) 과업의 분화라든가 부문화가 진전되지 않은 매우 초보적인 조직행태로 계선 조직이라고도 한다.

(3) 라인 조직의 목표는 비용절감과 같은 효율성의 제고 및 생산성 향상이다.

(4) 명령통일의 원칙, 전문화의 원칙, 통솔범위의 원칙, 권한과 책임의 원칙 등 전통적인 조직원칙이 충실히 지켜지는 조직이다.

18

국민건강증진종합계획의 수립(국민건강증진법 제4조)

① 보건복지부장관은 제5조의 규정에 따른 국민건강증진정책심의위원회의 심의를 거쳐 국민건강증진종합계획을 5년마다 수립하여야 한다.

② 계획에 포함되어야 할 사항

　㉠ 국민건강증진의 기본목표 및 추진방향

　㉡ 국민건강증진을 위한 주요 추진과제 및 추진방법

　㉢ 국민건강증진에 관한 인력의 관리 및 소요재원의 조달방안

　㉣ 제22조의 규정에 따른 국민건강증진기금의 운용방안

　㉤ 아동·여성·노인·장애인 등 건강취약 집단이나 계층에 대한 건강증진 지원방안

　㉥ 국민건강증진 관련 통계 및 정보의 관리 방안

　㉦ 그 밖에 국민건강증진을 위하여 필요한 사항

19

제7차 건강증진을 위한 국제회의: 2009년 10월 케냐의 나이로비

(1) 주요 의제: "수행역량 격차해소를 통한 건강증진의 개발"

(2) 회의 내용

① 지역사회 권능부여: 지역사회 관여, 참여 또는 개입 그 이상을 말하며, 보다 높은 통제력을 갖기 위해 재협상 능력을 기르는 과정이다.

② 건강지식 및 건강행동: 보건교육은 개인의 생활방식 결정뿐 아니라 건강결정요인 인지도 제고와 이러한 결정요인을 바꿀 건강행동의 장려를 목적으로 한다.

③ 보건시스템 강화: 건강증진은 잘 갖추어진 보건시스템을 필요로 하며, 잘 갖추어진 보건시스템이란 적절한 인력, 지역사회 참여의 메커니즘을 갖고 있으며 재정지원이 안정적이고 리더십이 있어야 한다.

④ 파트너십 및 부문 간 활동: 보건부문이 건강을 증진시킬 수 있는 정책을 수립하기 위해, 다른 부처와 협력하는 것에 대해 상호이익을 널리 알려 협력체계를 구축하는 것이 중요하다.

⑤ 건강증진 역량구축: 건강증진이 재정 및 인적자원계획, 지식관리, 파트너십 구축, 효과적 수행역량 등의 부분에 통합되어야 함을 의미한다.

20

보건사업 평가유형

보건사업은 투입－전환－산출의 시스템적 과정을 따른다. 보건사업도 이러한 과정을 준용하여 구분할 수 있는데, 투입부문에 해당하는 구조평가, 전환과정에 해당하는 과정평가, 산출에 해당하는 결과평가로 구분할 수 있다.

(1) 구조평가: 투입되는 자원의 적절성 평가. 사업인력, 시설 및 장비의 적절성에 대한 평가

(2) 과정평가: 사업을 실행하는 과정 중 평가. 사업계획과 진행정도를 비교함으로써 목표달성이 가능하도록 사업 조정

(3) 결과평가: 사업의 종료 시 사업효과를 측정함으로써 사업의 지속이나 확대여부를 판단하기 위하여 실시한다.

[Answer]

01 ③	02 ②	03 ④	04 ①	05 ③
06 ①	07 ④	08 ①	09 ①	10 ③
11 ④	12 ①	13 ②	14 ④	15 ③
16 ④	17 ③	18 ②	19 ④	20 ②

01

(1) 보건행정의 정의
  ① 국민의 공동목표인 건강증진 및 삶의 질 향상(보건학적 목적)을 달성하기 위하여 정부, 지방자치단체, 민간기관 등을 통하여 행해지는 일련의 행정활동(행정학적 원리 적용)
  ② 유승흠 외: 공중보건의 목적을 달성하기 위하여 공중보건의 원리를 적용하고 행정조직을 통하여 행하는 일련의 과정

(2) 보건행정의 특징
  ① 보건행정의 목적은 지역사회주민의 건강증진에 주안점을 두어야 한다.
  ② 지역사회주민의 욕구와 수요를 반영하며 시대와 환경의 변화에 부응하여야 한다.
  ③ 국가나 지방자치단체가 주도적으로 업무를 관장한다.
  ④ 관리 측면에서 볼 때 보건의료사업을 기획·집행·통제함으로써 국민의 건강증진을 달성하는 기능을 수행한다.

02

직무평가 방법

(1) 비계량적인 방법

구분	특징
서열법	직무를 전체적·종합적으로 평가하여 상대적 중요도에 따라 서열을 부여하는 자의적 평가법. 상위직위와 하위직위를 선정한 다음 대상직위를 이에 비교하여 결정
분류법	사전에 작성된 등급기준표에 따라 직무의 책임과 곤란도 등을 파악하는 방법으로 서열법보다 다소 세련된 방안으로 정부 부문에서 많이 사용

(2) 계량적인 방법

구분	특징
점수법	직위의 직무구성요소를 정의하고 각 요소별로 직무평가기준표에 따라 평가한 점수를 총합하는 방식
요소비교법	직무를 평가요소별로 나누어 계량적으로 평가하되 기준직위를 선정하여 이와 대비시키는 방법으로 보수액 산정이 동시에 이루어짐

분류법

(1) 직무와 등급기준표를 비교하여 판단하는 것으로 비계량적 방법(절대평가)

(2) 등급별로 책임도, 곤란성, 필요한 지식과 기술 등에 관한 기준을 고려하여 직무를 해당되는 등급에 배치하는 방법

(3) 서열법보다 다소 세련된 방안으로 정부기관에서 많이 사용

(4) 장점: 절차가 비교적 간단하고, 직무내용이 표준화되어 있지 않은 경우 다른 방법보다 적용이 용이함

(5) 단점: 등급기준표 작성이 어려우며, 서열법과 같이 직위가 복잡하고 수가 많으면 적용이 어려움.

03

건강신념모형(HBM, Health Belief Model)

(1) 질병을 예방하고 건강을 얻고자 하는 행위에 대하여 얼마만큼의 가치(value)를 두느냐 하는 것과, 실천하고자 하는 특정 건강행동의 결과를 기대하는(expectancy) 수준에 따라 실천 유무를 예측할 수 있다는 개념이다.

(2) 주요 개념
  ① 인지된 감수성(perceived susceptibility, 지각된 민감성): 사람들은 자신이 어떤 질병에 걸릴 가능성(suscepteibility)이 어느 정도 있느냐를 인지한다.
  ② 인지된 심각성(perceived severity, 지각된 심각성): 건강을 위한 행위를 하지 않았을 때 나타날 수 있는 질병의 심각성이 어느 정도인가를 주관적으로 판단한다. 가능성과 심각성을 고려하여 질병의 위협을 인지한다.
  ③ 인지된 이익(perceivde benegits, 지각된 유익성): 개인은 특정 건강행동을 통하여 얻을 수 있는 가능한 효과들 즉 이익을 인지한다.
  ④ 재정적 및 기타 비용(barriers, 지각된 장애요인): 개인은 특정 건강행동을 하기 위하여 필요한 물리적, 재정적 및 기타비용(장애요인)을 비교한다.

(3) 특정 건강행동이 자신에게 이익이 된다고 판단되면 그 행위를 한다. 이러한 특성으로 보아 건강믿음모형은 일종의 심리적인 비용-편익 비교 모형이라 할 수 있다.

(4) 이 모형에서는 위의 과정에 작용하는 수정변수(modifying factor)를 제시하고 있는데 이는 의사결정 과정에 일정한 영향을 주어 행동 변화를 줄 수 있는 요인들로 다음과 같다.
  ① 인구학적 변수, 사회심리학적 변수, 사회경제학적 변수 및 지식수준 등 개인이 가진 특성에 따라 건강믿음의 양상이 달라진다.
  ② 행위 실천을 위해서는 어떤 계기가 필요하다. 이러한 방아쇠 역할은 보건교육, 본인의 증상(기침, 발열), 가족이나 친구의 발병 경험(예: 친구의 폐암 진단), 매스컴의 캠페인 등이 해당된다.

※ 출처: 대한예방의학회, 예방의학과 공중보건학(제4판), 계축문화사, 2021, p.982~983.

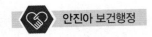

04

① 현실적으로 완전한 합리성이란 존재하지 않으며 제한된 합리성을 추구한다. - 만족모형

합리모형은 의사결정자의 완전한 합리성을 가정하고, 목표나 가치가 명확하게 고정되어 있다는 가정하에 목표달성의 극대화를 위해 최선의 대안 선택을 추구하는 결정모형이다. 의사결정자들은 관련된 모든 대안을 탐색할 수 있고, 그 대안들에 대한 모든 정보를 고려하고 분석·예측하여 최선의 대안을 선택한다는 것을 전제로 한 이론모형이다.

05

앤더슨(Anderson)의 공중보건사업의 3대 수단

(1) 보건교육: 교육에 의한 조장행정으로서 가장 효과적이고 능률적인 공중보건사업의 접근방법이다.

(2) 봉사행정: 보건서비스에 의한 봉사행정으로서 다양한 보건문제의 해결을 위한 제도나 장치를 개발하고 집행한다(보건사업 수행).

(3) 보건법규: 법규에 의한 통제행정으로서 강력한 통제를 통한 보건사업으로 주로 후진국에서 효과적이다.

06

구분	공식적 조직	비공식적 조직
조직의 생성	외면적·가시적·인위적· 제도적·합리적 조직	내면적·불가시적·비제도적·감정적 조직
목적	공적 목적 추구	사적 목적 추구
원리	능률의 원리가 지배	감정의 원리가 지배
질서	전체적 질서를 위해 활동 (관료제이론)	부분적 질서를 위해 활동 (자생조직)
성문화 여부	합법적 절차에 따른 규범의 작성(성문화)	구성원의 상호행위에 의한 규범의 형성(불문화)
관리 기법	과학적 관리	인간관계론
생성 의도	계층적 조직, 고전적 조직, 관료제 조직	자생적 조직
특징	영속성, 경직성, 명확성	비영속성, 동태성, 불명료성

07

총괄계약제(Global Budget, 총액계약제): 독일

(1) 의료비 지불자측과 의료공급자측 간에 진료보수총액에 대하여 사전에 계약을 체결하는 방식

(2) 독일의 경우 보험자와 의사회가 계약을 체결하고 계약에 따라 보험자가 의사회에 지불하면 의사회는 각 의사들에게 진료량에 비례하여 이를 배분

장점	단점
• 과잉진료 및 과잉청구 시비 감소 • 진료비 심사, 조정과 관련된 공급자 불만 감소 • 의료비 지출의 사전예측이 가능(보험재정의 안정적 운영) • 의료공급자의 자율적 규제 가능	• 보험자 및 의사단체 간 계약 체결의 어려움 상존 • 의료공급자단체의 독점성 보장으로 인한 폐해 • 전문과목별, 요양기관별로 진료비를 배분하기 위한 갈등 • 신의료기술 도입과 의료의 질 향상을 위한 동기 저하 • 의료의 질관리의 어려움(과소진료)

08

예산 불성립시의 종류

회계연도 개시 전까지 예산이 국회에서 의결되지 못할 경우가 있다.

(1) 잠정예산: 몇 개월분에 해당하는 일정 금액을 국고로부터 지출할 수 있도록 허가해 주는 제도

(2) 가예산: 회계연도 개시 이전에 최초 1개월분의 예산을 국회의 의결로 집행할 수 있도록 하는 제도

(3) 준예산: 정부가 국회에서 예산안이 의결될 때까지 전년도 예산에 준하는 경비를 지출할 수 있게 하는 제도

09

본인부담금환급금제도

병원에서 진료 후 납부한 건강보험 본인부담금을 심사평가원에서 심사한 결과 과다하게 납부되었음이 확인되었거나 또는 보건복지부에서 병원을 현지조사한 결과 본인부담금을 과다하게 수납하였음이 확인된 경우에는 해당병원에 지급할 진료비에서 그 과다하게 수납한 금액을 공제 후 진료받은 분께 돌려주는 제도

「국민건강보험법」

> **제47조(요양급여비용의 청구와 지급 등)**
> ① 요양기관은 공단에 요양급여비용의 지급을 청구할 수 있다. 이 경우 제2항에 따른 요양급여비용에 대한 심사청구는 공단에 대한 요양급여비용의 청구로 본다.
> ② 제1항에 따라 요양급여비용을 청구하려는 요양기관은 심사평가원에 요양급여비용의 심사청구를 하여야 하며, 심사청구를 받은 심사평가원은 이를 심사한 후 지체 없이 그 내용을 공단과 요양기관에 알려야 한다.
> ③ 제2항에 따라 심사 내용을 통보받은 공단은 지체 없이 그 내용에 따라 요양급여비용을 요양기관에 지급한다. 이 경우 이미 낸 본인일부부담금이 제2항에 따라 통보된 금액보다 더 많으면 요양기관에 지급할 금액에서 더 많이 낸 금액을 공제하여 해당 가입자에게 지급하여야 한다.

제50조(부가급여)

공단은 이 법에서 정한 요양급여 외에 대통령령으로 정하는 바에 따라 임신·출산 진료비, 장제비, 상병수당, 그 밖의 급여를 실시할 수 있다.

> **법 시행령 제23조**
> ① 법 제50조에 따른 부가급여는 임신·출산(유산 및 사산을 포함한다. 이하 같다) 진료비로 한다.
> ② 제1항에 따른 임신·출산 진료비 지원 대상은 다음 각 호와 같다.
>   1. 임신·출산한 가입자 또는 피부양자
>   2. 2세 미만인 가입자 또는 피부양자(이하 "2세 미만 영유아"라 한다)의 법정대리인(출산한 가입자 또는 피부양자가 사망한 경우에 한정한다)
> ③ 공단은 제2항 각 호의 어느 하나에 해당하는 사람에게 다음 각 호의 구분에 따른 비용을 결제할 수 있는 임신·출산 진료비 이용권(이하 "이용권"이라 한다)을 발급할 수 있다.
>   1. 임신·출산한 가입자 또는 피부양자의 진료에 드는 비용
>   2. 임신·출산한 가입자 또는 피부양자의 약제·치료재료의 구입에 드는 비용
>   3. 2세 미만 영유아의 진료에 드는 비용
>   4. 2세 미만 영유아에게 처방된 약제·치료재료의 구입에 드는 비용

제41조의4(선별급여)

① 요양급여를 결정함에 있어 경제성 또는 치료효과성 등이 불확실하여 그 검증을 위하여 추가적인 근거가 필요하거나, 경제성이 낮아도 가입자와 피부양자의 건강회복에 잠재적 이득이 있는 등 대통령령으로 정하는 경우에는 예비적인 요양급여인 선별급여로 지정하여 실시할 수 있다.
② 보건복지부장관은 대통령령으로 정하는 절차와 방법에 따라 제1항에 따른 선별급여(이하 "선별급여"라 한다)에 대하여 주기적으로 요양급여의 적합성을 평가하여 요양급여 여부를 다시 결정하고, 제41조제3항에 따른 요양급여의 기준을 조정하여야 한다.

제42조(요양기관)

① 요양급여(간호와 이송은 제외한다)는 다음 각 호의 요양기관에서 실시한다. 이 경우 보건복지부장관은 공익이나 국가정책에 비추어 요양기관으로 적합하지 아니한 대통령령으로 정하는 의료기관 등은 요양기관에서 제외할 수 있다.

제18조(요양기관에서 제외되는 의료기관 등)

① 법 제42조제1항 각 호 외의 부분 후단에서 "대통령령으로 정하는 의료기관 등"이란 다음 각 호의 의료기관 또는 약국을 말한다.
  1. 「의료법」 제35조에 따라 개설된 부속 의료기관

> **「의료법」 제35조(의료기관 개설 특례)**
> ① 제33조제1항·제2항 및 제8항에 따른 자(의사, 치과의사, 한의사, 조산사, 국가나 지방자치단체, 의료법인, 특별법에 따라 설립된 비영리법인, 준정부기관, 지방의료원, 한국보훈복지의료공단) 외의 자가 그 소속 직원, 종업원, 그 밖의 구성원(수용자를 포함한다) 이나 그 가족의 건강관리를 위하여 부속 의료기관을 개설하려면 그 개설 장소를 관할하는 시장·군수·구청장에게 신고하여야 한다. 다만, 부속 의료기관으로 병원급 의료기관을 개설하려면 그 개설 장소를 관할하는 시·도지사의 허가를 받아야 한다.

  2. 「사회복지사업법」 제34조에 따른 사회복지시설에 수용된 사람의 진료를 주된 목적으로 개설된 의료기관
  3. 제19조제1항에 따른 본인일부부담금을 받지 아니하거나 경감하여 받는 등의 방법으로 가입자나 피부양자를 유인(誘引)하는 행위 또는 이와 관련하여 과잉 진료행위를 하거나 부당하게 많은 진료비를 요구하는 행위를 하여 다음 각 목의 어느 하나에 해당하는 업무정지 처분 등을 받은 의료기관
    가. 법 제98조에 따른 업무정지 또는 법 제99조에 따른 과징금 처분을 5년 동안 2회 이상 받은 의료기관
    나. 「의료법」 제66조에 따른 면허자격정지 처분을 5년 동안 2회 이상 받은 의료인이 개설·운영하는 의료기관
  4. 법 제98조에 따른 업무정지 처분 절차가 진행 중이거나 업무정지 처분을 받은 요양기관의 개설자가 개설한 의료기관 또는 약국

1. 「의료법」에 따라 개설된 의료기관
2. 「약사법」에 따라 등록된 약국
3. 「약사법」 제91조에 따라 설립된 한국희귀·필수의약품센터
4. 「지역보건법」에 따른 보건소·보건의료원 및 보건지소
5. 「농어촌 등 보건의료를 위한 특별조치법」에 따라 설치된 보건진료소

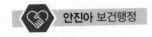

10

변혁적 리더십

(1) 조직합병을 주도하고, 신규부서를 만들며, 조직문화를 새로 창출해 내는 등 조직에서 중요한 변화를 주도하고 관리하는 리더십이다.

(2) 변혁적 리더는 부하들이 자신에 대해 갖고 있는 생각을 탈바꿈시켜 높은 수준의 동기가 유발되고 보다 성취지향적인 행동이 유도되어 목표를 적극적으로 추진하게 된다. 결국 부하들은 자신감이 크게 높아지며 자신을 보다 가치있는 사람으로 인식하게 되어 스스로를 존중할 수 있게 된다.

(3) 구성요소

① 카리스마적 리더십: 리더가 난관을 극복하고 현 상태에 대한 각성을 표명함으로써 부하들에게 자긍심과 신념을 부여

② 영감적 리더십: 부하가 도전적 목표와 임무, 미래에 대한 비전을 열정적으로 받아들이고 계속 추구하도록 격려

③ 개별적 배려: 부하에 대한 특별한 관심과 특정한 요구를 이해함으로써 개인적 존중감을 전달

④ 지적 자극: 부하들에게 변혁적이고 새로운 시도를 도전하도록 고무하며, 스스로 문제해결책을 찾도록 격려하고 자극

11

우량재(Merit Goods, 가치재)

(1) 우량재는 인간의 생존에 필수적이며, 인간이 인간다운 생활을 하기 위해 반드시 향유해야 하는 재화를 의미하는데, 의식주와 기초교육이 대표적이다.

(2) 보건의료서비스 역시 인간의 필수적인 재화이며, 이 때문에 헌법에서도 건강권을 기본으로 규정하고 있으며, 우량재는 소득수준, 사회적 지위, 지역, 사회계층을 막론하고 모든 국민에게 기본적으로 제공되어야 하는 재화이기 때문에 국가가 담당하지 않으면 안 된다.

(3) 우량재의 공급을 시장에 맡겨두면 구매능력이 없는 계층은 소외되어 인간다운 생활이 불가능하기 때문에 사회정의와 형평성의 실현을 위해 정부가 적극적으로 개입해야 한다.

(4) 보건의료서비스의 소비를 통해 국민 개인뿐만 아니라 국가 전체에도 장기적 편익을 가져다준다.

(5) 적절한 보건의료서비스를 통하여 건강을 보호한다는 것은 질병의 파급효과를 줄이게 되며 그 혜택은 당사자뿐만 아니라 그 가족 혹은 사회전체에 돌아가기 때문에 우량재적 성격을 지닌다.

12

페이욜(Fayol)의 POCCC

(1) 기획(Planning): 조직의 목표설정과 행동방안을 결정하는 과정

(2) 조직(Organizing): 목표와 행동방안을 효과적으로 수행하도록 조직화하는 과정

(3) 지휘(Commanding): 조직원들에게 영향력을 행사하고 지휘하는 과정

(4) 조정(Coordinating): 조직원들이 행동을 결집할 수 있도록 조정하는 과정

(5) 통제(Controlling): 업무의 표준을 정하고 그에 따라 평가 및 환류(feedback)하는 과정

13

• 우리나라의 사회보험제도: 산업재해보상보험, 국민건강보험제도, 국민연금제도, 고용보험제도, 노인장기요양보험제도

• 우리나라의 공공부조제도: 국민기초생활보장제도, 의료급여제도

14

위원회조직

복수의 자연인으로 구성된 합의제 형태를 지닌 막료조직형태이다. 상설적인 형태로서 소수의 인원으로 구성되어 있다.

순기능	역기능
• 신중한 문제해결에 유리	• 시간 및 비용의 과다 소모
• 참여를 통한 민주성 확보	• 책임소재의 불분명
• 할거주의 방지	• 신속한 정책결정이 곤란
• 행정의 계속성·안정성·중립성 확보	• 최선보다는 차선 선택의 문제 발생
• 창의적 의사결정 도모	• 타협적인 결정

15

귤릭(Luther Gülick)의 POSDCoRB

(1) 기획(Planning): 정해진 목표나 정책의 합리적 운용을 위한 사전준비활동과 집행전략

(2) 조직(Organizing): 인적·물적 자원 및 구조를 편제하는 과정

(3) 인사(Staffing): 조직 내 인력을 임용·배치·관리하는 활동

(4) 지휘(Directing): 목표달성을 위한 지침을 내리는 과정

(5) 조정(Coordinating): 행동통일을 이룩하도록 집단적 활력을 결집시키는 활동

(6) 보고(Reporting): 보고하고 보고받는 과정

(7) 예산(Budgeting): 예산을 편성·관리·통제하는 제반활동

16

보건소의 기능 및 업무(「지역보건법」 제11조, 「지역보건법 시행령」 제9조)

① 보건소는 해당 지방자치단체의 관할 구역에서 다음의 기능 및 업무를 수행한다.

1. 건강 친화적인 지역사회 여건의 조성
2. 지역보건의료정책의 기획, 조사·연구 및 평가
   가. 지역보건의료계획 등 보건의료 및 건강증진에 관한 중장기 계획 및 실행계획의 수립·시행 및 평가에 관한 사항
   나. 지역사회 건강실태조사 등 보건의료 및 건강증진에 관한 조사·연구에 관한 사항
   다. 보건에 관한 실험 또는 검사에 관한 사항
3. 보건의료인 및 「보건의료기본법」 제3조 제4호에 따른 보건의료기관 등에 대한 지도·관리·육성과 국민보건 향상을 위한 지도·관리
   가. 의료인 및 의료기관에 대한 지도 등에 관한 사항
   나. 의료기사·보건의료정보관리사 및 안경사에 대한 지도 등에 관한 사항
   다. 응급의료에 관한 사항
   라. 「농어촌 등 보건의료를 위한 특별조치법」에 따른 공중보건의사, 보건진료 전담공무원 및 보건진료소에 대한 지도 등에 관한 사항
   마. 약사에 관한 사항과 마약·향정신성의약품의 관리에 관한 사항
   바. 공중위생 및 식품위생에 관한 사항
4. 보건의료 관련기관·단체, 학교, 직장 등과의 협력체계 구축
5. 지역주민의 건강증진 및 질병예방·관리를 위한 지역보건의료서비스의 제공
   가. 국민건강증진·구강건강·영양관리사업 및 보건교육
   나. 감염병의 예방 및 관리
   다. 모성과 영유아의 건강유지·증진
   라. 여성·노인·장애인 등 보건의료 취약계층의 건강유지·증진
   마. 정신건강증진 및 생명존중에 관한 사항
   바. 지역주민에 대한 진료, 건강검진 및 만성 질환 등의 질병관리에 관한 사항
   사. 가정 및 사회복지시설 등을 방문하여 행하는 보건의료 및 건강관리사업
   아. 난임의 예방 및 관리

17

기획의 제약요인

(1) 기획수립상의 제약요인
 ① 기획목표 설정상의 갈등과 대립
 ② 미래예측의 곤란, 비용과 시간
 ③ 자료·정보의 부족과 부정확성
 ④ 개인적 창의력 위축
 ⑤ 기획의 그레샴의 법칙

(2) 기획집행상의 제약요인
 ① 기획의 경직성
 ② 이해관계자의 저항
 ③ 즉흥적·권위적 결정에 의한 빈번한 수정
 ④ 자원배분의 비효율성

(3) 정치적·행정적 제약요인
 ① 기획능력 부족
 ② 번잡한 행정절차와 행정조직의 비효율성
 ③ 조정의 결여
 ④ 기획과정의 참여 부족

18

① 사회간접시설의 확충 - 도로망 확충 등 사회간접시설 및 사업의 발전으로 의료서비스의 이용이 수월해져서 의료수요 증가
② 의료인력 임금의 상승 - 공급비용의 증가
③ 인구의 노령화 - 수요의 증가
④ 건강보험의 확대 - 수요의 증가

19

건강증진사업(법 제19조)

① 국가 및 지방자치단체는 국민건강증진사업에 필요한 요원 및 시설을 확보하고, 그 시설의 이용에 필요한 시책을 강구하여야 한다.
② 시장·군수·구청장은 지역주민의 건강증진을 위하여 보건복지부령이 정하는 바에 의하여 보건소장으로 하여금 다음 각 호의 사업을 하게 할 수 있다.
 ㉠ 보건교육 및 건강상담
 ㉡ 영양관리
 ㉢ 신체활동장려
 ㉣ 구강건강의 관리
 ㉤ 질병의 조기발견을 위한 검진 및 처방
 ㉥ 지역사회의 보건문제에 관한 조사·연구
 ㉦ 기타 건강교실의 운영 등 건강증진사업에 관한 사항

20

공공부조의 재원은 세금(일반조세)이다.

[Answer]

01 ③	02 ③	03 ②	04 ④	05 ②
06 ④	07 ①	08 ②	09 ②	10 ④
11 ①	12 ②	13 ①	14 ④	15 ③
16 ③	17 ②	18 ①	19 ④	20 ①

01

공중보건은 환경위생의 개선, 전염병의 예방, 개인위생의 원리에 기초를 둔 위생교육, 질병의 조기 진단과 예방적 치료를 위한 의료 및 간호 업무의 조직화, 지역사회의 모든 주민이 건강을 유지하기에 충분한 생활 수준을 보장하는 사회기구의 발전을 겨냥하고 행하며, 지역사회의 노력을 통해서 질병을 예방하고, 생명을 연장하며, 건강과 인간적 능률의 증진을 꾀하는 과학이자 기술이다.

① 질병을 치료하고 장애의 중증도를 낮추는 것에 중점을 둔다. → 질병예방과 건강증진에 중점을 둔다.
② 개인적인 노력이 가장 중요하다. → 지역사회의 노력이 중요하다.
④ 단일 조직의 전문적인 활동이 강조된다. → 지역사회의 다양한 분야가 협력하여야 한다.

02

행위별수가제는 사후보상방식으로 의료비증가의 원인이 되는 제도이고 인두제, 포괄수가제, 총액계약제는 사전보상방식으로 의료비 상승 억제효과가 있는 제도이다.

03

① 내의원: 임금의 약을 맡은 정3품 관서이다.
② 전의감: 왕실의 내용(內用) 및 사여(賜與) 의약을 담당하였고 한편으로는 의학교육과 의과취재 등의 사무를 맡아보았다.
③ 활인서: 병자들을 돌보고 특히 전염병 질환업무를 맡았다.
④ 제생원: 향약(鄕藥)의 수납과 병자들의 구료(救療)업무를 담당하였다.

04

공직임용의 기준을 당파성이나 정실, 혈연, 학벌, 지연 등이 아닌 개인의 능력, 자격, 실적에 두는 제도를 의미한다. 실적은 능력, 자격, 기술, 지식, 업적, 성과 등으로 정의한다. 자격주의는 실적주의 속성이지만 정실주의는 실적주의에서 나타나는 특성이 아니다.

05

① 보건진료소는 시장·군수가 설치한다.
③ 보건진료 전담공무원은 간호사, 조산사 면허를 가진 자만이 할 수 있다.
④ 보건진료소는 의료취약지역을 인구 500명 이상 5천명 미만을 기준으로 구분한 하나 또는 여러 개의 리·동을 관할구역으로 하여 주민이 편리하게 이용할 수 있는 장소에 설치한다.

06

OECD의 보건의료체계 유형 중 국민보건서비스형(베버리지형) 정부의 조세수입을 재원으로 전 국민에게 거의 무료의 보건의료서비스 제공하는 유형으로 보건의료기관은 국가의 소유이다. 영국, 뉴질랜드, 이탈리아 등이 해당된다.

07

정책결정 과정
문제의 인지 → 목표설정 → 정보의 수집 및 분석 → 대안의 작성 및 평가 → 대안의 선택 → 정책집행 → 평가 및 환류

08

일차보건의료의 4A
① 접근성(Accessibility): 지리적·경제적·사회적으로 지역주민이 쉽게 이용할 수 있어야 한다.
② 수용가능성(Acceptability): 지역사회가 쉽게 받아들일 수 있는 과학적 방법의 사업을 제공해야 한다.
③ 주민참여(Active / Participation): 지역사회의 주민이 적극적으로 참여하여 사업요구 파악, 계획, 수행, 평가가 이루어져야 한다.
④ 지불부담능력(Affordable): 지역사회의 지불능력에 맞는 보건의료수가(收價)로 사업이 제공되어야 한다.

09

앤더슨(Anderson)모형
(1) 소인성 요인
    ① 의료서비스 이용에 관련되는 개인적 특성들
    ② 성, 연령, 결혼상태, 가족구조 등 인구학적인 변수
    ③ 직업, 교육수준, 인종 등 사회구조적 변수
    ④ 개인의 건강 및 의료에 대한 믿음
(2) 가능성 요인
    ① 소득, 건강보험, 주치의의 유무 등 개인과 가족의 자원
    ② 의료인력과 시설의 분포, 의료전달체계의 특성, 의료비 등 지역사회의 자원

(3) 필요 요인
① 환자가 느끼는 필요(욕구)
② 전문가가 판단한 의학적 필요
③ 의료 이용을 가장 직접적으로 결정하는 요인

10

브라이언트(Bryant)의 우선순위 결정기준
문제의 크기, 문제의 심각도, 주민의 관심도, 사업의 해결가능성
(난이도)

11

통솔범위의 원리
한 사람의 상관이 몇 사람의 부하를 직접 적절하게 감독할 수
있는가를 의미하는 원리이다. 한 사람의 상관이 무제한적으로
통솔할 수 없으며 지나치게 소극적으로 감독할 경우 계층의 수
가 많아지고 이로 인한 부작용이나 역기능을 초래할 수 있다.
통솔범위의 수는 기계적·획일적으로 어느 경우나 적용되는
것은 아니고 직무의 성질, 시간적 요인, 공간적 요인, 인적요인
등에 따라 신축성 있게 고려되어야 한다.

12

보건복지부 소속기관
• 국립정신건강센터, 국립나주병원, 국립부곡병원, 국립춘천병
원, 국립공주병원, 국립소록도병원, 국립재활원
• 국립장기조직혈액관리원, 오송생명과학단지지원센터, 국립망
향의동산관리원, 건강보험분쟁조정위원회사무국, 첨단재생의
료 및 첨단바이오의약품심의위원회

13

외부효과
공급자의 이익이나 손해와는 관계없이 타인(소비자나 여타 사
회구성원)에게 이익을 주거나 손해를 주는 것을 말한다. 감염
성 질환에 대한 예방 및 치료는 감염병 감염경로를 차단하므로
예방접종을 받지 않은 다른 사람들에게도 큰 영향을 미친다.
총인구 중 상당비율의 사람들이 특정질환에 대한 면역력을 가
지면 다른 사람들도 감염될 위험이 적기 때문이다.

14

① 상급종합병원은 20개 이상의 진료과목이 개설되어야 한다.
② 30개 이상의 병상은 병원·한방병원만 해당한다. 요양병원
은 요양병상이 필요하다.
③ 300병상을 초과하는 종합병원에는 반드시 치과가 포함되어
야 한다.

15

브룸(Voorm)의 기대이론은 과정이론에 해당한다.

16

① 본예산: 정기국회에서 다음 회계연도 예산에 대해 의결·확
정한 예산
② 가예산: 회계연도 개시 이전에 최초 1개월분의 예산을 국회
의 의결로 집행할 수 있도록 하는 제도
③ 준예산: 정부가 국회에서 예산안이 의결될 때까지 전년도
예산에 준하는 경비를 지출할 수 있게 하는 제도
④ 추가경정예산: 예산이 성립된 이후 생긴 사유로 인해 이미
성립한 예산에 변경을 가할 필요가 있을 때 편성하여 국회
에 제출하는 예산(예산 성립 후 변경)

17

혼합모형은 근본적인 결정과 세부적인 결정으로 나누어 '근본
적 결정(숲을 보는 결정)'의 경우 합리모형을, '세부결정(나무를
보는 결정)'의 경우 점증모형을 선별적으로 적용하는 모형이다.

18

베버리지의 원칙에는 정액급여의 원칙, 정액기여의 원칙, 행정
책임 통합의 원칙, 급여 적절성의 원칙, 포괄성의 원칙, 대상자
분류의 원칙이 있다.

19

보건의료자원
보건의료인력, 보건의료시설, 보건의료장비 및 물자, 보건의료
지식 및 기술

20

스태프조직은 라인조직(수직조직)이 목표달성을 위하여 원활
하게 기능하도록 지원, 조성, 촉진하는 역할을 하는 조직으로
실질적인 집행권이나 명령권은 가지고 있지 않다.

찾아보기

(ㅈ)

(ㅊ)

(기타)

참고문헌

민경애 외, 「보건행정」, 스쿠리지, 2019.
신용한, 「COMPASS 행정학」, 박문각, 2019.
PACIFIC, 「KMLE 예방의학」, 퍼시픽북스, 2019.
구성회 외, 「공중보건학」, 고문사, 2018.
남철현 외, 「공중보건학」, 계축문화사, 2018.
문상식 외, 「보건행정학」, 보문각, 2018.
보건행정학교재편찬위원회, 「보건행정학」, 에듀팩토리, 2018.
오세영, 「사회보장론 2판」, 신정, 2018.
대한예방의학회, 「예방의학과 공중보건학 제3판」, 계축문화사, 2017.
메디프리뷰동화, 「KMLE 예방의학」, 고려의학, 2017.
문재우 외, 「보건행정학」, 계축문화사, 2017.
배상수, 「보건사업기획 제3판」, 계축문화사, 2017.
문상식 외, 「국민건강보험론」, 보문각, 2016.
권영국, 「보건사랑 보건행정」, 지식과미래, 2015.
양봉민 외, 「보건경제학」, 나남, 2015.
이무식 외, 「보건학」, 계축문화사, 2015.
김명 외, 「보건교육 · 건강증진 이론」, 계축문화사, 2014.
문재우, 「보건정책론」, 계축문화사, 2014.
엄영진, 「건강과 의료의 경제학」, 계축문화사, 2014.
의료행정연구회, 「공중보건학」, 계축문화사, 2014.
이정렬 외, 「지역사회간호학 이론과 실제」, 현문사, 2014.
전국대학보건관리학교육협의회, 「보건교육사를 위한 보건학」, 한미의학, 2014.
정면숙 외, 「간호관리학」, 현문사, 2014.
김태성 외, 「사회보장론」, 청목출판사, 2013.
안양희 외, 「보건교육학」, 현문사, 2013.
윤병준 외, 「보건행정」, 한국방송통신대학교출판부, 2013.
김상수 외, 「공중보건학」, 퍼시픽북스, 2012.
박주영 외, 「보건교육학」, 군자출판사, 2012.
박진건 외, 「공중보건학」, 정문각, 2012.
안옥희 외, 「보건교육학」, 메디컬코리아, 2012.
이준영 외, 「사회보장론」, 학지사, 2012.
문창진, 「보건복지정책론」, 나남, 2009.
윤병준 외, 「공중보건학」, 한국방송통신대학교출판부, 2007.

참고문헌

보건복지부 · 한국보건사회연구원, 「OECD Health Data 2018」.
보건복지부, 「제4차 국민건강증진종합계획」, 2016.
보건복지부 · 한국건강증진개발원, 「제4차 국민건강증진종합계획(2016~2020)」, 2015.
보건복지부, 「2014 보건복지백서」.
보건복지부, 「2014 보건복지통계연보」.
환경부, 「2014 환경백서」.
보건복지부, 「제3차 국민건강증진종합계획(2011~2020)」, 2012.

건강보험심사평가원 www.hira.or.kr
국민건강보험공단 www.nhis.or.kr
국민건강영양조사 knhanes.cdc.go.kr
국민연금공단 www.nps.or.kr
대한민국건강도시협의회 www.khcp.kr
보건복지부 www.mohw.go.kr
식품의약품안전처 www.mfds.go.kr
의료기관평가인증원 www.koiha.or.kr
중앙응급의료센터 www.nemc.or.kr
질병관리본부 www.cdc.go.kr
통계청 www.kostat.go.kr
한국보건사회연구원 www.kihasa.re.kr
WHO www.who.int

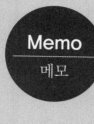

Memo

메모

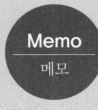

Memo
메모